Haupt/Zeitz (Hrsg.)
Management-Handbuch Augenheilkunde
Kliniken, MVZ und Praxen erfolgreich führen

Management-Handbuch Augenheilkunde

Kliniken, MVZ und Praxen erfolgreich führen

Herausgegeben von

Dr. rer. pol. Thomas Haupt
Dr. med. Martin Zeitz

Mit Beiträgen von
Elisabeth Blass
Daniel Burkhardt
Carola Diekmann
Sabine Finkmann
Jörg Förster
Henning Goebel
Dr. rer. medic. Ursula Hahn
Dr. rer. pol. Thomas Haupt
Tim Herbst
Ruth Jonen
Stephan Kaune
Tobias Kesting
Katy Kleffmann
Prof. Dr. habil. Arjan Kozica
Dr. iur. Andreas Meschke
Prof. Dr. med. Alireza Mirshahi
Stephan Moers
Madlen Müller
Peter Mussinghoff
Victoria Pollig
Julia Riemey
Ilka Sutor
Gerda-Marie Wittschier
Dr. med. Martin Zeitz

Interviews mit
Dr. med. Stefan Bültmann
Dr. med. Peter Heinz
Prof. Dr. med. Babac Mazinani
Sibylle Stauch-Eckmann
Univ.-Prof. Dr. med. Peter Walter

medhochzwei

Bibliografische Informationen der Deutschen Nationalbibliothek

Die Deutsche Nationalbibliothek verzeichnet diese Publikation in der Deutschen Nationalbibliografie; detaillierte bibliografische Daten sind im Internet über http://dnb.d-nb.de abrufbar.

Bei der Herstellung des Werkes haben wir uns zukunftsbewusst für umweltverträgliche und wiederverwertbare Materialien entschieden.
Der Inhalt ist auf elementar chlorfreiem Papier gedruckt.

ISBN 978-3-86216-848-4

www.medhochzwei-verlag.de

Satz: Reemers Publishing Services GmbH, Krefeld
Druck: mediaprint solutions GmbH, Paderborn
Umschlaggestaltung: Wachter Kommunikationsdesign, St. Martin
Titelbild: #673947754, IRINA SHI/Shutterstock.com

Inhaltsverzeichnis

Abkürzungsverzeichnis

Abs.	Absatz
ADC	Augenärztliche Diagnostikzentren
AEMP	Aufbereitungseinheit für Medizinprodukte
AfA-Tabellen	Abschreibungstabellen für die Absetzung für Abnutzung
aG-DRG	DRG ohne Pflegepersonalkosten (a = ausgegliedert)
AI	Künstliche Intelligenz (engl. artificial intelligence)
AIS	Arztinformationssystem
AMD	altersbedingte Makuladegeneration
Anti-VEGF	Anti-vaskulärer endothelialer Wachstumsfaktor
APK	Arzt-Patienten-Kontakte
APS	Aktionsbündnis Patientensicherheit e. V.
Art.	Artikel
Ärzte-ZV	Zulassungsverordnung für Vertragsärzte
AS	Abfallschlüssel
AWMF	Arbeitsgemeinschaft der Wissenschaftlichen Medizinischen Fachgesellschaften e. V.
Az.	Aktenzeichen
B2B	Business-to-Business
B2C	Business-to-Consumer
BdB	Bundesverband der Belegärzte
BDOC	Bundesverband deutscher Ophthalmochirurgen
BDSG	Bundesdatenschutzgesetz
BeckRS	Beck-Rechtsprechung
Beschl.	Beschluss
BfArM	Bundesinstitut für Arzneimittel und Medizinprodukte
BGB	Bürgerliches Gesetzbuch
BGBl.	Bundesgesetzblatt
BGH	Bundesgerichtshof
BMC	Bundesverband Managed Care
BMS	Bewerbermanagementsystem
BMV-Ä	Bundesmantelvertrag – Ärzte
BSG	Bundessozialgericht
BSNR	Betriebsstättennummer
bspw.	beispielsweise
BT-Drs.	Bundestags-Drucksache
BVA	Berufsverband der Augenärzte
BVerfG	Bundesverfassungsgericht
bzgl.	bezüglich
bzw.	beziehungsweise
ca.	circa
CAC	Computer Assisted Coding

CIRS	Critical-Incident-Reporting-System
CJK	Creuzfeldt-Jakob-Krankheit
CMI	Casemix-Index
CNV	Choroidale Neovaskularisation
CTC	Critical to Customer
CTQ	Critical to quality
d. h.	das heißt
DBSV	Deutscher Blinden- und Sehbehindertenverband
DEBA	Deutsche Empolyer Branding Akademie
DGII	Deutsche Gesellschaft für Intraokularlinsenimplantation, interventionelle und refraktive Chirurgie
DGKH	Deutsche Gesellschaft für Krankenhaushygiene e. V.
DGSV	Deutsche Gesellschaft für Sterilgutversorgung e. V.
DICOM	Digital Imaging and Communications in Medicine
DIHK	Deutsche Industrie- und Handelskammer
DIN	Deutsches Institut für Normung e. V.
DKG	Deutsche Krankenhausgesellschaft
DMAIC	Define, Measure, Analyse, Improve, Control
DMÖ	Diabetisches Makulaödem
DOG	Deutsche Ophthalmologische Gesellschaft e. V.
DRG	Diagnosis Related Groups
DSB	Datenschutzbeauftragter
DSFA	Datenschutz-Folgenabschätzung
DSGVO	Verordnung (EU) 2016/679 des Europäischen Parlaments und des Rates vom 27. April 2016 zum Schutz natürlicher Personen bei der Verarbeitung personenbezogener Daten, zum freien Datenverkehr und zur Aufhebung der Richtlinie 95/46/EG (Datenschutz-Grundverordnung)
DSMS	Datenschutzmanagementsystem
dt.	deutsch
DVG	Gesetz für eine bessere Versorgung durch Digitalisierung und Innovation (Digitale-Versorgung-Gesetz)
e. V.	eingetragener Verein
eAU	Elektronische Arbeitsunfähigkeitsbescheinigung
EBITDA	Earning bevor interest, tax, depreciation and amortization
EBM	Einheitlicher Bewertungsmaßstab
EDL-G	Gesetz über Energiedienstleistungen und andere Energieeffizienzmaßnahmen
EDV	Elektronische Datenverarbeitung
EEG	Gesetz für den Ausbau erneuerbarer Energien
eG	eingetragene Genossenschaft
eHBA	Elektronischer Heilberufsausweis
EKV	Bundesmantelvertrag – Ärzte/Ersatzkassen
EMAS	Eco Management and Audit Scheme
EN	Europäische Norm
engl.	englisch
EnMs	Energiemanagementsystem
ePA	Elektronische Patientenakte
EPM	Enterprise-Performance-Management
et al.	et alii
etc.	et cetera
EU	Europäische Union
EUR	Euro
EVP	Employer Value Proposition
EWG	Europäische Wirtschaftsgemeinschaft
f., ff.	folgende

FAG	Fluoreszenz-Angiographie
G-BA	Gemeinsamer Bundesausschuss
GbR	Gesellschaft bürgerlichen Rechts
G-DRG	German Diagnosis Related Groups
GewO	Gewerbeordnung
GG	Grundgesetz für die Bundesrepublik Deutschland
ggf.	gegenebenfalls
GKV	Gesetzliche Krankenversicherung
GmbH	Gesellschaft mit beschränkter Haftung
GOÄ	Gebührenordnung für Ärzte
GOP	Gebührenordnungsposition
GRUR	Gewerblicher Rechtsschutz und Urheberrecht
GRUR-RR	Gewerblicher Rechtsschutz und Urheberrecht Rechtsprechungs-Report
GSA	Genossenschaft Saarländischer Augenärzte
GuV	Gewinn- und Verlustrechnung
HeilBerG NRW	Heilberufsgesetz
HL7-ADT	Health Level 7 - Admission, Discharge, Transfer
HR	Human Resources
HRT	Heidelberg Retina Tomograph
HS	Halbsatz
HTTPS	HyperText Transfer Protocol Secure
HWG	Gesetz über die Werbung auf dem Gebiete des Heilwesens (Heilmittelwerbegesetz)
i. a. R./i. d. R.	in aller Regel/in der Regel
i. H. v.	in Höhe von
i. S.	im Sinne
i. V. m.	in Verbindung mit
ICD	Internationale statistische Klassifikation der Krankheiten und verwandter Gesundheitsprobleme
ICD-10-GM	Internationale statistische Klassifikation der Krankheiten und verwandter Gesundheitsprobleme, 10. Revision, German Modification
IfSG	Gesetz zur Verhütung und Bekämpfung von Infektionskrankheiten beim Menschen (Infektionsschutzgesetz)
IGeL	Individuelle Gesundheitsleistungen
IHE	Integrating the Healthcare Enterprise
InEK	Institut für das Entgeltsystem im Krankenhaus GmbH
inkl.	inklusive
IOL	Intraokularlinse
ISO	International Organisation for Standardization
IV	Integrierte Versorgung
IVI	Intravitreale Injektion
IVOM	intravitreale operative Medikamenteneingabe
KBV	Kassenärztliche Bundesvereinigung
KG	Kommanditgesellschaft
KGNW	Krankenhausgesellschaft Nordrhein-Westfalen e. V.
KHEntgG	Gesetz über die Entgelte für voll- und teilstationäre Krankenhausleistungen (Krankenhausentgeltgesetz)
KHG	Gesetz zur wirtschaftlichen Sicherung der Krankenhäuser und zur Regelung der Krankenhauspflegesätze (Krankenhausfinanzierungsgesetz)
KIM	Kommunikation im Medizinwesen
KIS	Krankenhausinformationssystem
KISS	Keep it short and simple
KISS	Krankenhaus-Infektions-Surveillance-System
KMU	kleine und mittlere Unternehmen
KPI	Key Performance Indicators

KRINKO	Kommission für Krankenhaushygiene und Infektionsprävention beim Robert-Koch Institut
KrWG	Gesetz zur Förderung der Kreislaufwirtschaft und Sicherung der umweltverträglichen Bewirtschaftung von Abfällen (Kreislaufwirtschaftsgesetz)
KTQ	Kooperation für Transparenz und Qualität im Gesundheitswesen
KV	Kassenärztliche Vereinigung
KVP	Kontinuierlicher Verbesserungsprozess
KZBV	Kassenzahnärztliche Bundesvereinigung
LAGA	Bund/Länder-Arbeitsgemeinschaft und /Länder-Arbeitsgemeinschaft Abfall
LANR	Lebenslange Arztnummer
LASIK	Laser-in-situ-Keratomileusis
lat.	lateinisch
LG	Landgericht
lit.	littera
M&A	Mergers & Acquisitions
MarkenG	Gesetz über den Schutz von Marken und sonstigen Kennzeichen (Markengesetz)
mbB	mit beschränkter Berufshaftung
MBO-Ä	(Muster-)Berufsordnung für die in Deutschland tätigen Ärztinnen und Ärzte
MDR	Verordnung (EU) 2017/745 des Europäischen Parlaments und des Rates vom 5. April 2017 über Medizinprodukte, zur Änderung der Richtlinie 2001/83/EG, der Verordnung (EG) Nr. 178/2002 und der Verordnung (EG) Nr. 1223/2009 und zur Aufhebung der Richtlinien 90/385/EWG und 93/42/EWG des Rates
MFA	Medizinische(r) Fachangestellte(r)
MIGS	minimalinvasive Glaukom-Chirurgie
Mio.	Millionen
MP	Medizinprodukt
MPBetreibV	Verordnung über das Errichten, Betreiben und Anwenden von Medizinprodukten (Medizinprodukte-Betreiberverordnung)
MPDG	Gesetz zur Durchführung unionsrechtlicher Vorschriften betreffend Medizinprodukte (Medizinprodukterecht-Durchführungsgesetz)
MPG	Gesetz über Medizinprodukte (Medizinproduktegesetz)
MPR	Medizin Produkte Recht
MVZ	Medizinisches Versorgungszentrum
NACE	Statistische Systematik der Wirtschaftszweige in der Europäischen Gemeinschaft (Nomenclature statistique des activités économiques dans la Communauté européenne)
NCT	Non-Contact-Tonometer
NFC	Near Field Communication
NJW	Neue Juristische Wochenschrift
Nr.	Nummer
NRZ	Nationales Referenzzentrum für Surveillance von nosokomialen Infektionen
NUB	Neue Untersuchungs- und Behandlungsmethoden
NZS	Neue Zeitschrift für Sozialrecht
o. D.	ohne Datum
o. g.	oben genannte
o.T.	ohne Termin
OCT	Optische Kohärenztomografie
OGVD	Obere Grenzverweildauer
OHG	Offene Handelsgesellschaft
OLG	Oberlandesgericht
OP	Operation/Operationssaal
OPS	Operationen- und Prozedurenschlüssel
OTA	Operarionetechnische Assistenz
OVG	Oberverwaltungsgericht

PACS	Picture Archiving and Communication Systems
PartG	Partnerschaftsgesellschaft
PArtGG	Gesetz über Partnerschaftsgesellschaften Angehöriger Freier Berufe (Partnerschaftsgesellschaftsgesetz)
PDCA	Plan, Do, Check, Act
PDR	proliferative diabetische Retinopathie
PharmR	Pharma Recht
PKV	Private Krankenversicherung
PMZ	Performance-Management-Zyklus
POCT	Point of Care Testing
PpSG	Gesetz zur Stärkung des Pflegepersonals (Pflegepersonal-Stärkungs-Gesetz)
PRN	Pro-re-nata
PrüfvV	Vereinbarung über das Nähere zum Prüfverfahren nach § 275c Absatz 1 SGB V (Prüfverfahrensvereinbarung – PrüfvV) gemäß § 17c Absatz 2 KHG und über das einzelfallbezogene Erörterungsverfahren nach § 17c Absatz 2b Satz 1 KHG
PVS	Patientenverwaltungssystem
PVS	Praxisverwaltungssystem
QEP	Qualität und Entwicklung in Praxen
QES	Qualifizierte elektronische Signatur
QM	Qualitätsmanagement
r + s	recht und schaden
RDG	Reinigung- und Desinfektionsgerät
RFID	Radio-Frequency Identification
RG	Retinologische Gesellschaft
RKI	Robert Koch-Institut
RLTA	Raumlufttechnische Anlage
Rn.	Randnummer
ROI	Return on Investment
RVV	Makulaödem nach retinalem Venenverschluss
S.	Seite; Satz
s.	siehe
s. o.	siehe oben
SD-OCT	Spektrale optische Kohärenztomographie
SEO	Search Engine Optimization
SGB V	Fünftes Buch Sozialgesetzbuch – Gesetzliche Krankenversicherung
SMART	Specific, Measurable, Achievable, Reasonable, Time-Bound
SOC	sense of coherence
sog.	sogenannte
SSEE	Sichere Signaturerstellungseinheit
SSL	Secure Sockets Layer
StGB	Strafgesetzbuch
SWOT	Strenghts, Weakness, Opportunities, Threats
T&E	Treat and Extend
TASS	toxic anterior segment syndrome
TI	Telematikinfrastruktur
TMG	Telemediengesetz
TOM	Technische und organisatorische Maßnahmen
TQM	Total Quality Management
TRBA	Technische Regeln Biologische Arbeitsstoffe
TRGS	Technische Regeln Gefahrstoffe
TSVG	Gesetz für schnellere Termine und bessere Versorgung (Terminservice- und Versorgungsgesetz)
u. a.	unter anderem
UKJ	Universitätsklinikum Jena

Urt.	Urteil
usw.	und so weiter
UWG	Gesetz gegen den unlauteren Wettbewerb
UX	User Experience
v.	vom/von
VAH	Verband für Angewandte Hygiene e. v.
VÄndG	Gesetz zur Änderung des Vertragsarztrechts und anderer Gesetze (Vertragsarztrechtsänderungsgesetz)
VG	Verwaltungsgericht
VOC	Voice of the Customer
VPN	Virtual Private Network
vs.	versus
VU	Voruntersuchung
WANZ	Wirtschaftlich, Ausreichend, Notwendig, Zweckmäßig
WHO	World Health Organisation (Weltgesundheitsorganisation)
z. B.	zum Beispiel
z. T.	zum Teil
zit.	zitiert
ZKA	Zentraler Konsultationsausschuss für Gebührenordnungsfragen bei der Bundesärztekammer
ZSVA	Zentrale Sterilgutversorgungsabteilung

Teil I Einleitung

Marktübersicht und Entwicklungstrends in der Augenheilkunde

Dr. rer. pol. Thomas Haupt/Dr. med. Martin Zeitz

Schlagwortübersicht

Abstract: Die Augenheilkunde in Deutschland bewegt sich in einem dynamischen Marktumfeld. Der demografische Wandel sowie die Fortschritte in der Wissenschaft, bei OP-Verfahren, in der Medizintechnik und in der Pharmakologie sowie die allgemein fortschreitende Digitalisierung wirken sich sowohl auf die Gesundheitsanbieter als auch auf die Patienten aus. Die Dienstleistungskette erstreckt sich von der konservativen Einzelpraxis über Berufsausübungsgemeinschaften verschiedener Größe und einer steigenden Anzahl an Medizinischen Versorgungszentren (MVZ) bis hin zur universitären Spitzenforschung. Viele ophthalmologische und ophthalmochirurgische Prozesse lassen sich gut standardisieren und auf einem exzellenten Qualitätsniveau auch in hoher Fallzahl realisieren. Premium- und Selbstzahlerleistungen ergänzen das Angebot der modernen „State of the Art-Augenheilkunde". Diese Rahmenbedingungen haben in den letzten Jahren auch Finanzinvestoren auf das Spielfeld gerufen. Dieser Beitrag gibt einen Überblick über die Marktsituation auf der einen sowie Entwicklungstrends auf der anderen Seite.

1 Behandlungsbedarf und häufige Operationen

1 Laut einer Studie zur Gesundheit Erwachsender suchten etwa 30 % der Deutschen im Alter von 18 bis 79 Jahren in den letzten zwölf Monaten einen Augenarzt auf; ab dem 60. Lebensjahr steigt diese Quote auf 50,4 %.[1] Begleiterscheinungen des Altwerdens sind die häufig auftretenden Augen-Volkskrankheiten des Grauen und Grünen Stars sowie der altersbedingten Makuladegeneration (AMD). Chirurgische Prozeduren wie die intravitreale operative Medikamenteneingabe (IVOM) und die Katarakt-Extraktion sind die „Blockbuster-OPs" der Augenheilkunde, wie die folgenden Zahlen belegen.

2 In deutschen Krankenhäusern wurde in 2018 eine Anzahl von 122.697 Katarakt-Operationen durchgeführt (intra-/extrakapsuläre bzw. andere Extraktion der Linse, OPS-Codes 5-143, 5-144, 5-145).[2] Wenzel et al. gehen in der Augenheilkunde von einer stationären Behandlungsquote von 10 % aus.[3] Dementsprechend ergibt sich für 2018 eine rechnerische Gesamtanzahl an ambulanten und stationären Katarakt-Operationen von deutlich über 1 Mio. Dabei werden immer neue Sonderlinsen auf den Markt gebracht, die nicht nur die Brechkraft der extrahierten Linse ausgleichen, sondern auch Fehlsichtigkeiten beseitigen und durch weitere Zusatzfunktionen zu einem besseren Sehkomfort beitragen. In 2019 erfolgte in ca. 7 % der Fälle eine Implantation einer Intraokularlinse (IOL) mit Zusatzfunktion (torische oder multifokale IOL).[4] Auch der Einsatz eines Femtosekundenla-

1 Schuster u. a.: Wer geht wie oft zum Augenarzt in Deutschland? Ergebnisse der Studie zur Gesundheit Erwachsener in Deutschland (DEGS1). In: Der Ophthalmologe 12/2018.

2 Statistisches Bundesamt (Destatis): Fallpauschalenbezogene Krankenhausstatistik (DRG-Statistik). 18.9.2019. Online: https://www.destatis.de/DE/Themen/Gesellschaft-Umwelt/Gesundheit/Krankenhaeuser/Publikationen/Downloads-Krankenhaeuser/operationen-prozeduren-5231401187014.pdf?__blob=publicationFile [abgerufen am 23.6.2021].

3 Wenzel u. a.: Ambulante und stationäre Intraokularchirurgie 2019: Ergebnisse der aktuellen Umfrage von BDOC, BVA, DGII und DOG. In: Ophthalmo-Chirurgie 6/2020, S. 345.

4 Wenzel u. a.: Ambulante und stationäre Intraokularchirurgie 2019: Ergebnisse der aktuellen Umfrage von BDOC, BVA, DGII und DOG. In: Ophthalmo-Chirurgie 6/2020, S. 345.

sers im Rahmen der Katarakt-Operation erfreut sich bei den deutschen Ophthalmochirurgen wachsender Beliebtheit. So wurden 2019 in Deutschland bereits rund 3 % der Katarakt-Extraktionen (entspricht ca. 30.000 Eingriffen) mit Unterstützung des Femtosekundenlasers vorgenommen.[5] Die Nutzung des Femtosekundenlasers stellt nicht nur eine medizinische Innovation dar, sondern bringt auch zahlreiche organisatorische Herausforderungen (wie Abrechnung, Anpassung der Abläufe, Investitionsbetrachtung) mit sich.[6]

Die intravitreale operative Medikamenteneingabe (IVOM) hat sich seit einigen Jahren zur am häufigsten durchgeführten chirurgischen Prozedur der Augenheilkunde entwickelt. Wenzel et al. geben für das Jahr 2019 an, dass die IVOM 54 % aller ophthalmochirurgischen Eingriffe ausmachte.[7] Legt man für Katarakt-Operationen und IVOM ein Verhältnis von 0,7 zu 1 zugrunde[8], errechnen sich hieraus ca. 1,5 Mio. durchgeführte IVOM pro Jahr in Deutschland. Aus dieser Fallzahl wird deutlich, dass das Prozess-, Personal- und Raummanagement im Rahmen der IVOM bei gleichzeitig konsequenter Aufrechterhaltung der gebotenen Qualitätsstandards zu einer der wesentlichen Herausforderungen des Managements augenheilkundlicher Einrichtungen geworden ist. Eine Studie der Deutschen Ophthalmologischen Gesellschaft (DOG) prognostiziert sogar, dass bis 2030 bei fortgesetzter Entwicklung der Erkrankungen im Bereich AMD 50 % mehr Augenarztpraxen nötig seien, um den Versorgungsbedarf zu decken.[9] 3

Im Glaukom-Bereich hat sich neben den Standard-OP-Techniken (wie Kanaloplastik und Trabekelwerkaspiration) ein neues Gebiet entwickelt, nämlich die minimalinvasive Glaukom-Chirurgie (MIGS). Winzig kleine Implantate führen hier zu einer Absenkung des Augeninnendrucks. 4

Auch die weiteren ophthalmochirurgischen Subdisziplinen unterliegen einer stetigen Fortentwicklung in Bezug auf OP- und Medizintechnik. Die minimalinvasive Pars-Plana-Vitrektomie und die verfeinerten Formen der Hornhauttransplantation (Keratoplastik) sind nur zwei Beispiele hierfür. 5

---

5 Wenzel u. a.: Ambulante und stationäre Intraokularchirurgie 2019: Ergebnisse der aktuellen Umfrage von BDOC, BVA, DGII und DOG. In: Ophthalmo-Chirurgie 6/2020, S. 345.

6 Haupt/Herbst/Sutor: Management-Aufgaben bei Einführung der Femto-Kataraktchirurgie. Der Augenspiegel Februar 2019, S. 20–24.

7 Wenzel u. a.: Ambulante und stationäre Intraokularchirurgie 2019: Ergebnisse der aktuellen Umfrage von BDOC, BVA, DGII und DOG. In: Ophthalmo-Chirurgie 6/2020, S. 345.

8 Wenzel u. a.: Ambulante und stationäre Intraokularchirurgie 2019: Ergebnisse der aktuellen Umfrage von BDOC, BVA, DGII und DOG. In: Ophthalmo-Chirurgie 6/2020, S. 345.

9 Vgl. Ophthalmologische Nachrichten: AMD wird Erblindungsursache Nummer 1.6.2018. Online: https://biermann-medizin.de/amd-wird-erblindungsursache-nummer-1/?utm_source=newsletter&utm_medium=email&utm_term=https%3A%2F%2Fbiermann-medizin.de%2Famd-wird-erblindungsursache-nummer-1%2F&utm_content&utm_campaign=Ophthalmologische+Nachrichten+Dienstag%2C+12.+Juni+2018 [abgerufen am 25.6.2021].

2 In Deutschland tätige Ärzte

6 Nach den Auswertungen der Bundesärztekammer ist in den letzten Jahren sowohl die Anzahl der Augenärzte gestiegen als auch dabei der Anteil an Augenärztinnen:

Tab. 1: Entwicklung Anzahl Augenärzte

	Augenärzte	Davon: Augenärztinnen	Anteil Augenärztinnen	Summe berufstätige Ärzte	Davon: Ärztinnen	Anteil Ärztinnen
31.12.2018	7.639	3.689	48 %	392.402	185.310	47 %
31.12.2019	7.867	3.846	49 %	402.453	191.833	48 %
31.12.2020	7.901	3.869	49 %	409.121	197.036	48 %

Quelle: Bundesärztekammer: Ärztestatistik zum 31. Dezember 2020. Bundesgebiet gesamt. Online: https://www.bundesaerztekammer.de/fileadmin/user_upload/downloads/pdf-Ordner/Statistik_2020/2020-Statistik.pdf [abgerufen am 21.6.2021].

7 Nach Tabelle 1 gab es zum 31.12.2018 in Deutschland noch 7.639 Augenärzte, davon 3.689 Augenärztinnen. Zum 31.12.2020 stieg die Anzahl der Augenärzte auf 7.901, mit 49 % Anteil Augenärztinnen. Fachgruppenunabhängig im Vergleich zu allen Ärzten lag der Anteil der Ärztinnen in 2020 in der Augenheilkunde mit 49 % leicht über dem dortigen Anteil von 48 %.

8 Die steigende Anzahl an Ärzten kann jedoch den steigenden Versorgungsbedarf nicht abdecken, denn es wächst zugleich der Anteil der in Teilzeit tätigen Ärzte.[10] Allein für den Bereich der Kassenärztlichen Vereinigung Nordrhein werden in 2030 für die ambulante ärztliche Versorgung 184 unbesetzte Augenarztstellen prognostiziert.[11]

9 Bezüglich der Beschäftigungsformen hat sich die Anzahl an Medizinischen Versorgungszentren in den letzten zehn Jahren mehr als verdoppelt. Während es zum 31.12.2009 noch über alle Fachgruppen hinweg 1.454 MVZ gaben, waren es zum 31.12.2019 bereits 3.539. Mit der steigenden Anzahl an MVZ steigt auch die Anzahl der angestellten Ärzte. In 2009 gab es noch 1.334 Vertragsärzte und 5.793 angestellte Ärzte. In 2019 gab es bei 1.675 Vertragsärzten bereits 20.212 angestellte Ärzte. MVZ gehören auch in der Augenheilkunde zu den beliebten Organisationsformen. Zum 31.12.2019 gab es in der Augenheilkunde 370 MVZ mit 1.411 angestellten Ärzten.[12]

10 Kassenärztliche Bundesvereinigung (KBV): Arztzahlstatistik: Teilzeit und Anstellung weiter im Trend. 30.4.2020. Online: https://www.kbv.de/html/1150_45953.php [abgerufen am 28.6.2021].

11 Vgl. Kassenärztliche Vereinigung Nordrhein: Versorgungsreport 2013. Online: http://www.versorgungsreport-nordrhein.de/uverz/fileadmin/pdf/KV%20Nordrhein%20-%20Versorgungsreport%202013.pdf [abgerufen am 28.6.2021].

12 Kassenärztliche Bundesvereinigung (KBV): Entwicklungen der medizinischen Versorgungszentren. Statistische Informationen zum Stichtag 31.12.2019. Online: https://www.kbv.de/media/sp/mvz_entwicklungen.pdf [abgerufen am 28.6.2021].

3 Markteintritt von Finanzinvestoren

Wie eingangs beschrieben haben bestimmte Entwicklungen in der Augenheil- 10
kunde (u. a. die gute Standardisierbarkeit häufiger Prozeduren) dazu geführt, dass der Markt aus Sicht von Finanzinvestoren als attraktiv bewertet wird. Bezüglich der Beteiligung von Finanzinvestoren an für die Augenheilkunde relevanten Einrichtungen existieren aber regulatorische Zugangsbeschränkungen.

Nach § 95 Abs. 1a S. 1 SGB V können Medizinische Versorgungszentren nur 11
„von zugelassenen Ärzten, von zugelassenen Krankenhäusern, von Erbringern nichtärztlicher Dialyseleistungen [...], von anerkannten Praxisnetzen [...], von gemeinnützigen Trägern, die aufgrund von Zulassung oder Ermächtigung an der vertragsärztlichen Versorgung teilnehmen, oder von Kommunen gegründet werden."

Eine *unmittelbare* Beteiligung von Finanzinvestoren an Medizinischen Versor- 12
gungszentren ist damit ausgeschlossen. Eine Beteiligung ist aber über den Erwerb eines zugelassenen Krankenhauses möglich, was am Markt auch praktische Anwendung findet.[13]

Das Ziel von Finanzinvestoren besteht i. a. R. in der Steigerung des Unter- 13
nehmenswertes mit anschließender Weiterveräußerung. Je nach Ausrichtung des Finanzinvestors kommt dieser „Exit" bereits nach vier bis sieben Jahren in Betracht; aber auch eine Beteiligung über eine längere Zeit ist möglich. Von den Finanzinvestoren sind strategische Investoren zu unterscheiden, die meist eine vertikale oder horizontale Erweiterung der Dienstleistungs- bzw. Wertschöpfungskette verfolgen.[14]

Trotz des zum Teil schlechten Rufs von Finanzinvestoren (sog. „Heuschrecken") 14
bringen deren Beteiligungen Vorteile. Denn von der intendierten Wertsteigerung des Unternehmens profitiert natürlich das Unternehmen auch selber. Hält ein Finanzinvestor mehrere Unternehmen der gleichen Branche, resultiert ein wertvoller Austausch, und Synergiepotenzial kann realisiert werden.

Die medizinrechtliche Konstruktion Medizinischer Versorgungszentren verhin- 15
dert, dass sich die Beteiligung von Finanzinvestoren negativ auf die praktische Versorgung niederschlägt. Denn in § 95 Abs. 1 S. 3 SGB V heißt es: „Der ärztliche Leiter muss in dem medizinischen Versorgungszentrum selbst als angestellter Arzt oder als Vertragsarzt tätig sein; er ist in medizinischen Fragen weisungsfrei." Die genannte Weisungsfreiheit schützt Ärzte vor unangemessenen Eingriffen durch andere Berufsgruppen.

13 Vgl. Schulze: Begehrte (Plan-)Krankenhäuser. Das Interesse privater Finanzinvestoren am deutschen ambulanten Gesundheitsmarkt. In: das Krankenhaus 3/2021, S. 224–225.

14 Claus: Finanzinvestor oder strategischer Investor? – Wer ist der bessere Unternehmensnachfolger? Online: https://www.dub.de/unternehmensboerse/nachfolge/finanzinvestor-oder-strategischer-investor/ [abgerufen am 22.6.2021].

16 Die bekanntesten und größten Augen-Ketten, die derzeit mithilfe von Finanzinvestoren finanziert sind, sind die Ober-Scharrer-Gruppe und die Artemis Augenkliniken. Beide Ketten blicken auf mehrere Investorenwechsel in den vergangenen Jahren zurück. Auch hier wird die Dynamik im Ophthalmo-Markt deutlich.

17 Ein weiterer, aufstrebender Big Player der deutschen Augenheilkunde ist die Sanoptis-Gruppe. In dieser Gruppe sind unter Beteiligung eines Finanzinvestors verschiedene augenchirurgische Einrichtungen aus ganz Deutschland zusammengeschlossen.

18 Zuletzt sind die niederländischen Bergman Clinics in den deutschen Markt eingestiegen und haben im Herbst 2020 sechs Krankenhäuser (einschl. Medizinischer Versorgungszentren) von den Capio Kliniken übernommen. Zum Portfolio der Bergman Clinics in Deutschland zählt auch die Augenklinik Universitätsallee in Bremen.[15]

19 Die Entwicklungen der letzten Jahre zeigen, dass die Augenheilkunde in ganz besonderem Maße ein Fach ist, welches den demografischen Wandel und medizinischen Fortschritt aufnimmt und den neuen Marktbedingungen anpasst. Auch insofern kann die Augenheilkunde als progressives Fach innerhalb des medizinischen Fächerkanons bezeichnet werden. Vieles spricht dafür, dass sich dieser Trend in den kommenden Jahren fortsetzen wird.

4 Entwicklungstrends in der Augenheilkunde

20 Die Augenheilkunde befindet sich seit den letzten 20 Jahren in einem tiefgreifenden Wandel, der immer noch anhält. Es ist davon auszugehen, dass sich die Entwicklungstrends der letzten Jahre in der Zukunft fortsetzen werden. So werden immer größere Einheiten, Ketten und Netzwerke entstehen, die mit professionellen Managementwerkzeugen der zentralen Herausforderung der modernen Augenheilkunde begegnen – nämlich der Versorgung exponentiell steigender Patientenfallzahlen bei hohen Qualitätsstandards unter gleichzeitiger Aufrechterhaltung des individuellen Behandlungscharakters. Weitere Neuentwicklungen und externe Einflüsse werden hinzukommen.

21 Hierfür werden fünf wesentliche Schlüsselfaktoren entscheidend sein:

1. Offenheit für Transformation
2. Integrationsfähigkeit
3. Attraktivität als Arbeitgeber
4. Professionelles Prozessmanagement
5. Kapitalverfügbarkeit

15 Vgl. Reseck: Bergmann Clinics. „Wir mögen Marathon mehr als Sprint“. In: f&w – führen und wirtschaften im Krankenhaus 3/2021, S. 208–211.

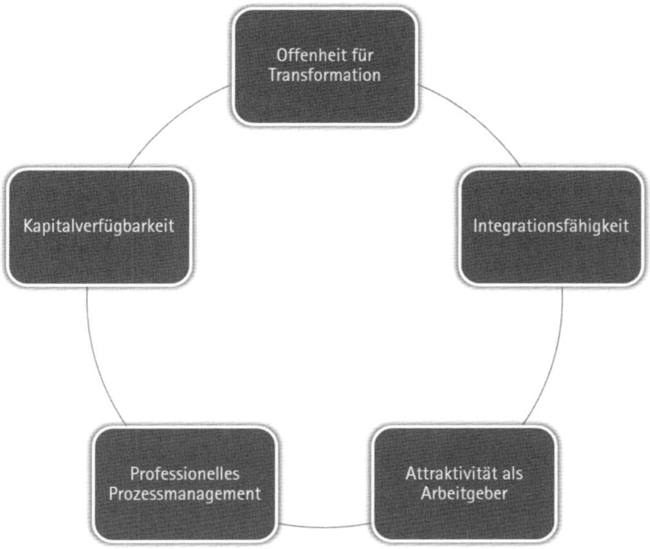

Abb. 1: Schlüsselfaktoren für die Zukunftsfähigkeit von Augen-Praxen und -Kliniken
Quelle: Eigene Darstellung.

4.1 Offenheit für Transformation

In kaum einem anderen Fach ist der allgemeine Wandel der medizinischen Versorgung so gut erkennbar wie in der Augenheilkunde. Die Fortentwicklung diagnostischer und chirurgischer Verfahren, der medizintechnische und pharmakologische Fortschritt sowie die Transformation der Versorgungsstrukturen (Stichworte: MVZ, IV-Verträge, fachfremde Investoren, Ketten und Netzwerke) hat in der Augenheilkunde in rasantem Tempo stattgefunden. Die Akteure, die schnell auf sich ändernde Rahmenbedingungen und Markterfordernisse reagiert haben, haben meist profitiert. Entwicklungen, die anfangs oft kritisch wahrgenommen wurden, haben sich schließlich durchgesetzt. Das war so der Fall 22

- seit den 1980er Jahren bei der Ambulantisierung der Katarakt-Chirurgie (und zuvor bei Einführung der Phakoemulsifikation),
- bei der klinischen Etablierung der refraktiven Laserchirurgie,
- beim Aufkommen der Ophtahlmo-MVZ,
- beim Markteintritt fachfremder Investoren.

Hierbei hat sich die Geschwindigkeit des Handelns oftmals als Erfolgsfaktor herauskristallisiert. In der betriebswirtschaftlichen Betrachtung hat sich hierfür der Begriff der „Agilität“ durchgesetzt: „Agilität ist die Gewandtheit, Wendigkeit oder Beweglichkeit von Organisationen und Personen bzw. in Strukturen und Prozessen. Man reagiert flexibel auf unvorhergesehene Ereignisse und neue 23

Anforderungen. Man ist, etwa in Bezug auf Veränderungen, nicht nur reaktiv, sondern auch proaktiv."[16] Offenheit für Transformationen stellt den ersten Erfolgsfaktor für zukunftsfähige Einrichtungen in der Augenheilkunde dar. Denn diese Offenheit ist zunächst themenunabhängig zu sehen, beginnt bei der Digitalisierung, führt über die Professionalisierung von Managementstrukturen und endet nicht zuletzt beim Employer Branding. Die moderne Augenheilkunde fordert wie kaum ein anderes Fach innovatives Denken und Zukunftsoptimismus.

4.2 Integrationsfähigkeit

24 Der Trend zu größeren Strukturen, Ketten und Netzwerken ist in der Augenheilkunde seit vielen Jahren unübersehbar. Das Modell der Einzelpraxis ohne Zugehörigkeit zu einem Verbund ist (mindestens in Ballungszentren) stark rückläufig.[17] Die verschiedenen Kooperationsformen bringen zahlreiche Vorteile mit sich. Das beginnt damit, dass ein ausgebildeter Facharzt bei einer Anstellung beispielsweise in einem MVZ im Gegensatz zur eigenverantwortlichen Praxisübernahme keine eigenen Investitionen leisten muss. Mit der eigenverantwortlichen Führung einer Praxis sind weiterhin zahlreiche Managementaufgaben verbunden, die in erster Linie wenig mit Medizin zu tun haben. Als selbstständiger Praxisinhaber beschäftigt man sich mit Aufgaben wie Abrechnung, Datenschutz, Personalmanagement usw. Der Vorteil im Anstellungsverhältnis kann darin gesehen werden, dass dem angestellten Arzt die zuvor genannten Themen abgenommen werden. Hinzu kommt, dass nicht nur die Managementaufgaben wachsen, sondern zugleich komplexer werden. Wenn diese als zentrale Services gebündelt werden, können sie von ausgebildeten Fachleuten bearbeitet werden. Der Arzt in der Praxis kann sich auf sein Kerngeschäft, nämlich die Medizin, konzentrieren. Dies stellt insbesondere angesichts des Fachkräftemangels eine angemessene Organisationsform dar. Es spricht also einiges dafür: Wer im Ophthalmo-Markt zukunftsfähig sein möchte, agiert in der Regel nicht alleine. Bei Zusammenschlüssen jedweder Art ist Integrationsfähigkeit von großem Vorteil. Das gilt für beide Seiten: sowohl für den vermeintlich kleineren, zu integrierenden Akteur als auch für die integrierende, i. d. R. größere Einheit.

25 Neben der Entscheidung des Berufseinstiegs als Facharzt (eigene Praxis oder Anstellung) stellt sich für einen Praxisinhaber spätestens vor dem Ruhestand die Frage nach einer Kooperationsform. Wird die Praxis nicht an einen jüngeren Kollegen in Selbständigkeit weitergegeben, kommen größere Ketten oder Verbünde als Übernehmer in Betracht. Die Frage nach einer solchen Übergabe muss sich aber nicht nur für Einzelpraxen und auch nicht erst vor dem Ruhestand stellen, sondern kann sich auch schon früher ergeben, etwa um einen Kapitalbe-

16 Bendel: Agilität. Gabler Wirtschaftslexikon. Online: https://wirtschaftslexikon.gabler.de/definition/agilitaet-99882 [abgerufen am 20.7.2021].

17 S. o. unter Kapitel 2: „In Deutschland tätige Ärzte."

darf decken zu können. Im Rahmen des Übergabeprozesses steht eine „Due Diligence“ an, also die eingehende Prüfung einer Praxis, Klinik etc. „insbesondere im Hinblick auf seine wirtschaftlichen, rechtlichen, steuerlichen und finanziellen Verhältnisse“.[18] Neben den genannten zu analysierenden Punkten wird vermehrt auch eine „Cultural Due Diligence“ vorgenommen. Hier wird geprüft, ob die Unternehmenskulturen von abgebender und übernehmender Einrichtung zusammenpassen. Werden eine nicht bekannte Firmenphilosophie, ungewohnte Prozesse und Strukturen sowie ein neues Betriebsklima bei nichtärztlichen und ärztlichen Mitarbeitern auf die übernommene Einrichtung übertragen, kann es zu Disharmonien kommen. Daher kommt nach der eigentlichen Übernahme der Funktion der „Post-Merger-Integration“ eine bedeutende Rolle zu.

4.3 Attraktivität als Arbeitgeber

Der „War for talents“ ist inzwischen auch auf dem Ophthalmo-Markt angekommen. Immer mehr altersbedingt ausscheidende und immer weniger nachkommende augenärztliche Kollegen müssen immer mehr Patienten versorgen. Ophthalmologische Assistenz- und vor allem Fachärzte sind auf dem augenheilkundlichen Arbeitsmarkt aufgrund der erhöhten Nachfrage und des verminderten Angebots schwer zu finden. Fachlich versierte und sozial kompetent agierende nichtärztliche Mitarbeiter sind ebenso „Mangelware“. So wird der Faktor Mitarbeiter zum entscheidenden Engpassfaktor bei der Fortentwicklung eines augenärztlichen Unternehmens. Besonders deutlich wird dies, wenn im Rahmen einer Expansionsstrategie neue (Filial-)Praxen hinzugekauft wurden, diese aber nicht mit einer entsprechenden Fachärztin oder einem Facharzt nachbesetzt werden können. 26

Klug agierende Praxen, MVZ und Kliniken haben diesen Trend bereits erkannt und investieren in ein nachhaltiges Employer Branding. Ziel ist dabei der Aufbau einer vertrauenerweckenden Arbeitgebermarke sowohl mit Sog- als auch mit Magnetwirkung. Denn es geht nicht nur darum, medizinisch und sozial qualifizierte Mitarbeiter zu akquirieren (Sogwirkung), sondern eben auch darum, diese möglichst lange an die Praxis, das MVZ oder die Klinik zu binden (Magnetwirkung). Im Kampf um die besten Mitarbeiter ist ständige Kreativität gefragt, um sich von Mitbewerbern abzuheben – und damit: Offenheit für Transformation. Ein heute erfolgreich angewandtes Recruiting-Tool kann morgen an Bedeutung verlieren. Scheinbar beliebte Mitarbeiterangebote wie ein Dienstwagen werden in Zukunft womöglich durch das Dienstfahrrad ersetzt. 27

Unternehmenskultur und Mitarbeiterangebote stehen hinter der Arbeitgebermarke. Ein respektvolles und persönliches Betriebsklima, flexible Arbeitszeitmodelle, vielseitige Aus- und Weiterbildungsmöglichkeiten etc. müssen nicht nur gelebt 28

18 Achleitner: Due Diligence. Gabler Wirtschaftslexikon. Online: https://wirtschaftslexikon.gabler.de/definition/due-diligence-35668 [abgerufen am 20.7.2021].

werden, sondern lassen sich auch im Rahmen des Employer Brandings für die Innen- und Außenkommunikation nutzen.

4.4 Professionelles Prozessmanagement

29 Sowohl die Patienten auf der einen als auch die nichtärztlichen und ärztlichen Mitarbeiter sowie die Unternehmensleitung auf der anderen Seite profitieren von einem professionellen Prozessmanagement. Professionelles Prozessmanagement bedeutet aber nicht, dass die praktizierten Prozesse nur schnell heruntergeschrieben werden, um den formalen Erfordernissen eines QM-Systems zu genügen. Professionelles und gelebtes Prozessmanagement bedeutet, dass sich ärztliche, nichtärztliche und administrative Mitarbeiter darüber intensiv Gedanken machen, wie ein medizinischer oder administrativer Prozess standardisiert mit hohen Qualitätsansprüchen möglichst effektiv und effizient erbracht werden kann.

30 Das Vorkommen von Prozessen in augenheilkundlichen Einheiten folgt dem Pareto-Prinzip (sog. „80-20-Regel"): so befinden sich 80 % der Patienten in 20 % der medizinischen Prozesse und 20 % der administrativen Aufgaben verursachen 80 % des administrativen Aufwands. In einem ersten Schritt geht es darum die Prozesse zu identifizieren, die 80 % der Patienten durchlaufen bzw. 80 % des Aufwands verursachen. Die sind im nächsten Schritt hinsichtlich Qualität, Effektivität und Effizienz zu optimieren. In einem ophtahlmochirurgisch tätigen Zentrum sind dies auf medizinischer Seite meist der IVOM- und der Katarakt-Prozess, gefolgt von den konservativen Prozessen bei Routinekontrollen, Glaukom-Patienten und Diabetikern. Im Bereich der Administration entfällt ein wesentlicher Anteil der aufgewendeten Zeit auf das Termin- und Slotmanagement (inkl. Telefondienst), die Abrechnung (inkl. Vertragsmanagement) und das Personalmanagement. Je nach Ausrichtung des ophthalmochirurgischen Zentrums kommt im administrativen Bereich noch das Zuweiser- und Kooperationsmanagement hinzu. In größeren Einrichtungen können sich weitere Themen wie z. B. aus dem Rechnungswesen oder dem Qualitätsmanagement ergeben.

31 Die Zentren, die in diesem Bereich ihre Prozesse bestmöglich definiert haben, in der Realität standardisiert umsetzen und stetig weiter verbessern, werden zu den Gewinnern bei der Leistungserbringung gehören. Ein konstant hohes Niveau bei der medizinischen Qualität, ein sehr guter Patientenservice und kurze Wartezeiten erfüllen die Patientenbedürfnisse an einen guten Prozess. Die hieraus resultierende Patientenzufriedenheit ist und bleibt auch in Zukunft der wichtigste Marketingfaktor für ein Augenzentrum. Definierte und klar zugeordnete Arbeitsschritte geben den Mitarbeitern Sicherheit und Verlässlichkeit im Arbeitsalltag, reduzieren den Stress und verbessern so nachhaltig das Betriebsklima. Auch das trägt zum Aufbau der erfolgreichen Arbeitgebermarke bei. Last but not least freut sich auch der Ophthalmo-Unternehmer über ein perfektes Workflowmanagement: Effizient durchgeführte Prozesse setzen die vorhandenen Personal-, Geräte-

und Raumressourcen betriebswirtschaftlich sinnvoll ein, minimieren Nach- und Mehrfacharbeiten und sichern so den unternehmerischen Erfolg der Praxis, des MVZ und der Klinik.

4.5 Kapitalverfügbarkeit

Der medizinisch-fachliche Fortschritt, neue OP-Verfahren sowie innovative Medizintechnik verursachen Kosten. Die nicht aufzuhaltende (und meist überaus sinnvolle) Digitalisierung in allen Bereichen des Healthcare-Marktes macht weitere finanzielle Investitionen notwendig. Medizinische Zukunftsfähigkeit kostet Geld. 32

Ein professionelles Management von Personal, Prozessen und Finanzen lässt sich nicht nebenbei machen. Das Modell, nach dem der Arzt gleichzeitig Unternehmer, Chirurg, konservativ tätiger Arzt, Buchhalter und Abrechnungsexperte war, hat ausgedient. Und auch eine noch so talentierte und fleißige „Erstkraft" kann nicht gleichzeitig die Voruntersuchung durchführen, die Auszubildende einarbeiten, sich um den Terminkalender kümmern, die Abrechnung machen und den Personaleinsatzplan schreiben. Soll heißen: In einem gut laufenden Ophthalmo-Unternehmen wird in Zukunft die Last des Handelns auf noch mehr professionelle Schultern verteilt werden müssen, als dies in der Vergangenheit der Fall war. Das führt zu steigenden Personalkosten. 33

In einem auf Konzentration ausgerichteten Markt spielt der Kauf von chirurgischen Zentren, Praxen und Filialen sowie eine auf Expansion ausgerichtete Unternehmensstrategie eine entscheidende Rolle im Rahmen der Marktprofilierung. Um eine derartige Strategie systematisch vorantreiben zu können, sind die meisten Akteure auf kapitalstarke Partner angewiesen. 34

5 Zusammenfassung

Die aufgeführten Trends zeigen, dass sich der Ophthalmo-Markt und das Management augenheilkundlicher Einheiten in einem tiefgreifenden und permanenten Wandel befinden. Unternehmen, die offen für Transformation und Integration sind, ein professionelles Personal- und Prozessmanagement betreiben, werden in der Lage sein die damit verbundenen Investitionen und Kosten zu erwirtschaften, um sich dadurch ihre Zukunftsfähigkeit zu sichern. 35

Ein chinesisches Sprichwort besagt: „Wenn der Wind des Wandels weht, bauen die einen Mauern und die anderen Windmühlen". Die fünf genannten Schlüsselfaktoren können als Anleitung für den Windmühlenbau gesehen werden. 36

Literatur

Achleitner, A.-K.: Due Diligence. Gabler Wirtschaftslexikon. Online: https://wirtschaftslexikon.gabler.de/definition/due-diligence-35668 [abgerufen am 20.7.2021].

Bendel, O.: Agilität. Gabler Wirtschaftslexikon. Online: https://wirtschaftslexikon.gabler.de/definition/agilitaet-99882 [abgerufen am 20.7.2021].

Bundesärztekammer: Ärztestatistik zum 31. Dezember 2020. Bundesgebiet gesamt. Online: https://www.bundesaerztekammer.de/fileadmin/user_upload/downloads/pdf-Ordner/Statistik_2020/2020-Statistik.pdf [abgerufen am 21.6.2021].

Claus, I.: Finanzinvestor oder strategischer Investor? – Wer ist der bessere Unternehmensnachfolger? Online: https://www.dub.de/unternehmensboerse/nachfolge/finanzinvestor-oder-strategischer-investor/ [abgerufen am 22.6.2021].

Haupt, T./Herbst, T./Sutor, I.: Management-Aufgaben bei Einführung der Femto-Kataraktchirurgie. Der Augenspiegel Februar 2019, S. 20–24.

Kassenärztliche Bundesvereinigung (KBV): Arztzahlstatistik: Teilzeit und Anstellung weiter im Trend. 30.4.2020. Online: https://www.kbv.de/html/1150_45953.php [abgerufen am 28.6.2021].

Kassenärztliche Bundesvereinigung (KBV): Entwicklungen der medizinischen Versorgungszentren. Statistische Informationen zum Stichtag 31.12.2019. Online: https://www.kbv.de/media/sp/mvz_entwicklungen.pdf [abgerufen am 28.6.2021].

Kassenärztliche Vereinigung Nordrhein: Versorgungsreport 2013. Online: http://www.versorgungsreport-nordrhein.de/uverz/fileadmin/pdf/KV%20Nordrhein%20-%20Versorgungsreport%202013.pdf [abgerufen am 28.6.2021].

Ophthalmologische Nachrichten: AMD wird Erblindungsursache Nummer 1.6.2018. Online: https://biermann-medizin.de/amd-wird-erblindungsursache-nummer-1/?utm_source=newsletter&utm_medium=email&utm_term=https%3A%2F%2Fbiermann-medizin.de%2Famd-wird-erblindungsursache-nummer-1%2F&utm_content&utm_campaign=Ophthalmologische+Nachrichten+Dienstag%2C+12.+Juni+2018 [abgerufen am 28.6.2021].

Reseck, L.: Bergmann Clinics. „Wir mögen Marathon mehr als Sprint“. In: f&w – führen und wirtschaften im Krankenhaus 3/2021, S. 208–211.

Schulze, J.-C.: Begehrte (Plan-)Krankenhäuser. Das Interesse privater Finanzinvestoren am deutschen ambulanten Gesundheitsmarkt. In: das Krankenhaus 3/2021, S. 224–225.

Schuster, A. K. u. a.: Wer geht wie oft zum Augenarzt in Deutschland? Ergebnisse der Studie zur Gesundheit Erwachsener in Deutschland (DEGS1). In: Der Ophthalmologe 12/2018.

Statistisches Bundesamt (Destatis): Fallpauschalenbezogene Krankenhausstatistik (DRG-Statistik). Operationen und Prozeduren der vollstationären Patientinnen und Patienten in Krankenhäusern (4-Steller). 18.9.2019. Online: https://www.destatis.de/DE/Themen/Gesellschaft-Umwelt/Gesundheit/Krankenhaeuser/Publikationen/Downloads-Krankenhaeuser/operationen-prozeduren-5231401187014.pdf?__blob=publicationFile [abgerufen am 23.6.2021].

Wenzel, M. u. a.: Ambulante und stationäre Intraokularchirurgie 2019: Ergebnisse der aktuellen Umfrage von BDOC, BVA, DGII und DOG. In: Ophthalmo-Chirurgie 6/2020, S. 345.

Teil II Themen des Managements in der Augenheilkunde

Beitrag 1

Strategie und Taktik

Dr. med. Martin Zeitz

Schlagwortübersicht

Abstract: Strategie- und Taktikplanung ist die Basis und das Fundament für alle Aktivitäten des Praxismanagements. Ohne eine klar formulierte Strategie ist ein effektiver und effizienter Einsatz von Ressourcen im Augenzentrum unmöglich. Der Erfolg eines augenheilkundlichen Unternehmens steht und fällt daher mit der Strategieplanung. Strategieplanung sollte immer als systematischer Prozess durchgeführt werden und einem klaren chronologischen Vorgehen folgen. Hierbei können zahlreiche Erkenntnisse und Instrumente der Strategieplanung aus anderen Wirtschaftsbereichen für das Augenzentrum angepasst und vom Management entsprechend genutzt werden.

1 Strategie- und Taktikplanung im augenheilkundlichen Unternehmen

1 Augenärztliche Praxen, MVZ und Kliniken sind meist mittelständische Unternehmen. Der deutsche Gesundheitsmarkt ist in vielen Bereichen durch gesetzliche Rahmenbedingungen zwar stark reguliert und folgt nicht immer den Prinzipien der freien Marktwirtschaft. Dennoch ist es möglich und sinnvoll, verschiedene Instrumente der mittelständischen Unternehmensführung und des Managements auf das „Unternehmen Arztpraxis“ anzuwenden. Hierzu zählt auch die Strategie- und Taktikplanung, die originäre Aufgabe eines Unternehmers ist. Aber wer ist eigentlich der Unternehmer im augenärztlichen Betrieb?

1.1 Die Rolle von Ärztin und Arzt

2 Bis zur Jahrtausendwende waren augenärztliche Unternehmen im Wesentlichen in zwei große Gruppen unterteilt: der freiberuflich tätige Augenarzt in der Einzel- oder Gemeinschaftspraxis auf der einen Seite sowie die Augenklinik (meist in kommunaler, kirchlicher oder universitärer, seltener in privater Trägerschaft) auf der anderen Seite. Diese Grenzen verschwimmen spätestens seit Inkrafttreten des „Gesetzes zur Änderung des Vertragsarztrechts (VÄndG)“ im Jahr 2006 zunehmend. Mit diesem Gesetz wurde die Grundlage zur Anstellung von Ärzten in Vertragsarztpraxen, die Etablierung von MVZ sowie die Möglichkeit zur Gründung von Zweigpraxen und überörtlichen Berufsausübungsgemeinschaften geschaffen. Diese modifizierten gesetzlichen Rahmenbedingungen haben zu einer Intensivierung des Wettbewerbs zwischen den Leistungserbringern geführt und neue Player, wie etwa fachfremde Investoren, in den deutschen Ophthalmo-Markt gebracht.

3 Spätestens seitdem stellt sich die Frage, welche Funktion Ärztinnen und Ärzte im augenheilkundlichen Unternehmen einnehmen. Stefan Merath unterscheidet in seinem Buch „Der Weg zum erfolgreichen Unternehmer“ drei Führungsrollen in Unternehmen, die in ihrer Grundidee auf den amerikanischen Autor und Unternehmensberater Michael E. Gerber zurückzuführen sind: die Fachkraft, den Manager und den Unternehmer. Merath führt hierzu aus:

„Die Fachkraft ist der Macher. Sie reagiert auf Ereignisse, auf Dinge, die zu tun sind. Wenn etwas ansteht, macht sie es selbst. Sie lebt in der Gegenwart. Visionen und neue Ideen sind ihr suspekt. […] Sie ist glücklich, wenn sie Aufgaben und Probleme lösen kann. […] Der Manager ist derjenige, der Ordnung schafft. Dafür entwickelt er Systeme. Arbeit ist für ihn, ein System einzuführen und zu steuern, innerhalb dessen Aufgaben optimal gelöst werden können. […] Der Unternehmer ist derjenige, der neue Visionen entwickelt. Er ist der Träumer und die Energie hinter allem und lebt in der Zukunft. […] Er ist glücklich, wenn er Träume verwirklichen kann – oder verwirklichen lassen kann. […] Ich möchte es bildlich ausdrücken: Sie befinden sich in einem Dschungel. Dann benötigen Sie Leute, die mit Macheten den Weg frei räumen – die Fachkräfte. Außerdem benötigen Sie Leute, die die Arbeit einteilen, sodass niemand zu sehr ermüdet, aber trotzdem alle vorwärtskommen. Diese Personen überprüfen auch, ob einzelne Fachkräfte effektiver sind und warum dies so ist. Schließlich bringen sie den anderen die Optimierungen bei. Das sind die Manager. Und last, but not least gibt es noch einen, der oben im Baum sitzt und herunterruft: ‚Hört mal zu, Jungs und Mädels, wir sind im falschen Wald'. Das ist der Unternehmer.“[1]

Übertragen auf eine augenheilkundliche Einheit lauten also die Fragen: Wer übernimmt die Rolle des Facharbeiters (z. B. MFA, Arzt, Optiker)? Wer die des Managers (z. B. Arzt, Praxismanagerin, Geschäftsführer, kaufmännischer Leiter)? Und wer die des Unternehmers (z. B. Arzt, fachfremder Investor)? Oder übernimmt der freiberuflich tätige Arzt sogar alle drei Rollen gleichzeitig? So war es vor Einführung des VÄndG nämlich fast immer – auch wenn vom Arzt nicht immer alle drei Rollen gleich engagiert und professionell ausgeführt wurden. Mit dieser Rollenverteilung ergeben sich nämlich unterschiedliche Aufgaben: Während die Facharbeiter für die bestmögliche medizinische Versorgung der Patienten im Daily-Business zuständig sind, kümmert sich der Manager z. B. um den Mitarbeitereinsatz, die Termin- und Slotstruktur oder das Prozessmanagement. Der Unternehmer entscheidet, ob es z. B. sinnvoll ist, das Angebot im Bereich der Refraktiven Chirurgie auszubauen oder weitere Filialpraxen für eine weitere Expansion des Ophthalmo-Unternehmens hinzuzukaufen. 4

Hieraus wird deutlich: je größer die augenheilkundliche Einheit ist und je größer die Wachstumsbestrebungen für die Zukunft sind, desto sinnvoller ist es, die Aufgaben von Facharbeiter, Manager und Unternehmer auf mehrere Schultern zu verteilen. Denn nur so können in allen Bereichen qualitativ hochwertige Ergebnisse erzielt werden. Ein im Praxis- und Klinikalltag häufig vorzufindender Fehler ist es, die Praxismanagerin mit den Aufgaben der MFA in Diagnostik und z. B. an der Anmeldung zu betrauen und gleichzeitig von ihr zu erwarten, dass Personal-, Prozess- und Terminmanagement quasi nebenbei erledigt werden. Dies ist in 5

1 Merath: Der Weg zum erfolgreichen Unternehmer. Wie Sie und Ihr Unternehmen neue Dynamik gewinnen. 2012, S. 32.

größeren Einheiten unmöglich. Zumindest dann, wenn hohe Erwartungen an die Qualität der erbrachten Leistungen gestellt werden.

6 Eine Aufgabe des Unternehmers besteht in der Strategieplanung für das augenheilkundliche Unternehmen. Der Manager ist für die Planung und Umsetzung der Taktik zuständig. Der Facharbeiter führt die Maßnahmen aus, die aus Strategie und Taktik resultieren. Was genau ist aber der Unterschied zwischen Strategie und Taktik? Im Management wird unter Strategie, welches sich vom griechischen Wort „Strategos", der Heerführer, ableitet, die Entwicklung eines übergeordneten Ziels und Plans verstanden. Unter Taktik hingegen werden die Maßnahmen verstanden, die zur Erreichung des übergeordneten Ziels und zur Erfüllung des Plans ergriffen werden müssen. Die Taktik ist also die handwerkliche Umsetzung der übergeordneten Strategie.

7 Während eine ausführliche Strategie- und Taktikplanung in praktisch jedem Unternehmen der freien Wirtschaft selbstverständlich ist, wird sie in vielen augenheilkundlichen Unternehmen stiefmütterlich behandelt. Das mag auch daran liegen, dass es zwar unzählige Strategiemodelle und -tools gibt, die meisten von ihnen aber zur Anwendung in einem augenheilkundlichen Unternehmen oft zu theoretisch, sperrig und schlecht anwendbar erscheinen. Wer eine augenheilkundliche Einheit aber unternehmerisch führen und managen, und eben nicht ausschließlich die Aufgaben eines ärztlichen oder nichtärztlichen Facharbeiters übernehmen möchte, ist auf Kenntnisse in der Strategie- und Taktikplanung angewiesen.

8 Im Folgenden werden die grundsätzlichen Elemente sowie der Ablauf der Strategie- und Taktikplanung in ihren unterschiedlichen Schritten dargestellt und auf die Erfordernisse in einem ophthalmologischen Unternehmen bezogen.

2 Elemente der Strategie- und Taktikplanung

9 Die Elemente der Strategie- und Taktikplanung sind:

1. Definition des strategischen/taktischen Ziels
2. Analyse der aktuellen Lage
3. Herausarbeiten von Handlungsoptionen
4. Bewertung von Nutzen und Risiko
5. Entscheidung über durchzuführende Maßnahmen
6. Umsetzung der Maßnahmen
7. Abgleich der Ergebnisse mit dem initial gesetzten Ziel

10 Abbildung 1 zeigt die Elemente der Strategie- und Taktikplanung in ihrer Beziehung zueinander.

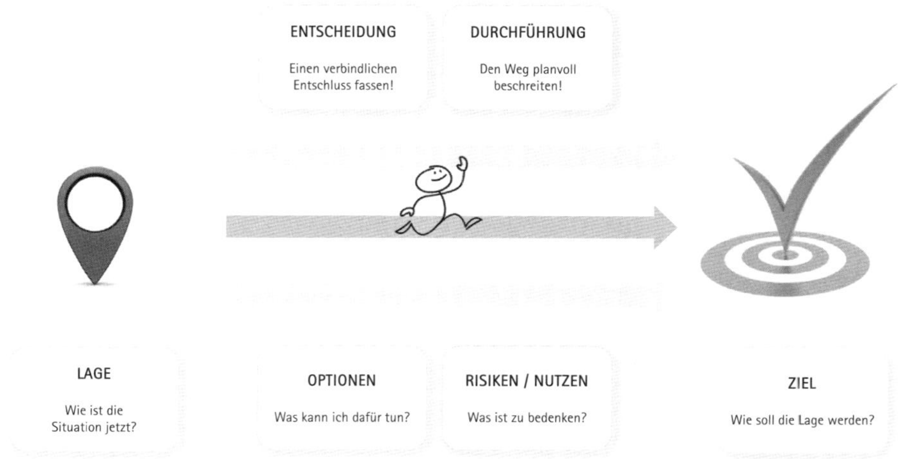

Abb. 1: Elemente der Strategie- und Taktikplanung
Quelle: Darstellung optimed – Impulse für Medizin-Berufe GmbH.

2.1 Definition des strategischen/taktischen Ziels

Eine Passage aus Lewis Carrolls „Alice im Wunderland“ macht die zentrale Bedeutung einer akkuraten Zielfestlegung besonders deutlich: In dieser Szene irrt Alice durch den Garten der Königin und begegnet dort der Grinsekatze: „Würdest Du mir bitte sagen, welchen Weg ich einschlagen muss?“, fragt Alice die Grinsekatze. „Das hängt in beträchtlichem Maße davon ab, wohin du gehen willst“, antwortet die Katze. „Oh, das ist mir ziemlich gleichgültig“, sagt Alice. „Dann ist es auch einerlei, welchen Weg du einschlägst“, sagt die Katze. 11

Aus dieser Passage wird deutlich: Wenn es im Sinne der Strategie- oder Taktikplanung kein eindeutig definiertes Ziel gibt, dann wird auch der Weg dorthin nicht effektiv und effizient beschritten werden können. Die Zieldefinition ist somit der zentrale Dreh- und Angelpunkt der Strategie- und Taktikplanung. Nichtsdestotrotz wird genau dieser Punkt in der Strategieplanung für Augenpraxen und -kliniken meist sträflich vernachlässigt. 12

Der amerikanische Unternehmensberater und Autor Brian Tracy widmet dem Thema Zielsetzung sogar ein ganzes Buch mit dem Titel „Ziele“. Hierin arbeitet Tracy verschiedene Aspekte einer sorgfältigen Zielsetzung als zentralen Punkt für die Unternehmensentwicklung heraus. Tracy benennt dabei sieben Schlüsselfaktoren für das Setzen von Zielen:[2] 13

2 Tracy: Ziele. Setzen, verfolgen, erreichen. 2018, S. 61.

1. Ziele müssen klar, konkret, detailliert und schriftlich niedergelegt sein
2. Ziele müssen messbar und objektiv sein
3. Ziele müssen zeitlich eingegrenzt werden
4. Ziele müssen ambitioniert sein
5. Ziele müssen sich mit den (Unternehmens-)Werten decken
6. Ziele müssen ausgewogen sein
7. Ziele müssen einem klar definierten Hauptziel dienen

14 Analog hierzu wird im Rahmen der Strategieplanung und des Projektmanagements immer wieder die sog. SMART-Formel verwendet. Hierbei ist SMART ein Akronym für **s**pecific (spezifisch), **m**easurable (messbar), **a**chievable (erreichbar), **r**elevant (relevant) und **t**ime-bound (zeitgebunden).

15 Im Rahmen der Strategieberatung von augenärztlichen Praxen, MVZ und Kliniken fällt immer wieder auf, dass nur wenige Einheiten über klar definierte Ziele im Sinne der SMART-Formel verfügen. Vielmehr werden Ziele definiert wie z. B.: „Wir wollen eine möglichst gute Versorgung für die Patienten“, „Unsere Teamkommunikation ist nicht gut. Das muss besser werden“, „Wir müssen bei der IVOM was ändern. So geht das nicht weiter“ oder „Die Patienten beschweren sich sehr häufig über die langen Wartezeiten. Wir müssen da mal was unternehmen“. So richtig diese Anliegen in der Sache sein mögen, so wenig taugen sie zur strategischen und/oder taktischen Planung. Sie sind nicht spezifisch und genau genug formuliert, sie sind nicht messbar und sie sind nicht mit einem zeitlichen Horizont versehen. Das führt dazu, dass ein Weg zur Erreichung dieser Ziele, wie bei Alice im Wunderland, nicht effektiv und effizient beschritten werden kann.

16 Tabelle 1 stellt ungenau formulierte Ziele und eine mögliche, nach SMART-Kriterien formulierte Zieldefinition gegenüber.

Tab. 1: Gegenüberstellung ungenau formulierter Ziele und SMARTer Ziele

Ungenaues Ziel	SMARTes Ziel
Ich lebe gesünder	Ab dem 1.6.20xx gehe ich 2-mal in der Woche für 45 Minuten Laufen.
Ich habe mehr Zeit für die Familie	Ab dem 1.8.20xx arbeite ich an 2 Wochentagen nur bis 16:00 Uhr. Sonntags arbeite ich nie.
Ich verdiene mehr Geld	Ab dem 1.10.20xx verdiene ich monatlich 2.800 EUR netto.
Wir verbessern die Teamkommunikation	Ab dem 1.9.20xx werden wir quartalsweise Meetings des gesamten Teams, monatlich Meetings der Bereichsteams und wöchentlich Meetings der Leitungsebene durchführen. Hierfür wenden wir eine festgelegte Meetingstruktur an.
Wir steigern unsere IVOM-Leistung	Wir verbessern die durchschnittliche Anzahl der IVOM/Patient/Jahr in den zweiten beiden Quartalen 20xx auf 7,5 und verringern die Gesamtdurchlaufzeit beim T&E-Prozess auf durchschnittlich 60 Minuten

Quelle: optimed – Impulse für Medizin-Berufe GmbH.

2.2 Analyse der aktuellen Lage

Wenn das Ziel nach SMART-Kriterien definiert worden ist, geht es im zweiten 17
Schritt darum, die aktuelle Ausgangssituation in Bezug auf das definierte Ziel systematisch zu bestimmen. Erst danach werden Handlungsoptionen für den Weg zur Erreichung des Ziels erarbeitet. Zur systematischen Analyse des Ist-Zustandes und zur entsprechenden Dokumentation des Status quo in Hinblick auf die Erreichung des Ziels bietet sich die Anwendung eines der bekanntesten strategischen Werkzeuge an: die SWOT-Analyse (Akronym für **s**trengths, **w**eaknesses, **o**pportunities, **t**hreats – also Stärken, Schwächen, Chancen und Risiken).

Die SWOT-Analyse wurde in der allgemein bekannten Form in den 1960er- 18
Jahren an der Harvard-Business-School entwickelt – ihre grundsätzliche Idee, nämlich die der Analyse von eigenen Stärken und Schwächen sowie entsprechender Chancen und Risiken entstand sicherlich viele Jahrhunderte zuvor. Die Elemente der SWOT-Analyse sind in Abbildung 2 zusammengefasst.

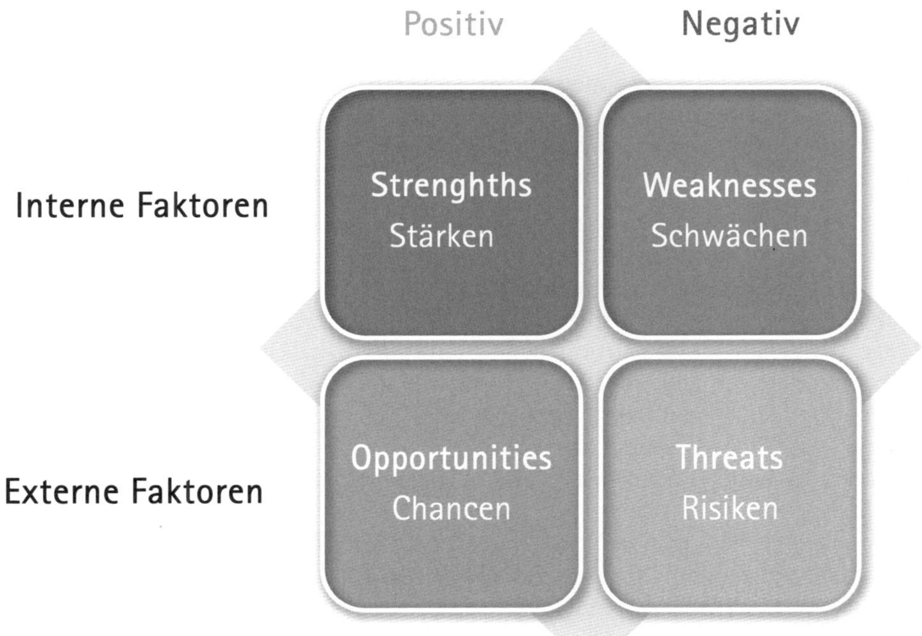

Abb. 2: Elemente der SWOT-Analyse

Quelle: Darstellung optimed – Impulse für Medizin-Berufe GmbH.

Bei der SWOT-Analyse geht es nach der Definition eines SMARTen Ziels darum, 19
interne und externe Faktoren in Hinblick auf die Erreichung des definierten Ziels genauer zu untersuchen. Hierbei werden die oben erwähnten Stärken und Schwä-

chen im Rahmen einer Innenbetrachtung eruiert und den Chancen und Risiken des Marktes (im Sinne einer Außenbetrachtung) gegenübergestellt.

20 Im „Handbuch der Strategien" führt Ralph Scheuss hierzu aus:

„Die SWOT-Analyse versteht die Strategie als das Ergebnis von Überlegungen in den vier Bereichen:

1. *Auf welche Stärken (S für Strenghts) kann die Strategie aufsetzen?*
2. *Welche Schwächen (W für Weaknesses) wirken für die strategischen Absichten hemmend?*
3. *Welche attraktiven Chancen (O für Opportunities) bieten sich?*
4. *Welche Gefahren (T für Threats) könnten den Strategieerfolg behindern oder völlig verhindern?"*[3]

21 Aus diesen Ausführungen wird deutlich, dass die SWOT-Analyse keine komplexe Raketenwissenschaft ist, sondern relativ offensichtliche Betrachtungen (Stärken, Schwächen, Chancen, Risiken) systematisiert. In der strategischen Beratung von augenärztlichen Einheiten zeigt sich jedoch, dass das Defizit genau dort liegt: Die Definition des Ziels nach SMART-Kriterien und die systematische SWOT-Analyse finden im Praxisalltag meist nicht statt. Hier werden unmittelbar Maßnahmen nach dem Bauchgefühl geplant, umgesetzt und nach dem Trial-and-Error-Prinzip überprüft. Das aber ist eben kein strategisches Planen und Handeln – und erst recht ist dieses Vorgehen nicht ressourceneffizient.

22 Im Rahmen des Praxismanagements können die SMARTe Zieldefinition und die SWOT-Analyse für weitreichende strategische Überlegungen herangezogen werden. Sie können z. B. im Rahmen der Frage nach dem Bau eines eigenen OP, der Aufnahme refraktiver Hornhaut-Chirurgie in das Leistungsportfolio oder der Frage nach weiterer Expansion des Gesamtunternehmens durch Zukauf neuer Praxen zurate gezogen werden. Aber auch Fragestellungen des täglichen (taktischen) Praxismanagements können mit SMARTer Zieldefinition und SWOT-Analyse systematisch betrachtet werden (z. B. „Wie verbessern wir die Teamkommunikation?", „Wie verkürzen wir die Wartezeiten in der IVOM-Sprechstunde?" oder „Wie sichern wir die Fort- und Weiterbildung der ärztlichen Mitarbeiter?"). Häufig sind Praxisinhaber und Mitarbeiter des Managements bei Strategie- und Taktikworkshops verblüfft, welche neuen Möglichkeiten und Perspektiven sich eröffnen, wenn man entsprechend genau und systematisch vorgeht.

23 Im Beratungsalltag zeigt sich jedoch auch, dass die Sammlung von Stärken, Schwächen, Chancen und Risiken zunächst häufig abstrakt wirkt und die handelnden Akteure nicht genau wissen, wo sie bei dieser Analyse anfangen und wo aufhören sollen. Eine umfassende SWOT-Analyse birgt dann häufig die Gefahr, dass sie verwirrend viele Informationen hervorbringt und man schließlich den sprichwörtlichen Wald vor lauter Bäumen nicht mehr sieht. Deshalb hilft bei der

3 Scheuss: Handbuch der Strategien. 220 Konzepte der weltbesten Vordenker. 2008, S. 37.

Sammlung abermals ein systematisches Vorgehen in Kategorien. Kaplan und Norton, die Erfinder der Balanced Scorecard, schlagen in ihrem Buch „Der effektive Strategie-Prozess“ deshalb eine Sammlung in Kategorien vor, die die gewöhnlicherweise wichtigen Faktoren für den strategischen Erfolg einer Unternehmung beinhalten. Die Manager der US-amerikanischen Nemours Children's Hospitals haben diese Kategorisierung angepasst und unterscheiden für medizinische Unternehmen die Kategorien Verwaltung, Kunden, Prozesse und Mitarbeiter.[4]

Für die Strategieberatung in augenheilkundlichen Zentren hat die Consulting- 24
Agentur optimed die Kategorien, in denen im Rahmen der SWOT-Analyse Stärken, Schwächen, Chancen und Risiken systematisch gesammelt werden können, weiter modifiziert. Hier werden folgende fünf Kategorien unterschieden:

1. Produkt
2. Prozesse
3. Mitarbeiter
4. Kommunikation
5. Zuweiser

Die Tabelle 2 führt Leitfragen innerhalb dieser fünf Kategorien auf, die die 25
Sammlung wichtiger Stärken, Schwächen, Chancen und Risiken weiter vereinfachen können (Anmerkung: bei der Durchführung von Strategieworkshops wendet optimed einen deutlich umfangreicheren Katalog von Leitfragen innerhalb der fünf beschriebenen Kategorien an. Die hier genannten Leitfragen dienen einer ersten Orientierung):

Tab. 2: Leitfragen für die SWOT-Analyse in einem augenärztlichen Unternehmen

Produkt
Welche Leistungen und welches Produktportfolio bieten wir genau an?
Wie gut ist die Ergebnisqualität unserer Produkte und Dienstleistungen? Wie wird die jeweilige Ergebnisqualität gemessen?
Welche technische Ausstattung steht uns zur Verfügung?
Welche räumlichen Ressourcen haben wir und wie sind diese ausgestattet?
Welche Faktoren flankieren die Dienstleistung und haben eine große Bedeutung für diese?
Prozesse
Gibt es einen klar definierten Prozess zur Erbringung dieser Leistung?
Wie wird die Prozessqualität genau gemessen? Welche CTQs[5] gibt es?
Wird die Prozessqualität fortlaufend gemessen? Werden mögliche Prozessoptimierungen systematisch eruiert und umgesetzt?

4 Kaplan/Norton: Der effektive Strategie-Prozess. Erfolgreich mit dem 6-Phasen-System. 2009, S. 71 f.

5 CTQ = Critical to quality. Dieser Begriff wird häufig im Rahmen der Six-Sigma-Methodik verwendet. Genauere Erläuterungen finden sich im Beitrag 8 „Six-Sigma-Methodik zur Prozessoptimierung“.

Tab. 2: *(Fortsetzung)*

Kennen alle Mitarbeiter den Prozess und setzen sie ihn auch konsequent so um, wie er definiert wurde?
Dient die Prozessbeschreibung als Grundlage zur Mitarbeitereinsatzplanung und für das Termin- und Slotmanagement?
Mitarbeiter
Welches medizinisch-fachliche Know-how haben die Mitarbeiter? Wie wird die Fort- und Weiterbildung in diesem Bereich sichergestellt?
Welches kommunikative Know-how haben die Mitarbeiter? Wie empathisch sind sie?
Welches Prozess-Know-how haben die Mitarbeiter in Bezug auf die administrativen und medizinischen Prozesse?
Welcher qualitative und quantitative Personalbedarf ist zur Erbringung der Leistung notwendig/sinnvoll?
Wie motiviert sind die Mitarbeiter? Wie ist der Teamzusammenhalt?
Kommunikation
Gibt es eine interne Regelkommunikation? Erhalten alle Mitarbeiter die für sie relevanten Informationen?
Entsprechen die internen Kommunikationskanäle den Anforderungen und Bedürfnissen der Mitarbeiter?
Wie werden Patienten auf die Leistungen der Praxis aufmerksam?
Verfügt die Praxis über inhaltlich und optisch hochwertige Medien zur Patientenkommunikation (Print und Digital)?
Sind die ärztlichen und nichtärztlichen Mitarbeiter in der Kommunikation mit den Patienten geschult?
Zuweiser
Wie ist der Status quo im Zuweisungsmanagement? Welche Analysen gibt es und welche Erkenntnisse können daraus abgeleitet werden?
Kennen die Zuweiser unser Leistungsportfolio inkl. der dazugehörigen Indikationen und Kontraindikationen?
Wie ist das medizinische und administrative Schnittstellenmanagement mit/zu den Zuweisern organisiert?
Werden regelmäßige Zuweiserbefragungen und Zuweisergespräche durchgeführt?
Welche Fort- und Weiterbildungen bieten wir für unsere Zuweiser an?

Quelle: optimed – Impulse für Medizin-Berufe GmbH.

26 Je nach konkreter inhaltlicher Fragestellung können die Leitfragen weiter spezifiziert werden. Soll z. B. die Zentrumsperformance im Bereich der Katarakt-Chirurgie verbessert werden, könnten in der Kategorie „Produkt" – in Anlehnung an die o. g. Leitfragen – folgende spezifischen Fragen gestellt werden:

- Welche IOL-Typen bieten wir an? Gibt es eine genaue Definition für die Zielgruppe (exakte Definition von Indikationen/Kontraindikationen)? Wie genau ist die Zielgruppe definiert?

- Wie wird die Ergebnisqualität im Bereich der Katarakt-Chirurgie gemessen? Gibt es genaue Daten und Analysen in Hinblick auf die Erreichung der Zielrefraktion, der Komplikationsrate und der Patientenzufriedenheit? Wie sind diese Daten im internen und externen Benchmark zu beurteilen? Bei welchen Parametern gibt es Optimierungspotenzial?
- Entspricht unsere medizintechnische Ausstattung dem State of the Art und ist sowohl bei der prä-/postoperativen Diagnostik als auch bei der chirurgischen Prozedur eine moderne, leitliniengerechte Behandlung gewährleistet? Könnten Investitionen in zusätzliche Medizintechnik die Leistung im Bereich der Katarakt-Chirurgie weiter verbessern?
- …

Im Rahmen der Kategorie „Prozesse“ könnten folgende Fragen diskutiert werden: 27

- Gibt es einen eindeutig definierten Prozess zur Katarakt-Voruntersuchung (Was? Wer? Wann? Wie lange? Wo? Womit?)? Ist dieser Prozess allen Akteuren, die an der Prozesserstellung beteiligt sind, eindeutig bekannt?
- Sind CTQs für die Prozesserstellung definiert und werden diese regelmäßig erhoben und analysiert (z. B. Prozesszeit, Wartezeit, Durchlaufzeit, Patientenzufriedenheit)?
- Gibt es eine „Spezialsprechstunde“ für Katarakt-Voruntersuchungen und fest hierfür reservierte Slots?
- Leitet sich die Termin- und Slotstruktur aus den kalkulierten Workflowzeiten ab?
- Werden Mitarbeiter-, Raum- und Geräteressourcen aus dem definierten Workflow abgeleitet und z. B. im Rahmen der Mitarbeitereinsatzplanung und der Raumplanung entsprechend kalkuliert?
- Werden geplante und tatsächlich realisierte Workflowzeiten regelmäßig abgeglichen und die Termin- und Slotstruktur ggf. entsprechend angepasst (geplante vs. realisierte Slotfrequenz)?[6]
- …

Abhängig von der strategischen und/oder taktischen Fragestellung können die Leitfragen entsprechend angepasst und auf die konkrete Thematik bezogen werden. Die Erfahrung zeigt, dass sich bei einem systematischen Vorgehen anhand der fünf Kategorien für nahezu jede Fragestellung, die sich innerhalb eines ophthalmologischen Zentrums ergibt, Stärken, Schwächen, Chancen und Risiken finden lassen. Diese dienen als Grundlage zum Herausarbeiten von Handlungsoptionen. 28

6 Detaillierte Erläuterungen zu den verschiedenen Begriffen und Inhalten des Workflowmanagements finden sich im Beitrag 7 „Grundlagen des Prozessmanagements“.

2.3 Herausarbeiten von Handlungsoptionen

29 Sind in Bezug auf das SMARTe Ziel Stärken, Schwächen, Chancen und Risiken herausgearbeitet worden, müssen aus diesen nun konkrete Handlungsoptionen abgeleitet werden. Hierbei gilt: Stärken müssen ausgespielt werden. Schwächen müssen beseitigt werden. Chancen müssen genutzt werden. Risiken müssen vermieden oder minimiert werden.

30 Was zunächst recht offensichtlich klingt, eröffnet in einem systematisch durchgeführten Strategieprozess regelmäßig neue Perspektiven. Denn nicht selten sind sowohl die SMARTe Zieldefinition als auch die SWOT-Analyse nicht gründlich (in vielen Fällen sogar überhaupt nicht) durchgeführt worden. Dann werden Handlungsoptionen fast zwangsläufig aus dem Bauch heraus abgeleitet und infolgedessen mehr oder weniger nach dem Zufallsprinzip umgesetzt. Alternative Handlungsoptionen werden nicht wahrgenommen, weil von vornherein bereits in gewohnten Mustern gedacht wird. Ein derartiges Vorgehen ist jedoch das genaue Gegenteil von strategischem Handeln. Bei sorgfältiger SMARTer Zieldefinition und SWOT-Analyse fallen die alternativ möglichen, oftmals effektiveren Handlungsoptionen hingegen fast schon offensichtlich ins Auge.

Beispiel

Strategische Aufgabe
Wir wollen mehr torische IOL implantieren.

Ausgangssituation
Von 100 Patientenaugen, die bei uns zur Katarakt-Operation voruntersucht werden, weisen 14 % einen cornealen Astigmatismus von ≥ 1,25D auf. Aktuell implantieren wir in 4 % aller durchgeführten Operationen IOL mit torischer Funktion.

SMARTe Zieldefinition
Wir wollen im nächsten Kalenderjahr den Anteil torischer IOL an allen implantierten IOL auf mindestens 7 % steigern.

SWOT-Analyse *(am Beispiel möglicher Schwächen in Bezug auf das SMARTe Ziel):*
Produkt
- Im Rahmen der Voruntersuchung bieten wir aktuell allen Patienten eine optische Biometrie an. Eine corneale Topografie wird nur in besonderen Fällen durchgeführt.
- Konkrete CTQs zur Messung der Ergebnisqualität nach der Implantation von IOL mit torischer Funktion haben wir bislang nicht definiert. CTQs werden dementsprechend bislang auch nicht systematisch erfasst und ausgewertet.

Prozess
- Die Patienten erhalten nach der Indikationsstellung bislang keine weiteren schriftlichen Vorinformationen zu den unterschiedlichen IOL-Typen.
- Wenn die Patienten sich für eine torische IOL interessieren, müssen sie nach der regulären Voruntersuchung noch an einem weiteren Tag zu einer ausführlichen Zusatzuntersuchung erneut in unsere Praxis kommen.

Mitarbeiter
- Eine spezifische Mitarbeiterfortbildung zum Thema „Torische IOL“ haben wir bislang nicht durchgeführt.

Abgeleitete Handlungsoptionen
- Angebot/Durchführung einer cornealen Topografie bei allen voruntersuchten Patienten.
- Definition von CTQs zur Messung der Ergebnisqualität nach Implantation von IOL mit torischer Funktion.

- Systematische Erfassung des postoperativen Astigmatismus drei Monate nach IOL-Implantation. Statistische Analyse und Korrelation mit definierten Einflussfaktoren. Ableitung von Maßnahmen zur Sicherung/Verbesserung der Ergebnisqualität.
- Patienten bekommen bereits vor der ausführlichen Voruntersuchung Informationsmaterial zu den verschiedenen IOL-Optionen ausgehändigt (inkl. Fragebogen zu individuellen Sehgewohnheiten und Wünschen für das postoperative Sehen).
- Einführung einer Katarakt-VU-Spezial-Sprechstunde mit Möglichkeit zur ausführlichen Information durch eine Refraktivmanagerin. Ausweitung der ärztlichen Beratungszeit.
- Durchführung einer internen Fortbildung zum Thema „Torische IOL" für nichtärztliche sowie ärztliche Mitarbeiter.

Als Handlungsoptionen werden also Maßnahmen abgeleitet, durch die Schwächen beseitigt werden, die in Hinblick auf das SMARTe Ziel identifiziert wurden. 31

Analog wird mit den drei anderen Parametern der SWOT-Analyse verfahren: Stärken werden so eingesetzt und forciert, dass sie positive Kräfte in Hinblick auf die Erreichung des SMARTen Ziels entfalten. Eine fachlich versierte und kommunikativ souverän und empathisch agierende Mitarbeiterin (= Stärke) könnte z. B. als IOL-Beraterin eingesetzt werden (Anmerkung: dies ersetzt nicht die abschließende fachärztliche Beratung nach entsprechender Untersuchung und die Festlegung eines bestimmten IOL-Typs durch den Facharzt). Chancen, die sich aus einer externen Marktanalyse ergeben, werden systematisch genutzt; Risiken, die sich aus der Maßnahmenplanung ergeben, werden durch entsprechende Gegenmaßnahmen minimiert. 32

2.4 Bewertung von Nutzen und Risiko

Nach sorgfältiger Durchführung der ersten drei Schritte der Strategieplanung müssen nun Risiko und Nutzen der Handlungsoptionen näher bestimmt werden, um schließlich über die durchzuführenden Maßnahmen entscheiden zu können. Die zentrale Frage lautet dabei: Welche Maßnahmen haben den größten und wirkungsvollsten Hebel in Hinblick auf die Erreichung des SMARTen Ziels? Denn: sowohl personelle, finanzielle als auch zeitliche Ressourcen sind begrenzt und wollen effektiv und effizient eingesetzt werden. Aus einer Fülle von Handlungsoptionen müssen also diejenigen herausgefiltert werden, die den größtmöglichen Nutzen bei möglichst geringem Risiko mit sich bringen. 33

Diese Bewertung ist natürlich immer subjektiv, denn es müssen Maßnahmen beurteilt werden, deren Wirkung sich erst in der Zukunft entfaltet. Wenn es sich um zeitlich kaum aufschiebbare Entscheidungen handelt, gilt der strategische Grundsatz: „Es gibt keine demokratischen Feuerwehreinsätze!". In diesem Fall ist die sofortige Handlungsfähigkeit der Unternehmensleitung gefragt und diese entscheidet allein. In fast allen an anderen Fällen hat sich das Prinzip der Schwarmintelligenz bewährt: Einer Gruppe von Mitarbeitern (Strategie-Team), die je nach Fragestellung ausgewählt wird (z. B. Geschäftsführer, ärztliche Leitung, Praxismanagerin, Leiterin Telefonzentrale, OP-Teamleitung, Mitarbeiterin VU, Marketing-Managerin...) werden die möglichen Handlungsoptionen vorgestellt und er- 34 läutert. Die Mitarbeiter erhalten dann die Gelegenheit, die von ihnen favorisierten Handlungsoptionen in Hinblick auf das SMARTe Ziel auszuwählen. Zur praktischen Durchführung hat sich hier die „Gewichtete Klebepunkt-Abfrage" bewährt: Jedes Mitglied des Strategie-Teams erhält fünf Klebepunkte. Auf einer Metaplanwand werden die möglichen Handlungsoptionen notiert. Die Mitarbeiter kleben dann ihre Punkte hinter die jeweils von ihnen favorisierten Handlungsoptionen. Dabei können sie die Klebepunkte auf fünf verschiedene Handlungsoptionen aufteilen (fünfmal einen Punkt), einem absoluten Favoriten vollständig zuteilen (alle fünf Klebepunkte werden hinter eine einzige Handlungsoption geklebt) oder sie nach eigener Vorstellung gewichten (z. B. zwei Klebepunkte hinter eine Handlungsoption, drei hinter eine andere). So entsteht eine Rangfolge, mit den Handlungsoptionen an der Spitze, die vom Strategie-Team für am geeignetsten gehalten wird. In der praktischen Umsetzung hat sich oftmals gezeigt, dass die so ermittelten Handlungsoptionen tatsächlich zum strategischen Erfolg geführt haben.

2.5 Entscheidung über durchzuführende Maßnahmen

35 Bei der Entscheidung zur tatsächlichen Durchführung von Maßnahmen hat sich das Pareto-Prinzip (20-80-Regel) bewährt. Dieses Prinzip geht auf den italienischen Ingenieur, Soziologen und Ökonom Vilfredo Pareto zurück. Dieser stellte Anfang des 20. Jahrhunderts fest, dass 20 % der italienischen Bürger 80 % des Staatsvermögens besaßen. Joseph Juran, einer der Pioniere des systematischen Qualitätsmanagements, bestätigte dieses Grundphänomen, als er feststellte, dass in den meisten Unternehmen 20 % der Fehlerquellen für 80 % der Gesamtfehler ursächlich waren.

36 Diese 20-80-Regel findet sich in sehr vielen Bereichen des Alltags wieder: Vertriebsexperten geben an, dass 20 % ihrer Kunden 80 % des Umsatzes generieren. Softwareentwickler geben zu Protokoll, dass 20 % der Softwarefehler 80 % der beanstandeten Probleme verursachen. In den meisten Betrieben sind 20 % der Mitarbeiter für 80 % der Gesamtfehlzeiten verantwortlich. Und nicht wenige Menschen berichten, dass 20 % der im Schrank befindlichen Kleidungsstücke in 80 % der Zeit getragen werden. Auch in vielen augenheilkundlichen Zentren findet sich das Pareto-Prinzip wieder: 20 % der Prozesse sorgen für 80 % der Patientenkontakte. 20 % der Zuweiser sind für 80 % der Zuweisungen verantwortlich. 20 % der Kostenpositionen verursachen 80 % der Gesamtkosten.

37 Aus der Pareto-Regel kann also – vereinfacht ausgedrückt – abgeleitet werden: Kümmere dich um die wichtigsten 20 %, dann wirst du 80 % Effekt erzielen. Oder anders ausgedrückt: 20 % Aufwand bringen 80 % Nutzen, wohingegen die übrigen 80 % Aufwand nur noch 20 % Nutzen stiften (s. Abbildung 3).

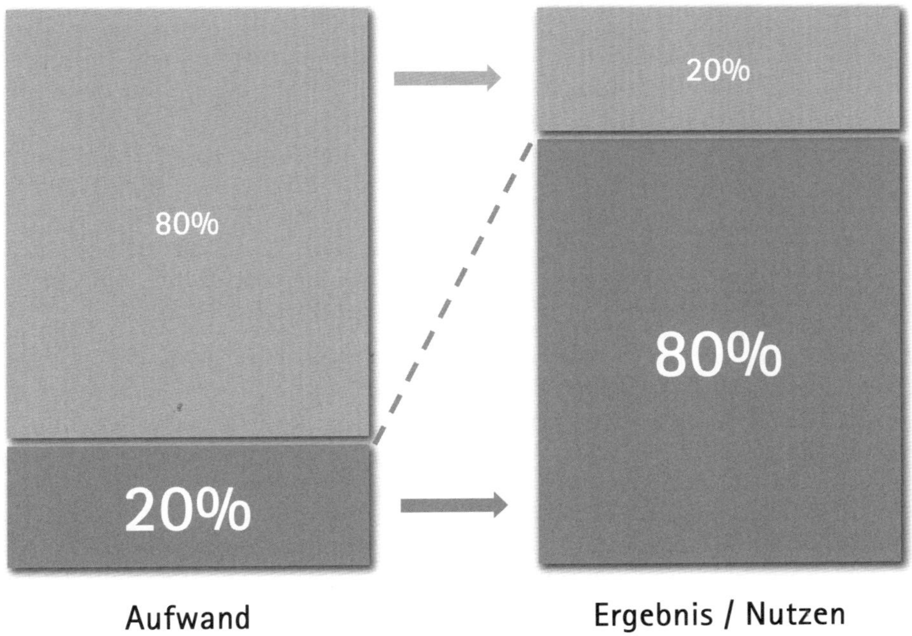

Abb. 3: Aufwand-Nutzen-Verhältnis nach dem Pareto-Prinzip
Quelle: Darstellung optimed – Impulse für Medizin-Berufe GmbH

Auf die Strategieumsetzung bezogen bedeutet das: Die 20 % der Handlungsoptionen, die die meisten Klebepunkte erhalten haben, werden weiterverfolgt. Danach wird kontrolliert, ob die ergriffenen Maßnahmen zum gewünschten Erfolg geführt haben oder aber im Rahmen einer Zwischenbilanz die Zielerreichung zumindest wahrscheinlich erscheint. So kann im Rahmen der Maßnahmenplanung effektiv und ressourceneffizient vorgegangen werden. 38

In der Strategieplanung gibt es ein weiteres Konzept, welches in seinen Grundannahmen in eine ähnliche Richtung wie das Pareto-Prinzip zielt: Die „Engpasskonzentrierte Strategie (EKS®)". Diese geht auf den 2016 verstorbenen Unternehmensberater und Lehrbeauftragten für Unternehmenspolitik, Prof. Wolfgang Mewes zurück. Mewes postuliert in diesem System vier EKS-Grundprinzipien: die ganzheitliche Spezialisierung, das Minimumprinzip, das Prinzip der immateriellen Präferenz, sowie das Prinzip der Nutzenmaximierung. Dieses Strategiekonzept hat vielen mittelständischen Unternehmen, wie z. B. der Kieser Training AG, zu durchschlagendem Markterfolg verholfen. Eine angemessene Darstellung dieses Konzepts würde den Rahmen dieses Kapitels sprengen. Eine nähere Beschäftigung mit der EKS® ist für Strategieinteressierte aber in jedem Fall sehr lohnenswert. 39

40 Das zweite EKS-Prinzip, das sog. Minimumprinzip besagt:

„Märkte und Unternehmen sind – genau wie biologische Organismen – vernetzte und komplexe Gebilde. In komplexen Systemen steht eine Vielzahl materieller und immaterieller Faktoren miteinander in Beziehung. Veränderungen auf der einen Ebene führen immer zu Veränderungen auf anderen Ebenen. Besonders starke positive Wirkungen werden ausgelöst, wenn zentrale Engpass- oder Kernprobleme gelöst werden. In einer Kettenreaktion lösen sich dann viele Probleme von selbst und das Lösen der verbleibenden Probleme wird einfacher. […] In vernetzten Gebilden kommt es also nicht darauf an, möglichst große Kräfte einzusetzen, sondern die vorhandenen Kräfte auf den jeweils wirkungsvollsten Punkt zu richten.“[7]

41 Auch in einer augenheilkundlichen Praxis wird diese Vernetzung deutlich: Die Gestaltung des Workflows hat z. B. Auswirkungen auf die Personaleinsatzplanung sowie auf das Termin- und Slotmanagement. Beides hat wiederum Auswirkungen auf die Warte- und Durchlaufzeiten der Patienten. Die Wartezeiten wiederum sind ein wesentlicher Faktor für die Patientenzufriedenheit und damit für die Weiterempfehlungsrate. Veränderungen auf der Workflowebene bewirken also Veränderungen auf den anderen Ebenen. Derartige Kettenreaktionen lassen sich in Praxen, Kliniken und MVZ an vielen Stellen finden. In der Strategieplanung kommt es also darauf an, diesen wirkungsvollsten Punkt zu finden, der eine positive Kettenreaktion auslöst. Die Resultate bei einer hieraus resultierenden Maßnahmenplanung sind oftmals faszinierend in ihrer Durchschlagskraft.

2.6 Umsetzung der Maßnahmen

42 In der Beratung zahlreicher Praxen und Kliniken zeigt sich immer wieder, dass mögliche Maßnahmen zur Lösung einer strategischen Aufgabe oftmals nicht systematisch erfasst und nicht konsequent genug umgesetzt werden. Sehr häufig ist von Mitarbeitern sinngemäß zu hören:

- *„Heute sagt der Chef ‚wir machen es so‘, morgen sagt er dann wieder etwas anderes.“*
- *„Der eine Chef sagt, wir sollen es so machen, die andere Chefin sagt aber, dass wir es ganz anders machen sollen.“*
- *„In der Theorie haben die immer ganz tolle Ideen. Umgesetzt wird es dann aber doch nicht.“*
- *„Zunächst fangen alle mit großem Elan an, aber dann versandet das Ganze irgendwie.“*

43 Der von den Mitarbeitern beschriebene Unmut hat häufig die gleiche Ursache: eine nicht abgestimmte, inkonsequente Umsetzung von Maßnahmen. Die Ursa-

7 Friedrich/Malik/Seiwert: Das große 1x1 der Erfolgsstrategie. EKS® – Die Strategie für die neue Wirtschaft. 2012, S. 25 f.

che hierfür kann in allen der bisher beschriebenen sechs Schritten der Strategieplanung liegen:

1. **Zieldefinition**
   Dort, wo sich die Unternehmensleitung nicht auf eine einheitliche SMARTe Zielsetzung verständigt, hinter der dann schließlich alle Vertreter der Führungsebene stehen, können die nachfolgenden Schritte der Strategieplanung nicht planvoll durchgeführt werden. Das Resultat ist häufig ein heterogener, nicht aufeinander abgestimmter „Maßnahmen-Aktionismus".
2. **SWOT-Analyse**
   Wird die aktuelle Ausgangssituation nicht systematisch erfasst, sondern als allgemein bekannt vorausgesetzt („Wozu denn diese SWOT-Analyse? Wir wissen doch alle was los ist!"), laufen oftmals wichtige Informationen, die für eine effektive Maßnahmenplanung entscheidend sind, unter dem Radar. Sehr häufig zeigt sich in Strategieworkshops auch, dass die verschiedenen Mitarbeiter nicht auf dem gleichen Kenntnisstand sind oder (scheinbare) Fakten unterschiedlich bewertet und interpretiert werden. Gerade die systematische Analyse und Diskussion der Ausgangssituation ist aber entscheidend, wenn ein Weg planvoll beschritten werden soll und entsprechende Maßnahmen gezielt geplant werden sollen.
3. **Handlungsoptionen**
   Selbst wenn eine Schwäche einvernehmlich als solche identifiziert wurde, ist es nicht immer selbsterklärend, wie diese Schwäche beseitigt werden kann und soll. Auch hier können unterschiedliche Auffassungen bei den handelnden Akteuren bestehen. Beispiel: Die identifizierte Schwäche lautet „Die Patienten kennen die für sie in Frage kommenden IOL-Optionen nicht. Ihnen fehlen (laut Patientenbefragung) wichtige Informationen, um eine entsprechende Entscheidung treffen zu können." Die hieraus resultierenden Handlungsoptionen können nun sein:
   - Erstellung einer Informationsbroschüre und Aushändigung an die Patienten.
   - Einrichtung eines Wartezimmer-TV, der die entsprechenden Informationen vermittelt.
   - Schulung und Einsatz einer Refraktivmanagerin, die zusätzlich zur Ärztin über die verschiedenen IOL-Optionen informiert.

   In dieser Phase der Strategieplanung geht es darum, möglichst viele Handlungsoptionen abzuleiten und erst in der nächsten Phase der Strategieplanung zu priorisieren. Tritt hier zu früh die Schere im Kopf in Erscheinung („Das brauchen wir nicht aufzuschreiben. Das klappt sowieso nicht.") gehen wichtige Impulse für die Maßnahmenplanung verloren.
4. **Bewertung von Nutzen und Risiko**
   Gerade in Unternehmen mit mehreren Partnern in Leitungsfunktion bestehen oftmals unterschiedliche Vorstellungen zum richtigen strategischen und taktischen Vorgehen. Das wiederum führt – bei mangelnder Abstimmung unter-

einander – zu unterschiedlichen Vorstellungen geeigneter Maßnahmen, die dann im Alleingang den Mitarbeitern kommuniziert werden. Wenn jedoch der eine Partner in die eine, der andere Partner in die andere Richtung zieht, sind Stillstand und Verwirrung bei den Mitarbeitern vorprogrammiert. Bevor also gemeinsame Entscheidungen zum unternehmerischen Vorgehen getroffen werden, ist es äußerst hilfreich, die eigenen Scheuklappen abzulegen und wenigstens den Versuch zu unternehmen, den Schlussfolgerungen der anderen Mitglieder des Strategie-Teams zu folgen. Beharrt ein jeder auf seine Sichtweise, resultieren daraus oft unabgestimmte oder sich sogar widersprechende Maßnahmen.

5. **Entscheidung über durchzuführende Maßnahmen**
   Egal nach welchem Prinzip und mit welchem methodischen Vorgehen Entscheidungen über die schlussendlich durchzuführenden Maßnahmen getroffen werden: Es ist elementar wichtig, dass alle Partner und Entscheidungsträger die getroffene Entscheidung nach außen hin gemeinsam vertreten. Zwar kann eine Strategieklausur so den Charakter einer Papstwahl annehmen und es kann mitunter einige Zeit vergehen, bis weißer Rauch aufsteigt. Spüren die Mitarbeiter jedoch, dass ein Partner und/oder Vertreter des Strategie-Teams eigentlich in eine andere Richtung möchte oder äußert er sich sogar in eine solche Richtung („Ich hätte es ja eigentlich anders gemacht. Aber bitte, jetzt machen wir es halt so."), ist die strategische Unternehmung oft schon zum Scheitern verurteilt, mindestens aber wird deren beabsichtigte Durchschlagskraft deutlich reduziert.

44 Nur wenn in allen fünf Schritten der Strategie- und Taktikplanung systematisch und sorgfältig gearbeitet wurde (ja, das kostet Zeit), können Maßnahmen ihre tatsächlich beabsichtigte Wirkung gezielt entfalten.

45 Aber wie genau setzt man die geplanten Maßnahmen nun in der Realität um? Einfach „irgendwie machen"? In unseren Praxismanagementlehrgängen verdeutlichen wir, dass es drei wichtige Grundsätze bei der Umsetzung von Maßnahmen gibt:

- 1. Grundsatz: Arbeiten Sie mit Ziel-Zeit-Maßnahme-Plänen
- 2. Grundsatz: Immer!
- 3. Grundsatz: Und auch wirklich immer!

46 Diese zunächst humoristisch anmutende Empfehlung hat einen wichtigen, wahren Kern. In der Realität werden Maßnahmen nämlich häufig zwar geplant, in ihrer Umsetzung aber nicht systematisch genug nachverfolgt und kontrolliert. Tenzin Gyatso, der amtierende Dalai Lama, sagt dazu: „Gute Wünsche allein genügen nicht. Wir müssen ihnen Taten folgen lassen." Wer schon einmal mit Neujahrsvorsätzen zu tun hatte, wird dieses Phänomen vielleicht kennen. Nur was systematisch umgesetzt und verfolgt wird, kann auch für ein strategisches Ziel Wirkung entfalten.

In einen effektiven Ziel-Zeit-Maßnahme-Plan gehören folgende Angaben: 47

- Zu erreichendes (Teil-)Ziel
- Konkrete Maßnahme
- Personelle Verantwortlichkeit
- Mitarbeit
- Frist

Wichtig: In die Spalte „Verantwortlich“ gehört immer (!) nur eine Person. Diese 48
für die Erfüllung der Maßnahme verantwortliche Person kann durch weitere Mitarbeiter unterstützt werden (Spalte „Mitarbeit“). Gegenüber der Unternehmensleitung bzw. dem Strategie-Controller trägt aber immer diese eine Person die Verantwortung. Werden in die Spalte „Verantwortlich“ mehrere Personen eingetragen, sind Sätze wie „Ich dachte, dass sich Britta darum kümmern wollte“ oder „An mir lag es nicht“ vorprogrammiert.

Tabelle 3 zeigt ein Beispiel für einen Ziel-Zeit-Maßnahme-Plan . Dieser kann 49
„oldschool“ auf Papier oder in Form einer Excel-Tabelle geführt werden. Es gibt inzwischen jedoch auch zahlreiche Apps, die ein koordiniertes Projektmanagement mit Ziel-Zeit-Maßnahme-Plänen erheblich vereinfachen und den Austausch des Strategie-Teams sehr sinnvoll unterstützen.

Tab. 3: Ziel-Zeit-Maßnahme-Plan

Ziel	Maßnahme	Verantwortlich	Mitarbeit	Frist
Erstellung und Implementierung eines Workflows	Durchführung Prozessworkshop	Gabi Zenker	Jaqueline Aichinger Mila Beimer	1.6.20xx
	Schriftliche und grafische Aufbereitung des Workflows	Peter Lottmann	Anna Ziegler Angelina Dressler	15.6.20xx
	Kommunikation an das Team im Rahmen des Teammeetings	...	...	...
	Umstellung der Termin- und Slotplanung	...	...	...

Quelle: optimed – Impulse für Medizin-Berufe GmbH.

Wenn alle Maßnahmen bis zur verabredeten Frist erfüllt werden, bedeutet dies 50
im Umkehrschluss, dass eine in Hinblick auf das SMARTe Ziel als besonders relevant identifizierte Schwäche beseitigt (bzw. Stärke/Chance genutzt, Risiko minimiert) wurde. Ein koordiniertes Abarbeiten der Maßnahmen führt also zu einer Beseitigung der (nach Pareto-Prinzip) wichtigsten Schwächen, zum Ausspielen der wichtigsten Stärken, zur Nutzung von Chancen und zur Minimie-

rung von Risiken. So kann letztendlich das definierte Ziel planvoll angestrebt und erreicht werden.

2.7 Abgleich der Ergebnisse mit dem initial gesetzten Ziel

51 Wenn die SMARTe Zieldefintion akkurat durchgeführt wurde, ist das Strategiecontrolling sehr leicht durchzuführen: Zum definierten Zeitpunkt muss kontrolliert werden, ob das spezifisch formulierte Ziel als messbare Zielgröße auch tatsächlich erreicht wurde. Spätestens hier wird die Sinnhaftigkeit einer SMARTen Zieldefinition offensichtlich: Die Erreichung des Ziels „Wir reduzieren die kumulierte Wartezeit im präoperativen Katarakt-Workflow (Prozess ‚Cat-VU') auf maximal 30 Minuten" ist deutlich besser überprüfbar als das Ziel „Die Patienten beschweren sich in letzter häufig über lange Wartezeiten. Wir müssen da dringend etwas tun, damit das besser wird".

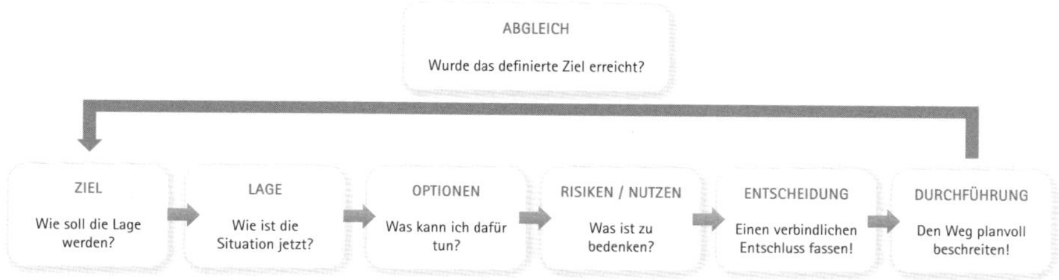

Abb. 4: Sequentielles Vorgehen bei der Strategie- und Taktikplanung
Quelle: Darstellung optimed – Impulse für Medizin-Berufe GmbH.

52 Abbildung 4 zeigt das chronologische Vorgehen im Rahmen der Strategieplanung im Überblick. Der Praxis- und Klinikalltag, mangelnde Zeit, die Schwierigkeit ein Strategie-Team zeitgleich an einen Tisch zu bringen und Ungeduld im Strategie-Team verleiten oftmals dazu, diesen Strategieprozess abzukürzen. Aber genau dort liegt häufig die Ursache für das Scheitern einer strategischen oder taktischen Aufgabe. Denn Strategie und Taktik sind immer ein systematisches, planvolles Anstreben eines klar definierten Ziels und eben kein „Wir müssen irgendwie mal was machen".

53 Um die Wahrscheinlichkeit für den strategischen Erfolg zu maximieren, ist es außerdem von zentraler Bedeutung, dass eine Person des Strategie-Teams „den Hut aufhat". Diese Person koordiniert den Strategieprozess (u. a. Organisation und Dokumentation von Strategiemeetings, Koordination und Kontrolle der Abarbeitung des Ziel-Zeit-Maßnahme-Plans) und ist Ansprechpartner in allen Fragen zum Strategieprozess.

Literatur

Friedrich, K./Malik, F./Seiwert, L.: Das große 1x1 der Erfolgsstrategie. EKS® – Die Strategie für die neue Wirtschaft. 18. überarb. Aufl. Offenbach 2012.

Kaplan, R./Norton, D.: Der effektive Strategie-Prozess. Erfolgreich mit dem 6-Phasen-System. Frankfurt/Main 2009.

Merath, S.: Der Weg zum erfolgreichen Unternehmer. Wie Sie und Ihr Unternehmen neue Dynamik gewinnen. 8. Aufl. Offenbach 2012.

Scheuss, R.: Handbuch der Strategien. 220 Konzepte der weltbesten Vordenker. Frankfurt/Main 2008.

Tracy, B.: Ziele. Setzen, verfolgen, erreichen. Frankfurt/Main 2018.

Teil II.1 Personalmanagement

Beitrag 2

Employer Branding & Recruiting

Katy Kleffmann

Schlagwortübersicht

Abstract: Dass es einen Fachkräftemangel gibt, ist allen im Gesundheitswesen schon lange bekannt. Und dennoch hat es in unserer Branche zu lange gedauert, bis manch einer tätig geworden ist, um als (attraktiver) Arbeitgeber am Markt bekannt zu sein und vor allem um den eigenen Mitarbeitern/Bewerbern mehr Wertschätzung entgegenzubringen, um sie langfristig zu halten.
Es ist wichtig, neue Kandidaten mit der richtigen Botschaft und auf den richtigen Wegen anzusprechen. Das kann mit einer im Folgenden beschriebenen Employer-Branding-Strategie gelingen. Aber auch schon kleinere Maßnahmen, wie zum Beispiel digitale Prozesse im Personalmanagement, können viel bewirken.
Employer Branding ist nicht die Patentlösung, aber ein wirksamer Weg, um zukünftig gut aufgestellt zu sein. Stellen Sie dabei die eigenen Recruiting-Prozesse immer wieder in Frage und seien Sie mutig, auch mal unkonventionelle Wege zu beschreiten.

1 Einführung

1 Wer kennt ihn nicht, den EDEKA-Werbespot, der Weihnachten 2015 unter dem Hashtag #heimkommen weltweit Aufmerksamkeit erregte und bis heute mehr als 67 Mio. Aufrufe hat. Emotion pur! Oder den Slogan „Just do it", mit dem Nike seit mehr als 25 Jahren wirbt.

2 Große Vorbilder werden zu Helden und inspirieren Sportler, über ihre eigenen Grenzen hinauszugehen. Menschen lieben Emotionen, Versprechen, Qualität und Werte.

3 Wer eine Marke aufbauen möchte, braucht also ein Logo, ein Corporate Design, ein Corporate Identity und ein Marketingkonzept. So weit so gut, das haben die meisten Augenzentren bis heute begriffen.

Definition: Brand (engl.) = Marke

Eine Marke hat die Funktion dem Kunden eine Orientierung und Differenzierung verschiedener Produkte oder Dienstleistungen am Markt zu geben. Unternehmen kennzeichnen dies durch einen Markennamen (Brand Name) und ein Markenlogo (Brand Mark). Um ein **Brand** aufzubauen betreibt man im Rahmen der Markenstrategie verschiedene Maßnahmen, diesen Prozess bezeichnet man als **Branding**.

4 Nun ist seit einigen Jahren der Fachkräftemangel bekannt und die Aussichten werden nicht besser, das sagen unterschiedlichste Umfragen voraus. In der Konjunkturumfrage vom März 2021 der Industrie- und Handelskammern sehen 38 % der Unternehmen im Fachkräftemangel ein Risiko für ihre wirtschaftliche Entwicklung. Das sind zwar viel weniger als zwölf Monate zuvor, was aber auf die Pandemie

zurückzuführen ist, sie hat den Arbeitskräftebedarf der Betriebe im vergangenen Jahr verringert.[1]

Hinzu kommen die Veränderungen der Werte der sogenannten **Generationen X, Y und Z**. Es gilt also, seine bestehenden Mitarbeiter langfristig zu binden und neue zu akquirieren. In Gesundheits- und Pflegeberufen können sich Arbeitnehmende das Unternehmen aufgrund der zahlreichen vakanten Stellen in Ruhe aussuchen. Um wettbewerbsfähig zu bleiben, sollten Unternehmen deshalb ihre Arbeitgeberattraktivität nachhaltig verbessern und eine Arbeitgebermarke aufbauen! 5

Nachfolgend eine kurze Übersicht, was die Generationen X, Y und Z auszeichnet und was das für Ihre Arbeitgebermarke bedeutet. 6

Generation X: 1965 bis 1979[2]

Diese Generation hat miterlebt, wie aus drei TV-Programmen 30 wurden, wie aus dem Telefon mit Wahlscheibe schnurlose Telefone und schließlich Mobiltelefone wurden und wie aus Faxen E-Mails wurden. Die Generation X erlebte den Übergang von der analogen zur digitalen Welt und hatten ein starkes Markenbewusstsein. Durch steigende Arbeitslosenzahlen und Wirtschaftskrise hatte der Job nicht mehr so einen hohen Stellenwert wie zuvor. 7

Generation Y: 1980–81 bis 1996–99[3]

Die Generation Y hat noch eine Kindheit ohne Smartphone erlebt. Von der Compact Disk (CD) bis hin zum offiziellen Start des World Wide Web und der Inbetriebnahme des ersten digitalen Mobilfunknetzes (1991) hat sie die rasant fortschreitende Digitalisierung voll miterlebt. 8

Sie nutzt Smartphone und andere Kommunikationsmittel in der Freizeit und im Beruf. Die Globalisierung schreitet voran und die Generation Y ist immer mobiler unterwegs, sie kommuniziert viel über die sozialen Medien und wünscht sich vermehrt Selbstbestimmung. Den Millennials sind der Job, die Anerkennung und die Selbstverwirklichung sowie die Vereinbarkeit von Beruf und Familie sehr wichtig. 9

Sie machen schon jetzt einen Anteil von 35 % an der erwerbstätigen Bevölkerung aus. Dabei wird sich dieser Anteil aufgrund des demografischen Wandels zukünftig erhöhen, sie lösen immer mehr die Generation X ab. Das heißt für viele 10

1 Deutscher Industrie- und Handelskammertag (DIHK): Fachkräftemangel in der Rezession – deutlich geringer, aber nicht verschwunden. 4.3.2021. Online: https://www.dihk.de/de/aktuelles-und-presse/tdw/fachkraeftemangel-in-der-rezession-deutlich-geringer-aber-nicht-verschwunden-37744 [abgerufen am 30.8.2021].

2 Schnetzer: Generation XYZ-Übersicht. 2020. Online: https://simon-schnetzer.com/generation-xyz/ [abgerufen am 20.9.2021].

3 Schnetzer: Generation XYZ-Übersicht. 2020. Online: https://simon-schnetzer.com/generation-xyz/ [abgerufen am 20.9.2021].

Unternehmen, dass sie ihre Strukturen anpassen müssen, um die neue Generation von sich zu überzeugen und sie erreichen zu können.

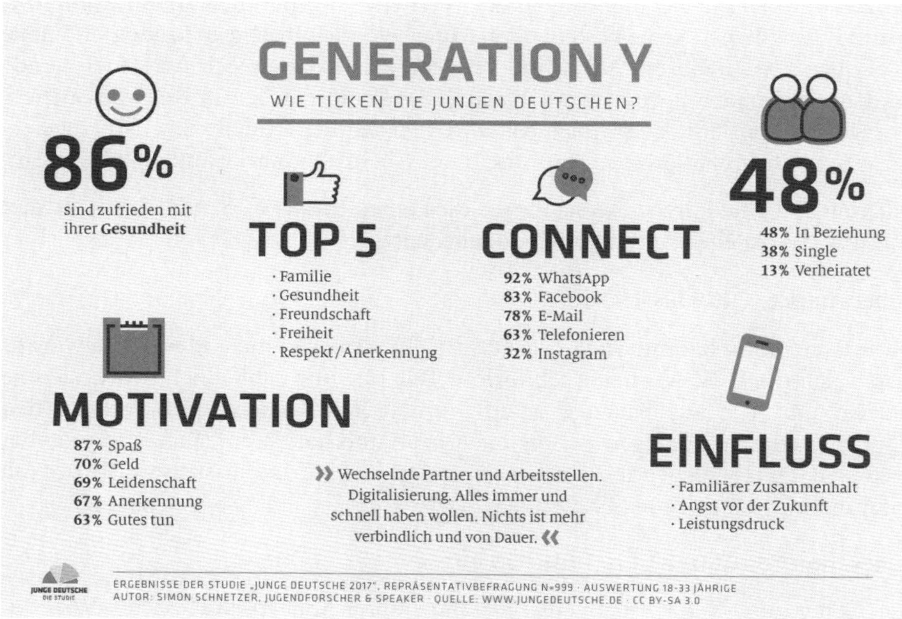

Abb. 1: Generation Y

Quelle: Schnetzer: Junge Deutsche 2017. 2017. Online: https://simon-schnetzer.com/wp-content/uploads/2017/09/SimonSchnetzer-JungeDeutsche_StudienHighlights_GenY_18-33Jahre_S1.jpg [abgerufen am 7.9.2021].

Generation Z: 1995–97 bis 2010–12[4]

11 Die **Generation Z** kann sich eine Welt ohne das World Wide Web nicht mehr vorstellen, sie ist mit Instagram, SnapChat und YouTube aufgewachsen. Influencer sind ihre neuen Helden und Vorbilder. Sie informieren sich fast ausschließlich über verschiedenste Online-Kanäle, von Algorithmen und Pixeln verfolgt. Die Grenze zwischen der realen und der virtuellen Welt wird immer dünner. Die persönliche Verwirklichung steht bei ihnen vor dem Beruf und dieser sollte möglichst auch nicht 40 Stunden in der Woche füllen.

12 Als letzte Ausrede hätten wir dann jetzt auch noch eine Pandemie, was die schlechte Bewerberlage erklären könnte. Zugegeben erschwert dies die Stellenbesetzung im Gesundheitswesen erneut, da die Anzahl der wechselwilligen Bewerber sinkt. Viele Arbeitnehmer haben ihren Arbeitgeber als sehr zuverlässig

4 Schnetzer: Generation XYZ-Übersicht. 2020. Online: https://simon-schnetzer.com/generation-xyz/ [abgerufen am 20.9.2021].

und verständnisvoll erlebt. Teilweise wurde zwar die Kurzarbeit während der Pandemie angemeldet, aber das Kurzarbeitergeld aufgestockt.

Was heißt das nun für Augenzentren? Zurücklehnen und weiterhin viel Geld in 13
Print- und Onlineanzeigen investieren, in der Hoffnung, dass die Bewerbungen schon eingehen werden? Tun sie aber leider nicht.

Die Welt dreht sich weiter und wir werden die Generation Y und Z nicht mehr auf 14
diesen Wegen erreichen. Der Bewerber findet nicht uns, sondern wir müssen den Bewerber finden. Und vor allem müssen wir ihm als Augenzentrum erst einmal auffallen in einer multimedialen Welt, in der die Aufmerksamkeitsspanne immer kürzer wird. Wenn ich wahrgenommen werden möchte, dann muss ich aktiv werden und mich zeigen und vor allem nicht nur mein Produkt (oder meine Dienstleistung), sondern meine Identität, die Menschen, die das Augenzentrum ausmachen, vor allem aber auch die Dinge, die uns von anderen unterscheiden – und das so authentisch und ehrlich wie möglich. Werden Sie Arbeitgebermarke. Erfolgreiche Marken haben klare Markenkernwerte, eine eindeutige Positionierung und ein klares Vorstellungsbild. Hierbei gilt es, nicht immer der „Attraktivste“ am Markt zu sein, sondern vielmehr stellt sich die Frage, wie sich unser Unternehmen von den anderen differenziert – ein unverwechselbarer Auftritt basiert auf der Betonung von Unterschieden.

Definition: Employer Branding (engl.) = Arbeitgebermarke

Employer Branding ist die identitätsbasierte, intern wie extern wirksame Entwicklung und Positionierung eines Unternehmens als glaubwürdiger und attraktiver Arbeitgeber.[5]

2 Werden Sie sexy!

2.1 Employer Branding ist Teil der Unternehmensmarke

Die Arbeitgebermarke ist Teil Ihrer Unternehmensmarke und sollte sich somit 15
nicht komplett davon unterscheiden. Das Krankenhaus sollte sich gleichermaßen gegenüber Patienten, Mitarbeitern, Bewerbern, Einweisern und auch externen Dienstleistern nach innen und außen darstellen; dies ist somit Teamarbeit. Jeder einzelne Mitarbeiter stellt Ihr Unternehmen dar, von den Mitarbeitern am Empfang, in der Voruntersuchung bis hin zum Anästhesiearzt, der Unternehmensleitung und dem Hausmeister.

5 Deutsche Employer Branding Akademie (DEBA) GmbH: Employer-Branding-Definition. 2006. Online: https://www.employerbranding.org/ueber-uns/mission-und-grundsaetze [abgerufen am 7.9.2021].

2.2 Ziele des Employer Branding

16 Ziel des Employer Branding ist, eine starke Arbeitgebermarke zu werden und somit bestehende Mitarbeiter zu binden und neue zu gewinnen. Es geht also nicht darum, sich immer wiederkehrende „Floskeln“ groß auf die Karriere-Website und Stellenanzeigen zu schreiben und auch nicht darum, unendliche Benefits aufzuzählen. Vielmehr geht es um die eigene Unternehmenskultur, die Identität.

17 Employer Branding kann sich langfristig auf den Erfolg vieler Unternehmensbereiche auswirken, wie:

- Mitarbeitergewinnung,
- Mitarbeiterbindung,
- Erhöhung der Leistungsbereitschaft,
- Senkung der Produktionskosten oder
- Verbesserung der Kundenzufriedenheit

und spart somit Geld.

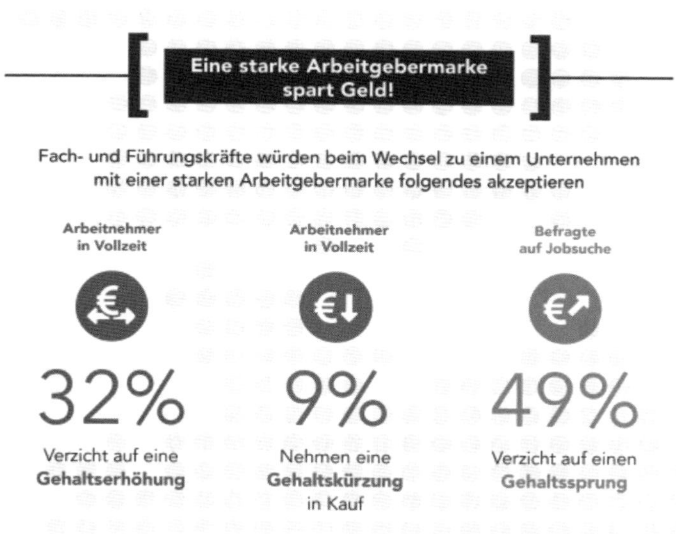
Eine starke Arbeitgebermarke spart Geld!
Fach- und Führungskräfte würden beim Wechsel zu einem Unternehmen mit einer starken Arbeitgebermarke folgendes akzeptieren
Arbeitnehmer in Vollzeit
32%
Verzicht auf eine Gehaltserhöhung
Arbeitnehmer in Vollzeit
9%
Nehmen eine Gehaltskürzung in Kauf
Befragte auf Jobsuche
49%
Verzicht auf einen Gehaltssprung

Abb. 2: Auswirkungen einer starken Arbeitgebermarke

Quelle: LinkedIn: Was kostet Sie ein schlechter Employer Brand. Studie. 2015. Online: https://business.linkedin.com/de-de/talent-solutions/c/15/11/so-steigern-sie-den-wert-lhrer-talentmarke?src=gen-sls [abgerufen am 7.9.2021].

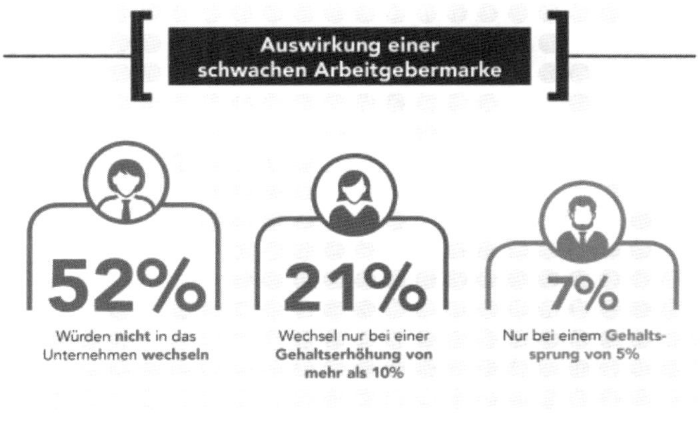
Auswirkung einer schwachen Arbeitgebermarke
52%
Würden nicht in das Unternehmen wechseln
21%
Wechsel nur bei einer Gehaltserhöhung von mehr als 10%
7%
Nur bei einem Gehaltssprung von 5%

Abb. 3: Auswirkungen einer schwachen Arbeitgebermarke

Quelle: LinkedIn: Was kostet Sie ein schlechter Employer Brand. Studie. 2015. Online: https://business.linkedin.com/de-de/talent-solutions/c/15/11/so-steigern-sie-den-wert-lhrer-talentmarke?src=gen-sls [abgerufen am 7.9.2021].

2.3 Employer-Branding-Prozess

Um einen Employer-Branding-Prozess in die Praxis umzusetzen, kann man sich 18
am Vorgehen der Deutschen Empolyer Branding Akademie (DEBA) orientieren. Dazu ist zunächst der Prozess in der folgenden Abbildung 4 zusammengefasst:

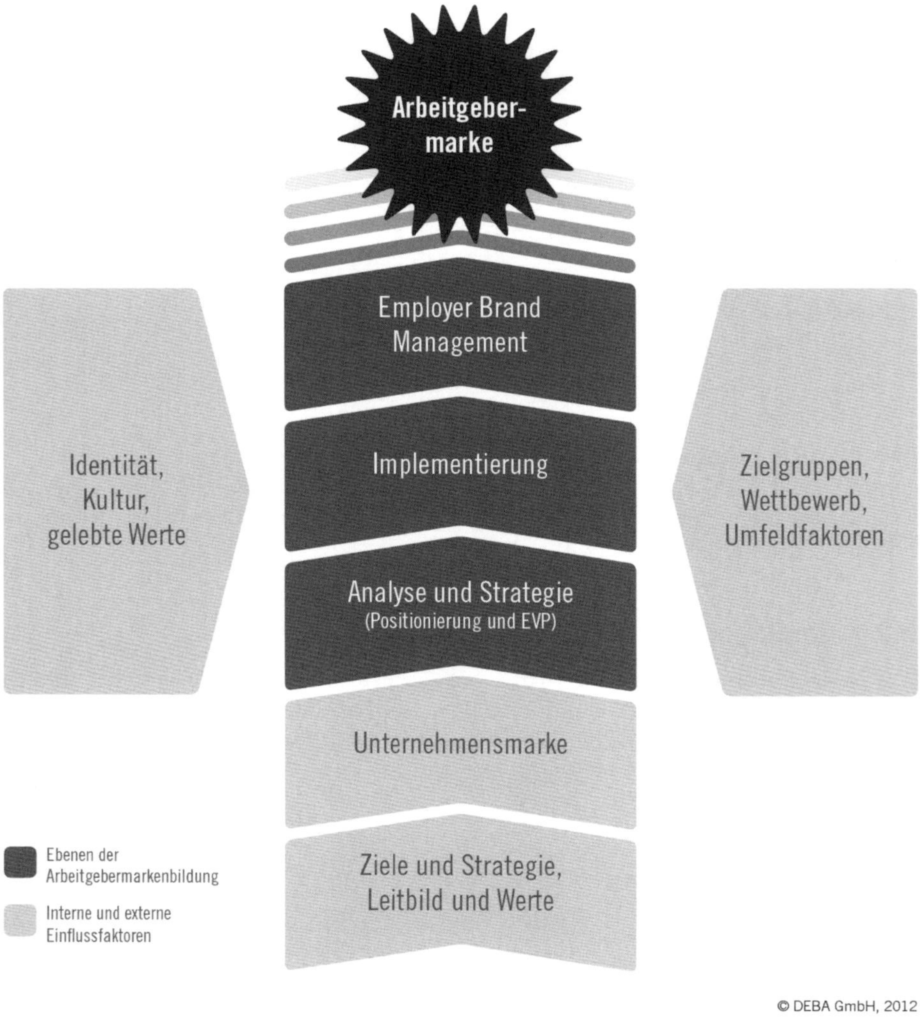

Abb. 4: Employer-Branding-Prozess

Quelle: Kriegler: Die drei Ebenen der Arbeitgebermarkenbildung und Einflussfaktoren. In: Kriegler (Hrsg.): Praxishandbuch Employer Branding. 2018, S. 30.

19 Bevor der Employer-Branding-Prozess startet, definieren Sie Ihre Unternehmensmarke, denn die Arbeitgebermarke ist ein Teil von ihr und sie sollten sich in Bezug auf Identität, Strategie, Kultur und Werte des Unternehmens nicht maßgeblich unterscheiden, sondern gegenseitig voneinander profitieren.

20 Der erste Schritt des Employer-Branding-Prozesses ist die Analyse und Strategieentwicklung. Die Unternehmensleitung sollte Unternehmensziele und Visionen festlegen und Ihre Mitbewerber am Markt erkunden.

Um sich als Unternehmen am Arbeitsmarkt zu positionieren, müssen Sie wissen, wie Ihre Beschäftigten Sie als Arbeitgeber wahrnehmen und was Sie von anderen Krankenhäusern unterscheidet. Also fragen Sie Ihre Mitarbeiter. Ziel ist es, klare Arbeitgebermarken-Botschaften zu erhalten, die Sie dann erneut durch Ihre Mitarbeiter in Bezug auf ihre Glaubwürdigkeit prüfen lassen. Denn eine gute Arbeitgebermarke macht am Ende aus, dass sich die Mehrzahl Ihrer Mitarbeiter mit ihr identifizieren kann. Nun sind Sie bereit, Ihre Employer Value Proposition (= EVP, Arbeitgeberpositionierung) zu formulieren, sie ist Kern des Employer Branding. Mit der EVP drückt das Unternehmen aus, wofür es steht, und sollte folgende Faktoren berücksichtigen: 21

- **Glaubwürdigkeit**, denn Wahrheit währt am längsten,
- **Differenzierung**, was unterscheidet unser Krankenhaus von den Mitbewerbern? (Das muss nicht immer ein positives Merkmal sein und auch nicht jedem gefallen, wenn es für viele Mitarbeiter vorhanden ist, muss es in der Arbeitgeberpositionierung in jedem Fall berücksichtigt werden),
- **Zukunftsweisend**, die Unternehmensleitung legt fest, wo die Reise langfristig hingehen soll.

2.4 Implementierung: Internes Employer Branding

Nun ist es wichtig, die Arbeitgeberpositionierung ins Unternehmen zu implementieren. Tun Sie dies in jedem Fall, bevor Sie damit nach außen treten, denn Ihre wichtigsten Markenbotschafter sind in Ihrem Unternehmen. Wenn ein Mitarbeiter draußen von Ihnen als ein guter Arbeitgeber berichtet, ist das mehr wert als jede Stellenanzeige. Natürlich sollten Sie über die üblichen internen Kommunikationswege, wie Mitarbeiterzeitung, Intranet, Plakate oder Newsletter, über die Arbeitgebermarke informieren. Das alleine reicht aber nicht aus. Sie muss gelebt und erlebbar gemacht werden. Im ersten Schritt sollte die Gestaltung der Arbeitswelt, z. B. die HR-Prozesse, beim Onboarding, im Berichtswesen, in Mitarbeitergesprächen etc., in Bezug auf die Arbeitgeberpositionierung geprüft und ggf. angepasst werden. Informieren Sie Führungskräfte, z. B. in Workshops, Videos oder bei einem kleinen Event. 22

2.5 Implementierung: Die Arbeitgebermarke nach außen kommunizieren

Es geht darum, Ihren zukünftigen Bewerbern aufzufallen und das glaubwürdig, egal über welchen Kanal Sie es kommunizieren. Je nach Unternehmensgröße und Budget bietet sich hier natürlich die Zusammenarbeit mit einer Agentur an, mit der eine markenwirksame Strategie entwickelt wird. Die Kernbotschaft Ihrer Arbeitgebermarke sollte sich in all Ihren externen Kommunikationskanälen wiederfinden. Sicherlich erreichen Sie dies auch durch eine Plakatkampagne 23 und/oder Print-Anzeigen, aber spätestens die Corona-Pandemie sollte uns gelehrt haben, dass wir uns in vielen Strategien und Prozessen schneller und nachhaltiger auf die digitale Welt konzentrieren müssen. Um also in der mobilen Welt sichtbar zu werden und vor allem auch die nicht „wechselwilligen" Kandidaten zu erreichen, sind neben Ihrer (Karriere-)Website folgende Recruiting-Kanäle, je nach Zielgruppe, unverzichtbar:

- Online-Jobbörsen
- Mitarbeiterempfehlungsprogramme
- Talent-Pool
- Business-Netzwerke (Xing, LinkedIn)
- Social-Media-Kanäle (Facebook, Instagram, TikTok, ...)
- Google Ads

2.6 Employer Brand-Management beginnt!

24 Employer Branding ist kein Prozess, der nach einer Mitarbeiterbefragung und der Findung einer glaubhaften Arbeitgeberpositionierung (Employer Value Proposition = EVP) endet, es ist vielmehr ein fortlaufender Prozess. Das ist langfristig ausschlaggebend für den Erfolg Ihres Employer Branding, um die Arbeitgebermarke langfristig im Unternehmen zu verankern, sie extern zu kommunizieren und sie fortlaufend zu steuern, zu kontrollieren und ggf. neu zu justieren. Dieses muss in jedem Fall vor dem Start eines Employer-Branding-Prozesses bei der Ressourcenplanung berücksichtigt werden.

3 Digital Recruiting

3.1 Die Candidate Experience

25 Einer der wichtigsten Bestandteile Ihrer Außenkommunikation ist sicherlich Ihre (Karriere-)Website. Stellen Sie Ihr Unternehmen auch hier möglichst nicht mit iStock-Bildern und Phrasen dar.

26 Sowohl die Bilderwelt, der Sprachgebrauch als auch die Farb- und Schriftwelt müssen mit Ihrer Arbeitgeberpositionierung übereinstimmen. Überlegen Sie sich zum Beispiel, ob Sie Ihre Bewerber duzen oder siezen möchten. Wenn Sie Ihre OTA in der Stellenanzeige duzen, dann sollten Sie das auch in jeglichem folgenden Schriftverkehr – dann müssen Sie auch damit rechnen, dass die Bewerberin zum Vorstellungsgespräch erscheint und evtl. Sie duzt. Wenn in Ihrem Augenzentrum nicht ausnahmslos eine „Duz-Kultur" herrscht, dann sollten Sie auch in Stellenanzeigen beim „Sie" bleiben. Denn es gilt: Sein Sie immer ehrlich und authentisch!

27 Überlegen Sie sich auch, ob Sie Unsummen Ihres Budgets für Fotoshootings mit Models nutzen. Was ist mit Ihren eigenen Mitarbeitern? Nichts ist glaubwürdiger

als Ihre eigenen Mitarbeiter am Arbeitsplatz. Es reicht ein kleiner Moment, den sie mit dem Smartphone einfangen, es braucht nicht immer teure Fotoshootings.

Hierzu als Praxisbeispiel einige Motive aus Stellenanzeigen der Augenklinik Dardenne mit eigenen Mitarbeitern: 28

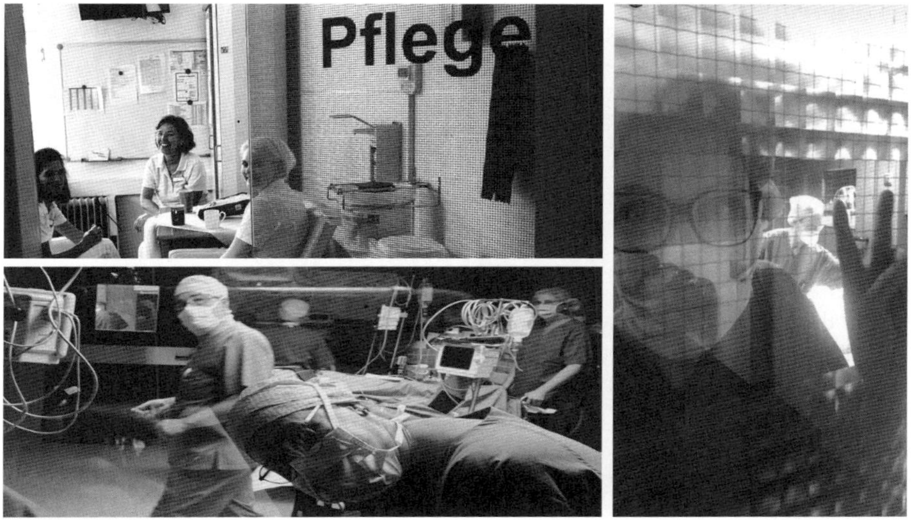

Abb. 5: Praxisbeispiele

Quelle: Augenklinik Dardenne.

3.2 Bewerbermanagementsystem (BMS)

Auch wenn wir, die die Stellenanzeigen gestalten, es uns kaum vorstellen können – es gibt heutzutage viele Menschen, die keinen PC oder Laptop besitzen und alles über das Smartphone abwickeln, sogar die Bewerbung. Der Bewerberprozess sollte möglichst so schnell und unkompliziert funktionieren wie eine Amazon-Bestellung, d. h. Ihnen bleiben nur wenige Klicks, sonst springt der Bewerber ab! Je nach Unternehmensgröße ist hier ein Bewerbermanagementsystem unumgänglich, um die eingestaubten Recruiting-Abläufe zu optimieren und vor allem zu beschleunigen. Über 90 % der Bewerber erwarten eine Eingangsbestätigung innerhalb von max. zwei Wochen.[6] 29

Jeder Besucher Ihrer Website könnte ein potenzieller Bewerber sein, also laden Sie ihn ein, auf Ihrer Website zu verweilen, ab jetzt bleiben Ihnen nur noch Sekunden, den Kandidaten von sich zu überzeugen. Deshalb sollte das Karriere- 30

6 Softgarden: „Das ideale Bewerbungsverfahren aus Kandidatensicht". Studie. 2016. Online: https://softgarden.com/de/ressourcen/glossar/bewerbermanagement/ [abgerufen am 20.9.2021].

portal von jeder Stelle der Website erreichbar sein. Dort angekommen, sollten nicht unendlich viele Ausschreibungen untereinander gelistet sein, der Kandidat sollte die Jobs filtern können, je nach Einsatzort, Tätigkeitsbereich und/oder Abschluss. Die Stellenanzeige sollte nicht unendlich die Anforderungen des Jobs auflisten, sondern schnell Aufmerksamkeit erregen. Teilen Sie dem Bewerber schon hier Ihre Unternehmenskultur und -werte mit. Wenn Sie ihn überzeugt haben, sollte der folgende Bewerbungsprozess schmal und einfach gestaltet sein. Es sollte auf jeden Fall vermieden werden, dass sich Bewerber erst aufwändig registrieren und anschließend ihren Account noch mit einem Passwort versehen und bestätigen müssen. Verzichten Sie doch auch einfach mal auf die Pflichteingabe eines Anschreibens und/oder des Lebenslaufs. Wichtig ist es, erstmal mit dem Bewerber in den Kontakt zu kommen, und er sollte Ihnen an dieser Stelle nicht „abspringen".

31 Vorteile eines BMS:

- Intelligente Kandidatenansprache.
- Schmaler Bewerberbogen, mit der Möglichkeit des automatisierten Ausfüllens über ein XING- oder LinkedIn-Profil.
- Möglichkeit, sich direkt per Video zu bewerben.
- Voll automatisierte und somit schnelle Rückmeldung an den Bewerber.
- Hohe Reichweite: Stellenanzeigen können vom Bewerber über Share Buttons auf Social-Media-Kanälen oder WhatsApp geteilt werden.
- Feedbackmöglichkeit der Kandidaten und somit Wertschätzung.
- Alle Ausschreibungen und Bewerbungen im Blick und somit eine schnelle und effiziente Kommunikation zwischen den Abteilungen.
- Ausschreibungen via Multiposting mit einem Klick zielgruppengerecht auf verschiedenen Kanälen schalten.
- Koordiniertes und übersichtliches Onboarding.
- Reportings.
- Effiziente Nutzung Ihrer Ressourcen und gewonnene Zeit, die Sie für Ihre Bewerber nutzen können.

32 Zudem ermittelt ein BMS wichtige Recruiting-Kennzahlen für Sie, wie die Anzahl oder die Liegezeiten der Bewerbungen oder von welchen Jobbörsen die meisten Bewerbungen eingegangen sind. Das hilft Ihnen, den Prozess zu messen und ggf. zu justieren. Auch der Bewerber kann nach dem Ausfüllen des Bewerberbogens sofort den Bewerbungsprozess für Sie beurteilen, selbstverständlich hat die Bewertung keinerlei Bezug zu der Bewerbung und ist anonym.

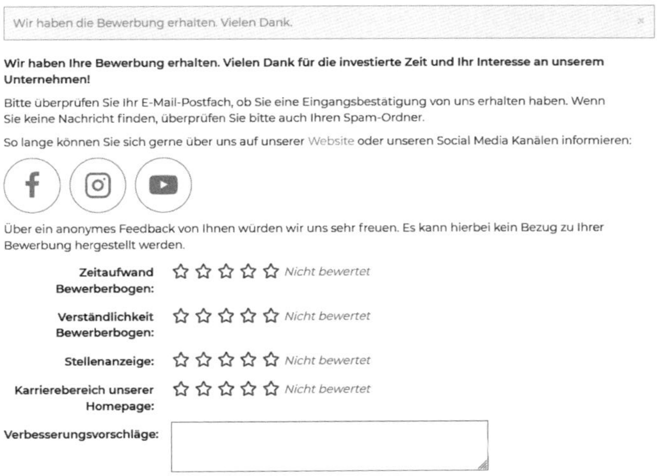

Abb. 6: Bewerberfeedback am Beispiel des BMS der Augenklinik Dardenne
Quelle: Bewerbermanagementsystem d.vinci.

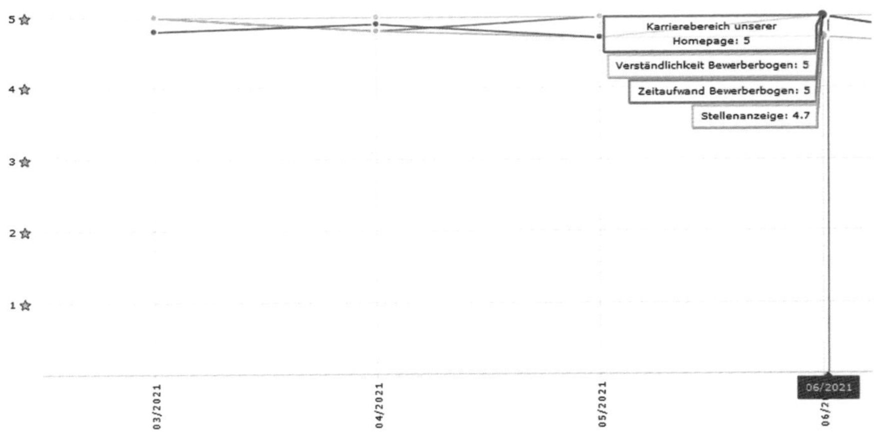

Abb. 7: Report Bewerberfeedback am Beispiel des BMS der Augenklinik Dardenne
Quelle: Bewerbermanagementsystem d.vinci.

Wenn der Arbeitsvertrag unterzeichnet ist, bieten Ihnen einige BMS zudem die 33
Möglichkeit, Ihren Onboarding-Prozess übersichtlich zu koordinieren und die anfallenden Aufgaben an alle relevanten Fachabteilungen weiterzugeben, sodass alle über den aktuellen Stand der Dinge Bescheid wissen – besonders der neue Mitarbeiter.

34 Die hier beschriebenen automatisierten Prozesse bieten uns und dem Bewerber viele Vorteile. Bei dem sollte allerdings nicht vergessen werden, dass Recruiting nach wie vor ein menschlicher Prozess bleibt. Manchmal ist es von Vorteil, auch einfach mal den Hörer in die Hand zu nehmen und in den persönlichen Kontakt mit dem Bewerber zu treten, zum Beispiel um den Eingang seiner Bewerbung persönlich zu bestätigen. So zeigen Sie dem Bewerber Wertschätzung und gewinnen gleichzeitig einen ersten Eindruck von ihm.

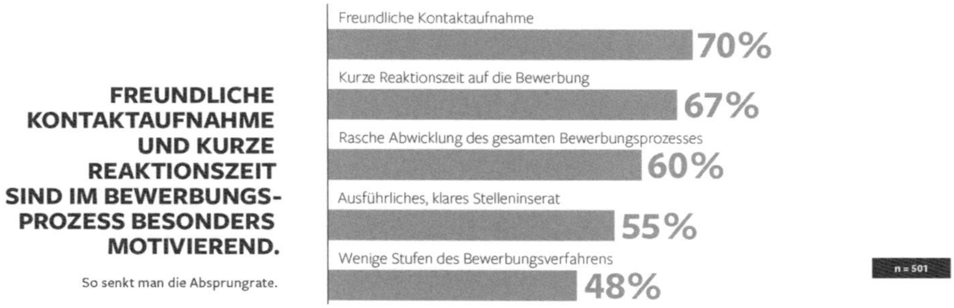

Abb. 8: Wie Sie Bewerber beeindrucken

Quelle: Karriere.at: Candidate Journey. Wie Sie Bewerber beeindrucken. Studie: Was Kandidaten vom Bewerbungsweg erwarten. 2018. Online: https://www.karriere.at/files/whitepapers/2018-08-27_Candidate-Journey.pdf [abgerufen am 17.9.2021].

4 Das reicht noch nicht...

35 Nur ca. 15 % der potenziellen Bewerber, die sich aktiv auf den Onlinestellenbörsen herumtreiben, sind arbeitsuchend und wenn Sie Glück haben, werden Sie diese auch mit Ihrer Stellenanzeige auf indeed oder Xing erreichen. Die restlichen 85 % sind passiv, grundsätzlich mit ihrem Job zufrieden und nicht wirklich auf der Suche, aber vielleicht offen für ein Angebot und auch sie bewegen sich im Internet und hinterlassen Spuren. Wir erinnern uns: Der Bewerber findet nicht uns, sondern wir müssen den Bewerber finden. Durch **Performance-Marketing** erreichen Sie, dass Ihre Stellenanzeige mit der Hilfe von Künstlicher Intelligenz und Automatisierung auf Webseiten ausgespielt wird, wo sich Ihre Zielgruppe im Netz aufhält, z. B. auf Facebook, Instagram, Google etc. Im Vorfeld müssen Sie Ihre Zielgruppen hinsichtlich der Demografie, des Alters, der Interessen oder Keywords definieren.

36 Die Interaktionen mit der Zielgruppe einer Kampagne werden durch Algorithmen messbar gemacht (Klickrate, Conversion Rate oder Impressionen). Die Ergebnisse einer Kampagne können detailliert ausgewertet werden und Sie können z. B. sehen, wie oft Ihre Karriere-Website besucht wurde oder direkt eine Bewerbung eingegangen ist. Die Stellenanzeige kann so zielgruppengerecht

kontinuierlich optimiert werden, Sie minimieren Streuverluste und setzen Ihr Budget maximal effektiv ein.

5 Seien Sie mutig!

Verlassen Sie manchmal auch einfach den strategischen Weg und probieren etwas ganz anderes, fallen Sie auf! 37

Um im Fachkräftemangel nach wie vor das benötigte qualifizierte Personal zu akquirieren, hat die Augenklinik Dardenne in den letzten Jahren verschiedenste Kampagnen gestartet, die sehr erfolgreich waren und noch sind, uns aber auch ab und zu Kritik beschert haben. 38

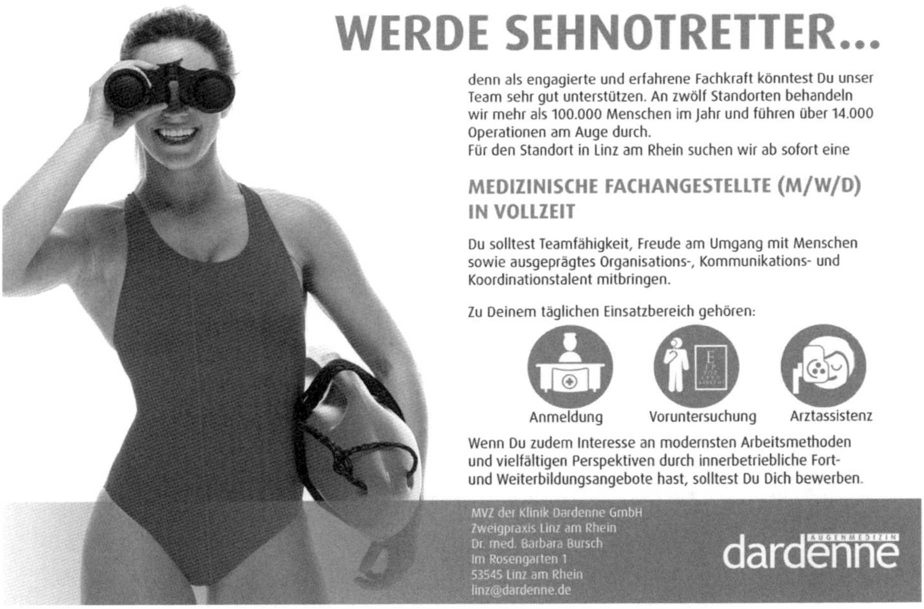
WERDE SEHNOTRETTER...
denn als engagierte und erfahrene Fachkraft könntest Du unser Team sehr gut unterstützen. An zwölf Standorten behandeln wir mehr als 100.000 Menschen im Jahr und führen über 14.000 Operationen am Auge durch.
Für den Standort in Linz am Rhein suchen wir ab sofort eine
MEDIZINISCHE FACHANGESTELLTE (M/W/D) IN VOLLZEIT
Du solltest Teamfähigkeit, Freude am Umgang mit Menschen sowie ausgeprägtes Organisations-, Kommunikations- und Koordinationstalent mitbringen.
Zu Deinem täglichen Einsatzbereich gehören:
Anmeldung
Voruntersuchung
Arztassistenz
Wenn Du zudem Interesse an modernsten Arbeitsmethoden und vielfältigen Perspektiven durch innerbetriebliche Fort- und Weiterbildungsangebote hast, solltest Du Dich bewerben.
MVZ der Klinik Dardenne GmbH
Zweigpraxis Linz am Rhein
Dr. med. Barbara Bursch
Im Rosengarten 1
53545 Linz am Rhein
linz@dardenne.de
dardenne
AUGENMEDIZIN

Abb. 9: Beispiel: Die „Sehnotretter"-Kampagne (2019)

Quelle: Carekom GmbH.

Im Rahmen der „Sehnotretter"-Kampagne, wurde auch unser Speedate ins Leben gerufen, welches wir nach wie vor sehr erfolgreich unseren Bewerbern anbieten. Kandidaten haben die Möglichkeit, sich ohne Einreichung von schriftlichen Bewerbungsunterlagen über unsere Website selbstständig einen Termin zu unserem Speedate mit einem unserer Abteilungsleiter in der Augenklinik Dardenne zu buchen. 39

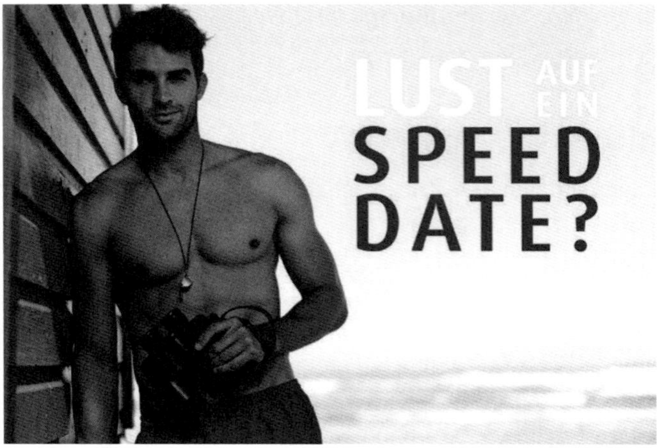
LUST AUF EIN
SPEED
DATE?

Abb. 10: Beispiel: Speeddate
Quelle: Carekom GmbH.

40 Unter allen qualifizierten Bewerbungen für eine unserer Ausschreibungen verlosen wir drei Gutscheine für ein ausgiebiges Wohlfühlwochenende in einem Bonner Grand Hotel. Der eingestellte Mitarbeiter wird zusätzlich in ein Bonner Varieté Theater eingeladen.

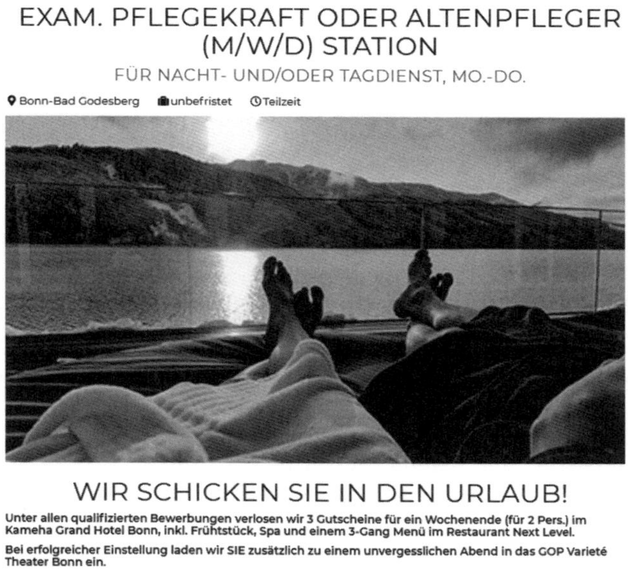
EXAM. PFLEGEKRAFT ODER ALTENPFLEGER (M/W/D) STATION
FÜR NACHT- UND/ODER TAGDIENST, MO.-DO.
Bonn-Bad Godesberg unbefristet Teilzeit
WIR SCHICKEN SIE IN DEN URLAUB!
Unter allen qualifizierten Bewerbungen verlosen wir 3 Gutscheine für ein Wochenende (für 2 Pers.) im Kameha Grand Hotel Bonn, inkl. Frühtstück, Spa und einem 3-Gang Menü im Restaurant Next Level.
Bei erfolgreicher Einstellung laden wir SIE zusätzlich zu einem unvergesslichen Abend in das GOP Varieté Theater Bonn ein.

Abb. 11: Beispiel: „Wir schicken Sie in den Urlaub!“
Quelle: iStock-1130969569.

Die Idee dahinter ist einfach: Wir erregen Aufmerksamkeit und investieren das Geld nicht in eine teure Stellenanzeige, sondern in unsere Bewerber. 41

6 Schlusssatz

Natürlich gibt es noch viele weitere digitale Maßnahmen, um die Candidate Journey zu optimieren, wie z. B. die Bewerberansprache via Messenger-Dienst, Videointerviews, Empfehlungsmanager wie Firstbird etc. Die hier beschriebenen Maßnahmen sind sicherlich keine Patentlösung, aber für das Gesundheitswesen langfristig unumgänglich, das hat uns die Corona-Pandemie deutlicher denn je gezeigt – und das schneller, als uns lieb war. Nutzen Sie dies als Chance, werden Sie eine attraktive Arbeitgebermarke, damit Sie Ihre Mitarbeiter halten und diese Ihre Markenbotschafter werden. Machen Sie sich erlebbar. 42

Natürlich sind Marketingstrategien im Recruiting und im HR wichtig und hilfreich. Aber seien Sie auch einfach mal mutig und probieren Sie Dinge aus, die Sie noch nie getan haben. Sicherlich kann es passieren, dass Sie erfolglos bleiben oder sogar Geld in den Sand setzen, aber das ist bereits in der Vergangenheit geschehen, als Sie die Stellenzeigen nur auf Jobportalen oder womöglich eine Print-Stellenanzeige im Deutschen Ärzteblatt veröffentlicht haben. 43

Literatur

Deutsche Employer Branding Akademie (DEBA) GmbH: Employer-Branding-Definition. 2006. Online: https://www.employerbranding.org/ueber-uns/mission-und-grundsaetze [abgerufen am 7.9.2021].

Deutscher Industrie- und Handelskammertag (DIHK): Fachkräftemangel in der Rezession – deutlich geringer, aber nicht verschwunden. 4.3.2021. Online: https://www.dihk.de/de/aktuelles-und-presse/tdw/fachkraeftemangel-in-der-rezession-deutlich-geringer-aber-nicht-verschwunden-37744 [abgerufen am 30.8.2021].

Karriere.at: Candidate Journey. Wie Sie Bewerber beeindrucken. Studie: Was Kandidaten vom Bewerbungsweg erwarten. 2018. Online: https://www.karriere.at/files/whitepapers/2018-08-27_Candidate-Journey.pdf [abgerufen am 17.9.2021].

Kriegler, W. R.: Die drei Ebenen der Arbeitgebermarkenbildung und Einflussfaktoren. In: Kriegler, W. R. (Hrsg.): Praxishandbuch Employer Branding. Freiburg 2018, S. 30.

LinkedIn: Was kostet Sie ein schlechter Employer Brand. Studie. 2015. Online: https://business.linkedin.com/de-de/talent-solutions/c/15/11/so-steigern-sie-den-wert-lhrer-talentmarke?src=gen-sls [abgerufen am 7.9.2021].

Schnetzer, S.: Generation XYZ-Übersicht. 2020. Online: https://simon-schnetzer.com/generation-xyz/ [abgerufen am 20.9.2021].

Schnetzer, S.: Junge Deutsche 2017. 2017. Online: https://simon-schnetzer.com/wp-content/uploads/2017/09/SimonSchnetzer-JungeDeutsche_StudienHighlights_GenY_18-33Jahre_S1.jpg [abgerufen am 7.9.2021].

Softgarden: „Das ideale Bewerbungsverfahren aus Kandidatensicht“. Studie. 2016. Online: https://softgarden.com/de/ressourcen/glossar/bewerbermanagement/ [abgerufen am 20.9.2021].

Management und Führung in der Augenheilkunde

Konzepte für Führungskräfte, um eine Organisation in die Zukunft zu führen

Prof. Dr. habil. Arjan Kozica/Dr. rer. pol. Thomas Haupt/Madlen Müller

Schlagwortübersicht

Abstract: Management und Führung sind Funktionen, die in Organisationen benötigt werden, um Aktivitäten und Prozesse zu koordinieren und um immer wieder Veränderungen umzusetzen. Der Beitrag stellt die Unterschiede zwischen Management und Führung dar und bettet diese in den Kontext aktueller Entwicklungen ein. Denn durch die Digitalisierung der Arbeitswelt, die Pandemie sowie die New Work-Bewegung verändert sich die Art und Weise, wie wir zusammenarbeiten. Entsprechend viel wird über Führung und Management diskutiert – auch in der Augenheilkunde. Ziel ist es, dass auf Basis der vorliegenden Überlegungen in den Einrichtungen der Augenheilkunde Management und Führung reflektiert und zielorientiert und zukunftsfähig gestaltet werden können.

1 Einleitung

Buzzwords wie New Work, die digitale Transformation und Arbeiten 4.0 verdeutlichen: Die Arbeitswelt ist im Wandel. In zahlreichen Beiträgen, Büchern, Podcasts und Blogs, auf Konferenzen und in Onlineseminaren zeigen Experten auf, wie zukunftsfähige Führungskräfte in modernen Arbeitswelten führen sollen. Was davon aber ist relevant für die Augenheilkunde? Wie können die Themen Führung und Management im Kontext von Augenpraxen, Medizinischen Versorgungszentren und Kliniken gedacht werden? 1

Es lässt sich zunächst feststellen, dass die Einrichtungen der Augenheilkunde (Kliniken, Medizinische Versorgungszentren, Praxen) wissensintensive Organisationen sind. Dieses Wissen entwickelt sich ständig und schneller weiter und führt zu einem medizinisch-technischen Fortschritt, der sich direkt auf Behandlungsmethoden und den Patientenkontakt auswirkt. Neben dem medizinischen Kerngeschäft sind „im Hintergrund" zahlreiche weitere unterstützende Prozesse angesiedelt, die zum Betrieb einer augenheilkundlichen Einrichtung nötig sind. Hier agieren verschiedene Berufsgruppen miteinander: Augenärzte, Medizinische Fachangestellte, OP- und Pflegepersonal, kaufmännische Experten und Sachbearbeiter usw. Dabei stellt sich die Herausforderung, nicht nur die medizinischen Kernprozesse auf dem aktuellen Wissensstand zu halten, sondern auch die unterstützenden Prozesse. Um beide Prozessebenen zu koordinieren sowie diese auf dem aktuellen Stand zu halten und stetig weiterzuentwickeln, ist ein grundsätzliches Verständnis von Management und Führung nötig. Dieses wird mit seinen Gestaltungsformen und -möglichkeiten nachfolgend dargestellt. 2

2 Führung und Management: Übersicht über die Kernthemen

Bezüglich des Managementbegriffs wird hier auf dem funktionalen Ansatz aufgebaut. Dieser knüpft – wie der Begriff bereits sagt – an den Funktionen in einem Unternehmen an und fragt, welche Aufgaben das Management erfüllen muss, um die Organisation effizient und effektiv zu steuern und zur Zielerreichung bei- 3 zutragen.[1] Den Grundstein dieses Ansatzes legte Frederik Taylor[2] am Anfang des 20. Jahrhunderts, der auf Basis seiner Beratungspraxis in Unternehmen allgemeine Kriterien darüber ableitete, wie Strukturen und Prozesse in Organisationen gestaltet sein müssen, um möglichst effizient zu sein. Ein klassisches Beispiel für die Managementfunktionen ist die nachfolgende prozessorientierte Auflistung relevanter Handlungsfelder des Managements:[3]

- **Planung**: Welche Ziele werden avisiert und wie sollen diese erreicht werden?
- **Organisation**: Wie kann die Planung organisatorisch umgesetzt werden (Stellengefüge, Prozesse, Ressourcen, Technologien wie Software)?
- **Personaleinsatz**: Stellengefüge mit qualifiziertem Personal besetzen und dem Personal die Aufgaben zuweisen.
- **Führung**: Die vorab geschaffenen Strukturen permanent steuern und das Personal so führen, dass die Arbeitsaufgaben erledigt werden.
- **Kontrolle**: Die erreichten Ergebnisse mit der anfänglichen Planung vergleichen und nachsteuern.

4 Die genannten Funktionen sind auch für Einrichtungen in der Augenheilkunde einschlägig – mit den jeweils spezifischen Ausprägungen. So kommt beispielsweise der Termin- und Slotplanung im Bereich Organisation eine wesentliche Bedeutung zu, da hierbei einer der Kernprozesse im Praxismanagement abgebildet wird und die eigentliche Leistungserstellung in Form ärztlicher Diagnosen und Behandlungen ermöglicht wird.

5 Die Managementprozesse, die in diesem Modell vereinfacht als linear dargestellt sind, verlaufen in der Praxis eher sprunghaft oder in parallelen Zyklen.[4] So werden gleichzeitig z. B. Stellen besetzt (Personalauswahlinterviews) und die bestehenden Prozesse (wie das Terminmanagement) gesteuert. Gleichwohl lässt sich die lineare Logik des Managementprozesses gut auf praktische Herausforderungen übertragen. Steht beispielsweise die Stellenbesetzung an, dann ist es sinnvoll, diese erst zu planen, organisatorische Überlegungen anzustellen, zu überlegen, wer nun was konkret macht, die Dinge dann praktisch umzusetzen (Ausschreibung formulieren, Auswahl treffen) und abschließend den Prozess neu zu bewerten.

6 Besonders relevant ist an dieser Stelle, dass die genannten Maßnahmen stark darauf zielen, Stabilität zu schaffen. Über Strukturen und Prozesse werden Ziele (möglichst klar) identifiziert und gezielt umgesetzt. Alle dazu erforderlichen Maßnahmen werden systematisch getroffen. Eine gut „gemanagte" (so eine mittlerweile im Sprachgebrauch häufig verwendete Wortschöpfung) Organisation zeichnet sich durch reibungslose Prozesse und durch Effizienz aus. Mittels Managementprozessen lassen sich in Organisationen zuverlässig Prozesse etablieren, die dann planvoll

1 Schreyögg/Koch: Management. Grundlagen der Unternehmensführung. 2020, S. 5.
2 Taylor: The Principles of Scientific Management. 1911.
3 Schreyögg/Koch: Management. Grundlagen der Unternehmensführung. 2020, S. 9.
4 Schreyögg/Koch: Management. Grundlagen der Unternehmensführung. 2020, S. 12.

und konstant ablaufen. Diese Managementprozesse fangen bei der Termin- und Slotplanung an, gehen über die betriebswirtschaftliche Planung und enden nicht zuletzt beim Umweltmanagementprozess.

Folgt man diesem Gedanken, so können die Einrichtungen der Augenheilkunde danach betrachtet werden, inwiefern „gutes" Management und entsprechende Managementprozesse vorhanden sind. Zum Teil sind bestimmte Abläufe und Vorgehensweisen vielleicht geregelt, aber sie laufen nicht effizient ab. Die angesprochene Termin- und Slotplanung beispielsweise könnte fehleranfällig sein und nach Analyse mittels moderner Praxis- und Terminsoftware optimiert werden. Zudem gilt: Je größer eine Einrichtung ist, desto größer der Bedarf an Managementprozessen. Während eine einzelne Augenarztpraxis wahrscheinlich keine Jahresplanung für das Folgejahr oder die nächsten fünf Jahre aufstellt, ist das im Gegensatz dazu z. B. bei großen Augenketten mit Finanzinvestorenbeteiligung längst Standard. Entsprechend steigt mit dem Wachstum von Einrichtungen die Dichte an Managementprozessen. Dies wird auch deutlich, wenn sich eine Einrichtung zu einem großen Netzwerk oder Unternehmen entwickelt und dann oftmals schrittweise integrierte Managementprozesse eingeführt werden. Weiterentwicklungen der Organisationen beziehen sich daher in diesem Verständnis darauf, die Dinge über verfeinerte und bessere Managementprozesse stetig besser und effizienter zu gestalten. 7

Doch lässt sich ausschließlich auf Basis von Managementprozessen ein Unternehmen in eine nachhaltige Zukunft führen? 8

2.1 Führung (im Sinne von Leadership) und der Fokus auf Motivation und Wandel

Um die Zukunftsperspektive nicht aus dem Auge zu verlieren, und damit insbesondere die langfristige Wettbewerbsfähigkeit, bedarf es zusätzlich der Führung, die über die Steuerung der Umsetzung als Managementprozess hinausgeht. Dieses Verständnis von Führung wird häufig auch im Deutschen als *Leadership* bezeichnet. Denn die im vorherigen Abschnitt gewürdigten Managementprozesse können zu Rigidität führen. Dann gibt es zwar klare Prozesse, feste Zuständigkeiten und etablierte Vorgehensweisen – allerdings passen diese nicht mehr zu den Erwartungen, die an Einrichtungen der Augenheilkunde gestellt werden. So kann man sich vorstellen, dass eine traditionell auf telefonische und direkte Vereinbarungen in der Praxis basierende Termin- und Slotplanung nicht für jede Einrichtung zukunftsfähig ist. Viele Patienten erwarten digitale Angebote, die die Terminvereinbarung für sie vereinfachen und die zeigen, dass die Praxis „modern" ist. Digitale Angebote einzuführen kann aber bedeuten, dass sich das Praxisteam verändern muss und die Beschäftigten neue Kompetenzen (im Umgang mit den digitalen Tools) benötigen. Bei Leadership geht es nun darum, 9

- Chancen zu erkennen und diese für das eigene Geschäftsmodell zu nutzen,
- die Mitarbeitenden im Unternehmen von neuen Ideen zu überzeugen und zu begeistern und
- das Unternehmen anpassungsfähig zu halten und immer wieder zu verändern.

10 Man kann es auch so formulieren, dass es im Sinne des Leaderships die Aufgabe einer Führungskraft ist, über Visionen und die Motivation der Beschäftigten die Organisation in die Zukunft zu führen. Das verdeutlicht auch das eben angesprochene Beispiel einer modernen, digital sehr gut umgesetzten Termin- und Slotplanung. Führung soll entsprechend eine (möglicherweise durch zu viele Prozesse, Regeln und andere Formen der Bürokratie unbeweglich gewordene) Organisation in Bewegung bringen. In diesem Sinne unterscheidet sich Führung (i. S. v. Leadership) von Management und dessen Fokus auf Prozesse, Standards und Effizienz.

11 Daraus ergeben sich als wesentliche Kernthemen für Leadership unter anderem die Fragen, wie man (strategische) Chancen erkennt und bewertet und wie man Mitarbeitende durch das Führungsverhalten und durch gute Arbeitsbedingungen motiviert. Im Kern von Leadership stehen zudem Überlegungen des Changemanagements. Damit sind Vorgehensweisen gemeint, mit denen man Veränderungen in Organisationen umsetzten kann. Dazu gehören bspw. eine Change-Story, die den Wandelprozess auf eine angemessene und durchaus emotionalisierende Weise kommuniziert, Beteiligungsformate wie World-Cafés sowie Qualifizierungskonzepte, um neue Kompetenzen zu erwerben. Zudem gewinnen aus der Perspektive des Leaderships Themen wie der Zusammenhalt des Teams und das Konfliktmanagement größere Priorität.

2.2 Führung und Management: Ein Ansatz einer Integration

12 Folgt man dem Gedanken, dass Führung und Management unterschiedliche Konzepte sind (Management sorgt für Stabilität, Führung im Sinne von Leadership für Veränderung), dann stellt sich die Frage, wie sich die beiden Konzepte zueinander verhalten. Für diese Betrachtung hat der Managementforscher Kotter einen Vorschlag erarbeitet. Demnach sollten Führung und Management integrativ betrachtet werden, sodass sie bestmöglich zur Effektivität von Organisationen beitragen können. Kotter[5] zeigt daher auf, wie sich das Verhältnis von Führung und Management auf die Effektivität von Organisationen auswirkt:

5 Kotter: Accelerate. Building Strategic Agility for a Faster-Moving World. 2014, S. 64.

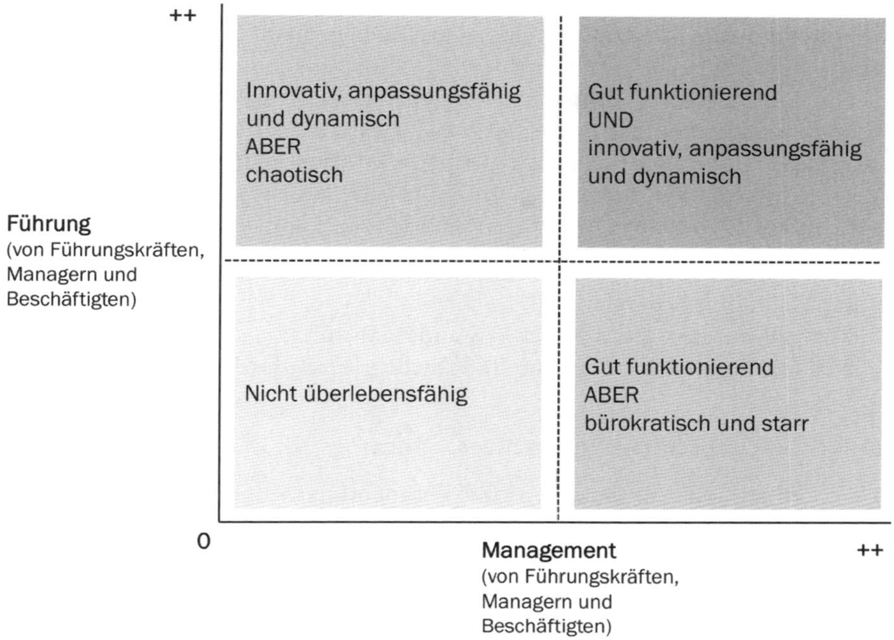

Abb. 1: Verhältnis von Führung und Management

Quelle: Kotter: Accelerate. Building Strategic Agility for a Faster-Moving World. 2014, S. 64.

Eine gut funktionierende und innovative Organisation benötigt diesen Überlegungen folgend entsprechend beides – Management und Führung. Für die Einrichtungen der Augenheilkunde kann diese Übersicht „organisationsdiagnostisch" genutzt werden: Geht es gerade darum, Prozesse und Verfahren zu standardisieren (wie bspw. die Patientenverwaltung, das Terminmanagement oder komplexe Behandlungsketten in der Einrichtung)? Oder stehen eher Themen an wie neue Geschäftsfelder aufzubauen (neue operative Verfahren) oder die Belegschaft insgesamt für Höchstleistungen zu motivieren? In Abhängigkeit davon können (temporär) unterschiedliche Schwerpunkte gesetzt werden, um über die Zeit die Balance zwischen Management und Führung auf beidseitig hohem Niveau zu erreichen und zu halten. 13

Konkret bedeutet dies, dass es des Managements bedarf, um stabil eine gut funktionierende Dienstleistungsqualität der augenärztlichen Behandlung zu erzielen. Es bedarf jedoch auch der Führung, um regelmäßig zu überprüfen, ob sich etwa im Bereich der Behandlungsmöglichkeiten Chancen ergeben, die im Unternehmen etabliert werden können. Ist dies der Fall, wird mittels Führung (im Sinne von Leadership) die Veränderung im Unternehmen initiiert. 14

15 Dabei gilt es zu beachten, dass sich in der Praxis nicht immer eindeutig zuordnen lässt, ob nun eine Maßnahme eher dem Management oder dem Leadership zugehört. Spricht man bspw. mit einem Mitarbeitenden über dessen aktuell fehlende Motivation, so kann nicht pauschal gesagt werden, ob dies nun eher Management oder Leadership ist. Daher bietet es sich an, die Unterscheidung von Management und Leadership als einen gedanklichen Bezugsrahmen zu nutzen und die Schwerpunkte in der eigenen Einrichtung zu hinterfragen. Dazu können mit Fokus auf Management Leitfragen dienen wie:

- Sind die derzeitigen Prozesse und Vorgehensweisen gut aufgesetzt oder besteht dort Handlungsbedarf?
- Passieren immer wieder Fehler in Standardabläufen?
- Sind die Planungen solide und die aktuellen Herausforderungen budgetär gut hinterlegt?

16 Mit Blick auf Leadership könnte gefragt werden:

- Werden strategische Optionen und Veränderungsbedarfe in der Einrichtung ausreichend erkannt?
- Werden Veränderungsinitiativen und Modernisierungen aktiv adressiert?
- Sind die sozialen Dimensionen wie Motivation, Teamkonflikte und Zusammengehörigkeit sinnvoll bearbeitet?

17 Auf diese Weise lassen sich in den Einrichtungen Schwerpunkte identifizieren und die Zeitbudgets der Führungskräfte in den Einrichtungen auf Schwerpunkte im Bereich Management und Leadership lenken.

3 Führung und Management als Profession: Über Kompetenzen und Führungsrollenauslegung

18 Damit in Organisationen Führung und Management auf hohem Niveau umgesetzt werden können, braucht es ein substanzielles Verständnis für diese Herausforderungen durch die handelnden Akteure. Aus der Forschung weiß man, dass insbesondere Professionsangehörige in Führungspositionen die mit der Führungsposition verbundenen Herausforderungen nicht immer ausreichend adressieren. So konzentrieren sich Ärzte in Führungspositionen häufig auf ihre fachlichen Tätigkeiten als Experte, anstatt im Rahmen ihrer Führungsaufgaben die täglichen Arbeitsabläufe zu optimieren. So bleiben Verbesserungsvorschläge oder andere Potenziale ungenutzt, um Kommunikation, Teamstrukturen oder Arbeitsprozesse zu verbessern und so letztlich mehr Zeit zur Betreuung von Patienten – dem Kerngeschäft – zu schaffen.

19 Besonders bei Fachexperten, die in Führungsfunktionen kommen, kann es zu Identitäts- und Rollenkonflikten zwischen den beiden Seiten Führung und Expertise kommen: Sollen im Zweifel Führungsentscheidungen getroffen oder fachliche

Probleme gelöst werden? Daher ist es wichtig, dass Führungskräfte eine gefestigte *Führungsidentität* sowie ein klares Verständnis über ihre *Führungsrolle* besitzen. Laut Güttel und Kratochvil kann Führung nur dann wirkungsvoll sein, wenn Personen ihre Führungsaufgaben im Zentrum stehen haben.[6] Das bedeutet, dass das eigene Selbstverständnis als Führungskraft beeinflusst, wie die Führungsrolle ausgelebt wird. Eine gefestigte Identität als Führungskraft ist zudem Grundlage dafür, dass Führungswissen und -methoden überhaupt handlungswirksam werden.

Das scheitert in der Augenheilkunde häufig aus folgenden Gründen: 20

- Ärzte haben eine Doppelrolle als Fach- und Führungskraft.
- Mitarbeitende kommen plötzlich zu Führungsaufgaben, ohne darauf vorbereitet zu sein.
- Fehlende Zeit und operative Hektik im Arbeitsalltag führen dazu, dass die Führungskräfte reflexartig ihre Zeit in die fachlichen Themen investieren und die Management- und Führungsaufgaben systematisch weniger hoch priorisieren.

Für die Einrichtungen der Augenheilkunde hat es allerdings Risiken (Qualitäts- 21
probleme, Demotivation, Ineffektivität, wenig Zukunftsorientierung), wenn systematisch und immer wieder zu wenig Führungsleistung in Form von Management und Leadership umgesetzt wird. Um dies zu vermeiden, können – als eine Möglichkeit – Führungstrainings angeboten werden. In solchen Trainings werden neben dem praktischen Toolkit (Wie führt man Motivationsgespräche? Wie organisiert man gute Prozesse?) auch die Einstellung und die Identität der Führungskräfte adressiert. Dies gelingt über Reflexionsräume und erfahrungsbasierte Elemente im Führungskräftetraining. Zudem können Methoden der Team- und Organisationsentwicklung genutzt werden, um direkt mit den (Führungs-)Teams an der Führungsrollenauslegung zu arbeiten.

4 Aktuelle Entwicklungen im Kontext von Führung und Management

Durch verschiedene Entwicklungen wie die Digitalisierung, die COVID-19-Pan- 22
demie oder wertegetriebene Diskussionen bspw. zum Thema „New Work" verändert sich der Blick auf Führung und Management. An dieser Stelle werden aus dieser breiten Diskussion zwei Schwerpunkte dargestellt.

6 Güttel/Kratochvil: Effektive Führung: Führungsidentität, Aufgaben und Fähigkeiten. In: Güttel (Hrsg.): Erfolgreich in turbulenten Zeiten. Impulse für Leadership, Change Management & Ambidexterity. 2019, S. 105.

4.1 Digitalisierung der Arbeitswelt und Führung auf Distanz

23 Eine dabei besonders relevante Entwicklung ist die Digitalisierung der Arbeitswelt, die dazu führt, dass immer mehr Arbeitstätigkeiten über digitale Technologien orts- und zeitunabhängig durchgeführt werden können – wie z. B. administrative Tätigkeiten. So wurde während der Pandemie und den damit einhergehenden Einschränkungen auch in der Augenheilkunde ad hoc in vielen Bereichen Homeoffice eingeführt. Und auch unabhängig von der Pandemie fordern Beschäftigte zunehmend Autonomie im Arbeitskontext ein und wünschen sich flexible Arbeitsmodelle. Daher steht es zu vermuten, dass der Umfang an Homeoffice oder gar völlig ortsunabhängigem Arbeiten (im Café, Ferienhaus oder der Bahn) auch nach der Pandemie zunehmen wird. Arbeiten Beschäftigte und Führungskräfte von verteilten Standorten und über digitale Tools zusammen, und nicht mehr wie bisher persönlich an einem Ort, stellt sich die Frage, wie Führung und Management auf Distanz erfolgen können.

24 In der Forschung wird diese Frage unter dem Stichwort „virtuelle Führung" breit diskutiert. Zusammengefasst lässt sich dabei festhalten, dass es sowohl gute Prozesse, Verfahren und Teamabsprachen braucht (Management) sowie den Fokus auf Veränderungen und in die Zukunft gerichtete Bestrebungen (z. B. „The New Normal" der Arbeitswelt als positiv anzustrebender Zustand). Für Führungskräfte, die verteilte Teams über digitale Tools führen müssen, ergeben sich dadurch neue Führungsherausforderungen wie beispielsweise:

- Mitarbeitende zu Hause für die Arbeit motivieren und befähigen (Kompetenzen wie z. B. Selbstorganisation, Eigenmotivation, physisch und psychisch gesunde Arbeit wie „Abschalten können" aufbauen).
- Teamzusammenhalt und Vertrauen in verteilten Tams herstellen und aufrechterhalten sowie gute Zusammenarbeit und – sowohl arbeitsbezogene als auch informelle – Kommunikation sicherstellen.
- Kontrolle bzw. Messung der Arbeitsleistung stärker anhand von Ergebnissen anstatt der Arbeitszeit im Büro.

4.2 Verteilte Führung und Selbstorganisation

25 Im Kontext der Diskussionen um „New Work" und den Wertewandel wird vielfach diskutiert, dass sich Führung und Management verändern sollten. Hierarchiebasierte Führung und Management werden als nicht mehr zeitgemäß betrachtet – der autoritäre Chef hat also ausgedient.

26 Stattdessen geraten Konzepte wie beispielsweise coachende und unterstützende Führungsstile, die Demokratisierung von Unternehmen[7] sowie die Möglichkeiten

7 Sattelberger u. a.: Das demokratische Unternehmen. Neue Arbeits- und Führungskulturen im Zeitalter der Digitalisierung. 2015.

verteilter Führung[8] in den Blick. Folgt man den Überlegungen der coachenden und unterstützenden Führung (supportive Leadership), sind Führungskräfte nicht mehr dafür da, Arbeitsweisungen zu geben (indem sie im Sinne des Managements Prozesse regeln, die Belegschaft einteilen, kontrollieren). Vielmehr sollen sie ihre Mitarbeiter bei ihrer Arbeit unterstützen – indem sie sie eben bspw. coachen. Zudem gerät stärker in den Blick, dass Mitarbeiter umfassender im Sinne eines demokratischen Gedankens mitbestimmen können.

Mit den Überlegungen zu Selbstorganisation und verteilter Führung wird darüber 27
noch hinaus gegangen und die Notwendigkeit einer klassischen Führungskraft (ob sie nun autoritärer auftritt oder eher coacht) in Frage gestellt. Ansätze wie geteilte Führung (Führung fluktuiert, beispielsweise bei Projektverantwortung), gegenseitige Führung (z. B. selbstorganisierte Teams, in denen jeder eine Führungsrolle hat) oder Führung, die sich über die Zeit abwechselt (z. B. durch verschiedene Funktionen) geraten dann in den Blick.

Gemeinsam ist den Ansätzen, dass Führungskräfte Verantwortung abgeben sol- 28
len[9] und die Mitarbeitenden in neuen Arbeitswelten autonomer und selbstorganisierter arbeiten[10]. In neuen Konzepten der Arbeitsorganisation, die im Kontext von New Work aufkommen, sind häufig andere Führungskonzepte und Rollenverteilungen verankert als in bisherigen Organisationsmodellen. So sehen z. B. das Agile Arbeiten oder die „Holocracy" bereits in ihren Organisations- und Zusammenarbeitsprinzipien geteilte Führungsrollen vor. Das bedeutet, dass Führung nicht mehr nur von einer Person ausgeht, sondern von verschiedenen Akteuren bzw. dafür vorgesehenen Rollen getragen wird. So sieht das Arbeitskonzept der Holocracy beispielsweise vor, dass ein Team nach außen (z. B. bei teamübergreifenden Besprechungen) von einer Person vertreten wird, aber die Führungsarbeit nach innen ins Team (Leiten von Teambesprechungen) von einer anderen Person übernommen wird. In der klassisch hierarchischen Organisation werden diese Führungsaufgaben von der gleichen Person übernommen.

Die beispielhaften Ausführungen zu aktuellen Entwicklungen zeigen, dass sich 29
auch künftig Management und Führung selbst verändern und weiterentwickeln werden. Eine kritische Auseinandersetzung mit den aktuellen Diskussionen ist für die Augenheilkunde relevant, um einerseits „auf der Höhe der Zeit" zu bleiben, andererseits aber nicht erratisch Führungskonzepte zu übernehmen, die nicht zielführend sind.

8 Denis u. a.: Leadership in the Plural. In: The Academy of Management Annals 6/2012, S. 211–283.

9 Schwarzmüller u. a.: Führung 4.0 – Wie die Digitalisierung Führung verändert. In: Hildebrandt/Landhäußer (Hrsg.): CSR und Digitalisierung. Der digitale Wandel als Chance und Herausforderung für Wirtschaft und Gesellschaft. 2017, S. 621.

10 Thiemann u. a.: Selbstorganisation in komplexen digitalen Arbeitswelten. In: Geramanis/Hutmacher (Hrsg.): Der Mensch in der Selbstorganisation. Kooperationskonzepte für eine dynamische Arbeitswelt. 2020, S. 338.

5 Fazit

30 Um Zusammenarbeit in modernen Arbeitswelten, zu denen auch die Augenheilkunde zählt, besser verstehen und gestalten zu können, ist es notwendig, sich nicht primär auf die Führungskraft und deren Rolle zu fokussieren. Vielmehr ist Führung nur ein Teil des Bildes in einer zunehmend komplexer werdenden organisationalen Realität, in der sich Akteure koordinieren. Koordinationssituationen werden von verschiedenen Akteuren gestaltet, und unterschiedliche Koordinationsformen rücken je nach Situation in den Vorder- oder Hintergrund. Zunehmend relevant ist dabei, dass die Akteure fähig sind, solche Situationen zu evaluieren und zu gestalten. Führungssituationen neu zu gestalten, erfordert, an unterschiedlichen Elementen der Organisation (Regeln, Kultur, Verhalten usw.) zu arbeiten. Durch die Digitalisierung verändern sich in den Situationen derzeit insbesondere die Technologien. Vermeintlich alte und neue Führungsbilder lassen sich vor diesem Hintergrund nicht eindeutig abgrenzen, denn Koordinationssituationen in der digitalen Arbeitswelt werden zunehmend pluraler. Aus diesem Grunde müssen mehr Optionen als Führung (und führungszentriert gedachte Selbstorganisation) in den Blick genommen werden, um Zusammenarbeit in modernen Arbeitswelten erfolgreich zu koordinieren. Für Führungskräfte ist es daher hilfreich, sich ihre gegenwärtige Situation zu verdeutlichen. Dadurch können sie die verschiedenen Optionen der Zusammenarbeit und Koordination bewerten und aktiv gestalten.

Literatur

Alvesson, M. u. a.: Reflexive Leadership. Organising in an Imperfect World. London 2017.

Berthel, J./Becker, F.: Personal-Management. Grundzüge für Konzeptionen betrieblicher Personalarbeit. 11., vollst. überarb. Aufl. Stuttgart 2017.

Boes, A. u. a.: Digitalisierung und „Wissensarbeit". Der Informationsraum als Fundament der Arbeitswelt der Zukunft. In: Aus Politik und Zeitgeschichte 66/2016, S. 32–39.

Bonardi, J. u. a.: Call for Papers: Special Issue in Strategic Leadership and Strategic Management. In: The Leadership Quarterly 29/2018, S. VII–VIII.

Deinert, A. u. a.: Transformational Leadership Sub-Dimensions and their Link to Leaders' Personality and Performance. In: The Leadership Quarterly 26/2015, S. 1095–1120.

Denis, J. u. a.: Leadership in the Plural. In: The Academy of Management Annals 6/2012, S. 211–283.

Fayol, H.: Allgemeine und industrielle Verwaltung. München 1929.

Gulick, L.: Notes on the Theory of Organization. In: Gulick, L./Urwick, L. (Hrsg.): Papers on the Science of Administration. New York 1937, S. 1–45.

Güttel, W./Kratochvil, R.: Effektive Führung: Führungsidentität, Aufgaben und Fähigkeiten. In: Güttel, W. (Hrsg.): Erfolgreich in turbulenten Zeiten. Impulse für Leadership, Change Management & Ambidexterity. Augsburg/München 2019, S. 103–127.

Håkonsson, T./Carroll, T.: Is There a Dark Side of Big Data – Point, Counterpoint. In: Journal of Organization Design 5/2016, S. 1–5.

Hayes, J.: The Theory and Practice of Change Management. London 2014.

Jaakson, K./Kallaste, E.: Beyond Flexibility. Reallocation of Responsibilities in the Case of Telework. In: New Technology, Work and Employment 25/2010, S. 196–209.

Koontz, H./O'Donnell, C.: Principles of Management. An Analysis of Managerial Functions. New York 1955.

Kotter, J.: Accelerate. Building Strategic Agility for a Faster-Moving World. Massachusetts 2014.

Kozica, A./Kneip, P.: Best Practice-Modelle und die fundamentalen Kräfte des Wandels. In: OrganisationsEntwicklung 3/2017, S. 12–17.

Krell, G. u. a.: Gender und Diversity in Organisationen. Grundlegendes zur Chancengleichheit durch Personalpolitik. Wiesbaden 2018.

Northouse, P.: Leadership. Theory & Practice. 7. Aufl. Thousand Oaks 2016.

Oreg, S./Berson, Y.: Personality and Charismatic Leadership in Context. The Moderating Role of Situational Stress. In: Personnel Psychology 68/2015, S. 49–77.

Powell, G.: Women and Men in Management. 5. Aufl. Thousand Oaks 2018.

Rosing, K. u. a.: Explaining the Heterogeneity of the Leadership-Innovation Relationship. Ambidextrous Leadership. In: Leadership Quarterly 22/2011, S. 956–974.

Sattelberger, T. u. a.: Das demokratische Unternehmen. Neue Arbeits- und Führungskulturen im Zeitalter der Digitalisierung. Freiburg 2015.

Schreyögg, G./Koch, J.: Management. Grundlagen der Unternehmensführung. 8. Aufl. Wiesbaden 2020.

Schwarzmüller, T. u. a.: Führung 4.0 – Wie die Digitalisierung Führung verändert. In: Hildebrandt, A./Landhäußer, W. (Hrsg.): CSR und Digitalisierung. Der digitale Wandel als Chance und Herausforderung für Wirtschaft und Gesellschaft. Berlin 2017, S. 617–628.

Taylor, F.: The Principles of Scientific Management. New York 1911.

Thiemann, D. u. a.: Selbstorganisation in komplexen digitalen Arbeitswelten. In: Geramanis, O./ Hutmacher, S. (Hrsg.): Der Mensch in der Selbstorganisation. Kooperationskonzepte für eine dynamische Arbeitswelt. Wiesbaden 2020, S. 337–350.

Thiemann, D. u. a.: Die Digitalisierung der Arbeitswelt verstehen und gestalten: Der Digitalisierungsatlas als mehrdimensionaler Bezugsrahmen. In: Zeitschrift für Führung und Organisation (ZfO) 02/2019, S. 114–121.

Beitrag 4

Personalbedarfsplanung/Personaleinsatzplanung

Victoria Pollig

Schlagwortübersicht

Abstract: Der Faktor Personal zählt in den meisten Augenzentren zu einem der größten Kostenpositionen. Umso wichtiger ist es, eine objektive Aussage zum benötigten qualitativen und quantitativen Personalumfang machen zu können. Eine ressourcenorientierte Personalbedarfsplanung auf Nullbasis ohne die Berücksichtigung von Vergangenheitsdaten macht dies möglich. Mithilfe der Zusammenstellung der Personalstammdaten und der Berechnung des zentrumsindividuellen Ausfallfaktors können die vorhandenen Personalressourcen eindeutig zugeordnet und definiert werden (Ist-Personal). Durch die anschließende Definition des prozessindividuellen Personalbedarfs und die Bestimmung der Prozessfallzahlen wird ein Soll-Ist-Abgleich durchgeführt, der eine objektive Aussage zur Personalsituation der einzelnen Unternehmensbereiche ermöglicht. Die Personalbedarfsanalyse bildet außerdem die Grundlage für eine fundierte Personaleinsatzplanung. Durch einen effizienten Einsatz der Mitarbeiter in den einzelnen Prozessen kann die Leistungsfähigkeit des Unternehmens nachhaltig positiv beeinflusst werden. Zur möglichst ressourcenschonenden Durchführung der Personaleinsatzplanung ist der Einsatz eines digitalen EDV-Tools sinnvoll.

1 Einführung

Wie viel Personal brauche ich in einem ophthalmochirurgischen Zentrum? 1
Brauche ich mehr Personal, weil ich hochfrequent arbeiten möchte? Warum entsteht so oft eine Diskrepanz zwischen dem subjektiven Eindruck der angestellten medizinischen Mitarbeiter („Wir haben viel zu wenig Personal und brauchen dringend Unterstützung!“) und der (ärztlichen) Unternehmensleitung („Wir haben mehr als genug Personal.“)? All diese Fragen können spontan oft nicht beantwortet werden. Auf der Suche nach den passenden Antworten dienen oftmals subjektive Einschätzungen und Erfahrungen als Bewertungsgrundlage. In den seltensten Fällen werden objektive Berechnungen zur Personalbedarfsplanung durchgeführt, die eine detaillierte Aussage zum benötigten quantitativen und qualitativen Personalumfang ermöglichen. Dabei ist gerade der Faktor „Personal“ in den meisten Zentren einer der größten Kostenfaktoren. Besonders vor diesem Hintergrund ist die Durchführung einer ressourcenorientierten Personalbedarfsplanung entscheidend für den Erfolg eines Zentrums.

2 Allgemeine Ziele der ressourcenorientierten Personalbedarfsplanung

Mit der Durchführung einer ressourcenorientierten Personalbedarfsplanung wer- 2
den unterschiedliche Ziele verfolgt. Grundsätzlich gilt es, die Handlungsfähigkeit und den Erfolg des Unternehmens sicherzustellen. Durch eine transparente Personalbedarfsplanung können die benötigten Ressourcen exakt berechnet und in den Prozessen gewinnbringend eingesetzt werden. Hierbei soll nach Möglichkeit sowohl eine Unterkapazität als auch eine Überkapazität vermieden werden. Eine personelle Unterkapazität führt beispielsweise zu einem erhöhten Stresslevel bei den Mitarbeitern, zu verlängerten Wartezeiten bei den Patienten und vielfach zu einem erhöhten Fehlerrisiko. Fehlendes Personal wirkt sich also nachhaltig

negativ auf den gesamten Prozessablauf aus. Hiermit ist aber das „echte Fehlen" von Personal gemeint (Ergebnis der objektiven Berechnung) und nicht der subjektive Eindruck der Mitarbeiter. Dieser weicht teilweise sehr stark von der objektiven Berechnung des benötigten Personals ab. Dies hat folgenden Hintergrund: Arbeitet ein Mitarbeiter über einen gewissen Zeitraum nur bei 80 % Auslastung, so gewöhnt er sich relativ schnell daran und empfindet diese 80-prozentige Auslastung nach einer kurzen Zeit als 100-prozentige Auslastung. Kommt er dann an den Punkt, dass er wieder (reale) 100 % ausgelastet ist, werden diese 100 % oftmals als 120 % und damit als subjektiver Stress empfunden. Selbstverständlich ist eine Gewöhnung in die andere Richtung (120 % werden wieder als 100 % empfunden) genauso möglich, diese ist aber oft sehr viel anstrengender und mit mehr Widerstand verbunden. Besonders in der Corona-Krise ist dies in vielen Praxen und Zentren der Fall gewesen. Durch die reduzierten Patientenzahlen in der Praxis hat sich auch das Arbeitsvolumen für die Mitarbeiter reduziert. Als dann nach dem Lockdown die Patientenfallzahlen wieder auf das Normalniveau angehoben wurden, wurde an vielen Stellen der Wunsch nach personeller Unterstützung laut. Es wird also deutlich, dass sowohl eine Über- als auch eine Unterkapazität zu Problemen im Unternehmen führen kann.

3 Die ressourcenorientierte Personalbedarfsplanung ermöglicht eine genaue Aussage darüber, welches Personal in welchen Prozessen/Bereichen benötigt wird. Auf dieser Grundlage kann das vorhandene Potenzial der Mitarbeiter (Qualifikation) gezielt und gewinnbringend eingesetzt werden. Langfristige Ausfälle durch beispielsweise Mutterschutz bzw. Elternzeit oder durch das endgültige Ausscheiden eines Mitarbeiters zum Beispiel durch Rente können ebenfalls objektiv bewertet werden. Im Falle einer entstehenden personellen Unterdeckung kann die Stelle ausgeschrieben und neues Personal frühzeitig rekrutiert werden. Im Falle einer bestehenden personellen Überdeckung kann einfach und schnell objektiv beurteilt werden, ob und in welchem Umfang überhaupt neues Personal benötigt wird.

4 Es lässt sich also zusammenfassend feststellen, dass eine ressourcenorientierte Personalbedarfsplanung eine bestmögliche, objektive Transparenz schafft und die vorhandenen Potenziale im Unternehmen gezielt eingesetzt werden können.

3 Arten der Personalbedarfsplanung

5 Grundsätzlich lassen sich drei unterschiedliche Arten der Personalbedarfsplanung differenzieren. Diese unterscheiden sich hinsichtlich ihrer Bezugsbasis und dahingehend, ob Vergangenheitsdaten bei der Berechnung berücksichtigt werden oder nicht (siehe Abbildung 1).

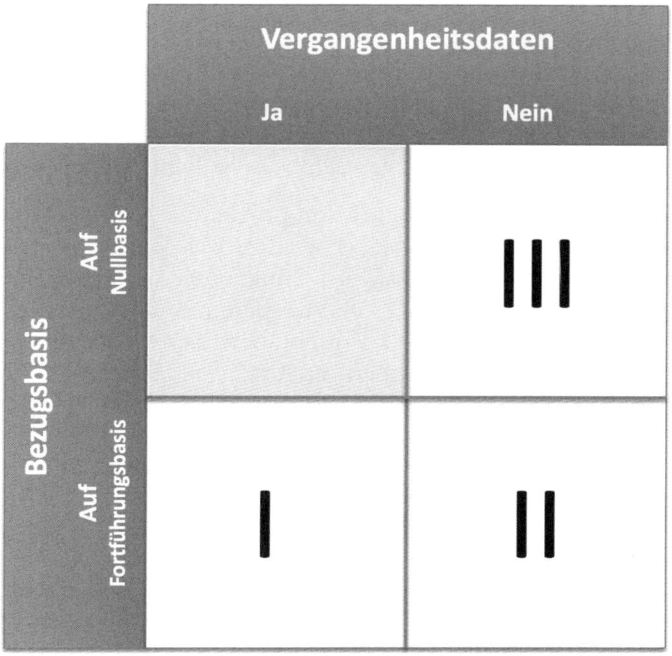

Abb. 1: Arten der Personalbedarfsplanung
Quelle: optimed Handbuch, 2018.

Bei der Personalbedarfsplanung auf Fortführungsbasis und unter Berücksichtigung von Vergangenheitsdaten (I) wird davon ausgegangen, dass der bisherige Personalbestand dem benötigten Bedarf in der Praxis entspricht. Bei der Planung auf Fortführungsbasis wird nur der Bereich geplant, der zusätzlich anfällt. Hierbei werden die vergangenen personellen Besetzungen und Erfahrungen bei der Planung berücksichtigt. 6

Bei der Personalbedarfsplanung auf Fortführungsbasis ohne Berücksichtigung von Vergangenheitsdaten (II) wird ebenfalls davon ausgegangen, dass der bisherige Personalbestand dem benötigten Bedarf in der Praxis entspricht. Im Unterschied zu Variante I wird nun aber der Personalbedarf für den neu zu planenden Bereich exakt analysiert. Hierbei bleiben vergangene personelle Besetzungen und Erfahrungen vollkommen unberücksichtigt. Es wird deutlich, dass der Arbeitsaufwand für die Anwendung dieser Methode im Vergleich zur ersten Variante größer wird, aber auch die objektive Aussagekraft deutlich zunimmt. 7

Bei der dritten Variante, der Personalbedarfsplanung auf Nullbasis ohne Berücksichtigung von Vergangenheitsdaten (III) wird das gesamte aufkommende Arbeitsvolumen in einen entsprechenden Personalbedarf umgerechnet. Es erfolgt hierbei eine vollständige Neubewertung des Arbeitsaufkommens ohne Berück- 8 sichtigung vergangener personeller Besetzungen. Die objektive Aussagekraft über den benötigten Personalbedarf erreicht bei dieser Methodik den Höhepunkt, wobei auch der Arbeitsaufwand zur Durchführung der Berechnung am größten ist. Es lohnt sich aber, diesen Arbeitsaufwand aufzubringen, da im Ergebnis eine klare Aussage über das benötigte Personal (quantitativ & qualitativ) und den Mehraufwand durch beispielsweise Krankheit gemacht werden kann.

9 In meinem Beratungsalltag sehe ich sehr häufig, dass in problematischen Situationen die falschen Handlungsmaßnahmen abgeleitet werden, weil keine objektive Personalbedarfsberechnung existent ist. Gerade in Situationen, in denen die Mitarbeiter den Wunsch nach mehr Personal äußern, sollte auf der Grundlage der effizienzoptimierten Workflows und der korrespondierenden Patientenfallzahlen der tatsächlich benötigte Personalbedarf ermittelt werden. Hier wird dann sehr schnell und objektiv deutlich, ob beispielsweise das vorhandene Arbeitsvolumen in der Voruntersuchung durch eine Mitarbeiterin „geschafft" werden kann oder es sinnvoll wird, zu den Spitzenzeiten in zwei Voruntersuchungsräumen parallel die Patienten zu untersuchen.

3.1 Personalbedarfsplanung auf Nullbasis ohne Berücksichtigung von Vergangenheitsdaten (III)

10 In dem nun folgenden Abschnitt wird ausgeführt, wie der Personalbedarf auf Nullbasis ohne Berücksichtigung von Vergangenheitsdaten für Ihr Zentrum berechnet werden kann. Die Berechnung gliedert sich hierbei in drei Teilbereiche (3.1.1 bis 3.1.3) auf:

3.1.1 Zusammenfassung der Personalstammdaten und Berechnung des zentrumsindividuellen Ausfallfaktors

11 Ziel der Personalbedarfsplanung ist es, das benötigte Personal (Soll) mit dem vorhandenen Personal (Ist) abzugleichen und somit eine objektive Aussage über die personellen Strukturen des Zentrums bzw. eines Bereichs zu ermöglichen. Um diesen Soll-Ist-Abgleich durchführen zu können, ist es im ersten Schritt notwendig die Personalstammdaten zusammenzutragen. Dies sind in den meisten Fällen Daten, die relativ einfach zu sammeln sind, da diese in der Regel bereits zusammengefasst vorliegen. Zu jedem Mitarbeiter werden folgende Informationen benötigt:

- die vertraglich geregelte Bruttoarbeitszeit,
- der jährliche Urlaubsanspruch,
- die Anzahl der Krankentage in den letzten 12 Monaten/im letzten Kalenderjahr,
- die Anzahl der Fortbildungstage in den letzten 12 Monaten/im letzten Kalenderjahr.

Bei Mitarbeitern mit Teilzeitverträgen ist eine detaillierte Aufschlüsselung der Arbeitstage inkl. der Arbeitsstunden sinnvoll, da dies für die Berechnung der Ausfallzeiten eine relevante Rolle spielt. Eine Mitarbeiterin mit 20 Wochenarbeitsstunden kann beispielsweise 5 Tage in der Woche à 4 Stunden arbeiten, oder 2 Tage in der Woche à 10 Stunden. Bei der Berechnung der Ausfallzeiten je Krankentag macht es dann durchaus einen großen Unterschied, ob diese Mitarbeiterin 4 Stunden oder 10 Stunden in Ihrem Zentrum fehlt. 12

Mitarbeiter aus unterschiedlichen Arbeitsbereichen (z. B. Praxis/OP/Verwaltung) oder mit unterschiedlicher Qualifikation (z. B. medizinische Fachangestellte, Optikermeisterin, Assistenzärzte) sollten ebenfalls bei der nun folgenden Berechnung getrennt betrachtet werden. Nur so wird am Ende der Berechnung eine Aussage über den Personalbedarf der einzelnen Bereiche oder Qualifikationen möglich. 13

Bevor nun die Berechnung der zur Verfügung stehenden Ressourcen (Ist) durchgeführt wird, sollte für jeden Mitarbeiter (sofern notwendig) der Anteil administrativer Aufgaben bestimmt werden. Da im weiteren Schritt der prozessindividuelle Personalbedarf bestimmt wird, sollten bei dem abschließenden Soll-Ist-Abgleich auch nur die Stunden der Mitarbeiter in das „Ist" eingespeist werden, die dem Zentrum auch realistisch zur Verfügung stehen. 14

Beispiel

Eine medizinische Fachangestellte hat einen Arbeitsvertrag über 40 Wochenarbeitsstunden. Zusätzlich zu ihrer Arbeit am Patienten ist sie aber auch Qualitätsmanagementbeauftragte (QMB) und benötigt für diese Tätigkeit wöchentlich 5 Stunden. Um am Ende eine exakte Soll-Ist-Berechnung durchzuführen, dürfen diese 5 Stunden dann nicht in die Berechnung miteinbezogen werden, sondern sollten als administrative Aufgaben extrahiert werden. Diese Mitarbeiterin wird also nur mit 35 Wochenarbeitsstunden in der folgenden Berechnung berücksichtigt.

Wenn die Personalstammdaten zusammengetragen wurden, kann mit der Berechnung der zur Verfügung stehenden Personalressourcen begonnen und der zentrumsindividuelle Ausfallfaktor berechnet werden. Im ersten Schritt addieren Sie die Bruttoarbeitszeiten und multiplizieren diese mit dem Faktor 50 (Berechnung der Gesamtarbeitszeit pro Jahr). Die 50 steht in diesem Fall für 50 Arbeitswochen. Bedingt durch diverse Feiertage innerhalb eines Jahres stehen Ihnen die Mitarbeiter erfahrungsgemäß etwa 50 vollwertige Arbeitswochen zur Verfügung. Nachdem Sie die Gesamtarbeitszeit pro Jahr berechnet haben, können Sie nun die Ausfälle durch Urlaub berechnen. Hierzu bilden Sie jeweils den Mittelwert der täglichen Arbeitszeit und der Urlaubstage und multipliziere beide Werte erst miteinander und anschließend mit der Anzahl der Mitarbeiter. Das Gleiche können Sie anschließend auch für die Ausfälle durch Krankheit und Fortbildung machen. Anschließend addieren Sie die berechneten Ausfälle, multiplizieren diese mit 100 und teilen das Ergebnis durch die berechnete Gesamtarbeitszeit pro Jahr. Im Ergebnis erhalten Sie eine Ausfallquote in Prozent. 15

Beispiel

Berechnete Gesamtarbeitszeit pro Jahr: 12.250 Stunden
Berechnete Ausfallzeit durch Urlaub: 1.408 Stunden
Berechnete Ausfallzeit durch Krankheit: 588 Stunden

Berechnung der Ausfallquote:

$$\frac{(1.408 + 588) \times 100}{12.250} = 16{,}3\ \%$$

16 Diese Ausfallquote gibt Ihnen Auskunft darüber, wie viel Prozent der Ihnen zur Verfügung stehenden Gesamtarbeitszeit der Mitarbeiter ausfallen (durch Urlaub, Krankheit und Fortbildung). Diese Zeiten müssen Sie durch „Mehr-Personal-Stunden" kompensieren. Um dies zu konkretisieren können Sie im letzten Schritt nun den Ausfallfaktor berechnen. Hierzu teilen Sie 100 durch 100 minus die Ausfallquote.

$$\frac{100}{(100 - \text{Ausfallquote})} = \text{Ausfallfaktor}$$

17 Der Ausfallfaktor gibt Ihnen nun die Möglichkeit, konkret berechnen zu können, wie viel „Mehr-Personal-Stunden" Sie benötigen. Im branchenweiten Benchmark liegt der Ausfallfaktor bei 1,13 bis 1,19. Bei einem Ausfallfaktor > 1,19 liegt ein überdurchschnittlich hoher Ausfall an Personalressourcen vor und es ist in jedem Fall zu empfehlen, die Ursache zu eruieren.

Beispiel

Die Telefonzentrale einer großen Praxis soll 40 Stunden in der Woche personell besetzt werden. Hierzu ist es jedoch nicht ausreichend, einen Mitarbeiter mit 40 Wochenarbeitsstunden einzustellen. Würden Sie dies tun, dürfte der Mitarbeiter niemals krank sein oder in den Urlaub fahren. Das ist nicht realistisch. Liegt der zentrumsindividuelle Ausfallfaktor beispielsweise bei 1,15, so müssen die benötigten 40 Stunden mit 1,15 multipliziert werden und Sie erhalten im Ergebnis die Stunden, die dem tatsächlichen Personalbedarf entsprechen (46 Stunden).

3.1.2 Definition des prozessindividuellen Personalbedarfs

18 Bei der Definition des prozessindividuellen Personalbedarfs geht es nun darum, genau zu definieren, wie hoch der Personalaufwand je Patient in den unterschiedlichen Prozessen ist. Hierbei ist es nicht sinnvoll, jeden einzelnen (Kleinst-)Prozess zu untersuchen, sondern sich auf die nach dem Pareto-Prinzip wichtigsten Prozessen zu beschränken (vgl. hierzu Beitrag 1 „Strategie und Taktik"). Hierbei gilt es folgende Fragestellungen zu beantworten:

- Welches Personal wird an welcher Stelle zur Durchführung des Prozesses benötigt?

- Wie lange dauern die Prozess-Schritte durchschnittlich (Mittelwert)?
- Stimmt der definierte Prozess inhaltlich auch mit dem real praktizierten Prozess überein?

Die wichtigste Voraussetzung für eine qualitativ hochwertige Personalbedarfsberech- 19
nung ist die Standardisierung von Prozessen. Nur wenn ein bestimmter Prozess nach einem festgelegten Standard durchgeführt wird, können die hierfür benötigten Personalressourcen auch klar definiert und berechnet werden. Ich stoße in der Beratung immer wieder auf Situationen, in denen Prozesse in vielfacher Ausführung innerhalb eines Zentrums existieren. „Jeder macht es halt irgendwie anders!“. Diese sehr wechselhafte Prozessausführung führt zu einem stetig wechselnden Personalaufwand und macht beispielsweise auch eine verlässliche Termin- und Slotplanung der Praxis nahezu unmöglich. Um einen eindeutigen Personalbedarf je Prozess definieren zu können, sind Prozessstandards die wichtigste Grundvoraussetzung! Damit Sie den Personalbedarf je Prozess dokumentieren und später für die Berechnung verwenden können, bietet sich eine Zusammenfassung der Inhalte in einer Excel-Tabelle an. So können Sie mit einfachen Bordmitteln die benötigten Daten zusammenfassen und diese im nächsten Schritt mit den Prozess-Fallzahlen verknüpfen.

3.1.3 Bestimmung der Prozess-Fallzahlen (retrospektiv oder geplant)

Im nächsten Schritt werden nun auf der Grundlage der vorab definierten Prozesse 20
die jeweiligen Fallzahlen je Prozess hinterlegt. Hierbei ist es nicht immer ausreichend, ausschließlich die absoluten Fallzahlen je Prozess zu verwenden.

Beispiel Katarakt

Angenommen, es werden insgesamt 1.500 Katarakt-Operationen jährlich durchgeführt. Dies ist eine Kennzahl, die in allen Zentren in der Regel ohne großen Aufwand erhoben werden kann. Um den Personalaufwand auch für den präoperativen Prozess nun definieren zu können, muss diese Kennzahl weiter aufgeschlüsselt werden. Wie viele Katarakt-Voruntersuchungen wurden bei diesen Patienten durchgeführt? Können Sie diese Kennzahl nicht für Ihr Zentrum ermitteln, führen aber in der Regel eine Voruntersuchung für beide Augen gleichzeitig durch, kann man von einer Quote bilateral operierter Patienten von etwa 80 % ausgehen. Dies bedeutet, dass die 1.500 Katarakt-Operationen aus 900 Katarakt-Voruntersuchungen (Katarakt-VU) resultieren:

$1.500 \times 0{,}8 = 1.200;$
$1.200 \div 2 = 600;$
$600 + 300 = 900.$

Haben Sie die Anzahl der durchgeführten Katarakt-VU ermittelt, müssen im nächsten Schritt weitere Prozessvarianten und die hierzu passenden Fallzahlen ermittelt werden. Wie viele Patienten wurden beispielsweise von Zuweisern operiert? Wenn diese postoperativ zum überweisenden Augenarzt zur Kontrolle gehen, lösen diese Patienten in Ihrem Zentrum keinen Personalaufwand mehr aus (zumindest keinen Personalaufwand am Patienten). Wie hoch ist der Anteil privat versicherter Patienten? Sofern bei diesen Patienten ein inhaltlich abgewandelter Prozess durchgeführt wird, müssen auch hier die Fallzahlen differenziert werden. Es wird also deutlich, dass die reine Berücksichtigung der Katarakt-Fallzahlen zu keinem differenzierten Ergebnis in der Personalbedarfsanalyse führt. Hier müssen die vorhandenen Zahlen in weitere Untergruppen aufgesplittet werden.

21 Nach der Differenzierung der Fallzahlen ergeben sich unterschiedliche Prozessvarianten, die wiederrum einen unterschiedlichen Personalaufwand auslösen. Bei der Berechnung gilt dies stets zu berücksichtigen.

22 Die gesamten apparativ-diagnostischen Leistungen (sofern sie zahlenmäßig über das Controlling erhoben werden können), können vollkommen losgelöst von den Prozessen betrachtet und in einen entsprechenden Personalaufwand umgerechnet werden. Sind im vergangenen Jahr beispielsweise 1.000 Pentacam-Untersuchungen durchgeführt worden und liegt die Prozesszeit bei beispielsweise 5 Minuten pro Patient, so ergeben sich hieraus 5.000 Personalminuten (83,3 Stunden).

23 Die bisher in den definierten Prozessen nicht berücksichtigten Patienten (die nach dem Pareto-Prinzip verbleidenden 20 %), können in einem allgemeinen Prozess zusammengefasst werden. In der Regel sind dies Patienten, die nach der Anmeldung in die Voruntersuchung gehen und dann einem Arzt vorgestellt werden. Die vorab separate Betrachtung der apparativ-diagnostischen Leistungen macht es möglich, diese Patienten dann in einer Art „Kontrollprozess" zusammenzufassen. Die Anzahl dieser verbleidenden Patienten kann über die Gesamtanzahl der Arzt-Patienten-Kontakte (APK) erhoben werden. Durch Subtraktion der durch die definierten Prozesse ausgelösten APK von den Gesamt-APK ergeben sich die verbleibenden APK, die dann wiederrum dem definierten „Kontrollprozess" zugeordnet werden können.

3.1.4 Durchführung der Soll-Ist-Analyse

24 Zum Abschluss kann dann mithilfe der in den Abschnitten 3.1.1 bis 3.1.3 zusammengetragenen Daten die Soll-Ist-Analyse durchgeführt werden. Hierbei sind folgende Schritte durchzuführen:

1. **Berechnung des Ist-Personalbestands**
   Addition der zur Verfügung stehenden Personalstunden (abzüglich der Ausfallzeiten)
2. **Berechnung des Soll-Personalbedarfs**
   Prozess-Fallzahlen × prozessindividueller Personalbedarf = Aufwand für einen definierten Prozess
3. **Soll-Ist-Abgleich**

$$\frac{\text{Ist-Personalbestand}}{(\text{Soll-Personalbestand} \times \text{zentrumsindividueller Ausfallfaktor})} = \text{Soll-Ist-Abgleich}$$

4 Personalbedarf berechnet – was nun?

Nach erfolgter Durchführung des Soll-Ist-Abgleichs lässt sich objektiv beurteilen, 25
ob es eine personelle Über- oder Unterdeckung gibt. Je nach Ergebnis können dann unterschiedliche Maßnahmen abgeleitet werden.

Ist das berechnete Soll größer als das Ist, zeigt sich eine personelle Unterdeckung. 26
Dies kann beispielweise durch ein starkes Wachstum der Strukturen (Unternehmenswachstum > personelle Erweiterung des Teams) oder eine überdurchschnittliche Mitarbeiterfluktuationsrate begründet sein.

Ist das berechnete Soll kleiner als das Ist, zeigt sich wiederrum, dass mehr Personal 27
im Zentrum beschäftigt ist, als eigentlich benötigt wird. Mögliche Gründe hierfür können ineffiziente Prozesse, ein mangelhaftes Termin- und Slotmanagement oder eine falsche Personaleinsatzplanung sein. In allen Fällen ist das Personal nicht bedarfsgerecht in den Prozessen eingesetzt und ein überdurchschnittlicher Personalaufwand resultiert als Folge hieraus.

4.1 Grundsätze der Personaleinsatzplanung

Die Personaleinsatzplanung ist neben der Termin- und Slotplanung und dem 28
Prozessmanagement ein wesentlicher Faktor zur effizienten Nutzung der vorhandenen Personalressourcen. Über die Personaleinsatzplanung wird gezielt gesteuert, wo welches Personal im Einsatz ist. Eine fehlende oder mangelhafte Personaleinsatzplanung führt häufig zu einem erhöhten Personalaufwand, einem hohen Überstundenstand, zu einer Personalüberdeckung und mangelhafter Auslastung der Mitarbeiter oder zu Problemen bei der Urlaubsplanung. Durch eine gezielte Planung des Mitarbeitereinsatzes können diese Probleme behoben und so auch die Zufriedenheit der Mitarbeiter gesteigert werden. Sowohl eine Über- als auch eine Unterforderung der Mitarbeiter sollte hierbei vermieden werden, da sich diese nachhaltig negativ auf die Mitarbeitermotivation auswirken.

Bei der Personaleinsatzplanung können grundsätzlich zwei verschiedene Varian- 29
ten unterschieden werden. Bei der einen Variante sind die Mitarbeiter einer festen Prozessstation zugeordnet und arbeiten in der Regel auch immer an diesem Arbeitsplatz. Hierbei sind die Mitarbeiter hochspezialisiert und erreichen das Maximum ihrer möglichen Arbeitsleistung. Bei der anderen Variante werden die Mitarbeiter in einem rollierenden System wechselnd an unterschiedlichen Prozessstationen eingesetzt. Hieraus resultiert, dass alle Mitarbeiter eine hohe Flexibilisierung erlangen und multifunktional einsetzbar werden. Beide Varianten haben gewisse Vor- und Nachteile, die nicht unterschätzt werden dürfen. Sind die Mitarbeiter durchgehend an der gleichen Prozessstation tätig, sind diese zwar hochspezialisiert, dies kann aber zu Problemen führen, wenn an einer Prozessstation ein Mitarbeiter ausfällt und dieser ersetzt werden muss. Werden die Mitarbeiter rollierend an den verschiedenen Stationen eingesetzt, können diese

sich zwar problemlos im Krankheitsfall vertreten, sind aber ggf. in keinem Bereich hochspezialisiert („Alle können irgendwie alles, aber keiner kann etwas so richtig."). In diesem Fall fehlen teils „Experten" für gewisse Fragestellungen. Der rollierende Einsatz von Mitarbeitern hat im Hinblick auf die Prozesseffizienz oftmals leicht verlängerte Prozesszeiten zur Folge. Es wird hier schnell deutlich, dass es sicher keine „bessere" oder „schlechtere" Variante gibt. Grundsätzlich sollte bei der Entscheidung über die Methodik der Personaleinsatzplanung der Gesamtkontext und die Größe des Unternehmens berücksichtigt werden. In großen Unternehmen mit einem großen Team bietet es sich durchaus an, Teams im Team zu bilden und eine gewisse Spezialisierung der Mitarbeiter zu fördern. Dies schließt selbstverständlich nicht aus, dass alle an allen Prozessstationen arbeiten „könnten". In kleinen Unternehmen mit wenigen Mitarbeitern sollte zur Sicherstellung der Handlungsfähigkeit des Zentrums unbedingt eine Flexibilisierung der Mitarbeiter angestrebt werden. Nur so können die Prozesse auch bei unerwarteten personellen Ausfällen weiter zuverlässig durchgeführt werden.

30 Im Hinblick auf die praktische Durchführung der Personaleinsatzplanung ist es irrelevant, wie groß das Zentrum ist und wie viele Mitarbeiter im Team beschäftigt sind (ausgenommen kleine Einzelpraxen mit drei Mitarbeitern oder weniger). Bereits ab 5 Mitarbeitern macht die Anwendung eines digitalen EDV-Tools zur Mitarbeitereinsatzplanung durchaus Sinn und kann den Prozess der Personaleinteilung maßgeblich positiv beeinflussen. Der Markt für digitale Personaleinsatz-Tools ist riesig groß. Hier gibt es zahlreiche Programme, mit deren Hilfe eine schnelle und vor allem ressourcensparende Personaleinsatzplanung ermöglicht wird. Wichtig bei der Auswahl des Tools ist ein einfaches und intuitives Handling. Nur so findet ein neues Tool in der Umsetzung Akzeptanz und kann gewinnbringend eingesetzt werden. Einige der Tools sind bereits sehr kostengünstig zu erwerben, sodass durch die Anschaffung eines solchen Tools auch keine übermäßigen Kosten verursacht werden. Bei der Kosten-Nutzen-Abwägung sollte zu jeder Zeit beachtet werden, dass durch die Anwendung eines solchen Tools in den meisten Fällen administrative Personalressourcen zur analogen Erstellung von Einsatzplänen eingespart werden können, die dann für andere gewinnbringende Prozesse wieder eingesetzt werden können.

31 Bei der Auswahl des für das eigene Zentrum geeigneten Tools spielt eine Reihe von Aspekten eine wichtige Rolle. Um die individuellen Anforderungen zu definieren, ist es hilfreich, vor der Recherche ein Lastenheft mit den geforderten Funktionen zu erstellen. Grundsätzlich sind folgende Funktionen zur idealen Unterstützung des Planungsprozesses hilfreich:

- **Individuelle Einrichtung der Arbeitsplätze:**
  Sowohl die verschiedenen Filialpraxen (sofern vorhanden), als auch die einzelnen im Zentrum zu besetzenden Arbeitsplätze werden eingerichtet und mit den benötigten Rahmendaten (Anzahl Mitarbeiter, Zeiten der Besetzung) definiert.

- **Planung der Mitarbeiterressourcen per Drag and Drop:**
  Nach dem einmaligen Einrichten der zur Verfügung stehenden Mitarbeiterressourcen werden die jeweiligen Mitarbeiter per Mausklick den einzelnen Stationen zugeordnet. Hierbei erfolgt automatisch eine Berechnung der geplanten Arbeitsstunden, sodass für den Planenden auf einen Blick deutlich wird, welcher Mitarbeiter wie viele Stunden eingeplant wurde.
- **Digitale Freigabe der Personaleinsatzplanung:**
  Das Ausdrucken der Personaleinsatzpläne wird hiermit obligat. Durch das entsprechende Herunterladen der Mitarbeiter-App kann jeder Mitarbeiter direkt auf seinem Handy oder Desktop-Computer die freigegebene Planung einsehen.
- **Integrierter Urlaubsplan:**
  Neben der täglichen Personaleinsatzplanung erfolgt auch die Urlaubsplanung der Mitarbeiter über das gewählte EDV-Tool. Hierbei können die Urlaubsanträge digital gestellt und genehmigt werden. So kann zu jeder Zeit eine automatisierte Urlaubsstatistik erstellt werden, aus welcher die bestehenden Resturlaubsansprüche schnell und übersichtlich deutlich werden.
- **Kombination der Personaleinsatzplanung mit der Mitarbeiter-Zeiterfassung:**
  Nicht nur die geplanten Mitarbeiterstunden, sondern auch die tatsächlich geleisteten Stunden können einfach und transparent gegenübergestellt werden. Die Erfassung der Arbeitszeiten erfolgt hierbei beispielweise via Fingerprint, RFID-Chip oder Mitarbeiter-App mit Passwort. Da die Arbeitszeiten zur Planung der Mitarbeiter bereits hinterlegt wurden, entsteht hierbei kein großer zusätzlicher Aufwand in der Einrichtung der Stammdaten.

5 Fazit

Unabhängig von der Unternehmensgröße sollte eine ressourcenorientierte Per- 32
sonalbedarfsanalyse durchgeführt werden. Mithilfe der Personalbedarfsanalyse auf Nullbasis kann eine objektive Beurteilung über den benötigten qualitativen und quantitativen Personalbedarf erfolgen. Erst die Berechnungen ermöglichen die sinnvolle Auswahl notwendiger Maßnahmen. Ein Personalüberhang bedeutet nicht zwingend eine Personalfreisetzung, im Gegenteil. Eine Umverteilung der vorhandenen Ressourcen oder die Ausweitung des Leistungsspektrums können sinnvolle, resultierende Maßnahmen sein. Eine objektive Personalbedarfsanalyse stellt dann auch die ideale Grundlage für eine effiziente Personaleinsatzplanung dar. Hierbei ist bereits bei kleinen Unternehmen mit wenigen Mitarbeitern die Nutzung einer digitalen Software empfehlenswert.

Beitrag 5

Neue Rollen in der Augenheilkunde

Prof. Dr. med. Alireza Mirshahi

Schlagwortübersicht

Abstract: Der medizinische Fortschritt in der Augenmedizin und die Eröffnung des ambulanten und stationären Sektors für Investoren bringen neue Herausforderungen für Ärztinnen und Ärzte. Damit verbunden ist nämlich die Übernahme von neuen Rollen und Positionen innerhalb des veränderten Gesundheitssystems. Besonders wichtig ist dabei eine gute Vorbereitung auf diese Veränderungen. Die großen Trends in der Augenheilkunde sind die Bildung von regionalen und überregionalen ambulanten Netzwerken, der Wunsch junger Ärztinnen und Ärzten, im Angestelltenverhältnis und in Teams zu arbeiten, die fortgesetzte Ambulantisierung, der Fachkräftemangel sowie der Einstieg der anorganischen Intelligenz in die Diagnostik und Therapiesteuerung. Dieses Kapitel versucht, die neuen ärztlichen Rollen, die sich aus diesen Veränderungen ergeben, darzustellen und gibt Tipps für ein erfolgreiches Bestehen in einem sich verändernden Gesundheitsmarkt.

1 Arzt als Manager

1 Das Interesse am Diagnostizieren, Untersuchen und Heilen sind die häufigsten Motivationen, den Arztberuf zu wählen. Im Anschluss an das Medizinstudium, das im Wesentlichen frei von betriebswirtschaftlichen und Managementinhalten ist, begeben sich die meisten Absolventen in eine Facharztausbildung in Kliniken. Auch hier liegt das Hauptaugenmerk auf den rein medizinischen Inhalten. Gleichzeitig werden von heutigen Medizinern Managementfähigkeiten erwartet, sei es bei der betriebswirtschaftlichen Planung der Niederlassung oder im Gespräch mit der Geschäftsführung eines Krankenhauses als Ober- oder Chefarzt. Der Einstieg der Private Equity Gesellschaften in die Augenheilkunde mit Bildung von größeren Netzwerken operativer und konservativer Zentren, die auf Basis betriebswirtschaftlicher Kennzahlen geführt und weiterentwickelt werden, zeigt, dass junge Ärztinnen und Ärzte sich früh mit den Basisinstrumenten und -kennzahlen des modernen Managements vertraut machen müssen, um sich mit den Akteuren dieser Gruppen auf Augenhöhe unterhalten zu können. Unabhängig davon, wo der Mediziner arbeiten möchte: ihm kommen Aufgaben in Personalführung und betriebswirtschaftlicher Entwicklung zu. War es früher ausreichend, dass man sich als Leitender Arzt rein um die medizinischen Belange kümmerte, so wird heutzutage ein Basiswissen in Personalmanagement, modernen Führungsmethoden, Abrechnungsmodalitäten, Konfliktmanagement, Kostenoptimierung und Patientenkommunikation erwartet: Der Arzt übernimmt – und diese Entwicklung ist nicht aufzuhalten – eine zusätzliche Rolle als Manager. Die genannten Inhalte und Fähigkeiten werden unzureichend im Rahmen des Studiums und der Facharztweiterbildung vermittelt. Dem modernen Augenarzt kann nur geraten werden, sich frühzeitig mit diesen Themen zu beschäftigen und sich entsprechendes Wissen und Können durch Literatur und Kurse anzueignen. Nur so ist eine Kommunikation auf Augenhöhe mit den betriebswirtschaftlichen Managern der Kliniken und Medizinischen Versorgungszentren (MVZ) möglich. Auch wenn der Arzt freiberuflich alleine oder in Kooperation mit anderen Ärzten tätig ist, sind Managementfähigkeiten in der modernen Medizin gefragter denn je.

2 Führungspositionen im MVZ

Im ambulanten Sektor ist ein Trend zur Anstellung erkennbar. Viele junge Fachärzte bevorzugen eine Tätigkeit im Angestelltenverhältnis über eine freiberufliche Tätigkeit. Zudem gibt es zunehmend den Wunsch, in Teams mit anderen ärztlichen Kollegen zu arbeiten. Beide Wünsche lassen sich im Rahmen einer Tätigkeit in einem MVZ realisieren. Hierbei muss zwischen den Gründern (Gesellschaftern), dem Betreiber (Trägergesellschaft) und den tätigen Ärzten unterschieden werden. Die Darstellung der rechtlichen Grundlagen sprengt den Rahmen dieses Buchbeitrags. Verweisen möchte ich jedoch darauf, dass eine medizinrechtliche Beratung vor der Übernahme einer Rolle als Gründer, Betreiber, Ärztlicher Leiter oder Geschäftsführer in einem MVZ aus meiner Sicht dringend empfohlen ist. 2

2.1 Ärztlicher Leiter im MVZ

Jedes MVZ benötigt einen Ärztlichen Leiter, sowohl für die Gründung als auch für den Betrieb, wobei der Ärztliche Leiter selbst als Angestellter oder als Vertragsarzt mit einem Mindestumfang von 20 Stunden pro Woche im MVZ tätig sein muss. Der Ärztliche Leiter soll sicherstellen, dass medizinische Behandlungen unabhängig von allein wirtschaftlichen und damit sachfremden Überlegungen gesteuert werden. Er hat die Gesamtverantwortung gegenüber der Kassenärztlichen Vereinigung und ist für die ärztliche Steuerung der Betriebsabläufe zuständig. Der Ärztliche Leiter kann gleichzeitig als Geschäftsführer des MVZ fungieren oder Teil der Geschäftsführung sein. Obwohl der Ärztliche Leiter nicht für jede Behandlung zur Verantwortung gezogen werden kann, so haftet er für die Richtigkeit der Abrechnung, für die Qualitätssicherung, für das Vorhandensein von erforderlichen Genehmigungen, für die Einhaltung des Wirtschaftlichkeitsgebots und für die Sicherstellung des ärztlichen Bereitschaftsdienstes. Die Wirtschaftlichkeitsverantwortung bezieht sich sowohl auf die ärztliche Behandlung als auch auf Verordnungen (Arznei- und Hilfsmittel, Sprechstundenbedarf etc.). Grundsätzlich kann die Aufgabe auf zwei oder mehrere Ärzte verteilt werden. Wenn ein Arzt die Position des Ärztlichen Leiters übernimmt, sollte er vorher vertraglich sicherstellen, dass er ausreichend Zeit für die Organisationsentwicklung zur Verfügung gestellt bekommt und tatsächliche Einwirkungsmöglichkeiten auf die Abläufe im MVZ hat. Umgekehrt empfiehlt sich ein Austausch mit dem Ärztlichen Leiter ***und*** dem Geschäftsführer eines MVZ, bevor man einen Arbeitsvertrag als angestellter Arzt in einem MVZ unterschreibt. Da die Verantwortung für die sachliche und rechnerische Richtigkeit der Abrechnung beim Ärztlichen Leiter liegt, sind gute Kenntnisse in EBM und GOÄ unverzichtbar. Auch wenn die Abrechnung durch geschulte Verwaltungsangestellte vorgenommen wird, sollte der Ärztliche Leiter jederzeit in der Lage sein, die sachliche Richtigkeit zu überprüfen. Da diese Inhalte viel zu selten im Rahmen der Weiterbildungszeit vermittelt werden, empfehle ich eine rechtzeitige Auseinandersetzung mit dem Thema Abrechnung ärztlicher 3

Leistung und dies unabhängig davon, ob man eine Karriere in der Klinik, im MVZ, in der Einzel- oder Gemeinschaftspraxis anstrebt.

2.2 Geschäftsführer im MVZ

4 Sämtliche administrativen Führungsaufgaben und die betriebswirtschaftlichen Belange werden von der Geschäftsführung eines MVZ gesteuert. Die Führungsposition beinhaltet auch die personelle und rechtliche Verantwortung sowie die perspektivische Entwicklung des Zentrums. Aus dem Gesagten könnte man schlussfolgern, dass nur Betriebswirte oder Juristen für diese Position infrage kommen. In der Praxis sind es häufig Ärztinnen und Ärzte, die diese verantwortungsvolle Aufgabe übernehmen. Es ist auch möglich, dass dieselbe Person Ärztlicher Leiter und Geschäftsführer eines MVZ ist oder dass ein Arzt die Geschäftsführung mehrerer MVZ übernimmt. Die Position der Geschäftsführung kann zudem geteilt werden. Zu den typischen Aufgaben eines Geschäftsführers im einem augenärztlichen MVZ gehören die formelle Einstellung und Entlassung des Personals, Verhandlungen zum Kauf eines neuen Gerätes, Abschluss eines Darlehensvertrags mit einer Bank, Abschluss oder Kündigung von Mietverhältnissen sowie steuerliche Angelegenheiten. Auch die Kassenführung gehört zu den genuinen Aufgaben eines Geschäftsführers. Auch hier gilt – ähnlich wie bereits in Kapitel 1 dargelegt –, dass die genannten Inhalte, die Entscheidungswege und deren juristische Trageweite weder im Medizinstudium noch im Rahmen der ärztlichen Weiterbildung vermittelt werden. Wenn ein Arzt die (Teil-)Geschäftsführung eines MVZ übernehmen möchte, ist er gut beraten, sich das Wissen im Rahmen von optionalen Fortbildungsveranstaltungen (z. B. von der IHK) anzueignen. Darüber hinaus sollte man sich ausreichend Zeit für die Ausübung dieser Aufgaben vertraglich zusichern lassen. Ein wichtiger Bestandteil solcher Fortbildungen sind moderne Personalführungsmethoden. Die Geschäftsführungsaufgabe kann dann eine ganz erfüllende sein, weil der Arzt nicht nur als „medizinischer Dienstleister“ arbeitet, sondern auch die strategische Entwicklung des MVZ mitgestalten und auf bestehende Probleme und Missstände zeitnah und direkt reagieren kann.

2.3 Doppelrollen in der Klinik und im MVZ

5 Immer mehr Krankenhäuser gehen dazu über, MVZ zu gründen und zu betreiben. Dies dient zum einen der Sicherstellung der prä- und poststationären Versorgung im ambulanten Sektor, zum anderen geht es aber auch um die Etablierung von Zuweiserstrukturen. Hin und wieder geht es auch darum, dass gewisse Leistungen über EBM oder Selektivverträge erbracht und abgerechnet werden können, wenn sie im ambulanten Sektor stattfinden. Dieser Trend betrifft keineswegs nur die Augenheilkunde. Die krankhausgebundenen MVZ sind tatsächlich häufig interdisziplinär besetzt. Über die letzten Jahre haben viele Krankenhäuser sukzessive

KV-Sitze übernommen, in ein MVZ integriert und betreiben diese mit eigenem Personal. Nicht selten übernehmen dabei primär in der Klinik tätige Ärztinnen und Ärzte eine Zusatzaufgabe im MVZ, z. B. als Ärztlicher Leiter oder als angestellter Arzt.

Hierbei sind verschiedene Aspekte zu beachten: 6

1. Die werktägliche regelmäßige Höchstarbeitszeit von 48 Stunden pro Woche darf nicht überschritten werden, wobei diese Einschränkung für Chefärzte und leitende Angestellte nicht gilt (§ 18 Abs. 1 Nr. 1 Arbeitszeitgesetz). Möchte ein Arzt sowohl in einem Krankenhaus als auch in einem MVZ tätig sein, gilt diese Obergrenze der Arbeitszeit zu beachten, ggf. muss die Arbeitszeit in der Klinik vertraglich entsprechend so reduziert werden, dass sowohl die Belange des Arbeitnehmers als auch die Vorgaben des Arbeitszeitgesetzes berücksichtigt sind.
2. Ein im MVZ tätiger Arzt wird an dem kassenärztlichen Notdienst teilnehmen müssen, wobei die Teilnahmepflicht nicht für den individuell angestellten Arzt gilt, sondern für das MVZ, d. h. der Ärztliche Leiter muss die Teilnahme seiner im MVZ angestellten Ärzte an KV-Notdiensten sicherstellen. Vielerorts gibt es fachspezifische Notdienste für die Augenheilkunde, dies ist jedoch keinesfalls überall der Fall. Wenn kein fachspezifischer Notdienst für Augenheilkunde eingerichtet ist, müssen die im MVZ angestellten Augenärzte an den allgemeinen Notdiensten der Kassenärztlichen Vereinigung teilnehmen. Dass langjährig als Facharzt tätige Augenärzte fachlich kaum in der Lage sein können, einen allgemeinen Notdienst zu leisten, gilt dabei nicht als ein Argument zur Befreiung aus der Dienstteilnahmepflicht.
3. Häufig werden KV-Sitze anteilig auf die Fachärzte einer Klinik verteilt. So kann es durchaus vorkommen, dass ein Oberarzt 75 % seiner Arbeitszeit in der Klinik tätig ist und die restliche Zeit in einem dem Krankenhaus gehörenden MVZ.
4. Die im MVZ tätigen Ärztinnen und Ärzte haben das Wirtschaftlichkeitsgebot bei sämtlichen Untersuchungen, Therapien und Verordnungen zu beachten. Im ambulanten Sektor gelten hierzu striktere Vorgaben als im stationären Bereich, z. B. bei Verordnung von Medikamenten als off-label (d. h. zu einer anderen Anwendung als medizinrechtlich zugelassen).
5. Wenn man als Ärztlicher Leiter des MVZ fungiert, so ist man für die Vollständigkeit und Richtigkeit der Abrechnung gegenüber der Kassenärztlichen Vereinigung verantwortlich. Darüber hinaus muss der Ärztliche Leiter das Vorliegen von notwendigen Genehmigungen sicherstellen.

Auch wenn das oben Genannte sich erstmal nach viel Bürokratie und Aufwand 7
anhört, so kann eine gleichzeitige Anstellung im Krankenhaus und in einem MVZ durchaus vorteilhaft sein. Dies gilt z. B. für die ärztliche Versorgung der Patienten, weil man die stationär behandelten Patienten im ambulanten Setting weiterbetreuen darf und somit das Gelingen einer operativen Maßnahme ambulant eng

begleiten und ggf. justieren kann. Auch aus wirtschaftlicher Sicht kann eine solche Doppelrolle interessant sein, weil viele Krankenhäuser attraktive Vergütungen für die Ärzte, die bereit sind, die Doppelfunktion im ambulanten und stationären Sektor mit Leben zu füllen, anbieten. Jedem Klinikarzt ist zu empfehlen, sich vor dem Beginn einer – zusätzlichen – Tätigkeit im klinikeigenen MVZ über den Rahmen und die Vorgaben der Tätigkeit im ambulanten Sektor genau zu informieren. Die Kassenärztlichen Vereinigungen und die Berufsverbände bieten häufig Kurse hierzu an. Sollte ein Chefarzt einer Augenklinik gar die Trippelfunktion als Leiter der Klinik, Leitender Arzt des MVZ und Geschäftsführer des MVZ übernehmen wollen, so sei so viel gesagt, dass man mit noch mehr Management- und Administrationsaufgaben beschäftigt sein wird, als es ohnehin in der Chefarztposition der Fall ist.

3 Chefarztposition: Traumjob oder Albtraum?

8 Albträume sind nichtorganische Schlafstörungen, die von negativen Emotionen wie Angst und Panik begleitet werden. Stand die Chefarztposition in einer Augenklinik über lange Jahrzehnte synonym für Wohlstand, Ansehen, berufliche Kontinuität und Macht, so hat dieses Bild im letzten Jahrzehnt Risse bekommen. Viele Fach- und Oberärzte streben einen Aufstieg auf den Chefposten an einer Klinik – sei es städtisch, konfessionell, privat oder universitär – nicht mehr an und Stelleninhaber klagen offen über zunehmende Bürokratisierung der Arbeit, Personalmangel, wirtschaftlichen Druck aus der Geschäftsführung, zunehmende operative Konkurrenz aus dem niedergelassenen Sektor und kaum erfüllbare Erwartungen des augenärztlichen Nachwuchses. Die Konkurrenz für die stationäre Augenheilkunde ist im Vergleich zu anderen operativen Disziplinen deswegen besonders ausgeprägt, weil fast alle ophthalmologischen Operationen grundsätzlich ambulant erbracht werden könnten und zunehmend auch erbracht werden. Neue Chefarztposten sind mit zusätzlichen administrativen Aufgaben und wirtschaftlichen Vorgaben ausgestattet, dafür fehlt – fast immer – das Liquidationsrecht und zudem der Schutz durch das Arbeitszeitgesetz. In diesem Spannungsfeld sind nichtorganische Schlafstörungen quasi vorprogrammiert.

9 Als Konsequenz beobachtet man, dass Chefarztposten nicht zwangsläufig – nicht einmal an einer Universitätsklinik – als Lebensarbeitspositionen angesehen werden. Während der eine oder andere Krankenhausgeschäftsführer den Bewerbermangel für den „Traumjob" Chefarzt beklagt, entscheidet sich manch jüngerer Chefarzt für die Niederlassung. Im persönlichen Gespräch berichtet diese Gruppe durchweg über eine hohe Zufriedenheit mit der Entscheidung, in den ambulanten Sektor gewechselt zu haben. Als Gründe für die Entscheidung werden bürokratische und wirtschaftliche Zwänge, fehlendes Personal und Differenzen mit der Krankenhausgeschäftsführung genannt. Andererseits gibt es einige Augenkliniken mit einem für das Fach alleinig zuständigen und damit kompetenten Manager an der Seite des Chefarztes. An diesen Kliniken, teilweise als Fachklinik und teils im

Verbund der Häuser der Maximalversorgung, ist die wirtschaftliche Lage durchweg gut. Damit steigt der Handlungsspielraum bei der medizinischen Gestaltung und bei der Personalausstattung, was fast immer mit mehr Zufriedenheit des Klinikleiters verbunden ist. Das Duo Chefarzt als medizinsicher Experte und visionärer Zukunftsgestalter und ein auf Augenheilkunde spezialisierter Manager als Experte für Administration, Marketing und Personalmanagement scheint die Herausforderungen im stationären Sektor der Ophthalmologie gut bewältigen zu können. Aus organisatorischer Sicht scheint eine sektorenübergreifende Versorgung mit klinikeigenem MVZ ein Zukunftsmodell zu sein. Augenheilkunde war schon immer eine besonders innovative Disziplin der Medizin. Den jetzigen und zukünftigen Chefärzten der Augenklinken kann daher nur geraten werden, die Augen für Entwicklungen und Innovationen offen zu halten, damit die eigene Position weiterhin ein Traumjob bleibt.

4 Anorganische Künstliche Intelligenz als neue „ärztliche" Kollegin

Während der „humane" Augenarzt neue administrative Aufgaben in der Klinik 10
und Praxis übernimmt, kommt einem nicht humanen, anorganischen „Kollegen" eine bedeutende Rolle zu: Medizinische Künstliche Intelligenz (kurz AI). Die Augenheilkunde gehört zu den Fächern mit einem großen Einsatz der bildgebenden Diagnostik. Die Algorithmen der AI haben gute bis sehr gute Fähigkeiten in der Diagnostik von Krankheiten und Risikofaktoren in der Bildgebung erlangt. Dies gilt für alle medizinischen Disziplinen mit vielen Bildern: Radiologie, Pathologie, Dermatologie und eben auch Augenheilkunde. Während Massenscreening bzgl. einer spezifischen Erkrankung (z. B. diabetische Retinopathie) bereits sehr gut und zuverlässig damit möglich ist, kann die „Kollegin" AI noch nicht das Auge ganzheitlich diagnostizieren. Es ist zu erwarten, dass sehr bald die Algorithmen den Augenarzt in der Diagnostik der Makulaerkrankungen mittels OCT und in der Therapiesteuerung der intravitrealen Injektionen unterstützen.

Die Transkription der medizinischen Texte aus dem Gesprochenen funktioniert 11
schon länger gut und AI wird sehr bald in der Lage sein, so gute Konversationen zu führen, dass man – zumindest bei medizinischen Texten – nicht auf Anhieb erkennen kann, ob die Stimme humanen oder anorganischen Ursprungs ist. Unter Berücksichtigung des Arbeitsmarktes in medizinischen und pflegerischen Berufen ist es sehr leicht vorstellbar, dass solche humanoiden „Kollegen" die Augenärzte in ihrer täglichen Arbeit begleiten und unterstützen werden. Aktuell ist nicht absehbar, ob und ggf. wann die „Kollegin AI" Teile der augenärztlichen Arbeit substituieren wird, und ich vermag dazu keine zeitliche Prognose abzugeben. Allerdings sind die Augenärzte gut beraten, sich schon jetzt damit auseinanderzusetzen, die Stärken und Schwächen der AI kennenzulernen und die Gestaltung der Zukunft mitzuprägen. Eine reine Abwehrhaltung ist angesichts der Stärke und

Genauigkeit der Algorithmen weder zielführend noch auf Dauer rechtfertigbar. Vielmehr müssen Augenärzte die neue Assistenz akzeptieren und zum Wohle des Patienten einsetzen. Die Anorganische Intelligenz benötigt momentan große Datensätze, um daraus zu lernen, d. h., dass die Algorithmen präzise beim Erkennen und der Klassifikation häufiger Erkrankungen, wie z. B. diabetische Retinopathie, sind. Die Rolle des Augenarztes könnte die Überprüfung der Auswertungsergebnisse im Sinne der Differentialdiagnostik und die Einordnung im Gesamtkotext des ophthalmologischen Befundes sein.

Beitrag 6

Qualitätsmanagement im Gesundheitswesen

Ruth Jonen

Schlagwortübersicht

Abstract: Das Thema Qualität beschäftigt die Menschheit schon seit Beginn des Handels. Eine spannende Entwicklung, die letztlich sogar dazu führte, dass das Qualitätsmanagement Einzug in das Gesundheitswesen gehalten hat.
Im Gesundheitswesen hat schlechte Qualität direkten Einfluss auf das Leben aller Beteiligten, in erster Linie aber auf das der Patientinnen und Patienten. Die Folgen bei Abweichungen können gravierend sein. So können durch Qualitätsmängel Patienten, Mitarbeiter und das Unternehmen selbst erheblichen Schaden erleiden Als Beispiel kann der bisher größte Hygieneskandal in Mannheim genannt werden. Hier wurden über Jahre OP-Instrumente nicht ordnungsgemäß aufbereitet. Die Mängel waren der Geschäftsführung bekannt. Im April 2021 wurde das Urteil gesprochen. Der Geschäftsführer erhielt eine Freiheitstrafe von zwei Jahren auf Bewährung, er musste 75.000 EUR an die Uniklinik zahlen, verlor seine Pensionsansprüche. Finanziell wurde im Jahr des Imageverlustes ein finanzieller Verlust von 10 Mio. EUR für die Uniklinik errechnet, im Vorjahr war ein Überschuss von 4,5 Mio. gegeben. Patienten und Patientinnen kamen in diesem Fall glücklicherweise nicht zu Schaden.
Aus diesen Gründen ist der Fokus auf die Beschaffenheit der Behandlungen und den damit verbundenen Prozessen ein Muss für Praxen und Kliniken. Ziel ist es, Behandlungen mit gleichbleibender, geplanter und geforderter Qualität für alle Patientinnen und Patienten zu erbringen.

1 Entwicklung des Qualitätsmanagements

1 Das Thema „Qualität“ (*lat.:* Verhältnis, Beschaffenheit, Eigenschaft eines Gegenstandes) ist keine Erfindung der Neuzeit, sondern spielt seit dem Beginn des Handels eine wichtige Rolle in der Geschichte der Menschheit. Die Anforderungen an die Beschaffenheit der Waren mussten zu jeder Zeit erfüllt werden, ansonsten fand kein Handel statt. Die Qualitätssicherung wurde im Mittelalter durch die Einführung von Institutionen wie Zünfte oder Innungen mit den Festlegungen von Qualitätsanforderungen an Produkte geregelt und kontrolliert.

2 Anfang des 19. Jahrhunderts wurde im Zuge der Industrialisierung die Entwicklung der Qualitätssicherung vorangetrieben. Vorreiter waren z. B. Frederick W. Taylor und Henry Ford. Ziel war es, den Prozess zur Herstellung von Produkten zu berechnen und zu beherrschen. Wenn man die Geschichte des Qualitätsmanagements zusammenfasst, muss zwingend William E. Deming erwähnt werden, der die Entwicklung des PDCA-Zyklus (Plan-Do-Check-Act) von Walter A. Shewhart bekannt machte, sowie Kaoru Ishikawa, dessen Ursache-Wirkungsdiagramm aus dem Qualitätsmanagement nicht mehr wegzudenken ist.

3 Im Gesundheitswesen wurde erstmalig 1966 von Avedis Donabedian eine Qualitätsbeurteilung von ärztlichen Leistungen erstellt, die nach drei Kategorien (Struktur-, Prozess- und Ergebnisqualität) die Qualität der Leistungen beurteilt.

4 Das systematische Vorgehen zur Sicherung von Prozessen zur Erhaltung gleichbleibender Qualität von Produkten und auch Dienstleistungen entwickelte sich immer weiter und die Anforderungen an die Systeme wurden in Normen und Bewertungssystemen festgelegt. Die DIN EN ISO 9000 wurde erstmalig 1987 veröffentlicht.

Das Implementieren eines Qualitätsmanagements in Vertragsarztpraxen wurde 5
2004 verpflichtend über § 135a Abs. 2 Nr. 2 SGB V vorgeschrieben. Ein bestimmtes System wurde dabei nicht gefordert, den Vertragsärztinnen und Vertragsärzten stand es frei, die festgelegten Anforderungen nach einem eigenen System zu strukturieren.

Es wurden Systeme entwickelt, die die Praxen und Kliniken dabei unterstützen 6
(z. B. QEP = Qualität und Entwicklung in Praxen), die gesetzlichen Anforderungen umzusetzen.

Im Dezember 2012 wurde die neue Norm DIN EN 15224 (Europäische Norm für 7
QM-Systeme im Gesundheitswesen) freigegeben und im Jahr 2016 auf Basis der High Level Structure[1] aktualisiert und der durch die Großrevision 2015 geänderten DIN EN ISO 9001 angepasst. In dieser Norm hat man zum besseren Verständnis die Begrifflichkeiten des Gesundheitswesens aufgenommen und bestimmte Anforderungen wie z. B. Risikomanagement und die Verantwortung für ausgegliederte Prozesse werden stärker gefordert.

Die Anforderungen des Gemeinsamen Bundesausschusses (G-BA) sowie der 8
einzelnen Systeme wachsen ständig und eine kontinuierliche Weiterentwicklung ist somit für die Einrichtungen Standard.

2 Qualitätsmanagement und mögliche Systeme

Der Gesetzgeber verpflichtet alle Vertragsärztinnen und -ärzte zur Umsetzung der 9
Qualitätsrichtlinien des G-BA. Ein System wird nicht gefordert. Die Einführung eines gesamten QM-Systems hat allerdings Vorteile, da durch die Systematik eine kontinuierliche und strukturierte Verbesserung erreicht wird. Zusätzlich können bestimmte Systeme zertifiziert werden. Dies trägt zu einem guten Image bei, ist aber auch für die Abrechnung bestimmter Leistungen von der KBV gefordert. Grundsätzlich kann aber auch jede Praxis oder Klinik ein eigenes System nach den Anforderungen der Richtlinien entwickeln und implementieren.

Systeme und prozentuale Nutzung im ambulanten Sektor

Im ambulanten Sektor stehen verschiedene Systeme zur Auswahl. Abbildung 1 zeigt 10
eine Übersicht der KBV mit den prozentualen Nutzern der einzelnen Systeme.

1 Grundstruktur für alle ISO-Normen, die für eine Erleichterung bei der Arbeit durch identische Anforderungen und Begriffe sowie Definitionen sorgt.

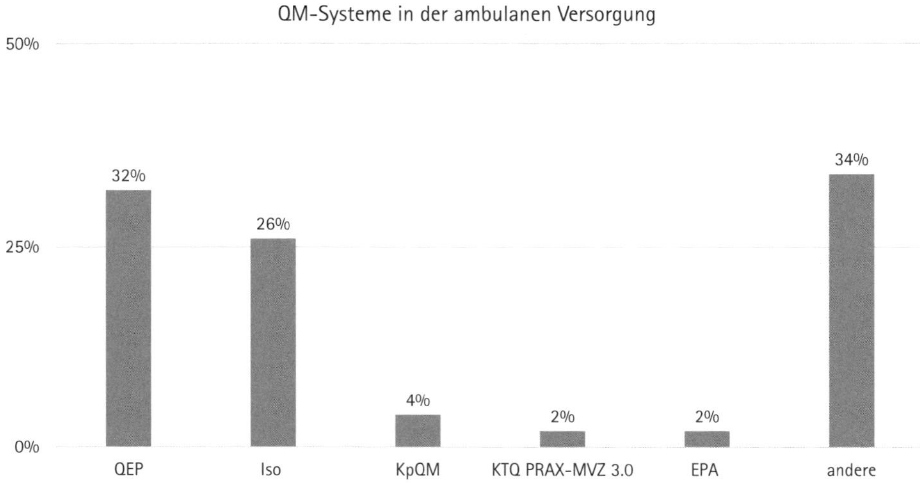

Abb. 1: QM-Verfahren im Vergleich

Quelle: Kassenärztliche Bundesvereinigung (kbv): QM-Verfahren im Vergleich. Stand: 19.2.2019. Online: https://www.kbv.de/media/sp/QM-Verfahren-im-Vergleich.pdf [abgerufen am 13.6.2021].

11 Anzumerken ist, dass die 2012 eingeführte Norm Qualitätsmanagementsysteme – EN ISO 9001:2015 für die Gesundheitsversorgung nicht in der Ausführung der KBV erwähnt wird. Zur Nutzung dieser speziell für die Einrichtungen im Gesundheitswesen geschaffenen Norm liegen keine statistischen Zahlen vor.

Systeme im stationären Sektor

12 Im stationären Sektor sind zwei Systeme maßgeblich: KTQ (Kooperation für Transparenz und Qualität im Gesundheitswesen) sowie die DIN EN ISO 9001:2015. Es konnten keine verlässlichen Quellen gefunden werden, die den prozentualen Anteil der jeweiligen Systeme im Gesundheitswesen wiedergeben.

Sonstige Systeme

13 Neben den genannten Managementsystemen gibt es noch Systeme, die zusätzlich die Qualität in den Einrichtungen verbessern. Hierzu zählt das Total Quality Management (TQM), das mit Auszeichnungen für die Qualität verbunden ist. Hierzu zählen unter anderem der European Quality Award und der Ludwig-Erhard-Preis.

3 Funktion des QM-Systems

14 Die verschiedenen QM-Systeme mit festgelegten Methoden und Instrumenten tragen dazu bei, das Qualitätsniveau in den Praxen und Krankenhäusern aufrecht-

zuerhalten und ständig zu verbessern. Ein gelebtes Qualitätsmanagementsystem räumt eine Praxis oder eine Klinik auf. Die Verantwortung für ein Qualitätsmanagement ist Führungsaufgabe und alle Mitarbeiterinnen und Mitarbeiter, die an den Prozessen beteiligt sind, müssen mit in das System eingebunden werden.

Der Vorteil eines Qualitätsmanagementsystems liegt in der Systematik selbst. 15
Prozesse und Behandlungen werden von vorneherein systematisch geplant. Dabei werden die Anforderungen aller an diesem Prozess beteiligten oder interessierten Parteien überprüft. Es werden Ressourcen und Wissensbedarf ermittelt sowie die nötige Infrastruktur geprüft. Die zu den Abläufen benötigte Kommunikation, die Kennzahlen sowie Risiken und Chancen werden im Vorfeld festgelegt. Externe Dienstleistungen werden ebenfalls in die Planung einbezogen.

Durch die ständige Kontrolle der Erfüllung der Anforderungen an die Leistungen 16
werden weitere Verbesserungspotenziale erkannt und umgesetzt. Somit entwickeln sich die Einrichtungen kontinuierlich weiter und Fehler sowie Risiken werden systematisch minimiert und Ressourcen dauerhaft eingespart.

Auch die Einarbeitung von neuen Mitarbeiterinnen und Mitarbeitern wird durch 17
klar definierte transparente Prozess- und auch Kommunikationsstrukturen überwacht und gesteuert. Dies führt zu einer höheren Zufriedenheit beim Personal und erhöht die Chance, dass die Probezeit der neuen Mitarbeiterinnen und Mitarbeiter gut überstanden wird. Zusätzlich werden Fehler durch mangelnde oder fehlende Einarbeitung minimiert und somit die Patientensicherheit erhöht

Voraussetzung für diesen Nutzen ist, dass ein System auch gelebt wird. Mitarbeite- 18
rinnen und Mitarbeiter, die das QM-System als sinnlose Bürokratie verstehen, werden nicht zur Weiterentwicklung des Systems in der Einrichtung beitragen.

Somit sind eine sehr gute Kommunikation bzgl. des Nutzens und der Funktionen 19
eines QM-Systems sowie auch regelmäßige Schulungen der Mitarbeiterinnen und Mitarbeiter Voraussetzungen für die Umsetzung des Systems und die daraus resultierenden Vorteile.

Für die Patientinnen und Patienten bedeutet ein gelebtes QM-System, dass sie eine 20
optimale Behandlungs- bzw. Versorgungsqualität unter sicheren Bedingungen erhalten. Bestenfalls kann diese Tatsache mit einem guten Marketing zur Steigerung von Image und Patientenzahlen führen.

4 Grundelemente, Methoden und Instrumente des Qualitätsmanagements

Ziel des Qualitätsmanagements ist unter anderem eine kontinuierliche Verbes- 21
serung der Prozesse und des Systems zu erlangen (KVP = kontinuierlicher Verbesserungsprozess). Um diese Verbesserung zu erreichen, muss regelmäßig eine Ist-Bewertung von System und Prozessen vorgenommen werden. Die Grund-

elemente des QM (§ 3 Qualitätsmanagement-Richtlinie/QM-RL[2]) sollten bei der Ist-Bewertung im Vordergrund stehen:

- Patientenorientierung einschließlich Patientensicherheit,
- Mitarbeiterorientierung einschließlich Mitarbeitersicherheit,
- Prozessorientierung,
- Kommunikation und Kooperation,
- Informationssicherheit und Datenschutz,
- Verantwortung und Führung.

Zusätzliche Punkte können aufgrund der Anforderungen von genutzten QM-Systemen ebenfalls thematisiert werden.

22 Um die Umsetzung eines Qualitätsmanagements gezielt und strukturiert zu gewährleisten, gibt es verschiedene Instrumente oder Methoden, die seitens des G-BA vorgegeben werden. Ein Fehler- und Risikomanagement ist verpflichtend einzurichten, von anderen Instrumenten und Methoden kann je nach Einrichtung Abstand genommen werden, wenn diese nicht umzusetzen sind. Hierzu hat der G-BA folgende Aussage getroffen:

„Dabei hat der Aufwand in einem angemessenen Verhältnis insbesondere zur personellen und strukturellen Ausstattung zu stehen.“[3]

23 Somit verbleibt ein gewisser Spielraum bei der Einführung und Umsetzung eines Qualitätsmanagements. Untenstehend führe ich die wichtigsten Instrumente auf.

4.1 Qualitätsziele

24 Grundsätzlich müssen Ziele festgelegt werden, um eine Einrichtung und das QM-System weiterzuentwickeln. Diese Ziele werden von den unter Kapitel 4 genannten Grundelementen abgeleitet. Hierbei empfiehlt sich die SMART-Methode, um eine klare Zieldefinition mit Terminierung, Messbarkeit und Verantwortlichkeiten festzulegen, damit die Zielerreichung definitiv beurteilt werden kann.

4.2 PDCA-Zyklus

25 Das wohl wichtigste Instrument des Qualitätsmanagements ist der PDCA-Zyklus (auch: Deming-Kreis oder Shewhart-Zyklus), der die vier Phasen des kontinuierlichen Verbesserungsprozesses beschreibt:

---

2 Gemeinsamer Bundesausschuss (G-BA): Qualitätsmanagement-Richtlinie/QM-RL. Stand: 17.9.2020. Online: https://www.g-ba.de/downloads/62-492-2309/QM-RL_2020-09-17_iK-2020-12-09.pdf [abgerufen am 3.8.2021].

3 Originaltext Qualitätsmanagement-Richtlinie/QM-RL in Kraft getreten am 16.11.2016. Vgl. Gemeinsamer Bundesausschuss (G-BA): Qualitätsmanagement-Richtlinie/QM-RL. Stand: 17.9.2020. Online: https://www.g-ba.de/downloads/62-492-2309/QM-RL_2020-09-17_iK-2020-12-09.pdf [abgerufen am 3.8.2021].

PLAN: Verbesserungen/Prozesse/Projekte müssen geplant werden, inkl. der Analyse des Ist-Zustandes sowie die Festlegung des Ziels
DO: Ausprobieren, Testen, Umsetzen
CHECK: Überprüfung der Abläufe, evtl. neue Planung
ACT: Festschreibung und komplette Einführung des Prozesses mit regelmäßigen Überprüfungen der Einhaltung sowie der Kontrolle, um mögliches Verbesserungspotenzial zu finden

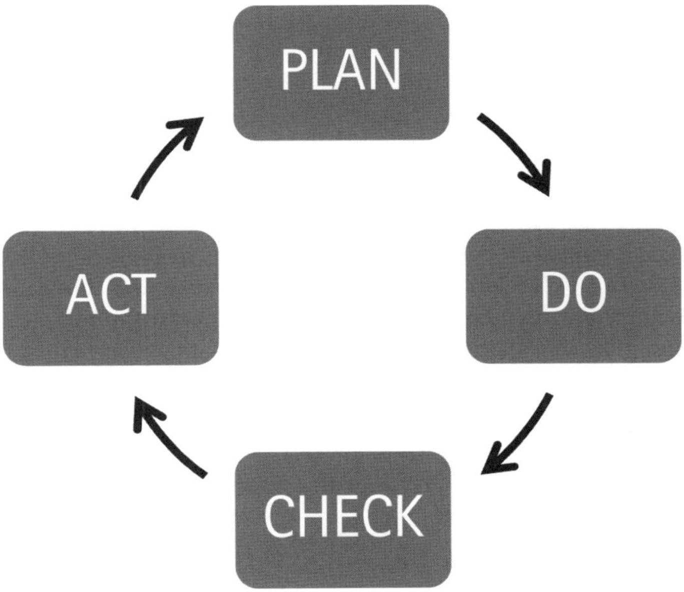

Abb. 2: PDCA-Zyklus
Quelle: Eigene Darstellung.

Auch wenn dieser Kreislauf einfach erscheint, so ist doch die Einhaltung aller vier Phasen unbedingt einzuhalten, um die Prozessabläufe und somit die Patientensicherheit zu gewährleisten. Beim Verzicht auf Kontrollen bei der Einführung neuer oder Änderung bestehender Prozesse führt dies in erster Linie zur Verschwendung von Ressourcen. Die Wahrscheinlichkeit ist groß, dass Mitarbeiterinnen und Mitarbeiter ohne Kontrolle nach kurzer Zeit wieder in die althergebrachten Arbeitsweisen zurückfallen, schlimmstenfalls führt es aber zu schwerwiegenden Fehlern. 26

4.3 Fehler- und Risikomanagement

Wie bereits angesprochen, müssen Fehler und Risiken verpflichtend in den Einrichtungen gemanagt werden. 27

Risikomanagement

28 Das Risikomanagement soll zur Erkennung und Minimierung von potenziellen Risiken beitragen. Es müssen Methoden festgelegt werden, die eine regelmäßige Erfassung, Überprüfung und Bewertung von Risiken gewährleisten. Dazu können z. B. regelmäßige Audits von Prozessen und Bereichen durchgeführt werden. Schwerpunkt ist die Entdeckung von neuen Risiken und deren Bewertung und die Neubewertung von bekannten Risiken. Die Bewertung wird nach den folgenden Kriterien festgelegt:

- Entdeckungswahrscheinlichkeit eines Fehlers,
- Wahrscheinlichkeit des Auftretens des Fehlers und
- Schweregrad des resultierenden Schadens.

Je nach Ergebnis werden Maßnahmen zur Minimierung oder sogar Beseitigung des Risikos erarbeitet und umgesetzt.

29 Zusätzlich zu den festgelegten Methoden sollte jede Mitarbeiterin und jeder Mitarbeiter die Möglichkeit haben, niederschwellig Risiken zu melden. Voraussetzungen für eine Annahme des Systems durch das Personal ist, dass die Leitung der Einrichtung Sanktionsfreiheit für Meldende garantiert und offen kommuniziert.

Fehlermanagement

30 Das interne Fehlermanagement ist ein Teil des Risikomanagements und trägt zur strukturierten Bearbeitung von Fehlern bei. Ein Fehler ist eine nicht erfüllte Anforderung und Mitarbeiterinnen und Mitarbeiter müssen ohne bürokratische Barrieren Fehler melden können, auch hier – wie bei dem Melden von Risiken – ohne Sanktionen zu fürchten.

31 Die Analyse der Fehler, die Ursachenfindung, die Einleitung von Maßnahmen zur Korrektur und Vorbeugung sowie die Kommunikation von Fehlern und auch Risiken treiben den kontinuierlichen Verbesserungsprozess voran. Auch hier sollte immer der PDCA-Zyklus zur Bearbeitung genutzt werden. Das Ziel liegt in der Vermeidung der Wiederholung von Fehlern. Gerade im Gesundheitswesen können Fehler schwerwiegende Folgen haben.

32 Aufgrund von Behandlungsfehlern wurden 2018 beim Gutachterausschuss 10.839 Fälle eingereicht und 5.972 Entscheidungen getroffen.[4] Bei 25 % dieser Entscheidungen lagen Fehler mit Kausalität vor.

4 Bundesärztekammer: Pressekonferenz der Bundesärztekammer 2019. Statistische Erhebung der Gutachterkommissionen und Schlichtungsstellen. Präsentation. 3.4.2019. Online: https://www.bundesaerztekammer.de/fileadmin/user_upload/downloads/pdf-Ordner/Behandlungsfehler/Praesentation_2018.pdf [abgerufen am 31.7.2021].

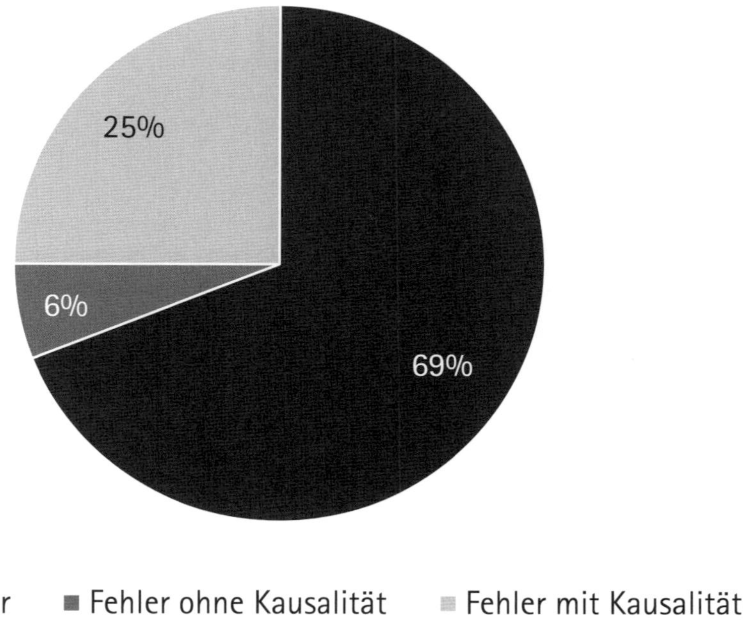

Abb. 3: Entscheidungen Gutachterausschuss

Fehler mit kausal verursachtem Schaden: Patientenansprüche begründet.
Fehler ohne kausal verursachten Schaden: Patientenansprüche unbegründet.

Quelle: Bundesärztekammer: Pressekonferenz der Bundesärztekammer 2019. Statistische Erhebung der Gutachterkommissionen und Schlichtungsstellen. Präsentation. 3.4.2019. Online: https://www.bundesaerztekammer.de/fileadmin/user_upload/downloads/pdf-Ordner/Behandlungsfehler/Praesentation_2018.pdf [abgerufen am 31.7.2021].

Seit 2014 ist ein kontinuierlicher Rückgang bei der Anzahl der eingereichten Fälle 33
zu beobachten. Waren es im Jahr 2014 noch 12.053 Fälle, so lag die Zahl im Jahr 2018 bei 10.839 Fällen.

Zum internen Fehlermanagement sollte ein einrichtungsübergreifendes System 34
implementiert werden. Dieses System, auch CIRS (**C**ritical-**I**ncident-**R**eporting-**S**ystem) genannt, wird von den Ärztekammern der einzelnen Länder und Partnern (z. B. Bundesärztekammer) angeboten. Hier ist die Meldung von Fehlern oder Beinahe-Fehlern möglich. Ziel ist es, eine offene Kommunikation der Fehler zu erreichen und somit die Wiederholung auch in anderen Einrichtungen zu vermeiden. Die eingereichten Fehlermeldungen werden von einem Expertenteam der Bundesärztekammer anonymisiert, bearbeitet und veröffentlicht. Somit können alle Interessierten Fehler auch nach Disziplinen gefiltert ansehen und aus diesen Berichten lernen.

4.4 Interne Audits

35 Interne Audits sind sehr mächtige Instrumente, um die Funktion der Qualitätsmanagementsysteme sowie die Prozesse in den Einrichtungen zu überprüfen. Die Durchführung von internen Audits setzt eine gute Auditplanung voraus, bei der die Zielsetzung im Vorfeld festgelegt wird. Ein internes Audit ist eine Selbstbewertung, die dazu beiträgt, Abweichungen bei festgelegten Prozessen und Nichterfüllungen von Anforderungen zu erkennen und gemeinsam mit den Mitarbeiterinnen und Mitarbeitern Lösungen zu Optimierung der Abläufe zu erarbeiten

36 Grundsätzlich sollten Audits langfristig geplant werden, sie können aber auch kurzfristig bei Anlass durchgeführt werden, wie z. B. ein Prozessaudit bzgl. der Einhaltung der neuen Hygienevorschriften nach Ausbruch der Pandemie.

37 Man unterscheidet die internen Audits nach

- Systemaudit und
- Prozessaudit.

38 Das Systemaudit überprüft das gesamte Managementsystem und das Prozessaudit dient der Überwachung und Verbesserung von Prozessen. Zusätzlich gibt es noch Lieferantenaudits, die gerade auch im Gesundheitswesen eine wichtige Rolle spielen. Z. B. ist dringend anzuraten den externen Reinigungsdienst oder die Cateringfirma einer Einrichtung regelmäßig zu auditieren, um die Umsetzung der Vorgaben in Bezug auf die Hygiene sicherzustellen.

4.5 Sonstige Instrumente und Methoden

39 Zusätzlich zu den aufgeführten Punkten sollten unbedingt die folgenden Instrumente in einem Qualitätsmanagementsystem Berücksichtigung finden, um eine Struktur und Ablauforganisation aufzubauen, die sich mit den in Kapitel 4 genannten Grundelementen zu einem funktionalen System entwickelt:

- Checklisten
- Teamsitzungen
- Schnittstellenmanagement
- Beschwerdemanagement
- Festlegung von Verantwortlichkeiten und Zuständigkeiten
- Prozess- und Ablaufbeschreibungen
- Festlegung der Kommunikation mit Patienten und Mitarbeitern
- Fortbildungen/Wissensmanagement
- Mitarbeiter- und Patientenbefragungen
- Notfallmanagement
- Hygienemanagement
- Schmerzmanagement/Arzneimitteltherapiesicherheit

5 Implementierung von weiteren Managementsystemen

Das Qualitätsmanagementsystem kann als übergeordnetes System für alle anderen Managementsysteme verstanden werden, da es die Grundstrukturen zum Leiten und Lenken einer Einrichtung vorgibt. Die DIN EN ISO 9001:2015 ist z. B. aufgrund der 2015 eingeführten High Level Structure von Vorteil, da andere DIN-Normen mit geringem Aufwand mit in den Einrichtungen eingeführt werden können. Anforderungen, wie z. B. Dokumentenlenkung, Entwicklung, Fehler- und Risikomanagement sowie interne Audits, sind schon vorhanden. 40

Die Abbildung 4 soll zeigen, wie einzelne Systeme eines QM-Systems sowie zusätzliche Systeme unter dem QM-System angesiedelt werden können. 41

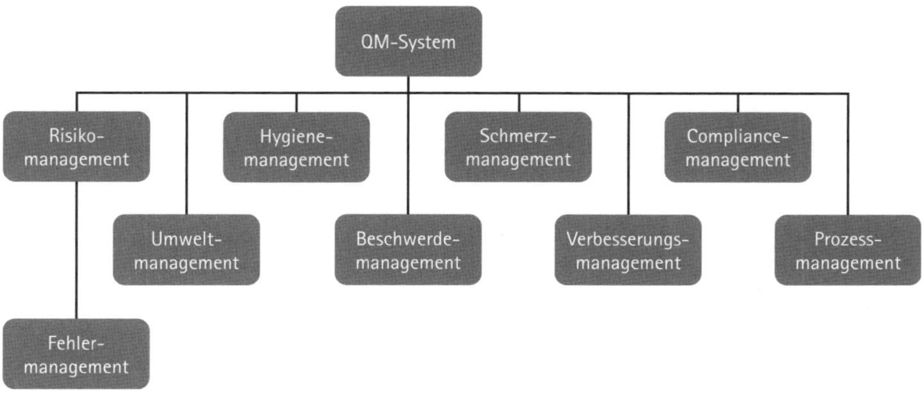

Abb. 4: Implementieren weiterer Systeme unter dem QM-System

Quelle: Eigene Darstellung.

6 Fazit: Qualität ist kein Zufall!

Ein Qualitätsmanagement leitet und lenkt eine Einrichtung in Bezug auf die Qualität der Dienstleistungen. Die Verantwortung für die Qualität liegt bei der Leitung der Einrichtung und muss hier gelebt werden. Jede Mitarbeiterin und jeder Mitarbeiter ist an der Erbringung von Behandlungen mit gleichbleibend guter Qualität beteiligt. Ein gelebtes Qualitätsmanagementsystem sorgt für eine strukturierte Aufbau- sowie Ablauforganisation mit festgelegten Prozessen und Kommunikationsstrukturen und hilft Einrichtungen, sich kontinuierlich weiterzuentwickeln und an neue Anforderungen anzupassen sowie die Erfüllung bestehender Anforderungen zu erfüllen. 42

Literatur

Bundesärztekammer: Pressekonferenz der Bundesärztekammer 2019. Statistische Erhebung der Gutachterkommissionen und Schlichtungsstellen. Präsentation. 3.4.2019. Online: https://www.bundesaerztekammer.de/fileadmin/user_upload/downloads/pdf-Ordner/Behandlungsfehler/Praesentation_2018.pdf [abgerufen am 31.7.2021].

Gemeinsamer Bundesausschuss (G-BA): Qualitätsmanagement-Richtlinie/QM-RL. Stand: 17.9.2020. Online: https://www.g-ba.de/downloads/62-492-2309/QM-RL_2020-09-17_iK-2020-12-09.pdf [abgerufen am 3.8.2021].

Kassenärztliche Bundesvereinigung (kbv): QM-Verfahren im Vergleich. Stand: 19.2.2019. Online: https://www.kbv.de/media/sp/QM-Verfahren-im-Vergleich.pdf [abgerufen am 13.6.2021].

Teil II.2 Prozessmanagement

Grundlagen des Prozessmanagements

Victoria Pollig

Schlagwortübersicht

Abstract: Ein erfolgreiches Prozessmanagement bildet die entscheidende Basis für viele weitere Bereiche des Praxismanagements, wie z. B. die Personalbedarfsplanung, die Personaleinsatzplanung und das Termin- und Slotmanagement. Durch ein optimales Zusammenspiel der benötigten Ressourcen (Mitarbeiter, Räume, Geräte, Zeit) können diese effektiv und effizient eingesetzt und Reibungsverluste vermieden werden. Grundsätzlich gilt es, die 6 W-Fragen (Was? Wer? Wann? Wie lange? Wo? Womit?) in den Prozessstandards zu beantworten. Aus den unterschiedlichen Erwartungshaltungen der verschiedenen Prozessbeteiligten (Patient, Mitarbeiter, Unternehmensleitung) resultieren oftmals unterschiedliche Bewertungskriterien, die zu einer voneinander abweichenden Beurteilung der Prozessqualität führen. Um Prozesse zu visualisieren, gibt es keinen goldenen Weg. Anhängig vom Zweck der Visualisierung können das Flowchart, das Swimlane-Diagramm, die Tabellenform oder Wort-Bild-Kombinationen gewählt werden.

1 Einführung

1 Das Thema Prozessmanagement ist ein sehr komplexes Thema mit sehr vielen unterschiedlichen Facetten. Für die erfolgreiche Steuerung eines ophthalmologischen (ophthalmochirurgischen) Zentrums ist es unerlässlich, die stattfindenden Prozeduren strukturiert zu planen und Standards für diese zu definieren. In der Beratungspraxis kann allerdings immer wieder beobachtet werden, dass es in den Prozessen oftmals an notwendigen Standards mangelt. Dies hat vielfach zur Folge, dass an unterschiedlichen Stellen Reibungsverluste zu beobachten sind: Die Mitarbeiter sind gestresst und die Motivation leidet darunter, die Patienten beklagen sich über zu lange Wartezeiten, der Arzt beschwert sich über fehlerhafte oder fehlende (apparativ-)diagnostische Leistungen zur Vorbereitung auf seine ärztliche Untersuchung, die Wartezeiten auf einen Termin sind sehr lang oder die Termine werden in der falschen Sprechstunde vergeben. Diese resultierenden Probleme machen deutlich, dass es stets verschiedene Prozessbeteiligte in den Prozessen gibt. Sowohl die Patienten als auch die nichtärztlichen Mitarbeiter sowie die Ärzte (in ihren Rollen als Behandler und ggf. als Unternehmensleitung) haben unterschiedliche Erwartungshaltungen an die Prozesse und somit auch unterschiedliche Bewertungskriterien für einen „guten“ Prozess.

2 Grundsätzlich sollen durch Prozesse Eingaben standardisiert in Ergebnisse verwandelt werden. Diese „Standards“ sind jedoch im Praxisalltag oftmals unterentwickelt. Nicht selten führen Mitarbeiter aus ihren subjektiven Erfahrungen heraus die erforderlichen Tätigkeiten durch. Dies hat zur Folge, dass die Prozesse eben *nicht* jeden Tag – unabhängig von der ausführenden Person – identisch ausgeführt werden. Sowohl im ärztlichen als auch im nichtärztlichen Bereich können hier immer wieder verschiedene Prozessvarianten beobachtet werden.

Beispiel

Doktor A möchte, dass der Visus durch eine nichtärztliche Mitarbeiterin vor dem ärztlichen Kontakt erhoben wird, hat eine Mitschreiberin zur Assistenz im Zimmer und stellt die Rezepte unmittelbar nach der Untersuchung im Arztzimmer aus. Doktor B hingegen erhebt den Visus selbst im Zimmer und arbeitet auch ohne Mitschreiberin. Hier werden die Rezepte dann an der Rezeption beim Check-out ausgestellt. Doktor C hingegen möchte den Visus bereits vorher erhoben haben, macht allerdings trotzdem noch einen orientierenden Visus im Arztzimmer. Er bereitet die Rezepte bereits vor, speichert diese aber nur als Druckauftrag ab und die Ausgabe des Rezeptes erfolgt dann durch die Mitarbeiterinnen an der Anmeldung.

In allen drei Prozessen sind die Prozessinhalte dieselben, aber die Prozessgestal- 3
tung sehr unterschiedlich. Besonders für die Einarbeitung neuer Mitarbeiter werden solche fehlenden Prozessstandards oftmals zur Herausforderung. So muss neben dem Handling der einzelnen Geräte auch noch verinnerlicht werden, an welchem Tag bei welchem Arzt der Prozess wie durchgeführt werden soll. Um den Anforderungen und Bedürfnissen aller Prozessbeteiligten gerecht zu werden und um ein hohes Maß an Qualität gewährleisten zu können, ist es daher unerlässlich, zumindest für die „Blockbuster-Prozesse“ verbindliche Prozessstandards zu definieren.

2 Erwartungshaltung der Prozessbeteiligten

Die Erwartungen der einzelnen Prozessbeteiligten sind sehr verschieden und 4
führen unweigerlich zu unterschiedlichen Bewertungskriterien, wann ein Prozess „gut“ ist. Trotzdem gilt es, alle Erwartungshaltungen bei der Gestaltung der Prozesse zu berücksichtigen. Nur wenn die Erwartungen aller Prozessbeteiligten erfüllt werden, kann ein Prozess seine volle Effektivität und Effizienz erreichen.

2.1 Patientenerwartungen

Für die Patienten steht der Aspekt des „Verstehens“ an erster Stelle. „Was habe 5
ich?“, „Welche therapeutischen und diagnostischen Möglichkeiten habe ich?“, „Welche medizinische Prognose gibt es und was bedeutet das für mein zukünftiges Sehen bzw. Leben?“. Durch die Beantwortung dieser Fragen kann bei den Patienten die Bereitschaft zur Durchführung der Therapie/Behandlung ausgelöst werden. Erst wenn der Patient versteht, warum eine kontinuierliche Injektionstherapie wichtig für seine zukünftige Visusprognose ist, kann er die Motivation aufbringen, auch für die 35. intravitreale Injektion ins Zentrum zu kommen. Erst wenn der Patient versteht, warum es sinnvoll ist, präoperativ eine IOL-Master-Untersuchung durchführen zu lassen, ist er auch bereit, die Kosten der IGeL zu tragen. In beiden Beispielen wird deutlich, dass den Patienten im Rahmen der Kommunikation deutlich gemacht werden sollte, was die jeweiligen Maßnahmen speziell für ihre Lebenssituation bedeuten. Die Patienten müssen ihren persönlichen Nutzen in den jeweiligen Prozessen bzw. Maßnahmen erkennen, um die Therapie zu akzeptieren. Auch ist es wichtig, dass den Patienten eine zuverlässige

Prognose vermittelt wird. Erst wenn die Prozesse – und deren Nutzen – verständlich sind, werden diese von den Patienten akzeptiert und die Erwartungen erfüllt. Neben dem „Verstehen" ist aber auch der Behandlungskomfort für die Patienten wichtig. Da die Patienten als medizinische Laien die medizinische Qualität des Prozesses und somit die Kompetenz des Arztes nicht beurteilen können, suchen sie sich Ersatzindikatoren zur Beurteilung der (vermeintlichen) Qualität. Daher ist es wichtig, dass die Prozesse in einem angstreduzierenden und stressfreien Ambiente durchgeführt werden. Durch einen ständigen Ansprechpartner (sofern dies möglich ist) und Unterstützung bei den teilweise sehr umfangreichen Formalitäten können die Prozesse aus Sicht des Patienten nachhaltig positiv beeinflusst werden. Auch die Wartezeit, sowohl im Zentrum während der Durchführung der Prozesse als auch am Telefon oder auf einen Termin im Zentrum, sollte nicht außer Acht gelassen werden. „Die Praxis ist super, da habe ich kaum gewartet" ist eine häufige Aussage, die man von den Patienten hört. Hier wird also die Wartezeit als Ersatzindikator für die Qualität der Prozesse bewertet. Des Weiteren sollten die Prozesse sowohl inhaltlich sinnvoll und nachvollziehbar gestaltet sein (Vermeidung von Doppeluntersuchungen) als auch räumlich einen bestmöglichen Komfort bieten (kurze räumliche Wege für die Patienten). Gerade die ressourcenschonende räumliche Gestaltung ist im Sinne des Prozessmanagements ein wesentlicher Aspekt. Ein ineffizientes bauliches Layout führt unweigerlich zu einem erhöhten Personalaufwand und zusätzlich zu einer Mehrbelastung für die Patienten.

2.2 Mitarbeitererwartungen

6 Auch die Mitarbeiter haben klare Erwartungen an „gute" Prozesse: Hierzu zählen eine klare personelle Zuordnung, die Standardisierung von Arbeitsschritten und eine bessere Transparenz komplexer Aufgaben. Nur wenn die Mitarbeiter verstehen, warum sie etwas tun, tun sie dies auch mit großer Motivation. Hierbei ist es wichtig, dass die Prozesse eine gewisse Verbindlichkeit für die Mitarbeiter aufweisen. Im Beratungsalltag zeigt sich immer wieder, dass gerade ständig veränderte, unverbindliche Prozesse eine negative Auswirkung auf die Motivation der Mitarbeiter haben. Nur wenn Prozesse für alle Beteiligten verlässlich durchgeführt werden, kann die Qualität dieser Prozesse gemessen und beurteilt werden. Auch die Kommunikation innerhalb des Teams ist ein wesentlicher Faktor für ein gut funktionierendes Prozessmanagement. Eine gute und zuverlässige Kommunikation fördert die Motivation der Mitarbeiter und führt zu einer positiven Arbeitsatmosphäre. Diese wiederrum ermöglicht es, Prozesse zuverlässig mit einem hohen Qualitätsstandard durchführen zu können. Bei Störungen auf der Ebene der Kommunikation kommt es unweigerlich zu Reibungsverlusten in der Prozessausführung und somit zu einer Verminderung der Qualität. Zusammenfassend lässt sich feststellen, dass die Mitarbeiter als Prozessbeteiligte eine stressfreie Arbeitsatmosphäre wünschen. „Stressfrei" bedeutet in diesem Sinne aber

nicht zwingend „wenig Arbeit“, sondern strukturierte und transparente Arbeitsabläufe mit einer zuverlässigen Kommunikation. Sind diese Faktoren gegeben, wirkt sich dies nachweislich positiv auf die Fehleranfälligkeit der Prozesse aus (geringere Fehlerrate).

2.3 Erwartungen der Unternehmensleitung

Auch der Arzt als Unternehmensleitung hat Erwartungen an „gute“ Prozesse. 7
Neben der Sicherung der medizinischen Ergebnisqualität möchte die Unternehmensleitung durch die Erfüllung der Patienten- und Mitarbeitererwartungen eine möglichst optimale Arbeitsatmosphäre schaffen. Hiermit ist aber nicht gemeint, dass ausschließlich ein „Wunschkonzert“ aufgeführt wird, welches möglichst vollständig alle Patienten- und Mitarbeitererwartungen erfüllt. Vielmehr gilt es, einen gesunden Mittelweg zwischen der Berücksichtigung von Patienten- und Mitarbeiterwünschen auf der einen sowie klaren unternehmerischen Vorgaben auf der anderen Seite zu finden. Dies kann durchaus zur Folge haben, dass gewisse Prozessveränderungen im ersten Schritt zu Widerstand bei den Mitarbeitern führen. In den meisten Fällen ist es aber nur die Veränderung, die den Mitarbeitern Angst macht (Verlassen der Komfortzone). Haben sich die Mitarbeiter erstmal an die „neuen“ Prozesse gewöhnt, können sie sich oftmals gar nicht mehr an den vorherigen Zustand erinnern. Bei großen, inhaltlichen Veränderungen in den Prozessen kann es gegebenenfalls sinnvoll sein, die neuen Prozesse mit den Mitarbeitern gemeinsam zu erarbeiten (mit einem vorab definierten Ziel). Diese Methodik vermindert oftmals den Widerstand bei der Umsetzung der Prozessveränderungen. Eine weitere Erwartung der Unternehmensleitung an gute Prozesse ist der effektive und effiziente Einsatz der räumlichen, personellen und sonstigen finanziellen Ressourcen. Hierdurch wird der betriebswirtschaftliche Output verbessert und die zur Verfügung stehenden Ressourcen werden ideal genutzt. Durch optimierte Umsätze und optimierte Kosten erhöht sich schlussendlich auch der Gewinn. Neben der betriebswirtschaftlichen Optimierung ist es dem Arzt in seiner Doppelfunktion als Behandler und Unternehmensleitung selbstverständlich auch wichtig, eine möglichst gute Ergebnisqualität zu erzielen und somit zu jeder Zeit eine State of the Art-Medizin zu gewährleisten. Wie die Ergebnisqualität der Prozesse konkret messbar gemacht werden kann, wird im weiteren Verlauf dieses Beitrages und in Beitrag 8 beschrieben.

3 Definition von Prozessen

Um einen möglichst aussagekräftigen Prozess zu definieren, sollten mindestens 8
die Antworten auf die 6 W-Fragen im Prozess wiederzufinden sein:

- **Was** wird gemacht?
- **Wer** macht es?

- **Wann** wird es gemacht?
- **Wie lange** dauert es?
- **Wo** wird es gemacht?
- **Womit** wird es gemacht?

9 Mithilfe der genannten Fragestellungen können die für die Prozessausführung wichtigen Inhalte prägnant zusammengetragen und für alle Mitarbeiter übersichtlich dargestellt werden. Hierbei sollten die Informationen so aufgeführt sein, dass ein Außenstehender (zum Beispiel ein neuer Mitarbeiter) die Prozesse verstehen und ausführen kann. Eine derartige Prozessbeschreibung gehört auch zu den Basics eines strukturierten Qualitätsmanagementsystems und kann bei Audits (z. B. für Zertifizierungen) als Dokumentationsnachweis herangezogen werden. Der Start- und der Zielpunkt eines Prozesses sind hierbei frei definierbar. Wichtig ist allerdings, dass diese beiden Punkte klar definiert werden. So kann der Katarakt-Prozess beispielsweise bei der Voruntersuchung starten und bei der Abschlusskontrolle vier Wochen postoperativ enden oder nur den Tag der Voruntersuchung enthalten. In beiden Fällen sollten jedoch die prozessvor- und -nachbereitenden Tätigkeiten, wie z. B. die Bestellung der Intraokularlinse, ebenfalls im Prozess mit aufgeführt werden. Grundsätzlich sollten alle im Prozess notwendigen Tätigkeiten (mit und ohne Patientenkontakt) in der Prozessbeschreibung wiederzufinden sein.

4 Visualisierung von Prozessen

10 Um Prozesse zu visualisieren gibt es nicht nur einen goldenen Weg. Vielmehr ist es wichtig, den für den Zweck der Visualisierung am besten geeigneten Weg zu finden. Hierbei ist zu beachten, dass die Zielgruppe des visualisierten Prozesses die benötigten Informationen schnell und übersichtlich aufnehmen kann. Folgende Arten der Visualisierung sind hierzu denkbar.

4.1 Flowchart

11 Das Flowchart (*dt.:* Ablaufdiagramm) ist eine übersichtliche Form der Prozessdarstellung. Hierbei werden die einzelnen Prozessschritte in Form einer Prozesslandkarte dargestellt, um dem Betrachter einen schnellen Überblick über die wesentlichen Inhalte und Abläufe zu verschaffen. Die zeitliche Achse liegt hierbei vertikal. Durch sogenannte „Abzweigungen“ können Entscheidungen des Patienten deutlich gemacht und verschiedene Prozessoptionen dargestellt werden.

In einem Flowchart wird übersichtlich dargestellt, 12

- welche Prozessschritte der Patient durchläuft,
- in welcher zeitlichen Beziehung die einzelnen Prozessschritte zueinanderstehen und
- welche Informationen benötigt werden, um die genannten Prozessschritte auszuführen.[1]

Das Flowchart ist die Visualisierungsform, die den höchsten inhaltlichen Informationsgrad aufweist. Sowohl die zeitliche Beziehung der einzelnen Prozessschritte als auch alle benötigten Details finden hier problemlos Raum. Abbildung 1 zeigt einen Ausschnitt eines beispielhaften Flowcharts für die Katarakt-Voruntersuchung. Die ovalen Felder beinhalten hierbei Informationen zur Bezeichnung des Prozessschrittes (Was?), zur benötigten personellen Ressource (Wer?) und zum Zeitaufwand (Wie lange?). Ihre Abfolge zeigt die Chronologie der Prozessdurchführung an (Wann?). In den nebenstehenden Bulletpoints finden sich die detaillierten Informationen zu den einzelnen Prozessschritten. 13

1 Wilhelm: Prozessorganisation. 2007, S. 44 ff.

OPV-Tag:

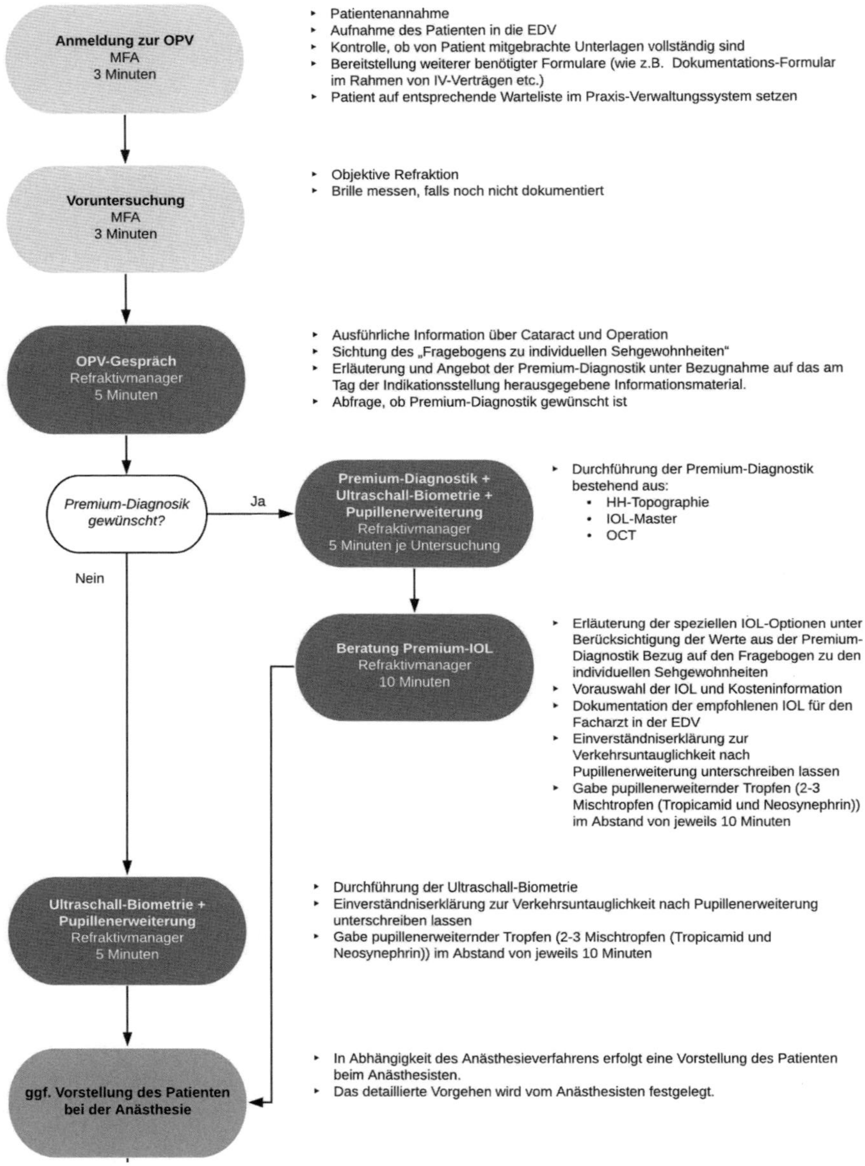

Abb. 1: Beispiel Flowchart: Auszug aus der Katarakt-Voruntersuchung

Quelle: optimed-Handbuch, 2018.

4.2 Swimlane-Diagramm

Das Swimlane-Diagramm ist eine Visualisierungsform, in der der zeitliche Bezug der einzelnen Prozessschritte sehr schön deutlich wird. Die zeitliche Achse ist hierbei horizontal angeordnet: Nacheinander stattfindende Prozessschritte stehen nebeneinander (von links nach rechts) und zeitgleich stattfindende Prozessschritte stehen übereinander. Auch hier werden die einzelnen Prozessschritte durch Pfeile in Beziehung zueinander gesetzt und der „Weg des Patienten“ dargestellt. Der Name „Swimlane“ (Schwimmbahn) wird verwendet, weil jede am Prozess beteiligte Ressource (z. B. MFA, Arzt, Administration) eine eigene „Schwimmbahn“ hat (siehe Abbildung 2). Aufgrund der übersichtlichen Darstellung der einzelnen beteiligten Ressourcen am Prozess wird das Swimlane-Diagramm auch als bereichsübergreifende Prozessabfolge bezeichnet.[2] Die horizontale Darstellungsform bietet, anders als beim Flowchart, weniger Platz für detailreiche Informationen. Ein klarer Vorteil der Swimlane-Methodik ist die schnelle Erfassung der Zuständigkeiten und der am Prozess beteiligten Ressourcen. Ohne sich in den Prozess einarbeiten zu müssen, werden die Aufgaben und zeitlichen Beziehungen schnell und strukturiert dargestellt.[3] 14

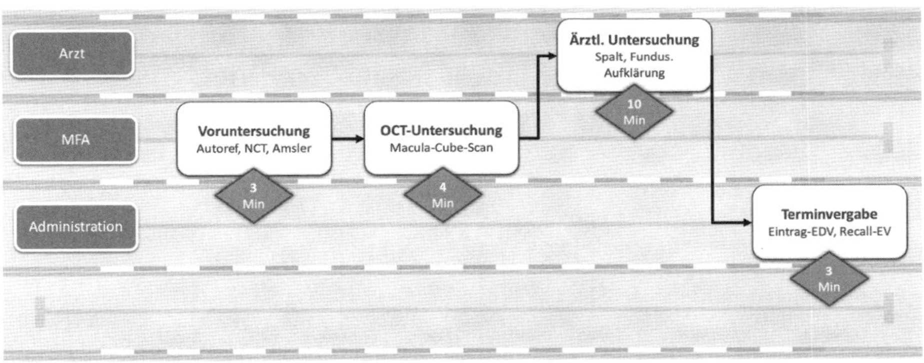

Abb. 2: Beispiel Swimlane: OCT-Kontrolle
Quelle: optimed-Handbuch, 2018.

4.3 Tabellenform

Die Darstellung eines Prozesses in Tabellenform, z. B. mithilfe von Excel, hat den Vorteil, dass alle benötigten Daten strukturiert und statistisch auswertbar zusammengetragen werden können. Hierbei ist zu beachten, dass die zeitliche Komponente, besonders bei Wenn-Dann-Abfragen, nur bedingt dargestellt werden 15

2 Wolter: Die Swimlane-Methode in der Prozessmodellierung. 2021. Online: https://www.swimlane.info/de/ [abgerufen am 20.9.2021].
3 Wolter: Die Swimlane-Methode in der Prozessmodellierung: Vorteile. 2021. Online: https://www.swimlane.info/de/ [abgerufen am 20.9.2021].

kann. Grafisch sind die beiden bereits vorgestellten Methoden (Flowchart und Swimlane-Diagramm) hierfür deutlich geeigneter. Je nachdem für welchen Zweck ein Prozess visualisiert wird, kann die tabellarische Darstellung trotz alledem sehr geeignet sein (z. B. für die Personalbedarfsanalyse oder als Grundlage für das Termin- und Slotmanagement, siehe hierzu auch Beitrag 9). Bei der Darstellung eines Prozesses in Form einer Tabelle bilden die bereits in Kapitel 3 genannten W-Fragen die Spaltenbezeichnungen. In den darunter liegenden Zeilen können dann die jeweiligen Informationen strukturiert zusammengefasst werden (siehe Abbildung 3).

Was?	Wer?	Wie lange?	Wo?
V schlechter			
VK Karte einlesen, Datenschutz ausfüllen, Brille ausmessen	MFA	4 Minuten	Anmeldung
AR, Visus cc	MFA	3 Minuten	VU 1, 2 oder 3
Privatpatienten: NCT	MFA	1 Minute	VU 1 oder 2
Diagnosestellung			
Problemklärung: Warum ist der Visus schlechter? Spaltlampe, über Diagnose CAT aufklären und auf CAT-OP hinweisen	Arzt	10 Minuten	Arzt 3
CAT VU Vorbereitung			
Termin CAT VU vereinbaren, Informationsmaterial über CAT OP + Linsenarten + Operationsarten mitgeben; auf IOL Master IGEL hinweisen; auf Weitstellung hinweisen --> ohne Auto, bzw. mit Begleitperson kommen	MFA	5 Minuten	Anmeldung
CAT Unterlagen vorbereiten: Einwilligung CAT OP, Einwilligung IOL Master, Hausarzt Information, Patienten Information, Überweisung Hausarzt, Überweisung Augenklinik, IDC Rp.	Optometrist	5 Minuten	Anmeldung

Abb. 3: Beispiel Tabellenform: Prozess Indikationsstellung Katarakt
Quelle: optimed-Handbuch, 2018.

4.4 Wort-Bild-Kombination

16 Wort-Bild-Kombinationen stellen die vierte Möglichkeit dar, einen Prozess zu beschreiben. Hier werden Fotos oder schematische Zeichnungen in Kombination mit kurzen Beschreibungen genutzt, um eine Prozessabfolge zu beschreiben. Diese

Prozessdarstellung ist nur für ausgewählte Prozesse geeignet. Den Prozess der Katarakt-Voruntersuchung mit Wort-Bild-Kombinationen zu beschreiben, macht sicherlich keinen Sinn. Ein durchaus für diese Methodik geeigneter Prozess ist z. B. der Prozess der Händedesinfektion. Wort-Bild-Kombinationen sind immer dann ein geeigneter Weg einen Prozess darzustellen, wenn der einfache Gebrauch von Worten nicht ausreichend ist, um eine exakte Prozessausführung zu gewährleisten.

Literatur

Wilhelm, R.: Prozessorganisation. 2. Aufl. München 2007.

Wolter, S.: Die Swimlane-Methode in der Prozessmodellierung. 2021. Online: https://www.swimlane.info/de/ [abgerufen am 20.9.2021].

Beitrag 8

Six Sigma-Methodik zur Prozessoptimierung

Victoria Pollig

Schlagwortübersicht

Abstract: Die Six Sigma-Methodik ist eine geeignete Methode, um Prozesse im Augenzentrum zu messen und objektiv zu bewerten. Ursprünglich aus der Automobilindustrie stammend, lassen sich die Kernelemente dieser Methodik auch sehr gut im Gesundheitssektor anwenden. Der DMAIC-Zyklus ist hierbei ein zentrales Element und gibt den Fahrplan zur Prozessoptimierung vor. Die einzelnen Buchstaben stehen für die zu durchlaufenden Projektphasen: Define, Measure, Analyze, Improve und Control. Durch die eindeutige Definition von Zielgrößen und die objektive Analyse der Messergebnisse können zielgerichtet Stellhebel zur Prozessoptimierung abgeleitet werden. Die Nachhaltigkeit der Prozessveränderungen wird durch eine transparente und nachvollziehbare Dokumentation und Visualisierung der Prozesse gewährleistet.

1 Einführung

1 „Was ist eigentlich ein guter Prozess?“. Diese Frage ist gar nicht so einfach zu beantworten. Aus den in Beitrag 7 „Grundlagen des Prozessmanagements“ beschriebenen unterschiedlichen Erwartungshaltungen der Prozessbeteiligten lassen sich sehr unterschiedliche Bewertungskriterien zur Messung der Prozessqualität ableiten. Um die Qualität eines Prozesses messbar zu machen, wird also eine objektive Messmethode benötigt.

2 Einer der Pioniere der modernen Managementlehre, Peter Drucker, sagte: „Was man nicht messen kann, kann man nicht lenken.“ Während eine kennzahlenbasierte Ergebnis- und Prozesssteuerung in der freien Wirtschaft eine Selbstverständlichkeit ist, findet man sie im Gesundheitswesen zur Optimierung der Patientenversorgung eher selten. Dabei ist sie gerade hier besonders sinnvoll.

3 Six Sigma ist eine sehr geeignete Methode, um die im Augenzentrum ausgeführten Prozesse zu messen, zu bewerten und zu verbessern. Die Six Sigma-Methodik wurde Ende der 1980er-Jahre durch Ingenieure des Unternehmens Motorola in den USA entwickelt. Die Vorgehensweise gleicht in vielen Punkten dem klassischen kontinuierlichem Verbesserungsprozess (KVP) und dient dazu, Fehler in bestehenden Prozessen zu reduzieren, indem es die Wirksamkeit der Fehlerentstehung analysiert und anschließend die Fehlerursache beseitigt[1] (siehe hierzu auch Beitrag 1 „Strategie und Taktik“: Die engpasskonzentrierte Strategie). Zentrales Element von Six Sigma ist die Kombination eines phasenbasierten, werkzeugorientierten und strukturierten Ansatzes.[2] Ursprünglich wurde die Methode in Fertigungsprozessen angewendet, in denen Produkte „vom Band laufen“ (Automobilindustrie). Die optimed – Impulse für Medizin-Berufe GmbH hat diese Methodik in den Bereich der Dienstleistungsprozesse übertragen und speziell auf die in der Ophthalmologie benötigten Anforderungen zugeschnitten. Mithilfe der Six Sigma-Methodik wird es möglich, die Prozesse im Augenzentrum messbar zu machen und individuelle Stellhebel zur Prozessoptimierung zu identifizieren.

1 Back/Weigel: Design for Six Sigma. 2014, S. 5 f.
2 Lunau (Hrsg.): Six Sigma + Lean Toolset. 2014, S. 9.

2 Der DMAIC-Zyklus

Der DMAIC-Zyklus ist ein zentrales Element von Six Sigma und gibt die Struktur der Prozessoptimierung vor. Die einzelnen Buchstaben stehen hierbei für die jeweils zu durchlaufenden fünf Phasen der Prozessoptimierung (siehe Abbildung 1): 4

Define → Definition eines zu erreichenden Zielwertes
Measure → Messen des aktuellen Ist-Zustandes
Analyze → Analyse der auf den Zielwert einflussnehmenden Stellhebel
Improve → Verbesserung durch eine optimale Positionierung der identifizierten Stellhebel
Control → Kontrolle über den Grad der Zielerreichung[3]

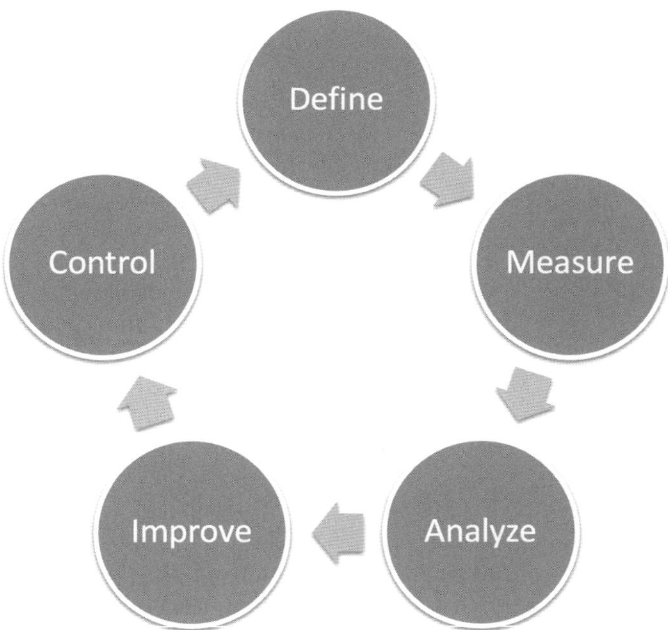

Abb. 1: DMAIC-Zyklus bei Six Sigma

Quelle: Eigene Darstellung.

Durch die konsequente Anwendung dieser fünf Phasen können die Prozesse im Augenzentrum strukturiert erfasst, analysiert und optimiert werden. Im Nachfolgenden werden die konkreten Inhalte der einzelnen Phase und mögliche Werkzeuge zur Umsetzung im Detail vorgestellt. 5

3 Lunau (Hrsg.): Six Sigma + Lean Toolset. 2014, S. 10.

2.1 Define-Phase

6 Um einen „guten Prozess" zu erreichen, müssen klar definierte Zielgrößen gemessen und anschließend verbessert werden. In der Define-Phase werden genau diese individuellen Zielgrößen, sogenannte CTQ definiert. CTQ steht hierbei für „Critical to quality" und drückt aus, welche Kennzahlen Einfluss auf das zu erreichende Ziel nehmen (können). Im Rahmen der Define-Phase werden sowohl das aktuell vorhandene Problem als auch das zu erreichende Ziel definiert.[4] Dies ist besonders im Hinblick auf die spätere „Messbarkeit" nicht immer ganz einfach. Um das für den zu optimierenden Prozess relevante CTQ zu identifizieren, müssen die oftmals schwer messbaren Anforderungen der Prozessbeteiligten (siehe hierzu auch Beitrag 7 „Grundlagen des Prozessmanagements") in messbare Kenngrößen übersetzt werden.

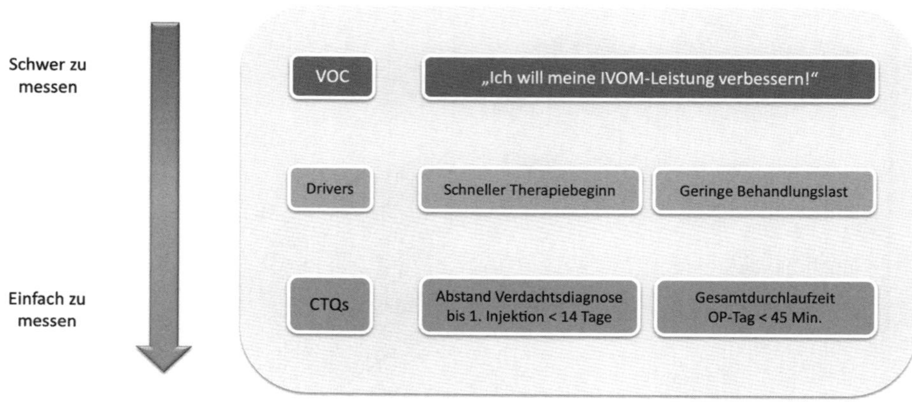

Abb. 2: Mögliche CTQ bei der IVOM

Quelle: Eigene Darstellung.

7 Beispiel: Abbildung 2 zeigt oben (Ebene 1) die schwer messbare Voice of the Customer (VOC) „Ich will meine IVOM-Leistung verbessern". Diese Anforderung an den IVOM-Prozess ist mit objektiven Messmethoden nicht überprüfbar, da es hier an Messkriterien fehlt (aus den unterschiedlichen Anforderungen der Prozessbeteiligten resultieren unterschiedliche Bewertungskriterien). Um den formulierten Wunsch nach Verbesserung messbar zu machen und zu objektivieren, muss die VOC in einem ersten Schritt in sogenannte „Drivers" übersetzt werden (Ebene 2). Diese Drivers stellen Merkmale dar, die zwar noch immer schwierig messbar, jedoch deutlich konkreter in ihrem Einfluss auf das zu erreichende Ziel sind. Ein möglicher Driver bei der Verbesserung der IVOM-Leistung könnte somit ein schneller Therapiebeginn oder eine geringe Behandlungslast sein (siehe Abbildung 2). In den meisten Fällen können zahlreiche

4 Lunau (Hrsg.): Six Sigma + Lean Toolset. 2014, S. 21.

Drivers zu einer VOC gefunden werden. Zu den unterschiedlichen Drivers werden dann konkrete Zielgrößen (CTC) erarbeitet, die im weiteren Verlauf der Six Sigma-Methodik gemessen und in ihrem Grad der Zielerreichung bewertet werden können (Ebene 3). Diese konkret definierten CTQs sind durch ihre Spezifität messbar und in hohem Maße objektiv. Das Beispiel in Abbildung 2 zeigt zwei mögliche CTQ zu den bereits genannten Drivers. Ein schneller Therapiebeginn kann hierbei in das konkrete CTQ „Abstand Verdachtsdiagnose bis 1. Injektion < 14 Tage" übersetzt werden. Im genannten Beispiel zeigt sich, dass das formulierte CTQ eine objektiv messbare Kennzahl in der Maßeinheit „Tage" darstellt. Auch für den Driver „Geringe Behandlungslast" lässt sich ein konkretes CTQ ableiten. In Abbildung 2 ist hierzu beispielsweise eine Gesamtdurchlaufzeit „am OP-Tag < 45 Minuten" formuliert. Die CTQ stellen somit konkrete Zielgrößen mit fest definierten Maßeinheiten (z. B. Tage oder Minuten) dar.

2.2 Measure-Phase

Nach der erfolgten Definition der Zielgrößen erfolgt in der Measure-Phase eine erste Datenaufnahme. Diese Datenaufnahme wird mit dem Ziel durchgeführt, einen Ist-Zustand des Prozesses aufzunehmen und somit einen Status quo zu erheben. In der Measure-Phase werden die Prozesse exakt so durchgeführt und aufgenommen wie Sie repräsentativ im Praxisalltag ausgeführt werden. In dieser Phase werden noch keine Prozessveränderungen durchgeführt.[5] Im Rahmen der Datenaufnahme kann, bezogen auf die Augenheilkunde, zwischen verschiedenen Prozesskennzahlen unterschieden werden: 8

- **Durchlaufzeit**
  - Die gesamte Zeit, die der Patient in der Praxis verbringt (von „Guten Tag" bis „Auf Wiedersehen")
- **Prozesszeit**
  - Zeit, in der aktiv etwas mit dem Patienten gemacht wird (zum Beispiel Durchführung der Voruntersuchung, Durchführung der OCT-Untersuchung, Durchführung der ärztlichen Untersuchung und Befundbesprechung)
- **Wartezeit**
  - Die Zeit, in der nichts mit dem Patienten gemacht wird (zwischen der Ausführung der einzelnen Prozessschritte, Zeit im Wartezimmer)

Die Aufnahme der Prozesskennzahlen kann entweder mithilfe eines digitalen Trackingsystems erfolgen (die Patienten erhalten einen Transponder beim Betreten der Praxis und dieser wird mittels RFID-Leser an den einzelnen Prozessstationen zeitlich erfasst) oder mithilfe eines einfachen Laufzettels, den die Patienten beim Betreten der Praxis ausgehändigt bekommen (hier werden 9

5 Lunau (Hrsg.): Six Sigma + Lean Toolset. 2014, S. 77.

die jeweiligen Start- und Endzeiten der Prozessstationen manuell durch die Mitarbeiter notiert).

10 Neben der Aufnahme der beschriebenen Prozesskennzahlen sind weitere Merkmale bei der Datenaufnahme relevant. Diese weiteren Merkmale tragen in der anschließenden Analyze-Phase dazu bei, die konkreten Stellhebel zu identifizieren. Um herauszufinden, welche Merkmale bei der Datenaufnahme berücksichtigt werden sollten, können unterschiedliche Methoden angewendet werden. Eine mögliche Methode ist das sogenannte Ishikawa-Diagramm (auch Fishbone-Diagramm genannt). Das Ishikawa-Diagramm ist ein Ursache-Wirkungsdiagramm, mit dessen Hilfe mögliche Ursachen für ein Problem zusammengetragen werden können. Dabei werden die zuvor in einem Brainstorming gesammelten Ursachen für ein Problem nach bestimmten, häufig vorkommenden Kategorien geordnet. Diese Kategorien werden auch als sechs „Ms" bezeichnet, hierbei steht jeweils ein „M" für Mensch, Maschine, Material, Messung, Methode und Mitwelt (Umwelt).[6] Für die Anwendung der Methodik in der Ophthalmologie können diese Kategorien problemlos abgewandelt und auf vier Kategorien reduziert werden. Hierbei sind folgende Kategorien möglich:

- Wartezeit
- Untersuchung
- Patientenmitwirkung
- Allgemeine Praxisorganisation

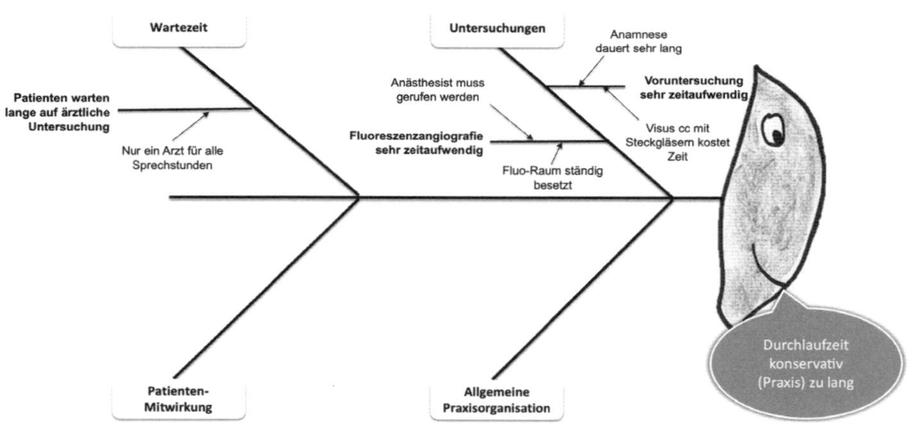

Abb. 3: Beispiel Ishikawa-Diagramm
Quelle: Eigene Darstellung.

11 Abbildung 3 zeigt ein beispielhaftes Ishikawa-Diagramm für ein Augenzentrum. Hier sind bereits erste mögliche Ursachen für eine zu lange Durchlaufzeit in der

6 Back/Weigel: Design for Six Sigma. 2014, S. 215.

Praxis gesammelt worden (Diagramm zur besseren Übersicht nicht vollständig ausgefüllt). Aus dem erarbeiteten Ishikawa-Diagramm können potenzielle Stellhebel für die Datenaufnahme abgeleitet werden. Die gesammelten Aspekte werden hierzu nach ihrer Einflussnahme auf das definierte CTQ bzw. das vorhandene Problem hin beurteilt. Merkmale, die im ersten Schritt keinen Einfluss auf die Zielgröße haben, werden in der Datenaufnahme nicht mitberücksichtigt. Potenzielle Stellhebel zur Erreichung der Zielgröße werden in der Datenaufnahme abgefragt. Nachfolgend ist ein möglicher Datenerhebungsbogen zur Datenaufnahme in der Measure-Phase abgebildet (Abbildung 4). Nach erfolgter Datenaufnahme können die erhobenen Daten in Form einer einfachen Excel-Tabelle zusammengeführt werden. Diese Tabelle bildet die anschließende Datengrundlage für die auf die Measure-Phase folgende Analyze-Phase. Jedem aufgenommenen Merkmal wird in Excel eine eigene Spalte zugeordnet. Hierbei kann in attributive und variable Merkmale unterschieden werden. Bei attributiven Merkmalen sind die möglichen Merkmalsausprägungen bekannt und können beispielsweise in Form von Dropdown-Menüs in Excel hinterlegt werden (z. B. Versicherungsstatus, Geschlecht, behandelnder Arzt). Bei variablen Merkmalen sind die Merkmalsausprägungen nicht vorhersehbar und können einen beliebigen Wert annehmen. Hier müssen die Daten je Patient individuell eingetragen werden (z. B. Start- und Endzeiten der Prozessstationen). Nachdem die aufgenommenen Daten in Form einer Datenbank zusammengetragen wurden, gilt die Measure-Phase als abgeschlossen und es kann in die Analyze-Phase übergangen werden.

Datenerhebungsbogen Measure-Phase

Ankunftszeit in der Praxis: ______________ Uhr Patienten-Nr.: ________________

Annahme an der Anmeldung: ______________ Uhr

Merkmale des Patienten:

❑ ambulant ❑ stationär

❑ GKV ❑ PKV ❑ sonstiges: _______________

❑ ohne Termin ❑ mit Termin um ______________ Uhr

Slot-Länge: ______________ Minuten

Besuchsgrund / Indikation: ________________________________

Verlassen der Anmeldung: ______________ Uhr

Aufruf zur Voruntersuchung: ______________ **Uhr** ❑ Patient aus Praxis 1

Durchgeführte Untersuchungen: *(Autorefraktor immer!)* ❑ Patient Dr. Hebel

❑ NCT ❑ IOL-Master ❑ Gesichtsfeld ❑ Pentacam ❑ FLA

❑ Endothelzm. ❑ Macula-OCT ❑ Papillen-OCT ❑ Mesotest

Verlassen der Voruntersuchung: ______________ **Uhr** **❑ Mydriasis**

Aufruf zu weiterer Diagnostik: ______________ **Uhr**

❑ NCT ❑ IOL-Master ❑ Gesichtsfeld ❑ Pentacam ❑ FLA

❑ Endothelzm. ❑ Macula-OCT ❑ Papillen-OCT ❑ Mesotest

Verlassen der Diagnostik: ______________ **Uhr** **❑ Mydriasis**

Aufruf zur ärztlichen Untersuchung: ______________ **Uhr** falls erneut Arzt: ______________ Uhr

Verlassen des Arztzimmers: ______________ **Uhr** ______________ Uhr

Verlassen der Praxis: ______________ Uhr

Subjektive Bewertung der Wartezeit: *(Schulnoten-System)*

1	2	3	4	5	6

Reine Wartezeit-Gesamt: ______________ Minuten

Durchlaufzeit Gesamt: ______________ Minuten

Abb. 4: Beispiel Datenerhebungsbogen Measure-Phase
Quelle: Eigene Darstellung.

2.3 Analyze-Phase

In der Analyze-Phase werden mithilfe verschiedener Kennzahlen die Stellhebel 12
identifiziert, die unmittelbaren Einfluss auf die definierten Zielgrößen (CTQ) haben. In dieser Phase findet eine fokussierte Auseinandersetzung mit den potenziellen Ursachen des Problems statt.[7] Um die gemessenen Prozesse aussagekräftig auszuwerten, ist die Berechnung von arithmetischen Mittelwerten für die Gesamtdurchlaufzeiten, aber auch für die einzelnen Prozess- und Wartezeiten sinnvoll. Hierbei ist in den meisten Fällen bei der Verteilung der einzelnen Messergebnisse eine Gauß'sche Normalverteilung erkennbar. Dies bedeutet, dass bei jeder Datenaufnahme immer auch Werte vom errechneten Mittelwert abweichen und sich bei der grafischen Darstellung der Messergebnisse eine Glockenform zeigt[8] (siehe Abbildung 5). Diese Verteilung der Messergebnisse ist meist darauf zurückzuführen, dass im Augenzentrum sehr unterschiedliche Patienten durch die Prozesse laufen. Die in Abbildung 5 gezeigten Ergebnisse zeigen beispielsweise, dass es auf der einen Seite Patienten gibt, die nur eine Minute in der Voruntersuchung sind und auf der anderen Seite durchaus auch Patienten ins Zentrum kommen, die fünf Minuten Zeit in der Voruntersuchung benötigen. Der vielfache Einwand „Man kann die Prozesse im Augenzentrum nicht standardisieren, weil hier mit Menschen gearbeitet wird und nicht jeder gleich ist", ist daher nur bedingt richtig. Auch wenn die Patienten selbstverständlich nicht alle gleich sind, können im Rahmen der Six Sigma-Methodik dennoch arithmetische Mittelwerte berechnet werden, die eine Aussage über die durchschnittliche Prozesszeit zulassen.

7 Lunau (Hrsg.): Six Sigma + Lean Toolset. 2014, S. 163.

8 Bundesverband Geothermie: Gauß-Verteilung. 2020. Online: https://www.geothermie.de/bibliothek/lexikon-der-geothermie/g/gauss-verteilung.html [abgerufen am 6.10.2021].

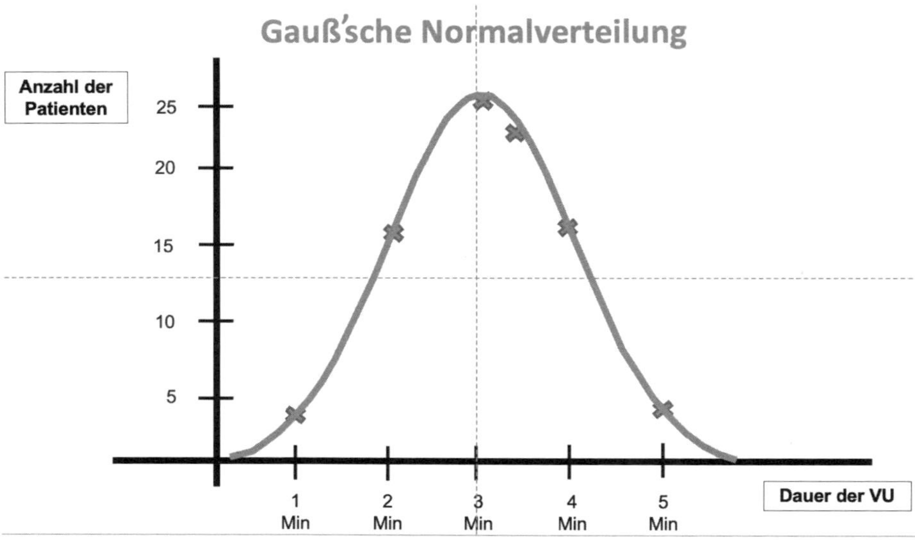

Abb. 5: Gauß'sche Normalverteilung
Quelle: Eigene Darstellung.

13 In der Analyze-Phase kann neben der Berechnung von arithmetischen Mittelwerten für Prozess- und Wartezeiten auch die Berechnung der jeweiligen Medianwerte sinnvoll sein, da bei diesen „Ausreißerwerte" nicht so stark ins Gewicht fallen. Außerdem ist die Berechnung von Standardabweichungen für die jeweiligen Prozesskennzahlen äußerst sinnvoll. Die Ausprägungen der Standardabweichungen erlauben Aussagen über die Prozessstabilität, welche ein sehr wichtiger Faktor für die Prozessoptimierung ist. Die Prozessstabilität hat unmittelbaren Einfluss auf die Termin- und Slotstruktur, auf die für die Patienten entstehenden Wartezeiten und auf die Auslastung z. B. des OPs. Eine hohe Standardabweichung bei den Prozess- und Wartezeiten ist ein Indikator für einen instabilen Prozess. Sie zeigt an, dass der Prozess über einen längeren Zeitraum (z. B. einen ganzen Tag) gemessen nicht gleichmäßig durchgeführt wird und infolgedessen Slots und Termine nicht zuverlässig geplant werden können. Hieraus folgen im Praxis- und Klinikalltag Patientenstau und Wartezeiten oder umgekehrt Leerläufe in der Sprechstunde und im OP.

14 Im Hinblick auf das definierte CTQ geben der arithmetische Mittelwert und die Standardabweichung aussagekräftige Hinweise über das Maß der notwendigen Prozessoptimierung. Im besten Falle sollte im arithmetischen Mittelwert das angestrebte Ziel erreicht und dabei gleichzeitig eine geringe Prozessstreuung (Standardabweichung) erzielt werden. Um die individuellen Stellhebel der Prozesse zu identifizieren, müssen die unterschiedlichen Merkmale der Patienten, die in der Measure-Phase neben den Prozessdaten ebenfalls aufgenommen wurden, miteinander verglichen werden (Korrelationsanalysen). Hierbei wird deutlich,

unter Berücksichtigung welcher Merkmale eine Veränderung in den Analyseergebnissen erkennbar wird.

2.4 Improve-Phase

In der Improve-Phase werden die identifizierten Stellhebel zur Prozessoptimierung dann in die optimale Position gebracht. Hierbei werden Lösungsideen auf der Basis der Kernursachen abgeleitet, bewertet, ausgewählt und die Implementierung detailliert geplant.[9] 15

Bei der Umsetzung der erarbeiteten Prozessveränderungen entsteht nicht selten ein gewisser Widerstand seitens der am Prozess beteiligten Mitarbeiter. Dieser Widerstand beruht in den meisten Fällen auf der Tatsache, dass Veränderungen im Prozess ein Verlassen der bekannten Komfortzone bedeuten. Hier benötigt es oftmals etwas Zeit, die neuen Prozessbedingungen kennenzulernen und diese zu akzeptieren. 16

Je nach Struktur des Zentrums ist die Durchführung von Prozess-Workshops mit den am Prozess beteiligten Mitarbeitern eine gute Methode, die Akzeptanz der Prozessveränderungen zu fördern. Durch das gemeinsame Ableiten sinnvoller Maßnahmen wird die Veränderung gemeinschaftlich getragen und nicht durch die Unternehmensführung „vordiktiert". 17

Bis ein veränderter Prozess seine volle Effektivität und Effizienz entfaltet, vergeht meist ein gewisser Zeitraum. Das ist durchaus normal. Zu Beginn der Prozessumstellung werden die geänderten Prozesse von den Mitarbeitern oft als „sperrig" empfunden. Nach einer gewissen Zeit gehen die veränderten Prozessabläufe dann allerdings in eine Routine über und erst dann kann der Grad der Zielerreichung abschließend bewertet werden. 18

2.5 Control-Phase

Die Control-Phase stellt die letzte Phase des DMAIC-Zyklus dar. Diese Phase dient der abschließenden Beurteilung, ob die angestrebten Zielgrößen erreicht wurden und gibt Aufschluss darüber, inwieweit eine weitere Prozessoptimierung notwendig ist. Neben der Überprüfung des neuen Ist-Zustandes (erneute Messung der Parameter), steht auch die nachhaltige Verankerung der umgesetzten Maßnahmen auf dem Programm. Durch eine transparente und nachvollziehbare Dokumentation werden die neu gewonnenen Erkenntnisse für das Augenzentrum verbindlich festgehalten.[10] Besonders die langfristige Umsetzung bestimmter Prozessstandards stellt hierbei oftmals die größte Herausforderung dar. Um dies zu gewährleisten, ist die regelmäßige Überprüfung der konsequenten Umsetzung der 19

9 Lunau (Hrsg.): Six Sigma + Lean Toolset. 2014, S. 267.
10 Lunau (Hrsg.): Six Sigma + Lean Toolset. 2014, S. 345.

definierten Prozesse eine zwingende Voraussetzung. Mithilfe der im Beitrag 7 „Grundlagen des Prozessmanagements" beschriebenen Visualisierungsmöglichkeiten (Flowchart, Swimlane-Diagramm, tabellarische Form) können die Prozesse für alle Mitarbeiter des Zentrums eindeutig dokumentiert werden.

3 Fazit

20 Die Six Sigma-Methodik ermöglicht eine objektive Betrachtung von Prozessen und bildet die ideale Grundlage zur effizienten Ausrichtung der Prozesse im Hinblick auf die genannten Prozessbeteiligten. Durch die Ermittlung objektiver Kennzahlen werden Diskussionen über notwendige Maßnahmen um ein Vielfaches reduziert. Auch die Motivation zur Prozessveränderung wird maßgeblich positiv beeinflusst. Das Durchlaufen der einzelnen Projektphasen gibt den Projekten die notwendige Struktur und bewirkt eine ideale Standardisierung.

Literatur

Back, S./Weigel, H.: Design for Six Sigma. München 2014.

Bundesverband Geothermie: Gauß-Verteilung. 2020. Online: https://www.geothermie.de/bibliothek/lexikon-der-geothermie/g/gauss-verteilung.html [abgerufen am 6.10.2021].

Lunau, S. (Hrsg.): Six Sigma + Lean Toolset. Berlin/Heidelberg 2014.

Beitrag 9

Prozessmanagement als Grundlage des Termin- und Slotmanagements

Victoria Pollig

Schlagwortübersicht

Abstract: Das Termin- und Slotmanagement steht in enger Beziehung zum Prozessmanagement. Definierte und mit geringer Streuung ausgeführte Prozesse ermöglichen eine zuverlässige Planung des Patientenaufkommens in der Praxis und gewährleisten so eine optimale Nutzung der zur Verfügung stehenden Ressourcen. Durch eine gezielte Planung verschiedener Slotarten und einer Bündelung von Patienten mit gleichem Besuchsgrund in Spezialsprechstunden können Wechselwirkungen zwischen den einzelnen Prozessen auf ein Minimum reduziert werden. Die slotlimitierende Ressource entscheidet hierbei jeweils über die Slotfrequenz der einzelnen Slotarten. Auch das ungeplante Patientenaufkommen durch Patienten, die ohne einen Termin in die Praxis kommen, kann mithilfe eines gezielten Controllings und klar definierter Handlungsanweisungen bestmöglich gesteuert werden. Zur Umsetzung der Termin- und Slotstruktur in den Praxisalltag ist die Nutzung einer digitalen Terminplanungssoftware (innerhalb des Patientenverwaltungssystems oder als additive Software) sinnvoll.

1 Einführung

1 Das Prozessmanagement bildet die entscheidende Grundlage für ein ressourcenorientiertes Termin- und Slotmanagement. Nur wenn die im Zentrum praktizierten Prozesse standardisiert und schriftlich definiert sind, kann eine Termin- und Slotstruktur zuverlässig abgeleitet werden. Wer macht im Prozess was, wie lange dauert es und welche Ressourcen werden für den jeweiligen Prozessschritt benötigt? Die Beantwortung dieser Fragen bildet die Grundlage für die Zusammenstellung der benötigten Terminslots. Die meisten Zeitmanagementprobleme in ophthalmologischen und ophthalmochirurgischen Zentren sind hausgemacht und durch fehlende Prozessstandards und ein mangelhaftes Termin- und Slotmanagement bedingt. Dass Patienten einfach „abgearbeitet" werden, wie sie in die Praxis kommen, ist vielerorts noch gängige Praxis, entspricht aber nicht den Ansprüchen eines professionellen Termin- und Slotmanagements. Zentrumsstrukturen mit mehr als zehn parallel tätigen Ärzten und der vollen Bandbreite der ophthalmologischen Prozesse sind vielerorts zum Alltag geworden. Hier ist es am Ende entscheidend, wann welcher Patient in die Praxis einbestellt wird. Geschieht diese gezielte Steuerung nicht oder nur unzureichend, führt dies zu zahlreichen Problemen:

- Die Wartezeiten der Patienten sind unverhältnismäßig lang.
- Die Patienten warten lange auf einen Termin in der Sprechstunde (Wartezeiten von mehreren Monaten sind nicht selten).
- Vor einzelnen Prozessstationen kommt es immer wieder zum Patientenstau, dies setzt die ausführenden Mitarbeiter unter Druck und führt zu einer Überforderung der Mitarbeiter.
- Termine für die Sprechstunde werden nicht korrekt vergeben und Patienten kommen zu falschen Zeitpunkten in die Praxis (ggf. wenn die gewünschte Sprechstunde oder der gewünschte Arzt gar nicht anwesend ist).

- Die Terminvergabe dauert übermäßig lang und bindet unnötig Personalressourcen.
- Fehlende Vorgaben für Patienten ohne einen Termin oder Notfallpatienten führen oftmals dazu, dass zu viele Patienten ungeplant in der Sprechstunde erscheinen.

Aus den beschriebenen Problemen wird schnell deutlich, dass durch ein struktu- 2
riertes Termin- und Slotmanagement nicht nur (Personal-)Kosten gespart werden können, sondern auch eine gezielte Nutzung der vorhandenen Ressourcen möglich (steuerbar) wird. Die Grundlage hierfür bilden die mehrfach erwähnten Prozessstandards. Ist das Termin- und Slotmanagement ressourcenorientiert auf die Prozesse der Praxis/des Zentrums angepasst, können sowohl eine Unter- als auch eine Überforderung der Mitarbeiter vermieden werden. Auch die Wartezeiten der Patienten innerhalb der Praxis reduzieren sich auf ein Minimum. Ziel sollte es sein, die Praxis- und OP-Strukturen ideal miteinander zu verknüpfen und so die vorhandenen personellen, räumlichen und apparativ-diagnostischen Ressourcen bestmöglich zu nutzen. Durch ein effizientes Termin- und Slotmanagement wird der Praxisalltag planbar und stellt nicht jeden Tag aufs Neue eine „Wundertüte voller Überraschungen“ dar.

2 Zusammenstellung einer effizienten Termin- und Slotstruktur

2.1 Erarbeitung der Prozessbedingungen

Bei der Erstellung einer effizienten Termin- & Slotstruktur steht die Erarbeitung der 3
Prozessbedingungen an erster Stelle. Hierbei bilden die bereits im Beitrag 7 „Grundlagen des Prozessmanagements“ beschriebenen Prozessstandards die Grundlage für die spätere Termin- und Slotstruktur. Die allgemein im Augenzentrum praktizierten Prozesse sollten in einem gemeinsamen Brainstorming gesammelt und anschließend nach dem Pareto-Prinzip (20-80-Regel, siehe hierzu auch Beitrag 1 „Strategie und Taktik“) priorisiert werden. Nur die nach dem Pareto-Prinzip wichtigen Prozesse bekommen hinterher eine eigene Slotart (z. B. die Prozesse Katarakt, IVOM, Glaukom und Diabetes). Die Prozesse, die nach dem Pareto-Prinzip nicht den Großteil der Patientenkontakte auslösen, werden am Ende in einer allgemeinen Slotart zusammengefasst (z. B. allgemeine Kontrolle). Die nach dem Pareto-Prinzip identifizierten Prozesse sollten dann im Detail ausgearbeitet und beispielsweise in der Tabellenform (siehe hierzu auch Beitrag 7) visualisiert werden. Durch die Visualisierung der Prozessinhalte in einer Tabelle werden die anschließend benötigten Informationen übersichtlich und strukturiert zusammengefasst. Es sollte deutlich werden, welche Ressource zu welcher Zeit im Prozess benötigt wird und wie lange der jeweilige Prozessschritt ausgeführt wird. Hierbei ist die Prozesszeit entscheidend, in der die Mitarbeiter aktiv mit dem Patienten arbeiten. Eventuelle Wartezeiten, die z. B. durch die Weitstellung der Pupille entstehen, können in

diesem Schritt vorerst unberücksichtigt bleiben. Sind die Prozesse definiert und schriftlich fixiert worden, sollten diese vor Erarbeitung der weiteren Schritte auf ihre Effizienz hin überprüft werden. Hierbei stehen sich die Fragen „Wie wird der Prozess optimal durchgeführt?“ und „Wie wird der Prozess aktuell durchgeführt?“ gegenüber. Zur Beantwortung der zweiten Fragestellung können folgende weiterführende Fragen hilfreich sein:

- Wird der Prozess von allen Prozessbeteiligten gleich durchgeführt?
- Wie stabil läuft der Prozess? (siehe hierzu auch Beitrag 8 „Six Sigma-Methodik zur Prozessoptimierung“)?
- Welche Stellhebel gibt es, um die Effizienz des Prozesses zu steigern?
- Gibt es verschiedene Prozessvariationen (z. B. Katarakt-OP bei eigenen Patienten und Katarakt-OP mit „Same-Day“-Voruntersuchung)?

4 Im Ergebnis ist es wichtig, dass die im abschließend definierten Prozess aufgeführten Prozessschritte sowohl inhaltlich als auch zeitlich mit den tatsächlich praktizierten Prozessen übereinstimmen. Nur wenn am Ende die realisierten Slotfrequenzen auch den geplanten Slotfrequenzen entsprechen, können die Prozesse im Praxisalltag in einem Fließgleichgewicht ausgeführt werden. Ist die realisierte Slotfrequenz am Ende langsamer als die geplante Slotfrequenz, kommt es zu einem Patientenstau vor einzelnen Stationen.

Beispiel

Ein vielfach in der Praxis beobachtetes Beispiel hierfür ist die Arzt-Patienten-Zeit im konservativen Bereich der Praxis. Werden im Termin- und Slotmanagement beispielsweise 10 Minuten pro Arzt-Patienten-Kontakt geplant, der Arzt benötigt aber pro Patient durchschnittlich 15 Minuten, so baut er pro Patient einen Überhang von 5 Minuten auf. Bei geplanten 6 Patienten pro Stunde und einer Praxisöffnungszeit von 4 Stunden am Vormittag (8:00 bis 12:00 Uhr) addieren sich hier 2 Stunden „Wartezeit“ für den letzten am Vormittag terminierten Patienten. Dies hat negative Auswirkungen auf die Patientenzufriedenheit, aber auch auf die Motivation von Arzt und Mitarbeitern, da dieser Zeitverzug in den meisten Fällen zur Reduktion der Mittagspause oder ggf. zum kompletten Ausfall der Pause führt.

5 Aber auch eine Abweichung in die andere Richtung wirkt sich negativ auf die Effizienz des Augenzentrums aus: Ist die realisierte Slotfrequenz schneller als die geplante Slotfrequenz, kommt es im anderen Extrem zu Leerläufen in den Prozessen.

Beispiel

Arbeitet ein Operateur bei der Durchführung der intravitrealen Injektionen im OP konstant schneller, als die Patienten einbestellt sind, kommt es unweigerlich irgendwann zum Leerlauf im OP. Dies hat zur Folge, dass sich sowohl der Operateur als auch das gesamte nichtärztliche OP-Team im Leerlauf befinden. Besonders bei wiederkehrenden Leerläufen von mehreren Minuten gehen hier wertvolle Ressourcen verloren (Arztminute = teuerste Minute im Zentrum). Neben den verlorenen Ressourcen wirken sich die beschriebenen Leerläufe auch negativ auf die Mitarbeitermotivation aus und sollten in jedem Fall vermieden werden.

6 Diese beiden Beispiele verdeutlichen, dass unbedingt ein Gleichgewicht zwischen der realisierten und geplanten Slotfrequenz angestrebt werden sollte. Ist dieses

Gleichgewicht hergestellt (entweder durch Optimierung der praktizierten Prozesse oder durch Anpassung der definierten Prozesse), kann mit der Definition der slotlimitierenden Ressource begonnen werden. Hierbei wird festgelegt, durch welche der im Prozess benötigten Ressourcen die Slotfrequenz vorgeben wird.

Beispiel

Bei der Katarakt-Voruntersuchung erfolgt die Beratung hinsichtlich der möglichen IOL (ggf. mit Zusatzfunktion) durch einen Refraktivberater (z. B. Optiker). Anschließend erfolgt die ärztliche Untersuchung inkl. Risikoaufklärung zur Operation. Der Refraktivberater benötigt laut definiertem Prozess 20 Minuten für die Information und Erstberatung des Patienten, der Arzt zur ärztlichen Untersuchung und Aufklärung benötigt – dank der guten „Zuarbeit" des Refraktivberaters – 10 Minuten. Für die Definition der Slotfrequenz gibt es nun zwei verschiedene Möglichkeiten:

- **Möglichkeit A:** Der Refraktivberater stellt die slotlimitierende Ressource dar. Die Slotfrequenz liegt dann bei 20 Minuten. Dies bedeutet, dass alle 20 Minuten ein Patient zur Katarakt-Voruntersuchung ins Zentrum/in die Praxis kommt und alle 20 Minuten jeweils ein Patient vom Refraktivberater an den Arzt übergeben wird. Da der Arzt für seine Tätigkeit jedoch nur 10 Minuten benötigt, muss er nach jedem Patienten zur Katarakt-Voruntersuchung einen anderen Patienten (à 10 Minuten) behandeln. Dies ist durchaus möglich, sollte aber bewusst gesteuert erfolgen. Um negative Auswirkungen auf den Prozess der Katarakt-Voruntersuchungen zu vermeiden, sollten hier ausschließlich Patienten mit ebenfalls gut planbaren Prozessen „eingestreut" werden. Dies könnten beispielsweise Glaukom-Zwischenkontrollen oder postoperative Nachkontrollen sein.
- **Möglichkeit B:** Der Arzt stellt die slotlimitierende Ressource dar. Die Slotfrequenz liegt dann bei 10 Minuten. Dies bedeutet, dass alle 10 Minuten ein Patient zur Katarakt-Voruntersuchung ins Zentrum kommt. Um einen reibungslosen Prozess zu gewährleisten, müssen in diesem Fall zwei Refraktivberater einem Arzt zuarbeiten. Diese nehmen die Patienten im Wechsel in Empfang und können so die kalkulierten 20 Minuten mit dem Patienten über die Möglichkeiten der IOL-Wahl sprechen. Diese Variante ist in der Umsetzung nur möglich, wenn die Räumlichkeiten der Praxis ein paralleles Arbeiten zweier Refraktivberater zulassen. Sofern dies möglich ist, kann der Arzt alle 10 Minuten einen Patienten zur Katarakt-Voruntersuchung in Empfang nehmen und so eine reine Katarakt-Sprechstunde durchführen.

In beiden aufgezeigten Beispielen wird bereits von gebündelten Sprechstunden 7
gesprochen. Um eine möglichst gute Prozessstabilität und somit möglichst geringe Wechselwirkungen zu anderen Prozessen zu erzielen, ist es sinnvoll, bestimmte Slotarten in Spezialsprechstunden zusammenzufassen. Hierbei werden die für diesen Prozess benötigten Ressourcen von den anderen in der Praxis durchzuführenden Prozessen entkoppelt. Um am Beispiel der Katarakt-Voruntersuchung zu bleiben, bedeutet dies konkret, dass ein Arzt die Patienten zur Katarakt-Voruntersuchung behandelt und diese nicht auf alle an diesem Tag in der Praxis tätigen Ärzte „verteilt" werden. Auch im Bereich der IVOM-Patientenversorgung macht es großen Sinn, spezialisierte Sprechstunden einzuführen und die benötigten Ressourcen vom allgemeinen Praxisgeschehen zu entkoppeln. Große Zentren gehen sogar dazu über, eigenständige (bauliche) Einheiten für den IVOM-Bereich zu schaffen, um so im beschriebenen Sinne die benötigten Ressourcen möglichst effizient zu entkoppeln. Ausführliche Erläuterungen hierzu sind auch in Beitrag 28 „IVOM-Management" zu finden. Weitere sinnvolle Prozessarten zur Einführung einer Spezialsprechstunde könnten beispielsweise

die Glaukom-Kontrollen oder eine Diabetes-Sprechstunde sein. Durch die gebündelte Einbestellung von Patienten mit dem gleichen Besuchsgrund kommt es zu geringeren Abweichungen von der geplanten Slotfrequenz und zu weniger „Überraschungen“ im Praxisalltag. Weitere Vorteile der Spezialsprechstunden sind

- die optimale Nutzung der räumlichen Ressourcen,
- Vermeidung von Leerlauf beim Arzt,
- wenig/kein Stau vor apparativen Untersuchungen,
- wenig Wartezeit für die Patienten in den Prozessen,
- eine konstante Arbeitsbelastung für die Mitarbeiter,
- keine überfüllten Praxisräume: Gleichgewicht zwischen den im Prozess ankommenden und den Prozess verlassenden Patienten.

8 Ist eine Entscheidung hinsichtlich der sinnvollen Einführung von Spezialsprechstunden getroffen worden, können im nächsten Schritt die benötigten Slotzahlen je Slotart ermittelt werden. Grundlage für die Definition der Slotzahlen können sowohl die im letzten Jahr behandelten Patienten als auch die Patientenfallzahlen der Budgetplanung sein. Wichtig ist hierbei darauf zu achten, in welchem Verhältnis das Angebot und die Nachfrage zueinander stehen. Bei einem Ungleichgewicht zwischen Angebot und Nachfrage kommt es entweder zu langen Wartezeiten auf einen Termin (wenn Angebot < Nachfrage ist) oder zu späteren Leerläufen in der Praxis aufgrund nicht vergebener Termine (wenn Angebot > Nachfrage ist). Ist die Entscheidung über die benötigten Slotzahlen je Slotart getroffen worden, sind die Prozessbedingen zur Planung der Termin- und Slotstruktur abschließend erarbeitet. Folgende Fragen sind dann final beantwortet worden:

- Aus welchen Prozesstypen werden eigene Slotarten abgeleitet?
- Stehen innerhalb dieser Prozesse die geplante und die realisierte Slotfrequenz im Gleichgewicht zueinander?
- Welche Ressource stellt die slotlimitierende Ressource dar und gibt somit die Slotfrequenz vor?
- Für welche Prozesstypen können Spezialsprechstunden eingerichtet und die benötigten Ressourcen hierfür separiert werden?
- Wie viele Slots je Slotart werden benötigt?

2.2 Umgang mit Patienten ohne Termin

9 Im Praxisalltag wird immer wieder beschrieben, dass gerade die Patienten, die ohne einen Termin in die Praxis kommen („o.T.-Patienten“), nicht geplant werden können. Oftmals fehlt es in den Praxen allerdings an klaren Vorgaben, welche Patienten als „Notfall“ eingestuft werden sollen. Zur Planung der benötigten „Puffer“ für die Patienten, die ohne einen Termin in die Praxis kommen, sollten folgende Fragestellungen zentrumsintern beantwortet und für die Mit-

arbeiter an der Anmeldung oder am Telefon in Form einer Handlungsanweisung klar formuliert werden:

- Wann ist ein Patient ein „Notfall"?
- Welche Patienten dürfen ohne einen Termin in der Praxis bleiben?
- Welche Patienten bekommen einen Termin? In welcher Sprechstunde werden diese dann geplant? Hier kann ggf. ein Verweis auf eine mögliche offene Sprechstunde erfolgen.

Sind diese Fragen für alle Prozessbeteiligten klar definiert, können die ungeplan- 10
ten Patienten über einen gewissen Zeitraum zahlenmäßig erfasst werden. Ist dies über die Praxis-EDV bzw. das Controlling nicht möglich, hilft oft auch eine einfache Strichliste an der Anmeldung. Mithilfe der Auswertungen kann dann ein Profil für die Woche erstellt werden. Hierbei wird deutlich, zu welchen Zeitpunkten besonders viele Patienten ohne einen Termin in die Praxis kommen und welche Zeiten eher gering frequentiert von ungeplanten Patienten aufgesucht werden. Anhand des erstellten Profils wird es dann möglich, die benötigten Puffer für die Patienten ohne Termin zu planen und im Termin- und Slotmanagement zu berücksichtigen.

2.3 Definition der Rahmenbedingungen

Um die Termin- und Slotstruktur final planen zu können, müssen im nächsten 11
Schritt die allgemeinen Rahmenbedingungen definiert werden. Hierbei werden die Praxisöffnungszeiten (inkl. der offenen Sprechstunde) und die Arbeitszeiten der Ärzte festgelegt. Sofern einzelne Ärzte sowohl im konservativen als auch im chirurgischen Bereich tätig sind, muss auch hier eine klare Definition der Anwesenheitszeiten in den einzelnen Bereichen erfolgen.

2.4 Finale Zusammenstellung der Termin- und Slotstruktur

Nach der Definition der Prozess- und allgemeinen Rahmenbedingungen und der 12
Kalkulation der benötigen Puffer für die Patienten, die ohne einen Termin in die Praxis/ins Zentrum kommen, kann abschließend mit der finalen Zusammenstellung der Termin- und Slotstruktur begonnen werden. Hierbei sollten nun einzelne Slotarten zu sinnvollen Terminketten zusammengefasst werden. Diese bringen den Vorteil mit sich, dass die Terminvergabe weniger fehleranfällig und deutlich zeitsparender erfolgen kann. Konkret bedeutet dies, dass die zeitliche Beziehung der vorab definierten Slotarten zueinander definiert und bei der Terminvergabe standardisiert in dieser Kombination vergeben werden.

Beispiel

Die zeitliche Beziehung der zu vergebenden Termine bei der Durchführung eines IVOM-Uploads ist in den meisten Zentren klar definiert und könnte folgendermaßen aussehen:

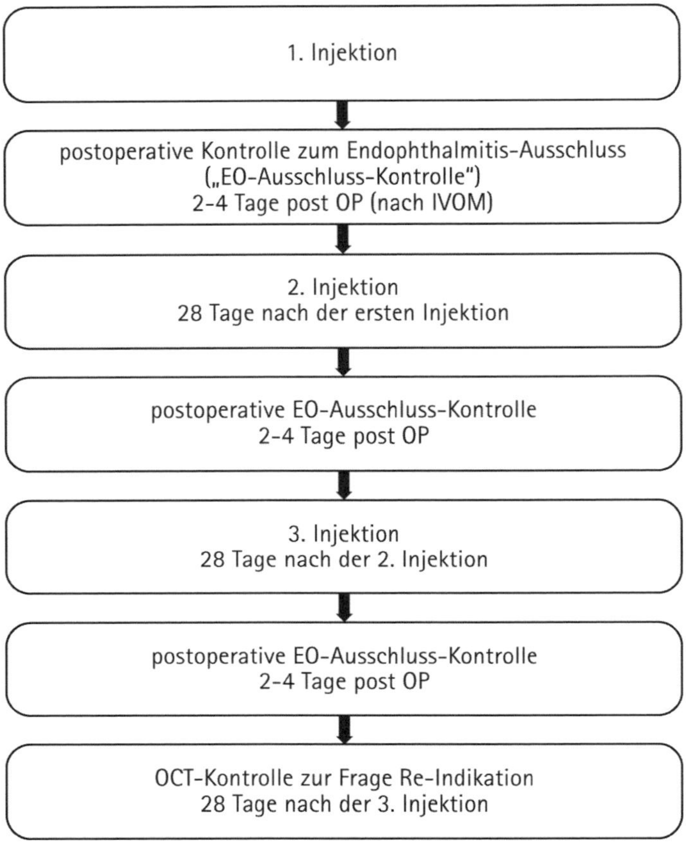

13 Am beschriebenen Beispiel des IVOM-Uploads werden so also standardisiert sieben Termine in einer Terminkette vergeben. Im Vergleich zu einer einzelnen Vergabe der Termine – und einer manuellen „Abzählung" der zeitlichen Abstände – kann der Prozess der Terminvergabe erheblich verkürzt werden.

14 Sind alle gewünschten Terminketten definiert, kann mit der finalen Zusammenstellung der neuen Termin- und Slotstruktur begonnen werden. Zur einfachen praktischen Umsetzung mit Bordmitteln kann die Verwendung von Excel hilfreich sein. Hier können die bereits definierten Daten hinterlegt und abgeglichen werden. Das Zusammenstellen der Termin- und Slotstruktur kann mit einem Puzzle verglichen werden: Die festgelegten Rahmendaten (Praxisöffnungszeiten, OP-Zeiten, Arbeitszeiten der Ärzte) bilden hierbei den „Rahmen" des Puzzles. Die einzelnen Slotarten in der jeweils benötigen Anzahl bilden die verschiedenen

Puzzlesteine, die in den Rahmen gepuzzelt werden müssen. Eventuell freibleibende Zeiten können abschließend mit allgemeinen Kontrollterminen oder Kurzkontrollen aufgefüllt werden.

3 Digitale Terminplanungssysteme zur idealen Prozessunterstützung

Um das Termin- und Slotmanagement ideal umzusetzen ist die Verwendung einer 15
Terminplanungssoftware in jedem Fall empfehlenswert. Der klassische „Papierkalender“ ist nicht mehr zeitgemäß und kann die notwendigen Funktionen zur optimalen Prozessunterstützung nicht bieten. Die gängigen Patientenverwaltungssysteme (PVS) stellen bereits einen digitalen Terminkalender zur Planung der Patienten zur Verfügung. Im Hinblick auf die dort enthaltenen Funktionen gibt es allerdings große Unterschiede zwischen den Systemen und nicht alle in den PVS enthaltenen Kalender erfüllen die Anforderungen an ein modernes Termin- und Slotmanagement. Alternativ zu dem im Patientenveraltungssystem enthaltenen Kalender kann ein additives EDV-Tool genutzt werden, welches über eine Schnittstelle mit dem Praxissystem verbunden wird. Hier sind ebenfalls einige sehr geeignete Tools auf dem Markt zu finden. Grundsätzlich gilt es bei der Entscheidung zu überprüfen, welche Funktionen das jeweilige System bzw. Tool anbietet. Hier lohnt es sich, die Systeme untereinander zu vergleichen. Um eine Entscheidung treffen zu können, welches System am geeignetsten ist, sollte vorab ein individuelles Anforderungsprofil erstellt werden. Folgende Funktionen sind im Rahmen eines optimalen Prozessmanagements empfehlenswert.

Definition verschiedener Slotarten und Slotfrequenzen

Durch das Einrichten der jeweils erarbeiteten Sprechstunden wird eine bindende 16
Termin- und Slotstruktur für den Praxisalltag vorgegeben. Für jeden Wochentag sollte klar im System hinterlegt werden können, welche Slotarten wann vergeben werden können und wie die jeweils definierte Slotfrequenz (Patiententaktung) im betreffenden Prozess (Slotart) ist. Nur so können die Prozesse zuverlässig und ohne große Streuung durchgeführt werden. Zur Terminvergabe können die im System eingerichteten Termine dann ausgewählt werden. In einem nächsten Schritt werden die freien Termine in den jeweils eingerichteten Sprechstunden angezeigt.

> **Beispiel**
> Ein Patient möchte einen Termin zur Glaukom-Kontrolle vereinbaren. Die Praxis hat definiert, dass die Glaukom-Sprechstunde jeden Dienstag und Donnerstag von 14:00 bis 18:00 Uhr stattfindet. Wird die Terminart „Glaukom-Kontrolle“ durch den Mitarbeiter bei der Terminvergabe angewählt, zeigt das System direkt mögliche freie Terminoptionen an einem Dienstag oder Donnerstag zu den Zeiten der Glaukom-Sprechstunde an und ein gewünschter Termin kann gebucht werden.

17 Die beschriebene Einrichtung fester Sprechstundenstrukturen bringt zwei entscheidende Vorteile im Hinblick auf das Prozessmanagement mit sich: Zum einen wird die Anzahl falsch vergebener Termine auf ein Minimum reduziert und zum anderen können die einzelnen Sprechstundentage bestmöglich inhaltlich geplant werden, da die dann auszuführenden Prozesse klar definiert sind und nicht variieren. Hieraus resultiert natürlich, dass Glaukom-Patienten dann auch nur dienstags und donnerstags zwischen 14:00 und 18:00 Uhr einen Termin für diesen Besuchsgrund erhalten können. Die Realität in verschiedenen Zentren zeigt vielfach, dass die Patientenakzeptanz diesbezügliche sehr hoch ist. Hierbei ist auch eine entsprechende Kommunikation bei der Terminvergabe sehr hilfreich: „Wir haben dienstags und donnerstags unsere Spezialsprechstunde für Patienten mit Grünem Star. Hier können sich unsere Spezialisten die erforderliche Zeit für Ihr Anliegen nehmen. Passt Ihnen denn grundsätzlich der Dienstag oder der Donnerstag besser?“

Vergabe von Serien- und Kombinationsterminen

18 Neben den im ersten Punkt beschriebenen klaren Vorgaben zur Terminvergabe spielen sogenannte Serien- und Kombinationstermine eine wesentliche Rolle bei der Optimierung des Terminvergabeprozesses. Durch die Einrichtung klar definierter Serientermine (z. B. IVOM-Upload inkl. Nachkontrollen und abschließender OCT-Kontrolle, siehe hierzu Kapitel 2.4 „Finale Zusammenstellung der Termin- und Slotstruktur“) können mit „einem Klick“ automatisiert mehrere, zeitlich in Bezug stehende Termine vergeben werden. Das spart nicht nur Zeit im Terminvergabeprozess, sondern wirkt sich auch qualitativ auf die Vergabe der Termine aus. Die im System eingerichteten zeitlichen Abstände der einzelnen Termine werden zuverlässig eingehalten und müssen nicht manuell von den Mitarbeitern „ausgezählt“ werden. Auch die Einrichtung und Vergabe von Kombinationsterminen wirkt sich positiv auf die Prozessqualität aus. In Kombinationsterminen werden mehrere im Prozess benötigte Ressourcen ebenfalls „mit einem Klick“ gebündelt geplant. Ein Beispiel hierfür bietet die Katarakt-Voruntersuchung, bei der oftmals die Ressourcen „Refraktivberater“ und „Arzt“ benötigt und gebündelt geplant werden. Diese Ressourcen werden in einem Termin kombiniert und die zeitliche Beziehung der benötigten Ressourcen definiert. Die Slotart „Katarakt-VU“ könnte somit beispielsweise erst 20 Minuten die Ressource Refraktivberater und anschließend 10 Minuten die Ressource Arzt beinhalten.

Automatische Generierung eines Terminzettels

19 Auch diese Funktion stellt einen wesentlichen Stellhebel zur Optimierung des Terminvergabeprozesses dar. Durch den automatisierten Ausdruck eines Terminzettels werden nicht nur zeitliche Ressourcen bei der Erstellung des Terminzettels eingespart, sondern die Quote falsch notierter Termine auch auf nahezu null reduziert. Nach erfolgter Buchung der Patienten in den benötigten Terminen kann der Terminzettel direkt ausgedruckt und den Patienten mitgegeben werden.

Online-Terminvergabe für Patienten und Zuweiser

Die Online-Terminvergabe ist eine Funktion, der eine zunehmende Bedeutung 20
zukommt. Auch wenn sicherlich nicht jede Terminart geeignet ist, durch die Patienten online selbstständig gebucht zu werden, kann die Vergabe von Terminen online eine deutliche Verringerung des Telefonaufkommens zur Folge haben und somit die im Augenzentrum stattfinden Prozesse positiv beeinflussen. Die eingerichteten Slotarten sollten auf ihre „Online-Tauglichkeit" hin überprüft und individuell freigeschaltet werden. Auch besteht die Möglichkeit, einzelne Termine für die zuweisenden Augenärzte freizuschalten, damit diese beispielsweise einen Termin zur Katarakt-Voruntersuchung direkt buchen können und der Versand eines Faxes oder der Anruf in der Praxis obligat wird.

Recall-System

Ein automatisiertes Recall-System trägt dazu bei, dass die Patienten die verein- 21
barten Termine zuverlässiger wahrnehmen und somit Leerläufe aufgrund fehlender Patienten im Zentrum vermieden werden. Nach erfolgter Einwilligung der Patienten können diese per E-Mail und/oder SMS an gebuchte Termine erinnert werden.

Retrospektive Auswertung der Ressourcenauslastung

Um die Prozesse optimal steuern zu können und eine objektive Aussage über die 22
Effizienz des Termin- und Slotmanagements zu ermöglichen, sollte die Auslastung der eingerichteten Ressourcen retrospektiv ausgewertet werden. Hierdurch wird deutlich, ob das aktuelle Terminangebot dem tatsächlichen Bedarf der Patienten entspricht. Sprechstunden, die stark ausgelastet sind und lange Wartezeiten auf einen Termin zur Folge haben, sollten ausgeweitet, Sprechstunden mit Leerläufen eingekürzt werden.

Teil II.3 Kommunikation

Beitrag 10

Kommunikation innerhalb des Teams

Henning Goebel

Schlagwortübersicht

Abstract: Eine gelungene Kommunikation innerhalb des Teams ist maßgeblich entscheidend für ein erfolgreiches Praxismanagement und somit für den Gesamterfolg des Unternehmens Augenarztpraxis, -MVZ bzw. -Klinik. Damit Kommunikation nicht dem Zufall überlassen bleibt, sollte eine verbindliche Regelkommunikation aufgebaut und in den Praxisalltag implementiert werden. Die Kommunikationsstruktur kann hierbei auf die im QM-System hinterlegte Aufbauorganisation fußen. Je nach Größe der ophthalmologischen Einheit bietet sich eine differenzierte Ausgestaltung der Regelkommunikation an. Um die interne Kommunikation möglichst effektiv und effizient zu gestalten, sollten verbindliche Meeting-Regeln festgelegt und umgesetzt werden. Besondere Meeting- Formen und -Settings können für Abwechslung und Kreativität im Praxisalltag sorgen. Neben der Regelkommunikation gehört das Feedback zu einem wichtigen Führungsinstrument. Gelingt es, dieses konstruktiv zu geben und zu empfangen, kann eine Feedbackkultur im Unternehmen entstehen, von der sowohl Mitarbeiter als auch Unternehmensleitung nachhaltig profitieren. Die zunehmende Digitalisierung bietet zahlreiche Möglichkeiten, die interne Kommunikation mittels Apps und anderer EDV-Tools zu vereinfachen und auch für junge Mitarbeiter modern zu gestalten.

1 Bedeutung der Teamkommunikation

1 Die Bedeutung der Kommunikation innerhalb des Teams einer Praxis, eines MVZ bzw. einer Klinik wird häufig unterschätzt: Es gibt zahlreiche Themen des Praxismanagements, die einen regelmäßigen Informationsaustausch zwischen Unternehmensleitung, nichtärztlichen und ärztlichen Mitarbeitern erfordern. Eine gut funktionierende Kommunikation ist in diesem Zusammenhang besonders wichtig, damit die oftmals sehr komplexe Praxisorganisation reibungslos läuft.

2 Bei näherer Betrachtung ist festzustellen, dass es vor allem in Bezug auf die vielen unterschiedlichen Prozesse eine sehr hohe Anzahl dieser Kommunikationsanlässe gibt. Diese beziehen sich nicht allein nur auf die Annahme der Patienten, die Voruntersuchung und die Behandlung durch den Arzt. Vielmehr gibt es z. B. verschiedene Sprechstunden, die aufgrund ihrer unterschiedlichen Abläufe und Anforderungen jeweils einen separaten Austausch an Informationen nach sich ziehen. Auch die von den Ärzten z. T. geforderten unterschiedlichen Abläufe, z. B. in Bezug auf die Diagnostik, führen dazu, dass ein erhöhter Informationsaustausch erforderlich ist. Somit ist die Ergebnisqualität der medizinischen Leistungserbringung in ganz wesentlichem Maße auch von der Teamkommunikation abhängig.

3 Auch für die Patienten ist eine gute interne Teamkommunikation von hoher Bedeutung: reibungslose Abläufe sind maßgeblich entscheidend für einen kurzen Aufenthalt in der Praxis, im MVZ bzw. in der Klinik und damit auch für die Zufriedenheit der Patienten. Eine wesentliche Voraussetzung für diese reibungslosen Abläufe ist eine optimale Kommunikation zwischen den handelnden Mitarbeitern.

4 Ein weiterer, ganz wesentlicher Aspekt ist, dass bei einer intakten, sehr gut funktionierenden Kommunikation zwischen den einzelnen Beteiligten eines Prozesses die Fehlerhäufigkeit bei der Bearbeitung von Aufgaben äußerst gering ist.

Eine strukturierte, regelmäßige Kommunikation bedeutet insoweit auch Sicherheit. Demgegenüber führt eine mangelhafte Kommunikation häufig zu Fehlern, die vermeidbar sind.

Auch wirtschaftlich betrachtet bietet eine funktionierende Kommunikation nicht 5
zu unterschätzende Vorteile: da die interne Kommunikation ein wesentlicher Bestandteil der reibungslosen Abläufe darstellt, werden hierdurch z. B. Doppeluntersuchungen und Wartezeiten für Patienten vermieden. Dies führt dazu, dass das Personal deutlich effizienter eingesetzt werden kann und dadurch regelmäßig Überstunden reduziert werden. Zudem ist es möglich, das Personal deutlich besser auszulasten, sodass Neueinstellungen möglicherweise nicht so schnell erforderlich sind, wie es ursprünglich vermutet wurde.

Und: Eine gute Kommunikation innerhalb des Teams fördert die Motivation der 6
Mitarbeiter. Diese haben nicht nur den Wunsch, sondern auch den Anspruch, gut über das informiert zu sein, was sie in Bezug auf ihre Tätigkeit wissen müssen. Dies gilt darüber hinaus auch in Hinblick auf die Entwicklung des Unternehmens, für das sie arbeiten. Eine in diesem Zusammenhang (möglicherweise auch gezielte) regelmäßige und umfassende Information fördert die Motivation erheblich und unterstützt zugleich auch die Vermeidung einer möglicherweise drohenden Fluktuation.

2 Regelkommunikation und Kommunikationsstruktur

Das „Rezept“ für eine effektive Kommunikation ist die Einführung einer soge- 7
nannten Regelkommunikation im Rahmen einer zu bildenden Kommunikationsstruktur. Bei der Regelkommunikation handelt es sich um eine geplante, strukturierte und regelmäßig wiederkehrende Kommunikation, die einem festen Rahmen unterliegt.

Dieser festzulegende Rahmen bezieht sich auf vier Faktoren: 8

- Häufigkeit
- Teilnehmerkreis
- Themen
- Rahmenbedingungen

Der Rahmen mit seinen vier Grundvariablen ist individuell festzulegen und davon abhängig, wie groß die Praxis, die Klinik oder das MVZ und die einzelnen Tätigkeitsbereiche sind.

Die Regelkommunikation in ihrer optimalen Form lässt sich am besten über eine 9
Kommunikationsstruktur organisieren bzw. erreichen.

In vielen Praxen, MVZ bzw. Kliniken gibt es bereits durch die Implementierung 10
eines Qualitätsmanagementsystems eine sogenannte Aufbaustruktur. Diese bildet die einzelnen Ebenen und Zuständigkeiten der Organisation und der handelnden

ärztlichen und nichtärztlichen Akteure ab. Sofern es sich um eine transparente und differenzierte Aufbaustruktur handelt, kann die Kommunikationsstruktur aus der Aufbaustruktur heraus abgeleitet werden. Ziel ist es, in Bezug auf den festzulegenden Rahmen vor allem auch die einzelnen Kommunikationskanäle abzubilden.

11 Ausgehend von dem Regelfall, dass in der Aufbaustruktur vieler Praxen nur die einzelnen Funktionsbereiche benannt sind, ist es empfehlenswert, dass die Mitarbeiter der einzelnen Arbeitsbereiche entsprechenden Teams zugeordnet werden.

12 Dazu soll ein Beispiel (ohne Berücksichtigung von Verwaltung, speziellen Arbeitsbereichen und Sprechstunden) dienen.

13 Es werden in diesem Beispiel drei Teams gebildet:

- Team A (Anmeldung, Telefon, Check Out/Terminvereinbarung),
- Team B (Voruntersuchung, Diagnostik),
- Team C (OP).

14 Allen Teams steht eine Teamleitung vor. Diese entspricht praktisch einer Abteilungsleitung, die es regelmäßig in Unternehmen der freien Wirtschaft gibt. Neben den Teams und deren jeweiligen Teamleitungen wird in diesem Beispiel die Praxismanagerin und die Unternehmensleitung in die Kommunikationsstruktur mit einbezogen (vgl. Abbildung 1).

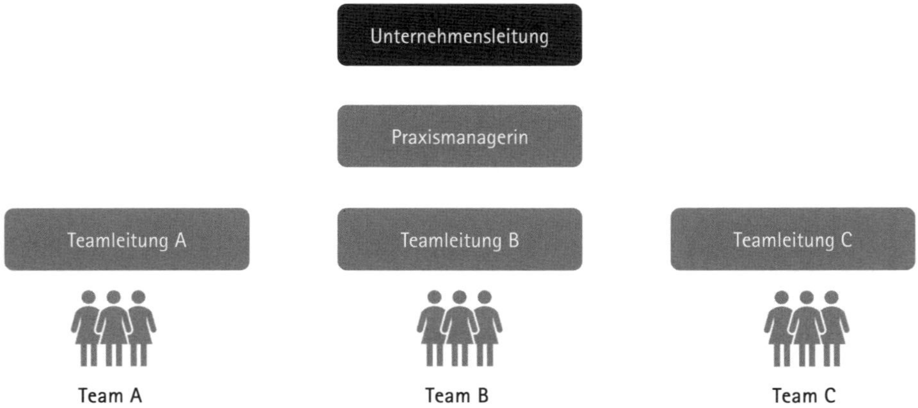

Abb. 1: Übersicht Kommunikationspartner

Quelle: Eigene Darstellung optimed – Impulse für Medizin-Berufe GmbH.

15 Ausgehend von dieser Grundstruktur ist nun festzulegen:

- Wer kommuniziert mit wem zu welchem Anlass?
- Was wird kommuniziert/welche Themen werden besprochen?
- Wann erfolgt die Kommunikation?

Dem Beispiel folgend, führt z. B. die Unternehmensleitung mit der Praxismanagerin alle zwei Wochen eine Dienstbesprechung durch (vgl. Abbildung 2). 16

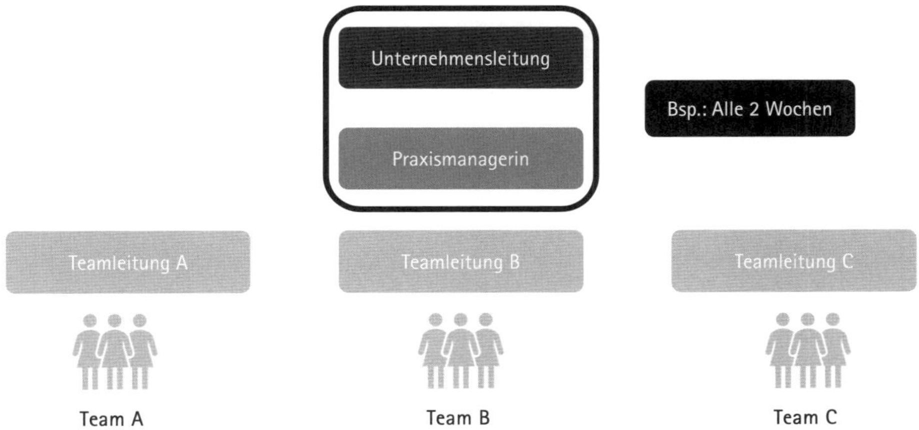

Abb. 2: Besprechung der Unternehmensleitung und der Praxismanagerin
Quelle: Eigene Darstellung optimed – Impulse für Medizin-Berufe GmbH.

Die Dienstbesprechung kann sich z. B. auf folgende Themen beziehen: 17

- Neugestaltung/Änderung von Prozessen
- Personalbedarf und Personaleinsatz
- Wichtige Problemstellungen in der Organisation/in den Teams
- Wichtige Patientenbeschwerden, die möglicherweise Risiken nach sich ziehen
- Marketing
- Betreuung von Filialen
- ...

Die Praxismanagerin ihrerseits führt mit den Teamleitungen eine Dienstbesprechung in wöchentlichem Turnus durch (vgl. Abbildung 3). 18

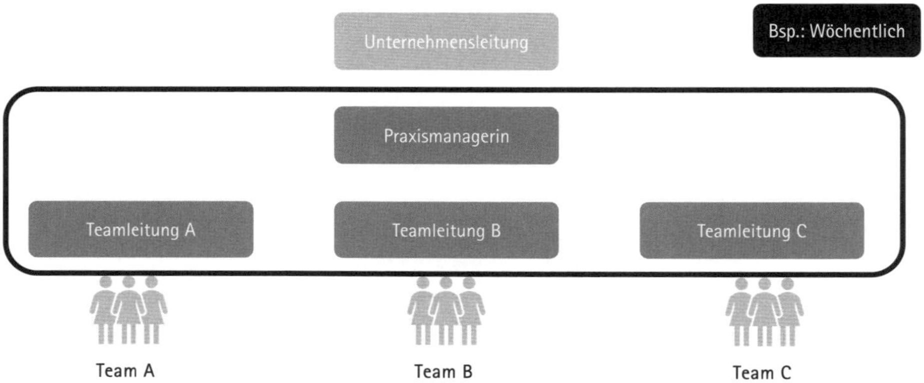

Abb. 3: Besprechung der Praxismanagerin und der Teamleitungen
Quelle: Eigene Darstellung optimed – Impulse für Medizin-Berufe GmbH.

19 Themen dieser Dienstbesprechung können z. B. sein:

- Ergebnisse, Mitteilungen, Fragestellungen aus der Dienstbesprechung mit der Unternehmensleitung
- Neugestaltung/Änderung von Prozessen
- Analyse der Schnittstellen zwischen den Teams
- Personalbedarf und Personaleinsatz
- Analyse von Verbesserungsvorschlägen aus den Teams
- Problemstellungen in der Organisation/in den Teams
- Patientenbeschwerden
- ...

20 Die jeweilige Teamleitung führt mit ihrem Team zweimal wöchentlich eine Besprechung durch (vgl. Abbildung 4).

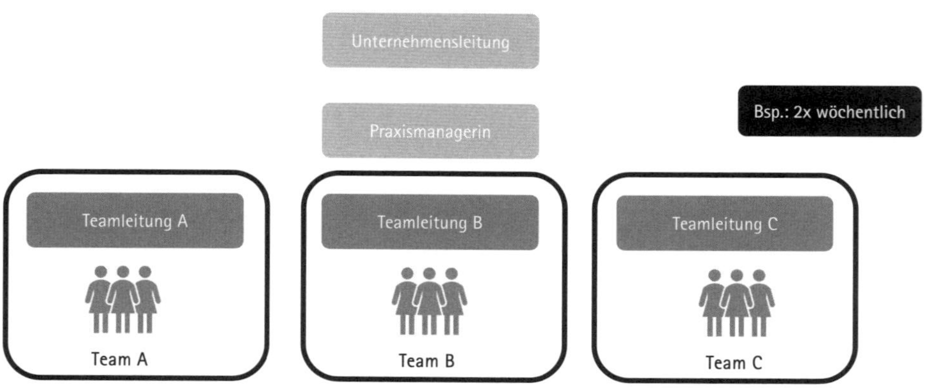

Abb. 4: Besprechung der einzelnen Teams
Quelle: Eigene Darstellung optimed – Impulse für Medizin-Berufe GmbH.

In den jeweiligen Teambesprechungen werden u. a. folgende Themen besprochen: 21

- Mitteilung der nur für das einzelne Team relevanten Informationen, z. B. zu neuen oder geänderten Prozessen
- Änderungen zum Personaleinsatz
- Eruierung von Verbesserungsvorschlägen
- ...

Die vorstehende Kommunikationsstruktur folgt dem Prinzip der sogenannten Top-down- und der Bottom-up-Kommunikation. Ergebnisse, die z. B. aus der Besprechung zwischen Unternehmensleitung und Praxismanagerin resultieren, werden von dieser in der Besprechung mit den Teamleitungen kommuniziert. Dort wird festgelegt, welche dieser Informationen für welches Team relevant sind und dann nur dort von der zuständigen Teamleitung weitergegeben (Top-down-Kommunikation). 22

Informationen, Probleme, Fragen, die sich z. B. in einem Team ergeben, werden dort mit der Teamleitung besprochen. Sofern eine Lösung und/oder Antwort nicht möglich ist, bringt die Teamleitung das betreffende Thema in die Dienstbesprechung der Teamleitungen mit der Praxismanagerin ein. Nur wenn auch hier keine Klärung erfolgen kann, kommuniziert die Praxismanagerin das Thema an die Unternehmensleitung. Hierbei handelt es sich um eine Bottom-up-Kommunikation. 23

Diese Form der Kommunikation bewirkt, dass Informationen nur noch ganz gezielt weitergegeben sowie Fragen und Probleme nur mit denjenigen geklärt werden, die es betrifft. 24

Die in vielen Praxen wöchentlich durchgeführten „Team-Meetings" mit allen Mitarbeitern werden dadurch obsolet. Insoweit wird vermieden, dass die dort besprochenen Themen, die häufig nur einzelne Mitarbeiter oder Gruppen betreffen, nicht bei ohnehin knappen Personalressourcen zeitraubend in „großer Runde" besprochen und diskutiert werden müssen. Nicht zuletzt fördert eine solche Kommunikation auch die Motivation der Mitarbeiter, die auf diesem Wege die für sie wirklich wichtigen, relevanten Informationen erhalten. Zugleich werden die von ihnen geäußerten Fragen und Problemstellungen auch deutlich zielgerichteter weitergegeben. 25

Unabhängig von der hier beschriebenen Kommunikationsstruktur soll die Versammlung aller Mitarbeiter der Praxis, des MVZ bzw. der Klinik natürlich nicht in Gänze entfallen. Allerdings reicht es, diese z. B. nur noch halbjährlich durchzuführen. Auch hier gilt dann, dass im Wesentlichen nur solche Informationen mitgeteilt werden, die die gesamte Belegschaft betreffen. 26

3 Team-Meetings

27 Team-Meetings und Dienstbesprechungen, die von ihrem Inhalt her nicht strukturiert durchgeführt werden, sind i. d. R. nicht effektiv und führen zudem häufig zum Unmut der Teilnehmer. Eine regelmäßige Befragung letzterer im Rahmen der Betreuung von Praxen ergibt immer wieder, dass vor allem folgende Punkte häufig „nerven": der verspätete Beginn eines Meetings, die unvorbereitete/unstrukturierte Durchführung, Endlosdebatten und thematische Verzettelung.

3.1 Meeting-Regeln

28 Dienstbesprechungen und Meetings, die entsprechend der zuvor beschriebenen Kommunikationsstruktur stattfinden, aber auch Versammlungen, an denen die gesamte Belegschaft teilnimmt, sollten deshalb bestimmten Meeting-Regeln unterliegen:

- Festlegung, wer das Meeting vorbereitet und später leitet, ggf. durch Einholung der dazu erforderlichen Autorität seitens der Unternehmensleitung
- Vorbereitung des Meetings: Themensammlung, Erstellen einer Agenda, Festlegung eines Zeitplans (Zeitbedarf je Thema)
- Themen der Agenda mit einer „**IED**-Klassifikation" versehen: **I**nformation (die lediglich mitgeteilt wird), **E**ntscheidung (die gemeinsam herbeigeführt werden soll), **D**ebatte (die gemeinsam geführt werden soll)
- Genaue Einhaltung der geplanten Zeiten (Beginn des Meetings, Dauer der einzelnen Tagesordnungspunkte, Ende des Meetings)
- Aufnahme nur derjenigen Themen, die weitgehend für alle Teilnehmer relevant sind
- Umsetzung des „GEMO"-Prinzips, wenn die Besprechung ausufert: „Good enough, move on!"
- Tagesordnungspunkt „Sonstiges" streichen (Vorsicht: „Sammelbecken" für ausufernde und häufig nur bedingt relevante Themen)
- Und: Achten auf das Einhalten der vorstehenden Meeting-Regeln

29 Die Umsetzung dieser Meeting-Regeln führt regelmäßig zu einer sehr effektiven und für alle Teilnehmer auch zeitlich sehr gut planbaren Besprechung.

3.2 Protokollierung von Team-Meetings

30 Ein wichtiger Punkt ist, die Ergebnisse eines Meetings in einem Protokoll festzuhalten. Dieses dient dazu,

- Besprechungsergebnisse zu dokumentieren,
- Besprechungsergebnisse an abwesende Personen zu kommunizieren,
- eine Maßnahmenverfolgung zu gewährleisten und
- offene Punkte aus dem letzten Protokoll im nächsten Meeting aufzugreifen.

Als mögliche Form eines Protokolls kann folgende Tabelle herangezogen werden: 31

Tab. 1: Beispiel eines Protokolls

Nr.	Thema	Inhalt	Verantwortlich	Zeit	Check
1	Wartung Autorefraktometer	Wartung des Autorefraktometers steht bis spätestens Oktober 2022 an	Praxismanagerin	31.10.2022	Praxismanagerin hat den Wartungstermin für den 20.10.2022 vereinbart

Quelle: Eigene Darstellung optimed – Impulse für Medizin-Berufe GmbH.

Zum Aufbau des Protokolls: 32

- Nach der Nummerierung wird das grundsätzliche Thema notiert.
- In der Spalte „Inhalt“ werden die besprochenen Inhalte festgehalten.
- Wichtig ist, eine Verantwortlichkeit sowie eine Frist für die geplanten Maßnahmen festzulegen.
- Die Spalte „Check“ bietet die Möglichkeit, bereits bis zum Zeitpunkt der Protokollerstellung erledigte Punkte bzw. Zwischenergebnisse aufzunehmen.

3.3 Interaktive Meetings

Meist finden Meetings immer in ein und derselben Form statt: Die Teilnehmer 33
sitzen an einem Tisch oder in einem Kreis und besprechen die Themen der Agenda. Sicherlich spricht nichts gegen diese Form. Aber wieso soll von dieser altbekannten Meetingstruktur nicht einmal abgewichen werden?

Das Ziel besteht darin, unabhängig von den positiven Auswirkungen der zuvor 34
empfohlenen Meeting-Regeln gerade das Interesse und die Motivation der Teilnehmer im Rahmen eines Meetings noch weiter zu fördern. So können z. B. unterschiedliche Kompetenzen, Erfahrungen und Sichtweisen der Teilnehmer auch als Ressource genutzt werden. Zu wichtigen Fragestellungen können viel einfacher Dialoge initiiert werden, die schließlich einen wertvollen Input mit sich bringen können. Ferner kann möglicherweise ein fachübergreifender Austausch stattfinden bzw. gefördert und die Zusammenarbeit dadurch verbessert werden. Frontal-Präsentationen können mit interaktiven Sequenzen angereichert werden. Die dadurch bedingte methodische Abwechslung soll zum Ziel haben, neue Energien und vor allem die uneingeschränkte Aufmerksamkeit bei den Teilnehmern zu wecken.

Und: sehr häufig ist zu beobachten, dass durch interaktiv gestaltete Meetings z. B. 35
Maßnahmen zu besprochenen Themen innerhalb kürzester Zeit auch gemeinsam entwickelt werden können und diese dadurch später eine viel bessere Akzeptanz finden.

36 Interaktive Meetings können u. a. durch folgende Elemente gestaltet werden:

World-Café

37 Es werden z. B. drei Gruppen gebildet, die sich an jeweils einem Tisch versammeln. Jede Gruppe bearbeitet eine zuvor angegebene Fragestellung und hat dazu 15 Minuten Zeit. Innerhalb dieser Zeit werden so innerhalb jeder Gruppe zu einem Thema in der Regel bereits verwertbare Ergebnisse erarbeitet, die auf einem Flipchart notiert werden.

38 Nach Ablauf dieser Zeit wechseln die Gruppen die Tische und bearbeiten die Fragestellung eines anderen Tisches, jeweils ergänzend zu den dort bereits vorhandenen Ergebnissen. Optimalerweise verbleibt ein sogenannter „Gastgeber" an jedem Tisch und führt die neue Gruppe kurz in das Ergebnis der vorherigen Gruppe ein. Nach Ablauf weiterer 15 Minuten findet ein erneuter Wechsel statt, sodass jede Gruppe an jedem Tisch das dortige Thema bearbeitet hat.

39 Das Ziel besteht darin, die Gedanken und Ideen von drei Gruppen zu den jeweiligen Fragestellungen/Themen zu verknüpfen bzw. die bereits erarbeiteten Ergebnisse sinnvoll weiterzuentwickeln.

40 Am Ende werden alle Ergebnisse gemeinsam in einer „Ergebnisgalerie" gesichtet und die wichtigsten Aussagen durch die Teilnehmer mithilfe von Klebepunkten priorisiert.

41 Durch diese Methodik können verschiedene, möglicherweise auch komplexe Fragestellungen durch alle Teilnehmer innerhalb kürzester Zeit bearbeitet werden. Dabei ergeben sich regelmäßig sehr spannende und vor allem nutzbare Ergebnisse.

Flüster-Gruppen

42 Bei dieser Methodik werden eine oder mehrere Fragestellungen jeweils zwei Teilnehmern zur Diskussion gegeben. Die Bildung dieser Zweiergruppen erfolgt durch die Aufforderung, dass sich zwei Teilnehmer zusammenschließen, die an diesem Tag noch nicht oder kaum miteinander gesprochen haben. Aufgabe der Zweiergruppe ist es, die Fragestellung z. B. 5 Minuten zu diskutieren und eine Meinung dazu zu bilden. Im Anschluss daran erfolgt die Vorstellung der Ergebnisse im Team.

43 Das Ziel besteht darin, dass alle Teilnehmer in die Meinungsbildung einbezogen werden und darüber hinaus auch üben sollen, Standpunkte zu formulieren. Ferner werden so auch die Teilnehmer aktiv berücksichtigt und gefördert, die häufiger zurückhaltend sind, aber durchaus interessante Gedanken zu einem Thema beitragen können.

3.4 Weitere Meeting-Formen

Je nach Thema und auch Größe der Gruppen kann der Ort des Meetings geändert werden und so zu einer inspirierenden Abwechslung führen. 44

Steh-Meeting

Diese Form eignet sich vor allem bei Team-Meetings mit nicht allzu langem Zeitbedarf. Das Meeting ist relativ ortsunabhängig und kann auch kurzfristig durchgeführt werden. 45

Outdoor-Meeting

Die Besprechung erfolgt außerhalb des Unternehmens (auch dort als Steh-Meeting oder an einem Tisch). Gerade im Frühjahr, Sommer und Herbst bietet sich diese Form an, um zumindest für einen kurzen Zeitraum das gewohnte Arbeitsumfeld zu verlassen. Dieser Ortswechsel nach draußen regt häufig die Gedanken an und führt zu produktiveren Ergebnissen. 46

Walking-Meeting

Die Erfahrung zeigt, dass es viele Menschen gibt, die kreativer denken können, wenn sie sich in der Natur bewegen. Insofern bieten sich auch das sogenannte Walking-Meeting an, bei dem (entsprechend der örtlichen Voraussetzung) im Rahmen eines Spaziergangs Themen erörtert werden. Das Walking-Meeting ist bei einer eher kleinen Teilnehmeranzahl sinnvoll. 47

Daily Huddle

Bei dem Daily Huddle handelt es sich um ein sehr kurzes Steh-Meeting eines Teams, das nicht länger als 5 Minuten dauert. Dieses kann z. B. zu Beginn und/oder zum Ende eines Tages durchgeführt werden. Inhaltlich geht es bei dem Daily Huddle darum, was z. B. am unmittelbar bevorstehenden Arbeitstag passiert, ob besondere Umstände zu berücksichtigen sind. Das Daily Huddle kann aber auch dazu genutzt werden, am Ende des Tages ein kurzes Résumé zu ziehen bzw. ein Feedback zu geben, wie der Tag verlaufen ist. Darüber hinaus kann das Daily Huddle dazu dienen, Themen aufzugreifen und zu sammeln, die in einem späteren Team-Meeting ausführlich erörtert werden. 48

Das Daily Huddle ermöglicht es zudem, die Kommunikation untereinander zu einem festen und verbindlichen Bestandteil des Arbeitstages zu machen. 49

4 Feedback

Unabhängig von der strukturierten Regelkommunikation im Rahmen einer Kommunikationsstruktur zu bestimmten Kommunikationsanlässen ist es wichtig, dass sich sämtliche in der Praxis bzw. im MVZ oder in der Klinik tätigen 50 ärztlichen und nichtärztlichen Mitarbeiter sowie die Unternehmensleitung regelmäßig ein Feedback geben.

51 Das Feedback dient dazu, jedem Einzelnen in Bezug auf sein Handeln und sein Wirken auf andere einen Vergleich zwischen der Selbstwahrnehmung und der Fremdwahrnehmung zu ermöglichen. Wie wirke ich (wirklich) auf Patienten, aber auch auf das Team in normalen wie auch in stressigen Situationen? Das Feedback gibt insoweit eine wertvolle Rückmeldung über das Verhalten, das Auftreten und das Wirken eines Menschen und – das ist letztlich das zu bewirkende Ziel – hat in der Regel Auswirkungen auf das zukünftige Verhalten. Betrachtet man das Feedback als Führungsinstrument, dient es dem Unternehmensinhaber, der Praxismanagerin, der Teamleitung als Feedbacknehmer u. a. dazu, eine Rückmeldung zu dem eigenen Führungsstil zu erhalten. Als Feedbackgeber erhält die Führungskraft die Möglichkeit, durch ein gezieltes Feedback die Mitarbeiter weiterzuentwickeln und zu motivieren.

52 Es gibt verschiedene Arten des Feedbacks: Das formelle Feedback bezieht sich auf Mitarbeitergespräche, die z. B. jährlich anhand einer eigens dazu entwickelten Struktur durchgeführt werden. Diese dienen der Beurteilung des Mitarbeiters und ermöglichen zugleich die Ableitung von Maßnahmen, damit der Mitarbeiter sein Verhalten und seine Arbeitsweise (weiter) verbessern und er seitens der Unternehmensleitung weiterentwickelt werden kann.

53 Das Anforderungsfeedback gibt Informationen darüber, was für ein Verhalten für bestimmte Tätigkeiten im Rahmen einer ordnungsgemäßen Leistungserbringung gefordert wird.

54 Das Bewertungsfeedback gibt eine Rückmeldung dazu, inwieweit die Tätigkeiten ordnungsgemäß und erfolgreich durchgeführt werden. Es dient dazu, insbesondere Fehler zu korrigieren und zukünftig zu vermeiden. Darüber hinaus soll der Mitarbeiter an Sicherheit dazugewinnen.

55 Das Prozessfeedback hingegen gibt Aufschluss über die Art der Tätigkeitsausführung und bietet, wenn erforderlich, Hinweise zu möglichen Veränderungen.

56 Eine der wichtigsten Feedback-Arten ist das „Day-to-Day“-Feedback. Es erfolgt situativ und spontan und bezieht sich auf das aktuelle Verhalten des Feedbacknehmers. Gerade bei dem Day-to-Day-Feedback sind die sogenannten Feedbackdimensionen wichtig. So ist zu beachten, dass ein Feedback nicht nur in Bezug auf negative Rückmeldungen gegeben werden muss und kann. Vielmehr ist es sinnvoll, ein Feedback auch in Bezug auf positive Verhaltensweisen zu geben. Entscheidend ist insoweit, dass es unterschiedliche „Vorzeichen“ gibt. Ferner ist zu beachten, dass das Feedback rechtzeitig gegeben wird. Bezieht es sich z. B. auf ein Verhalten, das bereits einige Wochen zurück liegt, wird es grundsätzlich seine Wirkung verfehlen. Der Bezug wird für den Feedbacknehmer in diesem Fall nur schwer nachvollziehbar sein. Jedes Feedback sollte spezifisch sein. Das bedeutet, dass es sich auf ein konkretes Verhalten beziehen soll und nicht zu allgemein gehalten wird. Der Grund liegt darin, dass das Feedback ja eine Auswirkung auf

das zukünftige Verhalten haben soll. Dies ist bei einem zu allgemeinen Feedback praktisch nicht möglich.

Das Feedback sollte auch nicht zu häufig eingesetzt werden. Vielmehr ist es bedacht in den Situationen einzusetzen, in denen davon auszugehen ist, dass der Mitarbeiter das Feedback auch wahrnehmen und für sich Erkenntnisse hieraus ableiten kann. Ein zu häufiges Feedback kann den Mitarbeiter auch überfordern und wirkt dann möglicherweise kontraproduktiv. 57

Und abschließend: Ein Feedback sollte immer mit einer bestimmten Portion „Feingefühl“ gegeben werden. Nur dann wird es genau so wahrgenommen, wie es auch formuliert bzw. gemeint ist. 58

Feedback ist also nicht nur ein wichtiges Führungsinstrument, sondern auch ein wichtiges Element in der gesamten Teamkommunikation. Deshalb ist es empfehlenswert, das Geben von (konstruktivem) Feedback für alle innerhalb eines Teams in die Unternehmenskultur einzubinden. Dies gelingt sehr einfach, wenn den Mitarbeitern Sinn und Zweck des Feedbacks vermittelt werden. Hilfreich ist in diesem Zusammenhang auch das Aufstellen von Regeln sowohl für den Feedbackgeber als auch für den Feedbacknehmer. Dies erhöht die Bereitschaft, Feedback zu geben und die Akzeptanz, Feedback auch anzunehmen. 59

Regeln für den Feedbackgeber: 60

- Nicht mit anderen über, sondern direkt mit dem Feedbacknehmer sprechen.
- „Ich-Botschaften“ statt „Du-Botschaften“ geben („Mir ist aufgefallen, dass ...“).
- „Informationskapazität“ des Feedbacknehmers berücksichtigen (Feedback nicht in einer Situation geben, in der der Feedbacknehmer z. B. unter starkem Stress steht).
- Ansprache konkret und konstruktiv auf ein bestimmtes Verhalten beziehen (mit Veränderungsvorschlag).
- Nur veränderbares Verhalten ansprechen.
- Nicht das positive Feedback vergessen.

Regeln für den Feedbacknehmer: 61

- Betrachtung des Feedbacks als „Geschenk“ und Chance für die persönliche Weiterentwicklung.
- Aktiv und aufmerksam zuhören.
- Nicht auf Knopfdruck verteidigen, erklären oder widersprechen.
- Nachfragen, wenn etwas unklar ist.
- Feedback nicht als persönliche Kränkung oder Maßregelung verstehen.
- Späteres Überdenken, inwieweit die (negative) Kritik berechtigt ist, was davon angenommen wird und was nicht.

62 Das Einhalten der vorstehenden Regeln, sowohl durch den Feedbackgeber als auch durch den Feedbacknehmer, führt erfahrungsgemäß dazu, dass das Feedback sinnvoll eingesetzt und als hilfreich empfunden wird und dadurch eine positiv empfundene Feedbackkultur entstehen kann.

5 Digitale interne Kommunikation

63 Im Zuge der in diesem Beitrag beschriebenen Kommunikationsstruktur kann die interne Kommunikation auch durch digitale Tools unterstützt werden. Klassisch wird dazu oftmals der einfache E-Mail-Verkehr genutzt, für den alle Mitarbeiter optimalerweise eine eigene, persönliche E-Mail-Adresse der Praxis, des MVZ bzw. der Klinik erhalten.

64 Alternativ kann die Kommunikation auch über ein unternehmensspezifisches Intranet erfolgen. Dabei handelt es sich um ein internes Netzwerk, das vom öffentlichen World Wide Web völlig unabhängig ist. Ein Intranet kommt häufig dann zur Anwendung, wenn z. B. verschiedene Standorte einer Einrichtung über einen sogenannten VPN-Tunnel (Virtual Private Network) miteinander verbunden werden.

65 In einer Zeit, in der heute nahezu jeder im Unternehmen über ein Smartphone verfügt, kann die Kommunikation auch durch moderne App-Lösungen unterstützt werden. Kommunikations-Apps für Unternehmen sind über verschiedene Anbieter erhältlich und lassen sich zum Teil auf die individuellen Anforderungen hin anpassen sowie auf die Corporate Identity branden.

66 Die Vorteile einer Kommunikations-App sind vielfältig und können z. B. folgende Funktionen umfassen:

- Individueller Austausch der Mitarbeiter oder Teams untereinander sowie mit der Unternehmensleitung und Verwaltung der Praxis, des MVZ bzw. der Klinik durch Einzel- und Gruppenchats
- Einbindung von weiteren Standorten in die Kommunikation und Information
- Durchführung von Umfragen unter den Mitarbeitern zu bestimmten Themen
- Nutzung von Newsfeeds, durch die die Mitarbeiter Neuigkeiten aus dem Unternehmen automatisch eingeblendet bekommen
- Einsichtnahme in Dienst- und Urlaubspläne
- Möglichkeit zur schnellen Abgabe von Krankmeldungen
- Hinterlegung und Bekanntmachung von Dokumenten
- ...

67 Kommunikations-Apps werden unter Berücksichtigung der geltenden Datenschutzbestimmungen entwickelt und mit gängigen Verschlüsselungssystemen versehen, so dass ihr Einsatz bedenkenlos erfolgen kann. Praxen nutzen diese innovative Möglichkeit zur Unterstützung der Kommunikation im Gegensatz zu

Unternehmen in der freien Wirtschaft bisher relativ selten. Vor dem Hintergrund, dass sich Mitarbeiter dadurch aber besonders gut informiert fühlen, die „neue Transparenz“ der Kommunikation sehr zu schätzen wissen und auch viel aktiver daran teilnehmen, sind sie zugleich deutlich besser motiviert. Insofern wird der Einsatz dieser Apps zukünftig sicher schnell zunehmen.

Beitrag 11

Patientenkommunikation

Dr. med. Martin Zeitz

Schlagwortübersicht

Abstract: Professionelle Kommunikation ist einer der wichtigsten Faktoren für den Erfolg eines Augenzentrums. Dabei kommt nicht nur der inhaltlichen Ebene (verbale Kommunikation), sondern auch der Ebene, die den sprachlichen Inhalt flankiert (paraverbale Kommunikation), sowie der sichtbaren Ebene (nonverbale Kommunikation) eine wichtige Bedeutung zu. Ärztliche und nichtärztliche Mitarbeiter eines Augenzentrums kommunizieren fortlaufend mit den Patienten – auch wenn sie sich dessen nicht immer bewusst sind. Durch den bewussten Einsatz von Kommunikation können die Mitarbeiter das Verhältnis zu den Patienten maßgeblich positiv beeinflussen. Hierbei kann bereits die Beachtung einiger kommunikativer Basics eine sehr positive Wirkung entfalten. Kommunikation sollte, genauso wie medizinisch-fachliche Inhalte, elementarer Bestandteil der Fort- und Weiterbildung der Mitarbeiter eines Augenzentrums sein.

1 Die Bedeutung der Patientenkommunikation

1 Die gelungene Kommunikation zwischen ärztlichen bzw. nichtärztlichen Mitarbeitern und Patienten ist der vermutlich wichtigste Faktor für eine erfolgreiche Patientenbeziehung und einer der elementaren Grundpfeiler für ein (wirtschaftlich) erfolgreiches Augenzentrum. Gelungene Kommunikation trägt in wesentlichem Maße zum Vertrauensaufbau seitens des Patienten bei. Gelungene Kommunikation ist ein entscheidender Faktor für die Patienten-Adhärenz und den Therapieerfolg. Gelungene Kommunikation ist eine wichtige Voraussetzung für die Weiterempfehlung des Augenzentrums von Patienten an andere potenzielle Patienten. Gelungene Kommunikation ist in vielerlei Hinsicht der Dreh- und Angelpunkt im erfolgreichen Patienten- und Praxismanagement.

2 Umso verwunderlicher mutet es an, dass die Patientenkommunikation in vielen Augenzentren eine eher untergeordnete Rolle zu spielen scheint und nicht selten dem Zufall überlassen wird. Während in QM-Handbüchern und Prozesscharts mitunter akribisch beschrieben wird, welche apparative Untersuchung mit welchem medizintechnischen Gerät an welcher Stelle durchgeführt wird, finden sich entsprechende Dokumentationen und „Regieanweisungen" für die Patientenkommunikation eher selten. Während ärztliche und nichtärztliche Mitarbeiter meist nach ihrem medizinisch-fachlichen Know-how ausgewählt und eingesetzt werden, finden die kommunikativen Skills des Mitarbeiters häufig weniger Beachtung. Während mitunter beachtliche Beträge für die medizinische Fortbildung von Ärzten und MFA auf Kongressen investiert werden, wird bei der kommunikativen Fort- und Weiterbildung der Mitarbeiter nicht selten gespart.

3 Kommunikation ist ein so breites und vielfältiges Thema, dass ganze Enzyklopädien und unzählige Lehrbücher diesem Thema gewidmet sind. Die grundlegenden Theorien, Erkenntnisse und Regeln der Kommunikation, wie z. B. das Sender-Empfänger-Modell nach Claude E. Shannon und Warren Weaver, die Axiome von Paul Watzlawick, das Kommunikationsquadrat („4-Ohren-Modell") von Friedemann Schulz von Thun, die Theorien zu Kommunikationsmustern und Selbstwert von Virginia Satir oder das von Sigmund Freud geprägte Eisbergmodell

sind enorm wichtige Grundlagen zum Verständnis von Kommunikation. Es würde jedoch den Rahmen dieses Kapitels bei Weitem sprengen, auf dieses grundlegende Wissen zur Kommunikation angemessen einzugehen. Nichtsdestotrotz ist dieses Wissen von großer Bedeutung für das Verständnis von Kommunikation. Wer verstanden hat, wie die wichtigen Mechanismen von Kommunikation funktionieren und welche Auswirkungen Kommunikation im Alltag hat, versteht auch die enorme Bedeutung von Kommunikation für das Patientenmanagement im Speziellen und das Praxismanagement im Allgemeinen. Deshalb gehören Kommunikation und das Training von Kommunikation zu den wichtigsten Aufgaben des erfolgreichen Praxismanagements. Das gilt gleichermaßen für die interne (Mitarbeiter-)Kommunikation als auch für die externe (Patienten-)Kommunikation. Es ist für jeden Mitarbeiter des leitenden Praxismanagements daher überaus sinnvoll, sich mit diesen Grundlagen der Kommunikation vertraut zu machen. Dafür muss man nicht zwingenderweise (die mitunter sprachlich etwas sperrige) Primärliteratur der Kommunikationswissenschaft studieren. Es gibt inzwischen zahlreiche modern geschriebene und gut lesbare Abhandlungen zu den Grundlagen der Kommunikation, deren Lektüre sehr lohnenswert ist.[1]

Die Kommunikationswissenschaft ist eine über Jahrtausende entstandene Wis- 4
senschaft. Bereits im antiken Griechenland war die Kunst der Rhetorik ein grundlegendes Fach für Studenten. Spätestens mit Beginn des 20. Jahrhunderts hat sich die Kommunikationswissenschaft als wichtiges akademisches Fachgebiet etabliert. Die hier folgenden Ausführungen zur Patientenkommunikation können und sollen hingegen keinen wissenschaftlichen Anspruch erheben. Sie können aber als langjährig und vielerorts erprobte Tipps und Kniffe im Rahmen der Patientenkommunikation verstanden und als Impulse zur Umsetzung in der Praxis verstanden werden.

2 Wichtige Aspekte der Patientenkommunikation

2.1 Kommunikationsarten

Von den meisten Autoren werden drei Arten der Kommunikation unterschieden: 5

1. Verbale Kommunikation = Inhalt des gesprochenen Wortes
2. Paraverbale Kommunikation = Sprechweise (z. B. Stimmlage, Tonfall, Lautstärke, Pausen)
3. Nonverbale Kommunikation = Mimik, Gestik, Blickkontakt – auch äußeres Erscheinungsbild (Kleidung, Frisur...) und vegetative Signale (Erröten, Schwitzen...)

1 Z. B. Plate: Grundlagen der Kommunikation. 2016 – Simon: GABALs großer Methodenkoffer. Grundlagen der Kommunikation. 2004 – Birkenbihl: Kommunikationstraining: Zwischenmenschliche Beziehungen erfolgreich gestalten. 2013.

6 Verbale Kommunikation ist also der Teil der Botschaft, der auch gelesen werden kann. Paraverbale Kommunikation ist der Teil der Botschaft, der nur gehört werden kann. Nonverbale Kommunikation ist der Teil der Botschaft, der gesehen werden kann.

7 Die drei Arten der Kommunikation interagieren miteinander und sind im Rahmen des Sender-Empfänger-Modells für die Codierung der kommunizierten Botschaft verantwortlich. Alle drei Kommunikationsarten haben auch im Rahmen der Patientenkommunikation eine große Bedeutung.

2.2 Man kann nicht NICHT kommunizieren

8 In unseren Seminaren zur Patientenkommunikation machen wir den Teilnehmern zunächst die zentrale Bedeutung des ersten Axioms von Watzlawick deutlich: Man kann nicht NICHT kommunizieren. Watzlawick führt dazu aus: „Man kann nicht nicht kommunizieren, denn jede Kommunikation (nicht nur mit Worten) ist Verhalten und genauso wie man sich nicht nicht verhalten kann, kann man nicht nicht kommunizieren.“[2]

9 So ist es auch in der augenärztlichen Praxis. In dem Moment, in dem nichtärztliche oder ärztliche Mitarbeiter anwesend sind, kommunizieren sie bereits mit den Patienten. Und sie senden damit eine Nachricht an den Empfänger (Patient) aus. Besonders nachdrücklich ist mir in diesem Zusammenhang eine Begebenheit aus einem Audit in einem ophthalmochirurgischen Zentrum in Erinnerung geblieben: Ein älteres Paar steht an der Anmeldung und wartet geduldig „drangenommen“ zu werden. Hinter dem Anmeldetresen sitzen vier Mitarbeiterinnen des Zentrums. Mitarbeiterin 1 unterhält sich gerade mit Mitarbeiterin 2 darüber, ob die blauen M&Ms eigentlich anders schmecken als die gelben M&Ms. Währenddessen ist Mitarbeiterin 3 damit beschäftigt, Mitarbeiterin 4 einen Zopf zu flechten. „Entschuldigung…“ sagt der ältere Herr zaghaft. Mitarbeiterin 1 schaut zu Mitarbeiterin 2 und verdreht die Augen.

10 Bei einer späteren Befragung war sich keine der Mitarbeiterinnen darüber bewusst, dass sie mit dem älteren Paar vor Beginn des Gesprächs kommuniziert hatten. Und dennoch ist durch das Verhalten der Mitarbeiterinnen ein klarer Eindruck beim älteren Paar entstanden: Wir als Patienten sind hier nur lästiges Beiwerk – die Interessen der Mitarbeiterinnen liegen eher bei süßen Snacks und modischen Frisuren.

11 Das eigentlich Fatale an dieser Situation war, dass die Mitarbeiterinnen diese Kommunikation gar nicht aus bösem Willen oder Abfälligkeit den Patienten gegenüber ausgeübt hatten. Sie waren sich einfach nicht darüber bewusst, dass sie in diesem Moment überhaupt kommuniziert hatten. In Interviews berichten Patienten immer wieder von vergleichbaren Situationen: Das Gespräch zwischen

2 Watzlawick u. a.: Menschliche Kommunikation. 1969, S. 53.

Chirurg und OP-Schwester während der Katarakt-Operation über die neuen Abrechnungsmodalitäten. Das Gespräch zwischen MFA und Azubi: „Den nächsten Patienten machst du aber selbst. Wird mal Zeit". Der über mehrere Minuten fehlende Blickkontakt der telefonierenden Mitarbeiterin an der Anmeldung, als die Neupatientin die Praxis betritt. Die lustige Unterhaltung zwischen Assistenzarzt und „Mitschreiberin" über den letzten Strandurlaub und den Eimer Sangria. In keinem dieser Fälle war den Mitarbeitern bewusst, dass sie mit ihren Patienten kommuniziert und eine – meist verheerende –Botschaft ausgesendet hatten.

Für das Praxismanagement bedeutet das: Machen Sie Ihren Mitarbeitern klar, dass 12
man nicht nicht kommunizieren kann. Verdeutlichen Sie, dass man als Mitarbeiter kommuniziert, sobald man die Praxis betritt. Sensibilisieren Sie die Mitarbeiter dafür, dass ihr Verhalten aus Patientensicht anders gedeutet werden kann, als es vielleicht eigentlich gemeint ist. Und machen Sie Ihren Mitarbeitern klar, dass Kommunikation und die Botschaften, die durch Kommunikation an die Patienten übermittelt werden, von entscheidender Bedeutung für den Praxiserfolg sind. Spaß und Freude bei der Arbeit sind wichtig. Dabei sollte allerdings die notwendige Professionalität nicht abhandenkommen.

2.3 Non- und paraverbale Kommunikation wirken stärker als verbale Kommunikation

In unseren Seminaren zur Patientenkommunikation versuche ich einen zweiten 13
wichtigen Grundsatz der Wirkung von Kommunikation folgendermaßen deutlich zu machen: Ich stelle mich vor das Publikum, lasse die Schultern hängen, senke den Kopf nach vorne, lasse die Arme schlaff nach unten baumeln und sage dann mit stockender, sehr leiser Stimme: „Heute geht es mir so richtig gut. Ich könnte Bäume ausreißen!". In der anschließenden Befragung nach der Wirkung äußern die Teilnehmer immer: „Das war nicht glaubwürdig, was Sie da gesagt haben." Aber warum war es das nicht? Die verbale Kommunikation (der gesprochene Inhalt) hat zwar ausgesagt, dass es mir bestens geht, sie stand jedoch in einem klaren Widerspruch zur non- und paraverbalen Kommunikation (Gestik, Mimik, Sprechweise). Als Pointe stelle ich dann immer die Frage: „Welcher Kommunikationsspur haben sie bei diesem Missverhältnis mehr Glauben geschenkt? Der verbalen Kommunikationsspur, mit der ich inhaltlich gesagt habe, dass ich Bäume ausreißen könnte, oder der non- und paraverbalen Kommunikationsspur, also meiner Gestik, Mimik und Sprechweise?" Die Antwort ist klar und eindeutig: Paraverbaler und nonverbaler Kommunikation werden mehr Glauben geschenkt als den verbal geäußerten Inhalten.

Dieses Phänomen wird in der Literatur immer wieder zitiert. Demnach macht der 14
nonverbale Anteil 55 % der Botschaft, der paraverbale Anteil 38 % und der verbale Anteil nur 7 % der kommunizierten Botschaft aus. Hieraus wird nicht selten geschlussfolgert, dass der Inhalt nahezu unwichtig sei, die Art der Präsentation

hingegen fast alleinentscheidend ist. Als Quelle hierfür wird immer wieder eine Untersuchung des US-amerikanischen Psychologen Albert Mehrabian zitiert. In dessen zugrunde liegender Arbeit findet sich jedoch eine deutlich spezifischere Untersuchung, in der diese Aussage nur in Bezug auf sogenannte „Silent Messages" untersucht wurde. In diesem Experiment fand Mehrabian heraus, dass bei Sätzen wie „Schön, Sie zu sehen!" stille para- und nonverbale Botschaften mitschwingen, die die Interpretation des Satzes maßgeblich beeinflussen. Hierbei stellte Mehrabian fest, dass die Sympathie, die beim Empfänger der Botschaft entsteht, maßgeblich durch die paraverbalen und nonverbalen „Silent Messages" geprägt werden. Mehrabian formulierte hierzu: „Total Liking = 7 % verbal liking + 38 % vocal liking + 55 % facial liking"[3]

15 Wenngleich hieraus keine allgemeingültige Aussage bezüglich einer exakten prozentualen Aufteilung der verbalen, paraverbalen und nonverbalen Anteile von allen gesendeten Botschaften abgeleitet werden kann, unterstreicht das Experiment von Mehrabian dennoch, wie wichtig Parasprache und nonverbale Kommunikation bei der Vermittlung von Botschaften sind.

16 Was bedeutet dies für die augenärztliche Praxis? Nicht selten beobachten wir in Audits, dass z. B. auf der Tonspur ein IGeL angeboten wird, der Arzt dabei dem Patienten aber den Rücken zuwendet und auf seinen Monitor starrt. Ein monoton hingenuscheltes „Das würde ich Ihnen empfehlen" entfaltet dann natürlich nicht die gleiche Wirkung wie ein im direkten Blickkontakt und aufrechter Sitzhaltung zum Patienten sicher und überzeugend formuliertes „Diese Untersuchung lege ich ihnen sehr ans Herz." Gleiche Beobachtungen machen wir immer wieder auch bei Gesprächen zur Erläuterung von Erstdiagnosen, wie z. B. einer neovaskulären AMD. Hier kommunizieren einige Ärzte ohne Blickkontakt zum Patienten und mit gelangweilter Stimme, dass „diese Erkrankung unbehandelt zur Erblindung führt". Ja, eine neovaskuläre AMD gehört zum Diagnose- und Therapiealltag eines Ophthalmologen. Sie gehört aber nicht zum Alltag des Patienten. Die hieraus resultierenden Konsequenzen stellen einen massiven Einschnitt im Leben des Patienten dar. Eine dem Patienten zugewandte Sitzposition, Blickkontakt, eine einfühlsame Stimmlage und vielleicht ein kurzer Körperkontakt am Unterarm des Patienten geben der häufig für den Patienten extrem belastenden Situation einen würdigeren Rahmen.

17 Aus Empathie entsteht ganz automatisch eine zugewandte para- und nonverbale Kommunikation. Leider bleibt diese im Praxis- und Klinikstress aber manchmal auf der Strecke. Das mag in Stresssituationen verständlich und menschlich sein – es ist aber nicht professionell. Es geht nicht darum, dass die Mitarbeiter in ihrer Kommunikation antrainierte, unnatürlich wirkende Gestik und Mimik anwenden. Es geht aber darum, dass man sich immer wieder bewusst macht, dass es für die

3 Mehrabian/Ferris: Inference of Attitudes from Nonverbal Communication in Two Channels. In: Journal of Consulting and Clinical Psychology 3/1967, S. 248–252.

Patienten um essenzielle Fragen und Sorgen zu unserem wichtigsten Sinn geht: dem Sehen! Wir schließen unsere Seminare zur Patientenkommunikation immer mit dem Satz „Behandeln Sie Ihre Patienten einfach so, wie Sie auch einen Familienangehörigen oder Ihren besten Freund behandeln würden. Dann müssen Sie sich um Ihre Kommunikation eigentlich keine Gedanken mehr machen."

3 Basics der erfolgreichen Patientenkommunikation

Wenngleich Empathie der beste und authentischste Kommunikationstrainer ist, gibt es einige Basics der verbalen, paraverbalen und nonverbalen Kommunikation, deren Anwendung in der Kommunikation für ärztliche und nichtärztliche Mitarbeiter äußerst hilfreich ist und dem Patienten einen positiven Eindruck vermittelt. 18

3.1 Basics der verbalen Kommunikation

In Rhetorik- und Kommunikationsseminaren wird ein gelungener Gesprächs- und Redeaufbau mitunter über mehrere Tage vermittelt und geübt. Dies ist sicher auch der richtige Rahmen, um Feinheiten der verbalen Kommunikation zu erlernen und praktisch zu trainieren. Es ist ein überaus lohnenswertes Investment, Mitarbeitern die Teilnahme an derartigen Rhetorikseminaren zu ermöglichen. 19

Als Basiswissen der verbalen Kommunikation gilt für ärztliche wie nichtärztliche Mitarbeiter in der täglichen Patientenkommunikation insbesondere: 20

1. Struktur ist ein Qualitätssurrogat
2. Mit KISS-Prinzip auf den Punkt kommen
3. Negativity Bias beachten

3.1.1 Struktur ist ein Qualitätssurrogat

Die Aufmerksamkeit von Menschen ist höher, wenn sie eine Struktur hinter unseren Gedanken erkennen. Das gilt für die zwischenmenschliche Kommunikation im Allgemeinen, erst recht aber für eine Situation, in der ein Patient im Gespräch mit dem Arzt möglicherweise besonders aufgeregt und emotional angespannt ist. Struktur in der verbalen Kommunikation ist ein Ersatzindikator für die Qualität der (medizinischen) Dienstleistung (Qualitätssurrogat). 21

Der bekannte Kommunikationstrainer René Borbonus merkt dazu an: 22

„Die meisten Zuhörer können die Qualität eines Vortrags nur schwerlich beurteilen, weil der Redner oder Präsentator in der Regel einen Kompetenzvorsprung besitzt. […] Doch auf was stützen wir unser Urteil, wenn wir die inhaltliche Qualität aufgrund mangelnder Kenntnisse nur schwer bestimmen können? Ganz einfach: Wir suchen uns einen anderen Aspekt, nachdem wir die Präsentation einordnen.

Ein beliebtes Bewertungskriterium ist in diesem Fall die Struktur, die unabhängig von den dargestellten Inhalten betrachtet werden kann […]. Wenn Sie strukturiert sprechen, unterstellt man Ihnen automatisch Kompetenz. Der Grund: Eine Struktur bietet den Zuhörern Hilfestellung, denn sie fühlen sich an die Hand genommen."[4]

23 Zwar haben Gespräche an der Anmeldung, in der Voruntersuchung, im Arztzimmer und bei der OP-Terminvergabe in der Regel unterschiedliche Inhalte. Unabhängig vom Kommunikator und vom Gesprächsinhalt lässt sich aber immer eine wiederkehrende Gesprächsstruktur anwenden. Das Praxis- und Klinikmanagement ist für die Organisation von Qualitätsstandards im Augenzentrum verantwortlich. Dazu zählt auch die Organisation der Qualitätsstandards bei einem der wichtigsten Erfolgsfaktoren für das Zentrum: nämlich der Patientenkommunikation.

24 Abhängig vom Gesprächsanlass und -inhalt (z. B. Voruntersuchung, ärztliche Diagnose- und Therapieerläuterung) kann eine unterschiedliche Struktur des Gesprächs sinnvoll sein.

Beispiel

Voruntersuchung
1. Namentlicher Aufruf des Patienten
2. Eigene namentliche Vorstellung
3. Kurzanamnese durchführen, Besuchsgrund in EDV abgleichen
4. Erläuterung der Untersuchungen, die in der VU durchgeführt werden
5. Sagen, wie es weitergeht
6. Verabschiedung und gute Wünsche

Ärztliches Gespräch zur Diagnose- und Therapieerläuterung
1. Gesprächseinstieg
2. Prägnant sagen, um was es geht: Diagnose und Therapieziel
3. Erläuterungen zur Diagnose und Therapie, Beispiele geben
4. Alternativen darstellen und ärztliche Empfehlung aussprechen
5. Verständnis des Patienten prüfen, offene Fragen seitens des Patienten ermitteln
6. Zusammenfassung von Diagnose und Therapie
7. Sagen, wie es weitergeht, Handlungsaufforderung an Patienten
8. Verabschiedung und gute Wünsche

25 Häufig angewendet, geht eine derartige Gesprächsstruktur mit der Zeit in Fleisch und Blut über. Die entsprechende Gesprächsstruktur wird dann nahezu automatisch angewendet. Erfahrungen aus vielen Audits in augenärztlichen Zentren zeigen jedoch, dass insbesondere Berufsneueinsteiger (ärztliche wie nichtärztliche) häufig keinen roten Faden in ihrem Gesprächsablauf vermitteln und es ihnen an der entsprechenden Gesprächsstruktur fehlt. Gleiches gilt oftmals auch für Mitarbeiter, die Deutsch als Fremdsprache gelernt haben und denen es aus diesem Grund schwerfällt, eine entsprechende Gesprächsstruktur zu vermitteln. Erfahrene Mitarbeiter können sich oftmals gar nicht (mehr) vorstellen, dass eine durch das Praxismanagement empfohlene Gesprächsstruktur (gerne auch als laminiertes

4 Borbonus: Die Kunst der Präsentation. 2009, S. 21.

Kärtchen diskret auf dem Tisch platziert) eine enorme Hilfe für unerfahrenere Mitarbeiter darstellen kann.

3.1.2 Mit KISS-Prinzip auf den Punkt kommen

Das sogenannte KISS-Prinzip geht vermutlich auf den Luftfahrtingenieur Clarence Kelly Johnson zurück. Dieser warb dafür, Bauteile von Flugzeugen so zu konstruieren, dass sie möglichst einfach und simpel zu reparieren oder zu ersetzen sind. So wollte Kelly die Fehlerrate bei der Instandsetzung von Flugzeugen möglichst gering halten. Kelly formulierte dieses Vorgehen als KISS-Prinzip: Keep it short and stupid! 26

Dieses Prinzip wird inzwischen von Autoren verschiedener Fachrichtungen, eben auch von namhaften Kommunikationstrainern, verwendet. Hierbei finden sich auch Variationen der Abkürzung KISS: Keep it short and simple; Keep it short and smart; Keep it simple and straightforward. 27

Der Sinn bleibt der gleiche: Eine Botschaft sollte möglichst kurz, prägnant und simpel formuliert werden, damit sie weniger Spielraum für subjektive Interpretationen und mögliche Missverständnisse bietet. Je komplexer die Botschaft ist und je größer der fachliche Kompetenzvorsprung zwischen Sender und Empfänger ist, desto mehr sollte das KISS-Prinzip in der verbalen Kommunikation beherzigt werden. Kommt ein Gesprächssetting hinzu, in dem der Patient nicht selten angespannt, vielleicht sogar nervös und ängstlich ist, sollte auf die einfache und leicht verständliche Kommunikation umso mehr Wert gelegt werden. Häufig beobachten wir in Audits, wie gerade Berufsneueinsteiger versuchen, ihre Kompetenz durch möglichst kryptisch formulierte Redewendungen und spezifische Fachtermini unter Beweis zu stellen. Hierdurch wird aber meist die gegenteilige Wirkung erzielt: Der Patient versteht nicht, um was es geht, und verliert das Vertrauen in Arzt und Praxis. 28

Das KISS-Prinzip lässt sich auch hervorragend zum Gesprächsabschluss anwenden: In einer kurzen und simplen Zusammenfassung wird dem Patienten in laienverständlicher Sprache die Kernbotschaft erneut vermittelt. Eine Patientenbefragung an mehreren großen Augenzentren hat ergeben, dass Diagnose und Therapieempfehlung des Arztes seitens des Patienten signifikant besser in Erinnerung bleiben und im Anschluss deutlich besser korrekt wiedergegeben werden können, wenn eine kurze, prägnante Zusammenfassung der Gesprächsinhalte zum Abschluss des Arzt-Patienten-Gespräches erfolgt.[5] 29

5 optimed: Diagnose- und Therapieverständnis bei Patienten in Abhängigkeit verschiedener Kommunikationsmuster. Patientenbefragung an vier Augenzentren. 2014.

Positives Beispiel

„Ich fasse also noch einmal zusammen: Wir behandeln bei Ihnen die Maculadegeneration mit einer IVOM-Spritzen-Therapie. Im ersten Jahr sind ca. 7 bis 8 Spritzen notwendig, die in der Regel in einem Abstand von 1 bis 2 Monaten gegeben werden. Wir werden die Therapie auf Ihre individuellen Bedürfnisse einstellen. Ziel der Behandlung ist es, Ihre jetzige Sehschärfe zu stabilisieren und eine Sehverschlechterung zu verhindern. Wir führen diese Therapie aktuell bei mehr als 1.000 Patienten durch. Es handelt sich also um eine sehr verbreitete Erkrankung und eine sehr häufig durchgeführte Therapie. Wir haben mit dieser Therapie eine sehr gute Chance, Ihr Sehvermögen zu stabilisieren und Ihre Sehschärfe zu erhalten."

Negatives Beispiel

„Ihr bestkorrigierter Visus ist um zwei Zeilen abgefallen. Die Fluoreszenzangiographie zeigt eine deutliche Leckage, die auf eine CNV hindeutet. Auch im OCT sehen wir subretinale Flüssigkeit – also ein Macula-Ödem. Die State of the Art-Therapie besteht in intravitrealen Injektionen, die wir nach dem Pro-Re-Nata-Schema durchführen werden. Dazu werden sie jetzt ziemlich oft zu uns kommen müssen. Aber dazu gibt es keine Alternative. Wenn wir nichts machen, werden sie wahrscheinlich erblinden."

3.1.3 Negativity Bias beachten

30 Die Negativity Bias (Negativitätsverzerrung) beschreibt das Phänomen, „dass sich negative Gedanken, Gefühle oder Erlebnisse psychisch stärker als neutrale oder positive auswirken, auch wenn diese in gleicher Intensität auftreten. Eine Negativitätsbias bezieht sich somit auf die innere Einstellung, in den meisten Situationen die Aufmerksamkeit eher auf die negativ erscheinenden und negativ bewerteten Faktoren zu richten, während positive nicht oder nur sehr eingeschränkt wahrgenommen werden."[6]

31 Dieses in verschiedenen soziopsychologischen Bereichen auftretende Phänomen ist auch in medizinischen Gesprächen weit verbreitet: Patienten hören in der Gesamtbotschaft die für sie negativen Aspekte überproportional stark heraus. Folge hiervon sind oft Verunsicherung und Angst beim Patienten, die die neutrale Empfangsbereitschaft im Rahmen der Kommunikation weiter reduziert.

32 Was bedeutet das für die tägliche Patientenkommunikation? Natürlich müssen medizinische Sachverhalte realistisch dargestellt werden – auch wenn daraus negative Aspekte für den Patienten resultieren. In ärztlichen Aufklärungsgesprächen müssen Risiken und Komplikationsmöglichkeiten weiterhin angemessen genannt und erläutert werden. Für eine vertrauensvolle und erfolgreiche Patientenkommunikation ist es aber ebenso wichtig, auch Chancen und positive Aspekte zu betonen, die sich aus dem Praxisbesuch und einer etwaigen Therapie für den Patienten ergeben. Oft wird dies im Praxis- und Klinikalltag in der Patientenkommunikation aber vergessen.

33 Die Zielsetzung sollte lauten: Wenn der Patient – durch eine Negativity Bias verstärkt – ohnehin schon eine Fülle negativer Wahrnehmungen während des

6 Stangl: Online Lexikon für Psychologie und Pädagogik. Stichwort: Negativitätsbias. 2021. Online: https://lexikon.stangl.eu/23062/negativity-bias-negativitaetsbias [abgerufen am 15.8.2021].

Praxisbesuchs hat, ist es elementar wichtig, auch positive Emotionen zu wecken und so der empfundenen Negativität einen Gegenpart entgegenzusetzen. Dies kann durch Betonung von Chancen geschehen, die sich für den Patienten durch die Therapie ergeben. So sollte im Rahmen eines ärztlichen Gesprächs vor einer Katarakt-Operation z. B. nicht nur über ein erhöhtes Amotio-Risiko aufgeklärt werden. Gleichzeitig sollte auch betont werden, dass diese Art der Komplikation überaus selten ist und dass es hingegen sehr wahrscheinlich ist, dass die Sehschärfe nach der Operation deutlich besser wird, der Patient mehr Lebensqualität gewinnt und die geliebten Wanderungen in der Natur noch mehr Freude bereiten werden als jetzt.

3.2 Basics der paraverbalen Kommunikation

Die paraverbale Kommunikation flankiert die verbale Kommunikation unmittelbar und verleiht ihr die entsprechende Bedeutung. Je nach Tonfall und Sprechweise kann z. B. der Satz „Schön, Sie zu sehen" eine völlig unterschiedliche Bedeutung erhalten. 34

Im Rahmen der Patientenkommunikation wird eine positive Gesprächssituation besonders durch folgende Elemente der Parasprache unterstützt: 35

- Freundliche, ruhige Tonlage
- Mäßiges, nicht zu schnelles Sprechtempo
- Modulierte, nicht monotone Sprechweise
- Einsatz von Pausen
- Eher tiefe Stimmlage (v. a. bei Patienten mit Altersschwerhörigkeit)

3.3 Basics der nonverbalen Kommunikation

Die nonverbale Kommunikation – und hier vor allem die Mimik und Gestik – hat für die Vermittlung einer Botschaft die vermutlich größte Bedeutung. Gibt es eine Diskrepanz zwischen verbaler und nonverbaler Botschaft, wird der Empfänger – sei es bewusst oder unbewusst – eher der nonverbalen Botschaft Glauben schenken. 36

Während die verbale Kommunikation dem Sender bewusst ist und demnach kalkuliert abläuft, kann es mitunter vorkommen, dass der Körper unbewusst nonverbale Signale aussendet. Wer z. B. nervös ist, neigt dazu, sich durch die Haare zu fahren oder das Hemd zurechtzuzupfen. Hierbei handelt es sich häufig um Handlungen, die der Sender der Botschaft aber gar nicht willentlich einsetzt, sondern die automatisch zu entstehen scheinen. Später darauf angesprochen, ist sich der Sender der Botschaft häufig gar nicht darüber im Klaren, diese körpersprachlichen Signale ausgesendet zu haben. 37

38 Umgekehrt werden körpersprachliche Signale vom Empfänger häufig ebenso unbewusst wahrgenommen und subkortikal weiterverarbeitet. So kann man z. B. ein „komisches Bauchgefühl“ bei einem Menschen haben und ihn „irgendwie unsympathisch“ finden, ohne dies so recht an konkreten Äußerungen (verbale Kommunikation) festmachen zu können. Meist sind dann nonverbale Wahrnehmungen für diese Emotionsentstehung verantwortlich.

39 Für die Patientenkommunikation bedeutet das: Sensibilisieren Sie Ihre Mitarbeiter, nicht nur auf die bewusste Wahrnehmung und den bewussten Einsatz von Sprache zu achten, sondern ebenso die nonverbale Kommunikation bewusst wahrzunehmen und einzusetzen. Damit ist nicht gemeint, dass die Mitarbeiter den ganzen Tag mit einem antrainierten, eingefrorenen Lächeln durch die Praxis laufen sollen. Das wäre auch kontraproduktiv. Menschen haben nämlich ein sehr gutes Gespür dafür, wann Körpersprache authentisch ist und wann sie nur als kalkulierte Effekthascherei eingesetzt wird. Nichtsdestotrotz ist es sinnvoll, den eigenen körpersprachlichen Ausdruck bewusst wahrzunehmen und ggf. positiv zu korrigieren.

40 In unseren Präsenzseminaren führen wir zu dieser Thematik praktische Übungen durch, die bei den Teilnehmern regelmäßig einen Aha-Effekt auslösen und vermitteln, welche enorme Bedeutung die nonverbalen Anteile der Botschaft im Rahmen der Patientenkommunikation haben. Tabelle 1 stellt die wichtigsten positiv und negativ wirkenden nonverbalen Signale gegenüber:

Tab. 1: Körpersprachliche Signale in der Patientenkommunikation

Positiv wirkendes Signal	Negativ wirkendes Signal
Blickkontakt	Fehlender Blickkontakt, ständiger Blick auf Monitor oder Unterlagen
Authentisches Lächeln	Monotoner Gesichtsausdruck, Stirnrunzeln, Naserümpfen
Körper dem Patienten zugewandt	Körper dem Patienten abgewandt
Aufrechte Sitzhaltung	„Lässige“, nach hinten gelehnte Sitzhaltung oder krumm nach vorne gebeugte Sitzhaltung
Aktives Zuhören (z. B. Nicken)	Fehlende körpersprachliche Reaktion auf Patienten
Offene Gestik (Hände sichtbar, Handflächen zeigen, Arme nicht verschränkt)	Geschlossene Gestik (Hände unter dem Tisch, verschränkte Arme, Schulterzucken, Hand-Hals-Gesten)

Quelle: optimed – Impulse für Medizin-Berufe GmbH.

4 Kommunikation beim Angebot von Individuellen Gesundheitsleistungen (IGeL)

In der augenärztlichen Praxis ist das Angebot Individueller Gesundheitsleistungen (IGeL) äußerst sinnvoll. Wir sprechen in diesem Zusammenhang stets vom „Angebot" und nicht vom „Verkauf" von IGeL. Denn bei IGeL sollte nach medizinisch sinnvoller Indikationsstellung und entsprechend seriöser Information des Patienten ein Angebot gemacht werden, über dessen Annahme schließlich einzig und allein der Patient entscheidet. In jedem Fall sollte der Eindruck eines marktschreierischen „Powersellings" – das durch einige IGeL-Rhetoriktrainer propagiert wird – vermieden werden. 41

Neben schriftlichen Patienteninformationen, die z. B. vom Berufsverband der Augenärzte (BVA) zur Verfügung gestellt werden, ist eine mündliche Information und Aufklärung des Patienten sehr wichtig. Der Patient sieht nichtärztliche und ärztliche Mitarbeiter als Experten für die Augengesundheit und vertraut in der Regel auf deren persönliche Einschätzung und Empfehlung. Eine schriftliche Information sollte auch deshalb nur als Ergänzung zum persönlichen Gespräch gesehen werden und dieses keinesfalls vollständig ersetzen. 42

Für die Kommunikation beim Angebot von IGeL gelten die gleichen Empfehlungen, die auch in der sonstigen Patientenkommunikation beachtet werden sollten (siehe Kapitel 3.1 bis 3.3). Hierdurch wird eine positive Gesprächsatmosphäre geschaffen, die insbesondere für das Angebot von IGeL hilfreich ist. In unseren IGeL-Schulungen gehen wir außerdem auf einen wichtigen inhaltlichen Aspekt der verbalen Kommunikation ein: die Nutzenargumentation. 43

Der Kommunikationsexperte Bernd H. Reutler führt hierzu aus: 44

„Argumentieren heißt ja auch immer: für die eigene Idee werben. Und dieses Werben gelingt umso besser, je deutlicher ich dem Gesprächspartner seinen eigenen Nutzen machen kann. Der Argumentation vorausgehen muss also die partnerorientierte Überlegung: was ist es, das meinen Gesprächspartner für diese Idee, für diese Sache am stärksten einnehmen kann? Ein häufig gemachter Fehler besteht darin, dass die Wahl und der Vortrag der eigenen Argumente zu wenig ‚ad hominem' gerichtet sind; d. h. zu sehr nach den sachlichen Gesichtspunkten ausgewählt und zu wenig auf den Menschen gerichtet."[7]

Im Marketing gilt der Spruch: „Die Kunden kaufen nicht die Bohrmaschine. Die Kunden kaufen das Loch in der Wand, um dann ein schönes Bild aufzuhängen." 45

Was für die gelungene Argumentation im Allgemeinen gilt, gilt auch für das IGeL-Angebot im Speziellen. Neben der sachlichen Erläuterung, welche Untersuchun- 46

7 Reutler: Logisch gedacht – überzeugend gebracht. Argumentieren mit Herz und Verstand. 1992, S. 77.

gen durchgeführt werden, gilt es also ebenso, dem Patienten zu vermitteln, welchen konkreten Nutzen er aus der durchgeführten IGe-Leistung zieht.

Beispiel

Glaukomscreening

- **Sachebene**: Messung des Augeninnendrucks, ärztliche Beurteilung des Sehnervs
- **Nutzenebene**: Der Patient erhält Sicherheit, dass bei ihm kein Grüner Star vorliegt bzw. bei bestehendem Verdacht eine weitere Diagnostik und ggf. Therapie eingeleitet werden kann.
- **Nutzenattribute**: Sicherheit, Gewissheit, Einleitung weiterer Maßnahmen, falls medizinisch notwendig

Papillen-OCT

- **Sachebene**: Optische Präzisionsvermessung des Sehnervenkopfes
- **Nutzenebene**: Objektiver Vergleich zu Vorbefund. Aussage, ob Grüner Star vorangeschritten ist. Fortführung oder Anpassung der optimalen individuellen Therapie mit dem Ziel eines Erhalts der Sehleistung.
- **Nutzenattribute**: Auswahl der individuell besten Therapie. Erhalt der Sehleistung.

47 Häufig wird beim mündlichen IGeL-Angebot der Fehler gemacht, dass die Sachebene bis in das kleinste (für den Laien nicht mehr verständliche) Detail erläutert wird, dem Patienten aber der für ihn daraus resultierende Nutzen nicht deutlich wird. Dann ist von einer „Farbcodierten mikrometergenauen Analyse der Nervenfaserschicht mittels optischer Cohärenztomografie“ die Rede. Und der Patient denkt fast zwangsläufig: „Hört sich toll an. Aber was habe ich davon?“ Deshalb gehören die (patientenverständliche) Erläuterung der Sachebene UND der Nutzenebene zu einem kommunikativ professionellen und für den Patienten informativen IGeL-Angebot.

5 Schulung der Mitarbeiter

48 Kein Leitender Arzt, Geschäftsführer oder Personalmanager vertritt die Auffassung „Kommunikation ist unwichtig. Das können unsere Mitarbeiter ruhig vernachlässigen.“ Im Gegenteil besteht große Einigkeit darüber, dass gelungene Kommunikation von entscheidender Bedeutung für den Erfolg des Unternehmens Augenpraxis ist. Außerdem wird die Auffassung vertreten, dass professionelle Kommunikation der Marketingfaktor Nummer 1 für das Augenzentrum ist. Gleichwohl ist das Budget, das für Mitarbeiterfortbildung in diesem Bereich investiert wird, oftmals verschwindend klein. Während viel Geld für Hochglanzbroschüren, Google-Optimierung und Wartezimmer-TV ausgegeben wird, wird an Kommunikationsschulungen und Rhetorikseminaren gespart. Die Patienteninformation und Werbung mittels Printmedien, die Website und die Werbung mit Bewegtbild können äußerst sinnvoll sein. Aber all diese Medien können die persönliche Kommunikation, die 1:1-Interaktion der Mitarbeiter mit dem Patienten nicht ersetzen. Deshalb ist es absolut lohnenswert, die finanziellen Investitionen in die Fort- und Weiterbildung der Mitarbeiter entsprechend zu gewichten.

Das gilt für die regelmäßige Schulung in medizinisch-fachlichen Fragen, aber eben auch für die regelmäßige Schulung in professioneller Kommunikation.

6 Kommunikation mittels Print- und Digitalmedien

49 Gemäß des Sender-Empfänger-Modells können Botschaften nicht nur über Sprache, Parasprache und Körpersprache, sondern ebenso über andere Kommunikationskanäle vermittelt werden. Hierzu zählt z. B. die Kommunikation über Printmedien (Broschüre, Informationsblatt u. a.) oder digitale Medien (Website, Demonstration auf Tablet, Wartezimmer-TV u. a.). Diese Art der Kommunikation kann zur Unterstützung der erfolgreichen Vermittlung einer Botschaft äußerst hilfreich und sinnvoll sein. Detaillierte Ausführungen hierzu finden sich im Beitrag 15 „Moderne Marketingmethoden“. Wir sollten uns jedoch im Klaren darüber sein, dass eine Patientenbeziehung über die persönliche „Face-to-face-Beziehung“ und damit über die persönliche Kommunikation erfolgt. Dieser Kommunikationskanal sollte daher als der wichtigste Kanal, die übrigen Kanäle als Ergänzung dieses primären Kanals verstanden und bewertet werden.

Literatur

Borbonus, R.: Die Kunst der Präsentation. 2. Aufl. Paderborn 2009.

Mehrabian, A./Ferris, S.: Inference of Attitudes from Nonverbal Communication in Two Channels. In: Journal of Consulting and Clinical Psychology 3/1967, S. 248–252.

optimed: Diagnose- und Therapieverständnis bei Patienten in Abhängigkeit verschiedener Kommunikationsmuster. Patientenbefragung an vier Augenzentren. Düsseldorf 2014.

Reutler, B.: Logisch gedacht – überzeugend gebracht. Argumentieren mit Herz und Verstand. München 1992.

Stangl, W.: Online Lexikon für Psychologie und Pädagogik. Stichwort: Negativitätsbias. 2021. Online: https://lexikon.stangl.eu/23062/negativity-bias-negativitaetsbias [abgerufen am 15.8.2021].

Watzlawick, P. u. a.: Menschliche Kommunikation. 12. Aufl. Bern 2011.

IGeL-Management in der Augenarztpraxis

Elisabeth Blass

Schlagwortübersicht

Abstract: Individuelle Gesundheitsleistungen, kurz IGeL genannt, beinhalten im Gesundheitswesen verschiedenste medizinische Diagnose- und Behandlungsmethoden, die nach einer Entscheidung des Gemeinsamen Bundesausschusses von der Leistungspflicht der gesetzlichen Krankenversicherung (GKV) ausgeschlossen wurden und von Vertragsärzten gegenüber gesetzlich versicherten Patienten nur im Rahmen einer Privatbehandlung als Selbstzahlerleistung erbracht werden dürfen. Auch in der Augenarztpraxis sind IGeL ein zunehmend fester Bestandteil des Praxisalltags und haben dort einen nicht unerheblichen Anteil am Praxisergebnis. Der Beitrag beinhaltet wichtige Informationen zum rechtssicheren Umgang mit Individuellen Gesundheitsleistungen und deren Abrechnung nach den Richtlinien der GOÄ sowie Tipps für den Einsatz im Praxisalltag.

1 Was sind Individuelle Gesundheitsleistungen (IGeL)?

1 Ärztliche Leistungen, die nicht zum Leistungskatalog der gesetzlichen Krankenversicherungen (GKV) gehören, die aber im Einzelfall sinnvoll und nützlich sein können, dürfen auf Wunsch des Patienten als Privatleistung erbracht und müssen dementsprechend über die Gebührenordnung für Ärzte (GOÄ) abgerechnet werden.[1] Die Kassenärztliche Bundesvereinigung (KBV) bezeichnet diese Leistungen als „Individuelle Gesundheitsleistungen" – kurz: „IGeL". Bei Inanspruchnahme einer Individuellen Gesundheitsleistung besteht kein Erstattungsanspruch gegenüber der GKV. Der Patient hat die Kosten vollumfänglich selbst zu tragen.

2 Der Leistungskatalog der GKV orientiert sich am sogenannten WANZ-Prinzip. In § 12 SGB V („Wirtschaftlichkeitsgebot") wird dieses folgendermaßen definiert:

§ 12 SGB V
Wirtschaftlichkeitsgebot

(1) Die Leistungen müssen ausreichend, zweckmäßig und wirtschaftlich sein; sie dürfen das Maß des Notwendigen nicht überschreiten. Leistungen, die nicht notwendig oder unwirtschaftlich sind, können Versicherte nicht beanspruchen, dürfen die Leistungserbringer nicht bewirken und die Krankenkassen nicht bewilligen.

3 Ärztliche Leistungen (Diagnostik und Therapie), die dem Wirtschaftlichkeitsgebot des § 12 SGB V nicht genügen, können dennoch erforderlich, sinnvoll sowie empfehlenswert und ärztlich vertretbar sein. Das betrifft z. B. neue Behandlungs- und Diagnostikmethoden, Vorsorgeuntersuchungen (Glaukomfrüherkennung, AMD-Vorsorge, Amblyopie Screening etc.), arbeitsmedizinische und sportmedizinische Untersuchungen sowie Bescheinigungen/Gutachten.

4 Als Beispiel für „neue Behandlungs- und Diagnostikmethoden" soll die Optische Kohärenztomografie (OCT), ein etabliertes und fachlich allgemein anerkanntes bildgebendes Verfahren zur minimalinvasiven Untersuchung der Makula, erwähnt werden. Die OCT-Untersuchung gehört schon seit über 20 Jahren zum

1 S. a. *BGH*, Urt. v. 23.3.2006, AZ II ZR 223/05.

anerkannten diagnostischen Standard in der modernen Augenarztpraxis und hat in sehr vielen Fällen geholfen, Makulaerkrankungen frühzeitig zu erkennen und zu behandeln. Dennoch hat es bis zum 1.10.2019 gedauert, dass das OCT in den Leistungskatalog des EBM zur Diagnostik und Therapiesteuerung aufgenommen wurde, allerdings beschränkt auf die Diagnostik bei Verdacht auf feuchte AMD und DMÖ. Zuvor konnten Patienten nur per IGeL Vorsorge betreiben und bei entsprechenden Befunden frühzeitig notwendige Behandlungen einleiten, um eine weitere Verschlechterung der zentralen Sehschärfe abzuwenden.

2 Rechtliche Grundlagen

Aufgrund der Vorgaben der GOÄ darf ein Arzt im Rahmen seiner vertragsärztlichen Tätigkeit Leistungen nur dann außerhalb der GKV-Leistungsverpflichtung als privatärztliche Leistungen gemäß GOÄ abrechnen, wenn dies vom Patienten ausdrücklich gewünscht wird.[2] 5

Cave

- Individuelle Gesundheitsleistungen dürfen nur von einem von der Kassenärztlichen Vereinigung zugelassenen Vertragsarzt erbracht werden.
- Ein IGeL-Behandlungsvertrag darf nur zwischen Arzt und Patienten vereinbart werden.
- Der Arzt darf individuelle Gesundheitsleitungen nur im Rahmen seines Fachgebiets anbieten und vereinbaren.

Vor Beginn der Privatbehandlung eines gesetzlich versicherten Patienten ist der Arzt zur Aufklärung verpflichtet, warum die angebotene Leistung keine Leistung der GKV ist. Außerdem hat die Aufklärung über die Kosten und die Verpflichtung zu deren Zahlung sowie die Zustimmung des Patienten schriftlich zu erfolgen.[3] 6

Das IGeL-Vertragsdokument muss neben Art und Umfang der Leistung zudem die Information enthalten, dass die gewünschte Behandlung kein Bestandteil der vertragsärztlichen Versorgung ist und dementsprechend weder ganz noch teilweise von den gesetzlichen Krankenkassen erstattet wird. 7

Der Arzt sollte in sachlicher und unaufdringlicher Weise über die konkrete Leistung informieren, den Patienten jedoch nicht zur Inanspruchnahme drängen. Dieser soll sich in Ruhe und ohne Zeitdruck frei entscheiden können, ob er von dem Angebot Gebrauch machen oder Abstand nehmen möchte. Dem Patienten dürfen keinerlei Nachteile entstehen, wenn er sich gegen das Angebot entscheidet. Falls der Patient noch Bedenkzeit benötigt, sollte das möglich sein und dem 8

2 § 18 Abs. 8 Nr. 2 Bundesmantelvertrag Ärzte (BMV-Ä), § 21 Abs. 8 Nr. 2 Bundesmantelvertrag-Ärzte/Ersatzkassen (EKV).

3 § 3 Abs. 1 und § 18 Abs. 8 Nr. 3 BMV-Ä, § 2 Abs. 11 und § 21 Abs. 8 Nr. 3 EKV.

Patienten ein Behandlungsvertragsformular mitgegeben werden. Oft genug meldet sich der Patient zu einem späteren Zeitpunkt in der Praxis mit dem Wunsch, die angebotene Leistung in Anspruch zu nehmen.

Checkliste

IGeL-Vereinbarung

- ☐ Namen der Vertragspartner (Arzt/Patient)
- ☐ Leistungsinhalt/e und zugehörige GOÄ-Nummer/n
- ☐ Faktor gem. § 5 Abs. 1–4 GOÄ
- ☐ Einzelpreis je Position und Gesamtsumme in Euro
- ☐ Hinweis, dass kein Anspruch auf Erstattung durch GKV besteht
- ☐ Ausdrückliche Willenserklärung des Patienten
- ☐ Datum und Unterschriften von Arzt und Patient
- ☐ Beide Vertragspartner müssen eine Ausführung des Vertrags erhalten
- ☐ Vermerk, dass dem Patienten eine Kopie der Vereinbarung ausgehändigt wurde

3 IGeL-Abrechnung

9 Die IGeL-Abrechnung darf ausschließlich nach den Vorgaben der GOÄ erfolgen.

10 Pauschalbeträge und die Berechnung unter dem 1,0-fachen Satz sind unzulässig (§ 5 GOÄ). Kostenlose IGeL sind nach der ärztlichen Berufsordnung nicht statthaft und stellen unlauteren Wettbewerb dar.

11 Der jeweilige Gebührenrahmen (ärztlich, medizinisch-technisch, Labor) erlaubt die Gestaltung der Gebühren unter Beachtung der Vorgaben in § 5 Abs. 2 GOÄ nach „billigem Ermessen". Dadurch lässt sich der Gebührensatz durch entsprechende Anpassung des Steigerungsfaktors exakt so gestalten, dass ein glatter Betrag entsteht. Das erleichtert insbesondere die Barabrechnung im Praxisalltag Wichtig: auch Auf- oder Abrunden ist unzulässig.[4]

Beispiel

Für die Ziffer 1242 (Binokulare Untersuchung des Augenhintergrundes) soll ein glatter Betrag von 20,00 EUR erreicht werden:

	1-fach	2,3-fach	~~abgerundet~~	20 ÷ 8,86 = 2,28-fach
GOÄ 1242	8,86 EUR	20.38 EUR	~~20,00 EUR~~	20,00 EUR

4 § 5 Abs. 1 GOÄ: nur Bruchteile eines Cent unter 0,5 sind abzurunden und Bruchteile von 0,5 und mehr aufzurunden.

Ein Steigerungsfaktor, der den Schwellenwert (2,3-fach bei ärztlichen Leistungen) übersteigt, bedarf stets einer auf die einzelne Leistung bezogenen verständlichen und nachvollziehbaren Begründung auf der IGeL-Vereinbarung bzw. auf deren Rechnung. 12

Eine Abrechnung oberhalb des Höchstwertes (3,5-fach bei ärztlichen Leistungen) allerdings muss auch bei IGeLn den Kriterien des § 2 GOÄ „Abweichende (Honorar-)Vereinbarung" genügen. Eine solche Vereinbarung wird als „Abdingung" bezeichnet und erfordert gesonderte vertragliche Vereinbarungen zwischen Arzt und Patient, die vor Erbringung der Leistung geschlossen werden müssen. 13

Durch die Abdingung entfällt die Begründungspflicht für den gewählten Faktor (> 3.5, > 7,0) Der Vertrag muss die GOÄ-Ziffer(n) der Leistung(en) enthalten, den Steigerungssatz, den Gesamtbetrag, einen Hinweis auf fehlende Erstattung, Ort und Datum sowie die Unterschrift von Arzt und Patient. Eine Kopie ist dem Patienten auszuhändigen. 14

Analogziffern sind auch für IGeL zulässig, wenn sie gemäß der Vorgaben der GOÄ § 6 Abs. 2 den Hinweis „analog" oder „entsprechend" enthalten und auf die originäre Ziffer verweisen. 15

Auch gilt für IGeL das Zielleistungsprinzip (§ 4 Abs. 2a GOÄ): 16

(2a) Für eine Leistung, die Bestandteil oder eine besondere Ausführung einer anderen Leistung nach dem Gebührenverzeichnis ist, kann der Arzt eine Gebühr nicht berechnen, wenn er für die andere Leistung eine Gebühr berechnet. Dies gilt auch für die zur Erbringung der im Gebührenverzeichnis aufgeführten operativen Leistungen methodisch notwendigen Einzelschritte. Die Rufbereitschaft sowie das Bereitstehen eines Arztes oder Arztteams sind nicht berechnungsfähig.

Das Zielleistungsprinzip soll verhindern, dass ärztliche Leistungen mehrfach abgerechnet werden. Beispiel: Augeninnendruckmessung mit dem NCT und dem Applanations-Tonometer.

Da die IGeL-Abrechnung der GOÄ unterliegt, ist folgerichtig eine Liquidation nach GOÄ-Vorgaben erforderlich, um einen Zahlungsanspruch gegenüber dem Patienten zu erwirken. Die korrekte Rechnungsstellung ist im § 12 der GOÄ klar geregelt: 17

§ 12 GOÄ
Fälligkeit und Abrechnung der Vergütung: Rechnung

(1) Die Vergütung wird fällig, wenn dem Zahlungspflichtigen eine dieser Verordnung entsprechende Rechnung erteilt worden ist.

(2) Die Rechnung muß insbesondere enthalten:

1. das Datum der Erbringung der Leistung,
2. bei Gebühren die Nummer und die Bezeichnung der einzelnen berechneten Leistung einschließlich einer in der Leistungsbeschreibung gegebenenfalls genannten Mindestdauer sowie den jeweiligen Betrag und den Steigerungssatz,

3. bei Gebühren für stationäre, teilstationäre sowie vor- und nachstationäre privatärztliche Leistungen zusätzlich den Minderungsbetrag nach § 6a,
4. bei Entschädigungen nach den §§ 7 bis 9 den Betrag, die Art der Entschädigung und die Berechnung,
5. bei Ersatz von Auslagen nach § 10 den Betrag und die Art der Auslage; übersteigt der Betrag der einzelnen Auslage 50,– Deutsche Mark [25,56 Euro], ist der Beleg oder ein sonstiger Nachweis beizufügen.
6. [...]

18 Im Praxisalltag wird häufig die IGeL-Vereinbarung, die ja alle Angaben zu den Kosten enthalten muss, als Rechnung genutzt. Das ist nur möglich, wenn alle o. g. Punkte auf dieser Vereinbarung korrekt aufgeführt sind. Eine Quittung alleine reicht nicht aus. Angaben wie Rechnungs- und Steuernummer sind kein Muss und unerheblich für den Zahlungsanspruch gemäß GOÄ. Dennoch ist zu empfehlen, die gesetzlichen Vorgaben des Handels- und Steuerrechts zu berücksichtigen (insbesondere die Bestimmungen zur korrekten Kassenbuchführung) und hierzu den Rat des Steuerberaters einzuholen. Insbesondere bei umsatzsteuerpflichtigen Leistungen wie z. B. Führerscheingutachten oder der Abgabe von Kontaktlinsen, sollten die steuerrechtlichen Vorgaben (Umsatzsteuerrecht und Gewerbesteuer) unbedingt beachtet werden. Fehlerhaft unversteuerte Leistungen können noch viele Jahre später im Rahmen einer Betriebsprüfung zu bösen Überraschungen führen.

Cave

- Liegt keine Krankheit oder medizinische Indikation für die Leistung zugrunde, ist diese mehrwertsteuerpflichtig (Beispiel: Führerscheingutachten).
- Wenn IGeL über eine externe Abrechnungsstelle abgerechnet werden sollen, muss das Einverständnis zur Übermittlung der Patientendaten an die Abrechnungsstelle in einer gesonderten Vereinbarung eingeholt werden und darf nicht Teil der IGeL-Vereinbarung sein.
- Die Einwilligung für IGeL bei Kindern muss durch die Eltern bzw. durch den gesetzlichen Vertreter erfolgen, die Rechnung muss an diese adressiert sein.
- Auch bei geschäftsunfähigen erwachsenen Patienten ist deren gesetzlicher Vertreter Vertragspartner und Rechnungsempfänger.
- Die Abrechnung erfolgt nach Erbringung der Leistung, Vorkasse ist nicht zulässig.

Dr. med. August Augentrost

Makulaweg 99
55555 Augenweide

Telefon: 0123-123456
Fax: 0123-123457
E-Mail: augentrost@beispiel.de

Rechnung

Rechnungsempfänger:

(Rechnungsnummer) 9999999
Datum: 7. September 2021

Max Augenleid
Siccaweg 11
55555 Augenweide

Datum	GOÄ-Nr.	Beschreibung	Anzahl	Faktor	Betrag
01.09.2021	1242	Binokulare Untersuchung des Augenhintergrundes einschließlich der biomikroskopischen Untersuchung des Sehnerven	1	1,073	9,51 €
	1256	Tonometrische Untersuchung mittels Applanationstonometer	1	1,8	10,49 €
		Rechnungsbetrag			**20,00 €**

Bitte überweisen Sie den Rechnungsbetrag innerhalb von 30 Tagen auf das unten angegebene Konto.

Abb. 1: Beispiel für eine korrekte Rechnung
Quelle: Eigene Darstellung.

Checkliste

IGeL-Abrechnung

- ☐ Abrechnung erfolgt nach den Vorgaben der GOÄ
- ☐ Pauschalbeträge sind unzulässig
- ☐ Steigerungsfaktor < 1-facher Satz ist unzulässig
- ☐ Steigerungsfaktor bis 2,3-fach ist frei wählbar
- ☐ Steigerungsfaktor > 2,3-fach nur mit Abdingung möglich
- ☐ IGeL ohne medizinische Indikation sind mehrwertsteuerpflichtig!
- ☐ Gesonderte Einverständniserklärung bei Abrechnung über externe Abrechnungsstelle

- ☐ Leistungsvergütung ist nur nach korrekter Rechnungsstellung zur Zahlung fällig
- ☐ Abrechnung erfolgt nach Erbringung der Leistung – keine Vorkasse!
- ☐ Bei minderjährigen und geschäftsunfähigen Patienten Rechnung an gesetzl. Vertreter

4 IGeL-Portfolio und Zielgruppenbestimmung in der Augenarztpraxis

19

Tab. 1: Die wichtigsten IGeL in der Augenarztpraxis

IGeL	Indikation	Zielgruppe	Art der Untersuchung/ Behandlung
Amblyopie-screening	Vorsorgeuntersuchung zum Ausschluss kindlicher Sehschwäche	Kinder	Screening des binokularen Sehens in der Orthoptik-Sprechstunde
AMD Vorsorge	Früherkennung der altersbezogenen Makuladegeneration (AMD)	Patienten > 60 Jahre	Netzhautspiegelung bei erweiterten Pupillen
Autofahrer-Check	Untersuchung der Fahrtüchtigkeit	Patienten > 50 Jahre	Refraktionsprüfung, Farbsinnprüfung, Perimetrie, Nyktometer, Stereo-Test, Visus-Prüfung, Spaltlampe
Bescheinigungen – Gutachten	Feststellung der Tauglichkeit für Verkehr, Beruf, Sport etc.	Autofahrer aller Klassen, Piloten, Bootskapitäne, Patienten mit Bildschirmarbeitsplatz	Nach Vorgabe: Refraktionsprüfung, Farbsinnprüfung, Perimetrie, Nyktometer, Stereo-Test, Visus-Prüfung, Spaltlampe
Endothel-mikroskopie	Ausschluss von Schädigungen der Enothelzellschicht	Kontaktlinsenträger, Patienten vor und nach augenchirurgischen Eingriffen oder nach äußerer Schadstoffexposition	Endothelmikroskopie
Glaukom-früherkennung	Ausschluss eines Glaukoms	Patienten > 40 Jahre sowie Patienten mit bekannter familiärer Vorbelastung	Binokulare Untersuchung des Augenhintergrundes an der Spaltlampe, Tonometrische Untersuchung

IGeL	Indikation	Zielgruppe	Art der Untersuchung/ Behandlung
Hornhaut-Topografie	vor Kontaktlinsen-anpassung oder refraktivchirurgischen Eingriffen	Patienten, die Kontaktlinsen tragen möchten oder eine operative Maßnahme zur Verbesserung der Sehleistung ohne Brille planen	Pentacam
HRT	Zur Früherkennung und Verlaufskontrolle bei Veränderungen des Sehnervs	Zur allgemeinen Vorsorgeuntersuchung, Verlaufskontrolle, bei bekannter Glaukom Erkrankung, familiärer Vorbelastung, bei Verdacht auf eine Glaukom Erkrankung	Untersuchung mit dem Heidelberg Retina Topograph (HRT)
Kontaktlinsen-anpassung	Hyperopie, Myopie, Astigmatismus, Presbyopie, Keratokonous	Patienten die zur Korrektur ihrer Fehlsichtigkeit eine Alternative zur Brille suchen	Pentacam
Lidoperationen (kosmetisch)	Blepharochalasis, Ptosis	Patienten mit eingeschränktem Gesichtsfeld aufgrund von Lidfehlstellungen	Kinetischisches Gesichtsfeld, Lidchirurgischer Eingriff
Netzhaut Vorsorge	Früherkennung von Netzhautveränderungen	Patienten mit Myopie > –3.0,	Netzhautspiegelung bei erweiterten Pupillen
OCT	Ausschluss oder Früherkennung von Makulaerkrankungen	Patienten mit Makulaerkrankungen, Sehverschlechterung, Gefäßerkrankungen, Diabetes, bei auffälligem Amsler Gittertest	OCT – Optische Kohärenz-Tomographie
Optische Biometrie	Geplante Katarakt-Operation	Patienten vor Katarakt-Operation, die eine präzise Bestimmung der Zielrefraktion wünschen	IOL-Master
Pachymetrie	Verdacht auf Glaukom o. gesicherte Glaukomdiagnose	Patienten, die eine optimale Glaukomtherapie unter Berücksichtigung der realen Hornhautdicke wünschen	Pentacam

Tab. 1: *(Fortsetzung)*

IGeL	Indikation	Zielgruppe	Art der Untersuchung/ Behandlung
Refraktive Chirurgie	Fehlsichtigkeiten	Patienten, die eine operative Maßnahme zur Verbesserung der Sehleistung ohne Brille wünschen	PRK, LASIK, Femto-Laser
Zusatzbrillen: Computer, Sport, Musik	Fehlsichtigkeiten	Patienten, die die Refraktionsbestimmung einer Brille für spezielle Anforderungen wie PC, Sport, Musik etc. wünschen	Refraktionsprüfung, Akkomodationsprüfung, Visusprüfung

Quelle: Eigene Darstellung.

20 Das Leistungsspektrum sollte in regelmäßigen Abständen von den Ärzten gemeinsam mit ihrem Assistenzpersonal überprüft werden, ob Angebot und Zielgruppen noch zu den Bedürfnissen des Patientenstamms der Praxis passen.

5 IGeL im Praxisalltag

21 Ein gutes IGeL-Management erfordert eine intensive Beschäftigung des gesamten Praxisteams (Ärzte und Assistenzpersonal) mit dem Thema. Es gibt viele Fragen, die grundsätzlich zu beantworten sind:

- **Was** soll angeboten werden?
  - Welche Leistungen sind möglich? (z. B. Geräteausstattung, Qualifikation des Praxisteams)
- **Wem** soll angeboten werden?
  - Welche Patienten-Zielgruppen gibt es in der Praxis für die angebotenen IGeL? Auch regionale Besonderheiten sollten Berücksichtigung finden.
- **Wer** bietet an?
  - Welche Mitglieder im Praxisteam verfügen über genügend qualifizierte Fachkenntnis auf der einen Seite und das Vermögen zur einfühlsamen und höflichen Kommunikation mit dem Patienten auf der anderen Seite?

- **Wann und wie** wird angeboten?
  - Mögliche Optionen: Anmeldung, Voruntersuchung, Behandlungszimmer, Aushang Wartezimmer, Flyer, Wartezimmer-TV (Analog zur Antwort auf diese Frage sollte die Planung der Abläufe an der Anmeldung, in der Voruntersuchung oder im Behandlungszimmer zeitlich angepasst werden).
- **Wer** klärt auf?
  - Welche Aufklärung kann durch das Praxisteam übernommen werden? Welche Aufklärung muss durch den Arzt erfolgen? Welche Materialien können helfen?
- **Wer** ist verantwortlich für den schriftlichen Behandlungsvertrag?
  - Von wem wird der Vertrag erstellt und wer holt die Unterschrift von Arzt und Patient ein? Wie erhält der Patient seine Ausfertigung?
- **Wer** ist verantwortlich für die Untersuchung und Behandlung?
  - Durch wen wird welche Untersuchung durchgeführt und wer kommuniziert den Befund mit dem Patienten (Praxisteam, Arzt)?
- **Wie** wird abgerechnet?
  - Welche Zahlungsmöglichkeiten (Barkasse, EC-Cash, Rechnung) sollen angeboten werden?

Mit den Antworten auf diese Fragen kann das Praxisteam eine individuell auf die Bedürfnisse der jeweiligen Praxis zugeschnittene Arbeitsanweisung für das Qualitätsmanagement erstellen und so den Qualitätsstandard der Praxisprozesse und die entsprechenden Zuständigkeiten rund um das Thema IGeL verbindlich festlegen. 22

6 IGeL-Marketing & Informationsmaterialien

IGeL-Dokumente müssen nicht nur nüchterne Vertragsdokumente sein. Durch gut formulierte und leicht verständliche Informationstexte zur jeweiligen Leistung und ansprechendes Design (einheitliches Erscheinungsbild der Praxis/Klinik) lässt sich neben dem Leistungsangebot auch der Qualitätsanspruch der Praxis/Klinik darstellen. IGeL-Dokumente können durchaus repräsentative Werbeträger sein. 23

Jeder Arzt hat außerdem das Recht, für die von ihm angebotenen IGeL in angemessener Form zu werben. Das kann z. B. durch informative Broschüren/Flyer oder entsprechende Beiträge im Wartezimmer-TV erfolgen. 24

Von besonderer Bedeutung sollte die Schulung des Praxisteams zum Thema „IGeL“ sein. Regelmäßige innerbetriebliche Fortbildung zu den ophthalmologischen Inhalten der einzelnen Leistungen sind unerlässlich. Jedes Mitglied des Praxisteams, das IGeL-Themen mit Patienten kommuniziert, sollte über die Leistungsinhalte und den Sinn und Zweck der jeweiligen Untersuchung umfassend informiert sein. Gerade die präzise Beantwortung der Frage nach dem 25

Nutzen der jeweiligen Leistung ist für den Patienten besonders wichtig. Einschlägige Studien belegen, dass die mangelnde Aufklärung über Sinn und Nutzen der häufigste Grund für die Ablehnung einer individuellen Gesundheitsleistung ist. Professionelle Kommunikation und Sachkunde sind das A und O im täglichen IGeL-Management. Das Gespräch mit dem Patienten sollte als Chance für gute Aufklärung und Patientenfürsorge gesehen und nicht aus Furcht vor unliebsamen Diskussionen gemieden werden.

26 Durch negative Berichterstattung über IGeL in der Öffentlichkeit und in den Medien ist es besonders wichtig, dass die formalen Anforderungen penibel eingehalten werden und die Patienten seriöse und kompetente Aufklärung und Kommunikation erhalten.

Tipp

Im Rahmen der Teambesprechung kann immer wieder mal ein IGeL-Dokument besprochen und von ärztlicher Seite aus kommentiert werden. Auch die Erfahrungen aus dem Praxisalltag zum Thema IGeL sollten hier regelmäßig ausgetauscht werden.

Tipp

Ein(e) „IGeL-Beauftragte(r)" in der Praxis könnte helfen, die einzelnen Prozesse rund um das IGeL-Management (Formalitäten – Sachkunde – Kommunikation) optimal zu gestalten und das Team immer auf dem aktuellen Informationsstand zu halten.

Tipp

Der Kurzbegriff „IGeL" sollte im Sprachgebrauch der Praxis sowohl in der internen wie auch in der externen Kommunikation möglichst zurückhaltend verwendet werden. Zielorientierter verläuft das Gespräch mit dem Patienten, wenn die konkrete Leistung mit vollem Namen benannt wird, z. B. Früherkennung des Grünen Stars, Netzhaut-Vorsorge, Führerscheingutachten etc.

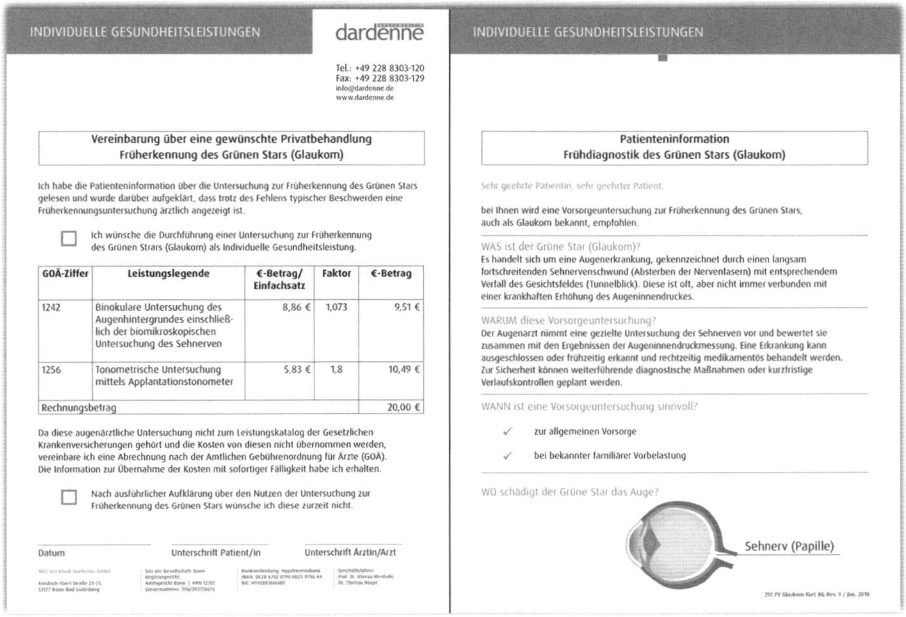

INDIVIDUELLE GESUNDHEITSLEISTUNGEN

dardenne

Tel.: +49 228 8303-120
Fax: +49 228 8303-129
info@dardenne.de
www.dardenne.de

Vereinbarung über eine gewünschte Privatbehandlung
Früherkennung des Grünen Stars (Glaukom)

Ich habe die Patienteninformation über die Untersuchung zur Früherkennung des Grünen Stars gelesen und wurde darüber aufgeklärt, dass trotz des Fehlens typischer Beschwerden eine Früherkennungsuntersuchung ärztlich angezeigt ist.

☐ Ich wünsche die Durchführung einer Untersuchung zur Früherkennung des Grünen Strars (Glaukom) als Individuelle Gesundheitsleistung.

GOÄ-Ziffer	Leistungslegende	€-Betrag/ Einfachsatz	Faktor	€-Betrag
1242	Binokulare Untersuchung des Augenhintergrundes einschließlich der biomikroskopischen Untersuchung des Sehnerven	8,86 €	1,073	9,51 €
1256	Tonometrische Untersuchung mittels Applantationstonometer	5,83 €	1,8	10,49 €
Rechnungsbetrag				20,00 €

Da diese augenärztliche Untersuchung nicht zum Leistungskatalog der Gesetzlichen Krankenversicherungen gehört und die Kosten von diesen nicht übernommen werden, vereinbare ich eine Abrechnung nach der Amtlichen Gebührenordnung für Ärzte (GOÄ). Die Information zur Übernahme der Kosten mit sofortiger Fälligkeit habe ich erhalten.

☐ Nach ausführlicher Aufklärung über den Nutzen der Untersuchung zur Früherkennung des Grünen Stars wünsche ich diese zurzeit nicht.

Datum | Unterschrift Patient/in | Unterschrift Ärztin/Arzt

INDIVIDUELLE GESUNDHEITSLEISTUNGEN

Patienteninformation
Frühdiagnostik des Grünen Stars (Glaukom)

Sehr geehrte Patientin, sehr geehrter Patient,

bei Ihnen wird eine Vorsorgeuntersuchung zur Früherkennung des Grünen Stars, auch als Glaukom bekannt, empfohlen.

WAS ist der Grüne Star (Glaukom)?
Es handelt sich um eine Augenerkrankung, gekennzeichnet durch einen langsam fortschreitenden Sehnervenschwund (Absterben der Nervenfasern) mit entsprechendem Verfall des Gesichtsfeldes (Tunnelblick). Diese ist oft, aber nicht immer verbunden mit einer krankhaften Erhöhung des Augeninnendruckes.

WARUM diese Vorsorgeuntersuchung?
Der Augenarzt nimmt eine gezielte Untersuchung der Sehnerven vor und bewertet sie zusammen mit den Ergebnissen der Augeninnendruckmessung. Eine Erkrankung kann ausgeschlossen oder frühzeitig erkannt und rechtzeitig medikamentös behandelt werden. Zur Sicherheit können weiterführende diagnostische Maßnahmen oder kurzfristige Verlaufskontrollen geplant werden.

WANN ist eine Vorsorgeuntersuchung sinnvoll?

✓ zur allgemeinen Vorsorge

✓ bei bekannter familiärer Vorbelastung

WO schädigt der Grüne Star das Auge?

Abb. 2: Beispiel für ein informatives und repräsentatives IGeL-Dokument
Quelle: Augenklinik Dardenne.

Checkliste

IGeL-Marketing

- ☐ Leistungsinhalte der IGeL müssen dem Praxisteam genau bekannt sein
- ☐ Regelmäßige Schulung der Abläufe
- ☐ Ernennung eines/einer IGeL-Beauftragten
- ☐ IGeL als regelmäßiges Thema der Teambesprechung
- ☐ IGeL-Dokumente professionell in einheitlichem Design gestalten

7 Fazit: Sind IGeL sinnvoll?

Auch wenn IGeL sinnvoll, empfehlenswert und ärztlich vertretbar sind, haben sie 27
häufig ein negatives Image in der Öffentlichkeit und den Medien. Seriöse Aufklärung, einfühlsame und kompetente Kommunikation zwischen Ärzten/Assistenzpersonal und den Patienten können und sollten dazu beitragen, IGeL zu einem seriösen und allgemein anerkannten Bestandteil der ambulanten Versorgung zu machen.

28 Ein Praxisteam, das sich regelmäßig mit dem Angebot der IGeL der Praxis beschäftigt, deren Leistungen kompetent und mit Fingerspitzengefühl mit den Patienten kommuniziert, kann durchaus Spaß am IGeL-Marketing entwickeln und positives Patienten-Feedback erleben.

Weiterführende Informationen:

- „Der Augenarzt" – Zeitschrift des Berufsverbandes der Augenärzte Deutschland e. V.
- Grüner IGeL Ordner – Berufsverband der Augenärzte Deutschland e. V.
- Gebührenordnung für Ärzte – GOÄ
- IGeL Ratgeber der Bundesärztekammer: https://www.bundesaerztekammer.de/fileadmin/user_upload/downloads/pdf-Ordner/Patienteninformationen/Igelcheck2Aufl201506.pdf

Beitrag 13

Umweltmanagementsysteme

Ruth Jonen

Schlagwortübersicht

Abstract: Der Schutz unserer Umwelt rückt immer mehr in den Vordergrund unseres Handelns und dies wird zukünftig auch weiterhin nicht nur Privathaushalte, sondern gerade auch Unternehmen betreffen. Eine kurze Geschichte der Entwicklung zeigt auf, dass der Trend zu Umweltmanagementsystemen weiter nach oben verlaufen muss, um die Klimaziele von EU und der Bundesrepublik zu erreichen.
Auch das Gesundheitswesen und somit auch die Augenheilkunde wird sich immer mehr mit der Frage beschäftigen müssen, inwieweit man Ressourcen und Emissionen einsparen kann und somit die Belastung der Umwelt durch das unternehmerische Tun, soweit es möglich ist, zu schützen.
Unternehmen, die sich grundsätzlich nicht um ihre Umweltleistungen kümmern, werden einen Imageschaden auf Dauer nicht vermeiden können.

1 Entwicklung

Seit der Industrialisierung wird unsere Erde mehr und mehr mit Schadstoffen 1
belastet. Ressourcen werden in Unmengen verbraucht und der Klimaerwärmung, die durch schädliche Emissionen verursacht wird, werden immer mehr Katastrophen angelastet, wie z. B. die Überflutung im Westen von Deutschland am 14. Juli 2021 oder die verheerenden Brände in Griechenland und der Türkei im August 2021.

Nicht nur die schädlichen Emissionen spielen bei der Belastung der Umwelt eine 2
große Rolle, sondern auch die Abfälle, die in Unternehmen anfallen. Gerade in Krankenhäusern und Arztpraxen ist die Reduzierung von Abfällen problematisch, da sich aufgrund der hohen hygienischen Anforderungen viele Arten von Verpackungen und Einmalprodukten kaum vermeiden lassen.

2019 wurde durch den Bundestag das Klimaschutzgesetz verabschiedet. Deutsch- 3
land hat sich hier das Ziel gesetzt, bis 2050 treibhausgasneutral zu werden und der primäre Energieverbrauch soll im Vergleich zu 2008 halbiert werden. Dieses Ziel kann nur durch eine strukturierte Reduzierung der Emissionen auch in Unternehmen erreicht werden. Aus diesem Grund werden Umweltmanagementsysteme und Energiemanagementsysteme in Deutschland teilweise von der Bundesregierung gefördert und Energieaudits für Unternehmen ab einer bestimmten Größe vorgeschrieben.

Die Politik hat schon Anfang der 1970er Jahre erkannt, dass der Klima- und 4
Umweltschutz, und somit auch der sparsame Umgang mit Ressourcen, zentrale Ziele unseres Handelns sein müssen.

Willy Brand forderte 1969 als Bundeskanzler „einen blauen Himmel über dem 5
Ruhrgebiet" und Hans-Dietrich Genscher verlangte Anfang der 1970er Jahre nach einer Behörde für Umweltaufgaben, so wie diese schon in Schweden und den USA bestanden. Die Bundesstelle für Umweltangelegenheiten wurde 1973 gegründet und am 22. Juli 1974 wurde diese Stelle per Gesetz zum Umweltbundesamt

benannt. Heute ist das Umweltbundesamt mit 1.600 Mitarbeitern die größte Umweltbehörde Europas mit Sitz in Berlin.

6 Ab 1970 etablierten sich Managementsysteme in Unternehmen, angefangen mit der Normreihe DIN EN ISO 9000 ff. 1986 wurde die erste Norm, die DIN EN ISO 14001 zur Einführung eines Umweltmanagementsystems verabschiedet. Ein Umweltmanagement beschäftigt sich systematisch mit den Umweltaspekten für alle Tätigkeiten in einem Unternehmen. Eine festgelegte Umweltpolitik und davon abgeleitete Ziele helfen, strukturiert die Umweltleistungen der Unternehmen/Einrichtungen zu verbessern.

7 Am 29. Juni 1993 wurde erstmalig von der EU mit der Verordnung (EWG) Nr. 1836/93 (EMAS-Verordnung) des Rates ein Konzept erstellt, das ein Umweltmanagementsystem und Umweltbetriebsprüfungen für gewerbliche Unternehmen ab 1995 zur Verfügung stellte. Auf freiwilliger Basis konnten Umweltmanagementsysteme eingeführt werden, um die Umweltleistungen systematisch zu analysieren und zu verbessern.

8 Die Europäische Union und auch die Bundesregierung haben durch Verträge und Verordnungen mit dazu beigetragen, dass Managementsysteme zum Umweltschutz in Unternehmen eingesetzt werden.

9 Im Jahr 2011 ist die DIN EN ISO 50001 Energiemanagementsystem erstmalig in Kraft getreten. Im Juni 2021 trat dann die DIN EN 16247 in Kraft, eine Norm zur Durchführung von Energieaudits.

10 Die Anwendungen der Managementsysteme unterscheiden sich stellenweise, haben allerdings alle eine identische Zielsetzung: Ressourcenverbrauch sichtbar machen und analysieren, Möglichkeiten zu Einsparungen aufdecken, Emissionen und Verbräuche verringern und somit die Belastungen der Umwelt durch das Unternehmen zu reduzieren.

11 Der Gesundheitssektor ist für 4,4 % der Emissionen weltweit verantwortlich und produziert so viel Treibhausgase wie 514 Kohlekraftwerke.[1] Um die Pariser Klimaziele und die der Bundesrepublik zu erreichen, ist es unbedingt notwendig, auch den Energieverbrauch im Gesundheitswesen stetig zu senken und somit die Emissionen zur verringern und Ressourcen einzusparen. Nachfolgend werden verschiedene Systeme und Möglichkeiten zur Implementierung vorgestellt.

2 Nutzen und Funktionalität von Systemen

12 Vor der Einführung eines Umweltmanagementsystems stellt sich die Frage nach der Funktion eines Systems und dem Nutzen für die jeweilige Einrichtung.

1 Health Care Without Harm: The EU healthcare sector is a major contributor to the climate crisis. 10.9.2019. Online: https://noharm-europe.org/articles/press-release/europe/eu-health-care-sector-major-contributor-climate-crisis [abgerufen am 8.8.2021].

Grundsätzlich werden durch die Systeme Kennzahlen zur Umweltleistung systematisch und regelmäßig erfasst und verglichen. 13

Die Hauptkennzahlen geben folgende Verbräuche wieder: 14

- jährlicher Gesamtenergieverbrauch (Strom/Gas/Öl in kWh)
- Materialeffizienz
- Abfallaufkommen
- Emissionen

Je nach eingeführtem System können diese Kennzahlen abweichen. Nach Erfassen dieser Kennzahlen und auch Begehungen der einzelnen Bereiche der Einrichtungen mit dem Erfassen der Abläufe, die Auswirkungen auf die genannten Kennzahlen haben, werden Maßnahmen erarbeitet und strukturiert umgesetzt, um eine Verbesserung der Umweltleistung zu erreichen. Durch den regelmäßigen, meist jährlichen Vergleich der Kennzahlen kann die Wirksamkeit der Maßnahmen bewertet werden bzw. werden weitere Verbesserungspotenziale erkannt und weitere Maßnahmen erarbeitet. Negative Umweltleistungen werden frühzeitig sichtbar und können minimiert oder sogar abgestellt werden. Somit findet eine ständige Verbesserung der Umweltleistung in einer Einrichtung statt. 15

Zusätzlich werden die rechtlichen und gesetzlichen Anforderungen in den Einrichtungen regelmäßig auf Aktualität und Einhaltung hin überprüft. Dies verschafft den Einrichtungen Rechtssicherheit. Hierzu kann ein Rechtskataster angelegt werden, um eine Übersicht und regelmäßige Überprüfung zu erleichtern. 16

Dem Einkauf in einer Einrichtung kommt eine übergeordnete Rolle in Bezug auf das Umweltmanagement zu. Bestellungen von Materialien sollten nicht nur nach den üblichen Kriterien (z. B. günstigster Preis, schnelle Lieferung, hohe Qualität) erfolgen, sondern auch die Umweltleistung eines Produktes berücksichtigen. Hierzu sollte der Lebensweg des Produkts betrachtet werden. Beispielhaft ist Toilettenpapier aus Frischfasern zu nennen. Bäume werden gefällt und verarbeitet, um daraus Papier zu gewinnen, das nur einmal genutzt werden kann. Der Rohstoff entzieht sich im Anschluss dem Recyclingprozess. Im Gegenzug kann das aus Bäumen gewonnene Frischfaserpapier für z. B. Kopierpapier fünf- bis siebenmal recycelt werden, bevor es nicht mehr zu nutzen ist. Hier wäre der Umstieg auf recyceltes Toilettenpapier als Verbesserung der Umweltleistung angezeigt. 17

Bei der regelmäßigen Begehung und Beobachtung der Prozesse zu den Umweltkennzahlen werden Verbesserungspotenziale ebenfalls sichtbar. Bleibt man beim Beispiel Papier, so trägt die Umstellung des Prozesses der handschriftlichen Dokumentation auf digitale Medien ebenfalls zur Einsparung von Papier und anderen Ressourcen (Lagerkapazität, Arbeitszeit etc.) bei. 18

Die Einbeziehung der Mitarbeiter/innen ist für ein funktionierendes System ein Muss. Je nach Größe der Einrichtung empfiehlt es sich, ein Umweltteam zusam- 19 menzustellen, das die Verbesserungspotenziale erkennt, Maßnahmen zur Verbesserung erarbeitet und umsetzt, die Wirksamkeit der Maßnahmen überprüft und das System ständig weiterentwickelt.

20 Auch kann die Anreise von Mitarbeitern thematisiert werden. Das Nutzen von Job-Tickets und das Angebot von Leasing-Fahrrädern können die Mitarbeiter zu einem Umstieg vom eigenen PKW auf umweltfreundlichere Verkehrsmittel bewegen. Die Augenklinik Dardenne z. B. veranstaltet jährlich über die Sommermonate eine „Tour de Dardenne". Hierbei reichen am Ende der Aktion die Mitarbeiter/innen die gefahrenen Kilometer ein, es findet eine Verlosung mit Preisverleihung statt und für jede 200 km, die mit dem Rad auf dem Weg zur Arbeit zurückgelegt wurden, wird jeweils ein Baum gepflanzt.

21 Auch Geschäftsreisen können als Kennzahlen erfasst werden. Ein Umstieg auf umweltfreundliche Verkehrsmittel kann die Reise mit dem Flugzeug oder die Fahrt mit dem eigenen PKW ersetzen. Auch diese Kennzahlen können erfasst werden.

22 Anhand der genannten Beispiele ist zu erkennen, dass durch die Erfassung von Kennzahlen eine Transparenz entsteht, die dabei helfen kann, Ressourcen einzusparen und somit die Umweltleistung der Einrichtungen zu verbessern.

3 Mögliche Systeme und Normen

23 Um in einer Praxis oder Klinik systematisch die Umweltleistungen zu verbessern, bieten sich einige Systeme an, die hier aufgeführt werden. Bei der Auswahl sollten die Größe und die vorhandenen Ressourcen berücksichtigt werden.

3.1 DIN EN ISO 14001 Umweltmanagementsysteme – Anforderungen mit Anleitung zur Anwendung

24 **Ziel der Norm:**
Das Ziel dieser Norm ist der Schutz der Umwelt durch eine Verbesserung der Umweltleistung und die Vermeidung von Ressourcenverschwendung im Unternehmen. Dabei müssen die Maßnahmen zur Reduzierung im Einklang mit den sozioökonomischen Erfordernissen und den strukturierten Prozessen des Unternehmens stehen.

25 Die DIN EN ISO 14001 basiert inhaltlich auf dem PDCA-Zyklus, wie auch andere Normen mit der High-Level-Structure:

- Planung (Plan)
- Durchführung (Do)
- Kontrolle (Check) und
- Verbesserung (Act).

Um diesen Zyklus umzusetzen, befasst sich die Norm unter anderem mit der Erfassung von Kennzahlen zu den Umweltleistungen mit Analysen und daraus resultierenden Verbesserungsmaßnahmen. Durch regelmäßige Kontrollen bzgl. der Umsetzung sowie Wirkungsweise der Maßnahmen können immer weitere Verbesserungspotenziale erkannt werden. Eine regelmäßige Kontextanalyse bzgl. der Umweltthemen der Einrichtungen sowie die Betrachtung aller interessierten Personengruppen, die relevant für eine Einrichtung sind, tragen zusätzlich zur Optimierung der Abläufe bei. Risiken und Chancen der Prozesse, Betrachtungen der Lebenszyklen von Produkten und Dienstleistungen und die damit verbundenen Umweltauswirkungen werden zusätzlich thematisiert und analysiert. 26

Durch die High-Level-Structure bietet diese Norm bei der Einführung und Aufrechterhaltung einen erheblichen Vorteil für Einrichtungen, die schon ein Managementsystem nach der DIN EN ISO 9001 Qualitätsmanagementsystem implementiert haben, da schon bestehende Strukturen, wie z. B. der Umgang zur Lenkung von dokumentierten Informationen, genutzt werden können. 27

Spezielle Daten zur Nutzung der Norm nur im Gesundheitswesen liegen leider nicht vor. Im Februar 2020 waren laut Bundesumweltamt 313.000 Unternehmen weltweit nach der DIN EN ISO 14001 zertifiziert, davon allein ca. 8.500 Unternehmen in Deutschland. Nach der DIN EN ISO 9001 Qualitätsmanagementsystem wurden 2020 ca. 884.000 zertifizierte Unternehmen weltweit gezählt. 28

Die DIN EN ISO 14001 gibt eine Grundstruktur vor, um die Umweltleistungen zu verbessern, doch sie stellt keine Forderungen an die eigentliche Umweltleistung eines Unternehmens. 29
Unbedingt zu erwähnen ist, dass die DIN EN ISO 14001 ein Bestandteil der EMAS-Verordnung ist. Hierzu mehr in Kapitel 3.4.

In Abbildung 1 ist eine Darstellung des Anstiegs der weltweit vergebenen Zertifikate für die besagte Norm zu erkennen. Der Abfall der Zertifikate 2018 entstand durch eine falsche Berichterstattung der Zertifizierungsstellen. In Deutschland wurde 2018 eine Korrektur dieser Meldungen vorgenommen und die vorab angegebenen 12.200 zertifizierten Unternehmen allein in Deutschland wurden auf 8.500 korrigiert. 30

Weltweite Anzahl an ISO 14001 Zertifikaten

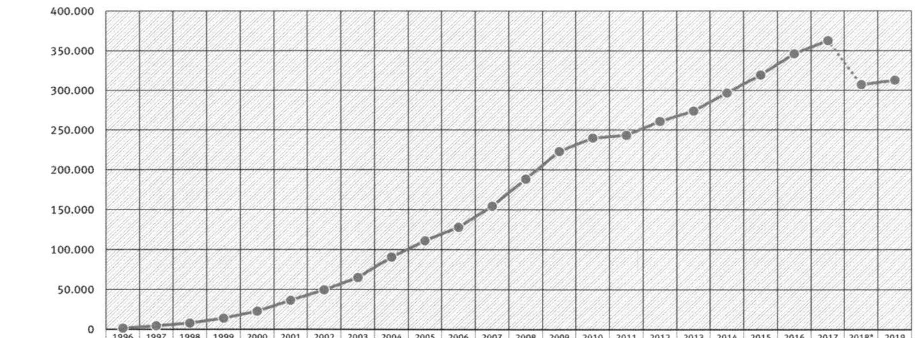

	1996	1997	1998	1999	2000	2001	2002	2003	2004	2005	2006	2007	2008	2009	2010	2011	2012	2013	2014	2015	2016	2017	2018*	2019
Zertifizierungen	1.491	4.433	7.887	13.994	22.847	36.464	49.440	64.996	90.554	111.16	128.21	154.57	188.57	222.97	239.88	243.39	260.85	273.86	296.73	319.32	346.14	362.61	307.05	312.58

* Nach Änderung der Umfragemethodik sind die Daten seit 2018 mit denen aus den Vorjahren nicht mehr vergleichbar.

Quelle: Daten 1996/1997/1998 Umweltbundesamt (UBA); Daten 1999 bis 2019 Internationale Organisation für Normung (International Organization for Standardization-ISO) · ISO survey 2019 (www.iso.org)

Abb. 1: Weltweite Anzahl an ISO 14001-Zertifikaten

Quelle: Umweltbundesamt: ISO 14001. 1.2.2021. Online: https://www.umweltbundesamt.de/daten/umwelt-wirtschaft/umwelt-energiemanagementsysteme#iso-14001 [abgerufen am 5.8.2021].

3.2 DIN EN ISO 50001:2018 Energiemanagementsysteme – Anforderungen mit Anleitung zur Anwendung

31 **Ziel der Norm:**
Mit dieser Norm sollen primär kontinuierlich die Energieverbräuche in Unternehmen und Einrichtungen gesenkt und das interne Bewusstsein für Nachhaltigkeit geschaffen werden. Zusätzlich sollen ungenutzte Energieeffizienzpotenziale erkannt werden, um weitere Energiekosten einzusparen und somit den Treibhausgasausstoß zu minimieren.

32 Die DIN EN ISO 50001 ist ebenfalls ein internationaler Standard für Energiemanagementsysteme (EnMs) und wurde erstmalig 2011 von der International Organisation for Standardization (ISO) veröffentlicht. Im August 2018 wurde die letzte Revision in der Fassung ISO 50001:2018 vorgenommen. Wie auch die 14001 oder die 9001 kann diese Norm von jedem Unternehmen angewendet werden. Hier greift wieder die High-Level-Structure der ISO-Normen und somit ist auch diese Norm mit anderen Managementsystemen kompatibel. Der PDCA-Zyklus bestimmt ebenfalls, wie auch bei der DIN EN ISO 14001, das Vorgehen bei der Einführung, Aufrechterhaltung und Weiterentwicklung des Systems.

33 Durch ein systematisches Energiemanagement werden in einer Einrichtung Energiequellen, Energieeinsatz und -verbrauch erfasst, analysiert und verglichen. Dies ist die Grundlagen für die Umsetzung von technischen sowie organisatorischen Maßnahmen zur Einsparung von Energie und zum Erkennen von Energieeffi-

zienzen, die längerfristig dazu beitragen, den Energiebedarf zu senken und die Umweltleistung des Unternehmens zu verbessern.

Die Einführung eines Energiemanagementsystems ist grundsätzlich freiwillig und es gibt keine Pflichten zu Zertifizierungen. Ein zertifiziertes System kann allerdings Vorteile, zusätzlich zu den durch das System bedingten Einsparungen, in Form von Teilbefreiungen bzgl. der EEG-Umlage sowie bei der Entlastung von Strom- und Energiesteuern bieten. 34

Laut einer ISO-Umfrage der internationalen Energiemanagementsystem-Norm ISO 50001, wurden im Jahr 2019 weltweit rund 18.000 gültige Zertifikate erfasst. Ungefähr ein Drittel davon, rund 5.800 Zertifikate an ca. 13.122 Standorten, bestehen in Deutschland. Eine Reihe von EMAS-Organisationen haben auch Energiemanagementsysteme nach ISO 50001 eingeführt. 35

In großen Einrichtungen ist diese Norm zu empfehlen, um Einsparungspotenziale zu erkennen und zu nutzen. In kleineren Praxen ist der Energieverbrauch sehr übersichtlich, so dass diese Norm sicherlich eine Möglichkeit bietet, strukturiert die Verbräuche zu erfassen, doch könnten hier andere Systeme effizienter sein. 36

3.3 DIN EN 16247:2012 Energieaudit

Der Vollständigkeit halber muss auch auf diese Norm verwiesen werden, auch wenn sie kein selbstständiges Umweltmanagementsystem ist. Sie ist aber als Teil des Energiemanagement- und Umweltmanagementsystems zu betrachten, da durch die Festlegung der Durchführung von Energieaudits gute Auditergebnisse erzielt werden und aufgrund dieser Ergebnisse weitere Verbesserungspotenziale in Einrichtungen erkannt und umgesetzt werden können. Es gibt allerdings keine Verpflichtung zur Umsetzung von Maßnahmen, die sich aus den erkannten Verbesserungspotenzialen abgeleitet haben. Die DIN EN 16247 ist auch keine internationale Norm, aber eine Europäische Norm, die Standards zur Durchführung eines Energieaudits beinhaltet. 37
Sie besteht aus insgesamt fünf Abschnitten und wird seit 2012 angewendet.

Ziel der Norm: 38
Die Norm ist eine Anleitung zur Durchführung von qualitativ hochwertigen Energieaudits, um den Energiebedarf und -verbrauch von Unternehmen, Anlagen und Gebäuden systematisch zu erfassen.

Für kleine Praxen ist die Einführung eines Energiemanagements sehr aufwendig, hier kann ein Energieaudit ausreichend sein und dazu beitragen, die Energieeffizienz der Einrichtung zu erkennen und evtl. den Ressourcenverbrauch zu minimieren. 39

Ein Energieaudit sollte mindestens alle vier Jahre stattfinden. In Einrichtungen, in denen die Durchführung verpflichtend ist, muss mindestens ein Mitarbeiter als 40

Energiebeauftragter benannt sein, der für die Organisation rund um das Audit verantwortlich ist, nötige Informationen bereithält und auch bei der Erfassung der Daten unterstützt. Der Auditor sollte, wie auch bei Audits für andere Systeme, unabhängig und neutral sein. Zusätzlich sollte er fachlich eine befähigte Ausbildung in den Ingenieurs- und Naturwissenschaften sowie Meisterprüfungen oder Technikerprüfungen, z. B. im Bereich Heizungstechnik, vorweisen können. Eventuell kann man einen externen Auditor bestellen, um das Ergebnis des Audits zu verbessern.

41 Nach der Energieeffizienz-Richtlinie RL 2012/27EU der EU-Kommission vom 4. Dezember 2012, die in Deutschland über das Energieleistungsgesetz (EDL-G) umgesetzt wird, sind alle Unternehmen, die kein KMU (kleine und mittlere Unternehmen) sind, verpflichtet, mindestens alle vier Jahre ein Energieaudit durchzuführen.

42 Als KMU werden Unternehmen angesehen, in denen weniger als 250 Mitarbeiter tätig sind oder die weniger als 50 Mio. EUR Jahresumsatz und gleichzeitig weniger als 43 Mio. EUR Jahresbilanzsumme ausweisen. Diese Konstellation muss in zwei aufeinanderfolgenden Geschäftsjahren ausgewiesen werden. Auch können sich Unternehmen von der Pflicht zu Energieaudits freistellen lassen, wenn ihr jährlicher Verbrauch unter 500.000 kWh liegt und damit unterhalb der Bagatellgrenze.

43 Die Verpflichtung zum Energieaudit kann ebenfalls entfallen, wenn die Unternehmen ein Umweltmanagementsystem nach EMAS oder aber ein Energiemanagementsystem eingeführt haben, oder gerade einführen.

44 Unternehmen, die zu einem Energieaudit nach DIN EN 16247 verpflichtet sind, können dieses zudem als Vorstufe für ein Energiemanagementsystem nach ISO 50001 nutzen. Denn das Energieaudit enthält die energetische Bewertung von Energieeinsatz und -verbrauch, die auch in der ISO 50001 gefordert ist.

45 Der Nutzen der Energieaudits kann sehr gut von der Abbildung 2 abgeleitet werden. Grundlage der dort aufgeführten Daten ist die Analyse der Entwicklung des Marktes und Zielerreichungskontrolle für gesetzlich verpflichtende Energieaudits vom Institut für Ressourceneffizienz und Energiestrategien, das als Schlussbericht 2017 an das Bundesamt für Wirtschaft und Ausfuhrkontrolle gesendet wurde. Es wurden 402 Unternehmen mit Audits befragt und 403 Unternehmen mit Managementsystemen. Auch wenn nur für bestimmte Unternehmen eine Verpflichtung zur Durchführung von Energieaudits und auch keine Verpflichtung zur Umsetzung von Maßnahmen besteht, ist es doch erfreulich zu sehen, in welchen Bereichen Maßnahmen durchgeführt wurden. Von dieser Auswertung kann abgeleitet werden, dass ein komplettes System doch mehr Potenziale zur Verbesserung hervorbringt als nur ein Audit.

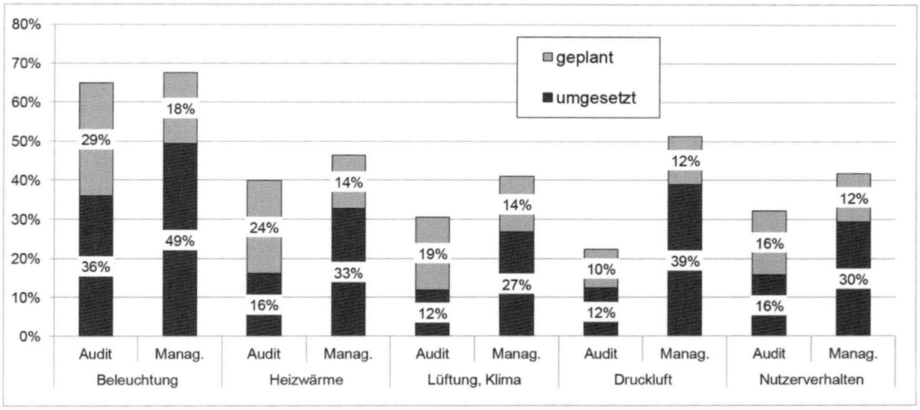

Abb. 2: Gegenüberstellung der Maßnahmen von Energieaudits zu Umweltmanagementsystemen

Quelle: Mai u. a.: Analyse der Entwicklung des Marktes und Zielerreichungskontrolle für gesetzlich verpflichtende Energieaudits. Schlussbericht an das Bundesamt für Wirtschaft und Ausfuhrkontrolle (BAFA). 18.7.2017. Online: https://www.bafa.de/SharedDocs/Downloads/DE/Energie/ea_evaluierungsbericht.html [abgerufen am 8.8.2021].

Aus Abbildung 3 (aus dem Jahr 2017) wird ersichtlich, in wie vielen Betrieben in Deutschland (nach Branchen aufgeteilt) Umweltmanagementsysteme eingeführt wurden und wie viele Unternehmen Energieaudits durchgeführt haben. 46

Mit Fokus auf das Gesundheitswesen ist sicherlich noch erhebliches Verbesserungspotenzial vorhanden, auch wenn man davon ausgehen kann, dass die Zahlen seit 2017 gestiegen sind. 47

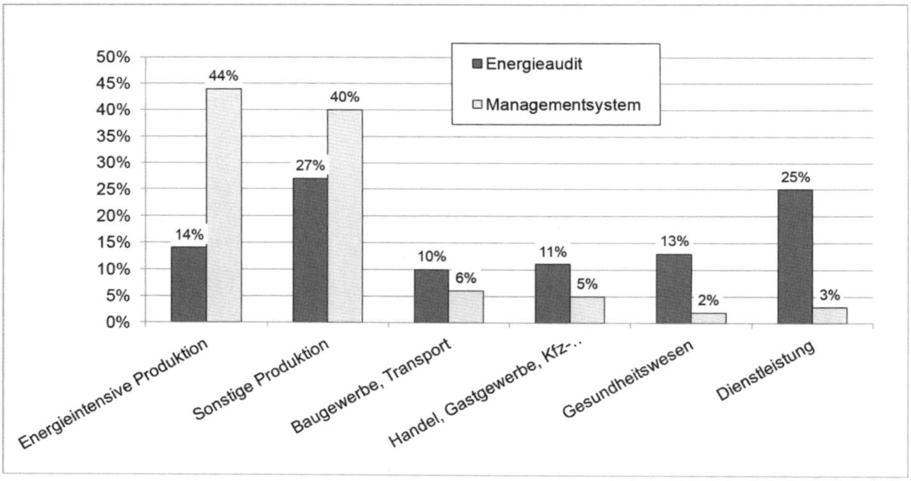

Abb. 3: Gegenüberstellung der Nutzung von Energieaudits zu Umweltmanagementsystemen nach Branchen

Quelle: Mai u. a.: Analyse der Entwicklung des Marktes und Zielerreichungskontrolle für gesetzlich verpflichtende Energieaudits. Schlussbericht an das Bundesamt für Wirtschaft und Ausfuhrkontrolle (BAFA). 18.7.2017. Online: https://www.bafa.de/SharedDocs/Downloads/DE/Energie/ea_evaluierungsbericht.html [abgerufen am 8.8.2021].

3.4 Eco-Management and Audit Scheme – EMAS

48 Unternehmen und Einrichtungen müssen immer komplexere Umweltvorschriften einhalten. Hierbei bietet EMAS eine hervorragende Hilfestellung.

49 **Ziel der Verordnung:**
Das Ziel von EMAS ist die kontinuierliche Verbesserung der Umweltleistung eines Unternehmens unter Einbeziehung der Mitarbeiter/innen und der Öffentlichkeit über die gesetzlichen Anforderungen hinaus.

50 Die europäische EMAS-Verordnung wurde 1993 erstmalig eingeführt und seitdem haben zwei Novellierungen stattgefunden. Seit 1995 kann es von gewerblichen Unternehmen genutzt werden. Wie auch die DIN EN ISO 14001 kann diese Verordnung auf alle Branchen, Behörden und Vereine angewendet werden, wobei auch Standorte von Firmen außerhalb von Europa EMAS implementieren und nutzen können. Eine Eintragung in das EMAS-Register ist die höchstmögliche Auszeichnung für ein Umweltmanagementsystem in Europa und EMAS erfüllt höchste unternehmerische Anforderungen. Einrichtungen, die ein Umweltmanagementsystem nach EMAS freiwillig einführen, kommen dem Umweltschutz aktiv nach und verpflichten sich, ihre Umweltleistung über den Stand der gesetzlichen Anforderungen hinaus zu verbessern.

Der Vorteil von EMAS ist unter anderem die zusätzliche Transparenz, da die wesentlichen Kernindikatoren erfasst und regelmäßig überprüft werden. Eine jährliche Veröffentlichung der Umwelterklärung mit den vom Unternehmen festgesetzten Umweltzielen trägt zur Umsetzung dieser Ziele bei. Die Unternehmer verpflichten sich, freiwillig ihre Ziele einzuhalten und die Umweltleistungen des Unternehmens/der Einrichtung ständig zu verbessern. 51

Dazu gibt es in der Umwelterklärung klare Vorgaben zu den Pflichtangaben, wie z. B. Energieverbräuche mit den damit verbunden CO_2-Ausstößen sowie entstandene Abfallmengen. 52

Zusätzlicher Vorteil von EMAS ist eine entfallende Doppelarbeit. Unternehmen mit EMAS erhalten seitens der Behörden Vorteile. Zum Beispiel müssen Unternehmen, die aufgrund ihrer Größe und ihres Umsatzes seit 2015 zu einem Energieaudit verpflichtet sind, dieser Verpflichtung nicht nachkommen, wenn sie ein registriertes Umweltmanagementsystem nach EMAS implementiert haben (siehe hierzu auch Kapitel 3.3). 53

Die DIN EN ISO 14001 ist ein Grundbestandteil der EMAS-Verordnung. Hier bietet die High-Level-Structure wieder einen entscheidenden Vorteil. Das heißt, Unternehmen, die ein Qualitätsmanagement nach der DIN EN ISO 9001 implementiert haben, haben einen wesentlich geringeren Aufwand, wenn sie EMAS einführen möchten. Unternehmen, die bereits die DIN EN ISO 14001 Umweltmanagementsystem eingeführt haben, können schon die Grundstrukturen von EMAS nachweisen, was ihnen einen Übergang zu EMAS stark erleichtert. 54

Einer der größten Gewinne von EMAS ist die Einhaltung von geltenden Rechtsvorschriften. Unternehmen, die EMAS einführen, verpflichten sich zur ständigen Überprüfung und Überwachung der geltenden Vorschriften, gerade in Bezug auf die Umwelt. Diese Überprüfung findet regelmäßig durch die internen Umweltbetriebsprüfungen statt und wird mit der Pflege eines Rechtskatasters abgeglichen. 55

EMAS lebt durch die Motivation der Mitarbeiter und Mitarbeiterinnen, die mit den Arbeitsprozessen der Unternehmen vertraut sind. Sie können erkennen, wo die Chancen zur Verbesserung der Umweltleistungen liegen und müssen das Wissen und die Möglichkeit haben, diese Potenziale weiterzuleiten und zu verbessern. Dies setzt voraus, dass die Mitarbeiter/innen über die Umweltleistungen, das Umweltmanagement und die damit verbunden Ziele immer aktuell informiert sind. 56

Die Umsetzung von EMAS wird regelmäßig durch einen Umweltgutachter überprüft. Die jährliche Umwelterklärung wird von diesem Gutachter auf Richtigkeit kontrolliert und validiert. Bei dieser Validierung der Umsetzung von EMAS kann die DIN EN ISO 14001 mit zertifiziert werden. 57

Nach der Registrierung von EMAS darf das EMAS-Logo zu Werbezwecken verwendetet werden, wie z. B. auf Briefpapier. 58

EMAS
GEPRÜFTES UMWELTMANAGEMENT

Abb. 4: EMAS-Logo

Quelle: Home: Umweltmanagementsystem EMAS.

59 Die DIHK (Deutsche Industrie- und Handelskammer) und der EMAS-Helpdesk der Europäischen Kommission geben regelmäßig Statistiken und Informationen über die EMAS-Teilnahme in Deutschland und Europa bekannt. In Europa haben bis Ende Juni 2021 3.851 Unternehmen teilgenommen, davon 1.111 in Deutschland (Tabelle 1). Im 1. und 2. Quartal 2021 gab es insgesamt 26 Neuregistrierungen in Europa.

60 Die Registrierungen der Unternehmen werden nach dem NACE-Code (Wirtschaftszweig) eingeteilt. Anfang Januar 2022 gab es zum NACE-Code 86 (Gesundheitswesen) 32 registrierte Organisationen in Deutschland mit 137 Standorten.[2]

Tab. 1: EMAS-Organisationen in Deutschland

Bundesland	Anzahl Organisationen (inkl. HWKs)	Anzahl Standorte organisationsbezogen (inkl. HWKs)
Baden-Württemberg	330	665
Bayern	296	637
Berlin	32	66
Brandenburg	36	57
Bremen	9	25
Hamburg	14	67
Hessen	68	157
Mecklenburg-Vorpommern	1	1
Niedersachsen	51	83
Nordrhein-Westfalen	99	220

2 Umweltgutachterausschuss (UGA): Wer hat schon EMAS. Anzahl EMAS-Organisationen nach Wirtschaftszweigen. Stand 1.8.2021. Online: https://www.emas.de/wer-hat-emas [abgerufen am 4.1.2022].

Bundesland	Anzahl Organisationen (inkl. HWKs)	Anzahl Standorte organisationsbezogen (inkl. HWKs)
Rheinland-Pfalz	23	53
Saarland	46	55
Sachsen	23	86
Sachsen-Anhalt	20	65
Schleswig-Holstein	16	30
Thüringen	49	71

Quelle: Umweltgutachterausschuss (UGA): Wer hat schon EMAS. Online: https://www.emas.de/wer-hat-emas [abgerufen am 4.1.2022].

4 Sonstige Systeme und Projekte speziell im Gesundheitswesen

Ergänzend zu den in den Kapiteln 3.1 bis 3.4 aufgeführten Systemen und Normen gibt es noch zusätzliche Systeme, um die Umweltleistungen in Unternehmen zu verbessern. In Bezug auf das Gesundheitswesen sind das z. B. das Green Hospital oder KLIK green. 61

4.1 Das Green Hospital

Das erste „Green Hospital"-Projekt in Deutschland wurde 2009 von den Asklepios-Kliniken in Hamburg mit Erfolg abgeschlossen. Dem folgten weitere öffentliche und private Leuchtturmprojekte, wie zum Beispiel das in Bau befindliche Klinikum Lichtenfels oder das Ethianum Heidelberg. Die übergreifenden Ziele von einem „Green Hospital" sind gesteigerter Patientenkomfort, zufriedene Mitarbeiter, weniger Ressourcenverbrauch und geringere Entsorgung. Eine Zertifizierung des Green Hospitals kann durch den Bund für Umwelt und Naturschutz e. V. durchgeführt werden und das Krankenhaus erhält dann die Auszeichnung „Energiesparendes Krankenhaus". 62

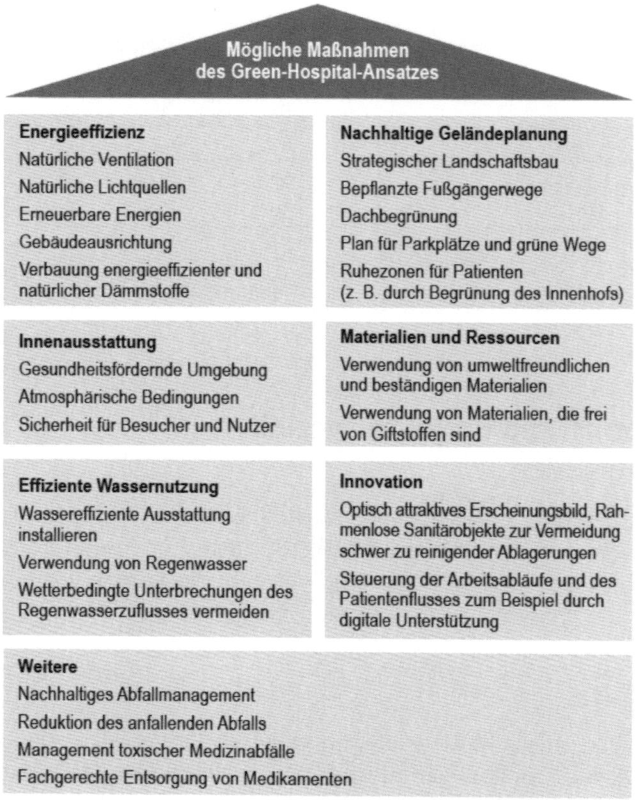
Mögliche Maßnahmen
des Green-Hospital-Ansatzes
Energieeffizienz
Natürliche Ventilation
Natürliche Lichtquellen
Erneuerbare Energien
Gebäudeausrichtung
Verbauung energieeffizienter und natürlicher Dämmstoffe
Nachhaltige Geländeplanung
Strategischer Landschaftsbau
Bepflanzte Fußgängerwege
Dachbegrünung
Plan für Parkplätze und grüne Wege
Ruhezonen für Patienten (z. B. durch Begrünung des Innenhofs)
Innenausstattung
Gesundheitsfördernde Umgebung
Atmosphärische Bedingungen
Sicherheit für Besucher und Nutzer
Materialien und Ressourcen
Verwendung von umweltfreundlichen und beständigen Materialien
Verwendung von Materialien, die frei von Giftstoffen sind
Effiziente Wassernutzung
Wassereffiziente Ausstattung installieren
Verwendung von Regenwasser
Wetterbedingte Unterbrechungen des Regenwasserzuflusses vermeiden
Innovation
Optisch attraktives Erscheinungsbild, Rahmenlose Sanitärobjekte zur Vermeidung schwer zu reinigender Ablagerungen
Steuerung der Arbeitsabläufe und des Patientenflusses zum Beispiel durch digitale Unterstützung
Weitere
Nachhaltiges Abfallmanagement
Reduktion des anfallenden Abfalls
Management toxischer Medizinabfälle
Fachgerechte Entsorgung von Medikamenten

Abb. 5: Mögliche Maßnahmen des Green-Hospital-Ansatzes

Quelle: Litke u. a.: Green Hospitals: Klimaschutz im Krankenhaus. In: Deutsches Ärzteblatt 11/ 2020. Online: https://www.aerzteblatt.de/archiv/212983/Green-Hospitals-Klimaschutz-im-Krankenhaus 11.2020 [abgerufen am 8.8.2021].

4.2 KLIK green

63 KLIK green ist ein Gemeinschaftsprojekt des BUND für Umwelt und Naturschutz Berlin e. V. (BUND Berlin e. V.), der Krankenhausgesellschaft Nordrhein-Westfalen e. V. (KGNW) und des Universitätsklinikums Jena (UKJ) und wird von der Nationalen Klimaschutzinitiative des Bundesumweltministeriums gefördert.

64 Das Projekt KLIK green hat sich zum Ziel gesetzt, innerhalb der Projektlaufzeit bis Ende April 2022 100.000 Tonnen CO_2-Äquivalent einzusparen. Dazu sollen bundesweit 250 Krankenhäuser und Kliniken am Projekt beteiligt werden. Die Einsparungen sollen auch hier in den Bereichen Energie, Beschaffung, IT-Mobilität, Abfallvermeidung und Speisenversorgung vorgenommen werden und die Energiekosten der Kliniken sollen bestenfalls um 10 % verringert werden.

Dazu werden Klimamanager ausgebildet und Schulungen und Workshops organisiert. Das Vorgängerprojekt, das von 2014 bis 2016 durchgeführt wurde, schaffte es, mit 50 Gesundheitseinrichtungen 34.000 Tonnen CO_2-Äquivalent einzusparen. 65

5 Einführung von Systemen

Die Einführung eines Umweltmanagementsystems sollte als Projekt geplant werden. Hierzu sollten alle Mitarbeiter/innen sowie die Mitarbeitervertretung ausführlich informiert werden. Im Vorfeld sollte sich die Leitung in Bezug auf die vorhandenen Managementsysteme informieren bzw. beraten lassen. 66

Schulungen der Projektleitung bzgl. des Umweltmanagements sind zu absolvieren. Je nach System gibt es sehr gute Hilfsmittel, die bei der Einführung eines Systems unterstützen können. EMAS bietet sehr viele aussagekräftige Broschüren zur Umsetzung als Hilfsmittel an. An erster Stelle ist hier die Broschüre „Einstieg ins Umweltmanagement mit EMAS“ zu nennen. Hier kann man sich sehr gut einen Gesamtüberblick über anstehende Maßnahmen und anfallende Aufwände verschaffen. 67

Die DIN EN ISO 14001 hat ebenfalls einen ausführlichen Anhang, der auch bei der Einführung von EMAS unterstützten kann. In diesem Anhang sind Erklärungen zu Struktur, Begriffen und den einzelnen Kapiteln des Normtextes zu finden. 68

Auch gibt es zur Hilfe bei der Implementierung die Norm „ISO 14004 Umweltmanagementsysteme – Allgemeine Leitlinie zur Verwirklichung“. Hier findet man Hilfestellungen zur Umsetzung, Aufrechterhaltung und Verbesserung des Umweltmanagementsystems. 69

Eine weitere Norm ist die „ISO 14005 Umweltmanagementsysteme – Leitlinie für einen flexiblen Ansatz zur phasenweisen Umsetzung“. Kleinere und mittlere Unternehmen sollen durch diese Norm Unterstützung bei der systematischen Umsetzung ihres Umweltmanagements erhalten. 70

Ein Umweltmanagementhandbuch ist nicht vorgeschrieben, kann aber die Abläufe und Strukturen zum System sehr gut aufzeigen und somit auch neuen Mitarbeiter/innen den Einstieg in das System erleichtern. 71

Es würde den Rahmen sprengen, hier auf die einzelnen Punkte bei der Einführung einzugehen, allerdings gibt es Kernpunkte, die berücksichtigt werden sollten und untenstehend aufgeführt werden: 72

- Umweltleitbild erstellen und bekannt geben
- Kontext der Organisation in Bezug auf das Umweltmanagementsystem überprüfen und anpassen
- Umweltprogramm erarbeiten
- Verantwortlichkeiten und Kommunikation festlegen

- Dokumentierte Informationen: Abläufe festlegen und erstellen
- Relevante Prozesse und deren Steuerung festlegen
- Risiken und Chancen bestimmen
- Festlegung der Abläufe in Bezug auf Fehler und Nichtkonformitäten
- Relevante Bereiche zum Thema Umwelt auditieren und Abläufe überprüfen
- Maßnahmen ableiten und Umsetzen nach PDCA
- Managementbewertung erstellen
- Umwelterklärung erstellen (nur EMAS)
- Je nach System: externe Zertifizierung

73 Einige Punkte sind gerade im Gesundheitswesen schon von der Ablauforganisation durch die Anforderungen eines Qualitätsmanagementsystems in einer Einrichtung integriert und müssen nur auf das jeweilige Umweltmanagementsystem angepasst werden.

6 Fazit

74 Der nachhaltige Umgang mit Ressourcen lässt sich nicht mehr aus einer modernen Firmenphilosophie wegdenken. Nicht nur die Politik muss grenzüberschreitend Lösungen zur Verhinderung der Erderwärmung finden und Maßnahmen umsetzen, sondern auch die Wirtschaft muss ihren Teil dazu beitragen.
Unternehmen im Gesundheitswesen müssen sich mit ihren Verbräuchen von Ressourcen und ihren Emissionen auseinandersetzen, um sich auf dem Markt weiterhin erfolgreich positionieren zu können.

75 Welches Umweltmanagementsystem für eine Klinik oder Praxis am sinnvollsten ist, muss von der Größe einer Einrichtung und von den vorhandenen personellen Ressourcen abhängig gemacht werden. Auch sollte im Vorfeld der Grund für die Einführung betrachtet und danach das System gewählt werden.

76 Ist es das Ziel einer Einrichtung, nur einen Überblick über die Verbräuche zu erhalten und evtl. Einsparungen vorzunehmen, so kann ein Umweltaudit nach DIN EN 16247 völlig ausreichend sein. Mehr Potenziale bieten die Systeme. Ist der Anspruch für eine ständige Verbesserung der Umweltleistung vorhanden, so ist die Einführung der DIN EN ISO 14001 Umweltmanagementsystem sicherlich ein guter Anfang, um später eventuell sogar die Verpflichtung zu EMAS zu wagen. Bei größeren Einrichtungen ist die Einführung der DIN EN ISO 5001 Energiemanagement ebenfalls zu empfehlen, falls EMAS nicht das System der Wahl ist. Bei allen Vorhaben sollte die Möglichkeit der staatlichen Förderung im Vorfeld geprüft werden.

77 Primär sollte im Vordergrund dieses Handelns der Wille stehen, kommenden Generationen ein Leben auf dieser Erde weiterhin zu ermöglichen. Für eine Einrichtung selbst bringen Maßnahmen zum Schutz der Umwelt zusätzliche Chancen, die genutzt werden können.

Da gerade im Gesundheitswesen der Fachkräftemangel ein primäres Problem darstellt, sollte jede Möglichkeit genutzt werden, Mitarbeiterinnen und Mitarbeiter zu binden. In einer Studie wurde belegt, dass ein Umweltmanagementsystem in einer Firma, gerade auch beim Recruiting von Vorteil sein kann. Die Generation Y, auch Millennials genannt, findet soziale und ökonomische Werte sehr wichtig. In einer Umfrage von Net-Impact würden 58 % der Millennials auf 15 % ihres Gehaltes verzichten, wenn sie dafür in einem Unternehmen arbeiten könnten, das dieselben Werte vertritt, wobei Umwelt- und Klimaschutz ganz weit oben in der Bewertung stehen.[3] 78

Wenn man die Ergebnisse der letzten Bundestagswahl im September 2021 betrachtet, dann ist der Wunsch nach mehr Klimaschutz nicht nur bei der jungen Bevölkerung klar zu erkennen und das Image und die Marktpositionierung einer Einrichtung im Gesundheitswesen kann durch Maßnahmen zur Verbesserung der Umweltleistung definitiv verbessert werden. 79

Energie- oder Umweltaudits sind mit Kosten verbunden. Die Implementierung eines Umweltmanagementsystems ist ebenfalls mit teilweise erheblichen Investitionen für die Einführung selbst, aber auch für die Umsetzung von Verbesserungspotenzialen verbunden. Doch der langfristige Nutzen dieser Maßnahmen, auch durch die daraus folgenden Einsparen von Ressourcen, rechtfertigt den jeweils angemessenen Aufwand oft um ein Vielfaches. 80

Literatur

Health Care Without Harm: The EU healthcare sector is a major contributor to the climate crisis. 10.9.2019. Online: https://noharm-europe.org/articles/press-release/europe/eu-healthcare-sector-major-contributor-climate-crisis [abgerufen am 8.8.2021].

Litke, N. u. a.: Green Hospitals: Klimaschutz im Krankenhaus. In: Deutsches Ärzteblatt 11/2020. Online: https://www.aerzteblatt.de/archiv/212983/Green-Hospitals-Klimaschutz-im-Krankenhaus 11.2020 [abgerufen am 8.8.2021].

Mai, M. u. a.: Analyse der Entwicklung des Marktes und Zielerreichungskontrolle für gesetzlich verpflichtende Energieaudits. Schlussbericht an das Bundesamt für Wirtschaft und Ausfuhrkontrolle (BAFA). 18.7.2017. Online: https://www.bafa.de/SharedDocs/Downloads/DE/Energie/ea_evaluierungsbericht.html [abgerufen am 8.8.2021].

Meister, J.: The Future Of Work: Corporate Social Responsibility Attracts Top Talent. 7.6.2012. Online: https://www.forbes.com/sites/jeannemeister/2012/06/07/the-future-of-work-corporate-social-responsiblity-attracts-top-talent/ [abgerufen am 15.8.2021].

Umweltbundesamt: ISO 14001. 1.2.2021. Online: https://www.umweltbundesamt.de/daten/umwelt-wirtschaft/umwelt-energiemanagementsysteme#iso-14001 [abgerufen am 5.8.2021].

Umweltgutachterausschuss (UGA): Wer hat schon EMAS. Online: https://www.emas.de/wer-hat-emas [abgerufen am 4.1.2022].

3 Meister: The Future Of Work: Corporate Social Responsibility Attracts Top Talent. 7.6.2012. Online: https://www.forbes.com/sites/jeannemeister/2012/06/07/the-future-of-work-corporate-social-responsiblity-attracts-top-talent/ [abgerufen am 15.8.2021].

Teil II.4 Marketing

Beitrag 14

Marketing als Prozess

Tobias Kesting

Schlagwortübersicht

Abstract: Marketing ist vor allem eines – es ist vielfältig. Wer denkt, dass Marketing mit Werbung gleichzusetzen ist, liegt falsch. Werbung ist nur ein kleiner Teil davon. Damit Marketing funktioniert, sollte es fester Bestandteil der strategischen und ökonomischen Ausrichtung von Klinik oder Praxis sein. Marketing als Prozess zu sehen, hilft, wie im Praxismanagement auch, standardisierte Abläufe zu definieren und konkrete Pläne zu entwickeln. Mit einer klaren strategischen Planung lassen sich zudem nachhaltig Kosten einsparen, denn das Rad muss nicht immer neu erfunden werden. Auch wenn Marketing viel mit Kreativität, Zeit, personellen Ressourcen und Geld zu tun hat, reduziert ein einheitliches, strukturiertes Konzept deutlich den Aufwand und sorgt für die nötige Effizienz und Effektivität.

1 Einleitung

1 Auch wenn sich das Marketing erst seit ein paar Jahren mit dem Gesundheitswesen befasst, ist es hier bereits nicht mehr wegzudenken. Dabei hat das klassische Marketing, das zum Beispiel im Handel seit Jahrzehnten besteht und funktioniert, relativ wenig mit dem im Gesundheitswesen gemeinsam. Der Faktor *Vertrauen* spielt im Gesundheitswesen die Hauptrolle. Doch wie lässt sich dieses Vertrauen auf den Markt transportieren?

2 Hinzu kommt, dass sich nicht nur das Gesundheitswesen, sondern auch das Marketing durch die digitale Transformation gravierend gewandelt hat. In diesem Zusammenhang genießt die crossmediale Kommunikation einen immer höheren Stellenwert. Für Praxen oder Kliniken gilt es, zahlreiche Disziplinen zu beherrschen, um einen nachhaltigen Erfolg zu realisieren. Diese sollten strategisch geplant werden – in einem Marketingprozess.

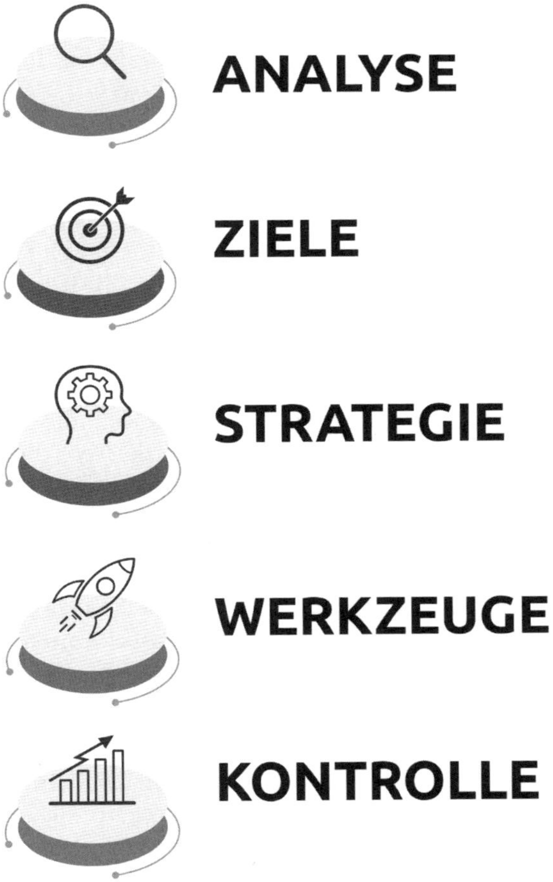

Abb. 1: Marketing als Prozess
Quelle: Carekom GmbH.

Marketingmaßnahmen in medizinischen Einrichtungen erfolgen häufig aus dem Bauch heraus. Der Klassiker: Der Chefarzt spielt Tennis, also liegt es auf der Hand, dass die Praxis im Club Werbung macht. Der Inhaber einer Praxis fährt jeden Morgen auf dem Weg zur Arbeit hinter demselben Bus her und denkt dabei, dass sein Praxislogo auf der Werbefläche am Heck des Busses großartig aussehen würde. Solche spontanen Bauchentscheidungen führen leider oft dazu, dass die gewünschte Wirkung ausbleibt und aufgrund der Enttäuschung an den falschen Stellen gespart wird. Marketing erfordert Kreativität, einen entsprechenden budgetären Aufwand und eine klare Strategie. Um diese Strategie zu definieren, bedarf es eines Marketingprozesses. Dieser Prozess startet mit der Marketinganalyse. 3

2 Die Marketinganalyse

4 Hierbei kann man sich gerne den Werkzeugen des klassischen Marketings bedienen und beispielsweise mit einer SWOT-Analyse starten. SWOT steht hierbei für S = Strengths/Stärken, W = Weakness/Schwächen, O = Opportunities/Chancen und T = Threats/Risiken. Die Stärken und Schwächen beziehen sich auf das eigene Unternehmen, also aus der internen Sicht. Die Chancen und Risiken beziehen sich dabei eher auf externe Einflüsse. Das Ziel ist es, die eigenen Stärken zu fördern, Schwächen zu beheben und – auf den Markt gesehen – die eigenen Chancen zu identifizieren und dabei zukünftige Risiken im Vorfeld zu vermeiden. So eignet sich die SWOT-Analyse nicht nur für die aktuelle Positionierung der Praxis, sondern ist bereits ein wichtiges Tool zur Entwicklung der künftigen Strategie.

5 Bei der Analyse geht es also um einen Abgleich der eigenen Leistungen, die auf den Prüfstand gestellt werden müssen. Wo liegt Optimierungspotenzial? Welchen Mehrwert kann ich als Operateur meinen Zuweisern vermitteln? Sind meine Sprechstundenzeiten noch zeitgemäß? Hat eine Glaukom-Spezialsprechstunde Aussicht auf Erfolg? Oder sind bereits alle Glaukompatienten in einer anderen Praxis, da dort MIGS angeboten werden? Kommen nur noch wenig Patienten für die refraktive Chirurgie, da der vorhandene Excimerlaser nicht mehr „State of the Art“ ist? Für eine fundierte Analyse ist es auch wichtig, das Leistungsspektrum des Wettbewerbs zu kennen, ebenso wie die Bedürfnisse der Patienten. Wer ist die Zielgruppe? Woher kommen die Patienten und wie sind diese zu erreichen?

6 Die Zielgruppendefinition ist in der Ophthalmologie besonders spannend, weil sie äußerst vielfältig ist. Aufgrund des demografischen Wandels steigt das Durchschnittsalter der Bevölkerung kontinuierlich an. Und da die meisten Augenerkrankungen eng mit dem Älterwerden einhergehen, werden auch die Patientenzahlen in den augenärztlichen Praxen in den nächsten Jahren weiter ansteigen – und somit auch der Bedarf an Augenärzten.

7 Aber nicht nur das Durchschnittsalter der Patienten steigt wie in kaum einer anderen Fachrichtung. Auch der Anspruch an die Lebensqualität und die Augengesundheit im Alter hat sich enorm gewandelt. Gemeinsame Spieleabende mit Bingo im Altersheim gehören dabei eher der Vergangenheit an. Moderne Senioren treiben Sport, sind aktiv, reisen und führen häufig einen anderen Lebensstil als ältere Menschen vor 20 Jahren.

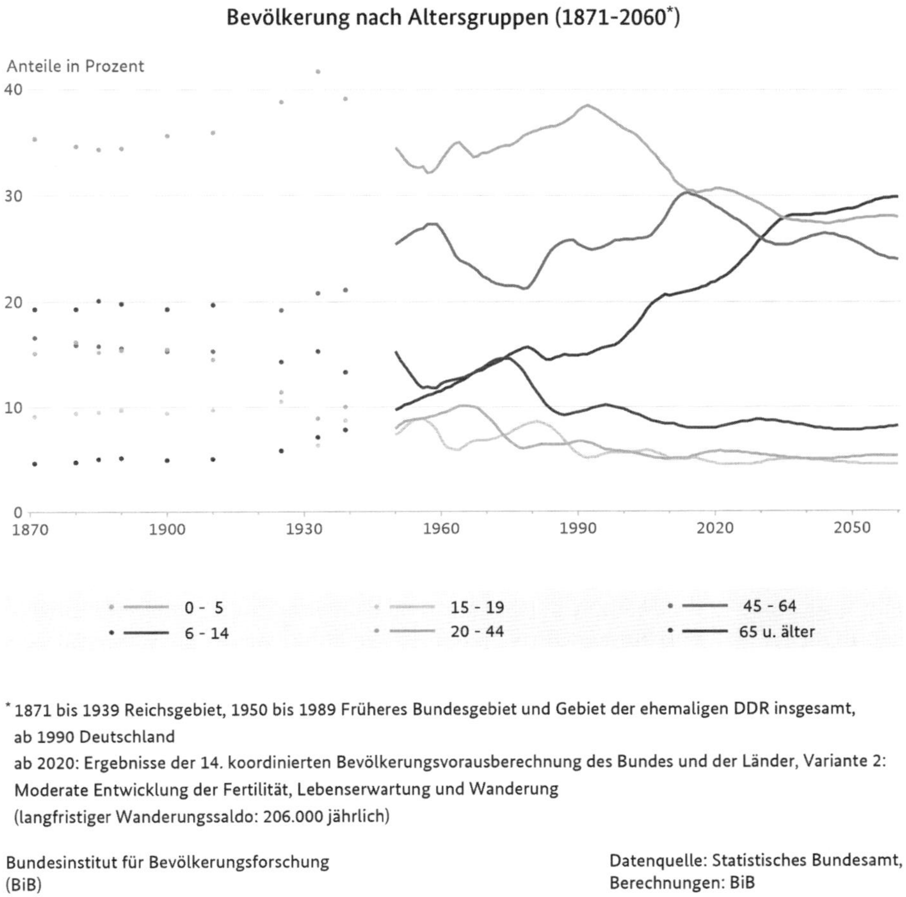

Abb. 2: Bevölkerung nach Altersgruppen
Quelle: Statistisches Bundesamt.

Zahlreiche Statistiken zeigen außerdem, dass sich die Sehgewohnheiten der 8
Menschen verändern. Das betrifft vor allem die jüngere Generation. In Deutschland sind bereits mehr als 35 % der Kinder und Jugendlichen kurzsichtig und rund die Hälfte der Studenten leiden an einer Myopie. Das liegt in erster Linie an zu viel Naharbeit mit digitalen Endgeräten, wie Smartphones und Tablets. Mangelndes Tageslicht trägt zusätzlich zu dieser Entwicklung bei. Auch das permanent steigende medizinische und ästhetische Interesse an einem Leben ohne Brille oder Kontaktlinsen bei den 20- bis 50-Jährigen spiegelt den Wunsch nach mehr Lebensqualität wider. Um hierbei den Wünschen des Marktes gerecht zu werden, entwickelt die Industrie immer wieder neue Wege, um die refraktive Chirurgie zu optimieren. Der demografische Wandel trägt auch dazu bei, dass die Behandlung

von Augenleiden aufgrund von systemischen Erkrankungen Augenärzte vor neue Herausforderungen stellt, der erhöhten Nachfrage gerecht zu werden.

9 Die Zielgruppe ist also weit gefächert und bedarf jeweils einer eigenen Ansprache. Wie diese erfolgen sollte und welche Kanäle dabei die wichtigsten Rollen spielen, ist die Kunst der Analyse und der Marktbeobachtung, denn dieser befindet sich dank der modernen Medien in ständiger Bewegung.

10 Ist die Zielgruppe der Praxis oder Klinik definiert, beginnt die Analyse des Ist-Zustands. Diese sollte im Idealfall nicht nur eine reine Bestandsaufnahme sein, sondern bereits Lösungsansätze bieten.

Beispiel

Der Patient eines Zuweisers ist nach Katarakt-OP unzufrieden mit dem Ergebnis. Im Gespräch stellt sich heraus, dass ihm die Möglichkeit einer torischen Linse nicht klar kommuniziert wurde. Lösungsansatz wäre hier beispielsweise eine ausführliche Informationsbroschüre, die dem Patienten bereits beim Zuweiser nach der Katarakt-Diagnose übergeben wird. Alternativ erhält er einen Link zu einem kurzen Aufklärungsvideo im Internet, den er sich zu Hause in Ruhe ansehen kann.

11 Bei der Analyse ist es wichtig, alle bestehenden innerbetrieblichen Abläufe und Faktoren, die Einfluss auf den Praxisalltag, die Außendarstellung und die Wahrnehmung durch die Patienten haben, auf den Prüfstand zu schicken. Häufig ist auch mal ein Blick von außen hilfreich, denn viele Dinge haben sich im Laufe der Jahre einfach eingespielt und Missstände werden weder vom Praxisinhaber noch von Mitarbeitern als solche wahrgenommen. Regelmäßige Patientenbefragungen können hier ebenso neue Erkenntnisse liefern wie Gespräche mit den Zuweisern.

12 Passen Praxisleistung und die Bedürfnisse des Zielmarktes noch zusammen oder besteht dringend Handlungsbedarf? Ist die Einrichtung auf den steigenden Bedarf im Bereich IVOM und Katarakt optimal vorbereitet? Würde die bestehende Nachfrage im Bereich refraktive Chirurgie die Investition in einen neuen Laser decken? Lohnt es sich in ein neues OCT zu investieren, um die Wartezeit in der Medical Retina Sprechstunde zu reduzieren? Dies sind nur wenige Fragen, die sich während einer soliden Analyse stellen werden.

Wichtig

Die Analyse sollte sich nicht nur ausschließlich mit dem Leistungsspektrum und der Zielgruppe Patient befassen – auch für das Personalmarketing ist eine solche Analyse essenziell, wenn es beispielsweise darum geht, die Arbeitgeberattraktivität zu steigern.

3 Die Marketingziele

Als nächstes folgt im Marketingprozess die Zielsetzung. Ziele definieren sich nicht von selbst – sie müssen gesucht und gefunden werden. Damit dies gelingt, ist die Analyse der erste Schritt. 13

Grundlage eines jeden Marketingplans bzw. Marketingprozesses ist die Definition von realistischen und erreichbaren Marketingzielen. Sie sollten aus den zuvor definierten Unternehmenszielen hervorgehen. Diese Ziele können ökonomischer Natur sein, in Form von Umsatz, Gewinn oder Rentabilität. Die Ziele können sich aber auch auf die Marktstellung oder das Prestige, also auf das Image der Klinik oder Praxis beziehen. Sie werden auch mit dem Sammelbegriff „psychologische Ziele" zusammengefasst. Hierzu zählen auch ökologische Ziele, die häufig wichtiger Bestandteil der Marketingstrategie sind. Nicht erst in Zeiten des Fachkräftemangels gewinnen vor allem die sozialen Ziele, wie Mitarbeiterzufriedenheit, Sicherheit und Wertschätzung, zunehmend an Bedeutung. 14

Eine einfache Grundregel bei der Definition lautet: Ziele sollten SMART sein. Dabei hat SMART weder etwas mit einem Kleinwagen noch mit einem modebewussten Kleidungsstil zu tun. SMART steht für Specific, Measurable, Achievable, Relevant and Time-bound, oder auf Deutsch: spezifisch, messbar, attraktiv, realistisch und terminiert. 15

Beispiel

Die Ziele für das kommende Jahr sind:

- Der Gesamtumsatz der Praxis soll 2022 um 10 % gesteigert werden.
- Die Klinik soll bis Ende nächsten Jahres fünf neue Zuweiser gewinnen.
- Die Anzahl der Kündigungen aus vermeidbaren Gründen im kommenden Jahr soll den Faktor 2 nicht übersteigen.
- Die Wartezeit der IVOM-Patienten zur Nachkontrolle soll um 12 % gesenkt werden.
- Zur Sicherung des OP-Volumens und zur Steigerung des Bekanntheitsgrades sollen im kommenden Jahr zwei Praxen, die aufgrund von Altersübergabe zum Verkauf stehen, übernommen werden.
- Die Zufriedenheit der Mitarbeiter soll sich um den Faktor 3 steigern.

Wie erwähnt, können die gesetzten Ziele unterschiedlicher Natur sein. Wichtig ist, dass sie realistisch sind, und dafür sollte man sich im Vorfeld gut mit dem Markt und dem herrschenden Wettbewerb auseinandergesetzt haben. 16

Es reicht allerdings nicht, ausschließlich den Inhalt der Ziele zu definieren. Die Ziele müssen auch ein Zeitfenster haben, z. B. bis zu einem bestimmten Stichtag, bis Ende des Jahres, je Quartal etc. Zudem ist es empfehlenswert, für den Bereich Marketing ein festes Budget pro Jahr zu bestimmen und dieses auf die verschiedenen Ziele aufzuteilen. 17

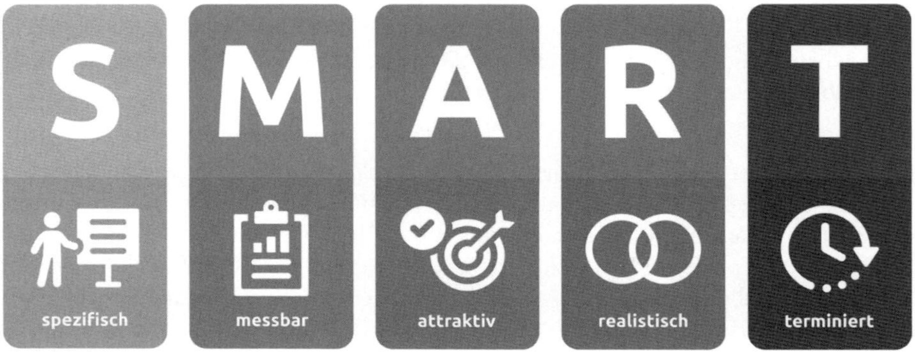

Abb. 3: Ziele müssen SMART sein
Quelle: Carekom GmbH.

> **Wichtig**
> Ziele können unterschiedlicher Natur sein. Sie sollten SMART sein, also inhaltlich und zeitlich klar definiert sowie messbar, attraktiv und realistisch sein, um die Basis für die Marschrute – den Marketingplan – zu liefern. Dieser Plan wird auch die Marketingstrategie genannt. Ohne eine konkrete Formulierung der Ziele ist keine effektive Marketingstrategie möglich.

4 Die Marketingstrategie

18 Nach Analyse des Ist-Zustands und der Ausarbeitung der gewünschten Ziele folgt die strategische Planung, wie diese Ziele zu erreichen sind. Anders als beispielsweise im Handel ist die strategische Ausrichtung im Praxismarketing eher langfristig anzulegen, also am besten für ein ganzes Jahr. Im Handel kommen ständig neue Produkte und Innovationen auf den Markt, was vor allem bei Konsum- und Lifestylegütern einen ständigen Strategiewechsel bzw. eine kontinuierliche Überwachung der Strategie erfordert. Hier spricht man dann von einer Marktsegmentierung. Im Gesundheitswesen geht es erfreulicherweise ein wenig langsamer voran und es besteht selten spontaner Handlungsbedarf in der strategischen Ausrichtung.

19 Anamnese und Diagnostik sind erfolgt, nun ist es Zeit, entsprechende Therapien auszusuchen – also neben Ziel, Budget und Terminierung gilt es, die passenden Marketinginstrumente auszuwählen. Erst mit ihnen gelingt es, den Marketingplan in die Realität umzusetzen. Sowohl zeitlich als auch budgettechnisch sollte hier immer ein kleiner Puffer eingeplant werden, um gelegentlich auch mal auf aktuelle Angebote oder Möglichkeiten reagieren zu können.

Eines vorweg: Es gibt keine pauschale Marketingstrategie für die Augenheilkunde und das ist auch gut so. Unter dem Oberbegriff Marketingstrategie sind vielmehr zahlreiche Teilstrategien gebündelt, die sich wiederum auf die verschiedenen Bereiche des Marketing-Mix beziehen. Eine dieser Teilstrategien im klassischen Marketing ist das B2B-Marketing („Business-to-Business"), was nichts anderes bedeutet als die Beziehung zu augenärztlichen Kollegen, Zuweisern, Optikern oder der medizintechnischen Industrie. Die Botschaften, Ziele und Instrumente werden sich in der Regel stark von den Marketingmaßnahmen zur Patientenansprache, also dem B2C (Business-to-Consumer), unterscheiden. Daher macht es Sinn, die festgesetzten Ziele und die aus diesen resultierenden Maßnahmen in einer Teilstrategie festzuhalten. 20

Größter und wichtigster Faktor im Gesundheitswesen ist das Empfehlungsmarketing, denn dies ist die wirkungsvollste, glaubwürdigste und zudem kostenlose Werbung, die eine Arztpraxis oder Klinik erhalten kann. Nicht umsonst ist dieser Bereich zu einem der am stärksten gewachsenen Märkte geworden. Bewertungsportale erfreuen sich großer Beliebtheit im Internet und es kommen immer wieder neue hinzu. 21

Aufgrund der Corona-Pandemie hat das Event-Marketing, eine weitere Marketingstrategie, einen starken Wandel erlebt. Das Informationsangebot der Praxen und Kliniken ist digital geworden – Webinare oder Online-Infoabende ermöglichen eine größere Reichweite, bringen allerdings auch einige Nachteile mit sich. Patienten besuchen Infoabende in erster Linie, um weitere Details über Erkrankung und Therapiemöglichkeiten zu erfahren. Sie möchten aber auch den Arzt kennenlernen und einen persönlichen Eindruck gewinnen. Außerdem haben sie die Möglichkeit, die Räumlichkeiten in Ruhe und ohne Nervosität, die ein Arztbesuch bei Patienten häufig mitbringt, zu erleben. Wann sieht man als Patient mal einen OP-Saal, ohne dass man direkt betroffen ist? Menschen sind neugierig und lieben den Blick hinter die Kulissen, die sonst für sie nicht zugänglich sind. Daher macht es beispielsweise Sinn, auf der Website den OP-Bereich mit Bildern, oder besser noch mit einem Video zu präsentieren und eine kleine virtuelle Führung anzubieten. 22

Weitere bekannte Teilstrategien sind unter anderem das Social-Media-Marketing, Suchmaschinenoptimierung (SEO) oder das Content-Marketing. Hierzu später mehr im Bereich der Instrumente. 23

Wichtig

Kein Marketing ohne Strategie, denn ansonsten fährt das Schiff ohne Kurs planlos über die Weltmeere. Die Marketingstrategie umfasst im Marketingplan alle im Vorfeld gesetzten Ziele in den verschiedenen Kategorien, die aufeinander abgestimmt sein sollten. Dies gilt sowohl für neue Möglichkeiten des Onlinemarketings als auch für klassische Offlinestrategien, die nach wie vor ihre Daseinsberechtigung haben.

5 Die Marketingwerkzeuge

24 Jetzt geht es endlich von der Theorie in die Praxis – Kreativität ist gefragt. Zumindest bei den meisten Werkzeugen im Marketing-Mix. Wie kurz zuvor bereits erwähnt, gibt es natürlich viele Wege, Aufmerksamkeit zu gewinnen bzw. wichtige Informationen zielgerecht an den Empfänger zu bringen. Zu den analogen und althergebrachten Maßnahmen gehören Printanzeigen in lokalen Medien sowie in Telefon- und Branchenbüchern oder auch die Praxisbroschüre und Flyer über das Leistungsspektrum.

25 Werbung auf Litfaßsäulen, Bus & Bahn, Fahrradständern und Uhren in Fußgängerzonen sind seit vielen Jahren das Mittel der Wahl, wenn es um Out-of-Home-Media, also die klassische Außenwerbung geht. Je nach Zielgruppe kann das auch heute noch ein vielversprechender Weg sein, um andere Marketingaktionen begleitend zu unterstützen. Es sollten aber nicht die einzigen Maßnahmen sein, die im Marketingplan verankert werden. Die digitale Transformation spiegelt sich besonders deutlich in den heutigen Kommunikationskanälen wider und hat somit auch große Auswirkungen auf die Marketingwerkzeuge. Das Internet bietet viel mehr Möglichkeiten, Menschen direkt zu erreichen.

26 Dabei lassen sich mit einigen wenigen Handgriffen auch die Streuverluste, die zum Beispiel eine Anzeigenschaltung in einer Zeitung mitbringt, deutlich reduzieren. Bei der Tageszeitung richten sich die Kosten nach Größe der Anzeige sowie der Gesamtauflage. Man sollte bei der Zielgruppendefinition und der Bestimmung der Marketingstrategie also genau überlegen, ob die Botschaft wirklich für alle Leser der Zeitung geeignet ist oder nur für einen kleinen Kreis. Dann wären die restlichen Leser teuer bezahlte Streuverluste. Aufgabe der Marketingstrategie ist es daher, einen Kommunikationskanal zu finden, der sich auf die definierte Zielgruppe anpassen lässt. Hier kommt das World Wide Web ins Spiel.

27 Der Markt ist online, also erreicht man auch die Zielgruppe in erster Linie über digitale Kommunikation. Die eigene Praxis- oder Klinikwebsite gehört dabei zur Standardausstattung und sollte mittlerweile von jedem Unternehmen betrieben und gepflegt werden. Hinzu kommen verschiedene Möglichkeiten, den Patienten einen Mehrwert beim Besuch der Website zu liefern. Dies können Ratgeber und Tipps für das Verhalten vor und nach der OP sein, eine detaillierte Anfahrtsskizze mit Parkmöglichkeiten für die Begleitperson oder ausführliche Informationen über die Auswahl an möglichen Premiumlinsen bei der Katarakt-OP.

28 Die Website ist nicht nur die Visitenkarte im Netz, sie ist für den Patienten der erste Ansprechpartner und sollte daher als vollwertiger Mitarbeiter gesehen werden. Die Website benötigt zwar keinen Urlaub, braucht aber hin und wieder einige Streicheleinheiten und etwas Pflege in Form von Updates, Wartungen und gelegentlich auch einem optischen Relaunch. Nichts ist für den Nutzer schlimmer als eine Website, die nicht richtig funktioniert, veraltete Inhalte anzeigt oder eine Ewigkeit für den Ladevorgang benötigt. Da mittlerweile mehr Websites mobil, also

mit dem Smartphone besucht werden, ist es besonders wichtig, dass die Website *responsive* ist, sich in ihrer Darstellung also an das verwendete Endgerät anpasst.

Mit der eigenen Praxis- oder Klinikwebsite treffen mehrere der zuvor erwähnten Teilstrategien zusammen. Da ist zum einen das Content-Marketing, bei dem auf der Website in Form von Beiträgen, Animation, Grafiken, Audio (Podcast) und Videos patientenrelevante Informationen und Inhalte (Content) zur Verfügung gestellt werden. Das Content-Marketing steht in engem Zusammenhang mit dem Suchmaschinen-Marketing (SEO), denn man sollte darauf achten, in den Artikeln auch die entsprechenden Keywords zu nutzen, nach denen potenzielle Neupatienten suchen. 29

Auch im Personalmarketing spielt die Website eine tragende Rolle, denn ebenso wie bei den Patienten ist sie die erste Anlaufstelle für neue Mitarbeiter. Diese suchen in der Regel einen Karrierebereich auf der Website. Im besten Fall gibt es sogar, je nach Unternehmensgröße, eine eigenständige und losgelöste Karrierewebsite. Leider schöpfen nur wenige das volle Potenzial einer solchen Plattform aus und veröffentlichen lediglich die aktuellen Stellenanzeigen. Dabei wäre es im Rahmen der Content-Strategie äußerst wichtig, hier mehr über den neuen Arbeitgeber und dessen Mitarbeiter erfahren zu können. Außerdem sollte man bei dem vorherrschenden Fachkräftemangel und der Aussicht auf die Entwicklung des Arbeitsmarktes in der Augenheilkunde nicht davon ausgehen, dass täglich mehrere Interessenten aktiv auf der Karriereseite nach einer Anstellung suchen. Das wäre zwar wünschenswert, aber weit ab jeglicher Realität. Die Herausforderung besteht also eher darin, potenzielle Kandidaten auf die Seite zu locken. Und wenn man hierzu eine Marketingstrategie entwickelt, sollten sich unter anderem Content-Marketing, SEO-Marketing, Social-Media-Marketing und Storytelling treffen und aufeinander abgestimmte Botschaften aussenden. Was Storytelling ist? Es sind Geschichten, die sowohl Patienten als auch neue Mitarbeiter begeistern. Geschichten, die Lust auf mehr machen. Zum Beispiel Erlebnisberichte von Patienten, glaubhaft und authentisch. Oder auch Erzählungen von Mitarbeitern, die gerade ihr 10-jähriges Dienstjubiläum feiern und die Erfahrungen in einigen Zeilen Revue passieren lassen. Menschen lieben Geschichten, sie triggern Emotionen und vereinfachen dabei komplexe Themen. 30

Doch bei all der Kreativität muss man sich an die geltenden Spielregeln halten. Generell sind irreführende, vergleichende oder anpreisende Werbung im Praxismarketing nicht gestattet. Weiterhin dürfen zum Beispiel Leistungen, die fest in der Gebührenordnung verankert sind, nicht zu Festpreisen angeboten werden. Sollten Unsicherheiten bei den geplanten Marketingmaßnahmen bestehen, ist eine rechtliche Beratung im Vorfeld zu empfehlen. 31

32 Die gesetzlichen Regelungen im Überblick:

- Arztrecht
- Berufsordnung
- Gebührenordnung
- Heilmittelwerbegesetz (HWG)
- Gesetz gegen unlauteren Wettbewerb (UWG)
- Telemediengesetz (TMG)
- Markengesetz (MarkenG)

Wichtig

Wie in der Medizin ist auch im Marketing eine ganzheitliche Betrachtung der Schlüssel. Eine umfassende Multichannel-Strategie ist wirkungsvoller als planlose Einzelaktionen. Bei der Auswahl der Instrumente ist es wichtig, bei der Strategieplanung und -entwicklung darauf zu achten, dass alle Maßnahmen miteinander harmonieren. Bis Anfang dieses Jahrtausends waren marketingtechnische Aktivitäten nur sehr begrenzt einsetzbar. Selbst die Größe von Praxisschildern unterlag strengsten Vorgaben. Die Novellierungen im ärztlichen Werberecht brachten in den letzten Jahren zahlreiche Lockerungen mit sich und das Internet hält einen bunten Strauß an Möglichkeiten parat, um zu kommunizieren. Allerdings darf man bei der Außendarstellung die rechtlichen und gesetzlichen Anforderungen, die eng mit den neuen Medien verknüpft sind, nicht außer Acht lassen. Wer eine Website betreibt, sollte sich im Vorfeld mit den gesetzlichen Rahmenbedingungen, wie Impressum und Datenschutz, ebenso vertraut machen wie mit Urheberrechten oder dem Heilmittelwerbegesetz.

33 Den vielfältigen Möglichkeiten des Marketing 4.0 im Rahmen der Digitalisierung, kombiniert mit PR- und Image-Management widmet sich Beitrag 15 „Moderne Marketingmethoden“.

6 Die Marketingkontrolle

34 Am Ende eines Marketingprozesses steht die Kontrolle oder auch Controlling. Erstaunlich, dass gerade dieser Bereich häufig unterschätzt oder gar vergessen wird. Dabei ist eine kontinuierliche Marketingkontrolle obligat, um Erfolg oder Misserfolg der einzelnen Kampagnen zu erfassen. Eine fortwährende Befragung der Strategie zeigt auf, ob es Anpassungsbedarf bei Schwachstellen gibt oder ob Ideen und Kommunikationskanäle so lukrativ waren, dass sie eventuell auch auf andere Ziele adaptiert werden können.

35 Auch wenn Henry Ford mal sagte, dass 50 % bei der Werbung rausgeworfenes Geld seien – er wüsste leider nur nicht, welche der Hälften es ist, bietet uns die moderne Technik heute einige Kontrollmechanismen, die Marketing messbar

machen, also die Effektivität (Wirksamkeit) und Effizienz (Wirtschaftlichkeit) zu erfassen.

Wie anfangs bereits erwähnt, geht es im Praxismarketing vor allem um Vertrauen, also um eine psychologische Außenwirkung. Um eine strategische Effektivitätsmessung zu erhalten, sollten die Soft Facts, wie Patientenzufriedenheit, Außenwahrnehmung und Image, analysiert werden. Hierzu bieten sich regelmäßige Patientenbefragungen und die Kontrolle der Bewertungsportale im Internet an. Schnell lässt sich ermitteln, an welchen Stellen Handlungsbedarf besteht oder ob Maßnahmen abstrahiert werden müssen. 36

Harte Fakten, wie Patienten- oder OP-Zahlen, die Anzahl von Websitebesuchern, Newsletter-Abonnenten oder Teilnehmer an Fortbildungsveranstaltungen, lassen sich ebenso einfach kontrollieren wie das Suchmaschinenranking, die Anzahl der Follower in den sozialen Medien oder die Verweildauer auf den einzelnen Unterseiten der Website. 37

Moderne Marketingmethoden

Tobias Kesting

Schlagwortübersicht

Abstract: Traditionelles Marketing oder Onlinemarketing? Diese Frage stellen sich sicherlich viele Unternehmen mit Blick auf den Markt. Und diese Frage ist durchaus berechtigt, denn es gibt zahlreiche Beispiele, bei denen es Sinn macht, sich ausschließlich für eine der beiden Möglichkeiten zu entscheiden. Ein Blick auf die Zielgruppe vereinfacht diese Entscheidung. Im Gesundheitswesen und besonders in der Augenheilkunde ist die Zielgruppe jedoch sehr breit und beinhaltet fast alle Altersklassen. Daher sollte der Fahrplan für die Marketingstrategie also sowohl Online- als auch Offlinemaßnahmen beinhalten.

1 Einleitung

1 Nachdem die Marketingziele definiert und entsprechende Strategien (siehe Beitrag 14) entwickelt wurden, wie diese Ziele zu realisieren sind, geht es nun um die Methoden, also die Werkzeuge für die Umsetzung. Auch hier wieder die wichtigste Botschaft vorab: Es gibt nicht die eine richtige Methode, es ist der gesunde Mix verschiedener Maßnahmen, die sich im optimalen Fall nahtlos ergänzen, eine Einheit bilden und für die gesetzten Ziele die jeweils passenden Kanäle bespielen.

2 Traditionelles Marketing

2 Zu den traditionellen Marketingmethoden zählen Werbespots in TV, Radio oder Kino. Außerdem Anzeigen oder Advertorials im Printbereich, jegliche Form von Außenwerbung, Events oder Messeauftritte. Auch der Kugelschreiber mit Logo, die kleine Tüte Gummibärchen mit Genesungswünschen aus der Praxis oder der Schriftzug der Praxis auf dem Trikot der örtlichen Fußballmannschaft fallen in diese Kategorie.

3 Die regionale Werbung hat in der Augenheilkunde einen hohen Stellenwert, denn dort ist auch die Zielgruppe anzutreffen. Daher ist es auch im Online-Zeitalter ratsam, einen Infoabend zu Katarakt oder AMD in der lokalen Zeitung zu bewerben. Auch ein Radiospot morgens im Berufsverkehr kann potenzielle Kandidaten für die refraktive Chirurgie ansprechen. Vergleichsweise günstig und noch immer ein sehr „gewaltiges" Medium ist Kinowerbung. Damit lassen sich Interessenten für den refraktiven Bereich gewinnen. Der große Vorteil von Kinowerbung ist, dass der Zuschauer in einer entspannten, gut gelaunten Stimmung angesprochen wird. Er freut sich auf den Film und lässt die Werbebotschaft, die ihn auf einer großen Leinwand mit einem optimalen Sound erreicht, gerne an sich ran. Anders kann die Stimmung des Autofahrers sein, der eventuell unausgeschlafen im Stau auf dem Weg zur Arbeitsstätte ist. Weiterer Vorteil von Kinowerbung ist, dass der Zuschauer in dem Moment nicht ab- oder umschalten kann.

4 Zu den klassischen Werbemethoden in augenärztlichen Praxen zählen auch heute noch Praxisbroschüren und Flyer zu verschiedenen Leistungsangeboten. Dabei ist es wichtig, wie bei allen anderen Kommunikationsmitteln auch, dass sich sowohl im Layout als auch im Text das Corporate Design der Praxis widerspiegelt. Zudem

sollten die Printmaterialien ein identisches Format vorweisen. Dies alles verstärkt deutlich den Wiedererkennungswert. Die Zeiten, in denen in Praxen zahlreiche Broschüren aus der Industrie im Wartezimmer ausliegen, die eine kleine weiße Fläche für den eigenen Praxisstempel auf der Rückseite haben, sollten bitte der Vergangenheit angehören. Vertrauen und Glaubwürdigkeit sind die wichtigsten Faktoren im Praxismarketing. Und eine selbsterstellte informative Broschüre der Praxis hat beim Patienten einen viel höheren Stellenwert als eine Standardbroschüre eines medizintechnischen Unternehmens.

Ist die Infobroschüre über den Ablauf einer Katarakt-OP mit allen wesentlichen 5
Informationen zu Anästhesie, der Linsenauswahl, prä- und postoperativen Verhaltensweisen, Anfahrt- und Parkmöglichkeiten sowie zahlreichen aussagekräftigen Bildern versehen, kann die Broschüre auch den zeitlichen Aufwand und vor allem die Qualität des Aufklärungsgespräches mit dem Patienten deutlich optimieren. Gleichzeitig dient es als Serviceangebot und Bindungsmaßnahme an den Zuweiser.

Klassisches Marketing bringt viele Vor-, aber auch Nachteile. Der größte Nachteil 6
ist der enorme Streuverlust bei der Schaltung von Spots, Anzeigen und Plakaten. Hier zahlt man nach Reichweite und Auflage, also auch für alle Menschen, die nicht zur Zielgruppe gehören. Hinzu kommt, dass solche Werbemaßnahmen statisch sind, d. h. eine feste Platzierung haben. Eine bestehende Kampagne lässt sich in der Regel nur mit größerem Aufwand ändern. Der große Vorteil ist jedoch, dass diese Methoden meist eine starke Wahrnehmung mit sich bringen, wenn sie gut gemacht sind.

Beispiel

Eine Augenklinik sendete jeden Morgen einen Radiospot im Lokalsender. Um die Aufmerksamkeit maximal zu erhöhen, lief jeden Tag ein anderer Spot. Dies ließ sich umsetzen, indem die Spots auf eine minimale Länge angelegt waren. So kostete die Schaltung den gleichen Betrag, wie bei zwei längeren Spots, die in der Vergangenheit geschaltet wurden. Die Wahrnehmung in der Öffentlichkeit war jedoch deutlich gestiegen. Jeder war gespannt, was am nächsten Tag kommt. Mund-zu-Mund-Propaganda sorgte schnell dafür, dass sich die Kampagne auch mehrere hundert Kilometer entfernt verbreitete.

Wichtig

Traditionelle Werbemaßnahmen haben vor allem im Gesundheitswesen noch lange nicht ausgedient, wenn es um Patientenansprache und Außendarstellung geht. Gerade bei älteren Menschen haben solche Methoden weiterhin einen hohen Stellenwert, auch wenn immer mehr Menschen im höheren Alter bereits onlineaffin sind. Durch Infoveranstaltungen, Broschüren und Anzeigen bildet sich das Fundament für die Bekanntheit der Praxis oder Klinik. Allerdings bieten sie wenig Raum für Interaktion und Reaktion. Der Betrachter nimmt die Botschaft lediglich auf und hat wenig Möglichkeit, ein direktes Feedback zu hinterlassen.

3 Onlinemarketing

7 Kein Markt hat sich in den letzten Jahren so schnell entwickelt und sich dabei immer wieder neu erfunden wie der Onlinemarkt. Onlinemarketing gewinnt kontinuierlich an Bedeutung und ein Trend jagt den nächsten. Manche Trends sind dabei ein schleichender Prozess und können plötzlich omnipräsent sein. Andere verschwinden genauso schnell von der Bildfläche, wie sie erschienen sind. Doch die richtige Spürnase zu haben, ist vor allem im Vertrieb entscheidend. Im Gesundheitswesen gelten eigene Regeln und nicht jedes vorbeilaufende Pferd muss gesattelt werden. Trotzdem geht Probieren über Studieren. Dass nicht jede Neuerung dabei ein Treffer ist, wird verziehen, denn im Gegensatz zum traditionellen Marketing ist Onlinemarketing weniger statisch. Einzelne Maßnahmen binden nicht sofort ein größeres Budget und aufgrund direkten Feedbacks und optimaler Messmöglichkeiten, lässt sich Onlinemarketing sehr gut steuern und bietet Reaktionsmöglichkeiten bei Erfolg sowie bei Misserfolg einer Idee.

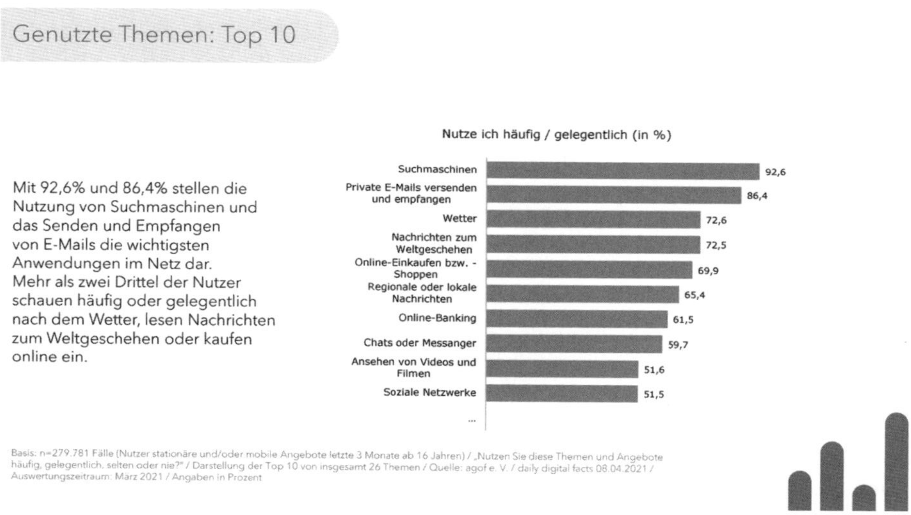

Abb. 1: Online-Nutzung
Quelle: AGOF e. V. 03/2021.

8 Über 50 Mio. Menschen ab 14 Jahren nutzen allein in Deutschland täglich das Internet. Auf Platz 1 steht dabei die Nutzung von Suchmaschinen zur gezielten Informationsbeschaffung, gefolgt von E-Mail-Empfang und -Versand. Um diesem Informationsbedarf gerecht zu werden, steht im Praxismarketing an erster Stelle natürlich die eigene Website, denn ohne sie geht so gut wie nichts im Internet. Sie gehört zur Grundausstattung der Praxis, ebenso wie Spaltlampe oder Ophthalmoskop.

Leider haben bisher nur wenige Anbieter von Praxissoftware-Lösungen eine funktionierende Online-Terminvergabe im Angebot. Dieser Service sollte mittlerweile Standard sein und ist technisch eigentlich keine allzu große Herausforderung. Daher gibt es mittlerweile zahlreiche Drittanbieter für ein digitales Terminmanagement, die den Bedarf erkannt haben. Eine Online-Terminvergabe bedeutet nicht nur besseren Rund-um-die-Uhr-Service für die Patienten, die nicht mehr endlos in Warteschleifen verweilen oder Besetzzeichen hören wollen. Es reduziert auch deutlich den Arbeitsaufwand der Telefonzentrale, deren Mitarbeiter sich anderen wichtigen Aufgaben in der Praxis widmen können. 9

4 Content-Marketing

Ein ansprechendes Webdesign und essenzielle Informationen, wie Leistungsspektrum, Kontaktdaten, Sprechzeiten etc., gehören zum Pflichtprogramm einer jeden Website. Die Kür ist es, im Wettbewerb mithalten zu können, damit Patienten die Website überhaupt im Netz finden können. Unerlässlich ist und bleibt dabei der Inhalt. Bereits im Jahr 1996 schuf Bill Gates ein Mantra mit dem Satz „Content is king", der auch heute noch gilt und extrem wichtig ist. 10

Die Relevanz von Content zeigt sich immer wieder im Suchmaschinenranking. Dabei geht es bei Content nicht zwingend um Quantität, sondern eher um Qualität. Content auf der Website bedeutet eben nicht endlose Textblöcke – Content lässt sich auch per Audio, Video, mit Bildern oder Grafiken transportieren. Wichtig ist allerdings, dass die Informationen einfach und barrierefrei zugänglich sind. Dafür müssen ein paar Grundregeln und Parameter beachtet werden: die Ladezeit der Website, die SSL-Sicherheitsverschlüsselung HTTPS und die optimale Anpassung an die mobile Nutzung (responsive Design) spielen aktuell die Hauptrollen bei den Search Engine Result Pages, also der Platzierung bei Google und Co. 11

Storytelling, also das Erzählen von Geschichten, ist dabei die große Kunst im Content-Marketing und erfreut sich wachsender Beliebtheit. Wer mag denn bitte keine spannenden Geschichten? Sind sie zudem noch authentisch und vermitteln intensive Einblicke, sei es in die persönlichen Erfahrungen bei einer operativen Augenbehandlung durch einen Patienten oder die Erlebnisse eines neuen Mitarbeiters, der seine Einarbeitungsphase in Worten beschreibt. Verbreiten lassen sich diese Botschaften durch kleine Postings in den sozialen Medien, per Text oder als Video, in einem Blog auf der eigenen Website – den Möglichkeiten sind hier fast keine Grenzen gesetzt. Persönliche Erfahrungen sind immer emotional und heben sich alleine schon daher deutlich von reinen Werbeaktionen ab. 12

Neben dem Content sind gute, aussagekräftige und vor allem ehrliche Bilder auf der Website besonders wichtig. Die Patienten wollen, gerade wenn es um einen ersten Besuch geht, einen Eindruck von Ärzten, Team und Räumlichkeiten erhalten. 13

5 SEO – Suchmaschinenoptimierung

14 Search Engine Optimization, kurz SEO, dient der besseren Sichtbarkeit der Website. Wer die Zielgruppe online erreichen will, braucht eine gute Positionierung in den Suchmaschinen. Auch hier bedarf es im Vorfeld einer genauen Analyse des Ist-Zustands und einer Festlegung von Zielen, die mit der Website erreicht werden sollen. Keywords sind hier die Währung! Wonach suchen die Patienten im Netz? Dies lässt sich mit einer Keyword-Analyse ermitteln, wofür im Netz zahlreiche Tools angeboten werden. Auch sogenannte Longtail-Keywords sind wichtig. Diese beziehen sich nicht nur auf ein einzelnes Keyword wie „Augenarzt", sondern auf Kombinationen wie „Augen OP Köln Zentrum".

15 Mit dem Begriff ***OnPage Optimierung*** werden alle Faktoren zusammengefasst, die man selbst auf der eigenen Website beeinflussen kann. Hierzu zählen zum einen die Texte, aber auch die Navigationsstruktur, die Bildoptimierung oder auch Meta Tags (für die Vorschau in den Suchmaschinen).

16 Die Lernkurve der Suchmaschinen steigt kontinuierlich an und immer mehr programmiertechnische Faktoren tragen zur Bewertung der Usability bei. Je höher diese Nutzerfreundlichkeit ist, desto besser stehen die Chancen für eine gute Platzierung bei den Suchergebnissen. Wichtig bei der Planung und Realisation der Website ist wieder einmal mehr die Zielgruppe. Für wen sollen die Seite und die darauf enthaltenen Informationen sein?

17 Wie kann der Content möglichst nutzerfreundlich bereitgestellt werden? Barrierefreiheit ist hier das Stichwort. Neben Schriftgrößen- und Kontrasteinstellungen hat eine Vorlesefunktion auf einer augenärztlichen Website durchaus eine Daseinsberechtigung. Dies gilt auch für eine Online-Terminvergabe, denn neben zielgerichteten Informationen ist der Wunsch, einen Termin zu vereinbaren, der zweite Grund, warum Patienten auf einer Praxis- oder Klinikwebsite sind. Im Karrierebereich erleichtert eine direkte Verknüpfung mit dem bestehenden Profil auf Karriereplattformen wie Xing oder LinkedIN den Bewerbungsprozess ebenso wie die Möglichkeit der reinen Onlinebewerbung, gerne auch mittels Bewerbungsvideo.

18 Nichts ist schlimmer als veraltete Inhalte auf der Website, weshalb es auf die Aktualität der Website ankommt. Für den User sind veraltete Informationen enttäuschend und für den Algorithmus der Suchmaschine ein No-Go, das zu spürbaren Rankingeinbußen führt. Ankündigungen von Infoabenden, die bereits vor einem Jahr stattgefunden haben oder ausgeschriebene Stellenangebote, die schon längst besetzt sind, vermitteln dem Besucher der Website den Eindruck, dass an der Außendarstellung kein Interesse besteht. Aber nicht nur inhaltlich, auch technisch ist das Thema Aktualität wichtig. Veraltete Codestrukturen und etwaige Sicherheitslücken werden von der Suchmaschine rigoros abgestraft.

Wichtig

Als Maßstab für all diese Faktoren hilft es, sein eigenes Nutzerverhalten einmal näher zu betrachten: Wie schnell klickt man eine Website weg, die Ewigkeiten braucht, um sich aufzubauen? Nutzt man Websites, die sich auf dem Smartphone nur darstellen lassen, wenn man hochbegabter Fingerartist ist? Liest man selbst vorher Rezensionen im Netz, bevor man den Besuch in einem unbekannten Restaurant oder Hotel wagt? Und nimmt man das Smartphone in die Hand, um den Weg dorthin zu finden oder eher den alten Stadtplan? Liest man noch eine Bedienungsanleitung oder sucht man eher bei YouTube nach einem kurzem Videotutorial, bevor mal den im Internet erworbenen Saugroboter in Betrieb nimmt?

Die Patienten verhalten sich genauso und informieren sich vor dem Arztbesuch zunächst im Netz. Daher sollte die Onlinepräsenz der Praxis ebenso schnell zu finden sein wie die jeweiligen Informationen, die der Patient benötigt. Optimal ist es, wenn die Website dem Besucher einen Mehrwert bietet: Online-Terminvergabe, den Anamnesebogen oder andere Formulare als Download, damit diese in Ruhe zu Hause ausgefüllt werden können etc. Sowohl Inhalte als auch die eingesetzte Technik sollten regelmäßig auf Aktualität überprüft werden, damit auch weiterhin ein gutes Ranking in den Suchmaschinen gewährleistet ist.

6 Social Media

Die sozialen Medien sind heute in der Regel fester Bestandteil einer jeden 19
Marketingstrategie. Hat man früher ein positives Erlebnis, wie einen Restaurantbesuch oder eine optimal verlaufene Operation, lediglich im direkten Umfeld berichtet, erreicht man heute über die sozialen Medien Millionen von Menschen mit der eigenen Darstellung. Den Höhepunkt in der Startphase von Social Media lieferte 2004 das neugegründete Netzwerk Facebook. Was als digitales Jahrbuch für Hochschulabsolventen geplant war, entwickelte sich schnell zu einem weltweit erfolgreichen, milliardenschweren Unternehmen. Noch vor wenigen Jahren hieß es, Facebook wäre uninteressant, da sich dort ja nur Kinder und Jugendliche bewegen würden. Heute heißt es „Facebook ist tot", da es für die Jugendlichen völlig out sei und diese längst andere Plattformen, wie Instagram, TikTok oder Snapchat, verwenden. Erstaunlich trotzdem, dass die Nutzerzahlen von Facebook weiterhin wachsen. Allein im zweiten Quartal 2021 konnte Facebook die Anzahl der aktiven monatlichen Nutzer auf 2,9 Mrd. erhöhen und belegt damit noch immer den ersten Platz im Ranking um die größten sozialen Netzwerke, gefolgt von YouTube. Laut einer Statista-Umfrage aus 2021 ist Facebook mit 84 % das beliebteste Netzwerk unter regelmäßigen Social-Media-Nutzern in Deutschland.

20 Bei Social Media geht es, wie bei allen anderen Maßnahmen auch, wieder um die Zielgruppe – wen will man mit welcher Botschaft erreichen? Facebook hat für das Praxismarketing weiterhin eine große Bedeutung. Zunächst wirken sich Verknüpfungen zu stark genutzten Social-Media-Plattformen noch immer positiv auf das Ranking der eigenen Website aus. Zudem ermöglichen Facebook oder Instagram, das ebenfalls zu Facebook gehört, mit Bildern, Videos und kurzen Texten immer wieder den direkten Kontakt zu Patienten und Mitarbeitern zu halten. Patienten lieben den Blick hinter die Kulissen einer Praxis. Sie möchten gerne mehr erfahren. Sympathie spielt neben dem Vertrauen eine große Rolle bei der Arztwahl – oder auch bei der Wahl des neuen Arbeitgebers. Auch für das Recruiting hat Facebook einen hohen Stellenwert. Es gibt eine Vielzahl von Gruppen, in denen Stellenangebote zu finden sind. Die Gruppen unterscheiden sich dabei nach Fachrichtungen und nach regionalen Grenzen. Facebook hat diese Entwicklung schnell erkannt und eine eigene Jobbörse ins Leben gerufen. Wer als Unternehmen bzw. Arbeitgeber auf Facebook unterwegs ist, kann nicht nur Beiträge auf der eigenen Facebook-Seite posten, sondern auch richtige Stellenanzeigen schalten und das Bewerbungsmanagement online auslagern. Bewerber reagieren auf die Stellenanzeige und können die Bewerbungsunterlagen direkt online hochladen. Da Facebook in der Vergangenheit jedoch häufig mit Datenschutzproblemen auf sich aufmerksam gemacht hat, stellt sich die Frage nach der Bereitschaft der Bewerber, Facebook weitere persönliche Daten anzuvertrauen. Für alle, die hier etwas zurückhaltender sind, sollte man in der Stellenbeschreibung natürlich auch die Kontaktdaten der Personalabteilung mit Ansprechpartner und einer E-Mail-Adresse nennen, damit die Bewerbungsunterlagen auch an den korrekten Empfänger gelangen.

21 Die Gruppen auf Facebook sorgen für die nötige Verbreitung im Netz. Ganz gleich, ob es sich um Termine für eine Infoveranstaltung, eine Stellenanzeige oder auch eine Frage zu einer Abrechnungsziffer handelt – für fast alle Anliegen gibt es mittlerweile Gruppen, in denen mehr oder weniger regelmäßiger Austausch stattfindet.

22 Neben Facebook und Instagram gibt es mittlerweile eine Vielzahl anderer Plattformen, deren Funktion und Nutzen sich aber alle ähneln. Es sind Kommunikationsplattformen, die dem Austausch und der Darstellung dienen. Bei YouTube gelingt dies ausschließlich mittels Videos. Im Gegensatz zu TikTok, dem neuen Hype am Social-Media-Himmel, ist die Länge der Filme nicht begrenzt.

23 Aber muss eine augenärztliche Praxis oder Klinik aktiv an diesen Plattformen teilnehmen? Ein klares Jein ist die passende Antwort. Denn auch hier stellt sich wieder die Frage nach dem Ziel. Bewegte Bilder eignen sich immer dann, wenn es darum geht, ganz bestimmte Informationen zu transportieren und Emotionen anzusprechen. Bei einem Text innerhalb einer Broschüre entstehen beim Leser zwangsläufig Bilder im Kopf, die nicht immer vom Verfasser gewollt sind. Bei einem Video lassen sich diese Bilder bewusst steuern durch die Auswahl der

Szenen, der Musik und des Textes. So hat es sich das Aufklärungsportal „Das Auge im Fokus“[1] zur Aufgabe gemacht, Augenerkrankungen und deren Behandlung per Video für jedermann verständlich zu erklären. Das sorgt für gut aufgeklärte Patienten und deutlich weniger Zeitaufwand in der Praxis.

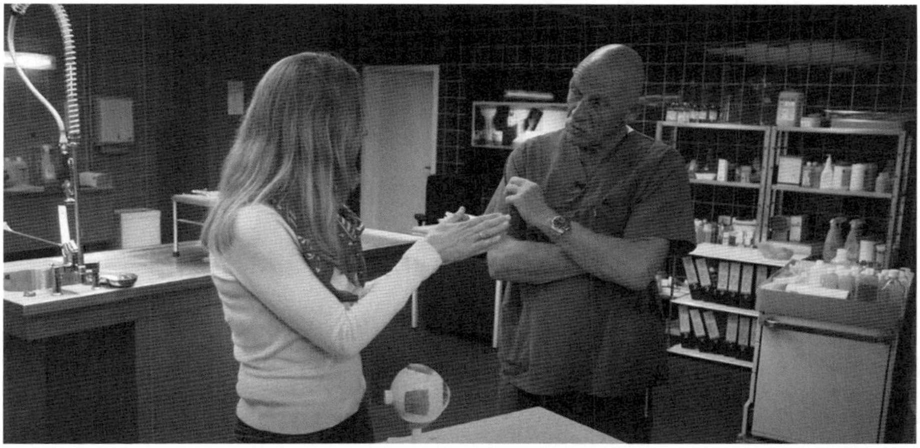

Abb. 2: Videoportal „Das Auge im Fokus“
Quelle: www.augenerkrankungen.info.

> **Wichtig**
> Social Media hat eine Menge zu bieten. Die Nutzung ist in der Regel kostenlos und man kann seine Reichweite auf den verschiedenen Portalen massiv erhöhen. Allerdings ist die regemäßige Pflege zeitintensiv und bedarf einiger Kreativität, um Follower zu gewinnen und zu erhalten. Wie im gesamten Onlinewesen jagt auch hier eine Innovation die nächste und nicht jede Idee wird automatisch zum Hype. Wie bei allen Maßnahmen sollte im Vorfeld kontrolliert werden, auf welchen Plattformen die gewünschten Zielgruppen agieren. Allein aufgrund der Altersstrukturen werden sich hier verschiedenen Plattformen ergeben, wenn man sowohl Patienten als auch neue Mitarbeiter durch Social Media gewinnen möchte. Auch wenn viele diesen Medien kontrovers gegenüberstehen, ist die aktive Beteiligung an den sozialen Netzwerken in einem stringenten Marketingkonzept unverzichtbar.

7 Empfehlungsmarketing

Markenbotschafter – neudeutsch auch als Influencer bezeichnet – sind Personen, 24
die sich positiv für ein Produkt oder eine Dienstleistung aussprechen, Online-

1 https://www.augenerkrankungen.info/.

Content erstellen und diesen in ihrer immer wachsenden Community, der Fangruppe des Influencers, verbreiten. Diese Taktik ist vor allem für den Vertrieb ein gern genutztes Mittel zur Verkaufsförderung. Aber wie können Praxen und Kliniken an diesem Trend partizipieren? Interaktions- und Engagementraten sind die Faktoren, an denen sich der Erfolg der Social-Media-Kampagne zu messen hat. Daher ist die Einbindung der eigenen Mitarbeiter besonders wichtig, um diese Zahlen zu steigern. Wenn der Post einer Praxis also von zahlreichen Mitarbeitern aufgegriffen und geteilt wird, steigt die Verbreitung exponentiell. Die durchschnittliche Anzahl der Kontakte bei privaten Accounts liegt bei ca. 200. Wenn eine Augenklinik gut 60 Mitarbeiter oder mehr hat, kann man sich schnell ausrechnen, wie viel zusätzliche Empfänger sich erreichen lassen. Hinzu kommt, dass die Glaubwürdigkeit der Botschaft massiv ansteigt, wenn sie von jemandem verbreitet wird, den man persönlich kennt. Daher sind die eigenen Mitarbeiter die besten Fürsprecher für das Unternehmen.

8 Künstliche Intelligenz

25 Die neue Studie eines neuen Automodells von Audi erkennt den Fahrer bereits am Gang und stellt, bevor dieser das Auto erreicht hat, alle Spezifikationen, wie Sitzposition, Klimatisierung, Spiegeleinstellung sowie Entertainment und Fahrwerkswünsche, exakt auf die programmierten Parameter der jeweiligen Person ein. Ein Fortschritt, der noch vor wenigen Jahren als illusorische Zauberei gegolten hätte. Vor allem die Geschwindigkeit in diesem Sektor ist beeindruckend. Technische Innovationen im Rahmen Künstlichen Intelligenz gibt es bereits auch bei der Auswertung von Verlaufskontrollen bei OCT oder in Form von OP-Robotern. Und selbst auf der eigenen Website gibt es immer mehr Möglichkeiten, sich KI zunutze zu machen. Bestes Beispiel dafür sind Chatbots, die immer häufiger zu sehen sind. Chatbots sind kleine textbasierte Dialogsysteme, bei denen man entweder real mit einem Mitarbeiter oder mit einer zuvor mit möglichen Antworten gefüllten Datenbank *chatten* kann. Durch KI ist es zum Beispiel möglich, einen Chatbot für den Bereich „Refraktive Chirurgie“ anzubieten. Mit gezielten Fragen wird der Websitebesucher einsortiert. Wie alt ist der Patient? Um welche Fehlsichtigkeit geht es? Wie sind die Werte? Liegt ein Astigmatismus vor? Im Vorfeld hat der Interessent zudem einige Bereiche zur Auswahl, bei denen er sein Anliegen bestimmen kann: Wünscht er allgemeine Informationen, eine Preisauskunft, einen Termin etc. Auch im Recruiting gibt es mittlerweile immer mehr Anbieter solcher Chatbots auf Karriereseiten, um rund um die Uhr mit potenziellen Bewerbern Kontakt halten zu können.

26 Wichtig ist auch hier wieder, dass die Datenbank optimal mit Inhalten, möglichen Fragen und Antworten gefüttert wird. Ansonsten kann es schnell passieren, dass der Websitebesucher aufgrund falscher Antworten frustriert die Website verlässt.

9 Nachhaltigkeit

Auch Nachhaltigkeit zählt zu den modernen Marketingmethoden, denn Nachhaltigkeit bedeutet weit mehr als nur Umwelt- oder Klimaschutz. Nachhaltigkeit umfasst das ökologische, soziale und ethische Handeln der Praxis oder Klinik. Nachhaltigkeit ist also eine ganzheitliche Herausforderung, die aus der Überzeugung heraus entstehen sollte, und keine abstrakte Idee. Glaubhaftes und transparentes, nachhaltiges Agieren einer medizinischen Einrichtung wirkt sich nicht nur auf die Entscheidung der Patienten aus, sondern zeigt potenziellen neuen Mitarbeitern auch, dass sie es hier mit einem modernen, zukunftsorientierten und verantwortungsbewussten Arbeitgeber zu tun haben. Was Nachhaltigkeit bedeutet, haben die Vereinten Nationen als „Ziele für nachhaltige Entwicklung" sehr anschaulich und nachvollziehbar zusammengefasst. 27

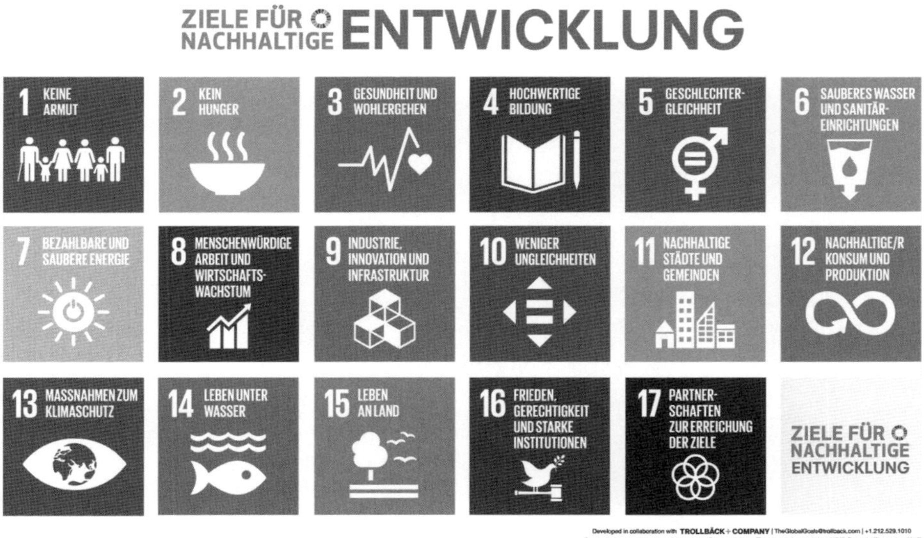
ZIELE FÜR NACHHALTIGE ENTWICKLUNG
1 KEINE ARMUT
2 KEIN HUNGER
3 GESUNDHEIT UND WOHLERGEHEN
4 HOCHWERTIGE BILDUNG
5 GESCHLECHTER-GLEICHHEIT
6 SAUBERES WASSER UND SANITÄR-EINRICHTUNGEN
7 BEZAHLBARE UND SAUBERE ENERGIE
8 MENSCHENWÜRDIGE ARBEIT UND WIRTSCHAFTS-WACHSTUM
9 INDUSTRIE, INNOVATION UND INFRASTRUKTUR
10 WENIGER UNGLEICHHEITEN
11 NACHHALTIGE STÄDTE UND GEMEINDEN
12 NACHHALTIGE/R KONSUM UND PRODUKTION
13 MASSNAHMEN ZUM KLIMASCHUTZ
14 LEBEN UNTER WASSER
15 LEBEN AN LAND
16 FRIEDEN, GERECHTIGKEIT UND STARKE INSTITUTIONEN
17 PARTNER-SCHAFTEN ZUR ERREICHUNG DER ZIELE
ZIELE FÜR NACHHALTIGE ENTWICKLUNG

Abb. 3: Nachhaltigkeit

Quelle: Engagement Global, www.17ziele.de.

10 Der Mix macht den Unterschied

Effizientes und effektives Praxismarketing bündelt verschiedene Online- und Offlinemethoden zu einer gemeinschaftlichen Einheit und schafft somit eine Synergie für die Außendarstellung des Unternehmens. Die Differenzierung bei 28 den Zielgruppen sorgt dafür, dass eine crossmediale Strategie den größtmöglichen Erfolg bietet. Aufgrund der vorherrschenden Digitalisierung ergeben sich immer wieder neue Möglichkeiten und Kommunikationskanäle, was dazu führt, dass Marketing im Gesundheitswesen immer eine unterhaltsame und spannende Angelegenheit ist und auch zukünftig sein wird.

Kooperations- und Zuweisungsmanagement

Peter Mussinghoff

Schlagwortübersicht

Abstract: Die ophthalmologische Versorgung in Deutschland ist geprägt durch eine mannigfaltige Zusammenarbeit von Augenärzten in Einzelpraxis, Augenärzten in kleinen Berufsausübungsgemeinschaften, Augenärzten, die in Medizinischen Versorgungszentren tätig sind, und Augenärzten in ophthalmochirurgischen Zentren, die mit unterschiedlicher Schwerpunktsetzung ambulant oder auch stationär tätig sind, sowie Augenkliniken in Krankenhäusern und Universitätskliniken. Aber auch fachübergreifende und interdisziplinäre Kooperationen werden gerade in der Augenheilkunde immer bedeutungsvoller. Das Management von Kooperationen stellt eine Managementaufgabe dar, die im Management-Lehrbuch kaum Beachtung findet. Der Beitrag versucht, einen Überblick zu geben und wagt einen Ausblick für Kooperationen auf Basis von neuen digitalen Techniken.

1 Einleitung

1 Die ophthalmologische Versorgung in Deutschland ist geprägt durch eine mannigfaltige Zusammenarbeit von Augenärzten in Einzelpraxis, Augenärzten in kleinen Berufsausübungsgemeinschaften, Augenärzten, die in Medizinischen Versorgungszentren tätig sind, und Augenärzten in ophthalmochirurgischen Zentren, die mit unterschiedlicher Schwerpunktsetzung ambulant oder auch stationär tätig sind, sowie Augenkliniken in Krankenhäusern und Universitätskliniken. Aber auch fachübergreifende und interdisziplinäre Kooperationen werden gerade in der Augenheilkunde immer bedeutungsvoller.

2 In der Versorgung der Patienten – von der grundversorgenden ambulanten Betreuung über die operativ-ambulante und stationäre Versorgung in ophthalmologischen Zentren und Kliniken bis zur spezialisierten Versorgung in Tertiärzentren mit den dort vorhandenen Subspezialisierungen und der erforderlichen personellen, fachlichen und technisch-diagnostischen Infrastruktur – stellen sich verschiedene Anforderungen an die Gestaltung der Zusammenarbeit der ophthalmologischen Akteure. Die Entwicklung guter Versorgungskonzepte zur wohnortnahen Versorgung der Patienten und Sicherstellung der operativen und spezialisierten Versorgung in Zentren stellt eine Managementaufgabe dar, die im Folgenden näher differenziert werden soll. Zielsetzung von Zuweisungsmanagement ist es, dass der Patient zur rechten Zeit an der richtigen Stelle versorgt wird. Dazu müssen Konzepte entwickelt werden, die gewährleisten, dass der Patient in der Behandlungskette bei dem richtigen Akteur mit den jeweils erforderlichen Ressourcen und Kompetenzen behandelt wird.

2 Wirtschaftliche Bedeutung von Zusammenarbeit und Marktsituation

Operative Zentren, unabhängig davon, ob die operative Versorgung rein ambulant oder sowohl ambulant als auch stationär angeboten werden kann, sind wirtschaftlich auf die Überweisung von Patienten angewiesen. Aus dieser wirtschaftlichen Bedeutung resultieren unterschiedliche Konzepte und Maßnahmen, die als Managementaufgabe in der Regel von operativen Zentren bzw. Kliniken oder übergeordneten Managementstrukturen als „Zuweisungsmanagement" – je nach Interpretation der Managementaufgabe auch als „Kooperationsmanagement" oder „Netzwerkmanagement" bezeichnet – wahrgenommen und gestaltet werden. 3

Die deutsche Augenheilkunde durchläuft derzeit einen Konzentrationsprozess mit einer steigenden Zahl an Transaktionen und Eintritten von Fremdinvestoren auf Basis von Private Equity oder strategischem Investment, die den noch stark fragmentierten augenheilkundlichen Markt in Deutschland konsolidieren. Aus diesen Transaktionen entstehen im Rahmen von „buy-and-built-Strategien" deutschland- und europaweit agierende Plattformen, die klassische Konzepte des Betriebes von Augenkliniken, Augenarztverbünden, Berufsausübungsgemeinschaften, MVZ und Einzelpraxen zurzeit ergänzen und zunehmend ersetzen. Ankerpunkt der Aktivitäten ist i. d. R. die Übernahme eines zugelassenen Plankrankenhauses als Träger- und Betreibergesellschaft der Medizinischen Versorgungszentren. Von dort aus wird die M&A-Strategie durch Aufkauf von operativen Zentren und den bereits integrierten zuweisenden Augenarztpraxen betrieben. Ausgehend von diesen operativen Zentren finden weitere Zukäufe von Zuweiserpraxen statt.[1] 4

1 Beispiele für diese Strategie finden sich bei der veonet GmbH (Ober Scharrer Gruppe). Online: https://www.veonet-group.com/ [abgerufen am 14.10.2021], den Artemis Augenkliniken und MVZ. Online: https://www.artemiskliniken.de [abgerufen am 14.10.2021], der Sanoptis AG. Online: https://sanoptis.com/ [abgerufen am 14.10.2021] oder bei Nordholding, dem Investor hinter der Zentrum Gesundheit Gruppe. Online: https://www.nordholding.de/de/neuigkeiten/nord-holding-portfoliounternehmen-zentrum-gesundheit-%C3%BCbernimmt-die-realeyes-gruppe/ [abgerufen am 14.10.2021] oder auch Bergland Clinics. Online: https://www.bergmanclinics.de/klinikstandorte-augen/ [abgerufen am 14.10.2021].

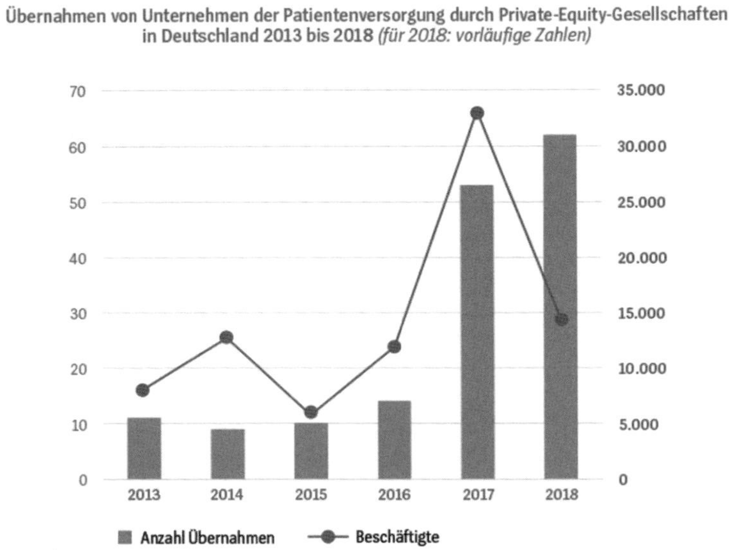

Abb. 1: Übernahme von Unternehmen durch Private-Equity-Gesellschaften

Quelle: Scheuplein/Evans/Merkel: Übernahmen durch Private Equity im deutschen Gesundheitssektor. 2019. Online: https://www.iat.eu/discussionpapers/download/IAT_Discussion_Paper_19_01.pdf [abgerufen am 15.10.2021].

5 Die Anzahl der Übernahmen durch Private-Equity-Gesellschaften ist seit 2016 steil angestiegen. Abbildung 1 zeigt die Entwicklung – nicht spezifisch für die Augenheilkunde – für die Versorgungslandschaft in Deutschland. Dieser Trend dürfte in der Augenheilkunde überrepräsentiert sein.

6 Davon zu unterscheiden sind eher regional aufgestellte operative Zentren, die im näheren Umfeld durch Übernahme von einzelnen Augenarztpraxen ein Versorgungs- und Zuweisungsnetzwerk aufbauen. Bei diesem Konzept wird der Versuch unternommen, durch eine wirtschaftliche und rechtliche Einbindung von zuweisenden Praxen i. d. R. über die Struktur des Medizinischen Versorgungszentrums die Zuweisung von zu operierenden Patienten in das operative Zentrum abzusichern und zu steuern.

7 Wiederum abzugrenzen von diesen beiden Konzepten ist die Strategie, über Netzwerkbildung die Zusammenarbeit zwischen weiterhin wirtschaftlich und rechtlich selbstständigen Akteuren zu organisieren. Beispiele für solche Netzwerkbildungen sind das aus der Universitätsaugenklinik Freiburg organisierte Augennetz Südbaden[2] oder das von der Bonner Universitätsaugenklink heraus entwickelte Augennetz West[3] als universitär getriebene Netzwerke. Ein weiteres

2 Vgl. http://www.augennetz-suedbaden.de/ [abgerufen am 14.10.2021].
3 Vgl. https://augennetz-west.de/ [abgerufen am 14.10.2021].

Beispiel ist das Praxisnetz Eye Society[4] als Netzwerk rund um das Augenzentrum am St. Franziskus-Hospital Münster. Bei dieser Netzwerkbildung wird stark auf die Kooperation von selbstständigen Einheiten gesetzt. Eine wirtschaftliche und rechtliche Integration von Praxen in eine MVZ-Struktur des organisierenden Zentrums findet i. d. R. nicht statt.

3 Rechtliche Rahmenbedingungen

Für jedes Management von Zuweisungen, Kooperationen oder Netzwerken ist der rechtliche Rahmen zu beachten. Dieser Rahmen erstreckt sich von erwünschten Kooperationslösungen, die vom Gesetzgeber begrüßt werden und im Sozialgesetzbuch V bzw. im Zulassungs- und Kassenarztrecht verankert sind, hin zu rechtlich unzulässigen, berufs- und strafrechtlich bewehrten Korruptionstatbeständen. Einen Vorteil als Gegenleistung für die Zuführung von Patienten anzubieten, zu versprechen und zu gewähren wird im Strafgesetzbuch eindeutig und explizit als Straftatbestand gewertet, genauso die Entgegennahme eines Vorteils.[5] Bei der Wahrnehmung einer Managementaufgabe im Handlungsfeld von Zuweisung, Kooperation und Netzwerkbildung ist eine dezidierte Kenntnis der rechtlichen Rahmenbedingungen erforderlich. Bei der Etablierung von Konzepten ist eine rechtliche Beratung immer zu empfehlen. Grundlegend sollten die vier Compliance-Prinzipien Maßstab und Orientierung bei der Gestaltung von Kooperations- und Zuweisungskonzepten sein. 8

- **Trennungsprinzip** – Trennung zwischen (Dienst-)Tätigkeit und (Beschaffungs-)Entscheidung,
- **Transparenzprinzip** – Offenlegung der Beziehung zwischen Arzt/Krankenhaus und Industrie,
- **Dokumentationsprinzip** – Schriftlichkeit der getroffenen Kooperationsvereinbarung,
- **Äquivalenzprinzip** – Angemessenheit zwischen Leistung und Gegenleistung.[6]

4 Telemedizin und Kooperations-/Zuweisungsmanagement

Den oben beschriebenen Strategien zur Umsetzung von Kooperations- und Zuweisungsmanagement von den Buy-and-built-Konzepten über regionale Wachstumsstrategien bis zu Kooperationsstrategien selbstständiger Partner be- 9

4 Vgl. https://eye-society.net/ [abgerufen am 14.10.2021].

5 Vgl. Strafgesetzbuch (StGB). § 299 Bestechlichkeit und Bestechung im geschäftlichen Verkehr. Online: https://www.gesetze-im-internet.de/stgb/__299.html [abgerufen am 1.10.2021].

6 Vgl. Wallhäuser: Compliance-Management in deutschen Krankenhäusern. Online: https://ppp-rae.de/news/31-01-2019-compliance-management-in-deutschen-krankenhaeusern/ [abgerufen am 1.10.2021].

gegnen heute neue Technologien, die Potenzial bieten, Netzwerke und Versorgungskonzepte auf Basis von telemedizinischen Lösungen neu zu denken. Gleichwohl bieten diese Technologien auch das Potenzial, klassische Konzepte der Zusammenarbeit von Augenärzten zu revolutionieren. Mit der Etablierung von telemedizinischen Vernetzungsplattformen wurde in den letzten Jahren eine Basis für eine Zusammenarbeit geschaffen, die es ermöglicht – auf Basis übermittelter Daten und nicht überwiesener Patienten – eine zeitlich synchrone oder asynchrone Versorgung sicherzustellen. Der rechtliche Rahmen für Telemedizin wurde durch das Wegfallen des generellen Fernbehandlungsverbotes so gestellt, dass technologische Entwicklung stattfinden kann. Auch die Entwicklung von neuen diagnostischen Geräten, die ein Home-Monitoring durch den Patienten selbst ermöglichen, verändern perspektivisch klassische Konzepte der Zusammenarbeit von Augenärzten. Neben manchen Wearables und Digitalen Gesundheitsanwendungen (DiGa), die voraussichtlich noch einen längeren Weg bis in die ophthalmologische Versorgungspraxis haben, bieten folgende technische Entwicklungen echtes Potenzial zur Veränderung:

- Smartphonebasierte Fundusfotographie[7]
- Augeninnendruckmessung mit dem iCare Home[8]
- OCT-Messungen mit dem Home-OCT[9]
- Digitale Selbsttestung der Sehschärfe[10]

10 Diese Techniken bieten die Möglichkeit, dass der Patient selbst diagnostische Untersuchungen durchführt. Zu entwickeln sind hier Versorgungskonzepte, die diese Monitoring-Tools in die augenärztliche Versorgung und Zusammenarbeit von Augenärzten einbinden.

11 Telemedizinische Lösungen wurden in den letzten Jahren in unterschiedlicher Form und mit unterschiedlichem Fokus an verschiedenen Standorten und unterschiedlichen Netzwerken in Deutschland etabliert.[11] Die Telemedizin und die Teleophthalmologie, die mit Lösungen Künstlicher Intelligenz zur Absicherung von Diagnose- und Indikationsstellung, zur Therapieplanung oder auch zur Beurteilung der Notwendigkeit einer Zuweisung in ein weiterbehandelndes Zentrum angereichert werden, werden als

7 Vgl. Ärzteblatt: Fundusfotografie per Smartphone macht Augenerkrankungen sichtbar. 19.9.2019. Online: https://www.aerzteblatt.de/nachrichten/106109/Fundusfotografie-per-Smartphone-macht-Augenerkrankungen-sichtbar [abgerufen am 5.10.2021].

8 Vgl. Universitätsklinikum Münster: Selbsttonometrie und telemedizinischer Datentransfer. Online: https://www.ukm.de/index.php?id=salus-glaukom [abgerufen am 5.10.2021].

9 Vgl. Notal Vision: Notal Home OCT. Online: https://notalvision.com/technology/home-oct [abgerufen am 5.10.2021]; Visotec. Online: https://visotec.health/ [abgerufen am 5.10.2021] oder ROWIAK: Home Care OCT. Online: https://www.rowiak.de/en/ophthalmic-innovations/home-care-oct-de [abgerufen am 5.10.2021].

10 Vgl. ZEISS Online-Seh-Check. Online: https://www.zeiss.de/vision-care/besser-sehen/zeiss-online-seh-check.html [abgerufen am 15.10.2021] oder VisusApp. Online: https://visusapp.com/ [abgerufen am 15.10.2021].

11 Vgl. FIDUSweb. Die Datendrehscheibe für alle Augenärzte. Online: https://www.fidus.de/fidus-web-datendrehscheibe-fuer-augenaerzte/ [abgerufen am 5.10.2021]; Talkingeyes & More GmbH: MedStage®-Patientenakte. Online: https://talkingeyes.de/medstage/ [abgerufen am 5.10.2021].

„Gamechanger" in der ophthalmologischen Versorgung der Zukunft diskutiert.[12] Obwohl eine KI-basierte Telemedizin in der augenheilkundlichen Praxis noch nicht großen Raum eingenommen hat, zeigen verschiedene Studien das Potenzial.[13] Es wird nur eine Frage der Zeit sein, bis Versorgungskonzepte auf KI-basierter Telemedizin Alltag werden.[14] Nicht zuletzt die Coronapandemie hat die Umsetzung von telemedizinischen Vernetzungen beflügelt. Im Rahmen des Managements von Kooperationen und Zuweisung stellen diese technologischen Entwicklungen eine Herausforderung dar, die eine Einordnung in die jeweilige strategische Ausrichtung erfordern.

Im Folgenden sollen zwei Beispiele von Telemedizin-Plattformen vorgestellt werden, die – mit unterschiedlichem Ansatz – als integraler Bestandteil und Basis einer Kooperations- und Zuweisungsstrategie umgesetzt worden sind. 12

4.1 Zuweiserplattform am Moorfield Eye Hospital in London

Im englischen NHS-Gesundheitssystem ist es üblich, dass Optometristen mit bildgebenden Modalitäten wie OCT oder Weitwinkelbildgebung ausgestattet sind. Mit der steigenden Ausstattung von Optometristen mit diesen Modalitäten stieg auch die Anzahl von Überweisungen in die Augenklinik, die als problematische Zuweisung bzw. Falschzuweisung zu werten waren. Kern et al. stellen im Rahmen einer Studie[15] eine cloudbasierte Zuweiserplattform am Moorfield Eyes Hospital in London vor, mit der eine Optimierung der Zuweisung von Patienten in die Augenklinik angestrebt wurde. 13

Motivation für die Implementierung dieser Zuweiserplattform entstand aus einer Analyse der Zuweisungen von Patienten, die Optometristen zur Weiterbehandlung in die Augenklinik überwiesen haben. Ein nicht geringer Anteil dieser Überweisungen stellte sich in einer Analyse durch einen Spezialisten der Moorfield Augenklinik als nicht erforderlich heraus. Mehr als die Hälfte der Zuweisungen (52 %) hätten keine Vorstellung in der Augenklinik benötigt.[16] Stattdessen wäre eine jährliche Wiedervorstellung beim Optometristen die Empfehlung gewesen. Nur 14 % der Patienten in dieser Analyse wurde als dringliche Überweisung, 34 % der Patienten als Routineüberweisung klassifiziert. 14

12 Vgl. Nikolaidou/Tsaousis: Teleophthalmology and Artificial Intelligence As Game Changers in Ophthalmic Care After the COVID-19 Pandemic. In: Cureus 7/2021, S. e16392.

13 Li et al.: Digital technology, telemedicine and artificial intelligence in ophthalmology: A global perspective. In: Prog Retin Eye Res 82/2021, S. 100900.

14 Vgl. Jheng et al.: The era of artificial intelligence-based individualized telemedicine is coming. In: J Chin Med Assoc 11/2020, S. 981–983.

15 Kern et al.: Implementation of a cloud-based referral platform in ophthalmology: making telemedicine services a reality in eye care. In: Br J Ophthalmol 3/2020, S. 312–317.

16 Kern et al.: Implementation of a cloud-based referral platform in ophthalmology: making telemedicine services a reality in eye care. In: Br J Ophthalmol 3/2020, S. 314.

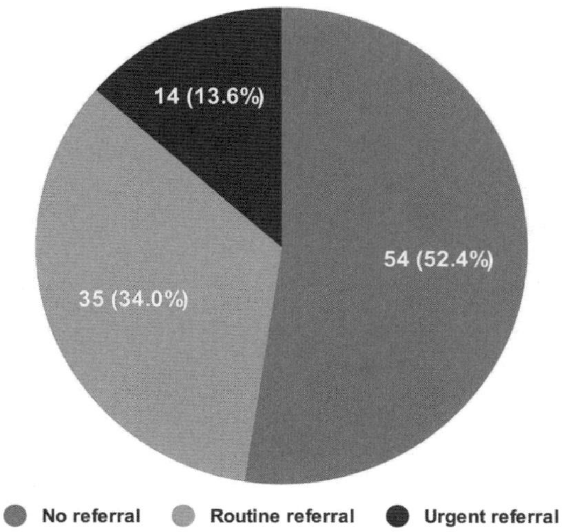

Abb. 2: Unterteilung der Zuweisungen in Dringlich, Routine und Nicht-überweisungsbedürftig

Quelle: Kern u. a.: Implementation of a cloud-based referral platform in ophthalmology: making telemedicine services a reality in eye care. In: Br J Ophthalmol 3/2020, S. 315.

15 Ausgehend von dieser Analyse wurde ein Konzept für ein Zuweisungsmanagement vorgeschlagen, das auf Basis einer telemedizinischen Vernetzungslösung die Zuweisung in die Augenklinik steuern und auf das Maß der erforderlichen Zuweisungen begrenzen kann.

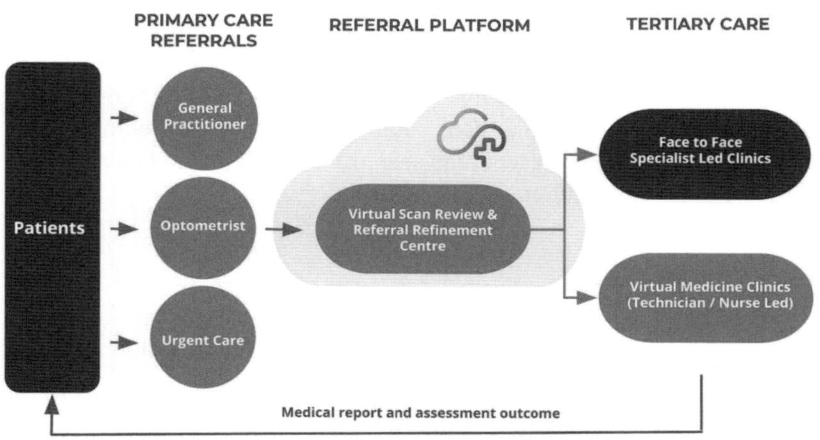

Abb. 3: Konzept der Virtual Medicine Clinics

Quelle: Kern u. a.: Implementation of a cloud-based referral platform in ophthalmology: making telemedicine services a reality in eye care. In: Br J Ophthalmol 3/2020, S. 316.

Basierend auf bildgebenden Verfahren (SD-OCT- und Weitwinkelfundusfotografie) werden Patienten über eine Zuweisungsplattform vom Optometristen an das Tertiärzentrum übermittelt. Dort wird in Echtzeit eine Analyse des Bildes und die Einschätzung einer Zuweisungsnotwendigkeit in die Augenklinik durchgeführt. Der Patient erhält einen medizinischen Bericht und die Einschätzung des Assessments. 16

In diesem System wurde das Ziel verfolgt, nur den Patienten einer Face-to-Face-Vorstellung bei der spezialisierten Augenklinik zuzuführen, der tatsächlich einer Vorstellung bedurfte. 17

Mit diesem Konzept sollte ein Zuweisungsmanagement etabliert werden, das angesichts steigender Patientenzahlen und knapper werdender personeller Ressourcen – insbesondere im Bereich der spezialisierten augenärztlichen Versorgung – unnötige und ressourcenbindende Patientenvorstellungen vermeiden und so zu einem optimalen Ressourceneinsatz führen sollte. Die Virtual Medicine Clinic mit einem dezidierten Triage-Konzept zur Sicherstellung der notwendigen und bestmöglichen Versorgung erweitert bisherige klassische Strategien von Zuweisungsmanagement. Mithilfe von KI-basierten Assistenzsystemen zur Diagnosefindung oder zur Therapieplanung werden diese virtuellen Klinikkonzepte perspektivisch zu einem nicht zu unterschätzenden und wirksamen Tool. Aus diesem Grund sind telemedizinisch organisierte, mit KI-Methodiken unterstützte, virtuelle Klinikkonzepte relevante Player im Kontext von Zuweisungs-, Kooperations- und Netzwerkmanagement. 18

4.2 IVOM-Portal des Augenzentrums am St. Franziskus-Hospital Münster

Im Jahr 2011 wurde am Augenzentrum am St. Franziskus-Hospital ein Telemedizin-Projekt, das IVOM-Portal zur Organisation der IVOM-Therapien und Verlaufskontrollen, zwischen kooperierenden Augenärzten in der Region aufgesetzt. Inzwischen nutzen mehr als 60 Augenärzte der Region die Möglichkeit einer telemedizinischen Vernetzung mit dem Augenzentrum. Ziel des Versorgungskonzeptes ist es, für den Patienten optimale Rahmenbedingungen zur organisatorischen Durchführung der IVOM-Therapien und der erforderlichen Verlaufskontrollen mittels OCT-Untersuchung zu schaffen. Mit der telemedizinischen Vernetzung soll erreicht werden, dass Patienten die OCT-Verlaufskontrollen wohnortnah bei ihrem Augenarzt durchführen können und nur bei Therapiebedarf die Fahrt ins Augenzentrum antreten müssen. Studien haben gezeigt, dass eine möglichst wohnortnahe Versorgung Einfluss auf die Therapieadhärenz und damit auch auf Behandlungsergebnisse haben kann.[17] Mit dem Versorgungskonzept sollen folgende Ziele verwirklicht werden: 19

17 Ehlken et al.: Systematic review: non-adherence and non-persistence in intravitreal treatment. In: Graefes Arch Clin Exp Ophthalmol 10/2020, S. 2083.

- Hohe Therapieadhärenz
- Geringe Latenzzeiten zwischen den einzelnen Diagnose- und Behandlungsschritten
- Optimale Behandlungsintensität, d. h. so viele intravitreale operative Medikamenteneinbringungen (IVOM) wie nötig zur Vermeidung einer Unterbehandlung
- Optimale medizinische Ergebnisse (Visus und Morphologie)

20 Mit dem telemedizinischen Versorgungskonzept sollten damit die wesentlichen Herausforderungen in der Versorgung von Patienten mit neovaskulärer AMD und anderen makulären Erkrankungen, die eine intravitreale Medikamententherapie begründen, angegangen werden.[18]

21 Technisch wurde das Versorgungskonzept auf Basis einer telemedizinischen Vernetzungsplattform umgesetzt.

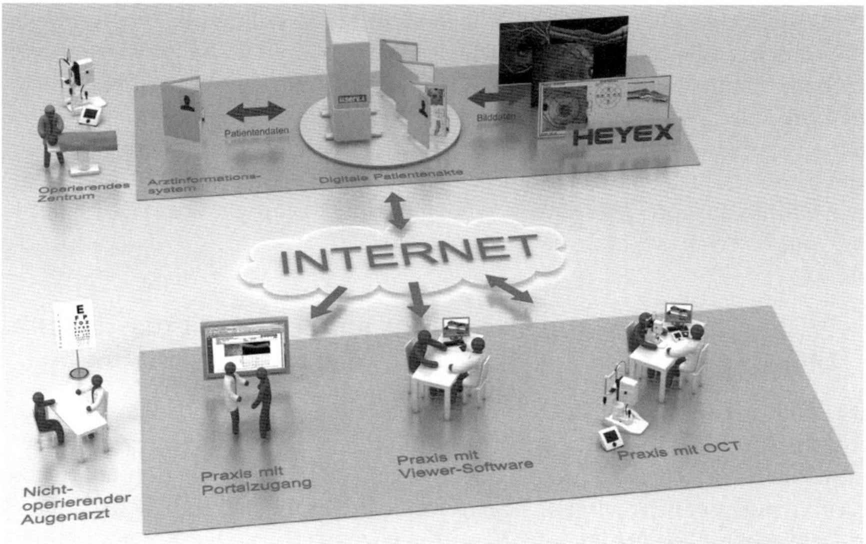

Abb. 4: Telemedizinische Vernetzung im IVOM-Portal

Quelle: Eigene Darstellung.

22 Die Vernetzungsplattform (ix.serv der Firma ix.mid, Köln) steht als klassische Middle-Ware zwischen den im Augenzentrum am St. Franziskus-Hospital eingesetzten Systemen auf der einen und den Arztinformations- und Bildgebungssystemen bei den kooperierenden Augenärzten auf der anderen Seite. Das Konzept setzt alle erforderlichen Datenschutzvoraussetzungen um und erfüllt ebenso

18 Ehlken et al.: Systematic review: non-adherence and non-persistence in intravitreal treatment. In: Graefes Arch Clin Exp Ophthalmol 10/2020, S. 2077–2090.

die IT-sicherheitstechnischen Anforderungen. Vom Augenzentrum werden initial die bildgebenden Befunde (OCT-Volumenscan sowie FAG) in einer einrichtungsübergreifenden elektronischen Fallakte bereitgestellt. Dieses geschieht über eine Schnittstelle mit dem im Augenzentrum führenden Arztinformationssystem (arkandus, Nürnberg). Über diese Schnittstelle erfolgt das Anlegen einer Fallakte über eine HL7-Schnittstelle (HL7-ADT). Aus dem Image-Management-System des Augenzentrums (Heyex Pacs, Heidelberg Engineering, Heidelberg) werden die bildgebenden Befunde in die elektronische Fallakte exportiert. Der Augenarzt, der den Patienten wohnortnah betreut, erhält über eine Aufgabenliste zeitnah eine Information über die nächsten Behandlungsschritte. So kann ein Patient, der eine SD-OCT-Verlaufskontrolle erhalten soll, komfortabel über die Aufgabenliste terminiert werden. Die Verlaufskontrolle wird auf Basis des bereitgestellten Referenzbildes im Follow-Up-Modus durchgeführt. Dadurch kann gewährleistet werden, dass die Follow-Up-Untersuchung dieselbe Schnittführung und Einstellung aufweist wie die Baseline-Untersuchung. Die Follow-Up-Untersuchung kann vom kooperierenden Augenarzt per Mausklick in das IVOM-Portal exportiert werden. Das Augenzentrum erhält einen Eintrag auf der Aufgabenliste der zu prüfenden Verlaufskontrollen. Diese Aufgabenliste wird täglich abgearbeitet und ein behandelnder Arzt aus dem Augenzentrum stimmt den nächsten Behandlungsschritt mit dem kooperierenden Kollegen ab.

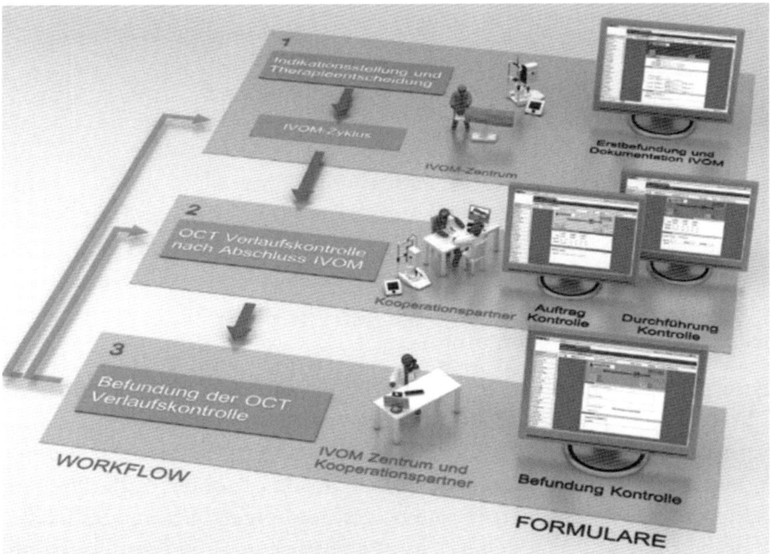

Abb. 5: Dokumentationsworkflow im IVOM-Portal

Quelle: Eigene Darstellung.

23 Der Workflow, der sich aus der Anwendung des PRN-Behandlungsschema ergibt, wird auf Basis elektronischer Formulare umgesetzt. Diese Formulare beinhalten die wesentliche medizinische Dokumentation über Diagnosen, Behandlungskriterium, Visus, Netzhautdicke und andere medizinische Informationen bzw. auch organisatorische oder patientenindividuelle Besonderheiten, die in Bemerkungsfeldern eingetragen werden können. Neben den klinischen Informationen werden sämtliche Termine – sowohl geplante als auch durchgeführte Termine – dokumentiert. Die Informationen aus den elektronischen Formularen triggern jeweils die Aufgabenlisten, die auf der Seite des jeweiligen Behandlers abgearbeitet werden.

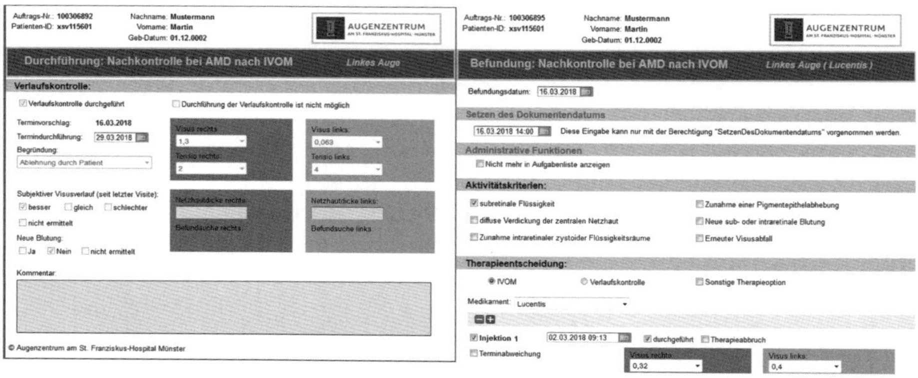

Abb. 6: Elektronische Dokumentationsformulare im IVOM-Portal
Quelle: Eigene Darstellung.

24 Bei der Konzeption des Telemedizinnetzwerkes wurde vor allem auf das komfortable Hochladen von Informationen geachtet, um die Zahl notwendiger Klicks möglichst gering zu halten. So wurde mit der Firma Heidelberg Engineering schon früh eine Schnittstelle entwickelt, die es ermöglicht, mit nur einem Klick ein OCT-Volumenscan in die Fallakte hochzuladen. Eine solche komfortable Schnittstelle wurde ebenfalls aus dem Zeiss Forum umgesetzt.

25 Schwierigkeiten ergeben sich, sobald die kooperierenden Partner nicht mit denselben SD-OCT-Modalitäten arbeiten. Aufgrund der noch fehlenden Umsetzung des DICOM-Standards durch alle SD-OCT-Hersteller stellt sich hier die Problematik der Vergleichbarkeit der Untersuchungen. Um das Problem aufzufangen, wurden auf Seiten des Augenzentrum auch die jeweiligen Viewer-Software-Lösungen von anderen OCT-Herstellern implementiert (Zeiss Forum, image.net6 und Copernicus-Software). Mit diesen Software-Lösungen können sämtliche OCT-Bilder, die von kooperierenden Augenärzten über das IVOM-Portal bereitgestellt werden, aufseiten des Augenzentrums analysiert werden. Wünschenswert ist es, dass alle Hersteller ihr Engagement bei der DICOM-Umsetzung intensivieren und zu klinisch brauchbaren Lösungen kommen.

In Bezug auf die gestellten Ziele wurde das Versorgungskonzept im Rahmen einer Studie analysiert. Die vier Qualitätsindikatoren 26

a) Latenzzeiten innerhalb des Behandlungs- und Kontrollzyklus,
b) die Behandlungsfrequenzen,
c) die Adhärenz und
d) das funktionelle und morphologische Ergebnis

wurden in dieser Studie[19] ausgewertet und – nach Möglichkeit – in den Kontext von Ergebnissen klinischer Real-Life-Studien gestellt.[20] In der Analyse wurden dokumentierte Verläufe von 1.850 Patienten retrospektiv ausgewertet. Von diesen Patienten wurden 2.283 Augen behandelt und dokumentiert. Alle Patienten wiesen als Diagnose eine neovaskuläre altersabhängige Makuladegeneration (AMD) auf.

Als Latenzzeit zwischen der OCT-Kontrolle bei wohnortnah betreuendem Augenarzt und dem Start einer IVOM-Serie im Augenzentrum wurde ein erster Qualitätsindikator in den Blick genommen. Studien haben gezeigt, dass eine zu lange Zeit der Abstimmung von Terminen zwischen den behandelnden Akteuren oder anders bedingte Verzögerungen negative Auswirkung auf das Therapieergebnis haben können. Mit durchschnittlich 8,1 Werktagen zwischen der Untersuchung beim Augenarzt und der Behandlung im Augenzentrum konnte im Vergleich zur Situation in Real-Life-Studien ein gutes Ergebnis gezeigt werden. 27

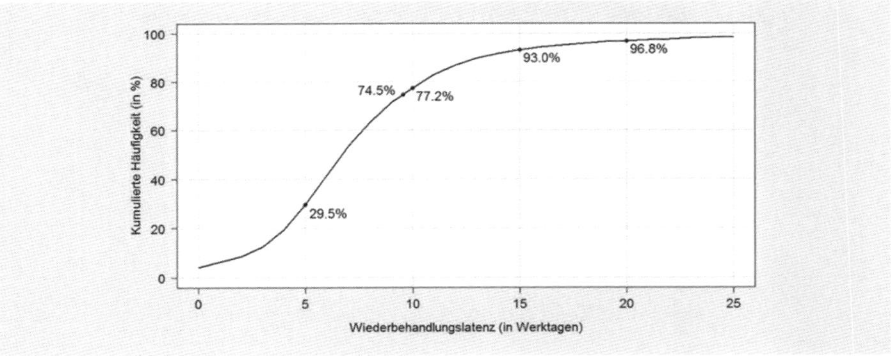

Abb. 7: Wiederbehandlungslatenz

Quelle: Rothaus u. a.: Analyse des Versorgungsmodells „Portal“ – Untersuchung der Ergebnisqualität der IVOM-Therapie im Hinblick auf Latenzzeiten bei exsudativer AMD. In: Klin Monbl Augenheilkd 3/2021, S. 293–301.

19 Rothaus et al.: Analyse des Versorgungsmodells „Portal“ – Untersuchung der Ergebnisqualität der IVOM-Therapie im Hinblick auf Latenzzeiten bei exsudativer AMD. In: Klin Monbl Augenheilkd 3/2021, S. 293–301.

20 Ziemssen et al.: Delayed treatment initiation of more than 2 weeks. Relevance for possible gain of visual acuity after anti-VEGF therapy under real life conditions (interim analysis of the prospective OCEAN study). In: Ophthalmologe 2/2016, S. 143–151.

28 Auch die Behandlungsfrequenz, also die Anzahl der IVOM und die Anzahl der SD-OCT-Kontrollen im Behandlungsverlauf sind im Vergleich zu klinischen Studien als positiv zu bewerten. Mit durchschnittlich 10,5 IVOM und 8,5 OCT-Untersuchungen innerhalb der ersten beiden Behandlungsjahre konnte eine Behandlungsintensität nachgewiesen werden, wie sie ansonsten nur in klinischen Zulassungsstudien, nicht aber in Real-Life-Analysen[21] erreicht worden sind.

29 In Bezug auf die Patientenadhärenz zeigte die Analyse, dass nach den ersten beiden Behandlungsjahren noch 72,9 % der Patienten in Behandlung bzw. Beobachtung waren. Auch dieses Ergebnis ist im Vergleich zu Real-Life-Studien[22] als positiv einzustufen.

30 Das angestrebte medizinische Ergebnis, nämlich die Stabilisierung des Sehvermögens und die Vermeidung einer weiteren Sehverschlechterung konnte mit einem Visusgewinn von durchschnittlich 0,05 logMar und einer kontinuierlichen Reduzierung der zentralen Netzhautdicke über den Zeitverlauf nachgewiesen werden.

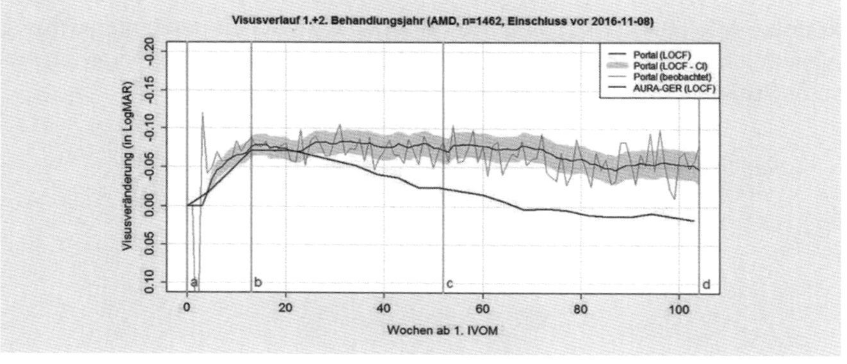

21 Vgl. Holz et al.: Multi-country real-life experience of anti-vascular endothelial growth factor therapy for wet age-related macular degeneration. In: Br J Ophthalmol 2/2015, S. 220–226.

22 Vgl. Ziemssen et al.: Delayed treatment initiation of more than 2 weeks. Relevance for possible gain of visual acuity after anti-VEGF therapy under real life conditions (interim analysis of the prospective OCEAN study). In: Ophthalmologe 2/2016, S. 143–151.

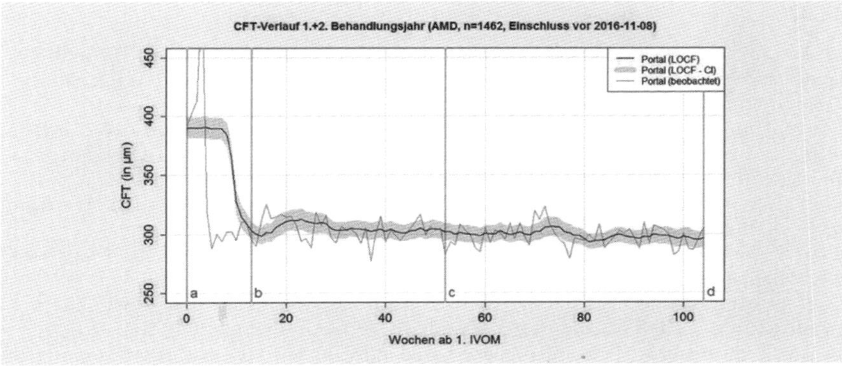

Abb. 8: Medizinische Ergebnisse: Visus- und Netzhautdickenverlauf

Quelle: Rothaus u. a.: Analyse des Versorgungsmodells „Portal" – Untersuchung der Ergebnisqualität der IVOM-Therapie im Hinblick auf Latenzzeiten bei exsudativer AMD. In: Klin Monbl Augenheilkd 3/2021, S. 293–301.

Das IVOM-Portal mit der elektronischen Fallakte zur Steuerung des Therapieverlaufs und zur Dokumentation und Organisation der erforderlichen Behandlungsschritte zwischen behandelndem IVOM-Zentrum und wohnortnah mit der Durchführung der Verlaufskontrollen betrauten Augenärzten konnte – im Vergleich zu Real-Life-Studien – als effektives telemedizinisches Instrument beschrieben werden. Der Effekt auf die Anzahl von Zuweisungen wurde nicht direkt gemessen, lässt sich aber aus dem Vergleich zu den Real-Life-Studien einordnen. 31

5 Fazit

Zuweisungsmanagement bzw. Kooperations- und Netzwerkmanagement beinhaltet unterschiedliche strategische Pfade. Von der M&A-Strategie, die vornehmlich auf die Akquise und Integration von zuweisenden Augenarztpraxen in das operative Zentrum bzw. in die übergeordnete Plattform abzielt, bis hin zu kooperativen Strategien der (fallbezogenen) Zusammenarbeit von selbstständigen Einheiten bietet sich ein breites Spektrum. Technologisch bieten telemedizinische Konzepte und bald auch KI-basierte Konzepte die Möglichkeit, neu über das Thema Zuweisung und Kooperation nachzudenken. Diese technologischen Veränderungen werden zukünftig manch etablierte Aufgabenverteilung zwischen Augenärzten, operativen Zentren, Kliniken und spezialisierten Einheiten der Tertiärversorgung herausfordern. Eine frühe Befassung mit diesen Technologien und die Entwicklung eigener neuer Ideen zur Organisation der Patientenversorgung ist dringend geboten. 32

Literatur

Ärzteblatt: Fundusfotografie per Smartphone macht Augenerkrankungen sichtbar. 19.9.2019. Online: https://www.aerzteblatt.de/nachrichten/106109/Fundusfotografie-per-Smartphone-macht-Augenerkrankungen-sichtbar [abgerufen am 5.10.2021].

Artemis Augenkliniken. Online: https://www.artemiskliniken.de [abgerufen am 14.10.2021].

Bergman Clinics: Bergman Clinics-Standorte für Augenheilkunde. Online: https://www.bergmanclinics.de/klinikstandorte-augen/ [abgerufen am 14.10.2021].

Ehlken, C. et al.: Systematic review: non-adherence and non-persistence in intravitreal treatment. In: Graefes Arch Clin Exp Ophthalmol 10/2020, S. 2077–2090.

FIDUSweb. Die Datendrehscheibe für alle Augenärzte. Online: https://www.fidus.de/fidus-web-datendrehscheibe-fuer-augenaerzte/ [abgerufen am 5.10.2021].

Holz, F.G. et al.: Multi-country real-life experience of anti-vascular endothelial growth factor therapy for wet age-related macular degeneration. In: Br J Ophthalmol 2/2015, S. 220–226.

Jheng, Y.C. et al.: The era of artificial intelligence-based individualized telemedicine is coming. In: J Chin Med Assoc 11/2020, S. 981–983.

Kern, C. et al.: Implementation of a cloud-based referral platform in ophthalmology: making telemedicine services a reality in eye care. In: Br J Ophthalmol 3/2020, S. 312–317.

Li, J.O. et al.: Digital technology, telemedicine and artificial intelligence in ophthalmology: A global perspective. In: Prog Retin Eye Res 82/2021, S. 100900.

Nikolaidou, A./Tsaousis, K.T.: Teleophthalmology and Artificial Intelligence As Game Changers in Ophthalmic Care After the COVID-19 Pandemic. In: Cureus 7/2021, S. e16392.

NORD Holding: NORD Holding Portfoliounternehmen Zentrum Gesundheit übernimmt die Realeyes Gruppe. 28.6.2021. Online: https://www.nordholding.de/de/neuigkeiten/nord-holding-portfoliounternehmen-zentrum-gesundheit-%C3%BCbernimmt-die-realeyes-gruppe/ [abgerufen am 14.10.2021].

Notal Vision: Notal Home OCT. Online: https://notalvision.com/technology/home-oct [abgerufen am 5.10.2021].

Rothaus, K. et al.: Analyse des Versorgungsmodells „Portal" – Untersuchung der Ergebnisqualität der IVOM-Therapie im Hinblick auf Latenzzeiten bei exsudativer AMD. In: Klin Monbl Augenheilkd 3/2021, S. 293–301.

ROWIAK: Home Care OCT. Online: https://www.rowiak.de/en/ophthalmic-innovations/home-care-oct-de [abgerufen am 5.10.2021].

Sanoptis. Online: https://sanoptis.com/ [abgerufen am 14.10.2021].

Scheuplein, C./Evans, M./Merkel, S.: Übernahmen durch Private Equity im deutschen Gesundheitssektor. 2019. Online: https://www.iat.eu/discussionpapers/download/IAT_Discussion_Paper_19_01.pdf [abgerufen am 15.10.2021].

Strafgesetzbuch (StGB). § 299 Bestechlichkeit und Bestechung im geschäftlichen Verkehr. Online: https://www.gesetze-im-internet.de/stgb/__299.html [abgerufen am 1.10.2021].

Talkingeyes & More GmbH: MedStage®-Patientenakte. Online: https://talkingeyes.de/medstage/ [abgerufen am 5.10.2021].

Universitätsklinikum Münster: Selbsttonometrie und telemedizinischer Datentransfer. Online: https://www.ukm.de/index.php?id=salus-glaukom [abgerufen am 5.10.2021].

Veonet. Online: https://www.veonet-group.com/ [abgerufen am 14.10.2021].

Visotec. Online: https://visotec.health/ [abgerufen am 5.10.2021].

Wallhäuser, M.: Compliance-Management in deutschen Krankenhäusern. Online: https://ppp-rae.de/news/31-01-2019-compliance-management-in-deutschen-krankenhaeusern/ [abgerufen am 1.10.2021].

Ziemssen, F. et al.: Delayed treatment initiation of more than 2 weeks. Relevance for possible gain of visual acuity after anti-VEGF therapy under real life conditions (interim analysis of the prospective OCEAN study). In: Ophthalmologe 2/2016, S. 143–151.

Beitrag 17

OP-Management

Carola Diekmann

Schlagwortübersicht

Abstract: Der Beitrag zum OP-Management formuliert und vermittelt die vielfältige Struktur eins Managements im OP. Die Ophthalmologie zeichnet sich durch kurze OP-Zeiten, schnelle Wechselzeiten, geschulten Personaleinsatz und einen hohen Materialbedarf in der Struktur einer operierenden Einrichtung aus. Von den Betreibern wird zunehmend ein professionelles Management gefordert. Medizinisches, ärztliches, pflegerisches und betriebswirtschaftliches Know-how ist gefragt, um verschiedene Berufsgruppen in den ophthalmologischen Fachbereichen integrativ in das OP-Management einzubeziehen. Die Betrachtung und Bewertung möglicher Risiken in einem OP ist ein wichtiger Teil bei der Sicherung des Gesamtergebnisses. In diesem Beitrag werden neben den umfangreichen Anforderungen und Lösungsstrategien mehrere praktische Umsetzungsmöglichkeiten vorgestellt.

1 Einleitung

Durch den demografischen Wandel, medizinische Neuerungen und akuten Personal-/Fachkräftemangel stellt das Management im Gesundheitswesen den Bereich OP-Management immer wieder vor neue Herausforderungen. Als wesentliche Erlösquelle und ressourcenintensive Komponente einer (Praxis-)Klinik oder eines MVZ hat der OP eine große Bedeutung. Für dessen effiziente Steuerung bedarf es einer wirksamen OP-Struktur, optimierter Abläufe und Entzerrung von Arbeitsspitzen. Das Management beginnt bereits bei der OP-Terminvergabe sowie der Einhaltung des OP-Termins durch die Patienten. 1

Zusätzlich ist das gesamte OP-Team ein wichtiges Bindeglied. Mithilfe des Managements sind Änderungen, Ergänzungen und Besonderheiten, welche das OP-Programm negativ beeinträchtigen, zeitnah bekannt zu geben. Häufig kommt es schon zu Beginn des OP-Programms am Morgen zu Zeitverzögerungen. Sie führen zu unmittelbaren Mehrkosten, z. B. durch Überstunden. Zudem kann sich dies negativ auf die Mitarbeiterzufriedenheit (Fluktuation) auswirken. Um diesen Problemen entgegenzuwirken, ist die Disziplin aller im OP tätigen Mitarbeiter/innen zu erhöhen, um einen pünktlichen Start gewährleisten zu können. Startzeiten sollten definiert sein, z. B. für das Bereitstellen der Patienten an der Schleuse, den Start der Anästhesie-Einleitung oder den Schnitt. Auch längere Wechsel-/Rüstzeiten können das OP-Programm negativ beeinflussen. 2

Eine Verkürzung dieser Zeiten ist möglich, wenn Zuständigkeiten klar geregelt sind, der Ablauf der OP-Planung, der Patientenbestellung, der Benachrichtigung der Assistenzärzte und Operateure und der Einsatz der Reinigungskräfte klar geregelt sind. Optimale bauliche Rahmenbedingungen (Wegeführung), Reduzierung der Warte- und Leerlaufzeiten und flexible Nutzung der OP-Säle. können die Zeiten ebenfalls positiv beeinflussen. 3

In Abhängigkeit von der Art (Lokalisation) und Dauer des operativen Eingriffs in der Augenheilkunde sind die Anforderungen an den Betrieb einer OP-Einrichtung zu unterscheiden. Intraokulare Operationen, wie z. B. Kataraktoperationen 4 und IVOM- Eingaben, sind immer mit einem höheren Infektionsrisiko verbunden als Operationen außerhalb des Auges, wie z. B. Lid- und Tränenwegsoperationen.

5 Einige Operationen sind stationär durchzuführen. Hier ist die Indikationsliste der Deutschen Ophthalmologischen Gesellschaft e. V. (DOG) anzuwenden. Wesentliche Voraussetzung für ein funktionierendes OP-Management ist es, Zuständigkeiten und feste Aufgaben festzulegen.

6 Für ein gutes und wirtschaftliches OP-Management ist es außerdem sinnvoll, alle beteiligten Personalgruppen bereits in die Planung einzubeziehen. So sollten Operateure und das OP-Team an der Entscheidungs- und Lösungsfindung teilhaben und alle Schnittstellen (z. B. zur Anästhesie) sind in die Prozesse und deren Veränderungen zu integrieren.

2 Rechtliche Anforderungen

7 Das OP-Management setzt sich aus einem Komplex von rechtlichen Anforderungen zusammen. Die in Anhang 1 aufgeführten rechtlichen Anforderungen sind zur Einführung und bei der Umsetzung eines Managements im OP zu berücksichtigen. Hieraus wird deutlich, welche Fülle teils durchaus komplexer Rahmenbedingungen zu beachten ist. Durch häufige Änderungen und Aktualisierungen aller rechtlichen Anforderungen sind regelmäßige Fortbildungen der Mitarbeiter und Beratung durch Fachexperten zu empfehlen.

3 Risikobewertung in der Augenheilkunde

8 Zur Bewertung des Infektionsrisikos im Rahmen von operativen Eingriffen am oder im Auge sind folgende Bereiche zu unterscheiden:

- Augenoberflächen (Bindehaut/Hornhaut)
- Vorderkammer und Linse (vorderer Augenabschnitt)
- Glaskörper und Netzhaut (hinterer Augenabschnitt)
- Augenmuskeln
- Orbita
- Lider, Tränenwege

9 Alle intraokularen Operationen haben ein höheres Infektionsrisiko als Operationen außerhalb des Auges. Daher ist vor jeder Risikobewertung zur Infektionshygiene festzulegen, welche Augenoperationen in der OP-Einrichtung durchgeführt werden sollen.

10 Die heutige Risikobewertung ersetzt die frühere Unterscheidung zwischen „Eingriffsraum" und „Operationsraum". Der Begriff „Eingriff" wird in der KRINKO-Empfehlung zur „Prävention postoperativer Wundinfektionen" nicht mehr verwendet. Das Infektionsrisiko wird in „Surgical Site Infections" (SSI) eingeteilt. Die

Rate der zu erwartenden SSI variiert nach unterschiedlichen Einflussfaktoren (Patientenrisiken etc.).

Alle intraokularen Augenoperationen erfordern eine erhöhte Infektionshygiene. Hierzu sind aktuelle rechtliche Anforderungen, wie z. B. bauliche und technische Vorgaben an einen OP zu berücksichtigen (Anhang 1). 11

In der Ophthalmologie kann es nach einer intraokularen Operation zu einem postoperativen Risiko kommen. Das „toxic anterior segment syndrome" (**TASS**) ist eine in der Regel wenige Stunden nach einer intraokularen Operation akut auftretende intraokulare Entzündung. Hinweisende Symptome sind eine akute Sehverschlechterung, ein ausgeprägter Reizzustand in der Vorderkammer sowie ein ausgeprägtes Hornhautödem. Die Ursache ist eine sterile, nichtinfektiöse Entzündungsreaktion, die zu einem toxischen Schaden von Strukturen des vorderen Augensegmentes führt und eine lange bestehende Hornhautendotheldekompensation verursachen kann. 12

Eine Vielzahl von Ursachen für das TASS können in Betracht gezogen werden: 13

- Topische Antiseptika/Augensalbe
- Intraokularpräparate
- Reizstoffe (z. B. Tenside) auf den Oberflächen von intraokularen chirurgischen Instrumenten als Folge falscher Medizinprodukteaufbereitung
- Hitzebeständige Endotoxine (mikrobiologische Wasserqualität)

TASS vorzubeugen und zu verhindern, besteht in der Anwendung von zugelassenen intraokularen Medizinprodukten. Der Betreiber hat die ausführenden Pflichten umzusetzen, um ein sicheres und ordnungsgemäßes Anwenden der in seiner Gesundheitseinrichtung am Patienten eingesetzten Medizinprodukte zu gewährleisten. 14

Hierzu ist die Kenntnis folgender Passage aus der Medizinprodukte Betreiberverordnung (MPBetreibV) empfehlenswert: 15

§ 8 Aufbereitung von Medizinprodukten

(1) Die Aufbereitung von bestimmungsgemäß keimarm oder steril zur Anwendung kommenden Medizinprodukten ist unter Berücksichtigung der Angaben des Herstellers mit geeigneten validierten Verfahren so durchzuführen, dass der Erfolg dieser Verfahren nachvollziehbar gewährleistet ist und die Sicherheit und Gesundheit von Patienten, Anwendern oder Dritten nicht gefährdet wird. Dies gilt auch für Medizinprodukte, die vor der erstmaligen Anwendung desinfiziert oder sterilisiert werden.

(2) Eine ordnungsgemäße Aufbereitung nach Absatz 1 Satz 1 wird vermutet, wenn die gemeinsame Empfehlung der Kommission für Krankenhaushygiene und Infektionsprävention am Robert Koch-Institut und des Bundesinstitutes für Arzneimittel und Medizinprodukte zu den Anforderungen an die Hygiene bei der Aufbereitung von Medizinprodukten beachtet wird.

16 Ganz besonders beim „off-label-Gebrauch" von Medizinprodukten ist hier Vorsicht geboten!

3.1 Anästhesie

17 Der Fachbereich Anästhesie hat einen großen Anteil an dem Gesamtergebnis eines erfolgreichen OP-Programmes. Das Team der Anästhesie kommt häufig von einer extern ausgelagerten Praxis, welche in den OP-Betrieb eingebunden ist. Das Anästhesieteam ist als wichtige Schnittstelle zu berücksichtigen. Das Personal der Anästhesie setzt sich aus Fachärztin bzw. Facharzt für Anästhesiologie und qualifiziertem Assistenzpersonal für die Anästhesie zusammen. Die Abläufe der Anästhesie sind in den bestehenden OP-Prozess zu integrieren. Hierbei ist es wichtig, schnittstellenübergreifend zusammenzuarbeiten. Besonderheiten ergeben sich aus den schnellen OP-Wechselzeiten und den besonderen Anästhesieverfahren in der Ophthalmologie:

- Lokalanästhesie, z. B. Tropfanästhesie
- Intrakamerale Anästhesie, z. B. retrobulbäre/parabulbäre Anästhesie, subtenonale Anästhesie
- Ggf. zusätzliche Sedierung durch die Anästhesie
- Ggf. intravenöse Kurznarkosen
- Ggf. intubierte Vollnarkose (Intubation oder Larynxmaske)

4 Bauliche und technische Voraussetzungen im Augen-OP

18 Das OP-Management gibt eine Wegleitung zur Optimierung der OP-Prozesse. Die vier wichtigsten Ressourcen sind Raum, Zeit, Personal und Material. Beschränkungen finden sich häufig in Form einer veralteten Infrastruktur und einer unzureichende Kommunikationstechnik, die lange (Informations-)Wege mit sich bringen.

19 Die Räumlichkeiten eines Augen-OP, in welchem Katarakt-Operationen, Keratoplastiken, IVOM-Eingaben und alle Operationen im hinteren Augenabschnitt erfolgen sollen, erfordern bestimmte bauliche Voraussetzungen. Minimal notwendig sind:

- Operationssaal/OP-Säle
- Ggf. Rüst-Raum/-Räume zur Vorbereitung steriler Tische
- Anästhesie: Ein-/Ausleitungsbereich
- Notfall-Bereich
- Waschzone (Waschplatz)
- Ver- und Entsorgungsschleusen für Personal, Patienten und Material
- Raum/Räume zur Medizinprodukteaufbereitung/AEMP (ggf. externe AEMP)
- Lagerräume (Material/Geräte etc.)

- Entsorgungsraum/Putzmittelraum
- Raumlufttechnische Anlage (RLTA nach DIN 1946-4/VDI 6022)

Die Operationsabteilung ist gegenüber dem übrigen Krankenhaus bzw. der Praxis zu trennen. Der Zugang erfolgt für das Personal über Personalumkleideräume und „Personalschleusen“, für Patienten durch den Patientenübergaberaum oder eine Übergabefläche. 20

Folgende Räumlichkeiten einer OP-Abteilung können innerhalb oder außerhalb des OP-Bereiches liegen: 21

- Diktatplatz
- Aufenthaltsraum
- Leitstelle/Büro OP-Manager/in
- Technikraum (Notstromversorgung/Druckluft/etc.)
- WC-Bereich

Die unten aufgeführten Bereiche können in der OP-Abteilung oder über die Praxis organisiert werden: 22

- Anmeldung/Wartebereich
- Voruntersuchungsbereich
- Aufwachbereich/-raum
- Entlassungsbereich

5 Personalmanagement

Für einen reibungslos funktionierenden OP-Betrieb muss neben geeigneten Strukturen und Prozessen ein optimaler Personaleinsatz gewährleistet sein. Eine gute Ablaufplanung wirkt sich positiv auf die Betriebswirtschaftlichkeit aus (z. B. Durchlaufzeiten der Patienten). Der Personalbedarf richtet sich nach den patientenbezogenen Leistungen und deren Zeitfenstern. Im Vergleich zur stationären Versorgung wird im ambulanten Bereich mit einer reduzierten Personaldichte gearbeitet. Hierbei sind die Einsatzzeiten der Schnittstellen mit zu berücksichtigen, wie z. B. der Anästhesie, dem Reinigungsdienst, der Medizinprodukteaufbereitung etc. 23

Wichtige Voraussetzungen für ein effizientes OP-Management sind: 24

- Eindeutige Abgrenzung der Verantwortlichkeiten (Organigramm)
- Klare Kommunikationsstrukturen
- Regelmäßiger Austausch/Information zwischen dem Leitungsteam und dem Betreiber

Ein wichtiges Instrument in der Personalführung eines OP-Teams ist Anerkennung und Wertschätzung eines/r jeden Mitarbeiters/in, vollkommen unabhängig von Qualifikation, Geschlecht, Funktion etc. Bei einer entsprechenden Wertschät- 25 zung fühlen sich Mitarbeiterinnen und Mitarbeiter ernstgenommen und bringen sich so häufiger und effektiver ein.

5.1 OP-Leitung

26 Die OP-Leitung übernimmt die Verantwortung für das OP-Management. Das beinhaltet zusätzlich planerische und operative Abläufe.

27 Operative Aufgaben:

- Planung des OP-Programms
- Organisatorische und ggf. disziplinarische Verantwortung
- Dienstplanung/personelle Einteilung der Arbeitsbereiche an einem OP-Tag
- Ressourcenplanung
- Durchführung von Team- und Leitungsbesprechungen
- Materialbestellungen
- Umsetzung aller vorgegebenen Anforderungen
- Schnittstellenmanagement

28 Eine wichtige Voraussetzung hierfür ist die Erteilung aller Kompetenzen zur Wahrnehmung dieser komplexen Aufgaben durch den Vorgesetzten bzw. Betreiber. Diese sind im hauseigenen Qualitätsmanagement (Funktionsbeschreibungen) präzise und detailliert festzulegen.

5.2 OP-Team

29 Das OP-Team setzt sich aus unterschiedlichen Berufsgruppen mit unterschiedlichen Qualifikationen und Voraussetzungen zusammen. Der/Die „ideale Mitarbeiter/in" ist fachlich qualifiziert, teamfähig und universell/flexibel einsetzbar. Da diese Fähigkeiten selten in einer Person vereint sind, ist es umso wichtiger, seine Mitarbeiter gut zu kennen und diese Kenntnis bei der Einsatzplanung zu nutzen. Dies ist ein entscheidender Faktor für den reibungslosen Ablauf eines OP-Tages. Im Einsatzplan zum OP-Tag ist niedergeschrieben, welcher Mitarbeiter in welchem Arbeitsbereich eingesetzt wird. Im Augen-OP können Mitarbeiter aus dem Fachbereich Augenoptik das OP-Team unterstützen.

30 Hierbei ist bei der Einteilung des Teams zu berücksichtigen, dass ein Mitarbeiter mit einem Fachberuf aus der Augenoptik, je nach Vorerfahrung, weniger Fachwissen zu OP-Abläufen und Hygiene besitzt. Besonderheiten in einem Augen-OP ergeben sich durch kurze OP-Zeiten und schnelle Wechselvorgänge, was ebenfalls bei der Teameinteilung bedacht werden muss. Im Team einer ambulanten OP-Einrichtung lassen sich mehr Kapazitäten herauslösen als im weit „teureren" Zentral-OP eines Krankenhauses bzw. einer Klinik. In einem solchen Zentral-OP sind ggf. die Strukturen starrer als in einer ambulanten OP-Einrichtung. Dadurch lassen sich in einer ambulanten OP-Einrichtung auch kurzfristige Änderungen im

Ablauf und bei der Besetzung einfacher vornehmen als in einem Zentral-OP eines Krankenhauses.

Zum OP-Team zählen unterschiedliche Mitarbeitergruppen. Diese übernehmen Tätigkeiten der Assistenz, welche vertraglich im Vorhinein zu regeln sind. 31

Beispiele hochqualifizierter Fachkräfte/Positionen: 32

- Die OP-Assistenz, der/die instrumentierende/r Mitarbeiter/in, umfasst die direkte Assistenz des Operateurs. Der instrumentierende Mitarbeiter kennt die theoretischen Abläufe der geplanten Operation und bereitet die benötigte Instrumenten-/Materialangabe rechtzeitig vor. Dieser Arbeitsbereich umfasst eine große Verantwortung und trägt zur Sicherheit am Gesamtergebnis der Operation mit bei.
- Der/Die Assistent/in (Springer) übernimmt die sogenannte „unsterile" Assistenz und übernimmt in der Vor-, Nachbereitung und während der OP eine hohe Verantwortung (z. B. Anreichung steriler Medizinprodukte, rechtzeitiger Wechsel der Spüllösung etc.).
- Die/Der „Technische Sterilisationsassistentin/Technischer Sterilisationsassistent" (TSA) ist für eine sachgerechte Aufbereitung der genutzten Medizinprodukte mit einem validierten maschinellen Verfahren verantwortlich.
- Mitarbeiter/innen an der Anmeldung empfangen Patienten und übernehmen die Kontrolle aller benötigten Formulare. Zusätzlich überprüfen diese den Allgemeinzustand bei der Ankunft und organisieren für den Patienten benötigte „Besonderheiten", z. B. Rollstuhl; Sauerstoffgerät etc. Die Mitarbeiter bereiten den Patienten zur Einschleusung in den OP vor. Hier sind alle wichtigen Informationen, die den geplanten OP-Ablauf zeitlich oder organisatorisch beeinflussen, an die jeweiligen Mitarbeiter weiterzuleiten (z. B. Absage eines Patienten etc.).
- Personal im Aufwachraum/-bereich überwacht den Patienten postoperativ und bereitet alles zur Entlassung vor. Diese übergeben den Patienten mit allen wichtigen Dokumenten und den postoperativen Informationen an die genannte Begleitperson.

6 Berufliche Qualifikationen des Personals in einem Augen-OP

6.1 Operateur/in

Der/Die Operateur/in einer ambulanten OP-Einrichtung unterliegt der Anforderung des Facharztstandards. Dieser beschreibt die dem Patienten geschuldete Sorgfalt bei der ärztlichen Behandlung bzw. bei der Operation. 33

6.2 OP-Assistenz

34 Das Team der OP-Assistenz kann sich aus unterschiedlich qualifiziertem Personal zusammensetzen. Hierbei sind entsprechende Anforderungen (z. B. Medizinische Fachangestellte (= MFA) mit der Zusatzqualifikation „ambulantes Operieren" der Bundesärztekammer) und hausinterne Vorgaben zu berücksichtigen.

Medizinische Fachangestellte (MFA) im OP

35 Die Vorrausetzung ist eine Ausbildung zur Medizinischen Fachangestellten: Die Rahmenvereinbarung von Qualitätssicherungsmaßnahmen nach § 135 Abs. 2 SGB V zum ambulanten Operieren (Qualitätssicherungsvereinbarung ambulantes Operieren) zwischen den Spitzenverbänden der Krankenkassen und der Kassenärztlichen Bundesvereinigung schreibt in § 4 Abs. 1 bei Eingriffen nach § 115b SGB V für die unmittelbare Assistenz – falls keine ärztliche Assistenz erforderlich ist – mindestens eine/n qualifizierte/n Mitarbeiter/in mit abgeschlossener Ausbildung in einem nichtärztlichen Heilberuf oder im Beruf Medizinische Fachangestellte vor.

- **Gesundheits- und Krankenpfleger/in**
  Die Ausbildung unterteilt sich zum einen in theoretischen und praktischen Unterricht und zum anderen in die praktische Ausbildung. In Deutschland findet der Unterricht in der Regel an den Krankenpflegeschulen oder der Berufsfachschule statt.
- **Operationstechnische/r Assistent/in (OTA)**
  Dreijährige Ausbildung im gesamten OP-Spektrum. Die dreijährige OTA-Ausbildung an den Ausbildungseinrichtungen, die dem Deutschen OTA Schulträger-Verband (DOSV) angeschlossenen sind, erfolgt bis zu einer bundesgesetzlichen Regelung nach den Rahmenrichtlinien der Deutschen Krankenhausgesellschaft (DKG) auf der Grundlage des hierzu vom DOSV entwickelten Curriculums (Deutscher OTA-Schulträger-Verband e. V.).
- **Anästhesietechnische/r Assistent/in (ATA)**
  Dreijähriger Ausbildungsberuf in Deutschland. Das Berufsbild ist als Alternative zur grundständigen Ausbildung zum Gesundheits- und Krankenpfleger mit Fachweiterbildung für die Anästhesiepflege konzipiert.
- **Augenoptiker**
  Zur Berufsausübung gehört die Durchführung von Sehtests, die Vermessung des dioptrischen Apparates der Augen, die Bestimmung und Korrektur optischer Fehlsichtigkeit sowie die Beratung und Unterstützung des Kunden/Patienten. In einigen Bundesländern ist der Abschluss als staatlich geprüfter Augenoptiker zum Hochschulzugang im Bereich Augenoptik und Optometrie ausreichend.
- **Optometrist/in**
  Die Personen, die optometrische Tätigkeiten ausüben, werden Optometrist/in genannt. Hierunter fallen auch Augenoptiker ohne spezielle Aus- oder Wei-

terbildung in der Optometrie, welche sich zum Meister weitergebildet haben. Zwischen den Ländern des angelsächsischen Sprachraums, insbesondere den USA, und Deutschland gibt es erhebliche ausbildungsbedingte, berufspolitische und juristische Unterschiede hinsichtlich der Ausübung der Optometrie, weshalb die Grundlagen, auf denen diese Tätigkeiten beruhen, nicht miteinander vergleichbar und die Rahmenbedingungen nicht beliebig übertragbar sind. Die Bezeichnung Optometrist/in stellt in Deutschland streng genommen lediglich ein Synonym für einen (weitergebildeten) Augenoptiker dar. Mittel- bis langfristig wird jedoch eine Neuausrichtung des Berufsbildes Augenoptiker/Optometrist/in durch Standes- und Berufsvertreter national und international angestrebt.

- **Technische Sterilisationsassistentin/Technischer Sterilisationsassistent**
  Diese sind für eine sachgerechte Aufbereitung von Medizinprodukten zuständig. In einer Aufbereitungseinheit für Medizinprodukte, in der nur ophthalmologische Medizinprodukte aufbereitet werden, ist ein Sachkundelehrgang ausreichend. Die Voraussetzung für den Kurs ist eine medizinische Ausbildung des Mitarbeiters. Die geforderte Qualifikation erhält der Mitarbeiter nach der erfolgreichen Teilnahme und bestandenen Prüfung eines Sachkundelehrgangs nach den Vorgaben der DGSV. Mit diesem Abschluss darf der Mitarbeiter zum Ende des Aufbereitungsprozesses Medizinprodukte dokumentiert zur Anwendung freigeben. Alle Mitarbeiter ohne Ausbildung oder Mitarbeiter mit berufsfremder Ausbildung (z. B. aus dem Einzelhandel) müssen einen Fachkundelehrgang I absolvieren, um ophthalmologische Medizinprodukte aufzubereiten und anschließend dokumentiert zur Anwendung freigeben zu können.
  - Sachkundelehrgang (SK) zum Erwerb der Sachkenntnis gemäß Medizinproduktebetreiberverordnung (MPBetreibV) für die Aufbereitung von Medizinprodukten in der ärztlichen und zahnärztlichen Praxis gemäß Qualifizierungsrichtlinie DGSV. Voraussetzung ist eine abgeschlossene Ausbildung eines Medizinalfachberufes.
  - Der Fachkundelehrgang I (FK I) umfasst mindestens 120 Stunden zum Erwerb der Tätigkeitsbezeichnung „Technische Sterilisationsassistentin/ Technischer Sterilisationsassistent“ für alle Mitarbeiter, die mit der Aufbereitung von Medizinprodukten betraut sind. Voraussetzung ist der Nachweis der praktischen Tätigkeit über einen Mindestzeitraum von 150 Stunden à 60 Minuten in einer AEMP.

7 Patientensicherheit

Die Patientensicherheit stellt heute einen wichtigen Teil des OP-Management dar. 36
Risiken zu vermeiden und aus Fehlern zu lernen spielt heutzutage eine wichtige Rolle. Im Folgenden sind Möglichkeiten der Sicherung der Patientensicherheit aufgeführt. Diese können in jeder Einrichtung angewendet werden.

7.1 Hausinterne Checkliste zur Risikominimierung beim Patienten

37 Diese hausinterne, vom QM erarbeitete Checkliste begleitet den Patienten vom Eintreffen in der Einrichtung bis zur Entlassung. Die Checkliste dient der Erkennung von Fehlern im Rahmen des Behandlungsprozesses. Nach jedem Behandlungsschritt erfolgt eine Kontrolle auf Einhaltung der geplanten Maßnahmen. Von jedem Verantwortlichen erfolgt eine Dokumentation zur Bestätigung der Durchführung der entsprechenden Maßnahmen.

38 Eine vorherige Einweisung/Schulung im Umgang mit dieser Checkliste muss vor der Einführung für alle Prozessbeteiligten erfolgen. Bei Nichteinhaltung dieser Vorgaben zur Risikominimierung kann es ggf. zu einer Gefährdung des Patienten im Behandlungsprozess kommen. Mündliche Absprachen können zusätzlich zu Fehlern führen. Die Nutzung einer Checkliste fördert zusätzlich die interdisziplinäre Akzeptanz.

39 Kontinuierliche Auswertungen dienen dem Ausbau des beständigen Lerneffektes und können mögliche Fehlerquellen aufdecken. Hieraus ergeben sich regelmäßige Anpassungen der Checkliste.

40 Mangelnde Kommunikation führt zur Entstehung von Fehlern. Schwerwiegende Fehler können z. B. sein:

- Operation am falschen Auge
- Anaphylaktische Reaktion bei falscher Medikamentengabe
- Implantation einer falschen/abgelaufenen Linse
- …

7.2 Patienten-Checkliste Surgical Safety (WHO)

41 Bekannt wurde dieses Vorgehen zur Patientensicherheit durch die Weltgesundheitsbehörde (WHO) im Jahr 2007. Diese Checkliste soll Risiken durch Einhaltung von drei Kontrollschritten minimieren. Die detaillierte Dokumentation dient zur Erkennung möglicher Fehler und zur Eliminierung dieser.

42 **Bedeutung von:**

- „Sign in" wird vom Anästhesisten mit den Patienten und der Anästhesiepflegekraft ausgeführt. Dieses enthält neben der Überprüfung von Patientenidentität die Abfrage des OP-Eingriffs, der Eingriffsseite und der anästhesierelevanten Punkte.
- Beim „Time out" werden die Identität des Patienten, Namen (Funktion) aller Teammitglieder genannt. Vom Operateur werden relevante Aspekte wie Art des Eingriffs, Eingriffsdauer und mögliche intraoperative Komplikationen kommuniziert.
- Das „Sign out" enthält abschließende Punkte, wie z. B. die Vollständigkeit der verwendeten Materialien (z. B. Nadeln) und die postoperativen Anordnungen.

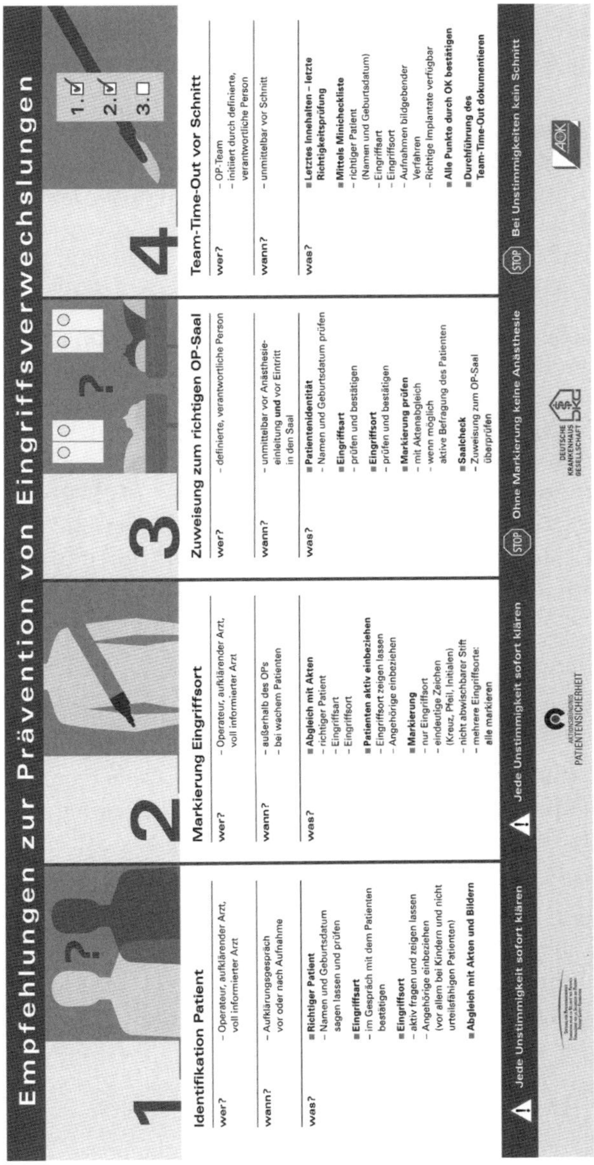

Abb. 1: Empfehlungen zur Prävention von Eingriffsverwechselungen

Hinweis zu folgender Veröffentlichung „Empfehlungen zur Prävention von Eingriffsverwechselungen“: In Abstimmung mit dem Vorstand des „Aktionsbündnis Patientensicherheit“ (APS) hat die Kassenärztliche Vereinigung Westfalen-Lippe 2011-12 die APS-Handlungsempfehlung mit einer Arbeitsgruppe für die ambulante ärztliche Versorgung überarbeitet.

Quelle: Aktionsbündnis Patientensicherheit e. V. (www.aps-ev.de.)

8 Management der Medizinprodukte

43 In den letzten Jahren ist ein neuer Rechtsrahmen für Medizinprodukte geschaffen worden, der einen hohen Gesundheitsschutz für Patienten und Anwender regelt. Die wesentlichen Neuerungen sind im folgenden Abschnitt aufgeführt. Die neue EU-Medizinprodukteverordnung (**MDR**) ersetzt die Medizinprodukterichtlinie (93/42/EWG). Mit der Verordnung über Medizinprodukte (**Medical Device Regulation**) (EU) 2017/745 des Europäischen Parlaments und des Rates wurde ein neuer Rechtsrahmen geschaffen und ein hoher Standard für die Qualität und Sicherheit von Medizinprodukten gesetzt.

44 Eine für Deutschland wesentliche Änderung ist die durch die EU-Verordnungen vorgegebene Umgestaltung der Kompetenzverteilung zwischen Bund und Ländern, insbesondere bei der Anordnung und Umsetzung von Maßnahmen bei auffälliger Risikobewertung durch eine „zentrale Stelle“. Seit dem 12. Mai 2021 ersetzt das Gesetz zur Durchführung unionsrechtlicher Vorschriften betreffend Medizinprodukte (**Medizinprodukterecht-Durchführungsgesetz – MPDG**) das Medizinproduktegesetz (MPG). Dieses Gesetz dient der Durchführung und Ergänzung der Verordnung (EU) 2017/745 des Europäischen Parlaments und des Rates vom 5. April 2017 über Medizinprodukte. Dieses Gesetz ist anzuwenden auf Produkte im Anwendungsbereich der Verordnung (EU) 2017/745.

45 Eine hilfreiche Zusammenstellung zu dieser Thematik bietet des Kompetenzzentrum für Hygiene und Medizinprodukte der KVen und der KBV unter: https://www.hygiene-medizinprodukte.de/download.

46 Für Betreiber einer OP-Einrichtung spielt die Medizinprodukte-Betreiberverordnung (**MPBetreibV**) eine wichtige Rolle. Unten ist eine Auswahl an Paragrafen aus der Medizinprodukte- Betreiberverordnung aufgeführt, die für das Betreiben einer OP-Einrichtung wichtig sind:

- § 3 Pflichten eines Betreibers
- § 4 Allgemeine Anforderungen
- § 6 Beauftragter für Medizinproduktesicherheit
- § 8 Aufbereitung von Medizinprodukten

8.1 Medizinprodukte im OP-Bereich

47 Das Bestellwesen, die Lagerung und der Umgang mit Medizinprodukten ist gut zu organisieren und hat an dem Gesamtergebnis zum Betreiben einer OP-Einrichtung einen großen Anteil. Die Lagerung von Materialien in einem zentral gelegenen Raum ist von Vorteil gegenüber vielen dezentralen Lagerorten. Die Lagerbestände sind dadurch übersichtlicher und leichter zu kontrollieren.

48 Mit einer geeigneten Warenwirtschaftssoftware können die Mitarbeiter – z. B. über Barcodes an den Produkten und mit einem Tablet – zu den Lagerfächern

geleitet werden. Für diese Tätigkeit können auch Mitarbeiter eingesetzt werden, die keine medizinische Ausbildung haben.

In kleineren OP-Einrichtungen können das Bestellwesen und die dokumentierten Kontrollen auch händisch erfolgen. Herstellerangaben/Gebrauchsanweisungen der Hersteller sind zu berücksichtigen. 49

8.2 Aufbereitung kontaminierter Medizinprodukte

Die Aufbereitung der kontaminierten Medizinprodukte ist ein eigener Fachbereich und unterliegt vielen rechtlichen und normativen Anforderungen. Nach den Anforderungen der MPBetreibV ist die Aufbereitung von Medizinprodukten unter Berücksichtigung der Angaben des Herstellers mit geeigneten validierten Verfahren durchzuführen. 50

Dieser Fachbereich ist als eigenständiger Arbeitsbereich (wie unten aufgeführt) im hauseigenen QM verankert. Folgende Bezeichnungen werden für diesen Fachbereich verwendet: 51

- Aufbereitungseinheit für Medizinprodukte (AEMP)
- Zentrale Sterilgutversorgungsabteilung (ZSVA)

Die sachgerechte Aufbereitung muss mit validierten Aufbereitungsverfahren, qualifizierten Mitarbeitern und in entsprechenden Räumlichkeiten durchgeführt werden. Alternativ kann die Aufbereitung durch einen anderen (externen) Dienstleister erfolgen. Die Verantwortung verbleibt bei beiden oben aufgeführten Möglichkeiten jedoch immer beim Betreiber. In den letzten Jahren sind viele Einrichtungen dazu übergegangen, die Aufbereitung der kontaminierten Medizinprodukte an einen externen Dienstleister zu vergeben. Hierbei ist zu beachten, dass klare Vereinbarungen (Vertrag) in schriftlicher Form zu treffen sind. Die komplexen, mikrochirugischen Medizinprodukte, mit zum Teil filigranen Hohlkörpern, sind schwierig aufzubereiten. 52

Die nach KRINKO/BfArM-Empfehlung geforderte Risikobewertung und Einstufung der Medizinprodukte vor der Aufbereitung ergibt bei den meisten Medizinprodukten, die in der Ophthalmochirugie eingesetzt werden, eine Einstufung zur Kategorie „Kritisch B". Daraus ergibt sich eine erhöhte Anforderung an die Aufbereitung und es muss eine maschinelle Reinigung und Desinfektion der ophthalmologischen Medizinprodukte erfolgen. Eine manuelle Reinigung und chemische Desinfektion von „Kritisch B"-Instrumenten ist in der Ophthalmologie nicht mehr zulässig. Ausnahme hierzu sind Medizinprodukte, für die der Hersteller keine Freigabe für einen maschinellen Reinigungs- und Desinfektionsprozess gibt. 53

Die Gefahr von Reaktionen am und/oder im Auge durch Prozesschemikalien (z. B. Alkalität, Tenside) können durch einen validierten maschinellen Prozess 54 minimiert werden. Als kritisch zu bewerten sind manuelle Reinigung und chemische Desinfektionsverfahren, da bei diesen gegebenenfalls keine sachgerechte Abspülung der Chemierückstände erfolgt.

55 Ein sorgfältiger Umgang ist auch bei der Sterilisation und Logistik erforderlich. Bei der Aufbereitung von ophthalmologischen Medizinprodukten ist eine Vielzahl von Besonderheiten zu berücksichtigen.

8.3 Die Aufbereitung ophthalmologischer Medizinprodukte am Beispiel des Medizinproduktekreislaufs

56 Durch die überwiegende Anzahl der mikrochirugischen Instrumente, die zum Teil enge Lumina aufweisen, beginnt die Aufbereitung bereits nach der Anwendung im OP-Saal. Hier findet die Vorbehandlung der Instrumente mittels mechanischer Reinigung und Durchspülen der Hohlkörper statt.

57 Die Entsorgung (Vorbereitung kontaminierter Medizinprodukte zum geschützten Transport vom OP in die Aufbereitung) und die anschließende Reinigung und Desinfektion müssen zeitnah erfolgen. Für die Reinigung und Desinfektion der ophthalmologischen Medizinprodukte ist ein spezieller Beladungswagen erforderlich. In dem Reinigungs- und Desinfektionsgerät (RDG) ist eine zusätzliche Feinfilterung der Spülflotte zu empfehlen. Der Einsatz einer Feinfilterung vor den Hohlkörpern der Medizinprodukte verringert das Risiko einer Partikelverschleppung in die Hohlkörper.

58 Nach RDG-Prozessende und Freigabe der Charge erfolgt die optische Überprüfung der Medizinprodukte auf Sauberkeit, Unversehrtheit und Funktion mittels einer Lupenlampe. Eine zusätzliche Funktionskontrolle erfolgt durch den Operateur unter dem OP-Mikroskop vor der Anwendung. Die Verwendung von Pflegemittel ist aufgrund möglicher Reaktionen am Auge nicht zu empfehlen oder nur sehr sparsam einzusetzen.

59 In Vorbereitung zur Dampfsterilisation sind die Medizinprodukte in speziellen Haltesystemen zu lagern. Das Sterilbarrieresystem kann aus einer Weich- oder Hartverpackung bestehen. Die Beladung der Sterilisierkammer orientiert sich an der bei der Validierung festgelegten Referenzbeladung. Nach der erfolgten Dampfsterilisation erfolgt die dokumentierte Freigabe der sterilisierten Medizinprodukte zum Transport. Die anschließende Lagerung erfolgt in geeigneten Schränken/Schubfächern mit Dichtungen (Staubschutzkanten). Transporte außer Haus (z. B. an einen anderen Praxisstandort) sind unter entsprechenden Vorgaben durchzuführen, sodass die Qualität der aufbereiteten Medizinprodukte nicht negativ beeinträchtigt wird. Sollte der Transportweg öffentliche Flure/Räume oder andere Hygienezonen kreuzen, muss der Transport generell in geschlossenen Systemen erfolgen.

Eine hilfreiche Zusammenstellung des Kompetenzzentrums Hygiene und Medizinprodukte der KVen und der KBV bietet die Entscheidungshilfe zur Aufbereitung in der Praxis vs. Aufbereitung durch Dritte: „Eckpunkte für die externe Aufbereitung von Medizinprodukten". Aktuelle Quelle unter: https://www.hygiene-medizinprodukte.de/download. Quellennachweis: Kompetenzzentrum Hygiene und Medizinprodukte der KVen und der KBV (www.kvbawue.de). 60

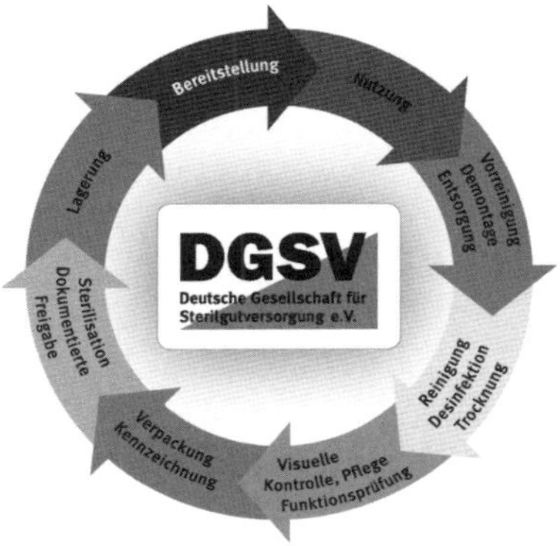

Abb. 2: Kreislauf der Aufbereitung des Medizinproduktekreislauf der DGSV

Quelle: https://www.dgsv-ev.de/wp-content/uploads/2021/09/DGSV-Aufbereitungskreislauf_v3_50mm.jpg [abgerufen am 9.12.2021].

9 Hygienemanagement

Die gesetzlichen Grundlagen zum Hygienemanagement sind im Anhang 2 aufgeführt. 61

Die Gesamtverantwortung für das Hygienemanagement liegt beim Inhaber/Betreiber. Hygienische Mindestanforderungen an Bau, die Ausstattung und den Betrieb der Einrichtungen sind umzusetzen. Die Hygiene ist nach aktuellen rechtlichen und internen Vorgaben (Hygieneplan, Reinigungs- und Desinfektionsplan) umzusetzen. Bestimmte Tätigkeiten (z. B. Hygieneberatung, Wäscheaufbereitung, Unterhaltsreinigung) können in diesem Zusammenhang an Mitarbeiter delegiert bzw. externe Dienstleister damit beauftragt werden. Dieses entbindet den Betreiber jedoch nicht von seiner Endverantwortung. Regelmäßige Kontrollen (z. B. Begehung der Bereiche, Führung von Checklisten) sind durch den Betreiber durchzuführen. Alle Maßnahmen zur Basishygiene (z. B. Händehygiene, Personalhygiene, Flächendesinfektion) sind schriftlich in einem Hygieneplan festzulegen und allen Mitarbeitern zugänglich zu machen. Die Hygienepläne sind regelmäßig zu aktualisieren. Alle Mitarbeiter sind dokumentiert zu schulen. Dies kann durch die hygienebeauftragten Mitarbeiter oder durch externe Dienstleister erfolgen. 62

63 Die Basishygiene in der Augenheilkunde unterscheidet sich nicht wesentlich von anderen Fachbereichen. Die Besonderheiten liegen in den schnellen Reaktionen des Auges durch äußere Einflüsse. Diese können durch mangelhafte Umsetzung der täglichen Basishygiene oder durch falsch aufbereitete Medizinprodukte hervorgerufen werden.

64 Besonderheiten in der Ophthalmologie:

- Präoperative Antiseptik der Augenoberfläche und der Umgebung des Auges
- Reinigung und Desinfektion von Flächen und Medizinprodukten – hier ist die Wirksamkeit der eingesetzten Desinfektionsmittel zu prüfen (Adenoviren – VAH/RKI-Listung)
- Korrekter Umgang, Lagerung, Aufbewahrung von Arzneimitteln (z. B. Augentropfen und Augensalben)

9.1 Infektionsgeschehen in der Augenheilkunde

65 In den letzten Jahren sind nur geringe Infektionszahlen in der Augenheilkunde zu verzeichnen. Nicht nur anhand von Zahlen können Infektionsgeschehen bewertet werden: Eine typische, durch humanpathogene Adenoviren verursachte Infektion in der Augenheilkunde ist die Keratoconjunctivitis epidemica.

66 Unter den Infektionserkrankungen an und im Auge besitzt die epidemische Keratokonjunktivitis eine große Bedeutung als nosokomiale Infektion. Gemäß § 7 Abs. 1 Infektionsschutzgesetz (IfSG) ist der direkte Nachweis von Adenoviren im Konjunktivalabstrich, soweit er auf eine akute Infektion hinweist, namentlich den zuständigen Behörden zu melden.

67 Hieraus ergibt sich für den gesamten Bereich bei der Auswahl der Desinfektionsmittel eine Prüfung auf die Wirksamkeit (Adenoviren – VAH/RKI-Listung). Die Besonderheiten hierzu sind in den jeweiligen Produktinformationen des Desinfektionsmittelherstellers zu berücksichtigen.

68 Zur Prävention sind die Basishygienemaßnahmen zur Vermeidung einer Schmierinfektion umzusetzen. Dabei ist die ordnungsgemäße Desinfektion der Hände, Instrumente und Flächen sowie der sachgerechte Umgang mit ärztlich verordneten Medikamenten (z. B. Tropfflaschen, Augensalben) von wesentlicher Bedeutung. Die Oberflächen von fest installierten Geräten, mit denen der Patient in Berührung gekommen ist (z. B. Kinn- und Stirnstützen von Spaltlampen), müssen mit einem, wie oben beschrieben, geeigneten Flächendesinfektionsmittel desinfiziert werden.

69 Vom Nationalen Referenzzentrum für Surveillance von nosokomialen Infektionen (NRZ) können erfasste Zahlen von stationären und ambulanten Augeneinrichtungen eingesehen werden. Diese stellen eine Übersicht zu der Häufigkeit einer postoperativen Infektion dar (Krankenhaus-Infektions-Surveillance-System (KISS-Zahlen)). In der Augenheilkunde wird nur die Katarakt-Operation bewertet.

Das Risiko, an einer Endophthalmitis zu erkranken, erhöht sich durch mangelhaft umgesetzte Hygienemaßnahmen. Diese Zahlen dürfen nicht zur Verringerung der eingesetzten Hygienemaßnahmen führen. Auch heute noch können schwerwiegende Infektionen zum Verlust des Auges führen. Die Ursachen liegen häufig in einer falschen oder unterlassenen Hygiene. Nach einer festgestellten Endophthalmitis ist eine sofortige Behandlung der Infektion durch den behandelnden Augenarzt notwendig. Die korrekte Antiseptik des Auges und der Umgebung, besonders der Zilien, ist ein wichtiger Beitrag zur Infektionsprophylaxe. Einige Besonderheiten (z. B. die Verwendung von Einmalprodukten bei schwer aufzubereitenden Hohlrauminstrumenten etc.) sind zu berücksichtigen. 70

Katarakt-Operationen werden auch häufig in Verbindung mit einer Creuzfeldt-Jakob-Krankheit (CJK) gebracht. Im Rahmen einer Katarakt-Operation haben die eingesetzten Medizinprodukte in der Regel keinen Kontakt mit dem hinteren Augenabschnitt (Retina und Nervus opticus) sowie einen Kontakt bei der Cornea-Transplantation und Eingriffen an den Cornea-Transplantaten. Durch die Anatomie des Auges ist bereits gesichert, dass bei der Operation des Grauen Stars kein Kontakt mit retinalem Gewebe, subretinaler Flüssigkeit und dem Sehnerv, die nach CJK/vCJK als Risikogewebe deklariert sind, besteht. Der Glaskörper gehört nicht zum Risikogewebe. 71

9.2 Personelle Aufstellung in der Hygiene

Die von den Hygieneverordnungen der einzelnen Bundesländer geforderte personelle Ausstattung kann sich wie folgt zusammensetzen: 72

- Krankenhaushygieniker/innen
- Fachkraft zur Krankenhaushygiene
- Hygienebeauftragte Ärzte/innen
- Hygienebeauftragte Mitarbeiter/innen

Für die Praxis bzw. den OP müssen hygienebeauftragte Mitarbeiter/innen benannt werden. Für diese sind Zeitfenster festzulegen, in welchen die OP-/Praxisabläufe im Hinblick auf die Hygiene optimiert werden können. 73

Je nach Bundesland und entsprechender Hygieneverordnung ist ggf. eine Hygienekommission einzuführen. Die Hygienekommission wird von dem jeweiligen Vorsitz in regelmäßigen Abständen, mindestens halbjährlich, einberufen. Bei gehäuftem Auftreten von nosokomialen Infektionen und Vorkommnissen, die die Hygiene betreffen, ist die Hygienekommission unverzüglich einzuberufen. 74

9.3 Prozess der Reinigung

Die desinfizierende Reinigung der Räumlichkeiten ist ein wichtiger Bestandteil eines OP-Betriebes. Diese kann durch einen externen Dienstleister oder durch eigene 75

Mitarbeiter/innen erfolgen. Bei beiden Möglichkeiten verbleibt die Verantwortung für die Reinigung der Räumlichkeiten beim Betreiber der OP-Einrichtung.

76 Bei einem externen Dienstleister ist vertraglich zu regeln, ob die benötigten Materialien (z. B. Reinigungswagen, Desinfektionsmittel, aufbereitete Wischbezüge) über diesen oder von der Einrichtung zur Verfügung gestellt werden.

77 Die desinfizierende Reinigung der OP-Räumlichkeiten erfolgt nach den Vorgaben der DIN 13063 (Krankenhausreinigung – Anforderungen an die Reinigung und desinfizierende Reinigung in Krankenhäusern und anderen medizinischen Einrichtungen) und den aktuellen Richtlinien, Empfehlungen (KRINKO) und den TRBA 250.

78 Hauseigene Mitarbeiter/innen sind in dem Bereich zur desinfizierenden Reinigung der OP-Einrichtung regelmäßig und dokumentiert zu schulen. Die eingesetzten Produkte und Materialien sind auf Eignung und Zulassung in der Augenheilkunde (als adenowirksame Desinfektionsmittel gekennzeichnete Flächendesinfektionsmittel) zu prüfen (VAH-/RKI-Listung).

9.4 Prozess der Wäscheaufbereitung

79 Wäsche fällt in der Augenheilkunde nur in kleinen Mengen an. Der überwiegende Anteil ist Einmalwäsche. Lediglich die Bereichskleidung der OP-Mitarbeiter und ggf. Patientenschutzkittel werden in einem Augen-OP in eine zertifizierte Wäscherei zur Aufbereitung gegeben.

80 Aus infektionshygienischer Sicht muss sämtliche Wäsche vom OP nach standardisierten Anforderungen (RAL, DIN EN 13795, AWMF-Leitlinien) und mit zugelassenen Produkten (VAH-/RKI-Listung) aufbereitet werden. Alle wiederverwendbaren flusenarmen und aufbereiteten Wäschestücke sind nach aktuellen oben benannten Anforderungen im OP einzusetzen.

81 Aus Gründen des Arbeitsschutzes nach der TRBA 250 darf Schutzkleidung oder kontaminierte Arbeitskleidung von den Beschäftigten nicht zur Reinigung mit nach Hause genommen werden. Die OP-Wäsche darf nicht in haushaltsüblichen Waschmaschinen gewaschen werden.

82 Die Anforderungen an OP- und an Praxiswäsche sind zu unterscheiden. Praxiswäsche unterliegt anderen Anforderungen.

10 Abfallmanagement

83 Die Entsorgung des anfallenden Abfalls in einer OP-Einheit ist durch den Betreiber durch innerbetriebliche Vorgaben zu organisieren. Zu berücksichtigen sind:

- das Gesetz zur Förderung der Kreislaufwirtschaft und Sicherung der umweltverträglichen Bewirtschaftung von Abfällen (Kreislaufwirtschaftsgesetz – KrWG),
- die Mitteilung der Bund/Länder-Arbeitsgemeinschaft Abfall (LAGA) (LAGA M18) als „Vollzugshilfe zur Entsorgung von Abfällen aus Einrichtungen des Gesundheitsdienstes".

Die ordnungsgemäße Entsorgung des Abfalls umfasst: Erfassung, Sammlung, Lagerung, Transport, Verwertung (Recycling) oder Beseitigung innerhalb und außerhalb der Einrichtung. Von Kommune zu Kommune können sich die Bestimmungen zur Abfallentsorgung unterscheiden. Die jeweils örtlich geltende Abfallsatzung ist zu beachten. 84

Zur Beurteilung des Infektionsrisikos sind die im Einzelfall innerhalb der Einrichtungen des Gesundheitsdienstes notwendigen Maßnahmen unter Berücksichtigung der örtlichen Gegebenheiten und Voraussetzungen im Einvernehmen mit dem für die Hygiene Zuständigen (z. B. Krankenhaushygieniker, Hygienefachkraft, hygienebeauftragter Arzt), dem Betriebsarzt sowie dem Betriebsbeauftragten für Abfall vorzunehmen. 85

Die Entsorgung des Abfalls ist in der Augenheilkunde ohne besondere Anforderungen zu organisieren. Hierbei ist zu berücksichtigen, ob dieser aus dem OP-Bereich über eine Verbrennungsanlage oder eine Deponie entsorgt wird. Hier ist das Entsorgungsunternehmen vor Ort zu befragen. 86

Eine Besonderheit betrifft die IVOM-Medikamente. Diese werden häufig den Zytostatika-Medikamenten (Abfallschlüssel/AS 18 01 08* Zytotoxische und zytostatische Arzneimittel) zugeordnet. Diese Medikamente sind überwiegend der Gruppe der CMR-Medikamente (krebserzeugender, erbgutverändernder oder reproduktionstoxischer Arzneimittel (CMR-Arzneimittel nach TRGS 525)) beizuordnen. Hier ist ein erweiterter Arbeitsschutz in den Abläufen (TRBA 250/ TRGS 525) zu integrieren. Im Abfallschlüssel der Mitteilung der Bund/Länder-Arbeitsgemeinschaft Abfall (LAGA) sind keine Besonderheiten zu berücksichtigen, da die eingesetzten Medikamentenmengen jeweils unter 20 ml liegen. Diese Abfälle sind dem Abfallschlüssel 18 01 04 zuzuordnen und entsprechend zu entsorgen. 87

Spritzen mit Restmedikamenten sind über die stichsicheren Behälter (AS 18 01 01 spitze oder scharfe Gegenstände) und anschließend über den Restmüll (AS 18 01 04) zu entsorgen. 88

11 Fazit

Das gesamte OP-Management richtet sich nach der Sicherheit und Zufriedenheit der Patienten. 89

90 Eine gute Personalführung ist der Schlüssel zum Erfolg einer operativen Einrichtung. Jedes einzelne Mitglied dieses komplexen Teams der gesamten Einrichtung trägt mit zum Gesamterfolg bei Augen-Operationen bei.

91 Das OP-Management richtet sein Ziel auf die Erfüllung der definierten Anforderungen, einer optimalen Dienstleistungserbringung und den betriebswirtschaftlichen Aspekt. Dies wird erreicht durch die Planung, Steuerung und Überwachung der Prozesse im OP.

Literatur

Anforderungen an die Hygiene bei der Aufbereitung von Medizinprodukten. Empfehlung der Kommission für Krankenhaushygiene und Infektionsprävention (KRINKO) beim Robert Koch-Institut (RKI) und des Bundesinstitutes für Arzneimittel und Medizinprodukte (BfArM) In: Bundesgesundheitsblatt 55/2012, S. 1244–1310.

Anforderungen der Hygiene an Schleusen im Krankenhaus (Anlage zu Ziffer 4.2.3 der vom Robert-Koch-Institut (RKI), Berlin herausgegebenen „Richtlinie für die Erkennung, Verhütung und Bekämpfung von Krankenhausinfektionen Betreiben von Waschereien [Inhalte aus vorheriger VBG 7y] (Aktualisierter Sachstand: August 2006) BGR 500 Kapitel 2.6.

Beekes, M.: Die variante Creutzfeldt-Jakob-Krankheit (vCJK). Epidemiologie und Schutzmaßnahmen gegen eine Übertragung von Mensch zu Mensch. In: Bundesgesundheitsblatt 53/ 2010, S. 597–605.

Bender, H. J./Denz, C./Baumgard, A.: Perioperative Oragnisation – Optimierung der Abläufe. In: Ansorg, J. et al. (Hrsg.): OP Management. 2. Aufl. Berlin 2009.

Bohnenkamp, B./Braun, S.: Effizientes OP-Management. Worauf es wirklich ankommt. In: Dtsch Arztebl 35-36/2017, S. 2–4.

Bund/Länder-Arbeitsgemeinschaft Abfall (LAGA): Vollzugshilfe zur Entsorgung von Abfällen aus Einrichtungen des Gesundheitsdienstes. Stand Juni 2021. Online: https://www.laga-online.de/documents/laga-m-18_stand_2021-06-23_1626849905.pdf [abgerufen am 1.7.2021].

Castello R. et al.: Gemeinsame Empfehlungen zur anästhesiologischen Versorgung in der Ophthalmochirurgie. In der Fassung vom 03.03.2021. In: Der Ophthalmologe 118/2021, S. 907–912.

DIN 11 905 „Wäscherei- und Chemischreinigungsmaschinen; Waschmaschinen, Begriffe, Maschinenausführungen, Anforderungen".

DIN 11906 „Wäscherei- und Chemischreinigungsmaschinen; Entwässerungsmaschinen, Begriffe, Maschinenausführungen, Anforderungen".

DIN 11907 „Wäscherei- und Chemischreinigungsmaschinen; Trocknungsmaschinen und Schüttelmaschinen, Begriffe, Maschinenausführungen, Anforderungen".

Fudickar A u. a..: The effect of the WHO Surgical Safety Checklist on complication rate and communication. In: Dtsch Arztebl Int 42/2012, S. 695–701.

Gesetz zur Anpassung des Medizinprodukterechts an die Verordnung (EU) 2017/745 und die Verordnung (EU) 2017/746 (Medizinprodukte-EU-Anpassungsgesetz – MPEUAnpG). In: Bundesgesetzblatt 2020 Teil I Nr. 23.

Gesetz zur Durchführung unionrechtlicher Vorschriften betreffend Medizinprodukte – Medizinprodukterecht-Durchführungsgesetz (MPDG).

KVB: Qualitätsmaßnahme Ambulante Operationen. Ergebnisse zur Patientenzufriedenheit und zum postoperativen Patientenverlauf bei ambulanten Operationen. 2011. Online: https://www.kbv.de/media/sp/beilage_Ambulantes-Operieren.pdf [abgerufen am 1.7.2021].

KBV: Vereinbarung von Qualitätssicherungsmaßnahmen nach § 135 Abs. 2 SGB V zur intravitrealen Medikamenteneingabe (IVM). Vertragsdatum: 1.10.2014. Inkrafttreten: 1.7.2020.

Koban, Y. et al.: Toxic Anterior Segment Syndrome following Phacoemulsification Secondary to Overdose of Intracameral Gentamicin. In: Case Rep Med. 2014. DOI: 10.1155/2014/143564

Leitlinie der Deutschen Gesellschaft für Anästhesiologie und Intensivmedizin (DGAI). In: Anästhesilogie&Intensivmedizin 4/1998, S. 201 f.

Loth, J./Hager, L. (Hrsg.): Patient & Sicherheit. Neue Chancen durch Kompetenz und Kommunikation im Behandlungsprozess. Heidelberg 2019.

Park, C. Y./Lee, J. K./Chuck, R. S.: Toxic anterior segment syndrome – an updated review. In: BMC Ophthalmol. 1/2018, S. 276.

Parzeller, M.: Aufklärung und Einwilligung bei ärztlichen Eingriffen. In: Dtsch Arztebl 9/2007, A-576/B-507/C-488.

Prävention postoperativer Wundinfektionen. Empfehlung der Kommission für Krankenhaushygiene und Infektionsprävention (KRINKO) beim Robert Koch-Institut. In: Bundesgesundheitsblatt 61/2018, S. 448–473

Sevimli, N. u. a..: Toxic anterior segment syndrome following deep anterior lamellar keratoplasty. In: Arq Bras Oftalmol. 5/2016, S. 330–332.

Standl, T./Lussi, C. (Hrsg.): Ambulantes Operieren in Klinik Praxis und MVZ. Erfolgskonzepte Praxis-& Krankenhaus Management. Berlin, Heidelberg 2016.

Verordnung (EU) 2016/679 des Europäischen Parlaments und des Rates vom 27. April 2016 zum Schutz natürlicher Personen bei der Verarbeitung personenbezogener Daten, zum freien Datenverkehr und zur Aufhebung der Richtlinie 95/46/EG (Datenschutz-Grundverordnung).

Verordnung (EU) 2017/745 des Europäischen Parlaments und des Rates über Medizinprodukte/ Regulations on medical devices (MDR).

Verordnung über das Errichten, Betreiben und Anwenden von Medizinprodukten (Medizinprodukte-Betreiberverordnung – MPBetreibV).

Verordnung über die Meldung von mutmaßlichen schwerwiegenden Vorkommnissen bei Medizinprodukten sowie zum Informationsaustausch der zuständigen Behörden (Medizinprodukte-Anwendermelde- und Informationsverordnung – MPAMIV).

Anhang 1 Rechtliche Grundlagen zum OP-Management

- Gesetz zur Sicherung und Strukturverbesserung der gesetzlichen Krankenversicherung (Gesundheitsstrukturgesetz) (GSG)
- Sozialgesetzbuch (SGB) Fünftes Buch (V) (SGBV)
  - § 115b Ambulantes Operieren im Krankenhaus
- Patientenrechtegesetz im Bürgerlichen Gesetzbuch (BGB)
- Gesetz zur Verhütung und Bekämpfung von Infektionskrankheiten beim Menschen (Infektionsschutzgesetz – IfSG)
- Verordnung zur Hygiene und Infektionsprävention in medizinischen Einrichtungen (MedHygV) der einzelnen Bundesländer
- Kommission für Krankenhaushygiene und Infektionsprävention (KRINKO) (z. B. Prävention postoperativer Wundinfektion, Händehygiene)
- Medizinprodukterecht:
  - Gesetz zur Anpassung des Medizinprodukterechts an die Verordnung (EU) 2017/745 und die Verordnung (EU) 2017/746 (Medizinprodukte-EU-Anpassungsgesetz – MPEUAnpG)
  - Verordnung (EU) 2017/745 des Europäischen Parlaments und des Rates über Medizinprodukte/Regulations on medical devices (MDR)
  - Gesetz zur Durchführung unionrechtlicher Vorschriften betreffend Medizinprodukte – Medizinprodukterecht-Durchführungsgesetz (MPDG)
  - Verordnung über das Errichten, Betreiben und Anwenden von Medizinprodukten (Medizinprodukte-Betreiberverordnung – MPBetreibV)
  - Verordnung über die Meldung von mutmaßlichen schwerwiegenden Vorkommnissen bei Medizinprodukten sowie zum Informationsaustausch der zuständigen Behörden (Medizinprodukte-Anwendermelde- und Informationsverordnung – MPAMIV)
- Gesetz über den Verkehr mit Arzneimitteln (Arzneimittelgesetz – AMG)
- Gesetz über den Verkehr mit Betäubungsmitteln (Betäubungsmittelgesetz – BtMG)
- Verträge, Richtlinien und weitere Rechtsgrundlagen der kassenärztlichen Vereinigungen und der kassenärztlichen Bundesvereinigung (KBV)
- Richtlinien der Gemeinsame Bundesausschuss (G-BA)
- Berufsgenossenschaft für Gesundheitsdienst und Wohlfahrtspflege (BGW)
  - Biologische Arbeitsstoffe im Gesundheitswesen und in der Wohlfahrtspflege (TRBA 250)
- Verordnung zum Schutz vor Gefahrstoffen (Gefahrstoffverordnung – GefStoffV)
- Verordnung über die Qualität von Wasser für den menschlichen Gebrauch (Trinkwasserverordnung – TrinkwV)

- Gesetz zur Förderung der Kreislaufwirtschaft und Sicherung der umweltverträglichen Bewirtschaftung von Abfällen (Kreislaufwirtschaftsgesetz – KrWG)
- Bund/Länder-Arbeitsgemeinschaft Abfall (LAGA) (LAGA M18)
- Verordnung (EU) (679) des europäischen Parlaments und des Rates zum Schutz natürlicher Personen bei der Verarbeitung personenbezogener Daten, zum freien Datenverkehr und zur Aufhebung der Richtlinie 95/46/EG (Datenschutz-Grundverordnung) (DSGVO)
- Arbeitsschutz:
  - Gesetz über die Durchführung von Maßnahmen des Arbeitsschutzes zur Verbesserung der Sicherheit und des Gesundheitsschutzes der Beschäftigten bei der Arbeit (Arbeitsschutzgesetz – ArbSchG)
  - Verordnung über Arbeitsstätten (Arbeitsstättenverordnung – ArbStättV)
  - Arbeitszeitgesetz (ArbZG)
  - Gesetz zum Schutz von Müttern bei der Arbeit, in der Ausbildung und im Studium (Mutterschutzgesetz – MuSchG)
  - Jugendschutzgesetz (JuSchG)

- Bauordnung
  - Baugesetzbuch (BauGB)
  - Verordnung über die bauliche Nutzung der Grundstücke (Baunutzungsverordnung – BauNVO)
  - Landesbauordnung (LBO) des jeweiligen Bundeslandes

- DIN 1946-4:2018-09 Raumlufttechnik – Teil 4: Raumlufttechnische Anlagen in Gebäuden und Räumen des Gesundheitswesens
- Richtlinienreihe VDI 6022 Raumlufttechnik, Raumluftqualität
- Leitlinien und Empfehlungen der Berufsverbände und Fachgesellschaften (Auswahl)
  - Deutsche Gesellschaft für Chirurgie e. V. (DGCH)
  - Arbeitsgemeinschaft der Wissenschaftlichen Medizinischen Fachgesellschaften e. V. (AWMF)
  - Deutsche Ophthalmologische Gesellschaft e. V. (DOG)
  - Deutsche Gesellschaft für Krankenhaushygiene e. V. (DGKH)
  - Deutsche Gesellschaft für Sterilgutversorgung e. V. (DGSV)
  - Deutsche Gesellschaft für Hygiene und Mikrobiologie e. V. (DGHM)
  - Verbund für angewandter Hygiene e. V. (VAH)
  - Berufsverband der Augenärzte Deutschland e. V. (BVA)

Anhang 2 Rechtliche Grundlagen zum Hygienemanagement

Das Infektionsschutzgesetzes (IfSG) vom August 2011 gab den Landesregierungen der 16 Bundesländer bis zum 31. März 2012 Zeit, Verordnungen zur Hygiene und Infektionsprävention in medizinischen Einrichtungen (MedHygVO) zu etablieren. In allen länderspezifischen Hygieneverordnungen sind Mindestanforderungen etabliert, die im novellierten Infektionsschutzgesetz vorgegeben sind:

- Gesetz zur Verhütung und Bekämpfung von Infektionskrankheiten beim Menschen (Infektionsschutzgesetz – IfSG)
- Verordnung zur Hygiene und Infektionsprävention in medizinischen Einrichtungen (MedHygV) der einzelnen Bundesländer
- Kommission für Krankenhaushygiene und Infektionsprävention (KRINKO) (z. B. Prävention postoperativer Wundinfektion, Händehygiene)
- Medizinprodukterecht:
  - Gesetz zur Anpassung des Medizinprodukterechts an die Verordnung (EU) 2017/745 und die Verordnung (EU) 2017/746 (Medizinprodukte-EU-Anpassungsgesetz -MPEUAnpG)
  - Verordnung (EU) 2017/745 des Europäischen Parlaments und des Rates über Medizinprodukte/Regulations on medical devices (MDR)
  - Gesetz zur Durchführung unionrechtlicher Vorschriften betreffend Medizinprodukte – Medizinprodukterecht-Durchführungsgesetz (MPDG)
  - Verordnung über das Errichten, Betreiben und Anwenden von Medizinprodukten (Medizinprodukte-Betreiberverordnung – MPBetreibV)
  - Verordnung über die Meldung von mutmaßlichen schwerwiegenden Vorkommnissen bei Medizinprodukten sowie zum Informationsaustausch der zuständigen Behörden (Medizinprodukte-Anwendermelde- und Informationsverordnung – MPAMIV)
- Berufsgenossenschaft für Gesundheitsdienst und Wohlfahrtspflege (BGW)
  - Biologische Arbeitsstoffe im Gesundheitswesen und in der Wohlfahrtspflege (TRBA 250)
- Verordnung zum Schutz vor Gefahrstoffen (Gefahrstoffverordnung – GefStoffV)
- Verordnung über die Qualität von Wasser für den menschlichen Gebrauch (Trinkwasserverordnung – TrinkwV)

Abgabe oder Kauf einer Praxis oder eines MVZ

Henning Goebel

Schlagwortübersicht

Abstract: Der Kauf oder Verkauf einer Praxis oder eines MVZ setzt voraus, dass man sich zunächst mit der Marktsituation auseinandersetzt. Nur so können die zur Verfügung stehenden Optionen realistisch eingeschätzt werden, zu denen dann eine abschließende Kauf- oder Verkauf-Entscheidung getroffen werden kann. Eine Transaktion setzt voraus, dass der dahinterstehende Prozess bereits im Vorfeld gut strukturiert und geplant wird. Im Rahmen der Vorbereitung ist zu eruieren, unter welchen Aspekten Käufer und Verkäufer sinnvollerweise zueinanderfinden sollten. Darauf aufbauend erfolgt dann die Kontaktaufnahme zwischen den Parteien, die, nach einem ersten Abgleich der wechselseitigen Interessen, eine Vertraulichkeitserklärung abschließen. Diese dient dem Austausch von weiteren Informationen und Daten, die in ein zu erstellendes indikatives Angebot einfließen. Ist dieses konsentiert, folgt die rechtliche und steuerliche Due Dilligence und abschließend die Erstellung und der Abschluss der erforderlichen Verträge.

1 Marktsituation

1 Inhaber von augenärztlichen Praxen und Medizinischen Versorgungszentren werden zunehmend vor große Herausforderungen gestellt: Gerade in der Augenheilkunde macht sich die demografische Entwicklung der Bevölkerung besonders bemerkbar. Die Patienten werden deutlich älter, als es noch vor 30 Jahren der Fall war. Dies führt zu einer spürbaren Steigerung des Anteils der Patienten in der für die Augenheilkunde besonders relevanten Altersgruppe der über 60-Jährigen. Hinzu kommt, dass diese Patienten aufgrund einer höheren Lebenserwartung und durch eine immer moderner werdende Gesellschaft deutlich anspruchsvoller geworden sind. Dies wiederum führt dazu, dass die Patienten informierter sind und Wünsche in Bezug auf ihre individuellen „Gesundheitslösungen“ (Beispiel Intraokularlinsen mit Zusatzfunktionen, Art des OP-Verfahrens) formulieren und dadurch ein erhöhter Beratungs- und ggf. Behandlungsaufwand insgesamt entsteht.

2 Dem gegenüber steht die Tatsache, dass bereits seit einigen Jahren vor allem im Fachbereich Augenheilkunde mehr Ärzte altersbedingt ausscheiden, als junge Mediziner nachfolgen. Nur 1,8 % der Medizinstudenten streben eine Tätigkeit in der Augenheilkunde an.[1] Dies führt zu einem sich immer stärker auswirkenden Ärztemangel in der Ophthalmologie. Die Folge ist, dass gerade die altersbedingt ausscheidenden Ärzte es zunehmend schwerer haben, einen Nachfolger z. B. für eine Einzelpraxis, aber auch für die selbst gehaltene Beteiligung an einer großen Praxis oder einem MVZ zu finden. Interessierte Kandidaten, die bereit sind, den Schritt in die Selbstständigkeit zu wagen bzw. die Rolle eines Mitgesellschafters zu übernehmen und die darüber hinaus auch noch unternehmerisch dafür geeignet sind, sind rar.

1 Heinz/Jacob: Medizinstudenten und ihre Berufsperspektiven“. In: Bundesgesundheitsblatt – Gesundheitsforschung – Gesundheitsschutz 55/2012, S. 245–253. DOI: 10.1007/s00103-011-1413-z.

Für Inhaber von Praxen und MVZ, die sich mit der Zukunft ihres Unternehmens und ihrer eigenen Tätigkeit strategisch beschäftigen, stellt sich damit die Frage, wohin die Reise insgesamt für sie gehen kann: verkaufen, erweitern oder den derzeitigen Zustand so halten, wie er ist. 3

Beschäftigt man sich mit einem etwaigen Verkauf, ist es erforderlich, einen potentiellen Käufer zu finden. Ausgehend von einer Einzelperson könnte dies der Arzt sein, der z. B. von seiner Tätigkeit in einer Klinik in die selbstständige Niederlassung wechseln möchte. Wie hoch die Chance ist, einen Nachfolger zu finden, lässt sich u. a. aus einer Befragung unter jungen Ärzten, die sich in der Weiterbildung zum Facharzt für Augenheilkunde befinden, beantworten: rund 90 % der Befragten sehen ihre Zukunft eher in großen Praxen und MVZ, nur ca. 15 % sehen die Zukunft in einer Einzelpraxis.[2] 4

Sofern es sich nicht um eine Einzelpraxis, sondern um eine chirurgisch tätige Großpraxis oder ein MVZ handelt, kommt hinzu, dass deren Wert in den vergangenen Jahren aufgrund des kontinuierlichen Wachstums der Patienten- und Fallzahlen, aber auch durch ein zum Teil überproportionales Wachstum im chirurgischen Bereich stark gestiegen ist. Dies hat zur Folge, dass der Kaufpreis für eine solche Einheit oder auch für einen Anteil daran ebenfalls deutlich höher liegt, als es noch vor rund 10 Jahren der Fall gewesen ist. Eine Übernahme durch die wenigen interessierten und zugleich auch infrage kommenden Ärzte als Käufer scheitert deshalb oftmals auch bereits aus wirtschaftlichen Erwägungen, da die Höhe einer solchen Investition abschreckend wirkt. Dies ist auch vor dem Hintergrund zu betrachten, dass aufgrund des beschriebenen Ärztemangels im Rahmen einer Anstellung inzwischen nicht nur sehr gute Gehälter und Umsatzbeteiligungen, sondern oftmals auch sehr interessante und flexible Arbeitszeitmodelle angeboten werden, die der heute bei Ärztinnen und Ärzten oftmals gewünschten Work-Life-Balance entsprechen. 5

Zu berücksichtigen ist zudem der Umstand, dass seit einigen Jahren große Praxen und MVZ bereits intensiv in den Erwerb kleinerer Praxen investieren, um diese in eine interne Organisationsstruktur einzubinden. Ebenso sind Investoren im Markt der Augenheilkunde aktiv geworden, um mit unternehmerischem Know-how und medizinischer Expertise eigene Netzwerke aufzubauen. Im Ergebnis ist davon auszugehen, dass sowohl private (ärztliche) als auch professionelle Investoren unter Einhaltung zulassungsrechtlicher Vorschriften den Markt der Augenheilkunde in Deutschland spürbar beeinflussen und bereits aktive, große Netzwerke weiterwachsen werden. 6

Um für sich zu entscheiden, wo die eigene Reise hingeht, sollte unter Berücksichtigung dieser Marktsituation eine eigene, individuelle Vision entwickelt werden. Die Frage lautet: Wo sehe ich mich als Inhaber oder Anteilseigner selbst in 7

2 Befragung junger Augenärzte bis 40 Jahre durch den Berufsverband der Augenärzte Deutschlands e. V. aus dem Jahr 2015.

5 Jahren? Auf dieser Grundlage ist es dann möglich, konkrete (Zwischen-)Ziele und damit verbundene Handlungsoptionen sowie Maßnahmen abzuleiten. Dies gilt für Ärzte, die sich mit einem Verkauf beschäftigen, gleichermaßen ist diese Frage aber genauso wichtig für Inhaber von großen Praxen und MVZ, die z. B. nicht altersbedingt vor einem Exit-Szenario stehen, sondern (weiterhin) unternehmerisch tätig sein wollen.

2 Perspektiven für Inhaber von Praxen und MVZ

8 Auf der Grundlage der Betrachtung des Marktes ergeben sich insoweit für Praxisinhaber zwei Perspektiven: Zum einen die Erweiterung der eigenen Praxis oder des MVZ durch den Zukauf von Praxen, zum anderen der Verkauf der eigenen Praxis oder des MVZ. Bei der letzteren Alternative ist zu entscheiden, ob man im Anschluss an den Verkauf in dem ursprünglich eigenen Unternehmen weiterhin tätig bleiben möchte oder nicht. Dies hat u. a. Auswirklungen auf den mit dem Verkauf im Zusammenhang stehenden zulassungsrechtlichen Prozess.

2.1 Erweiterung der Praxis oder des MVZ durch Zukauf

9 Durch die geplante Erweiterung der Praxis oder des MVZ durch den Zukauf anderer Praxen besteht ein wesentlicher Vorteil darin, dass man weiterhin Gesellschafter im eigenen Unternehmen bleibt. Weitreichende Freiheiten in Bezug auf nahezu sämtliche Entscheidungen innerhalb des Unternehmens sowie die Unabhängigkeit bleiben also erhalten.

10 Eine Einschränkung erfolgt für den Käufer nur dann, wenn der Verkäufer zukünftig als neuer Mitgesellschafter aufgenommen wird, da er dann Stimmrechte an diesen abtritt. Deshalb ist im Vorfeld abzuwägen, welchen Vorteil es tatsächlich bringen kann, die Gesellschafterstruktur möglicherweise zu erweitern. Denn je größer die Gesellschafterstruktur wird, desto geringer wird der Einfluss eines jeden einzelnen auf zu treffende Entscheidungen.

11 Der Zukauf von Praxen wird in der Regel zu einer Stärkung der Marktposition in der Region führen, in der sich die kaufende Praxis oder das MVZ befindet. Zudem kann hierdurch eine deutlichere Abgrenzung zu etwaigen Wettbewerbern erfolgen.

12 Möglicherweise kann durch den Erwerb ein breiteres Angebotsspektrum abgebildet werden. Dies ist z. B. dann der Fall, wenn in der zu kaufenden Praxis ärztliche wie nichtärztliche Mitarbeiter tätig sind, die über bisher noch nicht vorhandene Kompetenzen verfügen. Dies kann sich sowohl auf das Angebot im chirurgischen wie auch im konservativen Bereich (Diagnostik) beziehen. Auch ist davon auszugehen, dass ein (zu bildendes) sehr umfassendes Leistungsspektrum dann flächendeckender als bisher angeboten werden kann und dadurch die

Attraktivität für die Patienten steigt. Als Beispiel ist hier die IVOM-Versorgung zu nennen: durch weitere Standorte z. B. auch im ländlichen Raum kann unter bestimmten Umständen den Patienten die Durchführung der Therapie auch vor Ort angeboten werden. Lange Fahrzeiten und die damit verbundene Behandlungslast kann verringert und gleichzeitig die Adhärenz innerhalb dieser Dauertherapie deutlich erhöht werden. Ein weiterer Vorteil ist auch darin zu sehen, dass durch die Verstärkung innerhalb des Ärzteteams eine wechselseitige Vertretung z. B. im Krankheits- oder auch im Urlaubsfall einfacher als bisher möglich ist. Temporär bedingte Änderungen der Öffnungszeiten oder gar Schließungen sind dann nicht mehr zwingend erforderlich. Auch ist eine deutlich bessere, flexiblere Prozess- und Terminplanung (sogar unter Berücksichtigung persönlicher Neigungen, Interessen, Schwerpunkte) möglich, wenn zusätzliche ärztliche und nichtärztliche (auch räumliche) Ressourcen zur Verfügung stehen, die deutlich effizienter eingesetzt werden können. Durch ein ergänzendes, professionelles Schnittstellenmanagement können die verschiedenen Standorte zudem organisatorisch wie auch leistungstechnisch sehr effektiv miteinander verbunden werden.

Bei allen Vorteilen ist zu bedenken, dass das unternehmerische Risiko möglicher- 13
weise steigt. Dies ist häufig dann der Fall, wenn das Unternehmen stark wächst und die Verantwortung insbesondere auch für mehr Beschäftigte größer wird. Das Risiko umfasst auch die für einen Erwerb zu tätigenden Investitionen und Folgekosten – nicht nur in Bezug auf einen zu zahlenden Kaufpreis, sondern oftmals auch in Hinblick auf eine möglicherweise erforderliche Sanierung der übernommenen Praxis sowie eine eventuelle Teil-/Neuausstattung mit medizinischen Geräten. Regelmäßig steigt auch der Verwaltungsaufwand, da zusätzliche Praxisräume (Praxisstandorte) sowie Personal gemanagt werden müssen. Je größer das Unternehmen wird, desto mehr wird eine Beschäftigung auch mit nichtmedizinischen, verwaltungstechnischen Themen notwendig. Dies kann zu einer zusätzlichen Arbeitsbelastung der Gesellschafter führen, sofern nicht rechtzeitig in den Aufbau einer (straffen) Verwaltungsstruktur investiert wird.

Sofern eine Erweiterung durch den Zukauf von Praxen geplant wird, ist das 14
Bestehen einer soliden Unternehmensstruktur wichtige Voraussetzung für die Expansion. Der Grund besteht darin, dass die zu kaufende Einheit organisatorisch und verwaltungstechnisch so reibungslos wie möglich in die Struktur der Praxis oder des MVZ des Käufers eingebunden werden sollte. Nur so können die beschriebenen Vorteile und Effekte auch erzielt werden. Es reicht insoweit nicht, die zu kaufende Praxis so schnell wie möglich einfach „anzudocken". Dies würde letztendlich dazu führen, dass die angestellten nichtärztlichen Mitarbeiter und die verkaufenden Ärzte so weiterarbeiten, wie sie es bisher getan haben. Dies ist in der Regel aber nicht gewünscht und nicht vereinbart. Eine solide Unternehmensstruktur umfasst in diesem Zusammenhang (neben der Aufbaustruktur) vor allem die Bereiche Personalwesen, Abrechnung, Finanzen, Kommunikation, QM und IT. Bereits im Rahmen der mit dem Verkäufer zu führenden Verhandlungsgespräche kann diesem in Aussicht gestellt werden, dass er – sofern gewünscht –

sich nicht mehr in Gänze mit den organisatorischen Themen beschäftigen muss. Aufgrund bereits vorhandener umfassender Kompetenzen (und Strukturen) kann er hier deutlich entlastet werden.

2.2 Verkauf der Praxis oder des MVZ

15 Sofern der Verkauf der eigenen Praxis oder des MVZ geplant werden soll, ist zunächst die Frage zu stellen, ob man als Verkäufer später noch in der Praxis oder dem MVZ tätig bleiben möchte oder direkt nach dem Verkauf ausscheidet. Sofern der Verkäufer später nicht mehr in seiner Praxis tätig sein möchte, muss die vertragsärztliche Zulassung über die zuständige kassenärztliche Vereinigung und den dortigen Zulassungsausschuss zurückgegeben und ausgeschrieben werden. Aufgrund der Ausschreibung können sich andere Ärzte auf diese Zulassung bewerben. Diese Option macht insbesondere dann Sinn, wenn ein Arzt die Einzelpraxis eines Verkäufers übernehmen möchte. Sofern der Verkauf an eine größere Einheit bzw. an ein (z. B. investorbetriebenes) MVZ unter Fortführung der eigenen ärztlichen Tätigkeit geplant ist, kann dies durch einen Zulassungsverzicht zugunsten einer Anstellung erfolgen. Um die Übertragung der Zulassung ohne öffentliche Ausschreibung zu bewirken, ist es aufgrund einer Entscheidung des Bundessozialgerichts aus dem Jahr 2016 jedoch erforderlich, dass der Verkäufer noch für mindestens 3 Jahre in der größeren Einheit bzw. dem MVZ tätig bleibt. Eine schrittweise, aber nicht vollständige Reduktion der Tätigkeit über diese 3 Jahre hinweg ist unter bestimmten Voraussetzungen dabei möglich.

16 Der Verkauf der Praxis mit anschließender Anstellung bietet dem Verkäufer sowie dem Käufer Vorteile: Der Käufer kann die gekaufte Einheit mit den bisher tätigen Ärzten weiterführen. Dies wirkt sich beruhigend auf die Mitarbeiter aus, die ihren Chef zunächst „behalten“. Aber auch die Patienten werden in ihrem gewohnten Umfeld und von dem Arzt weiterbehandelt, dem sie bisher vertraut haben. Der nun angestellte Arzt erhält die Möglichkeit, entsprechend seiner etwaigen Planung noch einige Jahre ärztlich tätig sein zu können, eine angemessene Vergütung zu erhalten, aber keinerlei wirtschaftliches Risiko mehr übernehmen zu müssen. Und er hat bereits deutlich vor seinem Eintritt in den Ruhestand einen Kaufpreis für sein Unternehmen realisiert. Dieser Veräußerungserlös sollte im Vorfeld unter steuerrechtlichen Gesichtspunkten genau geplant werden: hier kommen verschiedene Szenarien in Betracht, die die Steuerlast z. T. deutlich senken können.

17 Sofern der Verkäufer den Käufer bei dem weiteren strategischen Wachstum intern wie extern maßgeblich unterstützt, kann sich dies auch über die zunächst vereinbarte Vergütung hinaus wirtschaftlich positiv für ihn auswirken.

18 Ein von vielen Verkäufern sehr geschätzter Vorteil besteht darin, dass man sich wieder auf seine rein medizinisch-fachliche Tätigkeit konzentrieren kann und die möglicherweise lästigen Verwaltungsaufgaben weitgehend abgenommen werden. Sofern es sich bei dem Käufer um eine professionell geführte Einheit oder einen

Investor handelt, werden in der Regel vielfältige unterstützende Maßnahmen angeboten. So können die bisherigen Prozesse aufgrund von Erfahrungen und Standards so optimiert werden, dass die Arbeitsabläufe reibungsloser funktionieren und dadurch Mitarbeiter wie auch Patienten deutlich zufriedener sind. Hilfe wird oftmals auch beim Personalrecruiting angeboten, da der Personalbedarf regelmäßig nicht mehr gedeckt ist und diese Situation für viele Ärzte ein besonders schwieriges Thema darstellt. Damit einhergehend stehen auch Maßnahmen zur Verfügung, die sich auf die Aus- und Fortbildung vor allem der nichtärztlichen Mitarbeiter beziehen, um die Arbeitsqualität zu erhöhen, die Motivationen zu fördern und eine Fluktuation zu vermeiden. Sofern es sich bei der verkauften Praxis um einen „baulichen Sanierungsfall" handelt, kann der Käufer hier möglicherweise bereits lange ausstehende Neu- oder Umbauplanungen projektieren und umsetzen.

Bei einem Verkauf ist allerdings zu bedenken, dass z. B. Entscheidungsbefugnisse, 19
über die der Verkäufer vielleicht bereits seit Jahrzehnten verfügt, nun (in Teilen) eingeschränkt werden. Der Verkäufer ist insoweit zukünftig ein Angestellter, der sich bestimmten Regeln unterzuordnen hat. Es besteht jedoch die Möglichkeit, im Rahmen der Verhandlungen das Arbeitsverhältnis so auszugestalten, dass er so weit wie möglich autark und selbstständig arbeiten kann und seine Expertise auch bei bestimmten Entscheidungen nicht nur gehört, sondern auch berücksichtigt wird.

3 Ablauf bei Kauf einer Praxis oder MVZ

Der Kauf einer Praxis oder eines MVZ sollte anhand eines klaren, strukturierten 20
Vorgehens erfolgen. Dies vereinfacht nicht nur sämtliche Abläufe der beteiligten Parteien, sondern zeigt dem Verkäufer von Beginn an, dass er sich in gute Hände begibt.

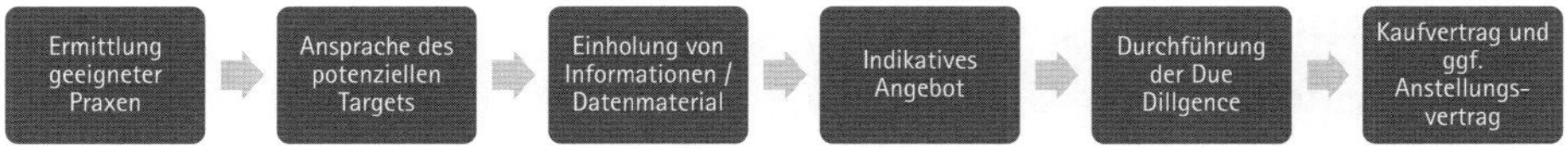

Abb. 1: Phasen des Transaktionsprozesses (aus Käufersicht)

Quelle: optimed – Impulse für Medizin-Berufe GmbH.

3.1 Ermittlung geeigneter Praxen

Nicht jede Praxis oder jedes MVZ ist grundsätzlich für einen Erwerb geeignet. 21
Zumindest sollte im Vorfeld genau eruiert werden, welche Einheit zu dem eigenen Unternehmen passen könnte bzw. welche Einheit eine sinnvolle Erweiterung darstellt. Deshalb ist es ratsam, ein sogenanntes „Target-Profil" zu erstellen, das – im Abgleich mit der eigenen Unternehmensstrategie – eine geeignete Auswahl

ermöglicht. Das Target-Profil beschreibt abstrakt eine zu übernehmende Praxis bzw. ein MVZ und kann sich unter anderem auf folgende Aspekte beziehen:

- Leistungsspektrum
- Leistungskennzahlen
- Räumliche Abdeckung
- Patientenstruktur
- Ärztestrukturen (Anzahl/fachliche Kompetenzen)
- Personal-Strukturen
- Umsatz/Kostenquote

22 Unter Berücksichtigung des „Target-Profils“ kann dann eine Umfeldsuche erfolgen, innerhalb derer potenzielle Targets ermittelt werden:

- Festlegung des Umkreises um die eigene Praxis für die räumliche Suche
- Ermittlung infrage kommender „bekannter“ Praxen
- Berücksichtigung von bestimmten Faktoren in der festgelegten Region, wie z. B. Altersstruktur, demografische Entwicklung, Kaufkraft, Wettbewerb

23 Nach der Identifizierung verschiedener Targets gilt es, sämtliche verfügbaren Informationen zu diesen zu ermitteln. Website, Branchenauskünfte, Bewertungsportale, Informationen von Patienten und sonstigen Personen können sehr hilfreich sein, das infrage kommende Target besser einschätzen zu können, um so die Frage zu beantworten, inwieweit das Target in das zuvor erstellte Profil passt. Nachdem sämtliche verfügbaren Rechercheergebnisse vorliegen, ist auf deren Grundlage eine Kurzanalyse durchzuführen, ob eine mögliche Übernahme sinnvoll erscheint bzw. ob das Leistungsspektrum, die Patientenstruktur, Mitarbeiter und deren Qualifikationen für eine Erweiterung des eigenen Unternehmens geeignet sind und dies alles im Ergebnis eine Ansprache des potentiellen Targets rechtfertigt.

3.2 Ansprache des potenziellen Targets

24 Nach Durchführung der Umfeldsuche und der Identifikation eines geeigneten Targets, ist ein erster Kontakt zu dessen Inhaber herzustellen. Da es sich um den Kauf bzw. Verkauf eines Unternehmens handelt, sollte diese Kontaktaufnahme durch den Inhaber der kaufenden Praxis oder des MVZ selbst erfolgen und nicht durch einen Angestellten, wie z. B. die Praxismanagerin.

25 Um aus möglichen strategischen Gründen zunächst nicht selbst in Erscheinung treten zu müssen, kann alternativ zunächst auch ein Vermittler eingeschaltet werden, der diskret und ohne Nennung des Namens des interessierten Käufers den Inhaber des potenziellen Targets anspricht. Dabei geht es um eine erste Einschätzung, ob überhaupt ein Interesse an einer Veräußerung besteht oder nicht. Stellt sich hier bereits heraus, dass der Inhaber des Targets keinerlei

Interesse hat, kann es von Vorteil sein, dass der möglicherweise bekannte Käufer erst gar nicht namentlich in Erscheinung getreten ist.

Sofern der Inhaber des Targets ein Interesse an einem Verkauf hat, ist in den folgenden Sondierungsgesprächen wechselseitig zu prüfen, ob die jeweils bestehenden eigenen Visionen und Zielsetzungen zueinander passen. Dies kann sich u. a. auf die spätere Tätigkeit, deren Umfang, Urlaub, Vergütungsmodelle, die Integration der zu verkaufenden Praxis sowie weitere unterstützende Tätigkeiten beziehen. Dieser Austausch dient dann als Grundlage für die Entscheidung, ob Verhandlungen im Rahmen eines Verkaufs-/Kaufprozess aufgenommen werden sollen. 26

Für den Fall einer Fortführung der Gespräche ist es wichtig, eine Vertraulichkeitsvereinbarung abzuschließen. Diese dient dazu, dass beide Parteien sich verpflichten, die wechselseitig ausgetauschten Informationen und Daten streng vertraulich zu behandeln. Dies soll auch nach der Beendigung der Verhandlungsgespräche sowie für den Fall des Nichtzustandekommens einer geplanten Transaktion gelten. Die Vereinbarung bindet insoweit beide Parteien gleichermaßen. 27

3.3 Einholung Informationen/Datenmaterial

Um sich nun ein genaueres Bild über die zu kaufende Praxis oder das MVZ machen zu können, bedarf es der Einholung detaillierter Informationen und Daten. Aufgrund dieser ist es möglich, die wirtschaftliche Situation einschließlich der Ertragskraft sowie etwaiger Potenziale beurteilen zu können. 28

Folgende Informationen und Daten sollten u. a. standardmäßig angefordert werden: 29

- Jahresabschlüsse bzw. betriebswirtschaftliche Auswertungen der letzten drei Jahre
- Die aktuellste betriebswirtschaftliche Auswertung aus dem laufenden Jahr
- Ein aktuelles Anlagenverzeichnis
- Angaben zu Qualifikation und Anzahl der Mitarbeiter, der zur Verfügung stehenden Mitarbeiterstunden (nichtärztlich, ärztlich, administrativ) und Gehältern
- Kopie des Mietvertrages
- Aufstellung aller laufenden Dienstleistungs- und Leasingverträge
- Angaben zu Leistungskennzahlen wie z. B. Scheine je Quartal, differenzierte Umsätze der IGeL, Anzahl der privaten Fälle mit prozentualem Umsatz am Gewinn, Anzahl OPs (differenziert nach OP-Arten) usw.
- Angaben zu Kooperationen
- Angaben zu getätigten wesentlichen Investitionen der letzten 3 Jahre

Nach Einholung der Informationen und Daten können diese im Detail gesichtet und darauf aufbauend ein Business-Case entwickelt werden. Dadurch wird ge- 30 prüft, inwieweit der Kauf der Praxis oder des MVZ gerade in Hinblick auf eine Integration und Fortführung wirtschaftlich sinnvoll ist – oder eben auch nicht.

3.4 Indikatives Angebot

31 Gelangt man zu dem Ergebnis, dass ein Erwerb wirtschaftlich vorteilhaft ist, sollte für den Verkäufer auf Grundlage der Informationen und Daten sowie der zuvor in den Gesprächen ermittelten Wünsche und Vorstellungen des Verkäufers ein sogenanntes indikatives Angebot erstellt werden. Bei diesem handelt es sich um ein unverbindliches Angebot, das jedoch bereits beiden Parteien einen möglichst detaillierten Überblick gibt, unter welchen Rahmenbedingungen und auch Konditionen der Verkauf stattfinden soll. Hier wird bereits der Grundstein für die später zu erstellenden Verträge gelegt. Insoweit schützt es beide Seiten auch davor, dass erst zu einem viel späteren Zeitpunkt wichtige Themen auf den Tisch kommen. Werden nämlich erst dann unüberbrückbare Differenzen sichtbar, haben bereits beide Parteien einen großen zeitlichen Aufwand erbracht, der plötzlich umsonst ist. Aus diesem Grund sollte bereits in dieser Phase geklärt werden, welcher Teil des Unternehmens verkauft wird. Handelt es sich um die gesamte Praxis bzw. das gesamte MVZ oder nur um eine Beteiligung daran? Davon abhängig können die Grundzüge einer Transaktionsstruktur festgelegt und beschrieben werden.

32 Eine interessante Alternative für beide Seiten stellt in diesem Zusammenhang die auch zukünftige Beteiligung des Verkäufers an dem von ihm veräußerten Unternehmen dar. Bei dem Verkauf einer Praxis mit mehreren Inhabern kann diese z. B. vorab in eine MVZ GmbH eingebracht werden. Die Käufer erwerben sodann zunächst z. B. nur 70 % der Anteile an der MVZ GmbH. Alternativ werden von Anfang an sämtliche Anteile an der MVZ GmbH veräußert und z. B. 30 % durch die Verkäufer zurück erworben. Die hier infrage kommenden Möglichkeiten unterliegen einer individuellen steuerrechtlichen Prüfung, um etwaige Vorteile der Verkäufer ermitteln und berücksichtigen zu können.

33 In beiden Fällen bleiben die Verkäufer Gesellschafter der MVZ GmbH. Ihnen kann in diesem Fall z. B. die Möglichkeit eingeräumt werden, nach einer weiteren Tätigkeit in der Anstellung für mindestens 3 Jahren die von ihnen gehaltenen Anteile an die MVZ GmbH zu einem zuvor festgelegten Bewertungsmaßstab zu veräußern. Gleichzeitig profitieren sie während ihrer Beteiligung anteilig vom wirtschaftlichen Erfolg des Unternehmens.

34 Der Vorteil der Käufer besteht darin, dass die Verkäufer zukünftig nicht nur als Angestellte tätig sind, sondern aufgrund ihrer Position als Mitgesellschafter ein großes Interesse daran haben, dass das verkaufte Unternehmen nicht nur auf der bisherigen Basis weiterhin erfolgreich ist, sondern optimalerweise auch gemeinsam ein gesundes Wachstum generiert wird, von dem beide Seiten profitieren. Das

Gleiche gilt bei der Übernahme einer Einzelpraxis und der folgenden Anstellung des verkaufenden Arztes.

Das indikative Angebot sollte darüber hinaus auch bereits klare Angaben zum Kaufpreis enthalten. Zu dessen Ermittlung stehen verschiedene Möglichkeiten, wie z. B. die sog. Bundesärztekammermethode oder die modifizierte Ertragswertmethode, zur Verfügung. In letzter Zeit wird zunehmend auf eine Faustformel zurückgegriffen, die sich auf den Gewinn der zu kaufenden Praxis bezieht. Grundlage hier ist das sogenannte EBITDA (Earning bevor interest, tax, depreciation and amortization – also das Betriebsergebnis vor Zinsen, Steuern und Abschreibungen). Das EBITDA wird in der Regel durch den Abzug der gewünschten Gehälter der Ärzte, die das Unternehmen verkaufen wollen und später als Angestellte dort tätig werden, angepasst. Das dann bereinigte EBITDA wird mit einem „marktüblichen“ Bewertungsfaktor („Multiple“) multipliziert. Das daraus resultierende Ergebnis stellt dann den Kaufpreis dar. Der Bewertungsfaktor unterliegt dabei verschiedenen Faktoren. Zum einen ist es von Bedeutung, ob eine rein konservativ oder eine konservativ und chirurgisch tätige Praxis verkauft wird. Eine chirurgisch tätige Praxis verfügt naturgemäß über ein deutlich höheres EBITDA sowie in der Regel über größere Wachstumspotenziale, als es bei einer rein konservativen Einheit der Fall ist. Allein dadurch steigt der Bewertungsfaktor deutlich. Entscheidend für die Höhe des Bewertungsfaktors sind aber auch weitere Aspekte, wie z. B. die betriebswirtschaftliche und marktbezogene Entwicklung der letzten Jahre, das Leistungs- und Kompetenzspektrum, die Organisationsstruktur, die festgelegte Mindestdauer der Anstellung der verkaufenden Ärzte und nicht zuletzt die geplante strategische Ausrichtung der Käufer in der betreffenden Region. 35

Ausgehend davon, dass in dem indikativen Angebot bereits Angaben zum Kaufpreis enthalten sein sollten, ist es empfehlenswert, auch weitere sehr wichtige grundlegende Bestandteile des später zu erstellenden Kaufvertrages zu skizzieren. Dies können u. a. sein: 36

- Garantien der Verkäufer in Bezug auf die Richtigkeit der vorgelegten betriebswirtschaftlichen Unterlagen sowie auf das Vorhandensein von Genehmigungen
- Rechtsfolgen für den Fall einer Garantieverletzung
- Benennung des Übergabestichtags unter dem Vorbehalt sämtlicher, ggf. auch zulassungsrechtlicher Genehmigungen
- Freistellungserklärungen insbesondere in Bezug auf Verbindlichkeiten und Haftungen, die bis zu dem wirtschaftlichen Übergabestichtag entstanden sind
- Regelung zu der Kostentragung insbesondere in Bezug auf die wechselseitig beauftragten Rechts- und Steuerberater

Neben der Skizzierung wesentlicher Inhalte des Kaufvertrages sollten ebenso auch wesentliche Inhalte des Anstellungsvertrages benannt werden: 37

- Höhe des Gehaltes sowie, falls geplant, dessen Aufteilung in ein Fixum und in einen variablen Anteil
- Arbeitszeiten
- Urlaubs- und Fortbildungsansprüche
- Laufzeit
- Kündigungsfristen (ggf. unter Berücksichtigung einer Mindestlaufzeit von 3 Jahren)

38 Durch den Inhalt des indikativen Angebotes besteht insoweit nicht nur Klarheit über einen zu zahlenden Kaufpreis, sondern auch über sämtliche wesentlichen Eckpunkte einer möglichen Transaktion.

3.5 Transaktionsprozess

39 Sofern der potenzielle Käufer das indikative Angebot dem Grunde nach akzeptiert und zugleich damit einverstanden ist, den eigentlichen Transaktionsprozess zu starten, schließen beide Parteien eine Vereinbarung ab. Diese umfasst im Wesentlichen die Inhalte des indikativen Angebotes, entfaltet aber zunächst noch keine rechtsverbindliche Wirkung. Es dient der umfassenden Klarstellung der Punkte, die später Bestandteile der Verträge werden sollen.

40 Da sich beide Parteien nun ein Commitment zur Durchführung des Transaktionsprozesses geben, sollte die Vereinbarung zusätzlich eine Exklusivitätsklausel enthalten. Diese sichert vor allem dem Käufer zu, dass der Verkäufer für einen festzulegenden Zeitraum ausschließlich und exklusiv nur mit ihm verhandelt.

41 Nach Abschluss dieser Vereinbarung erfolgt dann in der Regel die Durchführung einer sogenannten Due Diligence. Dabei handelt es sich um einen Prozess, der sich auf die detaillierte Prüfung sämtlicher betriebswirtschaftlichen, steuerlichen und rechtlichen Daten und Informationen bezieht. In der Regel wird eine solche Due Diligence durch den Steuerberater und den Rechtsanwalt, die den Käufer bereits in der Vergangenheit beraten haben, durchgeführt. Diese nehmen nun nochmals Einblick in das bereits vorgelegte Informations- und Datenmaterial und werden darüber hinaus Einblick in bisher noch nicht vorgelegte Unterlagen nehmen, um die erste Analyse, die als Grundlage für die Kaufpreisermittlung diente, auf ihre Plausibilität hin zu prüfen. Ferner soll eruiert werden, ob etwaige Risiken (z. B. Haftungen) aus vorangegangenen Tätigkeiten oder laufenden Verträgen mit Lieferanten etc. bestehen.

42 Sofern die gesamte Due Diligence sämtliche Annahmen, die zum Abschluss des indikativen Angebotes geführt haben, bestätigt, werden die erforderlichen Verträge erstellt. Diese umfassen insbesondere den Kaufvertrag sowie den Anstellungsvertrag.

43 Ferner werden alle relevanten Anträge und Erklärungen für ein mögliches zulassungsrechtliches Verfahren vorbereitet, um unter Berücksichtigung des geplanten

Übergabezeitpunktes die vorgegebenen Fristen des Zulassungsausschusses einhalten zu können. Auf die Darstellung etwaig folgender zulassungsrechtlicher Verfahren wird an dieser Stelle aufgrund deren Komplexität und Heterogenität verzichtet.

4 Ablauf beim Verkauf einer Praxis oder eines MVZ

Grundsätzlich läuft der Verkauf aus Sicht des Verkäufers analog zu dem oben beschriebenen Prozess ab. 44

Abweichend davon ist aus Sicht des Verkäufers zu beachten, dass die Attraktivität einer zu verkaufenden Praxis letztendlich die Höhe des Bewertungsfaktors und damit die Höhe des Kaufpreises maßgeblich beeinflusst. Ein mögliches Risiko, keinen Käufer zu finden, ist aufgrund der starken Zukäufe durch große Praxen, MVZ und Investoren eher sehr gering. 45

Deshalb ist die Attraktivität einer Praxis wichtig und bezieht sich in erster Linie auf den Umsatz und eine gute Kostenquote. Mitentscheidend ist zudem, ob die Praxis in Bezug auf die Räumlichkeiten und die technische (diagnostische) Ausstattung ein „Sanierungsfall" ist und dadurch möglicherweise hohe Investitionen nach sich zieht oder ob ein zeitgemäßes medizintechnisches Equipment und eine ansprechende Inneneinrichtung vorhanden sind. Genauso ist von Bedeutung, ob die Abläufe in der Praxis reibungslos funktionieren, das Personal zuverlässig ist und keiner Fluktuation unterliegt und der Ruf der Praxis unter den Patienten einwandfrei ist. 46

Möchte man als Verkäufer ein gutes Ergebnis in Bezug auf den Kaufpreis erzielen, ist also darauf zu achten, dass dem potenziellen Käufer unter den vorgenannten Aspekten eine attraktive Praxis angeboten wird. Ggf. sind im Vorfeld Maßnahmen zu ergreifen, die diese Attraktivität bewirken oder weiter steigern. Hier ist dann eine Abwägung erforderlich, ob etwaige noch zu ergreifende Maßnahmen in einem angemessenen Verhältnis zu einem dadurch möglicherweise höheren Kaufpreis stehen oder nicht. 47

Bevor man als Verkäufer einen eventuell interessierten Käufer/Investor anspricht, empfiehlt es sich, ein sogenanntes Factsheet über das eigene Unternehmen anzufertigen. Da zu erwarten ist, dass ein Interessent detaillierte Informationen über die Praxis anfordern wird, sollten diese bereits im Vorfeld zusammengestellt werden. Neben den in diesem Beitrag bereits aufgelisteten Daten und Informationen, die für eine Analyse und Einschätzung einer Praxis durch einen Käufer wichtig sind, sollten diese vor allem um folgende Punkte ergänzt werden: 48

- Besonders hervorzuhebende Merkmale der Praxis, die sie von anderen unterscheiden
- Entwicklungspotenziale

49 Nicht jeder potenzielle Käufer und/oder Investor muss und kann für den Verkäufer interessant sein. Deshalb macht es Sinn, sich zuvor ein „Wunschprofil" zu erstellen, das zumindest einige Voraussetzungen enthält, die durch einen Käufer später erfüllt werden sollten. Ein solches „Wunschprofil" könnte folgende Aspekte umfassen:

- Größe, Bekanntheit und Ruf des Käufers/Investors
- Leistungsspektrum
- Ärztestruktur
- Personalstruktur
- Erfahrungen Dritter zur organisatorischen Einbindung einer Praxis
- Mögliche zukünftige Aufgabenbereiche und Perspektiven

50 Auf Grundlage des zuvor erstellten „Wunschprofils" erfolgt dann die damit einhergehende Suche. Diese kann sich auf folgende „Käufergruppen" beziehen:

- „Bekannte" Praxen im Umfeld (regional)
- MVZ-Betreiber und Investoren (überregional)

51 Möglicherweise ist es auch hier sinnvoll, vonseiten des Käufers einen Vermittler einzuschalten, der, ohne Nennung des Verkäufers, an einen potenziellen Käufer herantritt, um ein mögliches Interesse zu einem Erwerb zu ermitteln.

52 Im weiteren Verlauf folgt der Prozess dem in Kapitel 3 beschrieben Vorgehen.

Literatur

Befragung junger Augenärzte bis 40 Jahre durch den Berufsverband der Augenärzte Deutschlands e. V. aus dem Jahr 2015.

Heinz, A./Jacob, R.: Medizinstudenten und ihre Berufsperspektiven". In: Bundesgesundheitsblatt – Gesundheitsforschung – Gesundheitsschutz 55/2012, S. 245–253. DOI: 10.1007/s00103-011-1413-z.

Teil II.5 Größenspezifische Managementthemen

Beitrag 19

Controlling von Zweigpraxen

Tim Herbst

Schlagwortübersicht

Abstract: Für das Beurteilen der wirtschaftlichen Verhältnisse einer Zweigpraxis ist ein funktionierendes Praxiscontrolling essenziell. Der folgende Beitrag erläutert in diesem Kontext zunächst die wesentlichen Funktionen des Praxiscontrollings, bevor die Implementierung eines Controllingsystems anhand der vier Controlling-Phasen (Planung, Lenkung, Kontrolle und Korrektur) veranschaulicht wird. Im Rahmen der Planungsphase werden insbesondere die Bedeutung der Fallzahlenplanung erörtert, sowie das methodische Vorgehen für die darauf aufbauende Erlös- und Kostenplanung thematisiert. Für das Sicherstellen der eigenen Zahlungsfähigkeit wird die Bedeutung der Liquiditätsplanung in den Fokus gerückt. Im Rahmen der Lenkungsphase wird der thematische Schwerpunkt auf dem Definieren von geeigneten Prozessen sowie deren Kommunikation gegenüber dem Praxisteam gesetzt. Bzgl. der Kontrollphase werden sowohl der Soll-Ist-Abgleich für geeignete Indikatoren als auch das geeignete Reporting-Format thematisiert. Abschließend werden in der Korrekturphase die möglichen Gründe für Abweichungen zwischen Soll- und Ist-Werten aufzeigt, sowie das Einleiten von geeigneten Maßnahmen in den Fokus gerückt.

1 Einführung

1 Das Etablieren eines effizienten und zielführenden Praxiscontrollings ist eine der wesentlichen Aufgaben, welche die verantwortlichen Akteure meistern müssen, um belastbare Informationen für das Leiten eines Praxisbetriebes zu generieren und diese in ihre Entscheidungsprozesse einzubeziehen. Der Begriff „Controlling“ wird im Volksmund oft mit „Kontrolle/Kontrollieren“ gleichgesetzt, was jedoch nur eine der wesentlichen Funktionen darstellt. Frodl[1] definiert die vier Funktionen des Praxiscontrollings wie folgt:

1. **Planungsfunktion**: Sowohl Ziele als auch die Prioritäten einer Praxis müssen definiert werden. Die Probleme sowie die korrespondierenden Maßnahmen zur Verbesserung müssen benannt werden, die verfügbaren Ressourcen müssen geplant werden, Meilensteine für die Zielerreichung müssen festgelegt werden und verantwortliche Personen benannt werden.
2. **Kontrollfunktion**: Das Überprüfen der umgesetzten Maßnahmen anhand des erreichten Ergebnisses (ergebnisorientiert) bzw. anhand der etablierten Prozesse (prozessorientiert).
3. **Informationsfunktion**: Das *Sammeln* von Informationen (aus der Buchhaltung, dem Abrechnungswesen und weiteren Informationsquellen), das *Transformieren* dieser Informationen (in geeignete Praxiskennzahlen, welche in einem übergeordneten Kennzahlensystem zusammengeführt werden), sowie das *Kommunizieren* der transformierten Informationen in einer geeigneten Darstellung an die gewünschten internen und externen Adressaten.
4. **Steuerungsfunktion**: Definieren einer zukunftsorientierten Praxisstrategie, welche zu korrigieren ist, sofern es zu Abweichungen von der Zielerreichung kommen sollte.

1 Frodl (Hrsg.): Management von Arztpraxen. 2004, S. 497.

Dem Praxiscontrolling wurde in den vergangenen Jahren eine zunehmende Bedeutung beigemessen. Dies liegt insbesondere an dem Umstand, dass sich die Praxen mit stetig steigenden Kosten konfrontiert sehen, während sich die durchschnittlichen Praxiserlöse in den letzten Jahren sogar rückläufig entwickelt haben.[2] Umso wichtiger sind deshalb kosteneffiziente Prozesse und stabile Erlöse, welche die Rentabilität einer Zweigpraxis langfristig sichern. Im Folgenden soll anhand der vier Phasen des Controllings gezeigt werden, wie ein fundiertes Controlling in einer Zweigpraxis etabliert werden kann, um die wesentlichen Funktionen zu erfüllen. 2

2 Die Planungsphase

Das Praxisleitbild sowie die „Corporate Identity" im Sinne der Praxispositionierung nach innen (gegenüber den Mitarbeitern) wie nach außen (gegenüber den Patienten) bilden die wesentlichen Säulen der Praxisphilosophie. Sie definieren, welche Wertevorstellung im Rahmen der Patientenversorgung gelebt werden und wie diese Wertevorstellung zu einer positiven Profilierung der eigenen Praxis führen sollen.[3] Das Praxisleitbild hat darüber hinaus einen signifikanten Einfluss auf die strategische Planung, welche zusammen mit der operativen Planung das Fundament des Controllings darstellt. 3

Im Rahmen der **strategischen Planung** werden die langfristigen Chancen und Risiken einer Praxis im Marktumfeld bewertet. Anhand der Analyse des wettbewerblichen Umfelds sowie des Patientenmarktes zielt die abgeleitete Praxisstrategie darauf ab, gegenwärtige wie zukünftige Marktpotenziale zu identifizieren und die eigene Praxis im Kontext der vorherrschenden Umweltbedingungen langfristig am Markt zu positionieren.[4] Durch das Anschaffen spezieller Gerätschaften sowie durch das Anbieten von Behandlungsverfahren, welche ggf. eine Zusatzqualifikation erfordern, kann man sich insbesondere in einem wettbewerbsintensiven Umfeld von seinen Konkurrenten absetzen und eine Marktnische besetzen, welche langfristiges Potenzial bietet. Als Beispiele hierfür sind die „Weitwinkel-Netzhaut-Bildgebung" sowie die „Sicca-Sprechstunde" zu nennen, welche in den letzten Jahren insbesondere durch Praxen in den Ballungszentren etabliert wurden, um sich durch ein breiteres Leistungsangebot vom Wettbewerb abzusetzen. Sofern man sich über die Chancen und Potenziale, aber auch über die Risiken des Marktes ein umfassendes Bild verschafft hat, gilt es die langfristige Zielsetzung der Praxis im Einklang mit dem Praxisleitbild zu definieren. 4

Die **operative Planung** hat einen kurz- bis mittelfristigen Planungshorizont (ein bis zwei Jahre) und zielt primär auf die Prognose der Fallzahlen sowie der 5

2 Riedel u. a. (Hrsg.): Wirtschaftlich erfolgreich in der Arztpraxis. 2009, S. 205.
3 Nüllen/Noppeney: Lehrbuch Qualitätsmanagement in der Arztpraxis. 2007, S. 41.
4 Frodl (Hrsg.): Management von Arztpraxen. 2004, S. 499; Frank (Hrsg.): Meine Arztpraxis: Erfolgreich im neuen Gesundheitsmarkt. 2010, S. 110–111.

korrespondierenden betriebswirtschaftlichen Erlöse und Kosten ab. Sie fußt auf der strategischen Planung und bildet die Basis für die Lenkung und Kontrolle der eigenen Praxis.[5] Der Planung der Fallzahlen sowie der korrespondieren Erlöse und Kosten schließt sich die Liquiditätsplanung an, welche die periodenbezogenen Einnahmen und Ausgaben prognostiziert, um eine dauerhafte Zahlungsfähigkeit sicherzustellen. Auf der Basis von realisierten Ist-Zahlen der vergangenen Periode werden die Ziele für die Folgeperiode definiert (z. B. Steigerung des Umsatzes um 10 % im Vergleich zum Quartal des Vorjahres, Kostensenkung im Sprechstundenbereich um 5 %). Die Summe aller Zielwerte ergibt dann das Gesamtbudget für die Folgeperiode.

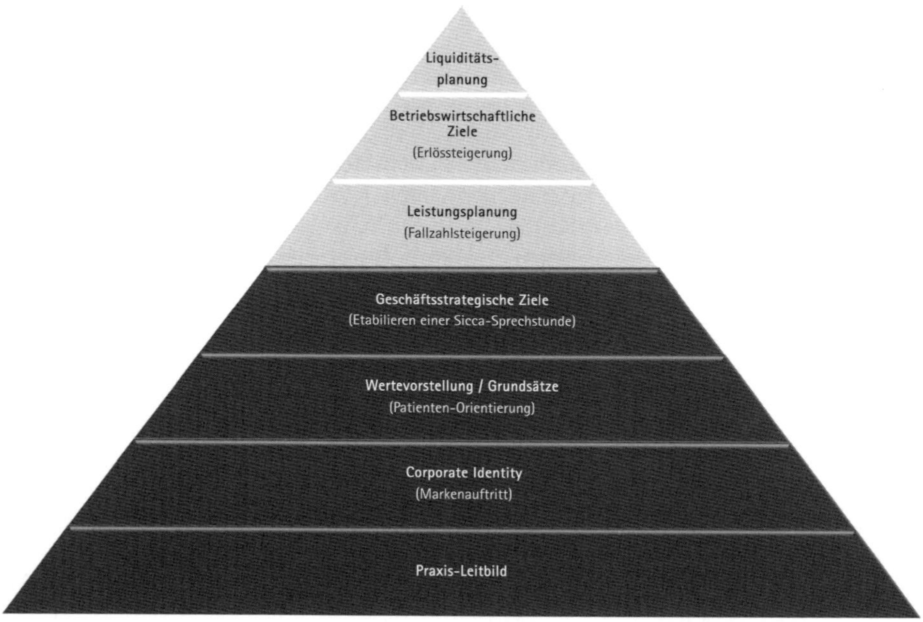

Abb. 1: Darstellung der Praxisphilosophie (dunkel) und der betriebswirtschaftlichen Ziele (hell) im Rahmen einer Zielpyramide

Quelle: Eigene Darstellung in Anlehnung an: Hausegger: Erfolgreiches Marketing für die Arztpraxis. 2007, S. 29.

6 Die strategische Planung einer Arztpraxis hängt von vielen Faktoren ab, welche für jede Arztpraxis individuell zu betrachten und zu bewerten sind. In größeren Versorgungseinheiten (wie den MVZ-Konstrukten) werden diese maßgeblich von der Hauptbetriebsstätte bestimmt und in die jeweiligen Zweigpraxen getragen. Die operative Planung von kleinen wie größeren Versorgungseinheiten folgt in ihrer

5 Frodl (Hrsg.): Management von Arztpraxen. 2004, S. 500; Riedel u. a. (Hrsg.): Wirtschaftlich erfolgreich in der Arztpraxis. 2013, S. 33; Schurr u. a. (Hrsg.): Unternehmen Arztpraxis – Ihr Erfolgsmanagement. 2008, S. 31.

Methodik hingegen wiederkehrenden Mustern und soll im Folgenden näher erörtert werden.

2.1 Die Planung der Fallzahlen

Die Basis für die operative Planung stellt die Planung der Fallzahlen dar. Die Fallzahlen einer Praxis lassen sich üblicherweise in die Kategorien „GKV-Fallzahlen“, „PKV-Fallzahlen“ und „IGeL-Fallzahlen“ unterteilen. Sollte die Arztpraxis zudem auch kleinere plastische Eingriffe und/oder intravitreale Injektionen (IVI-Gaben) anbieten, so sind diese aufgrund der höheren Fallerlöse in einer gesonderten Kategorie zu planen. 7

Sämtliche Fallzahlen hängen wiederum in besonderem Maße von den verfügbaren Ressourcen ab, die eine Arztpraxis bietet. Hierzu zählen die verfügbaren Räumlichkeiten, die vorhandenen Gerätschaften, aber auch das verfügbare Fachpersonal.[6] Die Realisierbarkeit von Leistungsausweitungen sollte somit eng mit der korrespondierenden Ressourcenplanung einhergehen, um nicht durch selbige in der Umsetzung beschränkt zu werden. Dies würde zwangsläufig im Nachgang zu Korrekturen der Planzahlen führen. 8

Als Basis für die Planung der Fallzahlen stehen üblicherweise zwei methodische Ansätze zur Verfügung: die eigenen realisierten Fallzahlen einer Vorperiode oder den Benchmark-Wert einer anderen Zweigpraxis, welche aufgrund ihrer Struktur und Positionierung gegenüber den Patienten als vergleichbar angenommen werden kann. Anhand der gewählten Basis werden dann die prognostizierten Veränderungen der einzelnen Fallzahlen für die zu planende Periode berücksichtigt und fixiert. Die Planung sollte aufgrund der saisonalen Schwankungen auf Monatsbasis erfolgen, mindestens jedoch auf Quartalsbasis. 9

2.2 Die Planung der Erlös- und Kostenpositionen

Auf der Basis der prognostizierten Fallzahlen für die jeweiligen Leistungsbereiche GKV, PKV und IGeL lassen sich dann auch die korrespondierenden Erlöse berechnen, indem die jeweiligen Durchschnittserlöse je Fall mit der Anzahl der dazugehörigen Fälle multipliziert werden. Die Durchschnittserlöse je Fall für den PKV- und IGeL-Bereich lassen sich in der Regel schnell ermitteln, da die Rechnungsstellung in der eigenen Praxis erfolgt bzw. durch einen externen Dienstleister vorgenommen wird und hierdurch sowohl der Gesamterlös als auch die Anzahl der gestellten Rechnungen für eine Periode bekannt sind. Schwieriger wird die Berechnung für die GKV-Erlöse, da nicht jeder Patientenfall in einer Erlösposition mündet. Für einen Patient, der mehrfach in einem Quartal die Praxis aufsucht, kann ggf. nur für die erste Behandlung eine Leistungsziffer angesetzt 10

6 Frank (Hrsg.): Qualitätsmanagement in der Arztpraxis. 2005, S. 149.

werden. Für die Folgebehandlungen erhält die Praxis dann keine zusätzlichen Erlöse mehr, sofern die erbrachten Leistungen schon im Rahmen der Grundpauschale abgegolten sind. Für die Berechnung der Durchschnittserlöse im GKV-Bereich empfiehlt sich deshalb die Anzahl der abgerechneten Scheine im Sinne der Grundpauschalen zugrunde zu legen (EBM-Ziffern 06211 und 06212). Diese werden im Rahmen der Quartalsabrechnung der Kassenärztlichen Vereinigungen entsprechend ausgewiesen. Zudem ist darauf zu achten, dass die extrabudgetären Erlöse aus den erbrachten operativen Leistungen nicht für die Berechnung der Durchschnittserlöse im konservativen Bereich zugrunde gelegt werden, da sie den Durchschnittserlös wesentlich beeinflussen. Es empfiehlt sich, die operativen Erlöse gesondert zu behandeln und zu planen. Selbiges gilt für die Erlöse der intravitrealen Injektionen (IVI).

11 Für die Prognose des Aufwandsbereichs sollten ebenfalls die wesentlichen Aufwandspositionen für die kommende Periode prognostiziert werden. Hierzu zählen insbesondere der Materialaufwand, die Personalkosten, Miete/Leasing und Raumkosten. Kleinere Positionen sollte unter der Sammelposition „sonstige Aufwendungen“ zusammengefasst werden. Variable Kosten (z. B. Materialkosten), welche von der Anzahl der Behandlungen abhängen, sollten ebenfalls in Abhängigkeit der prognostizierten Fallzahlenveränderungen erhöht bzw. gesenkt werden. Das zu erwartende Betriebsergebnis ergibt sich aus der Differenz zwischen den Gesamterlösen und den Gesamtkosten (vgl. Tabelle 1).

Tab. 1: Darstellung einer Fallzahlenprognose sowie Kalkulation der korrespondierenden Erlös-Prognose auf Monatsbasis

Fallzahlen-Prognose						
	Jan	**Feb**	**März**	**April**	**Mai**	**Jun**
GKV-Behandlungen	373	436	407	329	386	407
Privat-Behandlungen	50	57	51	44	53	53
IGeL-Behandlungen	48	56	50	46	50	50
Intravitreale Injektionen	28	30	32	28	34	33

Vergütungskonditionen	
	Erlös
GKV-Erlös (je Fall)	37,50 €
PKV-Erlös (je Fall)	175,00 €
IGeL-Erlös (je Fall)	60,00 €
IVI-Erlös (je Fall)	360,00 €

Erlös-Prognose						
	Jan	**Feb**	**März**	**April**	**Mai**	**Jun**
GKV-Erlöse	14.000 €	15.250 €	14.250 €	11.500 €	13.500 €	14.250 €
Privat-Erlöse	8.750 €	10.000 €	9.000 €	7.750 €	9.250 €	9.250 €

IGeL-Erlöse	2.900 €	3.350 €	3.000 €	2.750 €	3.000 €	3.000 €
IVI-Erlöse	10.080 €	10.800 €	11.520 €	10.080 €	12.240 €	11.880 €
Gesamterlös	**35.730 €**	**39.400 €**	**37.770 €**	**32.080 €**	**37.990 €**	**38.380 €**
Materialaufwand	3.500 €	3.800 €	3.575 €	2.875 €	3.375 €	3.600 €
Personalkosten*	17.500 €	17.500 €	17.500 €	17.500 €	17.500 €	17.500 €
Miete/Leasing	2.500 €	2.500 €	2.500 €	2.500 €	2.500 €	2.500 €
Sonstige Kosten	1.500 €	1.500 €	1.500 €	1.500 €	1.500 €	1.500 €
Abschreibungen	0 €	0 €	0 €	0 €	0 €	0 €
Gesamtaufwand	**25.000 €**	**25.300 €**	**25.075 €**	**24.375 €**	**24.875 €**	**25.100 €**
Betriebsergebnis	**10.730 €**	**14.100 €**	**12.695 €**	**7.705 €**	**13.115 €**	**13.280 €**

* Inkl. Arztgehalt

Quelle: Eigene Darstellung.

2.3 Die Planung der Liquidität

Aufbauend auf der Ertragsplanung lässt sich die Liquiditätsplanung umsetzen. 12
Diese besitzt eine besondere Bedeutung, da sie das Fortführen des Praxisbetriebes im Sinne der Zahlungsfähigkeit sicherstellt. Der überwiegende Grund für die Zahlungsunfähigkeit von Arztpraxen, welche in einer Insolvenz münden, ist die punktuell fehlende Liquidität und seltener eine ungenügende Rentabilität des Praxisbetriebes.[7]

Für die Liquiditätsplanung einer Zweigpraxis müssen die jeweiligen Erlösbereiche 13
aufgrund der unterschiedlichen Zahlungsfristen gesondert voneinander betrachtet und geplant werden. Während im privatärztlichen Bereich ein Zahlungsziel von 14 bis 28 Tagen üblich ist und die Rechnungsstellung stetig erfolgt, werden die GKV-Leistungen monatlich über Abschläge vergütet und quartalsweise über einen Spitzausgleich durch die zuständige Kassenärztliche Vereinigung (KV) ausgeglichen. Ein ähnliches Vorgehen sehen viele Selektivverträge der gesetzlichen Krankenkassen für die Vergütung der intravitrealen Injektionen vor, sodass zwischen Leistungserbringung und Leistungsvergütung eine zeitliche Diskrepanz liegt. Diese muss bei der Liquiditätsplanung berücksichtigt werden, damit es nicht zu punktuellen Liquiditätsengpässen kommt. Tabelle 2 zeigt diesen Fall: Selbst bei positiver Ertragslage (vgl. Tabelle 1) kann es aufgrund des Zeitversatzes zwischen Leistungserbringung und Zahlungseingang sowie aufgrund von kurzfristig zu tätigenden Investitionen zu punktuellen Liquiditätsengpässen kommen. Folglich ist es ratsam, seine Liquiditätszuflüsse und -abflüsse zu planen und regelhaft mit den tatsächlichen Ist-Werten abzugleichen.

7 BDU e. V. (Hrsg.): Controlling. 2006, S. 259.

Tab. 2: Beispiel einer Liquiditätsplanung sowie die Auswirkung von außerordentlichen Investitionen.

Liquiditätsplanung						
	Jan	**Feb**	**März**	**April**	**Mai**	**Jun**
Liquidität (Periodenbeginn)	**5.000 €**	**14.300 €**	**30.000 €**	**33.487 €**	**41.529 €**	**56.077 €**
KVSH	16.650 €	10.150 €	10.150 €	15.869 €	6.869 €	6.869 €
Privat	8.750 €	10.000 €	9.000 €	7.750 €	9.250 €	9.250 €
IGeL	2.900 €	3.350 €	3.000 €	2.750 €	3.000 €	3.000 €
IVI	6.000 €	18.000 €	6.912 €	6.048 €	20.304 €	7.128 €
Liquiditätszuflüsse	**34.300 €**	**41.500 €**	**29.062 €**	**32.417 €**	**39.423 €**	**26.247 €**
Materialaufwand	3.500 €	3.800 €	3.575 €	2.875 €	3.375 €	3.600 €
Personalkosten*	17.500 €	17.500 €	17.500 €	17.500 €	17.500 €	17.500 €
Miete/Leasing	2.500 €	2.500 €	2.500 €	2.500 €	2.500 €	2.500 €
Sonstige Kosten	1.500 €	1.500 €	1.500 €	1.500 €	1.500 €	1.500 €
Investitionen		500 €	500 €			
Liquiditätsabflüsse	**25.000 €**	**25.800 €**	**25.575 €**	**24.375 €**	**24.875 €**	**25.100 €**
Liquidität (Periodenende)	**14.300,00 €**	**30.000,00 €**	**33.487,00 €**	**41.528,75 €**	**56.076,50 €**	**57.223,25 €**
Außerordentliche Investitionen			**40.000 €**			
Liquiditätslücke	**14.300 €**	**30.000 €**	**–6.513 €**	**41.529 €**	**56.077 €**	**57.223 €**

Quelle: Eigene Darstellung.

3 Die Lenkungsphase

14 Im Rahmen der strategischen und operativen Planung werden in der Regel bereits konkrete Überlegungen für das Umsetzen von innerbetrieblichen Praxisabläufen getroffen, welche für das Erreichen der definierten Praxisziele erforderlich sind.

Die Umsetzung von prozessbezogenen Maßnahmen für das Erreichen der Praxisziele ist Teil der Lenkungsfunktion, die sich aus der Planungsphase ergibt.[8]

Um die geplanten Maßnahmen umsetzen zu können, ist eine fundierte Ressourcenplanung erforderlich. Dies betrifft nicht nur die Ressource Personal, sondern auch andere Faktoren, wie bspw. die Verfügbarkeit der erforderlichen finanziellen Mittel, um die geplanten Investitionen tätigen zu können.[9] 15

Wesentlich für den Erfolg der geplanten Maßnahmen ist zudem eine klare Kommunikation der geplanten Maßnahmen gegenüber dem Praxisteam. Hierdurch wird die Akzeptanz für die eingeleiteten Maßnahmen unter den Mitarbeitern gefördert. Ein offener Austausch mit den Mitarbeitern optimiert zudem die Abläufe im Detail und hiermit auch den Erfolg der einzuleitenden Maßnahmen. Auf der Basis der ersten Erfahrungswerte sollte insbesondere im Rahmen der Implementierungsphase ein regelhafter Austausch mit dem Praxisteam stattfinden, um ggf. erforderliche Prozessanpassungen rechtzeitig einzuleiten.[10] 16

4 Die Kontrollphase

Um den Erfolg der geplanten Maßnahmen beurteilen zu können, ist eine regelhafte Kontrolle der Umsetzung erforderlich. Dies betrifft sowohl die Umsetzung der geplanten Abläufe als auch die Erlös- und Kosteneffekte im Rahmen der betriebswirtschaftlichen Betrachtung. 17

Mit Blick auf das Controlling der Fallzahlen sollten die Planwerte mit den korrespondierenden Ist-Werten abgeglichen werden. Für das Ermitteln der Ist-Werte bieten viele Hersteller von Arztpraxis-Informationssystemen eine entsprechende Auswertungsfunktion an.[11] So lassen sich beispielsweise für einen beliebigen Zeitraum entsprechende Ziffernstatistiken erstellen, aus welchen sich die Anzahl an Behandlungen innerhalb einer Periode ermitteln lassen. Dies gilt sowohl für die Behandlungen von GKV-Patienten wie auch von PKV-Patienten. Für das Ermitteln der IGeL-Fallzahlen kann die Anzahl der gestellten IGeL-Rechnungen zugrunde gelegt werden, sofern die Rechnungsstellung ohne größere Verzögerung zum Leistungsdatum erfolgt. 18

Für den Abgleich der geplanten mit den realisierten Erlösen kann für den GKV-Bereich ebenfalls die Ziffernstatistik der Praxissoftware genutzt werden. Neben der Anzahl der jeweiligen EBM-Ziffern weist diese in der Regel auch die dazugehörigen Vergütungskonditionen aus, woraus sich der zu erwartende Gesamterlös der KV-Erlöse ermitteln lässt. Für die Erlöse im privatärztlichen Bereich lassen sich die gesamten Umsätze einer Periode über die gestellten Rechnungen ermit- 19

8 Frodl (Hrsg.): Management von Arztpraxen. 2004, S. 499.
9 Frank (Hrsg.): Qualitätsmanagement in der Arztpraxis. 2005, S. 149.
10 Thill (Hrsg.): Marketing in der Arztpraxis. 2005, S. 167.
11 Gadatsch (Hrsg.): IT-gestütztes Prozessmanagement im Gesundheitswesen. 2013, S. 84.

teln. Sofern ein externer Dienstleister die privatärztliche Rechnungsstellung übernimmt, bietet dieser üblicherweise das Erstellen von monatlichen Reports an, aus welchen sich unter anderem die privatärztlichen Erlöse (sowie die IGeL-Umsätze) entnehmen lassen.

20 Mit Blick auf den Abgleich der tatsächlichen Liquiditätsbewegungen mit den geplanten Liquiditätszuflüssen und -abflüssen lassen sich Kontobewegungen über die Buchhaltungssoftware (wie DATEV, SAP) ermitteln. Sofern diese Quelle nicht genutzt werden kann, lassen sich die Kontobewegungen auch direkt über die Onlinezugänge der jeweiligen Geldinstitute abfragen.

21 Der Soll-Ist-Abgleich der Fallzahlen, der Erlös- und Kostenpositionen sowie der Liquidität sollte in regelhaften Abständen erfolgen (monatlich, mindestens jedoch quartalsweise). Es empfiehlt sich hierfür ein standardisiertes Reportingformat zu definieren, welches regelhaft für die einzelnen Perioden Anwendung findet. So lassen sich die Daten einfacher lesen und interpretieren. In diesem Kontext ist insbesondere auf die Plausibilität und Validität der Daten zu achten, damit keine falschen Schlüsse gezogen werden.

5 Die Korrekturphase

22 Sind signifikante Abweichungen zwischen den geplanten und den realisierten Werten festzustellen, kann dies unterschiedliche Gründe haben: Sofern die tatsächlich erbrachten Leistungen zu gering ausfallen, können diese in der Regel auf prozessbezogene und/oder strukturelle Faktoren zurückgeführt werden. Während bei prozessbezogenen Ursachen die Abläufe angepasst werden müssen, liegen die strukturellen Ursachen insbesondere in der Verfügbarkeit von essenziellen Ressourcen begründet (Personal, Gerätschaften).

23 Wichtig in diesem Kontext ist insbesondere der Austausch mit allen Akteuren, die an den jeweiligen Prozessen mitwirken. Ebenso wie das klare Kommunizieren der Plangrößen als Zielwerte für die Folgeperioden müssen dann auch die korrespondierenden Ergebnisse gegenüber den Mitarbeitern kommuniziert werden. Sofern die Ist-Werte unter den Zielgrößen liegen sollten, lassen sich die wesentlichen Ursachen für die identifizierten Abweichungen im Team wesentlich einfacher und konkreter benennen sowie die geeigneten Maßnahmen bestimmen, welche dazu führen sollen, dass die Leistungslücken künftig geschlossen werden. Hierbei sollten die Zuständigkeiten im Rahmen der Umsetzung klar benannt werden und zudem ein Zeitplan für die Umsetzung der Maßnahmen erstellt werden, welcher in regelhaften Abständen mit der Umsetzung abgeglichen wird.[12]

24 Sofern der Austausch mit allen Beteiligten keine signifikanten Gründe für die Leistungslücken liefern sollte, ist auch die ursprüngliche Planung auf mögliche

12 Thill (Hrsg.): Marketing in der Arztpraxis. 2005, S. 167.

Fehler zu prüfen und ggf. zu korrigieren. Hierbei ist zu beachten, dass mögliche Fehleinschätzungen in der Planung der Fallzahlen auch Auswirkungen auf die Erlös- sowie auf die Liquiditätsplanung haben. Auch diese sind dann entsprechend zu korrigieren.

Aus den vier Phasen des Controllings ergibt ich ein stetig wiederkehrender Kreislauf aus Planung, Lenkung, Kontrolle und Korrektur, welcher langfristig in einem Praxisbetrieb etabliert werden muss (vgl. Abbildung 2). Hierbei ist es wichtig, dass die Struktur des Praxiscontrollings regelhaft hinterfragt und bei Bedarf dynamisch an neue Anforderungen und Rahmenbedingungen angepasst wird. Darüber hinaus hängt der Erfolg eines Praxiscontrollings maßgeblich davon ab, wie selbiges im Rahmen des Praxisalltags etabliert und gelebt wird. 25

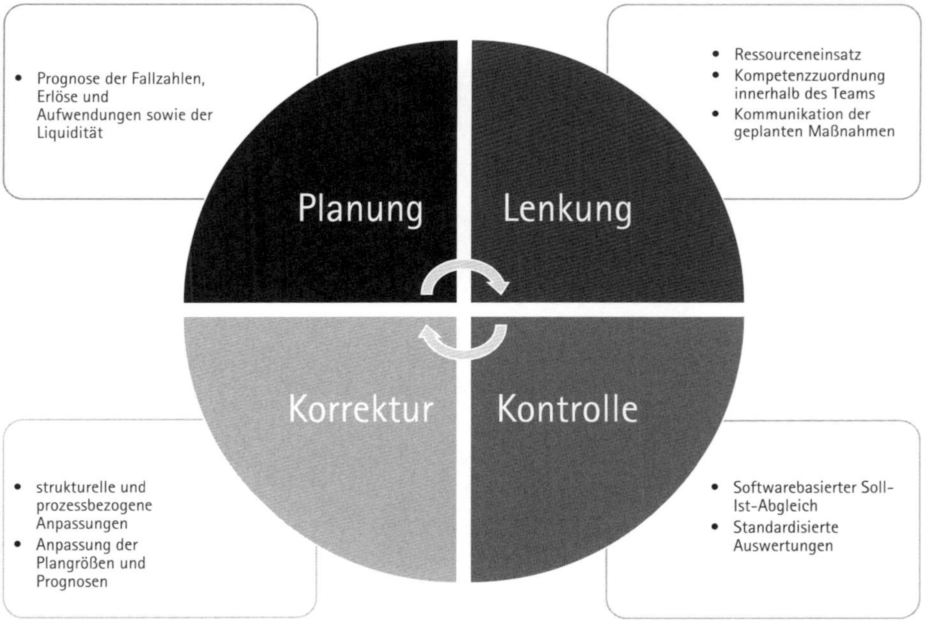

Abb. 2: Die vier Phasen der Controlling-Kreislaufs

Quelle: Eigene Darstellung in Anlehnung an Frodl: Management von Arztpraxen. 2004, S. 500.

6 Zusammenfassung

Ein funktionierendes Praxiscontrolling ist essenziell, um die wirtschaftlichen Aktivitäten einer Praxis im Blick zu behalten. Es ermöglich eine wirtschaftliche Planung, welche im Einklang mit den strategischen und operativen Zielen steht. Durch den Abgleich der geplanten mit den tatsächlich realisierten Leistungen und wirtschaftlichen Kennzahlen lassen sich Schwachstellen als solche identifizieren 26 und der Erfolg von eingeleiteten Maßnahmen im Zeitverlauf überprüfen. Da sich die Rahmenbedingungen einer Praxis permanent ändern, sollte auch das Praxiscontrolling als dynamisches Konstrukt verstanden werden, welches regelhaft angepasst werden muss. Nur so lässt sich ein aussagekräftiges und funktionierendes Praxiscontrolling etablieren, welches langfristig die Basis für eine erfolgreiche Praxisführung bildet.

Literatur

Bundesverband Deutscher Unternehmensberater BDU e. V. (Hrsg.): Controlling – Ein Instrument zur ergebnisorientierten Unternehmenssteuerung und langfristigen Existenzsicherung. 5. überarb. Aufl. Berlin 2006.

Frank, M. (Hrsg.): Meine Arztpraxis: Erfolgreich im neuen Gesundheitsmarkt. Heidelberg 2010.

Frank, M. (Hrsg.): Qualitätsmanagement in der Arztpraxis. 2. Aufl. Stuttgart 2005.

Frodl, A. (Hrsg.): Management von Arztpraxen. Wiesbaden 2004.

Gadatsch, A. (Hrsg.): IT-gestütztes Prozessmanagement im Gesundheitswesen. Wiesbaden 2013.

Hausegger, V. (Hrsg.): Erfolgreiches Marketing für die Arztpraxis. Wien 2007.

Nüllen, H./Noppeney, T.: Lehrbuch Qualitätsmanagement in der Arztpraxis. 3. überarb. Aufl. Köln 2007.

Riedel, R.-R. u. a. (Hrsg.): Wirtschaftlich erfolgreich in der Arztpraxis. 2. überarb. Aufl. Köln 2009.

Riedel, R.-R. u. a. (Hrsg.): Wirtschaftlich erfolgreich in der Arztpraxis. 3. überarb. und erw. Aufl. Köln 2013.

Schurr, M. u. a. (Hrsg.): Unternehmen Arztpraxis – Ihr Erfolgsmanagement. Heidelberg 2008.

Thill, K.-D. (Hrsg.): Marketing in der Arztpraxis. Köln 2005.

Beitrag 20

Management einer Augengruppe

Stephan Kaune

Schlagwortübersicht

Abstract: Um in einem immer schwieriger werdenden Marktumfeld die Wettbewerbsfähigkeit zu erhalten, sind innovative Ansätze, wie die Schaffung einer Multi-Site-Struktur, unabdingbar. Hierbei handelt es sich um ein Netzwerk von ambulanten Praxen und Operationszentren. Über eine Konsolidierung und Homogenisierung von Prozessen und Ressourcen können in vielen Bereichen wichtige operative Kennzahlen aller Netzwerkstandorte gesteuert und dadurch optimiert werden.
Der Weg zur Vereinheitlichung der Kennzahlen zur Analyse und Bewertung, deren Schema sowie die Vor- und Nachteile verschiedener Ansätze (Best-of-Breed und EPM-Lösung) werden hierbei im Detail mit Beispielen aus der Praxis erläutert.
Ein weiterer Schwerpunkt bildet die Arbeitgeberattraktivität, betriebliches Gesundheitsmanagement sowie Personalentwicklung, Unternehmenskultur, Konfliktmanagement und der Umgang mit physischen sowie psychischen Belastungen von Mitarbeitern.
Die Multi-Site-Struktur bietet über diverse Bereiche durch das große Kliniknetzwerk viele Vorteile, von der Optimierung in der Datenanalyse und -auswertung, den besseren Steuerungsmöglichkeiten durch optimale Controlling-Parameter bis hin zu einem breit gefächerten Angebot an beruflichen Entwicklungsmöglichkeiten.

1 Einleitung

Die Debatte um die künftige Entwicklung des Gesundheitswesens, der heute mehr denn je Aufmerksamkeit geschenkt wird, zeigt, dass sich die Krankenhauslandschaft seit Längerem in einem immer schwieriger werdenden Marktumfeld befindet. Zwar wird dem deutschen System – besonders im internationalen Ländervergleich – ein guter Zustand attestiert, trotzdem stehen auch hierzulande auf unterschiedlichen Feldern große Herausforderungen bevor. Um dem wachsenden Kostendruck gerecht zu werden, bedarf es zwangsläufig einer Transformation des Gesundheitswesens im ambulanten und stationären Bereich.[1] 1

Sich kontinuierlich verändernde Rahmenbedingungen und der Zielkonflikt zwischen Heilauftrag und Wirtschaftlichkeit ist in allen Sektoren spürbar. Gesundheitspolitische Reformen, epidemiologischer sowie demografischer Wandel, teure moderne Diagnostik und Therapieverfahren, die Digitalisierung und die damit verbundene stärkere Vernetzung aller Beteiligten beeinflussen zunehmend auch die Augenheilkunde. 2

Bedingt durch diesen verstärkten Druck, der zu Verteilungskämpfen führt, gewinnen in den vergangenen Jahren im ambulanten und stationären Bereich standortübergreifende Verbünde erheblich an Bedeutung: Sogenannte „Multi-Site-Strukturen". Im Folgenden werden die Chancen und Herausforderungen des Controllings und Managements dieser Multi-Site-Strukturen analysiert und darauf eingegangen, wie Business-Intelligence-Systeme dabei unterstützen können. Der letzte Teil befasst sich mit der Thematik des Personalmanagements und den Strategien zur Mitarbeiterakquise. 3

1 Roland Berger (Hrsg.): Roland Berger Krankenhausstudie 2021. Verspielte Zukunft? Warum Deutschlands Kliniken jetzt investieren müssten, es aber nicht können. 2021.

2 Controlling einer Multi-Site-Struktur

4 Unter einer Multi-Site-Struktur wird ein Netzwerk bzw. Verbund von ambulanten Praxen und Operationszentren verstanden, welche gemeinsame qualitative Ziele für die optimale Patientenversorgung festlegen und Bereiche wie Einkauf, IT, Personalentwicklung und Digitalisierung bündeln, um effizienter zu wirtschaften.

5 Anders als bei zentralistisch aufgestellten Krankenhäusern ergeben sich durch den föderalen Ansatz bei Multi-Site-Strukturen viele neue Herausforderungen für das Management. Schwerpunkte bilden im Folgenden der Aufbau eines gemeinsamen Controllings zur Steuerung der heterogenen Systeme für die dezentralen Einheiten sowie die Datenauswertung innerhalb dieser Strukturen.

2.1 Innovations- und Effizienzpotenzial einer Multi-Site-Augengruppe

6 Die Ausgabendämpfungspolitik der letzten Jahrzehnte konnte die Kostenexplosion im Gesundheitswesen nicht kompensieren. Sinkende Leistungsfähigkeit der Kassen steht im Kontrast zu immer komplexer werdenden medizinisch-technologischen Herausforderungen mit höheren Kosten für das System.

7 Seit mehr als zwanzig Jahren steigen die Pro-Kopf-GKV-Ausgaben trotz vielfacher Gesundheitsreformen im Schnitt pro Jahr um einen Prozentpunkt stärker als das Einkommen über Beiträge. Zusätzlich belasten teure innovative Technologien die Kassen und tragen zur Ausgabendynamik bei. Den Krankenkassen mangelt es an Anreizen, alternative Angebote zu entwickeln („managed care"), sodass sie stattdessen zunehmend versuchen, Kosten an der Leistungserbringerseite einzusparen.

8 Um in Innovationen zu investieren und gleichzeitig exzellente Behandlungen in der Augenheilkunde anbieten zu können, haben sich in der Vergangenheit vermehrt Ärzte zu Beteiligungsgesellschaften zusammengeschlossen und Augenkliniken oder ambulante Augenzentren in ihre Gesellschaften aufgenommen. Kooperationen haben sich als probater Weg etabliert, um gemeinsam gegen den Kostendruck anzutreten und damit das Optimum zwischen Rendite, Effizienz und qualitativ hochwertigen Behandlungen zu erreichen. Über das Controlling der dezentralen Multi-Site-Struktur der Einrichtungen werden Synergieeffekte genutzt, womit eine flächendeckende augenärztliche Versorgung in nahezu jeder Region nach höchstem Standard gewährleistet wird.

2.2 Herausforderungen des Controllings

9 Zur Analyse und Steuerung der stetig steigenden Kosten im Gesundheitssektor müssen Kliniken sowie die niedergelassenen Ärzte die elementare und konforme Dokumentation von Key Performance Indicators (KPI) in der Praxis konsistent umsetzen. Derzeit fehlt in überwiegenden Teilen der Republik das notwendige

homogene Controlling, welches die Basis für eine Konsolidierung von Multi-Site-Organisationsstrukturen darstellt. Eine Kernanforderung hierbei ist die Integration neuer Dokumentationssysteme.

Als Ziel gilt es, alle Steuerungsmechanismen für Fach- bzw. Funktionsbereiche unabhängig voneinander über eine einheitliche Steuerungsphilosophie zusammenzufassen und zur Koordination und Pflege in ein System zu integrieren. Integration steht hierbei für eine zentrale Einbeziehung der Governance des Controllings der Aufbau- und Ablauforganisation. Um eine gleichbleibend exzellente Qualität der Patientenversorgung zu gewährleisten, müssen alle Multi-Site-Einheiten unter Einhaltung festgelegter Standards ihre Ressourcen effizient einsetzen. Dafür dürfen nicht Kostensenkungen im Fokus des Managements stehen, sondern Umsatzwachstum im gesteigerten Wettbewerb, permanente und konsequente Prozessoptimierung bis hin zur Digitalisierung. 10

Neben der Herausforderung, mit oftmals unterschiedlichen Softwarelösungen an verschiedenen Standorten konfrontiert zu sein, stehen Multi-Site-Strukturen derzeit häufig außerdem vor der Schwierigkeit völlig heterogener Mechanismen bei der Erarbeitung von Leistungskennzahlen. So werden beispielsweise bei der Durchführung von Kostenträger- oder Deckungsbeitragsrechnungen unterschiedliche Berechnungsgrundlagen eingesetzt, die einen Vergleich der Ergebnisse von unterschiedlichen Standorten erschweren oder gar unmöglich machen. Der Dialog mit Stakeholdern kann durch eine Standardisierung dieser Instrumente und Methoden erleichtert und Prozesse im Zuge einer entsprechenden Optimierung effizienter gestaltet werden. 11

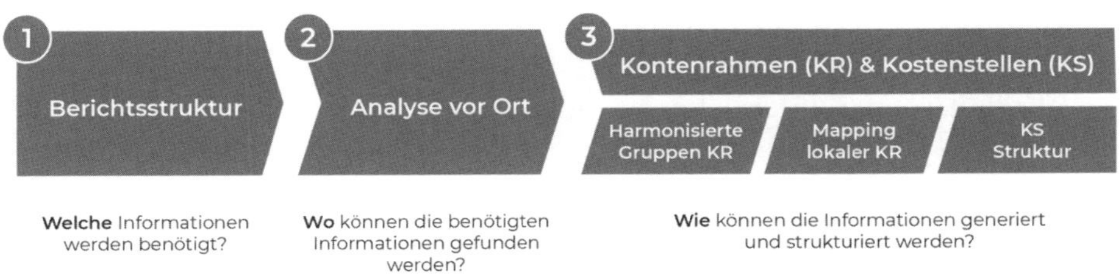
1
Berichtsstruktur
2
Analyse vor Ort
3
Kontenrahmen (KR) & Kostenstellen (KS)
Harmonisierte Gruppen KR
Mapping lokaler KR
KS Struktur
Welche Informationen werden benötigt?
Wo können die benötigten Informationen gefunden werden?
Wie können die Informationen generiert und strukturiert werden?

Abb. 1: Beispiel einer Strukturanalyse zur Homogenisierung von Kostenträger- und DB-Rechnungsprozessen

Quelle: Eigene Darstellung nach Weber, J. u. a.: Post-Merger Finance Integration: Ein Praxisleitfaden. Weinheim 2007, S. 9.

Die entscheidende Herausforderung des Managements besteht darin, die ansonsten selbstständigen Multi-Site-Berichtseinheiten zu steuern und aus einer heterogenen IT-Landschaft bei stetig wachsendem Datenvolumen schnell alle steuerungsrelevanten Kennzahlen zu ermitteln. Eine Lösung bildet die Implementierung eines digitalen Controllings, das an zentraler Stelle koordinierte Business-Intelligence-Lösungen formuliert, um die vielfältigen Daten, Prozesse und Strukturen der Multi-Site-Einheiten abzubilden. 12

2.3 Problem der System-Heterogenität einer Multi-Site-Struktur

13 Für das konzentrische Controlling einer Multi-Site-Struktur ist im Vorfeld eine Vereinheitlichung von Prozessen für die durchzuführende Dokumentation unabdingbar. Dies geschieht häufig mit einer Vielzahl paralleler (Sub-)Systeme der Multi-Site-Einheiten, die über Schnittstellen in einem Controlling-Tool zusammengefasst werden. Da sich die Anforderungen der Stakeholder und die Berichtsinhalte über die Zeit verändern, müssen das Layout und die Bereitstellungsform unterschiedlichste Ansprüche erfüllen.

14 Ziele sollten somit der Aufbau sowie die Verankerung einer ganzheitlich, integrierten Geschäftsarchitektur sowie deren kontinuierliche Weiterentwicklung sein. Die unternehmerische Herausforderung besteht darin, die Chancen der Digitalisierung und Vernetzung bei knappen finanziellen Ressourcen in diesem Bereich zu nutzen.

15 Die Lösung ist eine von zentraler Stelle aus koordinierte Business-Intelligence-Anwendung, die validierte, homogene Daten aller wesentlichen Systeme zusammenführt und rollenbezogene Auswertungen bereitstellt.

2.4 Implementierung eines Business-Intelligence-Systems

16 Business-Intelligence-Tools ermöglichen komplexere, standort- und systemübergreifende und multidimensionale Auswertungen, die über die isolierte Betrachtung der Primäranwendungen hinausgehen. Diese Analysefunktionalitäten sind konventionellen Tools überlegen und stellen dem Management in komprimierter Form alle KPIs zur Verfügung. Damit kann die Vielzahl von bekannten Daten in zusammenhängende Informationen umgewandelt werden, aus denen neue Erkenntnisse über den Status quo, Perspektiven sowie über das geschäftliche Umfeld zu gewinnen sind.

17 Fortlaufende Analysen ermöglichen es, die Einheiten zu steuern, den Erfolg der Geschäftsprozesse sowie den Unternehmenserfolg zu überwachen und fundierte Entscheidungen und Voraussagen auf Basis kontinuierlich aktualisierter Informationen zu treffen.

18 In einem ersten Schritt wird eine reine Reporting-Lösung evaluiert und eingeführt. Diese sollte über einfache Funktionalitäten in Bezug auf das Zurückschreiben von Daten verfügen. Komplexere Sachverhalte können zu Anfang via „Workarounds“ (z. B. File-Upload, einfache Eigenentwicklungen zur Dateneingabe) abgebildet werden.

19 Die wiederkehrende Tool-Evaluierung durch das Management ist die zentrale Herausforderung im zweiten Schritt. Hier erfolgt die Entscheidung darüber, welches System aufbauend auf der Reporting-Lösung, für die weitere Planung

und Konsolidierung in Betracht gezogen werden sollte. Dafür werden zwei strategische Ausrichtungen „Best-of-Breed“ vs. „Best-of-Suite“ diskutiert. Mit anderen Worten wählen Organisationen dabei entweder zwischen verschiedenen Einzellösungen oder einer integrierbaren Gesamtlösung.

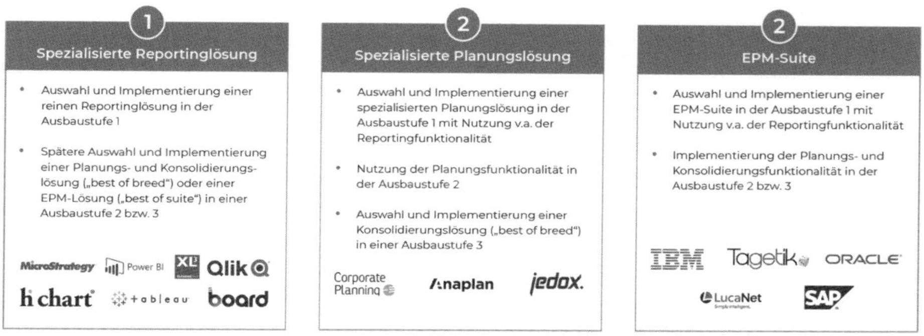

Abb. 2: Übersicht der verfügbaren Systeme und deren Funktionen zur Prozess-Homogenisierung in der strategischen Ausrichtung

Quelle: Eigene Darstellung, nach Weber, J. u. a.: Post-Merger Finance Integration: Ein Praxisleitfaden. Weinheim 2007, S. 11.

2.4.1 Best-of-Breed-Ansatz: Viele kombinierte Einzellösungen

Der Best-of-Breed-Ansatz verfolgt das Ziel, für jede abzubildende Prozesstätigkeit 20
die beste verfügbare Technologie einzusetzen. Dabei werden unterschiedlich spezialisierte Einzellösungen aus verschiedenen Welten miteinander kombiniert. Infolgedessen wird ein Best-of-Breed-Ansatz als modularer Strategieansatz charakterisiert zur Kombination verschiedenartiger Technologien zu einer umfassenden digitalen Plattformlösung am Arbeitsplatz. Hierbei werden die für die Steuerungsdimensionen relevanten Parameter verfeinert und geklärt, welche Informationen aus den Quellsystemen bezogen und welche abgeleitet werden müssen, um ein konsistentes Modell sicherzustellen.

2.4.2 Best-of-Suite-Ansatz: Eine Plattform für alle Prozesse

Bei diesem Modell spricht man von einer Herangehensweise, eine Vielzahl von 21
Prozesstätigkeiten, wenn möglich, durch einen einzigen technologischen Marktanbieter abzubilden. Infolgedessen handelt es sich hierbei um keinen modularen, sondern einen All-in-One-Ansatz. In der Regel wird hierbei ein etablierter Marktführer verwendet (z. B. Microsoft mit Office 365, Atlassian Confluence, Google Workspace, SAP, IBM, Oracle), dessen in sich integrierte Einzelanwendungen eine Reihe an Anwendungsgebieten abdecken.

2.4.3 Abwägung der Vor- und Nachteile der Ansätze

22 Eine Best-of-Breed-Strategie zeichnet sich insbesondere durch Agilität und Flexibilität aus. Dies äußert sich in einer kurzen Implementierungsdauer für die einzelnen Lösungen, sowie flexible Anpassungen an neue oder nicht mehr benötigte Prozesse. Ein weiterer Vorteil ist die Unabhängigkeit gegenüber einem einzelnen Marktanbieter. Gegen einen Best-of-Breed-Ansatz kann hingegen die Menge an Lizenzkosten sprechen, die für jede einzelne Software entrichtet wird und im Vergleich in der Regel höher ausfällt. Empfohlen wird daher eine klar formulierte und unternehmensweite Software-Richtlinie.

23 Im Falle eines Best-of-Suite-Ansatz greift man auf einen führenden Marktanbieter zurück. Das gewählte Produkt hat sich langfristig auf dem Markt etabliert und suggeriert durch eine solide Kundenbasis eine Form von Sicherheit. In der Regel ist das Produkt ausgereift und bietet als Plattformansatz eine Reihe von Schnittstellen zu gängigen Drittanbietern. Das Risiko dabei ist die Abhängigkeit vom gewählten Marktanbieter, da die gesamte Basis des digitalen Arbeitsplatzes einer einzigen Plattform unterliegt.

24 Für die effiziente Steuerung einer Multi-Site-Struktur ist es entscheidend, keine reine Reportinglösung zu schaffen, da sich hieraus für das Management bzw. die Organisation nicht die entscheidenden Steuerungsansätze ableiten lassen. Das primäre Ziel sollte in der ersten Ausbaustufe sein, einerseits ein IT-System für jeden Geschäfts- und Anwendungsbereich aufzubauen sowie weitere Systeme für mittelfristiges Forecast-Controlling, systemgesteuerte Planung und Budgetierung. Es gilt als unabdingbar, aufbauend auf einer funktionierenden Reportinglösung, hierfür eine spezialisierte Planungs- und Konsolidierungslösung zu implementieren.

2.5 Implementierung und Beispiel-Output einer EPM-Lösung, die Planungs-, Konsolidierungs- und Reportingfunktionalität in sich vereint

25 Die EPM-Lösung (Enterprise-Performance-Management) bietet entlang der definierten Anforderungen von Auswertungsfunktionalitäten (z. B. strukturiertes Reporting, „Push-Reporting", „Self-Service" Auswertungen) auch eine Planungslogik zur Abbildung des Planungs- und Budgetierungsprozesses. Darüber hinaus stellt diese eine Konsolidierungsfunktionalität im Bereich des legalen Abschlusses zur Verfügung. So können den zugriffsbefugten Personen alle wesentlichen KPI einer Augenklinik auf einen Blick angezeigt werden. Generell unterscheidet man zwischen Volumen-KPI und finanziellen KPI. Die Darstellung der Daten folgt immer demselben Schema: In der ersten Spalte werden die Zielgrößen angezeigt, gefolgt von den zugehörigen absoluten Werten (ACT = actuals) in Spalte 2, der

prozentualen Abweichung zum vorigen Jahr (ΔPY%) in Spalte 3 und der prozentualen Abweichung zum Budget (ΔBUD%) in Spalte 4.

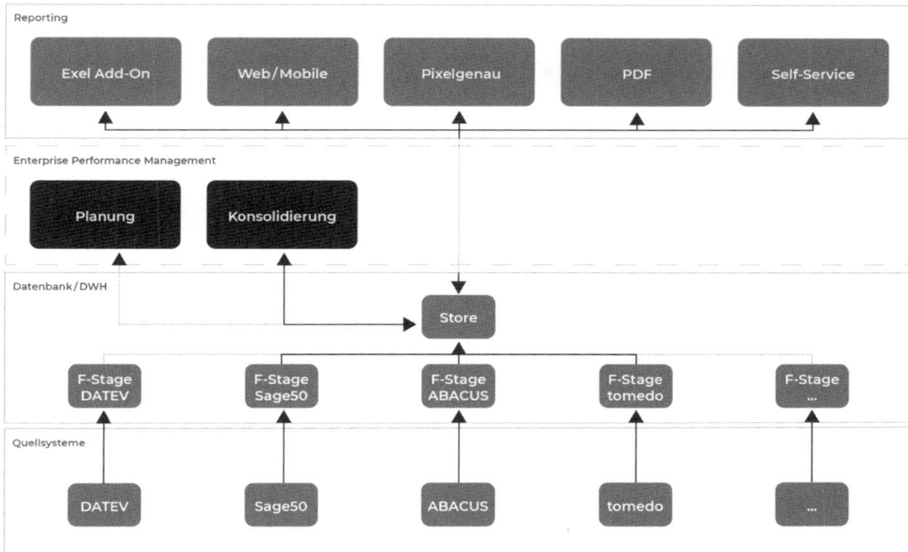

Abb. 3: Beispiel-Szenario einer Implementierung einer EPM-Lösung

Quelle: Eigene Darstellung, nach Weber, J. u. a.: Post-Merger Finance Integration: Ein Praxisleitfaden. Weinheim 2007, S. 12.

Das Controlling in einer Augenklinik beginnt grundsätzlich mit den Volumen-KPI (siehe Abbildung 4). Hier werden die wesentlichen Eingriffsarten (z. B. IVOM, Katarakt-OP) nach Häufigkeit und finanzieller Relevanz definiert. Wichtig ist hierbei, die Anzahl der Volumen-Typen deutlich zu reduzieren und sich auf die Wesentlichen zu konzentrieren, um größtmögliche Skaleneffekte zu erzielen. Für die identifizierten Volumen-Typen wird anschließend je eine Äquivalenzziffer bestimmt. Die Äquivalenzziffer für jedes Produkt ergibt sich aus dem Quotienten aus der Bezugsgröße des entsprechenden Produkts und der Bezugsgröße des Einheitsprodukts. Als Einheitsprodukt dient hierbei die Katarakt-OP, da sie i. d. R. der umsatzstärkste Volumen-Typ ist. Durch die Anwendung von Äquivalenzziffern lässt sich durch eine einzige Kennzahl die Monatsentwicklung einer Klinik ableiten. Essenziell ist dabei jedoch, dass bei Abschluss eines Monats nicht nur die Vergangenheitswerte analysiert werden, sondern mit derselben Methodologie auch eine Vorhersage für den kommenden Monat getroffen wird. Nur so können Entscheidungsträger Kapazitäten und Ressourcen frühzeitig steuern. 26

Volumes by Type		Month ACT	PT %	BUD %
Cataract Statutory	#	120	1100,0 %	990,9 %
therect Cataract Premium	#	*80*	*709,0 %*	*427,3 %*
Cataract Private	#	20	0,0 %	11,1 %
Cataract	**#**	**140**	**0,0 %**	**11,1 %**
therect Cataract Femto-Laser	#	*12*	*0,0 %*	*4,1 %*
therect Inpatient	#	*12*	*0,0 %*	*4,1 %*
IVOM	#	12	20,0 %	4,1 %
Refractive Laser	#	12	20,0 %	9,1 %
Refractive Lens	#	12	20,0 %	9,1 %
Retina	#	12	20,0 %	9,1 %
Other Surgeries	#	12	20,0 %	9,1 %
Surgeries	**#**	**200**	**100,0 %**	**81,8 %**
Cataract Statutory	CatEq	18	20,0 %	9,1 %
Cataract Private	CatEq	18	20,0 %	9,1 %
IVOM	CatEq	18	20,0 %	9,1 %
Refractive Laser	CatEq	18	20,0 %	9,1 %
Refractive Lens	CatEq	18	20,0 %	9,1 %
Retina	CatEq	18	20,0 %	9,1 %
Other Surgeries	CatEq	18	20,0 %	9,1 %
Surgeries	**CatEq**	**126**	**20,0 %**	**9,1 %**
Conservative Cases	#	173	15,0 %	4,5 %
Services	**CatEq**	**299**	**17,1 %**	**6,4 %**

Abb. 4: Volumen-KPI

Quelle: Eigene Darstellung, nach Weber, J. u. a.: Post-Merger Finance Integration: Ein Praxisleitfaden. Weinheim 2007, S. 23.

27 Die finanziellen KPI (siehe Abbildung 5) zeigen die Umsätze und Kosten der wesentlichen Volumen-Typen. Im Vergleich zu den Volumen-KPI ist die Darstellung der finanziellen KPI noch komprimierter, da nicht jeder Volumen-Typ einen Mehrwert für die operative bzw. finanzielle Steuerung bietet. Dabei sollten die Durchschnittspreise der Volumen-Typen in die Berechnung der finanziellen KPI einbezogen werden, um u. a. schneller Fehlentwicklungen bei der Abrechnung festzustellen. Durch die zuvor ermittelten Äquivalenzziffern für jeden Volumen-Typen kann wiederum vom Einheitsprodukt der Katarakt-OP auf den Gesamtumsatz der Klinik geschlossen werden. Somit bietet diese Methodik ebenfalls eine schnelle und einfache Überprüfbarkeit des Klinikumsatzes.

Adj. Revenues by Type	It		
Cataract Statutory	2.000	100,0 %	81,8 %
therect Cataract Premium (add on)	*800*	*7172,0 %*	*7172,7 %*
Cataract Private	400	-60,0 %	-63,6 %
Cataract	**2.400**	20,0 %	9,1 %
IVOM	1.200	20,0 %	9,1 %
Refractive Laser	1.200	20,0 %	9,1 %
Refractive Lens	900	-10,0 %	-18,2 %
Retina	900	-10,0 %	-18,2 %
Other Surgeries	900	-10,0 %	-18,2 %
Surgeries	**7.500**	**7,0 %**	**-2,7 %**
Conservative Cases	1.725	15,0 %	4,5 %
Services	**9.225**	**8,4 %**	**-1,5 %**

Average Prices by Type	It		
Cataract Statutory	17	-83,3 %	-83,3 %
therect Cataract Premium (add on)	*10*		
Cataract Private	20	-80,0 %	-80,0 %
Cataract	**17**	0,0 %	0,0 %
IVOM	100	0,0 %	0,0 %
Refractive Laser	100	0,0 %	0,0 %
Refractive Lens	75	-25,0 %	-25,0 %
Retina	75	-25,0 %	-25,0 %
Other Surgeries	75	-25,0 %	-25,0 %
Conservative Cases	10	0,0 %	0,0 %

Abb. 5: Finanzielle KPI

Quelle: Eigene Darstellung, nach Weber, J. u. a.: Post-Merger Finance Integration: Ein Praxisleitfaden. Weinheim 2007, S. 24.

2.6 Fazit

In Anbetracht der unausweichlichen und zunehmenden Digitalisierung in Ver- 28
bindung mit dem steigenden Druck auf den ambulanten und stationären Sektor ist es entscheidend, so früh wie möglich in ein zukunftsorientiertes Controlling zu investieren. Um die einwandfreie Steuerung einer Multi-Site-Struktur mit Planungs- und Konsolidierungsfunktionalitäten zu verwirklichen, bestehen die ersten Schritte in der Erarbeitung wesentlicher Kennzahlen in Kombination mit einer vergangenheitsorientierten Reportinglösung. Darauf aufbauend ist es zwingend

notwendig, ein mittelfristiges Forecast-Controlling sowie systemgesteuerte Planung und Budgetierung aufzubauen. Somit kann künftig die komplexe Multi-Site-Struktur erfolgreich gesteuert und effizient betreut werden.

3 Fachkräftemangel

29 Erstmals hielt der Begriff „Ärzte- und Pflegepersonalmangel" Anfang der 2000er-Jahre Einzug in die Debatte um die medizinische Versorgung in Deutschland. Zum großen Thema wurde dieses Problem, als die Bundesagentur für Arbeit im Jahr 2007 über einen Ärztemangel in Deutschland sprach. Spätestens seit der COVID-19-Pandemie ist ebenso das fehlende Pflegepersonal Gesprächsthema im Bundestag.

30 Das Durchschnittsalter, sowohl bei den niedergelassenen Ärzten als auch den Krankenhausärzten, ist in den letzten 20 Jahren kontinuierlich angestiegen, bei proportional zunehmender Patientenzahl. Dies ist vor allem auf den demografischen Wandel in der Bevölkerung zurückzuführen, der sich durch das Ende der Baby-Boomer-Jahre und die darauffolgenden geburtenschwachen Jahrgänge in der zweiten Hälfte der 1960er-Jahre begründet.

31 Zwar ist in Deutschland die relative Anzahl der Ärzte in den ersten zwei Dekaden der 2000er-Jahre kontinuierlich gestiegen: Zwischen 2002 und 2012 gab es ein Wachstum um 15,8 %. Was zunächst paradox erscheint, ist jedoch kein tatsächlicher Widerspruch zum bestehenden Ärzte- und Fachkräftemangel.

32 Weitere Gründe:

- Der wachsende Frauenanteil (2020: 49 %) unter den ausgebildeten Ärzten führt nicht automatisch zu Vollzeitstellen, da Frauen auch heutzutage noch immer häufiger mit familiären Aufgaben ausgelastet sind als Männer.
- Viele Ärzte aus den geburtenstarken 1950er- und 1960er-Jahrgängen werden in dieser Dekade in den Ruhestand gehen. Laut Bundesärztekammer sind 47 % aller Ärzte 50 Jahre und älter. Bei den Augenärzten ist der Anteil in dieser Altersgruppe mit 59 % sogar noch höher (Stand 31.12.2020).
- Erfolgreiche Forschung ermöglichte einen rasanten medizinischen Fortschritt in den vergangenen 20 Jahren. Dadurch ergeben sich diversifizierte Behandlungsmöglichkeiten. Durch diese Spezialisierung bedarf es teils mehr Personal.
- Die Zuwanderung aus anderen Ländern und ein Anstieg der Lebenserwartung bei Geburt bis 2050 bei Jungen beträgt gemäß Hochrechnung ein Plus von 7,6 Jahren und bei Mädchen von 6,5 Jahren, wodurch die zu pflegende Gesellschaft ansteigt und zunehmend älter wird.[2]
- Zusätzliche Belastungen entstehen durch Schicht- und Wochenendarbeit sowie gesteigerten Arbeitsdruck und teils schlechte Bezahlung in der Pflege.

2 BAMF: Migrationsbericht 2019 der Bundesregierung. 2019; Destatis: Demografischer Wandel. 2021. Online: https://www.destatis.de/DE/Themen/Querschnitt/Demografischer-Wandel/_inhalt.html [abgerufen am 17.9.2021].

Um dem Fachkräftemangel zu begegnen, ist es deshalb erforderlich, potenzielle Kandidaten frühzeitig zu entdecken, zu fördern und zu binden. 33

Die Digitalisierung setzt ausreichend qualifizierte Fachkräfte mit spezifischen Kompetenzen und finanzielle Ressourcen voraus. Die Aufgaben der Berufsgruppen ändern sich in nahezu allen medizinischen Bereichen. Von der Diagnostik, Therapie und Pflege über die Versorgung bis hin zur Verwaltung können Tätigkeiten, die bisher von Menschen erbracht wurden, standardisiert und automatisiert werden. Bereits heute werden viele Einzelaufgaben, insbesondere im Bereich Dokumentation und Administration, durch die Nutzung digitaler Technik unterstützt. Erwartet werden weitere deutliche Veränderungen im Arbeitsspektrum der Medizin und Pflege. 34

3.1 Maßnahmen zur Gewinnung und Bindung von Mitarbeitern

Die Gewinnung und Bindung von Mitarbeitern ist und bleibt eine grundlegende Herausforderung für jede Organisation. Im Wettbewerb um Fachkräfte zählen attraktive Arbeitsbedingungen daher zusehends als ausschlaggebendes Kriterium für einen Arbeitgeber. Ziel ist es, mit ausgewählten Maßnahmen die Steigerung der Arbeitgeberattraktivität zu schaffen. Schwerpunkte bilden das betriebliche Gesundheitsmanagement, die Personalentwicklung/Talentförderung und Mitarbeiterakquise in der Pflege sowie die optimale Vereinbarkeit von Beruf und Familie. 35

Oftmals hat eine Klinikgruppe hierbei deutlich bessere Gestaltungsmöglichkeiten als alleinstehende Organisationen, indem sie als Netzwerk agiert und standortübergreifende Synergien nutzt. 36

3.1.1 Mitarbeiterakquise

Die Gewinnung und Bindung von Mitarbeitern stellen das Gesundheitswesen vor eine Herausforderung, da der Markt an verfügbaren qualifizierten Bewerbern hart umkämpft ist. Um als attraktiver Arbeitgeber in Betracht gezogen zu werden, bedarf es heutzutage mehr als die altbewährten Methoden wie Stellenanzeigen in der regionalen Presse und in Fachzeitschriften. Die Stellensuche erfolgt zunehmend online über Plattformen wie Xing, LinkedIn sowie Social Media. Immer häufiger kommen auch Headhunter zur aktiven Ansprache zum Einsatz, um geeignetes Personal zu finden und offene Stellen zu besetzen. Imagekampagnen oder überregionale PR-Aktionen zur Mitarbeitergewinnung nutzen dagegen nur wenige Kliniken. 37

Im Wettbewerb um Fachkräfte – sei es im ambulanten oder stationären Bereich – 38
werden zusehends solche attraktiven Arbeitsbedingungen von den Bewerbern stärker gewichtet, die in der Vergangenheit teils Effizienzsteigerungs- und Kosteneinsparungsprogrammen zum Opfer gefallen sind. Der Mangel an personellen Ressourcen und der Aufbau einer komplexen Human-Ressource-Organisation

führen wieder zu einem stärkeren Umdenken in einigen Bereichen. Hierzu zählen neben finanziellen Anreizen die Vereinbarkeit von Beruf und Familie, betriebliches Gesundheitsmanagement, Aufzeigen von Entwicklungsmöglichkeiten im Unternehmen und eine positive Arbeitsatmosphäre.

39 Für Einschätzungen über die Attraktivität eines potenziellen Arbeitgebers werden unter anderem Bewertungsportale wie „Kununu" und „Glassdoor" zurate gezogen, die durch anonyme Bewertungen von (ehemaligen) Mitarbeitern einen Überblick diverser Parameter im Hinblick auf die alltägliche Arbeit bieten. Beispielsweise bietet die bedarfsgerechte Kinderbetreuung Vorteile in der Rekrutierung qualifizierter Mitarbeiter. Die öffentlichen Betreuungsangebote für Kinder reichen oft nicht aus, genügen den Mitarbeiteranforderungen nicht (Schicht- und Wochenendarbeit) oder sind besonders teuer.

40 Als überregionaler Zusammenschluss mehrerer Kliniken definiert Sanoptis die Mindestanforderungen innerhalb des Kliniknetzwerks. Weiterhin berät und unterstützt die Gruppe beteiligte Kliniken bei der Gestaltung eines attraktiven Arbeitsumfelds mit dem Ziel, die Arbeitgebermarke auch über die unmittelbare Region der jeweiligen Klinik hinaus zu etablieren. Wenn die Kultur des Unternehmens klar am Arbeitsmarkt etabliert ist, werden passende Kandidaten bewusst auf den Arbeitgeber aufmerksam (in einer recht überschaubaren Branche wie der Augenheilkunde ist das per Mundpropaganda gut möglich), die gegenseitigen Erwartungen werden klarer kommuniziert und Fehleinstellungen vermieden.

41 Da es sich für Unternehmen in anderen Industrien längst bewährt hat, schon während der Studienzeit an zukünftig hochqualifizierte Fachkräfte mit attraktiven Veranstaltungen und Angeboten heranzutreten, um als Arbeitgebermarke präsent zu sein, können solche Engagements als Multi-Site-Augengruppe ebenfalls sehr viel effizienter umgesetzt werden – verglichen mit einzelnen Augenkliniken. Dabei kann ein großes Kliniknetzwerk durch seine Struktur und Synergieeffekte effizienter auf die Bedürfnisse der Arbeitnehmer von morgen eingehen, die insbesondere Weiterbildungsmöglichkeiten und Aufstiegschancen bei der Arbeitgeberwahl am meisten wertschätzen.[3] Im Klinikverbund profitieren Assistenzärzte beispielsweise von sehr guten Relokalisierungsmöglichkeiten zu Kliniken innerhalb des Netzwerks, um private und berufliche Entwicklungen zu unterstützen und zu fördern. Des Weiteren wird die Ausbildung am Arbeitsplatz durch ein strukturiertes Online- und Offlineangebot an Konferenzen, Webinaren und Schulungen ergänzt, das individuell auf die Schwerpunkte der Assistenzarztausbildung in der Augenheilkunde ausgelegt ist und mit Chefärzten des Sanoptis-Netzwerks entwickelt und kontinuierlich erweitert wird. Einen Teil der exklusiven Fortbildungsangebote können Studierende zukünftig bereits noch vor Antritt der Assistenzarztausbildung nutzen, um sich auf etwaige Klausuren und Staatsexamina vorzubereiten. So

3 Berufsstart: Studie Attraktive Arbeitgeber 2018. Online: https://www.berufsstart.de/karriere/attraktive-arbeitgeber/Studie-Attraktive-Arbeitgeber.pdf [abgerufen am 19.9.2021].

erhalten die Kandidaten bereits während des Studiums umfassende Einblicke in die praxisnahen Angebote innerhalb des Netzwerks.

3.1.2 Betriebliches Gesundheitsmanagement

Das im betrieblichen Gesundheitsmanagement am stärksten vertretene Gesundheitsmodell der Salutogenese wurde von Aaron Antonovsky entwickelt. Im Gegensatz zur medizinischen Pathogenese, die nach einzelnen krankmachenden Einflüssen (Stressoren) sucht, spielt bei der Salutogenese die „gesamten Geschichte eines Menschen“ eine Rolle. Somit konzentriert sich diese Theorie auf die Faktoren, die Gesundheit fördern können, wobei insbesondere auf das Kohärenzgefühl geachtet wird (SOC = sense of coherence). Im Fokus sind hierbei die Copingressourcen, die dafür sorgen, dass sich die Person dem Pol der Gesundheit möglichst weit annähert.[4] 42

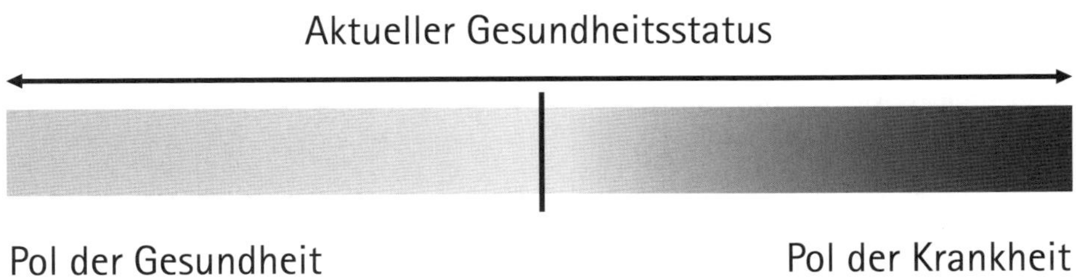

Abb. 6: Gesundheits-Krankheits-Kontinuum mit Polen nach A. Antonovsky

Quelle: Eigene Darstellung.

Als eine Maßnahme, die in einem Unternehmen getroffen wird, verfolgt das betriebliche Gesundheitsmanagement auch in der Augenheilkunde strategische Ziele, die man in harte und weiche Kriterien unterteilen kann. 43

Harte Kriterien: 44

- Reduktion von Fehlzeiten
- Vorbeugen von Berufskrankheiten
- Einschränkung von Unfällen
- Reduktion von Kündigungen
- Vermeidung von Frühberentungen
- Erhöhung der Produktivität
- Steigerung der Arbeitsqualität

Weiche Kriterien: 45

- Steigerung der Mitarbeiterzufriedenheit
- Stärkung des Wohlbefindens der Mitarbeiter

4 Antonovsky: Salutogenese. Zur Entmystifizierung der Gesundheit. 1997.

- Stärkung der Identifikation mit dem Unternehmen
- Motivation zum Arbeiten
- Verbesserung der Arbeitsatmosphäre
- Förderung der Kollegialität
- Aufbau eines Vertrauensverhältnisses

46 Bei den Maßnahmen wird zwischen präventiven/vorbeugenden Strategien und korrektiven/verbessernden Strategien unterschieden. Letztere dienen dazu, kranke, unmotivierte oder abwesende Mitarbeiter wieder optimal in die Unternehmensstruktur einzugliedern. Präventive Strategien sollen Mitarbeiter motivieren, gesund und leistungsfähig zu bleiben.

47 Zum Gesundheitsmanagement zählt die Verhaltensprävention und diese betrifft vorrangig drei Felder:

- Umgang mit physischen Arbeitsbelastungen[5]
- Psychischen Belastungen
- Schulungen des allgemeinen individuellen Lebensstiles

48 Die gängigen Maßnahmen umfassen Sportangebote, Rückenschule, Stressprävention und Konfliktmanagement.

3.1.3 Personalentwicklung

49 Personalentwicklung ist die systematische Planung von Maßnahmen zur Verbesserung der Leistungsfähigkeit und Leistungsbereitschaft. Häufig eingesetzte Instrumente sind hier:

- Zielvereinbarungen
- Feedbackgespräche
- Training und Entwicklungsmaßnahmen
- Finanzielle Anreize

50 Dieser Prozess einer leistungsorientierten Personalentwicklung ist nicht kurzfristig zu erreichen, sondern wächst über einen längeren Zeitraum. Klare Strategien dazu müssen von der zentralen Unternehmensführung vorgegeben werden. Gleichzeitig ist darauf zu achten, dass die beteiligten Führungskräfte die Wichtigkeit der Umsetzung für das Unternehmen verstehen und an einer erfolgreichen Implementierung interessiert sind. Hier gilt es, die Führungskräfte entsprechend in der Durchführung der Personalgespräche zu schulen. Denn nur eine glaubwürdige, leistungsorientierte Kultur sorgt für zufriedenes Personal und zieht gleichzeitig weitere, leistungsorientierte Mitarbeiter an.[6]

5 Kastner: Demografie-, Diversity und Innovationsmanagement im Kontext des Leistungs- und Gesundheitsmanagements. In: Kastner/Falkenstein/Hinding (Hrsg.): Leistung, Gesundheit und Innovativität im demografischen Wandel. 2014, S. 129–195.

6 Gregersen u. a.: Führungsverhalten und Gesundheit – Zum Stand der Forschung. Leadership behaviour and health – current research state. 2011.

Basierend auf den Klinikzielen können für eine erfolgreiche Entwicklung von Mitarbeitern folgende Punkte zielführend sein: 51

- Definition von persönlichen Zielen im direkten Gespräch mit dem Vorgesetzten. Dabei sollten Standardziele innerhalb jeder Berufsgruppe gesetzt werden.[7]
- Die Messung und Beurteilung der erbrachten Leistungen
- Die Weiterbildung und Unterstützung der Fachkräfte
- Die finanzielle Belohnung im Erfolgsfall
- Das gemeinsame Bewerten des zurückliegenden Zyklus und das Definieren neuer persönlicher Ziele für den kommenden Zeitraum
- Die Kategorisierung des Entwicklungspotenzials, die weitere Karriereplanung innerhalb des Hauses, verbunden mit einer bonusrelevanten Einstufung

Ein informelles Feedback nach Implementierung des Performance-Management-Zyklus (PMZ) sollte es in kurzen Zeiträumen von ein bis maximal zwei Monaten geben. Alle relevanten Informationen des einleitenden Zielsetzungsgesprächs sowie des Jahresendgesprächs werden in der Personalakte entsprechend dokumentiert. Im Sanoptis-Netzwerk wurde ein zentrales Framework festgelegt, welches aber in der Umsetzung stark an die Bedürfnisse und Gegebenheiten der einzelnen Kliniken angepasst wird. Somit werden nicht zwingend alle Elemente einer leistungsorientierten Unternehmenskultur in jeder Klinik umgesetzt und die Einführung erfolgt in jedem Fall schrittweise. Begleitet werden die Konzeption und Umsetzung solcher Maßnahmen von einem zentralen Expertenteam. 52

Um neue Mitarbeiter fachlich auf ihre neue Stelle vorzubereiten und bestehende Mitarbeiter in ihrer beruflichen Entwicklung zu unterstützen, sollte ein Zugang zu online und offline verfügbaren Weiterbildungsangeboten geschaffen werden, die entweder kostenlos zur Verfügung stehen oder mittels eines Fortbildungsbudgets gebucht werden können. Eine Augenklinikgruppe wie Sanoptis kann durch das große Netzwerk an Experten und Partnerunternehmen (z. B. aus der Medizintechnikbranche) viele Lernformate intern aufsetzen und muss nur vereinzelt (z. B. Konferenzen) auf externe Angebote zurückgreifen. Ein Beispiel dafür ist die interne Online-Kursplattform der Sanoptis Gruppe namens „Sanoptis Academy". Die Plattform bündelt interaktive Lernkurse, Webinare und Konferenzbeiträge an einem Ort und stellt sie thematisch strukturiert allen Mitarbeitern der Kliniken zur Verfügung. Die Kurse und Webinare decken dabei eine Bandbreite von Themen ab, die von den anatomischen Grundlagen des Auges bis hin zu Soft Skills reicht. Neben universell verfügbaren Kursen können einzelne Kliniken des Netzwerks eigene Kurse, wie z. B. Sicherheitsunterweisungen, selbst erstellen und exklusiv ihren Mitarbeitern anbieten. Ebenso können Lernpfade für Berufsgruppen von Systemadministratoren in den Kliniken erstellt und Mitarbeitern zuge- 53

7 Oettingen/Gollwitzer: Strategies of setting and implementing goals: mental contrasting and implementation intentions. In: Maddux/Tangney (Hrsg.): Social psychological foundations of clinical psychology. 2010, S. 114–135.

wiesen werden. So kann die Fortbildung in Einklang mit den individuell vereinbarten Zielen für jeden Mitarbeiter abgestimmt werden.

3.1.4 Talentförderung

54 Die Grundlage einer leistungsorientierten Unternehmenskultur stellt die interne Talentförderung dar. Es zahlt sich bereits mittelfristig aus, wichtige Mitarbeiter zu entdecken, auszubilden und zu fördern. Dazu zählt, dass Mitarbeiter

- ihrer Talente entsprechend entwickelt werden,
- für ihre Leistungen angemessen gewürdigt und honoriert werden,
- Verantwortung für ihre Arbeitsergebnisse übernehmen,
- Erfüllung in ihrer Tätigkeit finden,
- sich mit dem Arbeitgeber identifizieren.

55 Gleichzeitig gilt es, lange Arbeitszeiten/Überstunden sowie das Einfordern einer ständigen Leistungsbereitschaft unbedingt zu vermeiden. Denn dies führt meist zu einer hohen Mitarbeiterfluktuation, die sich kontraproduktiv auf die Produktivität und somit auf die Profitabilität des Unternehmens auswirkt.

56 Intern erfolgt außerdem eine Einstufung des Mitarbeiters, die sowohl Einstellung/Verhalten als auch die fachliche Kompetenz kategorisiert. In drei Bewertungsstufen wird festgelegt, ob der Mitarbeiter die Erwartungen nicht erfüllt, erfüllt oder sogar übererfüllt.

57 Daraus ergeben sich die Fragen nach dem Entwicklungspotenzial einer eventuell notwendigen Nachfolgeplanung. Besteht die Gefahr, dass der Mitarbeiter das Unternehmen verlässt? Ist die Fachkraft sogar eine Schlüsselfigur, die es unbedingt zu halten gilt? Die Höhe eines möglichen finanziellen Bonus ist entsprechend abhängig von der Einstufung des Mitarbeiters und dem Klinikerfolg insgesamt (Wachstum, Profitabilität).

58 Gleichzeitig ist verstärkt darauf zu achten, langjährige Fachkräfte nicht als gegeben zu betrachten. Auch sie müssen wertgeschätzt werden, entsprechende Weiterbildungen offeriert bekommen, um möglichen Abwerbungsversuchen der Konkurrenz erfolgreich zu begegnen. Dabei ist es hilfreich, mögliche Karriereschritte innerhalb des Unternehmens aufzuzeigen.

- Workshops mit anderen Standorten der Klinikgruppe sorgen für einen gezielten Austausch unter den Kollegen.
- Besonders hochqualifizierte Mitarbeiter werden separat in einen eigenen Talente-Pool aufgenommen und geschult.
- Ein internes Mentorenprogramm mit unabhängigen Bezugspersonen aus anderen Abteilungen wird genutzt, um Mitarbeiter weiterzuentwickeln und mit Rat zur Seite zu stehen.

3.2 Konfliktkosten

Wenn unterschiedliche Persönlichkeiten, Arbeitsweisen und Meinungen aufeinandertreffen, kommt es häufig zu Konflikten. Konflikte sind anstrengend, beeinflussen das Arbeitsklima negativ, wenn sie länger anhalten, kosten wertvolle Arbeitszeit und damit Geld. Um diese Konfliktkosten zu minimieren, wird es für Multi-Site-Unternehmen immer wichtiger, diesen Ausgaben aufgrund von Fachkräftemangel, zunehmendem Wettbewerb und Prozessoptimierungen aktiv entgegenzuwirken und möglichst gering zu halten.[8] 59

Als Konfliktkosten werden alle Kosten bezeichnet, die den planmäßigen Ablauf eines Unternehmens stören und unnötig Ressourcen verbrauchen. Ein professionelles, harmonisches Arbeitsumfeld kann Konfliktkosten vermeiden. Konfliktkosten haben direkte Auswirkung auf die Mitarbeiterzufriedenheit und beinhalten 60

- Mitarbeiterfluktuation
- Krankheit und Fehlzeiten
- Kontraproduktives Verhalten, auch den Patienten gegenüber
- Arbeitsrechtliche Sanktionen
- Mängel in der Arbeitsausführung[9]

Eine offene Konfliktkultur bzw. deren ständige Weiterentwicklung nützt dem Unternehmen. Die Mitarbeiter wiederum profitieren, indem sich die Rahmenbedingungen ihres Arbeitsumfeldes klarer darstellen und sich ein positives Arbeitsklima festigen kann.[10] 61

Um Konfliktkosten gering(er) zu halten, können bspw. Krankenrückkehrgespräche (§ 87 Abs. 1 Nr. 1 BetrVG) und ein betriebliches (Wieder-)Eingliederungsmanagement durchgeführt werden. Dazu zählen Fehlzeitengespräche, Fürsorgegespräche, Mitarbeitergespräche etc. In der Praxis sind diese Gespräche weit verbreitet und werden zunehmend fester Bestandteil einer guten Unternehmenskultur; im Gesundheitswesen dagegen finden Krankenrückkehrgespräche bislang seltener Anwendung. Hierbei handelt es sich um einen Austausch zwischen Vorgesetztem und Mitarbeiter, der nach Arbeitsunfähigkeit zurückkehrt oder z. B. auffällige Verhaltensänderungen zeigt, wobei der Arbeitgeber bzw. Vorgesetzte bestimmte Spielregeln zu befolgen hat und daran gebunden ist. Die Einführung und Ausgestaltung der formalisierten Krankengespräche finden für gewöhnlich regelmäßig mit einer gewissen Struktur statt. Zudem sind diese in mehrere Stufen aufgeteilt und können protokolliert werden – je nach Häufigkeit der krankheitsbedingten Fehlzeiten. Erfragt werden die Rahmenbedingungen im persönli- 62

8 Stierle u. a. (Hrsg.): Handbuch Strategisches Krankenhausmanagement. 2019, S. 824.
9 KPMG: Konfliktkostenstudie. 2018. Online: https://kpmg-law.de/content/uploads/2018/07/2009_Konfliktkosten_Reibungsverluste_in_Unternehmen.pdf [abgerufen am 19.9.2021].
10 Glasl: Konfliktmanagement. Ein Handbuch für Führungskräfte, Beraterinnen und Berater. 2013.

chen Umfeld des Mitarbeiters und ob die Krankheitsursachen durch die Arbeit entstehen; auch Zusammenhänge mit früheren Erkrankungen werden analysiert.

63 Im Rahmen des Eingliederungsmanagements sollen die Möglichkeiten erörtert werden,

- wie die Arbeitsunfähigkeit überwunden werden kann und damit Fehlzeiten verringert werden können,
- mit welchen Hilfen und Leistungen einer erneuten Arbeitsunfähigkeit vorgebeugt werden kann und
- wie der Arbeitsplatz erhalten, die Fähigkeiten des Arbeitnehmers weiter genutzt und eine erhöhte Einsatzfähigkeit und Produktivität sichergestellt werden können.

3.3 Fazit

64 In Anbetracht des Wettbewerbs um Mitarbeiter muss auch in der Augenheilkunde in der Akquise von Personal mehr denn je auf gutes Betriebsklima geachtet werden. Insbesondere das betriebliche Gesundheitsmanagement und die Vereinbarkeit von Beruf und Familie sind zu nennen, da die Medizin und Gesundheitsbranche zunehmend weiblich geprägt sind. Investitionen in diesen Bereichen zeigen, dass der Arbeitgeber sein Kapital schätzt und sich um das Wohlergehen seiner Mitarbeiter kümmert, womit Mitarbeiter gebunden werden können. Eine gute, strukturierte Personalentwicklung und Talentförderung ergänzt und unterstützt das Konzept.

4 Gesamtfazit

65 Mit den beschriebenen unternehmerischen Maßnahmen durch Bündelung der zunehmend knappen Ressourcen – Geld und Humankapital – können Synergien besser genutzt und Kosten eingespart werden.

66 Dezentrale Multi-Site-Strukturen gewährleisten in Anbetracht der zunehmenden Digitalisierung eine effizientere Gestaltung von Arbeitsprozessen. Diese Umstellung geht zu Beginn mit gewissen Einschränkungen einher, macht sich allerdings auf Dauer bezahlt. Eine teils zeitaufwendige Vereinheitlichung der Dokumentation und Systemanpassungen als Vorbereitung sind zwingend nötig, bevor die Vorzüge zum Tragen kommen. Mit einer dezentralisierten Multi-Site-Struktur kann im Nachgang schneller auf verändernde Rahmenbedingungen reagiert und Abläufe angepasst werden.

67 Auch dem Fachkräftemangel kann erfolgreich entgegengewirkt werden. Wenn Ressourcen nicht unnötig durch automatisierbare Prozesse gebunden sind, ist es möglich, in die Personalentwicklung zu investieren. Ein sicherer Arbeitgeber, der

zukunftsorientiert agiert und seinen Mitarbeitern die nötige Aufmerksamkeit zuteilwerden lässt, hat es leichter, Personal längerfristig zu binden.

Die aufgezeigten Strategien erhöhen in der aktuellen Marktsituation die Chance 68
auf einen erfolgreichen Fortbestand sowie eine wachstumsorientierte Steuerung des Unternehmens. Denn nur wer verlässliche, einheitlich definierte Kennzahlen von seinem Unternehmen besitzt, kann hieraus kurzfristige Handlungsfelder ableiten sowie mittelfristige Unternehmensstrategien entwickeln. Dies verschafft dem Unternehmen einen Vorteil gegenüber dem Wettbewerb, der verstärkter unter dem Kostendruck des Gesundheitssystems leidet und dadurch weniger Mittel für Personalentwicklung und Recruiting zur Verfügung hat.

Literatur

Antonovsky, A.: Salutogenese. Zur Entmystifizierung der Gesundheit. Tübingen 1997.

Berufsstart: Studie Attraktive Arbeitgeber 2018. Online: https://www.berufsstart.de/karriere/attraktive-arbeitgeber/Studie-Attraktive-Arbeitgeber.pdf [abgerufen am 19.9.2021].

Bundesministerium des Innern, für Bau und Heimat und Migration und Flüchtlinge (BAMF): Migrationsbericht 2019 der Bundesregierung. Berlin 2019.

Glasl, F.: Konfliktmanagement. Ein Handbuch für Führungskräfte, Beraterinnen und Berater. 9. Aufl. Bern 2013.

Gregersen, S. u. a.: Führungsverhalten und Gesundheit – Zum Stand der Forschung. Leadership behaviour and health – current research state. Stuttgart 2011.

Institut der deutschen Wirtschaft Köln: IW-Trends – Vierteljahresschrift zur empirischen Wirtschaftsforschung, 37. Jahrgang, Heft 2/2010.

Kastner, M.: Demografie-, Diversity und Innovationsmanagement im Kontext des Leistungs- und Gesundheitsmanagements. In: Kastner, M./Falkenstein, M./Hinding, B. (Hrsg.): Leistung, Gesundheit und Innovativität im demografischen Wandel. Lengerich 2014, S. 129–195.

KPMG: Konfliktkostenstudie. 2018. Online: https://kpmg-law.de/content/uploads/2018/07/2009_Konfliktkosten_Reibungsverluste_in_Unternehmen.pdf [abgerufen am 19.9.2021].

Oettingen, G./Gollwitzer, P. M.: Strategies of setting and implementing goals: mental contrasting and implementation intentions. In: Maddux, J./Tangney, J. (Hrsg.): Social psychological foundations of clinical psychology. New York 2010, S. 114–135.

Roland Berger (Hrsg.): Roland Berger Krankenhausstudie 2021. Verspielte Zukunft? Warum Deutschlands Kliniken jetzt investieren müssten, es aber nicht können. München 2021.

Statistisches Bundesamt (Destatis): Demografischer Wandel. 2021. Online: https://www.destatis.de/DE/Themen/Querschnitt/Demografischer-Wandel/_inhalt.html [abgerufen am 17.9.2021].

Stierle, J. u. a. (Hrsg.): Handbuch Strategisches Krankenhausmanagement. Wiesbaden 2019.

Weber, J. u. a.: Post-Merger Finance Integration: Ein Praxisleitfaden. Weinheim 2007.

Beitrag 21

Pandemiemanagement am Beispiel von SARS-CoV-2

Dr. rer. pol. Thomas Haupt/Julia Riemey/Prof. Dr. habil. Arjan Kozica/
Prof. Dr. med. Alireza Mirshahi

Schlagwortübersicht

Abstract: Der vorliegende Beitrag schlägt auf Basis der Erfahrungen in der Augenheilkunde mit der SARS-CoV-2-Pandemie in den Jahren 2020 und 2021 einen Leitfaden für den Umgang mit (zukünftigen) Pandemien vor.
Die Kernpunkte:

- Das weltweite Epidemie-Geschehen sollte stets beobachtet werden.
- Deutet sich eine Pandemie an, sollte im ersten Schritt ein Krisenstab eingerichtet werden, der die Pandemielage bewertet und Maßnahmen koordinieren kann.
- Die zu ergreifenden Maßnahmen einer augenheilkundlichen Einrichtung betreffen vor allem die Sicherstellung der Versorgungssituation sowie organisatorische und wirtschaftliche Bereiche, um eine tragfähige Fortführung des Betriebs zu ermöglichen.

1 Einleitung

1.1 Hintergrund

1 Die Coronapandemie 2020/2021 hat eine erhebliche Anpassung von Prozessen in der Augenheilkunde erforderlich gemacht. Dies wurde in der Studie „Organisationale, wirtschaftliche und versorgungsrelevante Auswirkungen der SARS-CoV-2-Pandemie auf die Augenheilkunde in Deutschland – eine sektorenübergreifende Studie in der Mitte der Pandemie“ derselben Autoren wie dieses Beitrags ausgearbeitet und nachgewiesen.[1]

2 Die Anpassung der Prozesse an die Bedingungen einer Pandemie war nötig, um unter sicheren Hygienebedingungen die Versorgung aufrechterhalten zu können. Laut der zuvor genannten Studie ist dies auch gelungen, denn nur 6 % der Befragten gaben an, dass die eigene Einrichtung coronabedingt geschlossen wurde – das allerdings nur temporär. Die Studie ergab aber auch, dass 38 % der Befragten der Aussage zustimmten, dass es durch die Maßnahmen der Coronakrise bei Patienten zu erkennbaren Verschlechterungen in Krankheitsverläufen kam. Weiterhin wurden erhebliche wirtschaftliche Einbußen angegeben.

3 Die Auswirkungen der Pandemie auf die Augenheilkunde in Deutschland waren nicht unerheblich. Um nach der Coronapandemie für die Zukunft und mögliche weitere Pandemien gerüstet zu sein, werden in diesem Beitrag die üblicherweise getroffenen Maßnahmen in einer Pandemiesituation identifiziert, beschrieben und in Form eines Leitfadens zur Verfügung gestellt. Die Erkenntnisse zur Ausarbeitung des Leitfadens zur Pandemiebewältigung konnten wesentlich aus der genannten Veröffentlichung gewonnen werden, aber auch aus veröffentlichten Stellungnahmen der Berufsverbände.[2]

1 Haupt u. a.: Organisationale, wirtschaftliche und versorgungsrelevante Auswirkungen der SARS-CoV-2-Pandemie auf die Augenheilkunde in Deutschland – eine sektorenübergreifende Studie in der Mitte der Pandemie. In: Concept Ophthalmologie 4/2021, S. 32–39.

2 Deutsche Ophthalmologische Gesellschaft (DOG)/Berufsverband der Augenärzte Deutschlands (BVA): SARS-CoV-2/COVID-19 Informationen für niedergelassene Augenärztinnen und Augenärzte. März 2020, S. 1–5. Online: https://www.dog.org/wp-content/uploads/2013/03/05032020-Handreichung-DOG-und-BVA-zu-COVID-19.pdf [abgerufen am 21.9.2021].

1.2 Pandemiemanagement im Überblick

Die nachfolgende Abbildung 1 zeigt die Schritte des Pandemiemanagements im Überblick: 4

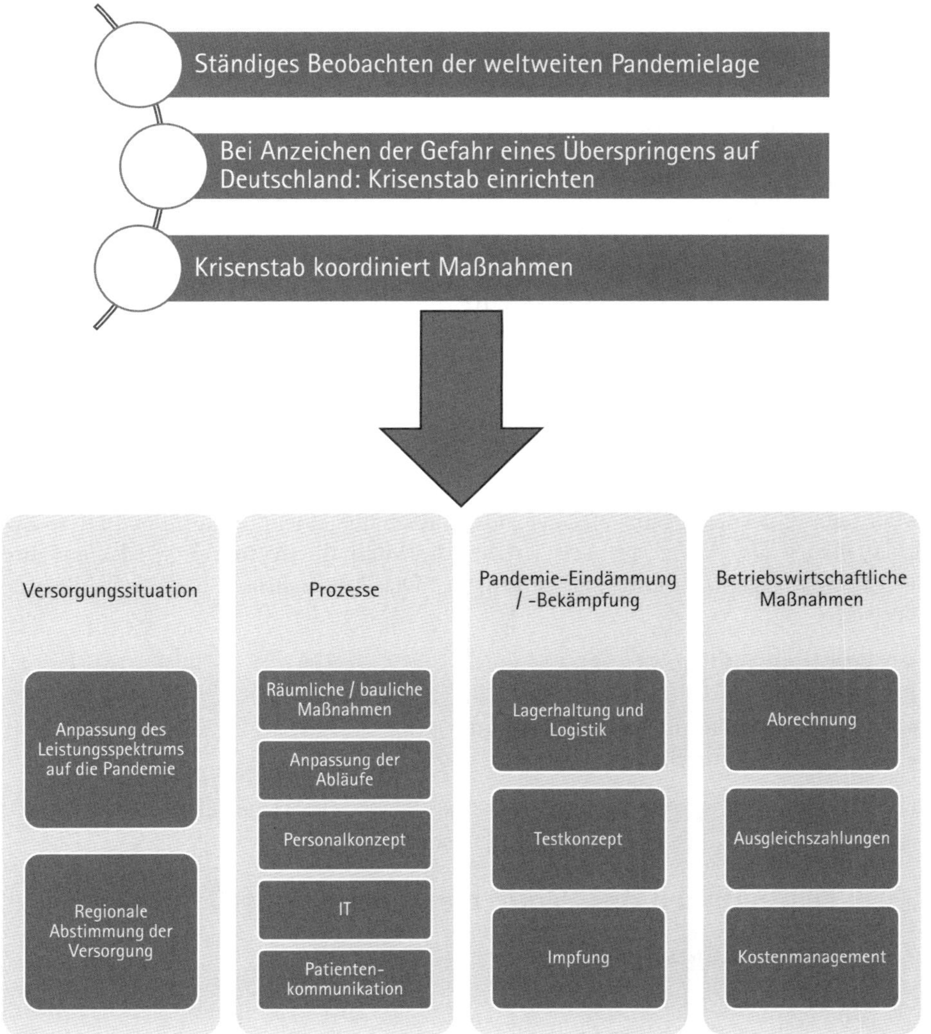

Abb. 1: Pandemiemanagement
Quelle: Eigene Darstellung.

Es ist allen ophthalmologischen Einrichtungen anzuraten, die weltweite Pandemielage ständig im Blick zu behalten und zu bewerten. Dass im Dezember 2019 SARS-CoV-2 erstmals in Wuhan auftrat, wurde medial berichtet und kann als 5 bekannt vorausgesetzt werden. Dass sich daraus eine weltumspannende Pandemie entwickeln würde, war zu diesem Zeitpunkt für die meisten Beobachter allerdings kaum absehbar.

6 Relevant für Deutschland wurde SARS-CoV-2, als im Januar 2020 die ersten Fälle in Deutschland nachgewiesen wurden. Spätestens dann – besser jedoch bereits, wenn ein Überspringen einer Epidemie auf Deutschland voraussehbar ist – ist ein Krisenstab zu bilden.

7 Der Krisenstab besteht je nach Größe der Einrichtung aus den folgenden Personen:

- Leitung einer Einrichtung:
  - Praxisinhaber
  - Ärztliche Leitung
  - Geschäftsführung
  - Ggf. Krankenhausdirektorium bzw. Klinikleitung
- Praxismanagement
- Krankenhaushygieniker
- Fachkraft für Hygiene
- Bestimmte Abteilungsleiter

8 Der Krisenstab trifft sich regelmäßig, nimmt eine Lagebewertung vor und beschließt Maßnahmen. Analog zum aus dem Qualitätsmanagement bekannten PDCA-Zyklus (Plan – Do – Check – Act) werden die Maßnahmen immer wieder auf ihre Wirksamkeit geprüft und ggf. angepasst. Die Maßnahmen betreffen folgende Bereiche:

- Versorgungssituation
- Prozesse
- Pandemieeindämmung/-bekämpfung
- Betriebswirtschaftliche Maßnahmen

9 Die Maßnahmen werden im folgenden Kapitel einzeln dargestellt.

2 Maßnahmen des Pandemiemanagements

2.1 Versorgungssituation

Checkliste

Anpassung des Leistungsspektrums

☐ Ggf. Einstellen von Maßnahmen, die nicht erlaubt sind (elektive Eingriffe)

☐ Sicherstellung, dass die Behandlungen, die erlaubt und nötig sind, fortgeführt werden können (Notfälle, Intravitreale Injektionen)

☐ Förderung von Maßnahmen, die unter Pandemiebedingungen eine höhere Nachfrage erfahren (z. B. refraktive Hornhautchirurgie)

Ende März 2020 wurde regional teilweise ein Verbot ausgesprochen, elektive Behandlungen durchzuführen.[3] Hintergrund dieser politischen Vorgabe war es, insgesamt alle verfügbaren Krankenhauskapazitäten für schwere COVID-19-Verläufe freizuhalten.[4] Dies führte in zahlreichen Einrichtungen in der Augenheilkunde zu einer erheblichen Leistungseinschränkung und gesenkten Kapazitätsauslastung, da zahlreiche Behandlungen in der Ophthalmologie als elektiv eingestuft werden können. 10

Sind z. B. elektive Operationen nicht mehr möglich, muss die systematische Absage und Neuplanung derselben organisiert werden. 11

Parallel dazu sind Maßnahmen zu treffen, dass die Behandlungen, die weiterhin erlaubt sind, auch angeboten werden können. Siehe dazu die weiteren Maßnahmen. 12

Daneben existiert das Feld der Behandlungen, die in einer Pandemie eine besondere Nachfrage erfahren. Hierzu zählte in der Coronapandemie 2020/2021 die refraktive Hornhautchirurgie. Hintergrund der erhöhten Nachfrage ist das Phänomen der beschlagenen Brille in Kombination mit dem Tragen einer Maske. Für die refraktive Hornhautchirurgie kann in Zeiten eines Verbots elektiver Operationen lediglich vorbereitend eine Onlinesprechstunde angeboten werden. Sobald elektive Operationen wieder erlaubt sind, kann z. B. die refraktive Hornhautchirurgie mit gezielten Marketingmaßnahmen gefördert werden. 13

Checkliste

Regionale Abstimmung der Versorgung

- ☐ Konzepte im eigenen Netzwerk, um z. B. regionale Schwerpunkte oder Zentren zu bilden
- ☐ Abstimmung mit anderen medizinischen Einrichtungen, um z. B. Behandlungen zu übernehmen oder abzugeben

Insbesondere, wenn es zum Verbot elektiver Operationen kommt, bietet sich eine Abstimmung zu den Behandlungsmöglichkeiten an. Verfügt man über ein eigenes Netzwerk mit mehreren Standorten, kann eine regionale Abstimmung erfolgen. Denkbar ist beispielsweise, dass an einem Standort die Kontrolluntersuchungen nach Intravitrealen Injektionen konzentriert werden oder dass in einem Makula- 14

3 Presse- und Informationsamt der Bundesregierung: Besprechung der Bundeskanzlerin mit den Regierungschefinnen und Regierungschefs der Länder am 22. März 2020. 2020, S. 2. Online: https://www.bundesregierung.de/resource/blob/975226/1733246/e6d6ae0e89a7ffea1ebf6f32cf472736/2020-03-22-mpk-data.pdf?download=1 [abgerufen am 7.1.2021].

4 Presse- und Informationsamt der Bundesregierung: Maßnahmen der Bundesregierung zur Eindämmung der COVID-19-Pandemie und zur Bewältigung ihrer Folgen. 2020, S. 5. Online: https://www.bundesregierung.de/resource/blob/975226/1747726/0bbb9147be95465e9e845e9418634b93/2020-04-27-zwbilanz-corona-data.pdf?download=1 [abgerufen am 7.1.2021].

zentrum eine Konzentration auf Injektionen erfolgt und Kontrollen aus dem Makulazentrum herausgelagert werden.

15 Verfügt man selbst nicht über mehrere Standorte, besteht die Möglichkeit einer kollegialen Abstimmung mit anderen Versorgungsanbietern. Man kann z. B. regionale Cluster in der Augenversorgung bilden. Befinden sich in einer Region beispielsweise drei Krankenhäuser mit Augenabteilungen, könnte man in zwei Krankenhäusern die Augenabteilungen schließen und in Corona-Stationen umfunktionieren und die Augenversorgung in einem Krankenhaus regional zentralisieren.

2.2 Prozesse

Checkliste

Räumliche/bauliche Maßnahmen

- ☐ Anbringung von Plexiglasscheiben an Anmeldebereichen etc.
- ☐ Installation von Hauchschutz an Spaltlampen
- ☐ Filtergebläse an der Spaltlampe
- ☐ Anpassung der Bestuhlung
- ☐ Kennzeichnung von Abständen auf dem Boden
- ☐ Einbahnstraßensystem einrichten
- ☐ Ampel am Praxiseingang
- ☐ Lüftung organisieren
- ☐ Auslüften des Perimeters (per Ventilator bei geöffnetem Fenster)
- ☐ Luftreiniger installieren
- ☐ Schaffung bestimmter Behandlungsbereiche wie Corona-Stationen
- ☐ (Ausbau der) Angebote zur Händedesinfektion

16 Im nächsten Schritt sind die Versorgungsprozesse so anzupassen, dass eine sichere medizinische Leistungserbringung gewährleistet ist. Hierbei spielen räumliche und bauseitige Maßnahmen eine besondere Rolle.[5] In der Coronapandemie 2020/2021 stellte sich heraus, dass Aerosole den Hauptübertragungsweg dieser Infektionskrankheit darstellen. Daher kam den Maßnahmen eine besondere Rolle zu, die eine Aerosol-Übertragung für Patienten, Mitarbeiter, Besucher und Lieferanten verhindern sollten. Dazu wurden im Wesentlichen

5 Wacker/Reinhard: Spezielle ophthalmologische Schutzmaßnahmen in der COVID-19-Pandemie. In: Der Ophthalmologe 117/2020, S. 638–641. Online: https://link.springer.com/content/pdf/10.1007/s00347-020-01142-1.pdf [abgerufen am 7.1.2021].

- Trennscheiben in verschiedenen Ausprägungen installiert (z. B. an Anmeldungen oder als Hauchschutz an Spaltlampen),
- Lüftungsmöglichkeiten geregelt und
- die Wegeführung bzw. räumlichen Aufteilungen angepasst.

Der geringere Teil der Corona-Übertragungen erfolgt über Schmierinfektionen. Um dem Rechnung zu tragen, wurden die Angebote zur Händedesinfektion ausgebaut. 17

Checkliste

Anpassung der Abläufe

☐ Verzicht auf Händeschütteln

☐ Tragen von Mund-Nasen-Schutz

☐ Abstandsregeln

☐ Regelmäßige Desinfektionsmaßnahmen (besonders z. B. bei Handläufen und Türgriffen)

☐ Fiebermessung vor Zutritt

☐ Zutrittsbeschränkungen oder -verbote für Begleitpersonen

☐ „Corona-Pförtner"

☐ Telefonische Anmeldepflicht

☐ Minimierung von Wartezeiten

☐ Anpassung der Einbestell-Frequenz von Patienten

☐ Konsequente Terminsprechstunde und Reduktion offener Sprechstunden

☐ Terminausdünnung

☐ Annahme der Patienten max. 15 Minuten vor Termin

☐ Terminänderung bei Symptomen

☐ Schnellere und kürzere Behandlung von Patienten

☐ Reduzierte Kontrolluntersuchungen bei Patienten ohne Beschwerden

Die Anpassung der Abläufe knüpft an die räumlichen/baulichen Maßnahmen an; teilweise hängen die Themen zusammen. 18

Auch bei der Anpassung der Abläufe ging es darum, sowohl Schmierinfektionen als auch Infektionen über Aerosole zu vermeiden. Daher wurde und wird auf Händeschütteln verzichtet, es wird ein Mund-Nasen-Schutz getragen, Abstände werden eingehalten und regelmäßige Desinfektionsmaßnahmen finden statt. 19

Daneben wurde ein Symptom-Monitoring eingeführt. Hierzu wurden größtenteils Fragebögen angewendet, um etwaige Symptome abzufragen. Teilweise wurde auch gezielt die Körpertemperatur gemessen, um auf Fieber als typisches Corona-Symptom zu reagieren. 20

21 Weiterhin wurde der Zutritt so geregelt, dass die Anzahl der sich gleichzeitig in einem Raum befindlichen Menschen so gering wie möglich gehalten wurde. So wurde etwa Begleitpersonen kein Zutritt gewährt. Daneben wurden u. a. Termine ausgedünnt oder verkürzt.

Checkliste

Personalkonzept

- ☐ Überstunden/Resturlaub abbauen
- ☐ Unbezahlten Urlaub/Sabbatical/Arbeitszeitreduktion anbieten
- ☐ Personal für andere Tätigkeiten einsetzen, z. B. Digitalisierung
- ☐ Personal für andere Bereiche freigeben, z. B. Bundeswehr, öffentlicher Gesundheitsdienst
- ☐ Einstellungsstopp
- ☐ Kündigungen (primär Probezeit, Aushilfen; sonst auch betriebsbedingt)
- ☐ Kurzarbeit (Prüfen Aufstockung)
- ☐ Teams bilden, um ggf. personelle Ausfälle eines Teams zu kompensieren
- ☐ Unterstützung bei der Kinderbetreuung anbieten
- ☐ Flexible Arbeitszeitkonten einrichten
- ☐ Hygieneschulungen organisieren

22 Im Bereich Personal ist in einer Pandemie besondere Flexibilität gefragt. Bei geringerer Kapazitätsauslastung in einer Einrichtung ist auch das Personal geringer ausgelastet. Diese Zeiten der Unterauslastung kann man in vielerlei Hinsicht nutzen, etwa um Überstunden abzubauen oder liegengebliebene Tätigkeiten zu erledigen. Erforderlich ist dafür, bereits in Nichtkrisenzeiten die Instrumente des Personalmanagements flexibilitätsorientiert auszugestalten. So können beispielsweise Arbeitszeitkonten auf einen mehrjährigen Übertrag der Mehrarbeit ausgelegt und größere Überstundenpolster angespart werden, die als Flexibilitätspuffer dienen. Bei längerer Unterauslastung der Kapazitäten kommen drastischere Maßnahmen wie ein Einstellungsstopp oder sogar Kündigungen in Frage. Auf diesen Wegen geht einem Unternehmen allerdings Personal verloren, das möglicherweise zu späteren Zeiten wieder benötigt wird. Um genau diesem Umstand vorzubeugen, wurde das Instrument der Kurzarbeit eingeführt.[6] Hierbei werden individuell Arbeitszeiten reduziert und die Arbeitsagentur leistet Zuschüsse zu den Lohnkosten.

23 Sinkt die Auslastung der Kapazität in einer Pandemie nicht, kann es problematisch werden, das nötige Personal bereitzuhalten, um die Versorgungsangebote aufrechtzuerhalten. Denn das eigene Personal unterliegt ebenso einem Anste-

6 Schulten/Müller: Kurzarbeitergeld in der Corona-Krise. Aktuelle Regelungen in Deutschland und Europa. 2020.

ckungsrisiko und kann selbst von einer Infektion betroffen sein. Kritisch wird dies beispielsweise dann, wenn in Teams oder Abteilungen mehr Schlüsselpersonen als in normalen Zeiten erwartbar ausfallen. Aus diesem Grund wurden in vielen Einrichtungen Teams gebildet, die sich gegenseitig vertreten können. Zum Teil war auch eine Unterstützung bei der Kinderbetreuung nötig. Hierzu kann es schon ausreichen, flexible Arbeitszeitkonten einzurichten.

Abschließend stellen Hygieneschulungen einen wichtigen Bestandteil des Personalkonzepts dar, damit das Personal die jeweils geltenden Regelungen kennt und umsetzen kann. 24

Checkliste

IT

- ☐ Telemedizinische Möglichkeiten einrichten
- ☐ Online-Fortbildungen einrichten
- ☐ Bei bestehenden Lehraufträgen: auf Online-Unterricht umstellen
- ☐ Online-Schulungen einrichten
- ☐ Videokonferenzsystem etablieren
- ☐ Home-Office einrichten

Die medizinische Leistungserbringung ist in der Augenheilkunde ohne persönlichen Kontakt zwischen Behandler und Patienten größtenteils nicht möglich. Dennoch lassen sich bestimmte Bereiche digitalisieren. So können beispielsweise Vorgespräche oder Beratungen in einer telemedizinischen Sprechstunde vorgelagert stattfinden.[7] 25

Auch der Fortbildungsbereich erfuhr in der Coronapandemie in Form von Online-Veranstaltungen einen echten Aufwind. Zwar können Online-Veranstaltungen weder den persönlichen Austausch noch das informelle Gespräch ersetzen. Der große Vorteil ist aber, dass sich mit Online-Veranstaltungen potenziell eine weitaus höhere Teilnehmerzahl erreichen lässt. 26

Daneben war es in der Coronapandemie die Aufgabe der IT-Abteilungen, Prozesse so zu digitalisieren, dass bestimmte Arbeiten ortsunabhängig durchgeführt werden konnten und – das war wahrscheinlich das häufigste Modell – ins Home-Office verlagert werden konnten. 27

7 Wacker/Reinhard: Spezielle ophthalmologische Schutzmaßnahmen in der COVID-19-Pandemie. In: Der Ophthalmologe 117/2020, S. 638–641. Online: https://link.springer.com/content/pdf/10.1007/s00347-020-01142-1.pdf [abgerufen am 7.1.2021].

Checkliste

Patientenkommunikation

- ☐ Information auf der Homepage
- ☐ Schulung der Telefonzentrale
- ☐ Kommunikationskonzept des Personals

28 Bei der Patientenkommunikation steht im Vordergrund, die Patienten über die neuen Abläufe und Rahmenbedingungen in der eigenen Einrichtung gut zu informieren. Gut informierte Patienten können dazu beitragen, Prozesse zu beschleunigen. Dies kann z. B. geschehen, indem die Patienten Corona-Fragebögen schon zu Hause ausfüllen, wenn diese auf der Homepage als Download verfügbar sind. Ist der Zutritt für Begleitpersonen nicht gestattet, sollte auch diese Information auf der Homepage bereitgestellt werden. Über die Inhalte müssen Telefonzentrale und das gesamte Personal informiert sein.

2.3 Pandemieeindämmung/-bekämpfung

Checkliste

Lagerhaltung und Logistik

- ☐ Mehr Hygieneartikel bevorraten, vor allem Desinfektionsmittel, Masken, Schutzausrüstung, Tests
- ☐ Anpassung der Vorratssituation, um etwaige Lieferengpässe zu vermeiden
- ☐ Verzicht auf Leseangebote in Printform

29 Bezüglich Lagerhaltung und Logistik kam es zu Beginn der Coronapandemie in einigen Einrichtungen zu Versorgungsengpässen mit Hygieneartikeln und persönlicher Schutzausstattung. Davon waren vor allem Desinfektionsmittel und Masken betroffen. Bedingt durch die Knappheit stiegen die Preise an; zudem waren teilweise unseriöse Anbieter auf dem Markt aktiv. Um sich von solchen Entwicklungen unabhängiger zu machen, sollte geprüft werden, welche Hygieneartikel als kritisch zu bewerten sind. Für diese Artikel sollte die Bevorratung erhöht werden.

30 In den Bereich der Logistik kann man zudem den folgenden Einzelpunkt einsortieren: Während der Coronapandemie wurde in vielen Einrichtungen auf ein Leseangebot für Patienten in Wartezimmern verzichtet, um die Zeitschrift als Übertragungsquelle auszuschließen.

Checkliste

Testkonzept

- ☐ Einrichtung eines Bereichs, in dem die Tests durchgeführt werden
- ☐ Umfang der Testung festlegen: Wer wird getestet?
- ☐ Mit welchen Tests wird getestet?

Testkonzepte in der Coronapandemie bestanden im Wesentlichen aus drei Säulen:[8] 31

- Der PCR-Test gilt als die sicherste Variante als Nachweis gegen Corona. Als Goldstandard ist der PCR-Test in einem spezialisierten Labor anzusehen; hier weist er die höchste Spezifität und Sensitivität auf. PCR-Tests sind außerdem als POCT (Point of Care Testing) am Ort der Probenentnahme verfügbar. Eine weitere Variante stellt das Pooling dar. Hier werden mehrere Proben gleichzeitig getestet, allerdings mit nur einem gesammelten Ergebnis für alle Proben des Pools. Fällt dieses negativ aus, hat man den Nachweis, dass alle Proben negativ sind. Bei positivem Testergebnis werden alle Proben aus zuvor rückgestelltem Material erneut getestet.
- Antigen-Schnelltests zeichnen sich durch eine geringere Sensitivität und Spezifität aus. Dafür sind die Ergebnisse aber schneller verfügbar und können auch von Laien ausgeführt werden.
- Der Antikörper-Test weist eine bereits durchgemachte Coronainfektion nach.

In einem Testkonzept werden aus den vorhandenen Testmöglichkeiten die für 32
eine Einrichtung sinnvollen Optionen definiert. Weiterhin muss bestimmt werden, welche Personengruppen (Mitarbeiter, Patienten, Lieferanten) in welcher Häufigkeit getestet werden. Für die Testungen werden neben dem Test- und Probenmaterial auch Personal und Räumlichkeiten benötigt.

Checkliste

Impfung

- ☐ Impfmöglichkeit aufbauen
- ☐ Impfung nach Priorisierung
- ☐ Dokumentation der Impfung

In der Coronapandemie gelten Impfungen als Schlüssel zur Bekämpfung der 33
Pandemie. Zahlreiche Einrichtungen in der Augenheilkunde haben die Impfkampagne unterstützt:

- Krankenhauspersonal gehörte, nach Personal in Altenpflegeeinrichtungen, zu den erstgeimpften Gruppen in Deutschland. In dieser ersten Phase mussten die Krankenhäuser die Impfungen selbst organisieren.
- Im weiteren Verlauf der Pandemie konnten sich alle Haus- und Fachärzte an der Impfung beteiligen. Dabei galt es zunächst, die Impfpriorisierung einzuhalten, die dann später aufgehoben wurde. Beweggrund für Augenärzte, sich an der Impfkampagne zu beteiligen, kann der Wille gewesen sein, gesamtgesellschaftlich dazu beizutragen möglichst schnell eine Immunität der Bevölkerung zu erreichen. Aber auch Imagegründe – sowohl bei Patienten als auch bei Mitarbeitern – können für eine Beteiligung an der Impfkampagne sprechen.

8 Robert-Koch-Institut: Diagnostik. Wie wird eine Infektion mit SARS-CoV-2 labordiagnostisch nachgewiesen, welche Tests gibt es? Stand: 20.7.2021. Online: https://www.rki.de/SharedDocs/FAQ/NCOV2019/FAQ_Liste_Diagnostik.html [abgerufen am 23.9.2021].

34 Sollen Impfungen in der eigenen Einrichtung angeboten werden, sind die nötigen logistischen Wege und die eigentlichen Abläufe zu organisieren. Lagerung des Impfstoffs, die Rekonstitution sowie Einrichtung von Impfstraßen sind dabei besondere Herausforderungen. Letztlich müssen die Impfungen dokumentiert werden, um später die Möglichkeit anzubieten, Impfbestätigungen digital bereitzustellen.

2.4 Betriebswirtschaftliche Maßnahmen

Checkliste

Abrechnung

- ☐ Hygiene-Mehraufwand nach GOÄ abrechnen
- ☐ Hygiene-Mehraufwand stationär abrechnen

35 In der Coronapandemie wurde in einigen Regelwerken zur Abrechnung die Möglichkeit geschaffen, Patienten den erhöhten Hygieneaufwand in Rechnung zu stellen. Das war aber nur in der privatärztlichen Abrechnung nach GOÄ sowie in der stationären Abrechnung nach DRG möglich.

36 Im Bereich der GOÄ konnte je Sitzung die Ziffer 245 analog, erhöhte Hygienemaßnahmen, zum 2,3-fachen Satz[9] abgerechnet werden, später zum 1,0-fachen Satz[10].

37 Im stationären Bereich wurde die pauschale Abgeltung von Preis- und Mengensteigerungen infolge des neuartigen Coronavirus, insbesondere von persönlichen Schutzausrüstungen, im Rahmen des COVID-19-Krankenhausentlastungsgesetzes geregelt. Zugelassene Krankenhäuser konnten für jeden Patienten einen Zuschlag in Höhe von 50 EUR abrechnen.

Checkliste

Ausgleichszahlungen

- ☐ Kurzarbeitergeld
- ☐ Öffentliche Ausgleichszahlungen
- ☐ Ausgleichszahlungen durch Quarantäne-Anordnungen
- ☐ Ansprüche aus Betriebsunterbrechungsversicherung/Ertragsausfallversicherung

9 Bundesärztekammer: Amtliche Gebührenordnung für Ärzte. 2020, S. 1. Online: https://www.bundesaerztekammer.de/fileadmin/user_upload/downloads/pdf-Ordner/GOAE/2020-05-08_Bekanntmachung_Abrechnungsempfehlungen_final.pdf [abgerufen am 23.9.2021].

10 Bundesärztekammer: Erläuterungen zu den Abrechnungsempfehlungen zur Berechnung von ärztlichen Leistungen im Rahmen der COVID-19-Pandemie. Berechnung aufwändiger Hygienemaßnahmen (Nr. 245 GOÄ analog). 2020. Online: www.bundesaerztekammer.de/aerzte/gebuehrenordnung/erlaeuterungen-zu-den-abrechnungsempfehlungen-zur-berechnung-von-aerztlichen-leistungen-im-rahmen-der-covid-19-pandemie/ [abgerufen am 23.9.2021].

Kommt Kurzarbeit (siehe Personalkonzept) zur Anwendung, kann natürlich auch Kurzarbeitergeld beantragt werden. Für eine erfolgreiche Beantragung von Kurzarbeitergeld müssen alle formalen Voraussetzungen erfüllt sein. 38

Daneben ist zu prüfen, ob eine Anspruchsberechtigung aus öffentlichen Ausgleichszahlungen besteht. In der Coronapandemie 2020/2021 wurden verschiedene Programme, zum Teil mit Soforthilfen, aufgelegt. Relevant dabei waren für Arztpraxen im Wesentlichen Ausgleichszahlungen durch die Kassenärztlichen Vereinigungen. Im stationären Bereich wurde eine „Leerstandsvergütung" für nicht belegte Betten gezahlt.[11] 39

Weitere Ansprüche können sich durch Quarantäne-Anordnungen ergeben. Hier ergibt sich der Anspruch, die Lohnfortzahlung für die Zeit der Quarantäne bei der Arbeitsagentur zurückzufordern. 40

Zuletzt sollte geprüft werden, welcher Versicherungsschutz besteht. Ggf. können Ansprüche aus einer Betriebsunterbrechungsversicherung oder einer Ertragsausfallversicherung geltend gemacht werden. 41

Checkliste

Kostenmanagement

- ☐ Ergreifung von Maßnahmen zur Reduktion von Kosten (z. B. Marketing)
- ☐ Zurückstellung von Investitionen
- ☐ Beendigung evtl. bestehender Unterstützung durch Zeitarbeitsfirmen/externe Berater
- ☐ Prüfung der Einsparmöglichkeiten bei variablen Gehaltsbestandteilen

Bleiben in einer Einrichtung die Erlöse für eine mehr als kurzfristige Zeit unterhalb der Planungen, sollten auch die Kosten in den Blick genommen werden. Für einen wirtschaftlich dauerhaften Betrieb können die die Erlöse übersteigenden Kosten dauerhaft zur Existenzbedrohung werden. 42

Im ersten Schritt ist eine Analyse der Kostenstruktur vonnöten. Dabei ist zu prüfen, welche Kosten kurzfristig reduziert werden können. Meist ist das bei Marketingmaßnahmen möglich. Es können aber auch Investitionen zurückgestellt werden. 43

Einfach zu realisierende Kostensenkungsmaßnahmen finden sich in der Beendigung der Zusammenarbeit mit externen Zeitarbeitsfirmen oder externen Beratern. 44

„Härtere" Maßnahmen betreffen den Personalbereich. Auf die entsprechenden Maßnahmen wurde bereits im Rahmen der Personalkonzepte (siehe Kapitel 2.2 45

11 Deutscher Bundestag: Gesetz zum Ausgleich COVID-19 bedingter finanzieller Belastungen der Krankenhäuser und weiterer Gesundheitseinrichtungen (COVID-19-Krankenhausentlastungsgesetz). In: Bundesgesetzblatt 2020.

„Prozesse") eingegangen. Hier sei noch auf die Option hingewiesen, im Bereich der variablen Vergütungsbestandteile Kostensenkungspotenziale zu realisieren.

3 Zusammenfassung

46 Sollte es zu einer erneuten Pandemie mit Auswirkungen auf die Augenheilkunde kommen, kann der vorliegende Leitfaden als Orientierung herangezogen werden.

47 Bei der Umsetzung empfiehlt sich, bestimmte Schwerpunkte zu setzen und diese mit besonderem Nachdruck zu verfolgen. Gleichzeitig sollte die gesamte Palette an zu ergreifenden Maßnahmen nicht aus den Augen verloren werden. Bei beiden Aspekten kommt dem Krisenstab eine besondere Bedeutung zu.

48 Abschließend zu beachten ist, dass die hier aufgeführten Maßnahmen keinen Anspruch auf Vollständigkeit haben und immer die individuelle Situation berücksichtigt werden muss.

Literatur

Bundesärztekammer: Amtliche Gebührenordnung für Ärzte. 2020. Online: https://www.bundesaerztekammer.de/fileadmin/user_upload/downloads/pdf-Ordner/GOAE/2020-05-08_Bekanntmachung_Abrechnungsempfehlungen_final.pdf [abgerufen am 23.9.2021].

Bundesärztekammer: Erläuterungen zu den Abrechnungsempfehlungen zur Berechnung von ärztlichen Leistungen im Rahmen der COVID-19-Pandemie. Berechnung aufwändiger Hygienemaßnahmen (Nr. 245 GOÄ analog). 2020. Online: www.bundesaerztekammer.de/aerzte/gebuehrenordnung/erlaeuterungen-zu-den-abrechnungsempfehlungen-zur-berechnung-von-aerztlichen-leistungen-im-rahmen-der-covid-19-pandemie/ [abgerufen am 23.9.2021].

Deutsche Ophthalmologische Gesellschaft (DOG)/Berufsverband der Augenärzte Deutschlands (BVA): SARS-CoV-2/COVID-19 Informationen für niedergelassene Augenärztinnen und Augenärzte. März 2020. Online: https://www.dog.org/wp-content/uploads/2013/03/05032020-Handreichung-DOG-und-BVA-zu-COVID-19.pdf [abgerufen am 21.9.2021].

Deutscher Bundestag: Gesetz zum Ausgleich COVID-19 bedingter finanzieller Belastungen der Krankenhäuser und weiterer Gesundheitseinrichtungen (COVID-19-Krankenhausentlastungsgesetz). In: Bundesgesetzblatt 2020.

Haupt, T. u. a.: Organisationale, wirtschaftliche und versorgungsrelevante Auswirkungen der SARS-CoV-2-Pandemie auf die Augenheilkunde in Deutschland – eine sektorenübergreifende Studie in der Mitte der Pandemie. In: Concept Ophthalmologie 4/2021, S. 32–39.

Presse- und Informationsamt der Bundesregierung: Besprechung der Bundeskanzlerin mit den Regierungschefinnen und Regierungschefs der Länder am 22. März 2020. 2020. Online: https://www.bundesregierung.de/resource/blob/975226/1733246/e6d6ae0e89a7ffea1ebf6f32cf472736/2020-03-22-mpk-data.pdf?download=1 [abgerufen am 7.1.2021].

Presse- und Informationsamt der Bundesregierung: Maßnahmen der Bundesregierung zur Eindämmung der COVID-19-Pandemie und zur Bewältigung ihrer Folgen. 2020. Online: https://www.bundesregierung.de/resource/blob/975226/1747726/0bbb9147be95465e9e845e9418634b93/2020-04-27-zwbilanz-corona-data.pdf?download=1 [abgerufen am 7.1.2021].

Robert-Koch-Institut: Diagnostik. Wie wird eine Infektion mit SARS-CoV-2 labordiagnostisch nachgewiesen, welche Tests gibt es? Stand: 20.7.2021. Online: https://www.rki.de/SharedDocs/FAQ/NCOV2019/FAQ_Liste_Diagnostik.html [abgerufen am 23.9.2021].

Schulten, T./Müller, T.: Kurzarbeitergeld in der Corona-Krise. Aktuelle Regelungen in Deutschland und Europa (Policy Brief WSI Nr. 38). Düsseldorf 2020.

Wacker, K./Reinhard, T.: Spezielle ophthalmologische Schutzmaßnahmen in der COVID-19-Pandemie. In: Der Ophthalmologe 117/2020, S. 638–641. Online: https://link.springer.com/content/pdf/10.1007/s00347-020-01142-1.pdf [abgerufen am 7.1.2021].

Teil II.6 Abrechnung

Der EBM – Die Abrechnung der gesetzlich krankenversicherten Patienten

Sabine Finkmann

Schlagwortübersicht

Abstract: Die Abrechnung stellt eines der wesentlichen und zentralen Themen in Praxis und MVZ dar.
Dieser Beitrag gibt einen Einblick in die Komplexität der Abrechnung der gesetzlich krankenversicherten Patienten. Er erläutert zum einen die Grundlagen der Gebührenordnung EBM – Einheitlicher Bewertungsmaßstab - und gibt zum anderen praktische Hinweise für die Umsetzung und Optimierung der Abrechnung in der Praxis. Das Ziel dieses Kapitels ist es, Ihnen einen Überblick über die wichtigen und relevanten Inhalte der Gebührenordnung EBM zu verschaffen.

1 Die Abrechnung nach der Gebührenordnung EBM

Die Abrechnung der ärztlichen Leistungen bei gesetzlich krankenversicherten 1
Patienten erfolgt nach dem Einheitlichen Bewertungsmaßstab, kurz EBM. Dabei handelt es sich um ein Verzeichnis, nach dem die vertragsärztlichen ambulanten Leistungen zulasten der gesetzlichen Krankenversicherungen abgerechnet werden. Den Einheitlichen Bewertungsmaßstab gibt es seit dem Jahr 1977, die Grundlage des EBM ist das Sozialgesetzbuch 5 (SGB V), genauer der § 87 Abs. 2 SGB V.

Der EBM wird von der Kassenärztlichen Bundesvereinigung (KBV) und dem 2
GKV-Spitzenverband im Bewertungsausschuss der Ärzte auf Bundesebene vereinbart.[1] Sie bestimmen den Einheitlichen Bewertungsmaßstab, die abrechnungsfähigen Leistungen sowie die ärztliche Honorierung. Die Leistungsziffern im EBM werden in Punkten ausgewiesen. Jährlich wird bundesweit der sogenannte Orientierungspunktwert zwischen dem Bewertungsausschuss der Ärzte und den Krankenkassen festgelegt.

1.1 Der Orientierungspunktwert

Mit dem Orientierungspunktwert kann die Vergütung der einzelnen ärztlichen 3
Leistungen berechnet werden. Hierfür werden die Punkte hinter der jeweiligen Leistungsziffer im EBM mit dem Orientierungspunktwert multipliziert. Der Orientierungspunktwert wird in Cent festgelegt.[2] Die nachfolgende Tabelle zeigt die Entwicklung des Orientierungspunktwertes der letzten Jahre:

1 AOK: Einheitlicher Bewertungsmaßstab. Online: https://www.aok-bv.de/lexikon/e/index_00304.html [abgerufen am 1.5.2021].

2 Grellmann: Einheitlicher Bewertungsmaßstab: Verzeihung, sprechen Sie EBM? 4.4.2021. Online: https://www.arzt-wirtschaft.de/abrechnung/einheitlicher-bewertungsmassstab-verzeihung-sprechen-sie-ebm/ [abgerufen am 15.5.2021].

Tab. 1: Entwicklung des Orientierungspunktwertes

Jahr	Betrag
2021	**11,1244 Cent**
2020	10,9871 Cent
2019	10,8226 Cent
2018	10,6543 Cent

4 Zum besseren Verständnis finden Sie hier ein Beispiel für die Umrechnung von Punkten in die Euro-Vergütung[3]:

Beispiel

06331 **Fluoreszenzangiographische Untersuchung der terminalen Strombahn am Augenhintergrund einschl. Applikation des Teststoffes (Fluoreszein-Natrium oder Indozyanin), einschl. Sachkosten** 439 Punkte

Berechnung der Euro-Vergütung:
439 Punkte (laut EBM) × 11,1244 Cent (Orientierungspunktwert für das Jahr 2021) = 48,84 EUR

1.2 Gemeinsamer Bundesausschuss und Bewertungsausschuss

5 Wenn über den Gemeinsamen Bundesausschuss (G-BA) neue Leistungen in die ambulante Versorgung eingeführt werden sollen, entscheidet der Bewertungsausschuss über die Höhe der Vergütung. Der Bewertungsausschuss ist paritätisch besetzt durch die Kassenärztliche Bundesvereinigung und dem GKV-Spitzenverband, auch hier bildet der § 87 SGB V die gesetzliche Grundlage.[4]

„Das Beschlussgremium des G-BA, das Plenum, setzt sich aus 13 stimmberechtigten Mitgliedern zusammen:

- *ein unparteiischer Vorsitzender*
- *zwei weitere unparteiische Mitglieder*
- *fünf Vertreter der gesetzlichen Krankenkassen (GK-Spitzenverband)*
- *fünf Vertreter der Leistungserbringer (KBV, KZBV und DKG)*

Patientenvertreterinnen und -vertreter besitzen ein Mitberatungs- und Antragsrecht, jedoch kein Stimmrecht.“[5]

3 Sämtliche Auszüge aus dem EBM in diesem Beitrag aus: Kassenärztliche Bundesvereinigung (KBV): Einheitlicher Bewertungsmaßstab (EBM). Stand: 2. Quartal 2021. Online: https://www.kbv.de/media/sp/EBM_Gesamt_-_Stand_2._Quartal_2021.pdf [abgerufen am 5.5.2021].

4 Institut des Bewertungsauschusses: Der Bewertungsausschuss der Ärzte. 5.1.2021. Online: https://institut-ba.de/ba.html [abgerufen am 16.5.2021].

5 Gemeinsamer Bundesausschuss (G-BA): Mitglieder. Online: https://www.g-ba.de/ueber-den-gba/wer-wir-sind/mitglieder/ [abgerufen am 16.5.2021].

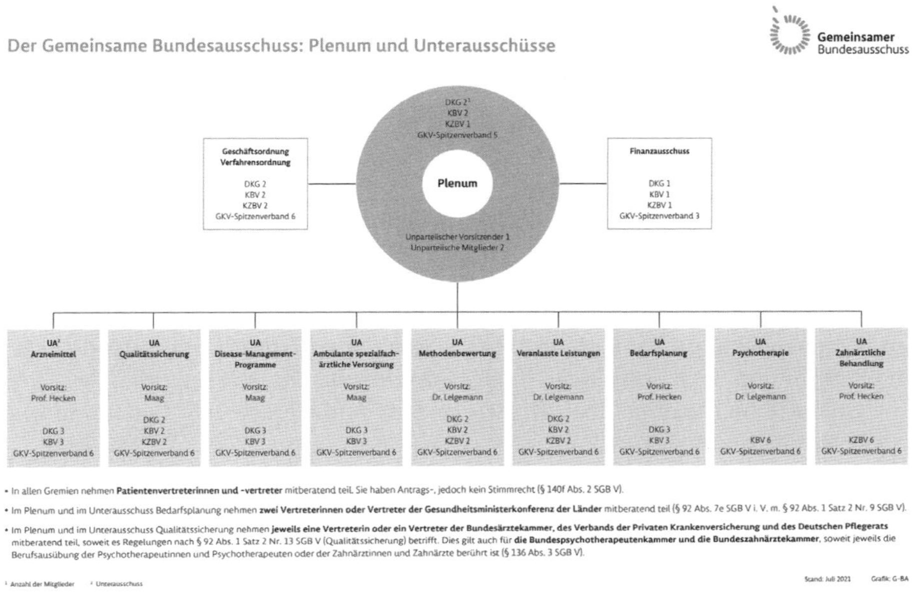

Abb. 1: Der Gemeinsame Bundesausschuss

Quelle: Gemeinsamer Bundesausschuss (G-BA): Mitglieder. Online: https://www.g-ba.de/ueber-den-gba/wer-wir-sind/mitglieder/ [abgerufen am 16.5.2021].

2 Die Gliederung des EBM

Der Einheitliche Bewertungsmaßstab (EBM)[6] ist in einzelne Kapitel gegliedert. Neben den Allgemeinen Bestimmungen gibt es fachgruppenübergreifende Leistungskapitel, fachgruppenbezogene Leistungskapitel und Bereiche, die fast ausschließlich mit erteilter Genehmigung durch die jeweilige Kassenärztliche Vereinigung berechnungsfähig sind (z. B. ambulantes oder belegärztliches Operieren in den Kapiteln 31 und 36, Sonographische Leistungen im Kapitel 33 etc.). Darüber hinaus gibt es ein Kapitel für die Kostenerstattung (Kapitel 40) und Anhänge des EBM (Anhänge 1 bis 4), z. B. für die operativen Prozedurenschlüssel (Anhang 2) und die Plausibilitäts- und Zeitprüfung (Anhang 3). 6

Nachfolgend ist die Gliederung des EBM beschrieben: 7

1. Allgemeine Bestimmungen des EBM
2. Arztgruppenübergreifende allgemeine Leistungsziffern
3. Arztgruppenspezifische Leistungsziffern

6 Kassenärztliche Bundesvereinigung (KBV): Einheitlicher Bewertungsmaßstab (EBM). Stand: 2. Quartal 2021. Online: https://www.kbv.de/media/sp/EBM_Gesamt_-_Stand_2._Quartal_2021.pdf [abgerufen am 5.5.2021].

4. Arztgruppenübergreifende spezielle Leistungsziffern
5. Kostenpauschalen, Pauschalerstattungen
6. Anhänge des EBM 1 bis 4

8 In den Allgemeinen Bestimmungen des EBM sind die Rahmenbedingungen für den richtigen Umgang mit der Gebührenordnung beschrieben. Hier finden sich Hinweise zur Gliederung des EBM, zu den notwendigen Qualifikationsvoraussetzungen, zur persönlichen Leistungserbringung, zur Vollständigkeit der Leistungserbringung, zur Dokumentation der ärztlichen Leistungen, zur Berichtspflicht, zu den Ausnahmen von der Berichtspflicht, zu den Definitionen von Abrechnungsbestimmungen, und darüber hinaus Definitionen zum Behandlungsfall, Krankheitsfall und z. B. dem Arztfall. Auch spezifische Voraussetzungen für die Berechnung von Leistungen und Hinweise zur Berechnungsfähigkeit von Kosten sowie nicht enthaltenen Kosten sind in den Allgemeinen Bestimmungen geregelt.

9 In den arztgruppenübergreifenden allgemeinen Abrechnungskapiteln 1 und 2 befinden sich Leistungsziffern, die für fast alle Fachgruppen abrechenbar sind (unvorhergesehene Inanspruchnahmen, Besuche, Notdienstziffern, Infusionen, Punktionen und die Abrechnungsziffern der Kleinchirurgie), sofern sie erbracht und dokumentiert wurden. Welche Leistungsziffern für die jeweilige Fachgruppe abrechenbar sind, ergibt sich aus der Präambel (den einleitenden Worten) des jeweiligen Arztgruppenkapitels.

10 Die Leistungsziffern der Augenheilkunde finden sich im Kapitel 6 des EBM. Die Leistungsziffern erkennen Sie daran, dass sie mit 06 (Bsp.: Grundpauschale GOP 06120 bis 06212 EBM) beginnen. Neben dem Kapitel 6 des EBM können Fachärzte für Augenheilkunde auch weitere Leistungsziffern aus anderen Kapiteln im EBM zur Abrechnung bringen. Hinweise darauf, welche Leistungsziffern zusätzlich berechnungsfähig sind, finden sich in der Präambel zum Kapitel 6.

2.1 Die Präambeln in der Gebührenordnung

11 Jedes Abrechnungskapitel wird von einer sogenannten Präambel eingeleitet. Hier finden sich wichtige Informationen für das nachfolgende Abrechnungskapitel, z. B. welche Fachgruppe aus dem entsprechenden Abrechnungskapitel abrechnen kann und darf, welche weiteren Leistungen für die entsprechende Fachgruppe aus Kapitel 1 und 2 zusätzlich berechnungsfähig sind sowie Informationen über mögliche genehmigungspflichtige Leistungsziffern.

12 Für das Kapitel 6 (Leistungsziffern der Augenheilkunde) sind nachfolgende Leistungsziffern aus den Kapiteln 1 und 2 möglich und abrechenbar, sofern sie erbracht und dokumentiert wurden:

6
Augenärztliche Gebührenordnungspositionen

6.1
Präambel

[...]

1. Außer den in diesem Kapitel genannten Gebührenordnungspositionen sind von den in der Präambel genannten Vertragsärzten – unbeschadet der Regelungen gemäß 5 und 6.2 der Allgemeinen Bestimmungen – **zusätzlich nachfolgende Gebührenordnungspositionen berechnungsfähig**: 01100 bis 01102, 01205, 01207, 01210, 01212, 01214, 01216, 01218, 01220 bis 01224, 01226, 01320 bis 01323, 01410 bis 01416, 01418, 01420, 01430, 01431, 01434 bis 01436, 01440, 01442, 01444, 01450, 01451, 01460, 01461, 01470, 01510 bis 01512, 01600 bis 01602, 01610 bis 01612, 01620 bis 01624, 01626, 01630, 01640 bis 01642, 01647, 01660, 01670 bis 01672, 01701, 01783, 01800, 01802 bis 01811, 01949, 01950, 01953, 01955, 01956, 01960, 02100, 02101, 02110 bis 02112, 02120, 02200, 02300 bis 02302, 02310, 02320, 02323, 02330, 02331, 02340, 02341, 02360, 02402, 02403 und 02510 bis 02512.

2.2 Besonderheiten zu Leistungsziffern und welche Rolle spielen hierbei die Präambeln?

Darüber hinaus werden häufig in der Präambel, und nicht in der Leistungslegende der betreffenden Gebührenordnungsposition, die Zugangsvoraussetzungen und Besonderheiten für die Abrechnung einzelner Leistungsziffern beschrieben. 13

Diesen Sachverhalt finden wir in den nachfolgenden Beispielen zur GOP 06225 EBM und GOP 06362 EBM. 14

Beispiel 1: Zugangsvoraussetzungen für die GOP 06225 EBM

06225	**Zuschlag zu den Grundpauschalen nach den Nrn. 06210 bis 06212 für die Behandlung eines Versicherten ausschließlich durch (einen) konservativ tätige(n) Augenarzt/-ärzte gemäß Nr. 6 der Präambel 6.1** *Obligater Leistungsinhalt* – Persönlicher Arzt-Patienten-Kontakt und/oder Arzt-Patienten-Kontakt im Rahmen einer Videosprechstunde gemäß Anlage 31b zum BMV-Ä, einmal im Behandlungsfall	126 Punkte

In der Leistungsziffer findet sich kein Hinweis darauf, wer die Leistungsziffer abrechnen kann und darf und in welchen Fällen sie ausgeschlossen und damit nicht berechnungsfähig ist. Diese Hinweise sind in der Präambel zum Kapitel 6 beschrieben:

Kapitel 6 des EBM, 6.1 Präambel

1. Die Gebührenordnungsposition 06225 kann nur in Behandlungsfällen berechnet werden, in denen die augenärztliche Behandlung ausschließlich durch (einen) konservativ(e) tätige(n) Augenarzt/-ärzte erfolgt ist. Ein Augenarzt ist konservativ tätig:
   - sofern der Augenarzt in dem Quartal keine der folgenden Leistungen erbracht und berechnet hat: 31101 bis 31108, 31321 bis 31328, 31331 bis 31338, 31350, 31351, 31362, 31364, 36101 bis 36108, 36321 bis 36328, 36331 bis 36338, 36350, 36351, 36358 und 36364,
   - sofern der Augenarzt in dem Quartal keine Leistung(en) erbracht und berechnet hat, die auf regionaler Ebene den o. g. Leistungen entsprechen oder in regional vereinbarten Pauschalen enthalten sind.

Erfolgt in einem Behandlungsfall die Inanspruchnahme sowohl eines/von konservativ tätigen Augenarztes/-ärzten als auch eines/von nicht konservativ tätigen Augenarztes/-ärzten gemäß obiger Definition, so kann die Gebührenordnungsposition 06225 nicht berechnet werden. Mit der Abgabe der Abrechnung erfolgt die Erklärung des Arztes, dass die genannten Voraussetzungen zur Abrechnung der Gebührenordnungsposition 06225 für alle Behandlungsfälle, auch außerhalb der kollektiv-vertraglichen Versorgung, erfüllt worden sind.

Beispiel 2: Zugangsvoraussetzungen für die GOP 06362 EBM

06362 **Hornhauttomographie gemäß Nr. 27 Anlage I der Richtlinie Methoden vertragsärztliche Versorgung des Gemeinsamen Bundesausschusses** 231 Punkte

Obligater Leistungsinhalt

- Persönlicher Arzt-Patienten-Kontakt,
- Messung der Hornhautdicke des Auges mittels Hornhauttomographie bei progredientem Keratokonus,

je Auge einmal am Behandlungstag

Auch in dieser Leistungslegende findet sich kein Hinweis darauf, wann die Hornhauttomographie abgerechnet werden darf und welche Voraussetzungen für die Abrechnung erfüllt sein müssen. Diese Details sind in der Präambel zum Kapitel 6 beschrieben:

Kapitel 6 des EBM, 6.1 Präambel

1. Die Gebührenordnungsposition 06362 ist nur bei Patienten berechnungsfähig, bei denen gemäß der Richtlinie des Gemeinsamen Bundesausschusses (§ 2 der Nr. 27 der Anlage I „Anerkannte Untersuchungs- oder Behandlungsmethoden" der Richtlinie Methoden vertragsärztliche Versorgung) ein Keratokonus und eine subjektive Sehverschlechterung vorliegen sowie anhand mindestens eines der folgenden Kriterien eine Progredienz des Keratokonus innerhalb der letzten 12 Monate festgestellt wurde:
   - Zunahme der maximalen Hornhautbrechkraft um ≥ 1 dpt,
   - Zunahme des durch die subjektive Refraktion bestimmten Astigmatismus um ≥ 1 dpt,
   - Abnahme der Basiskurve der bestsitzenden Kontaktlinse um ≥ 0,1 mm

   und ein operativer Eingriff gemäß den Gebührenordnungspositionen 31364 oder 36364 geplant ist.

   Die Gebührenordnungsposition 06362 ist je Auge höchstens zweimal im Krankheitsfall berechnungsfähig. Die dreimalige Berechnung der Gebührenordnungsposition 06362 im Krankheitsfall setzt eine ausführliche Begründung der medizinischen Notwendigkeit im Einzelfall voraus.

15 Für eine korrekte Abrechnung ist es unabdingbar, die für die Fachgruppe relevanten Präambeln der Abrechnungskapitel zu lesen und zu kennen.

Relevant für die Fachgruppe der Augenärzte sind **z. B.** die Kapitel 1, Kapitel 2, Kapitel 6, Kapitel 31, Kapitel 33, Kapitel 36, Kapitel 37, Kapitel 38 und das Kapitel 40 des EBM. 16

3 Abrechnung von Leistungsziffern und Grenzen der Gebührenordnung

In der Regel wird bei einem ersten durchgeführten und dokumentierten Arzt-Patienten-Kontakt die Versicherten- oder Grundpauschale abgerechnet (GOP 06210 bis 06212 EBM). Hierbei ist es wichtig, die Definition eines persönlichen Arzt-Patienten-Kontaktes zu kennen, die ebenfalls in den Allgemeinen Bestimmungen des EBM zu finden ist: 17

I
Allgemeine Bestimmungen

4
Berechnung der Gebührenordnungspositionen

4.3
Spezifische Voraussetzungen zur Berechnung

4.3.1
Arzt-Patienten-Kontakt

Ein persönlicher Arzt-Patienten-Kontakt **setzt die räumliche und zeitgleiche Anwesenheit von Arzt und Patient und die direkte Interaktion derselben voraus.**

Andere Arzt-Patienten-Kontakte setzen mindestens einen **telefonischen Kontakt und/oder einen Kontakt im Rahmen einer Videosprechstunde** gemäß Anlage 31b zum Bundesmantelvertrag-Ärzte (BMV-Ä) und/oder einen mittelbaren Kontakt voraus, soweit dies berufsrechtlich zulässig ist. Ein **mittelbarer anderer Arzt-Patienten-Kontakt** umfasst insbesondere die **Interaktion des Vertragsarztes mit Bezugsperson(en)** und setzt nicht die unmittelbare Anwesenheit von Arzt, Bezugsperson(en) und Patient an demselben Ort voraus.

Bei der Berechnung der Versicherten- oder Grundpauschale ist zu beachten, dass es sogenannte fakultative Leistungsinhalte gibt, die Untersuchungen enthalten, die in der Vergütung dieser GOP bereits berücksichtigt und inkludiert sind. 18

Obligate Leistungsinhalte sind zwingend zu erbringende und zu dokumentierende Leistungsinhalte. **Fakultative** Leistungsinhalte können erbracht werden, sind aber in der abgerechneten Leistungsziffer bereits enthalten und können nicht gesondert abgerechnet werden. 19

20 Bedenken Sie, dass eine Gebührenordnungsposition nicht abgerechnet werden kann, wenn der Leistungsinhalt nicht komplett erfüllt wurde (siehe 2.1.2 der Allgemeinen Bestimmungen des EBM).

I
Allgemeine Bestimmungen

2
Erbringung der Leistungen

2.1
Vollständigkeit der Leistungserbringung

[...] Die Vollständigkeit der Leistungserbringung ist gegeben, wenn die obligaten Leistungsinhalte erbracht worden sind und die in den Präambeln, Leistungslegenden und Anmerkungen aufgeführten Dokumentationspflichten – auch die der Patienten- bzw. Prozedurenklassifikation (z. B. OPS, ICD 10 GM) – erfüllt, sowie die erbrachten Leistungen dokumentiert sind. [...]

Was bedeutet obligater Leistungsinhalt?[7]

21 Obligate Leistungsinhalte müssen jeweils vollständig erbracht worden sein, um die entsprechende Leistungsziffer abrechnen zu können.

Was sind fakultative Leistungsinhalte?

22 Die Erklärung über die fakultativen Leistungsinhalte sind in den Allgemeinen Bestimmungen des EBM zu finden:

I
Allgemeine Bestimmungen

2
Erbringung der Leistungen

2.1
Vollständigkeit der Leistungserbringung

2.1.1
Fakultative Leistungsinhalte

Fakultative Leistungsinhalte sind Bestandteil des Leistungskataloges in der Gesetzlichen Krankenversicherung; deren Erbringung ist vom Einzelfall abhängig.

7 Wezel/Liebold: Der Kommentar zu EBM und GOÄ. 66. Lieferung, Stand: April 2021.

Darstellung der obligaten und fakultativen Leistungsinhalte am Beispiel der Grundpauschale GOP 06210 bis 06212 EBM:

Grundpauschale

Obligater Leistungsinhalt

- Persönlicher Arzt-Patienten-Kontakt und/oder Arzt-Patienten-Kontakt im Rahmen einer Videosprechstunde gemäß Anlage 31b zum BMV-Ä,

Fakultativer Leistungsinhalt

- Weitere persönliche oder andere Arzt-Patienten-Kontakte gemäß 4.3.1 der Allgemeinen Bestimmungen,
- Ärztlicher Bericht entsprechend der Gebührenordnungsposition 01 600,
- Individueller Arztbrief entsprechend der Gebührenordnungsposition 01 601,
- Klinisch-neurologische augenärztliche Basisdiagnostik,
- Bestimmung des Visus,
- Subjektive und objektive Refraktionsbestimmung,
- Bestimmung des Interferenzvisus,
- Untersuchung des Dämmerungssehens,
- **Tonometrische Untersuchung,**
- Gonioskopie,
- Spaltlampenmikroskopie,
- Beurteilung des zentralen Fundus,
- Messung der Hornhautkrümmungsradien,
- Prüfung der Augenstellung und Beweglichkeit in neun Hauptblickrichtungen,
- Prüfung der Kopfhaltung bei binokularer Sehanforderung in Ferne und Nähe,
- Prüfung der Simultanperzeption, Fusion und Stereopsis,
- Prüfung auf Heterophorie und (Pseudo-)Strabismus,
- Prüfung der Pupillenfunktion,
- Prüfung des Farbsinns,
- Prüfung der Tränenwege durch Messung der Sekretionsmenge und Durchgängigkeit,
- Bestimmung der break-up time,
- Entnahme von Abstrichmaterial aus dem Bindehautsack,
- Anpassung einfacher vergrößernder Sehhilfen,
- Kontrolle vorhandener Sehhilfen,
- Ausstellung einer Sehhilfenverordnung und/oder schriftliche Bestätigung über die für Erstellung bzw. Anpassung einer Sehhilfe erforderlichen und im Rahmen der augenärztlichen Untersuchung ermittelten Werte (**ausgenommen** Arbeitsplatzbrillen [z. B. Bildschirmarbeitsplatzbrillen], Arbeitsschutzbrillen, Hobbybrillen [z. B. Musizierbrillen], Sportbrillen [z. B. Schießbrillen], sofern eine Verordnung von Sportbrillen nicht gemäß § 14 Abs. 3 der Hilfsmittel-Richtlinie des Gemeinsamen Bundesausschusses erfolgt),
- **In Anhang 1 aufgeführte Leistungen,**

einmal im Behandlungsfall

06210	für Versicherte bis zum vollendeten 5. Lebensjahr	149 Punkte
06211	für Versicherte ab Beginn des 6. bis zum vollendeten 59. Lebensjahr	117 Punkte
06212	für Versicherte ab Beginn des 60. Lebensjahres	136 Punkte

Da im Kapitel der Fachärzte für Augenheilkunde keine präventiven Leistungen (Vorsorgeleistungen) geregelt sind, kann die Untersuchung Glaukom IGeL auf Wunsch des Patienten als Vorsorgeleistung privat, über die Gebührenordnung für Ärzte (GOÄ), in Rechnung gestellt werden. 23

3.1 Der Anhang 1 im Zusammenhang mit der Grundpauschale

24 Im fakultativen Leistungsinhalt der augenärztlichen Grundpauschale finden Sie einen Hinweis auf den **Anhang 1**, das Verzeichnis der nicht mehr gesondert berechnungsfähigen Leistungen. Die in diesem Anhang aufgeführten Leistungen gelten, sofern sie nicht als Gebührenordnungspositionen im EBM aufgeführt sind als Teilleistungen von anderen Leistungsziffern im EBM und sind somit nicht gesondert berechnungsfähig.

25 Leistungsziffern, die für Fachärzte für Augenheilkunde nicht zusätzlich berechnungsfähig sind, finden Sie in der Spalte GP (Grundpauschale, diese Kennzeichnung trifft für sämtliche Fachärzte zu). Die Untersuchungen sind mit einem Kreuz gekennzeichnet, siehe Beispiel:[8]

Spaltenbezeichnung		VP	GP	SG
	Legende	Leistung ist in der Versicherten-pauschale Kapitel 3 bzw. 4 enthalten	Leistung ist möglicher Bestandteil der Grund-pauschale(n)	Leistung ist in sonstigen GOP enthalten
	Abnahme eines mindestens unter Einschluß eines großen Gelenkes oder des Rumpfes angelegten zirkulären, individuell modellierten Verbandes aus unelastischen, nicht weiter verwendbaren erstarrten Materialien (z. B. Gips)	x	x	x
	Absaugung körpereigener Flüssigkeiten	x	x	x
	Abschabung der Hornhaut des Auges		x	
	Abtragung ausgedehnter Nekrosen im Hand- oder Fußbereich	x	x	
	Aderlass	x	x	x
	Amsler-Gitter-Test		x	
	Anamnese(n), sofern nicht gesondert ausgewiesen	x	x	x
	Anästhesie eines peripheren Nerven	x	x	x

Abb. 2: Ausschnitt des Anhangs 1 EBM

Quelle: Kassenärztliche Bundesvereinigung (KBV): Einheitlicher Bewertungsmaßstab (EBM). Stand: 2. Quartal 2021. Online: https://www.kbv.de/media/sp/EBM_Gesamt_-_Stand_2._Quartal_2021.pdf [abgerufen am 5.5.2021].

26 Jede der im Anhang 1 aufgeführten Positionen enthält einen Hinweis darauf, ob die Leistung in der Versichertenpauschale (für Haus- und Kinderärzte), der Grundpauschale (für Fachärzte) oder möglicherweise in einer anderen Gebührenordnungsposition enthalten ist.

27 Grundsätzlich sind aber neben der Berücksichtigung der obligaten und fakultativen Leistungsinhalte sowie des Anhangs 1 weitere Voraussetzungen für eine korrekte Abrechnung zu berücksichtigen.

8 Wezel/Liebold: Der Kommentar zu EBM und GOÄ. 66. Lieferung, Stand: April 2021.

3.2 Die Vollständigkeit der Leistungserbringung

Zur Vollständigkeit der Leistungserbringung zählen neben der Erbringung der obligaten Leistungsinhalte noch die Dokumentationspflicht und die Berichtspflicht. 28

Neben der Durchführung der geforderten obligaten Leistungsinhalte, sind die im EBM geforderten Dokumentationspflichten einschließlich der Diagnosekodierung (ICD) und Verschlüsselung der Operationen nach den jeweils gültigen OPS zu erfüllen. 29

Die Dokumentation der ärztlichen Leistung ist neben dem EBM auch in weiteren Richtlinien und Gesetzen gefordert, so z. B. im § 10 der Musterberufsordnung der Ärzte, im § 57 des Bundesmantelvertrages Ärzte und im Patientenrechtegesetz § 630f BGB.[9] 30

Gemäß der Allgemeinen Bestimmungen 2.1.4 gelten einige Leistungen im EBM nur als vollständig erbracht, wenn zusätzlich zu den oben genannten Punkten entweder ein Bericht an den Hausarzt erfolgt oder dem Hausarzt eine Befundkopie übermittelt wird. Üblicherweise gilt diese Berichtspflicht nur für Fachärzte.[10] 31

Die Verpflichtung zur Information der mit- und weiterbehandelnden Ärzte ergibt sich aus § 24 Abs. 6 des Bundesmantelvertrages und aus § 73 Abs. 1b SGB V. 32

Beachten Sie, dass für die Information von mit- und weiterbehandelnden Ärzten die Einwilligung des Patienten vorliegen muss, die widerrufen werden kann. Dieses sollte schriftlich mit dem Patienten geregelt werden. Gemäß § 630e BGB (dem Patientenrechtegesetz) hat der Patient Anspruch auf eine Kopie der von ihm unterzeichneten Unterlage. 33

Eine Ausnahme von der Berichtspflicht besteht z. B., wenn der Patient der Berichtspflicht ausdrücklich widerspricht oder keinen Hausarzt oder anderen mit- oder weiterbehandelnden Arzt angibt. Diese Ausnahmen von der Berichtspflicht sind in der Patientenakte zu dokumentieren. 34

Die Erstellung eines Berichtes ist ein fakultativer Leistungsinhalt der Grundpauschale und kann somit nicht gesondert berechnet werden. Porto oder Faxkosten können jedoch geltend gemacht werden. Für diese Versendung stehen zwei Gebührenordnungspositionen zur Verfügung: 35

---

9 Bundesärztekammer: Auszug aus der (Muster-)Berufsordnung. Online: https://www.bundesaerztekammer.de/patienten/patientenrechte/muster-berufsordnung/ [abgerufen am 15.5.2021]; Kassenärztliche Bundesvereinigung (KBV)/GKV-Spitzenverband: Bundesmantelvertrag Ärzte. 20.4.2020. Online: https://www.gkv-spitzenverband.de/media/dokumente/krankenversicherung_1/aerztliche_versorgung/bundesmantelvertrag_1/2020-04-20_BMV-Aerzte.pdf [abgerufen am 1.5.2021]; Patientenrechtegesetzt-Dokumentation. Online: http://www.patienten-rechte-gesetz.de/bgb-sgbv/dokumentation.html [abgerufen am 1.5.2021].

10 IWW Institut: Berichtspflicht – ein Thema auch für Hausärzte. In: AAA Abrechnung aktuell 08/2005, S. 4. Online: https://www.iww.de/aaa/archiv/ebm-2000plus-berichtspflicht–ein-thema-auch-fuer-hausaerzte-f21687 [abgerufen am 15.5.2021].

40110	**Kostenpauschale für die Versendung bzw. den Transport eines Briefes und/oder von schriftlichen Unterlagen**	0,81 €
40111	**Kostenpauschale für die Übermittlung eines Telefaxes**	0,10 €

36 Für die Übermittlung einer Befundkopie an den Hausarzt steht zusätzlich die GOP 01602 EBM zur Verfügung:

01602	**Gebührenordnungsposition für die Mehrfertigung (z. B. Kopie) eines Berichtes oder Briefes nach den Gebührenordnungspositionen 01600, 01601, 01794, 01841, 08575, 11230 oder 11233 an den Hausarzt gemäß § 73 Abs. 1b SGB V**	12 Punkte

37 Beachten Sie auch die Leistungslegende der Gebührenordnungsposition 01602:

Bei der Berechnung der Gebührenordnungsposition 01602 ist auf dem Behandlungsausweis die Arztabrechnungsnummer oder der Name des Hausarztes *gemäß § 73 Abs. 1b SGB V anzugeben.*

Die Gebührenordnungsposition 01602 für die Kopie eines Berichtes oder Briefes *an den Hausarzt ist nur berechnungsfähig,* wenn bereits ein Bericht oder Brief an einen anderen Arzt erfolgt ist. *[...]*

3.3 Die Berichtspflicht und die Details in der Augenheilkunde

38 **Gemäß EBM, Allgemeine Bestimmungen 2.1.4 gelten nachfolgende Leistungsziffern für Fachärzte für Augenheilkunde als berichtspflichtig.**

Wenn die nachfolgenden Untersuchungen bei einem Patienten durchgeführt werden und die Leistungsziffer abgerechnet wird, ist die Übermittlung mindestens einer Befundkopie an den Hausarzt die Abrechnungsvoraussetzung für die hier aufgeführten Leistungsziffern:

GOP 06320 EBM	Zusatzpauschale Untersuchung und ggf. Behandlung einer krankhaften Störung des binokularen Sehens für Versicherte bis zum vollendeten 5. Lebensjahr
GOP 06321 EBM	Zusatzpauschale Untersuchung und ggf. Behandlung einer krankhaften Störung des binokularen Sehens für Versicherte ab Beginn des 6. Lebensjahres
GOP 06331 EBM	Fluoreszenzangiographische Untersuchung der terminalen Strombahn am Augenhintergrund einschl. Applikation des Teststoffes (Fluoreszein-Natrium oder Indozyanin), einschl. Sachkosten
GOP 06332 EBM	Photodynamische Therapie(n) mit Verteporfin gemäß den Beschlüssen des Bundesausschusses der Ärzte und Krankenkassen bzw. des Gemeinsamen Bundesausschusses einschließlich Sachkosten mit Ausnahme von Verteporfin
GOP 06343 EBM	Bestimmung und/oder Anpassung von und/oder Einweisung in den Gebrauch von Fernrohr-, Lupenbrillen oder elektronischen Sehhilfen (z. B. Bildschirmvergrößerung),
Kapitel 33 EBM	Ultraschalldiagnostik, für die Augenheilkunde 33000, 33001, 33002

GOP 33000 EBM	Ultraschalluntersuchung des Auges
GOP 33001 EBM	Ultraschall-Biometrie des Auges
GOP 33002 EBM	Messung der Hornhautdicke des Auges mittels Ultraschall-Pachymetrie
Kapitel 31 EBM	Gebührenordnungspositionen für ambulante Operationen, Anästhesien, präoperative, postoperative und orthopädisch-chirurgisch konservative Leistungen
Kapitel 36 EBM	Belegärztliche Operationen, Anästhesien, postoperative Überwachung und konservativ ärztlicher Bereich

Auch operative Leistungen sind berichtspflichtig. Dies ergibt sich allerdings aus der Präambel des Kapitels 31.2.5 (ambulante Operationen) und nicht aus Kapitel 2.1.4 (Allgemeine Bestimmungen des EBM, Berichtspflicht). 39

Folgender Passus zum OP-Bericht ist in der Präambel zum Kapitel 31.2 im EBM aufgeführt: 40

31.2
Ambulante Operationen

31.2.1
Präambel

[...]

5. Die Gebührenordnungspositionen des Abschnittes 31.2 umfassen sämtliche durch den Operateur erbrachten ärztlichen Leistungen, Untersuchungen am Operationstag, Verbände, ärztliche Abschlussuntersuchung(en), einen postoperativen Arzt-Patienten-Kontakt ab dem ersten Tag nach der Operation, Dokumentation(en) und Beratungen **einschließlich des Abschlussberichtes an den weiterbehandelnden Vertragsarzt und Hausarzt.** Gibt der Versicherte keinen Hausarzt an bzw. ist eine Genehmigung zur Information des Hausarztes gemäß § 73 Abs. 1b SGB V nicht erteilt, sind die Gebührenordnungspositionen des Abschnitts 31.2 auch ohne schriftliche Mitteilung an den Hausarzt berechnungsfähig.

   [...]

Sollte es innerhalb des laufenden Quartals nicht möglich sein, den erforderlichen Bericht abzuschließen, ist eine berichtspflichtige Leistungsziffer dennoch berechnungsfähig, wenn sichergestellt wird, dass der notwendige Bericht oder die Kopie des Berichtes *„bei Überschreitung der Quartalsgrenze bis zum 14. Tag im Anschluss an die vollständige Leistungserbringung erfolgt.“*[11] 41

11 Kassenärztliche Bundesvereinigung (KBV): Einheitlicher Bewertungsmaßstab (EBM). Stand: 2. Quartal 2021. Online: https://www.kbv.de/media/sp/EBM_Gesamt_-_Stand_2._Quartal_2021.pdf [abgerufen am 5.5.2021]; Wezel/Liebold: Der Kommentar zu EBM und GOÄ. 66. Lieferung, Stand: April 2021.

4 Die Anhänge des EBM

42 Neben dem Anhang 1, dem Verzeichnis der nicht mehr gesondert berechnungsfähigen Leistungen, gibt es noch drei weitere Anhänge im EBM, die für die tägliche Arbeit wichtig und relevant sind.

4.1 Anhang 1 – das Verzeichnis der nicht mehr gesondert berechnungsfähigen Leistungen

43 Die in diesem Anhang aufgeführten Leistungen gelten, sofern sie nicht als Gebührenordnungspositionen im EBM aufgeführt sind, als Teilleistungen von anderen Leistungsziffern im EBM und sind somit nicht gesondert berechnungsfähig.

44 Leistungsziffern, die für Fachärzte für Augenheilkunde nicht zusätzlich berechnungsfähig sind, finden Sie in der Spalte GP (Grundpauschale, dieses trifft für sämtliche Fachärzte zu). Die Untersuchungen sind mit einem Kreuz gekennzeichnet.

45 Für die Augenheilkunde sind das Amsler Gitter (zum 1.1.2021) und die Hornhauttopografie (zum 1.4.2019) neu in den Anhang 1 aufgenommen worden und damit fakultative Leistungsinhalte, also Teilleistungen der Grundpauschale geworden.

Spaltenbezeichnung		VP	GP	SG
	Legende	Leistung ist in der Versicherten-pauschale Kapitel 3 bzw. 4 enthalten	Leistung ist möglicher Bestandteil der Grund-pauschale(n)	Leistung ist in sonstigen GOP enthalten
	Abnahme eines mindestens unter Einschluß eines großen Gelenkes oder des Rumpfes angelegten zirkulären, individuell modellierten Verbandes aus unelastischen, nicht weiter verwendbaren erstarrten Materialien (z. B. Gips)	x	x	x
	Absaugung körpereigener Flüssigkeiten	x	x	x
	Abschabung der Hornhaut des Auges		x	
	Abtragung ausgedehnter Nekrosen im Hand- oder Fußbereich	x	x	
	Aderlass	x	x	x
	Amsler-Gitter-Test		x	
	Topographische Untersuchung der Hornhaut		x	
	Transkranielle gepulste Doppler-sonographische Untersuchung, einschließlich graphischer Registrierung			x
	Transkutane Messung(en) des Sauerstoffpartialdrucks, ggf. einschließlich Provokation	x	x	
	Transurethrale Koagulation von Blutungsherden und/oder Entfernung von Fremdkörpern in/aus der Harnblase			x
	Trepanation eines Finger- oder Zehennagels	x	x	

Abb. 3: Anhang 1 augenspezifisch

Quelle: Kassenärztliche Bundesvereinigung (KBV): Einheitlicher Bewertungsmaßstab (EBM). Stand: 2. Quartal 2021. Online: https://www.kbv.de/media/sp/EBM_Gesamt_-_Stand_2._Quartal_2021.pdf [abgerufen am 5.5.2021].

4.2 Anhang 2 – die Auflistung der operativen Prozeduren nach § 295 SGB V (OPS) zu den Leistungen der Kapitel 31 und 36

Die Auflistung der operativen Prozedurenschlüssel befindet sich im Band 2 des EBM. Alternativ können die OP-Schlüssel (OPS) auf der Seite der Kassenärztlichen Bundesvereinigung heruntergeladen werden. 46

Die Auflistung der OP-Schlüssel enthält sämtliche berechnungsfähige Leistungen, die im direkten Zusammenhang mit der Operation stehen, z. B. die Operation ambulant/belegärztlich, die postoperative Überwachung ambulant/belegärztlich, die postoperative Nachkontrolle für den auf Überweisung tätig werdenden Arzt oder den Operateur sowie die ambulante oder belegärztliche Anästhesie. 47

Mit der Auswahl des korrekten OP-Schlüssels legt der Operateur für alle an der Operation beteiligten Ärzte die abrechnungsfähigen Leistungsziffern fest. Hierbei wird unterschieden in ambulante (Kapitel 31 EBM) und belegärztliche Eingriffe (Kapitel 36 EBM). 48

OPS 2022	Seite	Bezeichnung OPS 2022	Kategorie	ambulante Operation	belegärztliche Operation	Überwachungskomplex ambulant	Überwachungskomplex belegärztlich	Behandlungskomplex Überweisung nur ambulant	Behandlungskomplex Operateur nur ambulant	ambulante Anästhesie	belegärztliche Anästhesie
1-471.2	N	Biopsie ohne Inzision am Endometrium: Diagnostische fraktionierte Kürettage	S1	31301	36301	31502	36502	31695	31696	31821	36821
1-472.0	N	Biopsie ohne Inzision an der Cervix uteri: Zervixabrasio	S1	31301	36301	31502	36502	31695	31696	31821	36821
1-502.0	N	Biopsie an Muskeln und Weichteilen durch Inzision: Hals	C1B	31121	36121	31501	36501	31614	31615	31821	36821
1-502.1	J	Biopsie an Muskeln und Weichteilen durch Inzision: Schulterregion	C1B	31121	36121	31501	36501	31614	31615	31821	36821
1-502.2	J	Biopsie an Muskeln und Weichteilen durch Inzision: Oberarm und Ellenbogen	C1B	31121	36121	31501	36501	31614	31615	31821	36821
1-502.3	J	Biopsie an Muskeln und Weichteilen durch Inzision: Unterarm und Hand	C1B	31121	36121	31501	36501	31614	31615	31821	36821
1-502.4	N	Biopsie an Muskeln und Weichteilen durch Inzision: Rumpf	C1B	31121	36121	31501	36501	31614	31615	31821	36821
1-502.5	J	Biopsie an Muskeln und Weichteilen durch Inzision: Oberschenkel	C1B	31121	36121	31501	36501	31614	31615	31821	36821
1-502.6	J	Biopsie an Muskeln und Weichteilen durch Inzision: Unterschenkel	C1B	31121	36121	31501	36501	31614	31615	31821	36821
1-502.7	J	Biopsie an Muskeln und Weichteilen durch Inzision: Fuß	C1B	31121	36121	31501	36501	31614	31615	31821	36821
1-513.0	J	Biopsie an peripheren Nerven durch Inzision: Hirnnerven, extrakraniell	C2	31122	36122	31503	36503	31614	31615	31822	36822
1-513.3	J	Biopsie an peripheren Nerven durch Inzision: Nerven Arm	C1B	31121	36121	31501	36501	31614	31615	31821	36821
1-513.4	J	Biopsie an peripheren Nerven durch Inzision: Nerven Hand	C1B	31121	36121	31501	36501	31614	31615	31821	36821
1-513.5	N	Biopsie an peripheren Nerven durch Inzision: Nerven Rumpf	C1B	31121	36121	31501	36501	31614	31615	31821	36821
1-513.8	J	Biopsie an peripheren Nerven durch Inzision: Nerven Bein	C1B	31121	36121	31501	36501	31614	31615	31821	36821
1-513.9	J	Biopsie an peripheren Nerven durch Inzision: Nerven Fuß	C1B	31121	36121	31501	36501	31614	31615	31821	36821
1-581.0	N	Biopsie am Mediastinum und anderen intrathorakalen Organen durch Inzision: Mediastinum	J4	31194	36194			31610	31611	31824	36824
1-581.1	N	Biopsie am Mediastinum und anderen intrathorakalen Organen durch Inzision: Thymus	J4	31194	36194			31610	31611	31824	36824
1-581.3	J	Biopsie am Mediastinum und anderen intrathorakalen Organen durch Inzision: Lunge	J4	31194	36194			31610	31611	31824	36824
1-581.4	J	Biopsie am Mediastinum und anderen intrathorakalen Organen durch Inzision: Pleura	J2	31192	36192	31504	36504	31608	31609	31822	36822
1-586.0	J	Biopsie an Lymphknoten durch Inzision: Zervikal	C1	31121	36121	31502	36502	31614	31615	31821	36821
1-586.1	J	Biopsie an Lymphknoten durch Inzision: Supraklavikulär	C1	31121	36121	31502	36502	31614	31615	31821	36821

Abb. 4: Auflistung der operativen Prozedurenschlüssel

Quelle: Kassenärztliche Bundesvereinigung (KBV): Anhang 2 des EBM in maschinenlesbarer Version. Online: https://www.kbv.de/html/2233.php [abgerufen am 20.12.2021].

Da in der Gebührenordnung die Möglichkeit besteht, Eingriffe über die sog. Kleinchirurgie (GOP 02300 bis 02302 EBM, GOP 06350 bis 06352 EBM) oder als ambulante/belegärztliche Operation nach Kapitel 31/36 EBM abzurechnen, ist es wichtig die Definition von operativen Eingriffen zu kennen, die sich in den Allgemeinen Bestimmungen findet: 49

I
Allgemeine Bestimmungen

4
Berechnung der Gebührenordnungspositionen

4.3
Spezifische Voraussetzungen zur Berechnung

4.3.7
Operative Eingriffe

1. Die Verwendung der Begriffe klein/groß, kleinflächig/großflächig, lokal/radikal und ausgedehnt bei operativen Eingriffen entspricht den Definitionen nach dem vom Bundesinstitut für Arzneimittel und Medizinprodukte (BfArM) herausgegebenen Schlüssel für Operationen und sonstige Prozeduren gemäß § 295 Abs. 1 Satz 4 SGB V: Länge: kleiner/größer 3 cm, Fläche: kleiner/größer 4 cm^2, lokal: bis 4 cm^2 oder bis zu 1 cm^3, radikal und ausgedehnt: größer 4 cm^2 oder größer 1 cm^3. **Nicht anzuwenden ist der Begriff „klein" bei Eingriffen am Kopf und an den Händen.**

50 Da Eingriffe in der Augenheilkunde am Kopf stattfinden, besteht die Möglichkeit, direkt auf das Kapitel 31 EBM auszuweichen, statt die kleinchirurgischen Leistungen abrechnen zu müssen. Allerdings ist dies nur dann statthaft, wenn es einen gültigen und zur Operation passenden OP-Schlüssel gibt und eine Genehmigung für das ambulante Operieren vorliegt.

Beispiel für Exzision und Destruktion von erkranktem Gewebe des Augenlides, Kleinchirurgie vs. Kapitel 31

1. Möglichkeit: Abrechnung über Kleinchirurgie

06352	**Kleinchirurgischer Eingriff am Auge III und/oder primäre Wundversorgung am Auge bei Säuglingen, Kleinkindern und Kindern**	262 Punkte

Obligater Leistungsinhalt

- Primäre Wundversorgung am Auge bei Säuglingen, Kleinkindern und Kindern und/oder
- Entfernung eines oder mehrerer festsitzender Fremdkörper am Auge und/oder
- Operation des evertierten Tränenpünktchens und/oder
- Hintere Sklerotomie und/oder
- **Entfernung einer Bindehaut- oder Lidgeschwulst (Chalazion) und/oder**
- Sondierung des Tränen-Nasenganges bei Säuglingen und Kleinkindern oder Sprengung von Strikturen der Tränenwege, ggf. beidseitig, und/oder
- Naht einer Bindehaut- oder einer nicht perforierenden Hornhaut- oder Lederhautwunde, ggf. einschließlich Ausschneidung der Wundränder,

einmal am Behandlungstag.

2. Möglichkeit: Abrechnung über Kapitel 31, sofern ein OP-Schlüssel aus dem Anhang 2 zum Eingriff passt

Anhang 2, Exzision und Destruktion von (erkranktem) Gewebe des […] Abrechnung erfolgt dann nach Kapitel 31 (die Leistungsziffern für das Kapitel 36 wurden hier nicht genannt, da die Eingriffe üblicherweise ambulant erfolgen)[12]

OPS 2022	Seite	Bezeichnung OPS 2022	Kategorie	ambulante Operation	belegärztliche Operation	Überwachungs-komplex ambulant	Überwachungs-komplex belegärztlich	Behandlungskomplex Überweisung nur ambulant	Behandlungskomplex Operateur nur ambulant	ambulante Anästhesie	belegärztliche Anästhesie
5-091.10	J	Exzision und Destruktion von (erkranktem) Gewebe des Augenlides: Oberflächliche Exzision, histographisch kontrolliert (mikrographische Chirurgie): Ohne Beteiligung der Lidkante	U2	31322	36322	31503	36503	31708	31709	31822	36822
5-091.11	J	Exzision und Destruktion von (erkranktem) Gewebe des Augenlides: Oberflächliche Exzision, histographisch kontrolliert (mikrographische Chirurgie): Mit Beteiligung der Lidkante	U2	31322	36322	31503	36503	31708	31709	31822	36822
5-091.20	J	Exzision und Destruktion von (erkranktem) Gewebe des Augenlides: Tiefe Exzision: Ohne Beteiligung der Lidkante	U1	31321	36321	31502	36502	31708	31709	31821	36821
5-091.21	J	Exzision und Destruktion von (erkranktem) Gewebe des Augenlides: Tiefe Exzision: Mit Beteiligung der Lidkante	U2	31322	36322	31503	36503	31708	31709	31822	36822
5-091.30	J	Exzision und Destruktion von (erkranktem) Gewebe des Augenlides: Tiefe Exzision, histographisch kontrolliert (mikrographische Chirurgie): Ohne Beteiligung der Lidkante	U2	31322	36322	31503	36503	31708	31709	31822	36822
5-091.31	J	Exzision und Destruktion von (erkranktem) Gewebe des Augenlides: Tiefe Exzision, histographisch kontrolliert (mikrographische Chirurgie): Mit Beteiligung der Lidkante	U2	31322	36322	31503	36503	31708	31709	31822	36822

Abb. 5: OP-Schlüssel, Exzision und Destruktion

Quelle: Kassenärztliche Bundesvereinigung (KBV): Anhang 2 des EBM in maschinenlesbarer Version. Online: https://www.kbv.de/html/2233.php [abgerufen am 20.12.2021].

Denken Sie bei der Auswahl der OP-Schlüssel an eine gute Dokumentation der durchgeführten Operation. Der ausgewählte OP-Schlüssel muss zur OP-Dokumentation passen! 51

Finden Sie keinen passenden OP-Schlüssel, besteht für die Chalazion-OP die Möglichkeit, diese über den EBM nach GOP 06352 abzurechnen. 52

Sollte es sich um einen **nicht medizinisch erforderlichen** Eingriff handeln, besteht darüber hinaus noch die Möglichkeit, diesen Eingriff ggf. als individuelle Gesundheitsleistung (IGeL) über die GOÄ abzurechnen. Dieser Sachverhalt erfordert eine Prüfung des Einzelfalls und muss vorab mit den Patienten besprochen und schriftlich geregelt werden. 53

4.3 Anhang 3 – Angaben für den zur Leistungserbringung erforderlichen Zeitaufwand des Vertragsarztes gemäß § 87 Abs. 2 Satz 1 SGB V in Verbindung mit § 106d Abs. 2 SGB V

Der Anhang 3 legt die Zeitvorgaben für die Plausibilitäts- und Zeitprüfung fest. Der § 106d SGB V gibt hierzu Klarheit: 54

12 Kassenärztliche Bundesvereinigung (KBV): Einheitlicher Bewertungsmaßstab (EBM). Stand: 2. Quartal 2021. Online: https://www.kbv.de/media/sp/EBM_Gesamt_-_Stand_2._Quartal_2021.pdf [abgerufen am 5.5.2021]; Wezel/Liebold: Der Kommentar zu EBM und GOÄ. 66. Lieferung, Stand: April 2021; Kassenärztliche Bundesvereinigung (KBV): EBM Anhang 2. Verzeichnis der ambulanten und belegärztlichen Operationen nach OPS codiert. Online: https://www.kbv.de/html/anhang_2.php [abgerufen am 1.5.2021].

§ 106d
Abrechnungsprüfung in der vertragsärztlichen Versorgung

(2) [...] [2]Gegenstand der arztbezogenen Plausibilitätsprüfung ist insbesondere der Umfang der je Tag abgerechneten Leistungen im Hinblick auf den damit verbundenen Zeitaufwand des Arztes; Vertragsärzte und angestellte Ärzte sind entsprechend des jeweiligen Versorgungsauftrages gleich zu behandeln. [3]Bei der Prüfung nach Satz 2 ist ein Zeitrahmen für das pro Tag höchstens abrechenbare Leistungsvolumen zu Grunde zu legen; zusätzlich können Zeitrahmen, für die in längeren Zeitperioden höchstens abrechenbaren Leistungsvolumina zu Grunde gelegt werden. [...]

55 Für eine Vielzahl von Leistungsziffern sind Prüfzeiten hinterlegt worden, die im EBM Band 1 eingesehen werden können und zusätzlich in den Praxissoftwaresystemen hinterlegt sind. Siehe Tabelle in Abbildung 6[13]:

13 Kassenärztliche Bundesvereinigung (KBV): Einheitlicher Bewertungsmaßstab (EBM). Stand: 2. Quartal 2021. Online: https://www.kbv.de/media/sp/EBM_Gesamt_-_Stand_2._Quartal_2021.pdf [abgerufen am 5.5.2021]; Wezel/Liebold: Der Kommentar zu EBM und GOÄ. 66. Lieferung, Stand: April 2021; Kassenärztliche Bundesvereinigung (KBV): EBM Anhang 2. Verzeichnis der ambulanten und belegärztlichen Operationen nach OPS codiert. Online: https://www.kbv.de/html/anhang_2.php [abgerufen am 1.5.2021].

GOP[1)]	Kurzlegende	Kalkulationszeit in Minuten[2)]	Prüfzeit in Minuten	Eignung der Prüfzeit
06333	Binokulare Untersuchung des Augenhintergrundes	3	3	Tages- und Quartalsprofil
06334	Zusatzpauschale für die Betreuung eines Patienten nach Eingriff gemäß 31371, 31373, 36371 oder 36373 am rechten Auge	9	7	Tages- und Quartalsprofil
06335	Zusatzpauschale für die Betreuung eines Patienten nach Eingriff gemäß 31372, 31373, 36372 oder 36373 am linken Auge	9	7	Tages- und Quartalsprofil
06336	Optische Kohärenztomographie zur Diagnostik am rechten Auge	6	5	Tages- und Quartalsprofil
06337	Optische Kohärenztomographie zur Diagnostik am linken Auge	6	5	Tages- und Quartalsprofil
06338	Optische Kohärenztomographie zur Therapiesteuerung am rechten Auge	6	5	Tages- und Quartalsprofil
06339	Optische Kohärenztomographie zur Therapiesteuerung am linken Auge	6	5	Tages- und Quartalsprofil
06340	Anpassung einer Verbandlinse	6	6	Nur Quartalsprofil
06341	Erstanpassung und Auswahl der Kontaktlinse(n)	31	31	Nur Quartalsprofil

Abb. 6: Anhang 3 zu den Prüfzeiten der Augenheilkunde

Kalkulationszeit: gibt die Zeit an, die durchschnittlich für die jeweilige Leistung benötigt wird, diese Zeit wurde für die betriebswirtschaftliche Kalkulation der ärztlichen Leistungen zu Grunde gelegt. Prüfzeit: Prüfzeiten müssen so bemessen sein, dass auch ein erfahrener und geübter Arzt nicht in der Lage ist die Leistungserbringung in kürzerer Zeit ordnungsgemäß und vollständig zu erbringen.

Quelle: Kassenärztliche Bundesvereinigung (KBV): Einheitlicher Bewertungsmaßstab (EBM). Stand: 2. Quartal 2021. Online: https://www.kbv.de/media/sp/EBM_Gesamt_-_Stand_2._Quartal_2021.pdf [abgerufen am 5.5.2021].

Es handelt sich hierbei um eine arztbezogene Prüfung, die sich auf Tages- und Quartalsprofile erstreckt. 56

Die Plausibilitäts- und Zeitprüfung erfolgt für jeden Arzt in der Praxis, für Praxisinhaber, angestellte Ärzte, Jobsharingpartner etc. Die Prüfzeitprotokolle können der jeweiligen Praxissoftware entnommen werden und sollten regelmäßig überprüft werden. 57

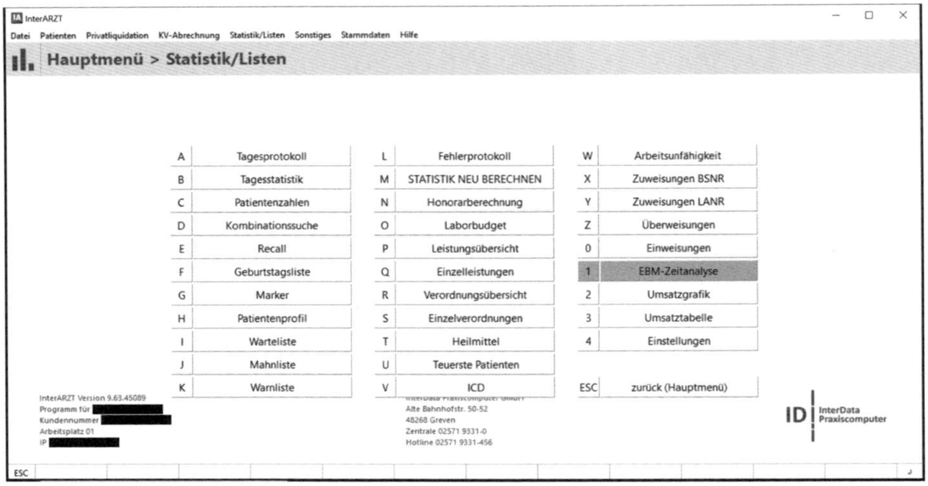

Abb. 7: Abbildung zur Zeitanalyse aus einer Praxissoftware
Quelle: Praxisverwaltungssystem, InterArzt, InterData Praxiscomputer Version 9.63.45089.

58 Wann ist mit einer Prüfung im Rahmen der Plausibilitäts- und Zeitprüfung zu rechnen?

Tab. 2: Aufgreifkriterien für eine Plausibilitäts- und Zeitprüfung

	im Tageszeitprofil	**im Quartalzeitprofil**
Vertragsarztsitz mit Faktor 1,0 (= ganzer Kassensitz)	an ≥ 3 Tagen/Quartal > 12 Stunden	> 780 Stunden
Vertragsarztsitz mit Faktor 0,5 (= halber Kassensitz)		> 390 Stunden
Vertragsarztsitz mit Faktor 0,25 (= viertel Kassensitz)		> 195 Stunden

Quelle: Eigene Darstellung nach EBM Band 1, Anhang 3, § 106a SGB V, https://www.kbv.de/media/sp/Richtlinien__106d_SGB_V_Plausibilit_tspruefung_ab_01.10.2020.pdf [abgerufen am 20.12.2021].

59 Die hier aufgeführten Zeiten können Aufgreifkriterien für eine Plausibilitätsprüfung sein.

Ein wichtiger Aspekt bei der Plausibilitätsprüfung, ist der verkürzte Prüfzeitraum im Rahmen des Terminservice- und Versorgungsstärkungsgesetzes (TSVG). Mit dem Inkrafttreten dieses Gesetzes wurde die Ausschlussfrist für Honorarrückforderungen von bisher 16 Quartalen (4 Jahre) auf nunmehr 8 Quartale (2 Jahre) begrenzt. 60

Die Plausibilitätsprüfung darf somit nur noch über 8 Quartale durchgeführt werden. 61

Dies betrifft Prüfungen die nach dem 11.5.2019 eingeleitet wurden (das TSVG trat am 11.5.2019 in Kraft). 62

4.4 Anhang 4 – Das Verzeichnis der nicht oder nicht mehr berechnungsfähigen Leistungen

Im Anhang 4 des EBM, ebenfalls enthalten im Band 1 des EBM, befindet sich seit Juli 2007 eine tabellarische Übersicht von Gebührenordnungspositionen der nicht oder nicht mehr berechnungsfähigen Leistungen des EBM. 63

Auf die Abbildung des Anhang 4 wurde verzichtet, da keine Leistungsziffern der Augenheilkunde in diesem Anhang aufgeführt sind. 64

5 Praktische Hinweise zur Abrechnung und Überprüfung der Abrechnung

Da es in der Gebührenordnung keinen **Anhang 5** gibt, der sämtliche neuen Leistungsziffern enthält, für welche Fachgruppe diese neuen Gebührenordnungspositionen abrechnungsfähig sind und seit wann diese in die Gebührenordnung aufgenommen wurden, ist es wichtig, sich diesbezüglich regelmäßig auf dem Laufenden zu halten und sich über das Abonnieren von Newslettern, Schulungen oder Austausch mit Gleichgesinnten auf den aktuellen Stand zu bringen. 65

In der täglichen Praxis sollten alle Mitarbeiter und auch Ärzte die üblichen Leistungsziffern der Augenheilkunde kennen und diese gemäß den durchgeführten Untersuchungen, orientiert am „Weg des Patienten durch die Praxis" und der entsprechenden Dokumentation direkt in die Praxissoftware eintragen und um die Diagnosekodierung nach ICD-10-GM und bei operativen Eingriffen um die gültigen OP-Schlüssel ergänzen. Nur so kann sichergestellt werden, dass alle Leistungsziffern auch zur Abrechnung gebracht werden. Darüber hinaus empfiehlt es sich, die Abrechnung über das Tagesprotokoll o. ä. zu überprüfen und ggf. zu korrigieren oder zu ergänzen. 66

5.1 Die Überprüfung der Abrechnung

67 **Es gibt in jeder Praxissoftware verschiedene Möglichkeiten zur Überprüfung der erbrachten und dokumentierten Leistungsziffern:**

1. Die Überprüfung, Korrektur und ggf. Vervollständigung der Abrechnung über das Tagesprotokoll.
2. Die Überprüfung, Korrektur und ggf. Vervollständigung der Abrechnung durch das Arbeiten mit Wartezimmerlisten (z. B. Wartezimmerliste Abrechnung).
3. Die Überprüfung, Korrektur und ggf. Vervollständigung der Abrechnung über die Prüfsoftware des jeweiligen Abrechnungssystems.

68 Es ist zu empfehlen, für jeden Patienten bereits an der Anmeldung mit dem Einlesen der Krankenversichertenkarte oder dem Anlegen der Überweisung, direkt einen Behandlungs- und Abrechnungsschein in der Praxissoftware anzulegen, damit dieser Patient nicht „verloren gehen“ kann.

69 Somit können auch über die Prüfsoftware des jeweiligen Praxissoftwaresystems die Behandlungsscheine und Patienten gefunden werden, die noch nicht abgerechnet wurden und im Nachgang kodiert, abgerechnet und ggf. auch korrigiert werden.

70 Beachten Sie, dass die Abrechnung über die lebenslange Arztnummer (LANR) des jeweiligen Arztes erfolgen muss, der auch die Behandlung, Befundung und Dokumentation vorgenommen hat. Sie sollten sicherstellen, dass sowohl Ärzte als auch Mitarbeiter ihre Leistungen und Dokumentationen in der jeweiligen Patientenakte mit ihrem eigenen Kürzel vornehmen, damit nachvollziehbar ist, wer die Leistung erbracht und wer den Patienten behandelt hat.

71 In diesem Zusammenhang stellt sich oft die Frage nach der Delegierbarkeit von Leistungen an nichtärztliches Praxispersonal sowie die Frage, welche Leistungen nicht delegierbare und rein ärztliche Leistungen sind.

5.2 Die Delegation der ärztlichen Leistungen

72 Die Kassenärztliche Bundesvereinigung und der GKV-Spitzenverband haben hierzu eine Vereinbarung als Anlage 24 zum Bundesmantelvertrag-Ärzte (BMV-Ä) geschlossen: **Vereinbarung über die Delegation ärztlicher Leistungen an nichtärztliches Personal in der ambulanten vertragsärztlichen Versorgung gemäß § 28 Abs. 1 S. 3 SGB V** vom 1. Oktober 2013, Stand 1. Januar 2015.[14]

73 In dieser Vereinbarung sind die Anforderungen an die Delegation von ärztlichen Leistungen an nichtärztliche Mitarbeiter geregelt. Grundsätzlich entscheidet der Arzt, ob und an wen eine Leistung übertragen wird. Der Arzt hat sicherzustellen,

14 Kassenärztliche Bundesvereinigung (KBV)/GKV-Spitzenverband: Vereinbarung über die Delegation ärztlicher Leistungen an nichtärztliches Personal in der ambulanten vertragsärztlichen Versorgung gemäß § 28 Abs. 1 S. 3 SGB V vom 1. Oktober 2013. Stand: 1. Januar 2015. Online: https://www.kbv.de/media/sp/24_Delegation.pdf [abgerufen am 1.5.2021].

dass die Mitarbeiter/innen für die Erbringung der Leistung geeignet sind und über die notwendige Qualifikation verfügen, ggf. muss er die Mitarbeiter/innen entsprechend schulen und anleiten. Darüber hinaus enthält diese Vereinbarung einen nicht abschließenden Beispielkatalog delegierbarer ärztlicher Leistungen mit der Angabe von Besonderheiten, Hinweisen sowie Mindestqualifikationen an die Mitarbeiter/innen, an die spezielle Tätigkeiten übertragen werden sollen.

II. Versorgungsbereichs- bzw. arztgruppenspezifische delegierbare ärztliche Tätigkeiten		
Delegierbare ärztliche Tätigkeit	**Besonderheiten und Hinweise**	**Typische Mindestqualifikation** Die geforderte Qualifikation kann auch durch den Abschluss einer vergleichbaren medizinischen / heilberuflichen Ausbildung nachgewiesen werden. Eine Delegation ist auch an in Ausbildung befindliche nichtärztliche Mitarbeiter grundsätzlich möglich; der Arzt ist in diesem Fall zu besonderer Sorgfalt verpflichtet und muss sich von den erworbenen Kenntnissen und Fähigkeiten überzeugen.
1. Anästhesiologische Leistungen		
- Standardisierte Voruntersuchungen - Überwachung der Vitalfunktionen - Beobachtung und Betreuung eines Patienten nach einem operativen oder diagnostischen Eingriff	Bei Überwachung der Vitalfunktionen, Beobachtung und Betreuung ist in der Prä- und Postanästhesiephase je nach Situation und Patientenzustand die Anwesenheit des Arztes erforderlich.	**Medizinische/r Fachangestellte/r (MFA)**
2. Augenärztliche Leistungen		
- Tonometrie - Verabreichung von Medikamenten am Augapfel (z.B. Mydriatika)		**Medizinische/r Fachangestellte/r (MFA)**
3. Hals-Nasen-Ohrenärztliche Leistungen		
- Audiometrische Messungen, Prüfung des Hörens / der Gleichgewichtsnerven - Hörgeräteversorgung: Kontrolle der Hörgerätehandhabung		**Medizinische/r Fachangestellte/r (MFA)** **Medizinisch-technische/r Assistent/-in für Funktionsdiagnostik (MTAF)**
4. Hautärztliche Leistungen		
- Überprüfung von Hautreaktionen - Metrische und fotografische Dokumentation vor Beginn und nach Abschluss der Therapie		**Medizinische/r Fachangestellte/r (MFA)**

Abb. 8: Auszug aus dem Delegationskatalog der KBV

Quelle: Kassenärztliche Bundesvereinigung (KBV)/GKV-Spitzenverband: Vereinbarung über die Delegation ärztlicher Leistungen an nichtärztliches Personal in der ambulanten vertragsärztlichen Versorgung gemäß § 28 Abs. 1 S. 3 SGB V vom 1. Oktober 2013. Stand: 1. Januar 2015. Online: https://www.kbv.de/media/sp/24_Delegation.pdf [abgerufen am 1.5.2021].

Über die Delegierbarkeit von Leistungen hinaus gibt es **nicht delegierbare,** 74
höchstpersönliche Leistungen des Arztes, hierzu gehören:

- die Anamnese,
- die Indikationsstellung,
- die Untersuchung des Patienten einschließlich invasiver diagnostischer Leistungen,
- die Diagnosestellung,
- die Aufklärung und Beratung des Patienten,
- die Entscheidungen über die Therapie und Durchführung invasiver Therapien und operativer Eingriffe.[15]

15 Kassenärztliche Bundesvereinigung (KBV)/GKV-Spitzenverband: Vereinbarung über die Delegation ärztlicher Leistungen an nichtärztliches Personal in der ambulanten vertragsärztlichen Versorgung gemäß § 28 Abs. 1 S. 3 SGB V vom 1. Oktober 2013. Stand: 1. Januar 2015. Online: https://www.kbv.de/media/sp/24_Delegation.pdf [abgerufen am 1.5.2021].

75 Die Frage, ob die Delegation der Fluoreszenzangiographie an medizinisches Fachpersonal statthaft ist, kann vom Verfasser nicht abschließend beurteilt werden und sollte zur eigenen Sicherheit an einen Anwalt für Medizinrecht gestellt werden.

76 Neben der Berücksichtigung der höchstpersönlichen Leistungserbringung und der Abrechnung über die lebenslange Arztnummer des Arztes (LANR), der die Leistung erbracht hat, sowie der Bezifferung nach der Dokumentation in der Patientenakte, sollten vor dem Versenden der Abrechnung an die Kassenärztliche Vereinigung am Quartalsende noch weitere Punkte überprüft werden.

5.3 Die Checkliste für die Abrechnung

77 **Welche Punkte sollten z. B. bei der Überprüfung der Abrechnung berücksichtigt werden?**

Checkliste

- ☐ Die tägliche Überprüfung der Tagesliste oder Wartezimmerliste.
- ☐ Sind alle Versichertenkarten eingelesen?
- ☐ Ist das TSVG berücksichtigt worden? (Kennzeichnung der offenen Sprechstunde, Kennzeichnung Neupatient etc.)
- ☐ Die Überprüfung der Abrechnung nach vorhandener Dokumentation und lebenslanger Arztnummer.
- ☐ Gibt es für jede Untersuchung einen Befund?
- ☐ Gibt es für jede Geräteuntersuchung einen Nachweis in der Patientenakte? (z. B. OCT-Bilder, Gesichtsfeld, Bilder der Fluoreszenzangiographie)
- ☐ Überprüfung der Stammdaten der Patienten (Überweisung, Versichertenkarte, etc.).
- ☐ Überprüfung der konservativen und operativen Ärzte.
- ☐ Überprüfung und ggf. Korrektur der GOP 06220 EBM und 06225 EBM.
- ☐ Durchführen einer Testabrechnung in der eigenen Praxissoftware.
- ☐ Korrektur der Fehler aus der Testabrechnung in der eigenen Praxissoftware.
- ☐ Durchführen der KV-Testabrechnung im Onlineportal.
- ☐ Korrektur der Fehler aus der KV-Testabrechnung in der eigenen Praxissoftware.
- ☐ Überprüfung und ggf. Korrektur der eigenen Ziffernstatistik auf Zahlendreher oder falsche und nicht vorhandene Leistungsziffern.
- ☐ Überprüfung der Operationen und der intravitrealen Injektionen auf Vollständigkeit.
- ☐ Überprüfung der Abrechnung nach vorliegender Genehmigung der Ärzte.
- ☐ Überprüfung der Prüfzeiten der Ärzte je Tag und für das gesamte Quartal.
- ☐ Berücksichtigung der KV-Korrekturen nach Eingang des Honorarbescheides.

- ☐ Anlegen von eigenen Prüfläufen in der Praxissoftware, um Korrekturen der KV zu vermeiden und sich zu verbessern.
- ☐ Überprüfung des Honorarbescheides.

Es ist wichtig herauszufinden, ob alle eingereichten Leistungsziffern auch vergütet wurden. 78

Hilfreich ist es, die Fehler- und Korrekturliste der KV zur Hilfe zu nehmen und aus den Korrekturen der KV Maßnahmen abzuleiten. Darüber hinaus kann ggf. ein Widerspruch gegen die Streichung von Leistungsziffern durch die KV eingereicht werden. 79

Nicht jede Kassenärztliche Vereinigung stellt ihren Mitgliedern eine Fehler- und Korrekturliste zur Verfügung, daher ist es ratsam, eigene Mechanismen für die Prüfung zu entwickeln. 80

6 Abschlussworte

In diesem Kapitel haben Sie einen Überblick und einige wichtige Informationen über das komplexe Thema der GKV-Abrechnung in der Augenheilkunde erhalten. 81

Sichern Sie sich und Ihre EBM-Abrechnung ab, indem Sie sich an die Vorgaben der Gebührenordnung halten, die Allgemeinen Bestimmungen kennen und alle erbrachten Leistungen gut und ausführlich dokumentieren. Erstellen Sie die Abrechnung nach der Dokumentation in der Patientenakte und überprüfen Sie die Abrechnung vor dem Versenden an die Kassenärztliche Vereinigung ausführlich, damit Ihnen keine Leistungen entgehen oder gestrichen werden. Prüfen Sie Ihre Honorarunterlagen auf Vollständigkeit und sorgen Sie dafür, dass Ihnen alle genehmigungspflichtigen Leistungen vorliegen, damit Sie umfassend behandeln und abrechnen können. 82

Und sollten Sie doch einmal Hilfe und Unterstützung benötigen, so lassen Sie sich von Experten unterstützen und beraten. 83

Glossar

Arztfall

Der Arztfall ist definiert in § 21 Abs. 1b Bundesmantelvertrag-Ärzte (BMV-Ä) und umfasst die Behandlung desselben Versicherten durch denselben an der vertragsärztlichen Versorgung teilnehmenden Arzt in einem Kalendervierteljahr zulasten derselben Krankenkasse, unabhängig von der Betriebs- oder Nebenbetriebsstätte.

Behandlungsfall

Der Behandlungsfall ist definiert in § 21 Abs. 1 Bundesmantelvertrag-Ärzte (BMV-Ä) als Behandlung desselben Versicherten durch dieselbe Arztpraxis in einem Kalendervierteljahr zulasten derselben Krankenkasse.

Belegarzt

Ein Belegarzt ist ein niedergelassener, nicht im Krankenhaus angestellter Vertragsarzt, der berechtigt ist, seinen Patienten in sog. Belegbetten stationär, oder teilstationär zu behandeln. Hierfür nutzt er die Infrastruktur des Krankenhauses. Die Tätigkeit als Belegarzt ist genehmigungspflichtig. Die Abrechnung erfolgt über Kapitel 36 EBM.

ICD 10 GM

Der ICD -10- GM ist die amtliche Klassifikation zur Verschlüsselung von Diagnosen in der ambulanten und stationären Versorgung in Deutschland. Seit dem 1. Januar 2021 ist die ICD -10- GM in der Version 2021 anzuwenden.

Krankheitsfall

Der Krankheitsfall ist definiert in § 21 Abs. 1 Bundesmantelvertrag-Ärzte (BMV-Ä) und umfasst das aktuelle sowie die drei nachfolgenden Kalendervierteljahre, die der Berechnung der krankheitsfallbezogenen Gebührenordnungsposition folgen.

OPS

Der Operationen- und Prozedurenschlüssel (OPS) ist die amtliche Klassifikation zum Verschlüsseln von Operationen, Prozeduren und allgemein medizinischen Maßnahmen.
Seit dem 1. Januar 2021 ist der OPS in der Version 2021 anzuwenden.

Präambel

Unter einer Präambel versteht man in der Regel die Einleitung bzw. das Vorwort einer Urkunde, insbesondere einer Verfassung oder eines völkerrechtlichen Vertrages.

SGB V

Das Fünfte Buch, Sozialgesetzbuch V (SGB V) enthält Regelungen über die gesetzliche Krankenversicherung (GKV). Beispielhaft regelt das SGB V, wer in der GKV versichert ist und welche Leistungen die Krankenversicherung erbringt.

Literatur

AOK: Einheitlicher Bewertungsmaßstab. Online: https://www.aok-bv.de/lexikon/e/index_00304.html [abgerufen am 1.5.2021].

Bundesärztekammer: Auszug aus der (Muster-)Berufsordnung. Online: https://www.bundesaerztekammer.de/patienten/patientenrechte/muster-berufsordnung/ [abgerufen am 15.5.2021].

Bundesinstitut für Arzneimittel und Medizinprodukte: ICD-10-GM. Online: https://www.dimdi.de/dynamic/de/klassifikationen/icd/icd-10-gm/ [abgerufen am 15.5.2021].

Gemeinsamer Bundesausschuss (G-BA): Mitglieder. Online: https://www.g-ba.de/ueber-den-gba/wer-wir-sind/mitglieder/ [abgerufen am 16.5.2021].

Grellmann, N.: Einheitlicher Bewertungsmaßstab: Verzeihung, sprechen Sie EBM? 4.4.2021. Online: https://www.arzt-wirtschaft.de/abrechnung/einheitlicher-bewertungsmassstab-verzeihung-sprechen-sie-ebm/ [abgerufen am 15.5.2021].

Institut des Bewertungsauschusses: Der Bewertungsausschuss der Ärzte. 5.1.2021. Online: https://institut-ba.de/ba.html [abgerufen am 16.5.2021].

IWW Institut: Berichtspflicht – ein Thema auch für Hausärzte. In: AAA Abrechnung aktuell 08/2005, S. 4. Online: https://www.iww.de/aaa/archiv/ebm-2000plus-berichtspflicht–ein-thema-auch-fuer-hausaerzte-f21687 [abgerufen am 15.5.2021].

JuraForum: Präambel – Definition, Erklärung, rechtliche Bedeutung und Beispiele. 1.3.2021. Online: https://www.juraforum.de/lexikon/praeambel [abgerufen am 16.5.2021].

Kanzlei Hensche: 06: Fünftes Buch Sozialgesetzbuch – Gesetzliche Krankenversicherung – (SGB V). Online: https://www.hensche.de/Rechtsanwalt_Arbeitsrecht_Gesetze_SGBV.html [abgerufen am 15.5.2021].

Kassenärztliche Bundesvereinigung (KBV): EBM Anhang 2. Verzeichnis der ambulanten und belegärztlichen Operationen nach OPS codiert. Online: https://www.kbv.de/html/anhang_2.php [abgerufen am 1.5.2021].

Kassenärztliche Bundesvereinigung (KBV): Einheitlicher Bewertungsmaßstab (EBM). Stand: 2. Quartal 2021. Online: https://www.kbv.de/media/sp/EBM_Gesamt_-_Stand_2._Quartal_2021.pdf [abgerufen am 5.5.2021].

Kassenärztliche Bundesvereinigung (KBV)/GKV-Spitzenverband: Bundesmantelvertrag Ärzte. 20.4.2020. Online: https://www.gkv-spitzenverband.de/media/dokumente/krankenversicherung_1/aerztliche_versorgung/bundesmantelvertrag_1/2020-04-20_BMV-Aerzte.pdf [abgerufen am 1.5.2021].

Kassenärztliche Bundesvereinigung (KBV)/GKV-Spitzenverband: Vereinbarung über die Delegation ärztlicher Leistungen an nichtärztliches Personal in der ambulanten vertragsärztlichen Versorgung gemäß § 28 Abs. 1 S. 3 SGB V vom 1. Oktober 2013. Stand: 1. Januar 2015. Online: https://www.kbv.de/media/sp/24_Delegation.pdf [abgerufen am 1.5.2021].

Patientenrechtegesetzt-Dokumentation. Online: http://www.patienten-rechte-gesetz.de/bgb-sgbv/dokumentation.html [abgerufen am 1.5.2021].

Sozialgesetzbuch (SGB V), Fünftes Buch, Gesetzliche Krankenversicherung. Stand: Zuletzt geändert durch Art. 11 G v. 28.3.2021 I 591. Online: https://www.sozialgesetzbuch-sgb.de/sgbv/106d.html [abgerufen am 16.5.2021].

Wezel, H./Liebold, R.: Der Kommentar zu EBM und GOÄ. 66. Lieferung, Stand: April 2021. Siegburg 2021.

Abrechnung privatärztlicher Leistungen nach der Gebührenordnung für Ärzte (GOÄ)

Gerda-Marie Wittschier

Schlagwortübersicht

Abstract: Ärzte aller Fachgruppen sind bei der Abrechnung privatärztlicher Leistungen an die Vorgaben der Gebührenordnung für Ärzte gebunden. Dass diese Rechtsverordnung der Bundesregierung seit mehr als einem Vierteljahrhundert nahezu unverändert für die heutige Rechnungsstellung dient, spricht nicht unbedingt für die Anwenderfreundlichkeit. Insbesondere die Abrechnung hochmoderner medizinischer Leistungen stellt die augenärztlichen Praxen und Kliniken immer wieder vor neue Herausforderungen. Umso wichtiger ist es, die grundlegende Systematik der GOÄ-Abrechnung verstanden zu haben, damit es bei der Abrechnung nicht zu Abrechnungs- oder Formfehlern kommt, die im schlimmsten Fall zu nicht fälligen Rechnungsstellungen oder unnötigen Auseinandersetzungen mit Patienten und Kostenerstattern führen können.

1 Die GOÄ als Rechtsgrundlage für die Abrechnung privatärztlicher Leistungen

1.1 Vorgaben der Gebührenordnung und der Berufsordnung

Die Abrechnung privatärztlicher Leistungen hat gegenüber privatversicherten Patienten und Selbstzahlern stets nach den Vorgaben der Gebührenordnung für Ärzte (GOÄ) zu erfolgen. 1

Grundlage hierfür ist einerseits der § 1 Abs. 1 der GOÄ: 2

§ 1 GOÄ
Anwendungsbereich[1]

(1) Die Vergütungen für die beruflichen Leistungen der Ärzte bestimmen sich nach dieser Verordnung, soweit nicht durch Bundesgesetz etwas anderes bestimmt ist.

und andererseits der § 12 der (Muster-)Berufsordnung für die in Deutschland tätigen Ärztinnen und Ärzte (– MBO-Ä 1997 –*) in der Fassung des Beschlusses des 124. Deutschen Ärztetages vom 5. Mai 2021 in Berlin:

§ 12 MBO-Ä
Honorar- und Vergütungsabsprachen[2]

(1) Die Honorarforderung muss angemessen sein. Für die Bemessung ist die Amtliche Gebührenordnung (GOÄ) die Grundlage, soweit nicht andere gesetzliche Vergütungsregelungen gelten. [...]

Bei der Gebührenordnung für Ärzte vom 12. November 1982 (BGBI. I, S. 1522) handelt es sich um eine Rechtsverordnung der Bundesregierung, die mit Zustimmung des Bundesrates am 16. April 1987 in 12 Paragrafen erlassen wurde. Letzte 3

1 Hess/Klakow-Franck (bearb.): Gebührenordnung für Ärzte (GOÄ) Gebührenverzeichnis für ärztliche Leistungen. Stand Januar 2020. 2020.

2 (Muster-)Berufsordnung für die in Deutschland tätigen Ärztinnen und Ärzte (– MBO-Ä 1997 –*) in der Fassung des Beschlusses des 124. Deutschen Ärztetages vom 5. Mai 2021 in Berlin. In: Deutsches Ärzteblatt 23/2021. DOI: 10.3238/arztebl.2021.mbo_daet2021.

Änderungen erfolgten im Jahr 2000 durch das GKV-Gesundheitsreformgesetz vom 22. Dezember 1999 (BGBI. I, S. 2626 ff.).

4 Damit ist eindeutig geregelt, dass eine Abrechnung von Pauschalen für alle beruflichen Leistungen der Ärzte grundsätzlich nicht erlaubt ist.

1.2 Vorrangige Beachtung von Bundesgesetzen

5 Keine Anwendung findet die GOÄ, wenn durch Bundesgesetze etwas anderes bestimmt ist, wie z. B. durch das Bundessozialhilfegesetz, das den Kranken Leistungen nach den Vorschriften der gesetzlichen Krankenversicherung gewährt, welche dann nach den Vorgaben des EBM (Einheitlicher Bewertungsmaßstab) abgerechnet werden müssen.

6 Vorrangig muss auch das Justizvergütungs- und Entschädigungsgesetz z. B. bei der Abrechnung gutachterlicher Leistungen gegenüber der Justiz beachtet werden.

Merke

Die Abrechnung privatärztlicher Leistungen hat stets nach der GOÄ zu erfolgen.

Eine Abrechnung von Pauschalen ist grundsätzlich nicht erlaubt.

2 Struktur von Gebührenordnung und Gebührenverzeichnis

2.1 Gebührenordnung für Ärzte

7 Die Gebührenordnung für Ärzte setzt sich zusammen aus 12 Paragrafen mit übergeordneten Vorschriften, die für das gesamte Gebührenverzeichnis und damit auch für alle augenärztlichen Gebührennummern gelten.

- § 1 Anwendungsbereich
- § 2 Abweichende Vereinbarung
- § 3 Vergütungen
- § 4 Gebühren
- § 5 Bemessung der Gebühren für Leistungen des Gebührenverzeichnisses
- § 5a Bemessung der Gebühren in besonderen Fällen
- § 5b Bemessung der Gebühren bei Versicherten des Standardtarifes der privaten Krankenversicherung
- § 6 Gebühren für andere Leistungen
- § 6a Gebühren bei stationärer Behandlung
- § 7 Entschädigungen
- § 8 Wegegeld
- § 9 Reiseentschädigung

- § 10 Ersatz von Auslagen
- § 11 Zahlung durch öffentliche Leistungsträger
- § 12 Fälligkeit und Abrechnung der Vergütung; Rechnung

2.2 Gebührenverzeichnis für ärztliche Leistungen

Der Gebührenordnung schließt sich das „Gebührenverzeichnis für ärztliche Leistungen" an. Es ist in alphabetischer Reihenfolge von „A" bis „P" in 16 Abschnitte unterteilt. Während in den Abschnitten A, B und C Leistungen zu finden sind, die für fast alle medizinischen Fachgebiete von Wichtigkeit sind, enthalten die Abschnitte D bis P fachgebietsbezogene Leistungen. Leistungen für konservative und operative augenärztliche Leistungen sind im Abschnitt I aufgeführt. 8

Grundsätzlich dürfen Leistungen aus sämtlichen Abschnitten der GOÄ abgerechnet werden. Voraussetzung hierfür ist jedoch stets das Vorliegen der für die jeweilige Leistung entsprechenden medizinischen Fachkunde. 9

Beispiele

Abrechnung anästhesiologischer Leistungen aus dem Abschnitt D durch den Augenarzt z. B. bei der Durchführung einer retrobulbären Leitungsanästhesie gem. GOÄ-Nr. 495.
Abrechnung nichtgebietsbezogener Sonderleistungen aus dem Abschnitt C VI durch den Augenarzt z. B. bei der Durchführung sonographischer Leistungen gem. GOÄ-Nr. 410 und/oder 420.

2.3 Allgemeine Bestimmungen

Fast jedem einzelnen Abschnitt bzw. Unterabschnitt des Gebührenverzeichnisses sind sogenannte *„Allgemeine Bestimmungen"* vorangestellt. Diese enthalten übergeordnete Bestimmungen, die für die Abrechnung der in dem jeweiligen Abschnitt aufgeführten GOÄ-Nummern gelten. Siehe hierzu auch Kapitel 4.3. 10

3 Vergütungssystem

3.1 Ärztliche Vergütung

Gegenüber den Patienten darf der Arzt gem. § 3 GOÄ ausschließlich Gebühren, Entschädigungen und Auslagenersatz geltend machen. Ein Anspruch auf andere Formen der Vergütung, z. B. in Form von Naturalien, besteht nicht. 11

Während die „Gebühr" dem ärztlichen Honorar entspricht, handelt es sich bei den „Entschädigungen" gem. § 7 GOÄ um das Wegegeld gem. § 8 GOÄ und die Reiseentschädigung gem. § 9 GOÄ, welche im Rahmen von (Haus-)Besuchen durch den Arzt zusätzlich zur Besuchsgebühr in Rechnung gestellt werden dürfen. 12

Unter „Auslagen" sind die Kosten für den Materialverbrauch bei der Behandlung der Patienten zu verstehen. 13

Merke

Es dürfen ausschließlich Gebühren, Auslagen, Wegegeld und Reiseentschädigung gegenüber den Patienten in Rechnung gestellt werden.

3.2 Ermittlung des Gebührensatzes

14 Jede Gebührennummer des Gebührenverzeichnisses besitzt eine vom Verordnungsgeber festgelegte Punktzahl.

Beispiel

GOÄ-Nummer 1 Beratung, auch mittels Fernsprecher 80 Punkte.

15 Auch der Punktwert ist durch den Verordnungsgeber festgelegt. Er beträgt 11,4 Deutsche Pfennige, entsprechend 5,82873 Cent.

16 Zur Ermittlung des Gebührensatzes werden die Punktzahl und der Punktwert miteinander multipliziert.

Beispiel

GOÄ-Nummer 1 Beratung, auch mittels Fernsprecher 80 Punkte.
Gebührensatz = 80 Punkte × 5,82873 Cent = 4,66 EUR

17 Der Gebührensatz entspricht der Mindestgebühr für eine Leistung.

Merke

Die Punktzahl und der Punktwert sind vom Verordnungsgeber bestimmt und dürfen grundsätzlich nicht verändert werden.

Der Gebührensatz entspricht der Mindestgebühr für eine Leistung.

3.3 Bemessung der Gebühren

3.3.1 Gebührenrahmen

18 Während der Gebührensatz die Mindestgebühr für eine Leistung abbildet, wird die Höhe der einzelnen Gebühr durch die Wahl eines der jeweiligen Leistung angemessenen Abrechnungsfaktors bestimmt. Je höher der Abrechnungsfaktor, desto höher die Gebühr und umgekehrt.

19 Leistungen des Abschnitts M der GOÄ (Laboratoriumsuntersuchungen) werden mit Abrechnungsfaktoren zwischen 1,0 bis 1,3 abgerechnet.

20 Leistungen der Abschnitte A, E und O der GOÄ (sog. „technische Leistungen“) werden mit Abrechnungsfaktoren zwischen 1,0 bis 2,5 abgerechnet.

21 Alle anderen Leistungen (sog. „ärztliche Leistungen“) werden mit Abrechnungsfaktoren zwischen 1,0 bis 3,5 abgerechnet.

Man spricht hier allgemein von dem sog. „Gebührenrahmen". Der untere Teil des Gebührenrahmens wird dabei durch den Faktor 1,0 gebildet; der obere Teil des Gebührenrahmens durch den jeweiligen höchsten Abrechnungsfaktor. 22

Tab. 1: Gebührenrahmen

GOÄ-Abschnitt(e)	Untere Grenze des Gebührenrahmens Faktor	Obere Grenze des Gebührenrahmens Faktor
M – Labor	1,0	1,3
A, E, O – sog. „technische Leistungen"	1,0	2,5
Alle anderen Abschnitte – ärztliche Leistungen	1,0	3,5

Quelle: Eigene Darstellung.

3.3.2 Wahl des Abrechnungsfaktors

Innerhalb der Gebührenrahmen ist die Wahl des Abrechnungsfaktors gem. § 5 Abs. 2 GOÄ nach billigem Ermessen zu bestimmen. Als Bemessungskriterien gelten ausschließlich die nachfolgend benannten: 23

- Schwierigkeit
- Zeitaufwand
- Umstände bei der Ausführung
- Schwierigkeit des Krankheitsfalles

Das letztgenannte Kriterium „Schwierigkeit des Krankheitsfalles" gilt nur für die oben als *ärztliche Leistungen* beschriebenen Leistungen. 24

Während Leistungen, die mit einem durchschnittlichen Aufwand erbracht wurden, mit dem sog. „Schwellenwert" abgerechnet werden, können bei einem überdurchschnittlich hohen Aufwand gem. den o. a. Bemessungskriterien Abrechnungsfaktoren oberhalb der jeweiligen Schwellenwerte abgerechnet werden. Umgekehrt wären bei einem unterdurchschnittlichen Aufwand Abrechnungsfaktoren unterhalb der Schwellenwerte anzusetzen. 25

Gem. § 12 Abs. 1 der (Muster-)Berufsordnung für die in Deutschland tätigen Ärztinnen und Ärzte dürfen die Sätze nach der GOÄ nicht in unlauterer Weise unterschritten werden. 26

> **Merke**
> Die Bemessungskriterien gem. § 5 Abs. 2 GOÄ sind die einzig erlaubten.
>
> Das unlautere Unterschreiten der GOÄ-Sätze ist nicht erlaubt.

Tab. 2: Gebührenrahmen und Schwellenwert

GOÄ-Abschnitt(e)	Untere Grenze des Gebührenrahmens Faktor	Schwellenwert	Obere Grenze des Gebührenrahmens Faktor
M – Labor	1,0	1,15	1,3
A, E, O – sog. „technische Leistungen“	1,0	1,8	2,5
Alle anderen Abschnitte – ärztliche Leistungen	1,0	2,3	3,5

Quelle: Eigene Darstellung.

3.3.3 Begründung bei Faktorerhöhung

27 Innerhalb des jeweiligen Gebührenrahmens ist jeder Abrechnungsfaktor unter Berücksichtigung der Bemessungskriterien des § 5 Abs. 2 GOÄ wählbar. Bei der Wahl eines Abrechnungsfaktors oberhalb des jeweiligen Schwellenwertes ist gem. § 12 Abs. 3 GOÄ in der Rechnung eine auf die einzelne Leistung bezogene Begründung anzugeben. Da diese Begründung für den Zahlungspflichtigen verständlich und nachvollziehbar sein muss, empfiehlt es sich, Begründungen nicht nur stichwortartig, sondern in ganzen Sätzen auszuformulieren.

Merke
Die Begründung für eine Faktorerhöhung oberhalb des jeweiligen Schwellenwertes muss in der Rechnung aufgeführt werden und sich auf die einzelne Leistung beziehen.

4 Abrechnungsvoraussetzungen nach den GOÄ-Bestimmungen

4.1 Erfüllung der Leistungsinhalte

28 Eine im Gebührenverzeichnis aufgeführte GOÄ-Nummer darf grundsätzlich nur dann abgerechnet werden, wenn deren jeweiliger Leistungsinhalt vollständig erbracht und in der Patientenakte dokumentiert wurde.

29 Einzig rechtsverbindlich und damit maßgeblich für die Abrechnung sind die Legenden zu den einzelnen GOÄ-Nummern im Gebührenverzeichnis der GOÄ selbst und nicht die oftmals stark gekürzten bzw. veränderten Texte der unterschiedlichen Abrechnungssoftware. Aus diesem Grund sollte an der Anschaffung eines aktuellen GOÄ-Buches für die Praxis keinesfalls gespart werden.

Beispiel

GOÄ-Nr. 6 – *„**Vollständige körperliche Untersuchung** mindestens eines der folgenden Organsysteme: **alle Augenabschnitte**, der gesamte HNO-Bereich, das stomatognathe System, die Nieren und ableitenden Harnwege, […]“*

„Die vollständige körperliche Untersuchung eines Organsystems nach der Leistung nach Nummer 6 beinhaltet insbesondere:

- *bei den Augen: beidseitige Inspektion des äußeren Auges, beidseitige Untersuchung der vorderen und mittleren Augenabschnitte sowie des Augenhintergrunds; […]“*

Erst wenn der vollständige Leistungsinhalt erbracht wurde, darf die GOÄ-Nr. 6 abgerechnet werden.

4.2 Beachtung zusätzlicher Bestimmungen zu einzelnen Gebührennummern

Bei vielen Gebührennummern des Gebührenverzeichnisses sind zusätzlich einschränkende Bestimmungen vorgegeben, die ggf. direkt unterhalb der jeweiligen Gebührennummer aufgeführt sind und bei der Abrechnung ebenfalls berücksichtigt werden müssen. 30

Beispiel

GOÄ-Nr. 3 Eingehende, das gewöhnliche Maß übersteigende Beratung – auch mittels Fernsprecher

„Die Leistung nach Nummer 3 (Dauer mindestens 10 Minuten) ist nur berechnungsfähig als einzige Leistung oder im Zusammenhang mit einer Untersuchung nach den Nummern 5, 6, 7, 8, 800 oder 801. Eine mehr als einmalige Berechnung im Behandlungsfall bedarf einer besonderen Begründung.“

Voraussetzung für die Abrechnung der GOÄ-Nummer 3 ist eine Mindestdauer von 10 Minuten für das Beratungsgespräch, das entweder persönlich in der Praxis, per Telefon oder Video zwischen Arzt und Patient stattgefunden hat.

4.3 Beachtung der „Allgemeinen Bestimmungen"

Dem Abschnitt „I – Augenheilkunde“ sind zwar keine solchen „Allgemeinen Bestimmungen“ vorangestellt, jedoch finden sich für die augenärztliche Abrechnung relevante Vorschriften u. a. in den „Allgemeinen Bestimmungen“ vor dem Abschnitt „B – Grundleistungen und allgemeine Leistungen“ zu 8.: 31

Neben einer Leistung nach den Nummern 5, 6, 7 oder 8 sind die Leistungen nach den Nummern 600, 601, 1203[3], 1204[4], 1228[5], 1240[6], 1400, 1401 und 1414 nicht berechnungsfähig.

3 1203: Messung der Maximal- oder Gebrauchsakkommodation mittels Akkomodometer oder Optometer.

4 1204: Messung der Hornhautkrümmungsradien.

5 1228: Farbsinnprüfung mit Pigmentproben (z. B. Farbtafeln).

6 1240: Spaltlampenmikroskopie der vorderen und mittleren Augenabschnitte – gegebenenfalls einschließlich der binokularen Untersuchung des hinteren Poles (z. B. Hruby-Linse).

4.4 Dokumentation erbrachter Leistungen

32 Eine nicht dokumentierte Leistung gilt als nicht erbracht, was zum Verlust des Honoraranspruchs führt.

33 Die ärztliche Dokumentation in den Patientenakten dient nicht nur der Therapiesicherung und der Sicherheit des Patienten in der ärztlichen Behandlung, sondern auch der Rechenschaftslegung. Sie beweist im Zweifelsfall die tatsächliche Erbringung abgerechneter Leistungen.

34 Grundsätzlich ist die Dokumentation der Behandlung gem. § 630f BGB für den Arzt gesetzlich verpflichtend.

§ 630f BGB
Dokumentation der Behandlung

(1) Der Behandelnde ist verpflichtet, zum Zweck der Dokumentation in unmittelbarem zeitlichen Zusammenhang mit der Behandlung eine Patientenakte in Papierform oder elektronisch zu führen. Berichtigungen und Änderungen von Eintragungen in der Patientenakte sind nur zulässig, wenn neben dem ursprünglichen Inhalt erkennbar bleibt, wann sie vorgenommen worden sind. Dies ist auch für elektronisch geführte Patientenakten sicherzustellen.

(2) Der Behandelnde ist verpflichtet, sämtliche aus fachlicher Sicht für die derzeitige und künftige Behandlung wesentlichen Maßnahmen und deren Ergebnisse aufzuzeichnen, insbesondere die Anamnese, Diagnosen, Untersuchungen, Untersuchungsergebnisse, Befunde, Therapien und ihre Wirkungen, Eingriffe und ihre Wirkungen, Einwilligungen und Aufklärungen. Arztbriefe sind in die Patientenakte aufzunehmen. [...]

Merke

Die Dokumentation einer durchgeführten Untersuchung ist erst dann vollständig, wenn auch das Untersuchungsergebnis in der Patientenakte aufgezeichnet wurde.

Beispiel

Nachweis der Tränensekretionsmenge (z. B. Schirmer-Test) gem. der GOÄ-Nr. 1209.
Wird die Tränensekretionsmenge mittels Schirmer-Test objektiviert so reicht, mit Blick auf § 630f Abs. 2 BGB die bloße Erwähnung der Untersuchung „Schirmer-Test" in der Patientenakte nicht aus; es muss vielmehr das genaue Untersuchungsergebnis dokumentiert werden.

5 Abrechnung von Materialkosten

5.1 Praxiskosten und Auslagen

35 Bei ambulanter Behandlung dürfen ggf. Kosten für während der Behandlung verbrauchtes Material abgerechnet werden. Dabei sind die Vorschriften des § 4 Abs. 3 GOÄ zu den Praxiskosten und des § 10 GOÄ zum Ersatz von Auslagen zu beachten.

Während die Praxiskosten, zu denen auch die Kosten für den Sprechstundenbedarf und die Kosten für die Anwendung von Instrumenten und Apparaten gehören, mit den der jeweiligen Abrechnung zugrunde liegenden Leistungen abgegolten sind, dürfen Arzneimittel, Verbandmittel und sonstige Materialien, die entweder nach der einmaligen Anwendung verbraucht sind (Einmalartikel) oder die Patienten nach der Behandlung behalten (z. B. Intraokularlinse), in Rechnung gestellt werden. 36

5.2 Auslagen gem. § 10 GOÄ

Zwar sind Materialien, die mit der einmaligen Anwendung verbraucht sind, berechnungsfähig, jedoch gilt dies nicht für alle Einmalartikel. 37

Aufschluss über die nicht berechnungsfähigen Materialkosten gibt § 10 Abs. 2 GOÄ: 38

§ 10 GOÄ
Ersatz von Auslagen

[...]

(2) Nicht berechnet werden können die Kosten für

1. Kleinmaterialien wie Zellstoff, Mulltupfer, Schnellverbandmaterial, Verbandspray, Gewebeklebstoff auf Histoacrylbasis, Mullkompressen, Holzspatel, Holzstäbchen, Gummifingerlinge,
2. Reagenzien und Narkosemittel zur Oberflächenanästhesie,
3. Desinfektions- und Reinigungsmittel,
4. Augen-, Ohren-, Nasentropfen, Puder, Salben und geringwertige Arzneimittel zur sofortigen Anwendung sowie für
5. folgende Einmalartikel: Einmalspritzen, Einmalkanülen, Einmalhandschuhe, Einmalharnblasenkatheter, Einmalskalpelle, Einmalproktoskope, Einmaldarmrohre, Einmalspekula.

Beispiel
Für die Verwendung bzw. den Verbrauch eines Einmalskalpells bei einer Blepharoplastik-Operation darf dieses als Materialkosten nicht in Rechnung gestellt werden.

Auch Versand- und Portokosten dürfen in Rechnung gestellt werden, z. B. für den Versand von Arztbriefen; nicht jedoch für das Versenden der Arztrechnung. 39

5.3 Berechnung von Auslagen

Auslagen dürfen nur in tatsächlich entstandener Höhe gegenüber den Patienten abgerechnet werden. Ggf. bei der Materialbeschaffung erhaltene Rabatte und 40

Sonderpreise sind hierbei 1:1 an die Patienten weiterzugeben. Es darf weder ein Verdienst an den Materialkosten entstehen, noch sollte es zu einem Verlust kommen, z. B. durch das Berechnen nicht mehr aktueller Preise. Auf Nachfrage sollten die Preise für in Rechnung gestellte Materialkosten entsprechend nachweisbar sein. Unabhängig davon muss der Rechnung gem. § 12 Abs. 2 Nr. 5 GOÄ ein Beleg oder ein sonstiger Nachweis beigefügt werden, wenn der Betrag der einzelnen Auslage 25,56 EUR übersteigt.

5.4 Darstellung von Auslagen auf der Rechnung

41 In der Rechnung muss gem. § 12 Abs. 2 Nr. 5 GOÄ jedes einzelne Material mit dem jeweiligen Betrag aufgeführt werden. Eine pauschale Angabe über „Materialkosten" oder „Auslagen" und unter Aufführung des Gesamtbetrages ohne Einzeldifferenzierung ist nicht erlaubt.

Praxistipp

Überprüfen Sie regelmäßig ggf. in der Praxis vorhandene Materialkosten-Listen und/oder „Materialkosten-Abrechnungs-Ketten" auf Aktualität und Rechtskonformität.

6 Analogabrechnung

6.1 § 6 Abs. 2 GOÄ

42 Leistungen, die im Gebührenverzeichnis der GOÄ nicht aufgeführt sind, können in analoger Weise abgerechnet werden. Grundlage hierfür ist § 6 Abs. 2 GOÄ:

§ 6 GOÄ
Gebühren für andere Leistungen

[...]

(2) Selbständige ärztliche Leistungen, die in das Gebührenverzeichnis nicht aufgenommen sind, können entsprechend einer nach Art, Kosten- und Zeitaufwand gleichwertigen Leistung des Gebührenverzeichnisses berechnet werden.

6.2 Voraussetzungen

43 Folgende Voraussetzungen müssen bei analoger Abrechnung erfüllt sein:

1. Es muss sich um eine selbständige ärztliche Leistung handeln, die nicht Bestandteil einer anderen Leistung ist. In diesem Zusammenhang ist auch § 4 Abs. 2a GOÄ („Zielleistungsprinzip") zu beachten.

§ 4 GOÄ
Gebühren

[...]

(2a) Für eine Leistung, die Bestandteil oder eine besondere Ausführung einer anderen Leistung nach dem Gebührenverzeichnis ist, kann der Arzt eine Gebühr nicht berechnen, wenn er für die andere Leistung eine Gebühr berechnet. Dies gilt auch für die zur Erbringung der im Gebührenverzeichnis aufgeführten operativen Leistungen methodisch notwendigen operativen Einzelschritte. [...]

2. Die Leistung darf im Gebührenverzeichnis nicht aufgeführt sein.

Bei der Auswahl der Gebührennummer, mit der die im Gebührenverzeichnis nicht aufgeführte Leistung in analoger Weise abgerechnet werden soll, ist darauf zu achten, dass diese in der Art der Durchführung sowie in Bezug auf den Kosten- und Zeitaufwand **gleichwertig** ist. 44

6.3 Darstellung auf der Rechnung

Die analoge Leistung muss neben der Angabe der Gebührennummer für den Patienten in der Rechnung verständlich beschrieben werden. Auch dürfen der Hinweis „entsprechend" sowie die Bezeichnung der als gleichwertig erachteten Leistung nicht fehlen. 45

Beispiel

GOÄ-Nr. 5 Visuelle symptomatische klinische Untersuchung mittels Videoübertragung (z. B. Videosprechstunde) **entsprechend** Symptombezogene Untersuchung.[7]

6.4 Analogverzeichnis der Bundesärztekammer

Viele neuartige Leistungen, die im Gebührenverzeichnis der GOÄ nicht aufgeführt sind, werden im Analogverzeichnis der Bundesärztekammer abgebildet. Die darin enthaltenen analogen Leistungen wurden zuvor im Zentralen Konsultationsausschuss (ZKA) bei der Bundesärztekammer mit Sachverständigen, dem Bundesministerium für Gesundheit, dem Bundesinnenministerium und dem Verband der privaten Krankenversicherungen konsentiert. Infolgedessen werden diese Leistungspositionen i. d. R. von den Kostenerstattern akzeptiert. 46

Beispiel

A7001 Untersuchung der alters- oder erkrankungsbedingten Visusäquivalenz, z. B. bei Amblyopie, Medientrübung oder fehlender Mitarbeit
analog Nr. 1225[8]

7 In dem Beispiel wird Bezug genommen auf die Abrechnungsempfehlung der Bundesärztekammer gem. Vorstandsbeschluss vom 14./15.5.2020 (Wahlperiode 2019/2023); DÄB Heft 26 vom 26. Juni 2020.

8 Verzeichnis analoger Bewertungen der Bundesärztekammer.

6.5 Eigenschaften der analogen Gebührennummern

47 Alle Eigenschaften und ggf. Einschränkungen der originären GOÄ-Nummer gelten auch bei deren analoger Abrechnung, z. B. Einschränkungen die Häufigkeit der Abrechnung betreffend oder in Bezug auf Einschränkungen in Kombination mit bestimmten anderen GOÄ-Nummern. Übertragen wird auch der Gebührenrahmen mit den entsprechenden Möglichkeiten der Anwendung unterschiedlicher Abrechnungsfaktoren.

> **Beispiel**
> A7017 Zweidimensionale Laserdoppler-Untersuchung der Netzhautgefäße mit Farbkodierung, ggf. beidseits
> analog Nr. 424
> plus Nr. 406

48 Wie die originale GOÄ-Nummer 424 (*Zweidimensionale Doppler-echokardiographische Untersuchung mit Bilddokumentation – einschließlich der Leistung nach Nummer 423*), ist auch die Nr. A7017 nur 1x berechnungsfähig, da hier die Nr. 424 analog hinterlegt ist.

7 Rechnung

7.1 Fälligkeit der Vergütung

49 Gemäß Urteil des Bundesgerichtshofs (BGH) am 21. Dezember 2006 (Az: III ZR 117/06) ist die Vergütung fällig, wenn die Rechnung die formellen Voraussetzungen nach § 12 Abs. 2 bis 4 GOÄ erfüllt. Erst eine dementsprechend fällige Rechnung verpflichtet den Patienten zur Zahlung.

7.2 Formelle Voraussetzungen

50 Die in dem Urteil benannten formellen Voraussetzungen sind im Einzelnen:

- § 12 Abs. 2 GOÄ:
  1. Datum der Leistungserbringung,
  2. Nummer und Bezeichnung der einzelnen Leistung, einschließlich einer in der Leistungsbeschreibung gegebenenfalls genannten Mindestdauer, den Steigerungssatz und den Betrag,
  3. Minderungsbetrag gem. § 6a GOÄ für vollstationäre, teilstationäre sowie vor- und nachstationäre Leistungen,
  4. die Art der Entschädigung (Wegegeld, Reiseentschädigung) und deren Berechnung,
  5. Betrag und Art der Auslage; Beifügen eines Beleges oder eines sonstigen Nachweises bei Beträgen über 25,56 EUR.

- § 12 Abs. 3 GOÄ:
  - Angabe einer Begründung, die auf die einzelne Leistung bezogen ist, bei Überschreitung des Schwellenwertes der jeweiligen Leistung,
  - auf Verlangen nähere Erläuterung der Begründung.

- § 12 Abs. 4 GOÄ:
  - verständliche Beschreibung der entsprechend bewerteten Leistung bei analoger Abrechnung gem. § 6 (2) GOÄ,
  - Hinweis „entsprechend“ notwendig,
  - Bezeichnung der als gleichwertig erachteten Leistung.

Abrechnung über Spezialverträge am Beispiel von VISYONET

Ilka Sutor

Schlagwortübersicht

Abstract: Die VISYONET Qualitätsnetzwerk Saar GmbH ist eine Managementgesellschaft, die den Zweck der qualitativ hochwertigen und wirtschaftlichen Versorgung von Patienten, die eine IVOM-Behandlung benötigen, dient. Hierzu wurde mit zahlreichen Krankenkassen ein entsprechender Vertrag nach § 140 SGB V geschlossen. Das dem Vertrag zugrunde liegende Konzept beruht auf der heimatnahen Versorgung der Patienten, die im Rahmen einer partnerschaftlichen Betreuung der Patienten durch konservative und operativ tätige Augenärzte und Zentren ermöglicht wird. Dafür notwendige Rahmenbedingungen des Vertrages sind u. a. die VISYONET-Behandlungspfade sowie eine geeignete Kommunikationsplattform zum Informationsaustausch der an der Behandlung beteiligten Ärzte.

1 VISYONET Qualitätsnetzwerk Saar

1 Der Gesetzgeber räumt im Rahmen des § 140a SGB V den gesetzlichen Krankenkassen die Möglichkeit ein, zur Verbesserung der Qualität und Wirtschaftlichkeit der Versorgung mit zugelassenen Leistungserbringern Verträge zu einer besonderen Versorgung zu vereinbaren. Ziel der VISYONET Qualitätsnetzwerk Saar GmbH ist eine flächendeckende, qualitativ hochwertige, und wohnortnahe Versorgung von Patienten, die sich aufgrund ihrer Erkrankung einer dauerhaften IVOM-Behandlung unterziehen müssen. Gründer der VISYONET Qualitätsnetzwerk Saar GmbH ist Herr Prof. Dr. Peter Szurman, Chefarzt der Augenklinik Sulzbach am Knappschaftsklinikum Saar in Kooperation mit der Genossenschaft Saarländischer Augenärzte, der GSA e. V.

2 Da zur Behandlung je nach Diagnose und Befund bis zu 30 Arztbesuche pro Jahr notwendig sind, ist eine wohnortnahe Behandlung wichtig, um die für den Behandlungserfolg erforderliche Therapieadhärenz zu erreichen. Die IVOM-Nachsorgen und -Verlaufskontrollen können auch heimatnah durch konservative Augenärzte nach entsprechender Schulung erfolgen. Allerdings erfordert die partnerschaftliche Patientenbetreuung von operativen und konservativen Augenärzten eine enge Vernetzung der an der Behandlung beteiligten Ärzte, um Qualitätsverluste der Behandlung und zeitaufwändige Doppeluntersuchungen zu vermeiden. Aus diesem Grund wurde von VISYONET ein Online-Portal speziell für die Bedarfe der partnerschaftlichen Patientenbehandlung entwickelt.

3 Stand September 2021 sind fast 300 Augenärzte in den Vertrag eingeschrieben. Dabei handelt es sich um Ärzte und Kliniken aus dem Saarland, Rheinland-Pfalz, Nordrhein-Westfalen, Baden-Württemberg, Hamburg und Niedersachsen.

2 Konzept VISYONET

4 Die IVOM-Behandlung erfolgt nach aktuellen wissenschaftlich erwiesenen Protokollen und Empfehlungen der Fachgesellschaften (Deutsche Ophthalmologische Gesellschaft (DOG), Berufsverband der Augenärzte (BVA), Retinologische Gesellschaft (RG)). Diese Empfehlungen werden den Mitgliedern des Vertrages als

übersichtliche Behandlungspfade zur Verfügung gestellt. Für jede Diagnose werden Ein- und Ausschlusskriterien, Wieder- und Weiterbehandlungskriterien sowie die im Vertrag notwendigen Kontrollen bei Nachsorge und Verlaufskontrolle detailliert beschrieben.

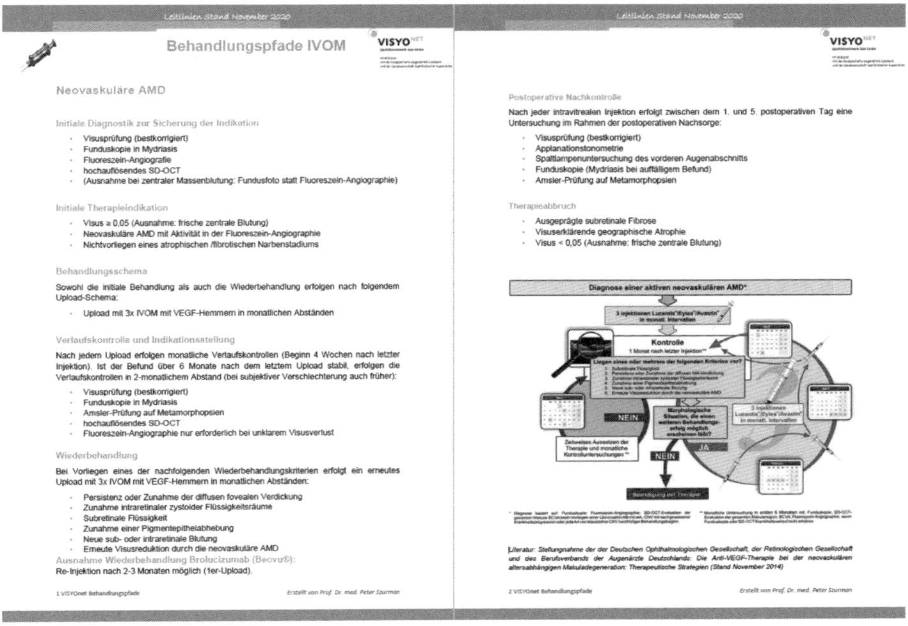
Leitlinien Stand November 2020

Behandlungspfade IVOM

VISYO NET

Neovaskuläre AMD

Initiale Diagnostik zur Sicherung der Indikation

- Visusprüfung (bestkorrigiert)
- Funduskopie in Mydriasis
- Fluoreszein-Angiografie
- hochauflösendes SD-OCT
- (Ausnahme bei zentraler Massenblutung: Fundusfoto statt Fluoreszein-Angiographie)

Initiale Therapieindikation

- Visus ≥ 0,05 (Ausnahme: frische zentrale Blutung)
- Neovaskuläre AMD mit Aktivität in der Fluoreszein-Angiographie
- Nichtvorliegen eines atrophischen /fibrotischen Narbenstadiums

Behandlungsschema

Sowohl die initiale Behandlung als auch die Wiederbehandlung erfolgen nach folgendem Upload-Schema:

- Upload mit 3x IVOM mit VEGF-Hemmern in monatlichen Abständen

Verlaufskontrolle und Indikationsstellung

Nach jedem Upload erfolgen monatliche Verlaufskontrollen (Beginn 4 Wochen nach letzter Injektion). Ist der Befund über 6 Monate nach dem letztem Upload stabil, erfolgen die Verlaufskontrollen in 2-monatlichem Abstand (bei subjektiver Verschlechterung auch früher):

- Visusprüfung (bestkorrigiert)
- Funduskopie in Mydriasis
- Amsler-Prüfung auf Metamorphopsien
- hochauflösendes SD-OCT
- Fluoreszein-Angiographie nur erforderlich bei unklarem Visusverlust

Wiederbehandlung

Bei Vorliegen eines der nachfolgenden Wiederbehandlungskriterien erfolgt ein erneutes Upload mit 3x IVOM mit VEGF-Hemmern in monatlichen Abständen:

- Persistenz oder Zunahme der diffusen fovealen Verdickung
- Zunahme intraretinaler zystoider Flüssigkeitsräume
- Subretinale Flüssigkeit
- Zunahme einer Pigmentepithelabhebung
- Neue sub- oder intraretinale Blutung
- Erneute Visusreduktion durch die neovaskuläre AMD

Ausnahme Wiederbehandlung Brolucizumab (Beovu®):
Re-Injektion nach 2-3 Monaten möglich (1er-Upload).

1 VISYOnet Behandlungspfade — Erstellt von Prof. Dr. med. Peter Szurman

Leitlinien Stand November 2020

VISYO NET

Postoperative Nachkontrolle

Nach jeder intravitrealen Injektion erfolgt zwischen dem 1. und 5. postoperativen Tag eine Untersuchung im Rahmen der postoperativen Nachsorge:

- Visusprüfung (bestkorrigiert)
- Applanationstonometrie
- Spaltlampenuntersuchung des vorderen Augenabschnitts
- Funduskopie (Mydriasis bei auffälligem Befund)
- Amsler-Prüfung auf Metamorphopsien

Therapieabbruch

- Ausgeprägte subretinale Fibrose
- Visuserklärende geographische Atrophie
- Visus < 0,05 (Ausnahme: frische zentrale Blutung)

Literatur: Stellungnahme der der Deutschen Ophthalmologischen Gesellschaft, der Retinologischen Gesellschaft und des Berufsverbands der Augenärzte Deutschlands: Die Anti-VEGF-Therapie bei der neovaskulären altersabhängigen Makuladegeneration: Therapeutische Strategien (Stand November 2014)

2 VISYOnet Behandlungspfade — Erstellt von Prof. Dr. med. Peter Szurman

Abb. 1: Beispiel VISYONET-Behandlungspfad AMD

Quelle: Eigene Darstellung.

Die Behandlung folgt dem Wirtschaftlichkeitsgebot. Das bedeutet, dass die Patienten im Rahmen des VISYONET-Vertrages wenn möglich mit Bevacizumab (Avastin®) behandelt werden. Avastin® ist für die Behandlung am Auge nicht zugelassen. Es handelt sich deshalb um eine sogenannte Offlabel-Behandlung. Aus diesem Grund hat VISYONET zusammen mit Juristen eine von den Haftpflichtversicherern legitimierte Patientenaufklärung speziell für den Offlabel-Use erstellt, welche den Teilnehmern kostenlos zur Verfügung gestellt wird. 5

Die teilnehmenden Ärzte sind verpflichtet, mindestens einmal pro Jahr an einer Schulung des VISYONET Qualitätsnetzwerkes teilzunehmen. Seit 2020 werden die Schulungen aufgrund der Zunahme der teilnehmenden Ärzte, der geografischen Verteilung und COVID-19 auch online angeboten. 6

Die VISYONET-Behandlungspfade sehen die Behandlung nach dem PRN-Schema (pro re nata, also bei Bedarf) vor. Das Treat&Extend-Schema kann im Rahmen des Vertrages nur in besonderen Fällen mit Begründung angewandt 7 werden. Diese Entscheidung des medizinischen Beirates von VISYONET hat folgende Gründe:

- Die Studienlage für das PRN-Schema ist noch immer viel umfangreicher als für Treat&Extend.
- Bei langen Intervallen besteht immer die Gefahr, dass Rezidive lange unbehandelt bleiben.
- Der VISYONET-Vertrag soll insbesondere die Kooperation zwischen konservativ und operativ tätigen Augenärzten stärken, um eine heimatnahe Versorgung der Patienten zu ermöglichen. Treat&Extend ist in der Kooperation mit dem konservativ tätigen Augenarzt für den Patienten deutlich aufwändiger zu koordinieren als das PRN-Schema.

3 Vertragsmodalitäten

8 Die Vergütung im Rahmen des VISYONET-Vertrages ist seit Beginn des Vertrages im Jahr 2016 stabil bei:

- 300,- EUR für IVOM
- 75,- EUR für die Nachsorge
- 85,- EUR für die Verlaufskontrolle

abzüglich der Verwaltungspauschale in Höhe von 4 %.

9 Die Abrechnung mit der Krankenkasse erfolgt monatlich gesammelt für alle Mitglieder des VISYONET-Verbunds über eine zentrale Abrechnungs-GmbH.

3.1 Teilnehmende Krankenkassen

10 Insgesamt nehmen folgende Krankenversicherungen am VISYONET-Vertrag teil (Stand September 2021):

- Knappschaft
- Barmer
- AOK Rheinlandpfalz-Saarland
- DAK
- Techniker
- KKH
- Pronova BKK
- VIAKTIV
- Energie BKK
- BKK Pfaff
- HEK
- R&V BKK
- IKK Südwest

3.2 Indikationen

Gegenstand dieses Vertrages ist das Einbringen eines Medikaments in den Glaskörper des Auges mittels intravitrealer operativer Medikamentengabe bei 11

- der neovaskulären feuchten altersabhängigen Makuladegeneration (AMD),
- dem diabetischen Makulaödem (DMÖ),
- dem Makulaödem nach retinalem Venenverschluss (RVV),
- der posterioren Uveitis,
- der seltenen Choroidalen Neovaskularisation (CNV) und
- der proliferativen diabetischen Retinopathie (PDR).

4 Kooperation und Dokumentation im VISYONET Qualitätsnetzwerk

Die partnerschaftliche Betreuung der Patienten, die im Rahmen einer Kooperation 12
zwischen dem konservativen Hausaugenarzt und einem IVOM-Zentrum stattfindet, erfordert eine transparente Behandlungsdokumentation. Der Informationsaustausch erfolgt über das eigens dafür entwickelte VISYONET-Online-Portal, eine Kommunikationsplattform, die einen digitalen Datenaustausch zwischen dem IVOM-OP-Zentrum und dem konservativen Augenarzt erlaubt. Jeder Teilnehmer hat Zugriff auf die eigenen Patientendaten und sieht die Befunde und Bilder der mitbehandelnden Ärzte. Das VISYONET-Online-Portal erfüllt alle Voraussetzungen der europäischen Datenschutzgrundverordnung. Die Nutzung des Portals erfolgt direkt im Internet-Browser ohne die Installation einer besonderen Software.

5 Das VISYONET-Online-Portal im Detail

5.1 Dokumentation im Online-Portal

Im Folgenden ist die Maske zur digitalen Dokumentation im Online-Portal 13
beispielhaft dargestellt.

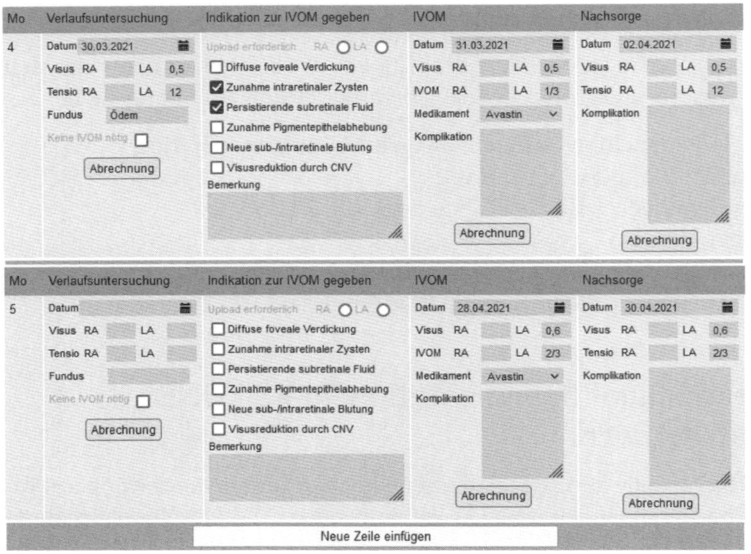

Abb. 2: Beispiel Online-Dokumentation im VISYONET-Portal
Quelle: Eigene Darstellung.

5.2 Austausch von Bilddateien

14 Im Portal ist ebenfalls das Hochladen der eigenen OCT oder Bilddateien als E2E, DICOM oder PDF-Datei, sowie das Herunterladen von OCT/E2E Dateien und Ansicht im eigenen Viewer möglich.

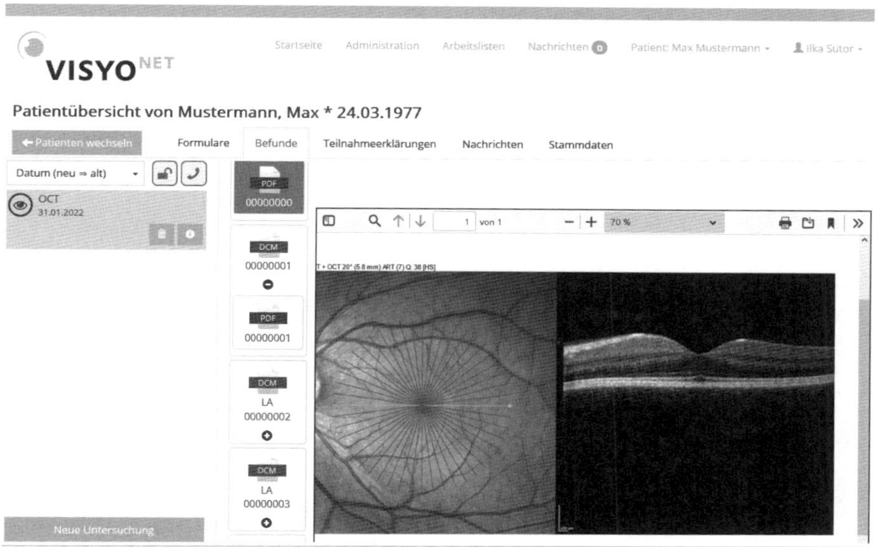

Abb. 3: Bildbefunde 1 im VISYONET-Portal
Quelle: Eigene Darstellung.

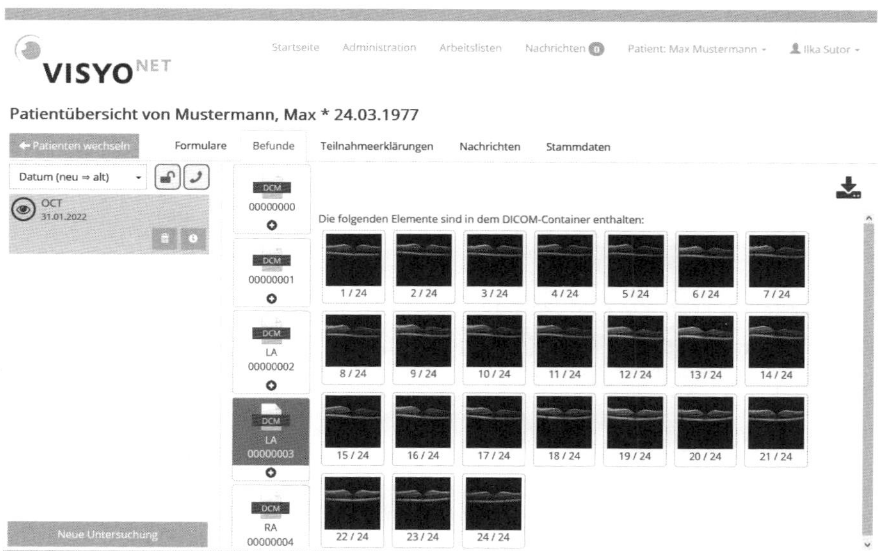

Abb. 4: Bildbefunde 2 im VISYONET-Portal inklusive Download-Möglichkeit
Quelle: Eigene Darstellung.

5.3 Digitale Rechnungserstellung direkt aus dem Dokumentationsbogen

15 Die abrechnungsrelevanten Daten aus dem Dokumentationsbogen werden automatisch in das Rechnungsformular übernommen. Eine Rechnungsnummer nach eigenem Muster kann vergeben werden. Wenn keine Rechnungsnummer eintragen wird, vergibt das System eine eigene Rechnungsnummer.

16 Über den Button „Speichern“ können alle Daten in die Rechnung übernommen und zur späteren, weiteren Bearbeitung abgespeichert werden. Über den Button „Absenden“ wird die fertiggestellte Rechnung über die Schnittstelle zu VISYONET gesendet.

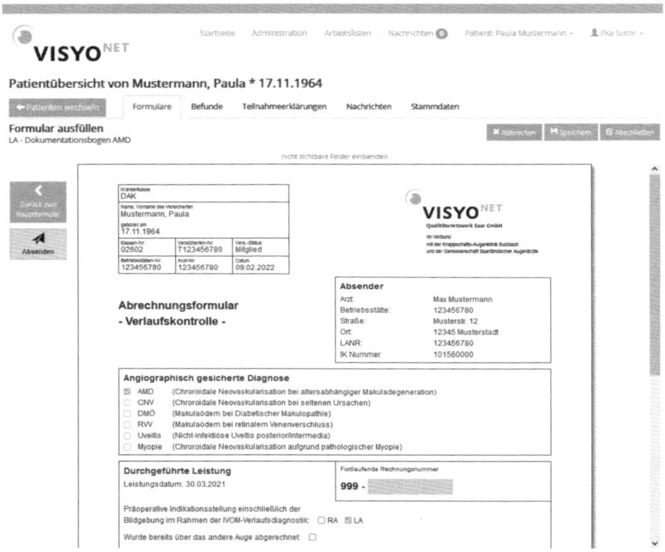

Abb. 5: Darstellung Online-Abrechnung im VISYONET-Portal
Quelle: Eigene Darstellung.

5.4 Arbeitslisten

17 Die im System dokumentierten Leistungen können nach vielfältigen Kriterien zu Arbeitslisten zusammengestellt werden, z. B. um Rechnungen zu erzeugen, um Rechnungen abzuschließen oder an VISYONET zu versenden. Der Leistungszeitraum ist eingrenzbar. Die Listen können z. B. nach Patienten, Leistungsart oder nach dem Abrechnungsstatus gefiltert werden. Über eine Exportfunktion können die selektierten Arbeitslisten nach Excel exportiert und gespeichert werden.

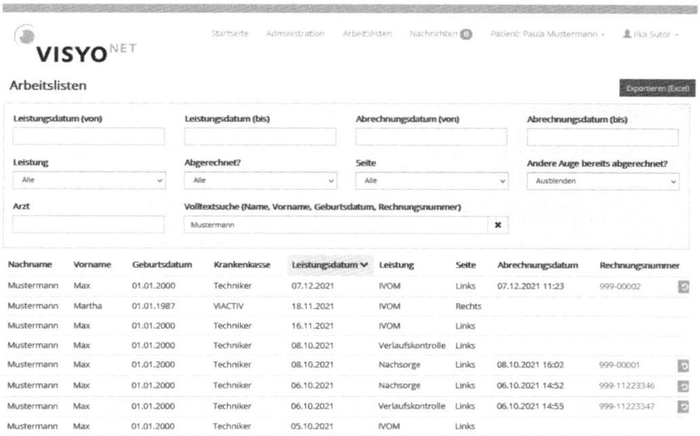

Abb. 6: Arbeitslisten mit Exportfunktion im VISYONET-Portal

Quelle: Eigene Darstellung.

6 Zu beachtende Besonderheiten bei der Organisation der Behandlung

Bei der Abrechnung sind folgende Punkte zu beachten: 18

- Die Nachsorgebehandlung erfolgt zwischen dem zweiten und dem fünften Tag.
- Die Verlaufskontrollen sollen 28 Tage nach der letzten IVOM des Uploads bzw. nach der letzten Verlaufskontrolle erfolgen. Bei Terminverschiebung darf der Abstand nicht kleiner als 21 Tage sein. Das gilt auch, wenn beide Augen behandelt werden.
- Für alle Diagnosen gilt: Bei trockenem Verlauf sollen die Verlaufskontrollen (mit OCT) sechs Monate lang monatlich und weitere sechs Monate alle zwei Monate erfolgen. (Ausnahme Ozurdex®: erstes OCT ist erst zwei Monate nach der IVOM abrechenbar.)

Bei den Injektionen ist Folgendes zu beachten: 19

- Es erfolgt keine Behandlung mit Steroiden (Triamcinolon, Ozurdex®) bei AMD, seltener CNV und Myopie.
- Bei Uveitis erfolgt die Behandlung nur mit Steroiden. Eine Behandlung mit Anti-VEGF muss bei Uveitis begründet werden.
- Eine Reinjektion nach Triamcinolon kann frühestens nach zwei Monaten erfolgen, eine Reinjektion nach Ozurdex® frühestens nach drei Monaten.
- Eylea® hat keine Zulassung für seltene CNV und PDR.
- Bei der DAK darf kein Triamcinolon verabreicht werden.

7 Nutzen des VISYONET-Vertrages für Patienten und Ärzte

20 Im Rahmen einer wissenschaftlichen Arbeit wurde die Behandlungsqualität im Zusammenhang des VISYONET-Vertrages untersucht. Dabei wurde festgestellt, dass die Behandlung in der Struktur des VISYONET-Vertrages die Behandlungsqualität deutlich steigert. Insbesondere die geteilte, partnerschaftliche Betreuung der Patienten durch operative Zentren und konservative Augenärzte ermöglicht eine heimatnahe Versorgung der Patienten. Dies wiederum wirkt sich positiv auf die Behandlungsfrequenzen sowie die Therapieadhärenz aus.

21 Die VISYONET-Behandlungspfade machen die Behandlung für die Patienten transparent und nachvollziehbar. Für die Praxen ergibt sich daraus eine deutlich bessere Planbarkeit und Organisation der Behandlungen.

22 Bundesweit hat der VISYONET-Vertrag im Bereich der konservativen Behandlung (Nachsorge und Verlaufskontrolle) die höchste Vergütung.

23 Das Online-Portal leistet einen wertvollen Beitrag zur Digitalisierung der Behandlungsdokumentation und kann damit zukünftig die Entstehung eines IVOM-Registers ermöglichen.

Beitrag 25

Stationäre Abrechnung und Abrechnungsprüfung

Daniel Burkhardt

Schlagwortübersicht

Abstract: Die Vergütungssystematik im deutschen Krankenhauswesen basiert maßgeblich auf bewerteten DRGs (Diagnosis Related Groups), welche jedes Jahr durch einen neuen Katalog mit einem Casemix bewertet werden und in Kombination mit dem Landesbasisfallwert die Krankenhausvergütung darstellen. Die DRGs, die auf Basis der Kombination von Diagnosen, Prozeduren und eventuell Sozialdaten des Patienten eine mit vergleichbarem ökonomischem Aufwand zusammengefasste Fallpauschale ergeben, unterliegen auch spezifischen Abrechnungsprüfungen des Medizinischen Dienstes im Auftrag der Kostenträger unter Berücksichtigung verschiedener gesetzlicher Regularien.

1 Aufbau und Erlösbetrachtung der DRGs

1 Die DRGs (Diagnosis Related Groups) der Augenheilkunde werden in der MDC 02 Krankheiten und Störungen des Auges aufgelistet und liegen konstant bei etwa 30 Fallpauschalen (leichte Reduzierung durch Zusammenlegung von DRGs) für Hauptabteilungen und Belegabteilungen. Der überwiegende Teil ist den operativen Fallpauschalen (Partition O) zugeordnet, ein kleinerer Teil ist der Partition M, also einer rein medizinischen Behandlung ohne Eingriffe zugeteilt. Die Zuordnung in eine DRG erfolgt automatisch nach Behandlungsende durch den Einsatz eines zertifizierten Groupers. Neben der Berücksichtigung von Prozeduren, Diagnosen und Sozialdaten, wie dem Alter des Patienten, ist die Verweildauer ein maßgeblicher Bestandteil der Vergütung im Fallpauschalensystem. Hierbei handelt es sich nicht um eine tagegleiche Vergütung; jene basiert auf einer DRG-Ebene festgelegten oberen oder unteren Grenzverweildauer mit entsprechenden Zu- und Abschlägen sowie einem abschlagsfreien Korridor:

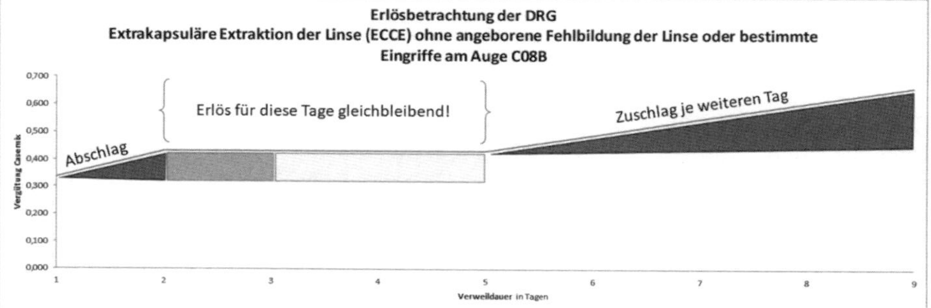

Abb. 1: DRG C08B aus dem DRG-Katalog 2021

Quelle: Eigene Darstellung.

2 Eine Entlassung unter der mittleren Verweildauer, ohne Abschläge der unteren Grenzverweildauer, ist in der Regel als ökonomisch positiv zu bewerten, sodass eine effektive Fallsteuerung einen erheblichen Beitrag zu einem positiven Ergebnis hat. Hier ist jedoch anzumerken, dass gemäß der stetigen Rechtsprechung jeder Tag im Krankenhaus medizinisch begründet sein muss. Eine rein ökonomische

Fallsteuerung, zum Beispiel zur Vermeidung von Abschlägen, würde im Rahmen der Abrechnungsprüfungen nicht nur einer nachträglichen Rechnungskorrektur unterliegen, sondern gegebenenfalls auch zu Strafzahlungen führen; siehe hierzu das Kapitel 3 „Abrechnungsprüfung und deren Auswirkungen".

3 Um detaillierte Daten von einzelnen DRGs und deren inhaltlichen Kostenzusammenstellungen zu analysieren, empfiehlt es sich, beispielsweise bei Operationen mit einem hohen Anteil an Implantatkosten die Einkaufskosten mit den kalkulierten Kosten der DRGs abzugleichen. Hierzu kann der aG-DRG-Report-Browser, welcher als kostenloser Download auf der Website des InEK zur Verfügung steht und die Basis der kalkulierten DRGs darstellt, detailliert nach Kostenarten und Kostenstellen eine Vergleichsmöglichkeit bieten, um innerhalb der Kostenmatrix nach Potenzialen zur Optimierung zu suchen, sofern eine vergleichbare Basis der internen Daten vollumfänglich oder in Teilen vorliegt; siehe nachfolgendes Beispiel der DRG C04B – Hornhauttransplantation ohne extrakapsuläre Extraktion der Linse (ECCE), ohne Amnionmembrantransplantation, ohne komplexen Eingriff, ohne Pars-plana-Vitrektomie , Alter > 15 Jahre:

Hauptdiagnosen | Nebendiagnosen | Prozeduren | Kosten

	1	2	3	4a	4b	5	6a	6b	6c	7	8	Summe
01. Normalstation	372,56		30,42	45,15	3,21		25,56	0,24	2,97	230,93	543,1	1.254,14
02. Intensivstation	3,85		0,13	0,34	0,13		0,66		0,01	1,36	3,57	10,05
04. OP-Bereich	162,71		201,37	22,04	21,52	1.968,98	87,12	223,71		106,1	135,25	2.928,80
05. Anästhesie	158,51		114,57	8,47	0,54		32,4	0,08		21,52	47,84	383,93
07. Kardiologische Diagnostik / Therapie	0,24		0,17	0,01			0,03	0,16		0,07	0,09	0,77
08. Endoskopische Diagnostik / Therapie	0,15		0,15	0,01			0,04	0,06		0,15	0,11	0,67
09. Radiologie	0,81		0,63		0,07		0,08	0,05		0,29	0,44	2,37
10. Laboratorien	55,69		56,72	0,23	0,05		12,19	0,04	3,45	17,84	28,73	174,94
11. Diagnostische Bereiche	18,09	0,13	10,12	0,94			0,74	0,01	4,13	3,14	7,19	44,49
12. Therapeutische Verfahren	0,9	0,01	1				0,02	0,04	0,05	0,13	0,43	2,58
13. Patientenaufnahme	12,1	0,37	7,88	1,17			0,64	0,04		2,73	5,83	30,76
Summe	785,61	0,51	423,16	78,36	25,52	1.968,98	159,48	224,43	10,61	384,26	772,58	4.833,50

Abb. 2: Auszug des aG-DRG-Report-Browsers der DRG C04B 2021

Quelle: Eigene Darstellung.

4 Hieraus ergeben sich im OP-Bereich kalkulierte Sachkosten für Implantate/Transplantate (Kostenartengruppe 5) in Höhe von 1.968,98 EUR, die damit den wirtschaftlichen Kostenrahmen definieren. Darüber hinaus werden in den einzelnen Bereichen Personalkosten (Kostenartengruppe 1 bis 3), Sachkosten für Arzneimittel (Kostenartengruppe 4a bis 4b), Sachkosten aus übrigem medizinischem Bedarf (Kostenartengruppe 6a bis c), Personal- und Sachkosten medizinischer Infrastruktur (Kostenartengruppe 7) sowie Personal- und Sachkosten nicht medizinischer Infrastruktur (Kostenartengruppe 8) ausgewiesen.

5 Da das DRG-System als lernendes System zu verstehen ist, wird der Katalog jedes Jahr angepasst, woraus sogenannte Katalogeffekte resultieren. Hierbei kommt es zu mehr oder weniger großen Auf- oder Abwertungen einzelner DRGs oder einer weiteren Leistungsdifferenzierung. Grundsätzlich gilt, je spezialisierter eine Einrichtung ist, desto umfassender können die Katalogeffekte einen Einfluss auf das Ergebnis nehmen.

Tab. 1: Verkürzter Auszug der DRG C03B aus 2020 und 2021

DRG	Partition	Bezeichnung	Bewertungsrelation bei Hauptabteilung	Mittlere Verweil dauer	Untere Grenzverweildauer		Obere Grenzverweildauer		Externe Verlegung Abschlag/Tag (Bewertungsrelation)	Pflegeerlös Bewertungsrelation/Tag
					Erster Tag mit Abschlag	Bewertungsrelation/Tag	Erster Tag zus. Entgelt	Bewertungsrelation/Tag		
C03B 2020	O	Eingriffe an der Retina mit Pars-plana-Vitrektomie, mit extrakapsulärer Extraktion der Linse (ECCE) oder bestimmtem Eingriff an der Retina oder komplexem Eingriff am Auge oder bei bösartiger Neubildung des Auges	0,818	3,6	1	0,227	7	0,056	0,062	0,7292
C03B 2021	O	Eingriffe an der Retina mit Pars-plana-Vitrektomie, mit extrakapsulärer Extraktion der Linse (ECCE) oder bestimmtem Eingriff an der Retina oder komplexem Eingriff am Auge oder bei bösartiger Neubildung des Auges, Alter > 15 Jahre	0,788	3,5	1	0,176	7	0,056	0,062	0,7428

Quelle: Eigene Darstellung.

Wie aus Tabelle 1 hervorgeht, betrug die Bewertungsrelation der DRG C03B im Jahr 2020 noch 0,818 Casemix-Punkte. Bewertet man diese DRG mit z. B. dem Landesbasisfallwert Rheinland-Pfalz aus 2020 i. H. v. 3.786,00 EUR, ergibt sich ein Erlös von 3.096,95 EUR. 6

Im DRG-Katalog 2021 wird die DRG C03B nur noch mit einer Bewertungsrelation von 0,788 Casemix-Punkten bewertet. Multipliziert man diesen Wert wieder mit 3.786,00 EUR, resultiert nur noch ein Erlös von 2.983,37 EUR. 7

Somit ergibt sich alleine für die DRG C03B vom DRG-Katalog 2020 zu 2021 eine Abwertung von 113,58 EUR je Fall. Hierbei handelt es sich um den Katalogeffekt. Dieser beinhaltet jedoch nicht die Pflegepersonalkosten. 8

In der Spalte „Pflegeerlös Bewertungsrelation/Tag“ in Tabelle 1 zeigt sich ein umfassender Einschnitt in die bisherige Vergütung der Betriebskosten der Krankenhäuser. Im Zuge des Pflegepersonal-Stärkungsgesetz (PpSG) vom 11. Dezember 2018 wurde die Ausgliederung der „Pflege am Bett“ beschlossen und mit dem aDRG-Katalog 2020 umgesetzt. Dies hat die Konsequenz, dass die Leistungsvergütung der Pflege nicht mehr über die pauschale Vergütung mittels DRGs erfolgt, sondern jedes Krankenhaus ein individuelles Pflegebudget nach dem Selbstkostendeckungsprinzip vereinbart. Dieses Budget wird dann über den „Pflegeerlös Bewertungsrelation pro Tag“ aus der aDRG und den Belegungstagen des Falles abgerechnet. 9

Unterstellt man als Erlösbetrag für die Pflege pro Tag 180,00 EUR, so lassen sich die Pflegeerlöse für die DRG C03B, DRG-Katalog 2021, wie folgt beispielhaft berechnen: 10

Beispiel Erlös Pflege C03B 2021

Bewertungsrelation pro Tag × Erlösbetrag × Belegungstage
= 0,7428 × 180,00 EUR × 4
= 534,82 EUR

Kosten und Höhe des Pflegebudgets sind in der „Pflegebudgetverhandlungsvereinbarung“ geregelt. Die praktische Umsetzung sowie die damit verbundenen durch die Krankenhäuser zu erbringenden Nachweise bringen einen hohen bürokratischen Aufwand mit sich. Im Herbst 2021 befanden sich daher Krankenhäuser, die für das vergangene Jahr 2020 eine Budgetvereinbarung mit den Kostenträgern abgeschlossen hatten, noch in der Minderheit. 11

Da die Basis des DRG-Kataloges immer zwei Jahre hinter dem Bezugsjahr liegt, können in innovativen Bereichen die Anträge für „Neue Untersuchungs- und Behandlungsmethoden“ (NUBs) eine Möglichkeit der sachgerechten Vergütung darstellen. Dabei ist fristgerecht ein Antrag beim InEK einzureichen und das Ergebnis der Bewertung abzuwarten. 12

Ferner sind die DRGs auch ein maßgeblicher Teil des jährlich zu vereinbarenden Krankenhausbudgets. Die vom Krankenhaus geforderten DRGs folgen aus den 13 durchgeführten und geplanten Leistungen, auf Basis des Versorgungsauftrages. Das Leitungsgeschehen ergibt sich dann aus der Summe des Casemix der vereinbarten DRGs unter Berücksichtigung der Zu- und Abschläge. Durch Multiplikation des vereinbarten Casemix mit dem landesweit einheitlichen Preis für Krankenhausleistungen ergibt sich das Krankenhausbudget. Da die Vereinbarung in der Regel prospektiv geschlossen werden soll, ist ein punktgenaues Ausfüllen des Krankenhausbudgets als unrealistisch zu betrachten. Die abweichende Leistungsmenge, als Mehr- oder Minderlöse, werden im Folgejahr ausgeglichen:

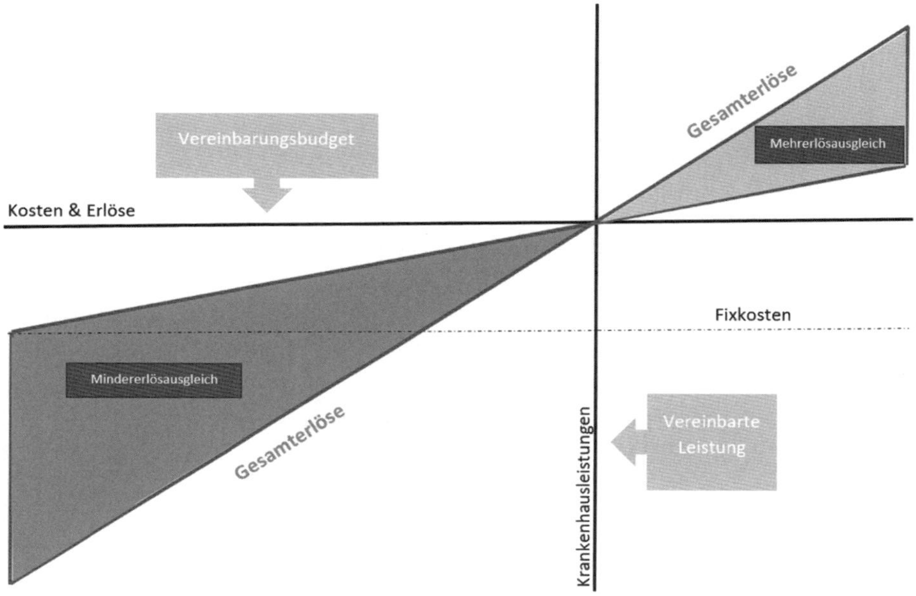

Abb. 3: Krankenhausbudget mit Mehr- und Mindererlösen
Quelle: Eigene Darstellung.

14 Übersteigt das abgerechnete Erlösvolumen das Krankenhausbudget, hat das Krankenhaus 65 % zurückzuzahlen, da grundsätzlich davon ausgegangen wird, dass 35 % dem variablen Anteil den Kosten der Krankenhausbehandlung entsprechen. Analog dazu wird das Unterschreiten der vereinbarten Leistungsmenge zu 80 % ausgeglichen, damit die Vorhaltekosten der Versorgung refinanziert sind.

15 Ziel der Budgetverhandlung ist es, ein möglichst realistisches Budget zu vereinbaren. Wird die Leistungsmenge mehrfach deutlich verfehlt, gilt es, die Ursachen der Abweichung zu analysieren. Mögliche Ursachen sind ein reiner Mengeneffekt, also eine Veränderung der Anzahl behandelter Patienten (Analyse der Einzugsgebiete oder Einweiserstatistik), eine Veränderung oder Verschiebung der durchgeführten Leistungen oder ein verändertes Kodierverhalten. Während sich die

erstgenannten Aspekte anhand der internen Daten in der Regel gut bewerten lassen, sind Effekte durch Kodierung schwieriger zu bewerten. Wird das Krankenhausbudget durch einen reinen CMI-Anstieg überschritten, kann aus Kostenträgersicht eventuell der mögliche Vorwurf des Upcoding (bewusste Höherstufung des CM) ausgesprochen werden. Im Falle eines Upcoding sind 100 % der Mehrerlöse zurückzuzahlen. Sollte ein solcher Effekt erkennbar sein, sind die eigenen Daten dahingehend zu analysieren, ob grundsätzlich morbidere Patienten behandelt wurden, demnach gleiche Basis-DRGs in höheren Schweregraden abgerechnet wurden, sowie die Ergebnisse der Abrechnungsprüfungen durch den Medizinischen Dienst betrachtet werden.

2 Beeinflussende Regularien der DRG-Abrechnung und Aspekte der Dokumentation

Wie „Allgemeine Kodierrichtlinien D001a" ausführt, kann die Bedeutung einer konsistenten, vollständigen Dokumentation in der Krankenakte nicht häufig genug betont werden. Ohne diese Art der Dokumentation ist die Anwendung aller Kodierrichtlinien eine schwierige, wenn nicht unmögliche Aufgabe. Da die Kodierrichtlinie die Basis für die Verschlüsselung von Prozeduren und Diagnosen ist, bildet die Dokumentation einen maßgeblichen Anteil an der Erlössicherung. Hierbei liegt nach genannter Kodierrichtlinie die Verantwortung für die Dokumentation von Diagnosen und Prozeduren, insbesondere der Hauptdiagnose, beim behandelnden Arzt, unabhängig davon, ob er selbst oder eine von ihm beauftragte Person die Verschlüsselung vornimmt. 16

Durch die Notwendigkeit einer korrekten Kodierung als Basis der Abrechnung, haben sich in der Praxis verschiedene Modelle etabliert, welche sich grob zusammenfassen lassen: 17

- **Arzt-Modell**: Die Primärkodierung erfolgt durch den zuständigen Arzt und wird vor Freigabe in der Regel durch einen Facharzt oder speziellen kodierbeauftragten Arzt durchgeführt.
- **Kodierfachkraft-Modell**: Nach Entlassung des Falles wird durch speziell geschultes Personal die Kodierung und Freigabe durchgeführt.
- **Arzt-Kodierfachkraft-Modell**: Bei dem Modell ist zu unterscheiden, wer die Primärkodierung durchführt. Zum einen kann die primäre Kodierung durch den Arzt stattfinden und es erfolgt eine Prüfung auf Potenziale durch eine Kodierfachkraft, zum anderen kann die Kodierung anhand der Aktenlage durch eine Kodierfachkraft erfolgen mit anschließender Gesamtplausibilisierung durch einen Facharzt.

- **Casemanagement-Kodier-Modell**: In diesem speziellen Modell wird, neben der Kodierung, auch die bereits genannte wichtige Komponente der Fallsteuerung aufgenommen. So kann bereits im einliegenden Fall die Kodierung erfolgen und gegebenenfalls die Entlassung geplant werden. Diesem Modell kommt bei häufigen Abzügen der Verweildauer bei Abrechnungsprüfungen eine besondere Relevanz zu, da hier eine Integration in die Behandlungsplanung stattfindet.

18 Der Zeitpunkt der Kodierung spielt ebenfalls eine Rolle; es kann fallbegleitend kodiert werden, sodass sich zusätzliche Möglichkeiten der Verzahnung durch ein Casemanagement mittels Kodierfachkraft-Modells ergeben. Darüber hinaus ist die eher neue Möglichkeit der Unterstützung des Computer Assisted Coding (CAC) zunehmend relevant. Viele Krankenhausinformationssysteme bieten bereits die automatisierte Ableitung von Daten aus der § 301 SGB V-Kommunikation an (zum Beispiel Pflegegrade), CAC kann aber weit darüber hinausgehen. Durch das Erkennen von Vorbefunden, der Medikation, der Krankenhausdokumentation wie Entlassbrief, OP-Berichte etc., können auch spezifische Verschlüsselungen außerhalb des eigenen Fachgebietes vorgenommen werden. Hierbei ist zu beachten, dass all die Daten in auswertbarer Form vorliegen müssen und es immer eine inhaltliche Kontrolle der abgeleiteten Diagnosen und Prozeduren gemäß der Deutschen Kodierrichtlinien geben muss.

19 Welches Modell mit welcher Unterstützung sinnvoll ist, muss jede Einrichtung anhand des Leistungsspektrums und der Verfügbarkeit von qualifiziertem Personal entscheiden. Je spezialisierter eine Einrichtung ist (in Bezug auf die Anzahl der DRGs) bzw. je geringer der Effekt von Kodiereffekten auf die DRG ist, desto weniger kostenintensiv sollte der Einsatz der Kodierung geplant werden.

20 Unabhängig davon, welches Modell eingesetzt wird, ist es jedoch unabdingbar, dass alle an der Behandlung Beteiligten ein Grundverständnis für das Zusammenspiel von Dokumentation, Abrechnung und Abrechnungsprüfung haben, wobei die Dokumentation nicht dem ausschließlichen Zweck der Abrechnung dienen darf. Bei Mitarbeitern, deren Leistung direkt mit Prozeduren oder Diagnosen verschlüsselt werden muss, sind darüber hinaus zusätzliche Informationen über spezielle Kodierrichtlinien für Diagnosen und Prozeduren erforderlich:

- Hauptdiagnose: Maßgeblich für die Aufnahme des Falles
- Nebendiagnosen: Verbunden mit einem definierten Aufwand
- Verdachtsdiagnosen: Differenzierung nach sicherem Ausschluss
- Multiple Prozeduren/Prozeduren, unterschieden auf der Basis von Größe, Zeit oder Anzahl/Bilaterale Prozeduren: Eventuell Kumulierung von Leistungen in einen Aufenthalt oder Fallklammern
- Prozeduren, die normalerweise nicht verschlüsselt werden

21 Die Vorgaben der Kodierung und Abrechnung basieren auf dem ICD-10-GM und existieren aktuell in dieser Form nur im stationären Bereich, sodass es hier zu

einer unterschiedlichen Definition von Diagnosen kommen kann. Dies meint, dass in der Abrechnung nur Diagnosen mit einem aktuellen aufenthaltsbezogenen Aufwand kodiert werden dürfen, abweichend im Arztbrief allerdings auch informative oder historische Diagnosen aufgeführt werden sollen. Um hier strittigen Auslegungen bei Abrechnungsprüfungen vorzubeugen, verweisen Krankenhäuser in Arztbriefen explizit darauf, dass die Kodierung nicht mit den Diagnosen aus einem Arztbrief gleichzusetzen ist. Somit kann die Anwendung der Kodierrichtlinien zu einer Art „doppelten Buchführung“ führen.

Zur Erfassung der Prozessabläufe im Bereich der medizinischen Freigabe und Abrechnung bietet es sich an, die folgenden Prozessschritte zeitlich zu bewerten: 22

- Tage zwischen Entlassung und Fallfreigabe
- Tage zwischen Fallfreigabe und Abrechnung
- Tage zwischen Abrechnung und (vollständigem) Geldeingang

Die Prozessschritte bis zum Geldeingang unterliegen der internen Organisation und sollten im Sinne der Liquidität straff organisiert werden. Die Zahlungspflicht der Kostenträger wird sowohl durch verschiedene Gesetze als auch durch die Rechtsprechung und eventuelle landesvertragliche Regelungen bestimmt. Bei ausbleibenden Zahlungen oder verspäteten Zahlungseingängen sollte grundsätzlich die Möglichkeit der Abrechnung von Verzugszinsen erwogen werden. 23

Bisher war es den Krankenhäusern möglich, bis zum Ende des auf die Schlussrechnung folgenden Geschäftsjahres die Schlussrechnung einmalig zu ändern, sodass durch nachträgliche Kodierrevisionen (zum Beispiel durch externe Spezialisten oder Datenanalysten) etwaige Potenziale noch rückwirkend geltend gemacht werden konnten. Dies ist ab 2022 grundsätzlich nicht mehr möglich, es sei denn das Ergebnis der MD-Prüfung oder ein rechtskräftiges Urteil sind Grund der Änderung. Allerdings gibt es auch hier die Öffnungsklausel, dass die neue PrüfvV etwas anderes festlegen kann.[1] Hierdurch wird nicht nur eine qualitative Prüfung der Abrechnungsdaten bedeutender, auch softwaretechnische Fehler sind unbedingt zu vermeiden, um unnötige Erlöseinbußen zu verhindern. 24

3 Abrechnungsprüfung und deren Auswirkungen

Die Abrechnungsprüfungen im stationären Krankenhauswesen unterlagen in den letzten Jahren vielen unterschiedlichen gesetzlichen Anpassungen, wie der Einführung der Prüfverfahrensvereinbarung und dem MDK-Reformgesetz. 25

Die Verpflichtung der gesetzlichen Kostenträger zur Abrechnungsprüfung resultiert aus der Beachtung des Wirtschaftlichkeitsgebots gemäß § 12 SGB V, wonach die Leistungen ausreichend, zweckmäßig und wirtschaftlich sein müssen und das Maß des Notwendigen nicht überschreiten dürfen. Da die Kostenträger selbst 26

1 Vgl. § 17c Abs. 2a KHG.

keine medizinischen Daten über die übermittelten Daten nach § 301 SGB V erhalten dürfen, ist mit Ausnahme zu Fragen von nicht medizinischen Daten, der Medizinische Dienst einzuschalten. Da das DRG-System auf Leitungsorientierung und Kostentrennung basiert, ist eine objektive Kontrollinstanz notwendig, da ansonsten Krankenhäuser unter der DRG-basierten Vergütung ihre Erlöse unabhängig von der erbrachten Leistung beeinflussen könnten.[2] Zur Fragestellung: „Die Prüfung der Abrechnungen von Krankenhausleistungen in der Gesetzlichen Krankenversicherung. Eine Bewertung aus kriminologischer Perspektive“ beauftragte der AOK-Bundesverband eigens ein Gutachten, in dem folgende Schlussfolgerung getroffen wird:

„Berücksichtigt man die Merkmale des skizzierten Prüfsystems […] – d. h. die zwar keineswegs geringe, gleichwohl aber lückenhafte Kontrollstruktur, die zudem für die entdeckten Abrechnungsfehler keinerlei Sanktionen auslöst –, kann man das Umfeld, in dem das Abrechnungsverhalten der Kliniken stattfindet, als deliktsförderliche Tatgelegenheitsstruktur beschreiben.“[3]

27 Die zuvor genannte fehlende Sanktionierung wird ab 2022 relativiert, da mit dem MDK-Reformgesetz gegebenenfalls ein „Aufschlag“ anfällt. Bei den in § 275c Abs. 3 SGB V als „Aufschlag“ bezeichneten Zahlungen handelt es sich um nichts anderes als um Strafzahlungen zulasten der Krankenhäuser. Ebenso wird eine gestaffelte Prüfquote eingesetzt, die in Abhängigkeit zum Anteil korrekter Abrechnung die Anzahl der Prüfquote auf ein Quartal wie folgt regelt:

Tab. 2: Auszug aus dem MDK-Reformgesetz

Anteil Prüfung mit Korrektur	Maximale Prüfquote	Sanktionierung (maximal 10% des Rechnungsbetrages)
< 40 %	5 %	Entfällt
40 % – 59 %	10 %	25 % des geminderten Abrechnungsbetrages, mindestens 300 €
60 % – 80 %	15 %	50 % des geminderten Abrechnungsbetrages, mindestens 300 €
> 80 %	Unlimitiert	50 % des geminderten Abrechnungsbetrages, mindestens 300 € sowie Anzeige bei der für die Krankenhausversorgung zuständigen Landesbehörde

Quelle: Eigene Darstellung.

2 Züngen/Lauterbach: Upcoding – eine Gefahr für den Einsatz von Diagnosis-Related Groups (DRG)? 2000, S. 852.

3 Vgl. Köbel: Gutachten für den AOK-Bundesverband zur Fragestellung: „Die Prüfung der Abrechnungen von Krankenhausleistungen in der Gesetzlichen Krankenversicherung. Eine Bewertung aus kriminologischer Perspektive“. 2009, S. 10. Online: http://www.aok-gesundheitspartner.de/imperia/md/gpp/bund/krankenhaus/abrechnung/ kh_gutachten_koelbel_abrechnung_von_kh_leistungen.pdf [abgerufen am 22.9.2021].

Prüfung mit Korrektur sind demnach Prüffälle, aus denen infolge der Abrechnungsprüfung durch den Medizinischen Dienst eine Reduzierung des Abrechnungsbetrages resultiert. Eine Anpassung der Rechnung ohne Minderung der Vergütung gilt als nicht beanstandet.[4] Es erfolgt keine Differenzierung nach den Gründen des Abzuges; bei der Sanktionierung geht es demnach nicht ausschließlich um Abzüge aus fehlerhafter Kodierung, sondern auch um die Reduzierung der Verweildauer. Die Berechnung des zuvor genannten Pflegeerlöses erfolgt unabhängig von der ungekürzten Verweildauer (Ausnahme primäre Fehlbelegung § 275c Abs. 6 Nr. 1 SGB V). Bei einem Prüfergebnis ohne Beanstandung der Rechnung steht dem Krankenhaus eine Aufwandspauschale von 300 EUR zu.[5] 28

Für das Krankenhaus hat sowohl die Limitierung der Prüfquote als auch die Sanktionierung einen großen Einfluss auf die Bewertung des zukünftigen Leistungsspektrums. Auch ist das Ergebnis der bisherigen Quote unbeanstandeter Rechnungen nur begrenzt aussagefähig, wenn die Prüfquote über der gesetzlichen Limitierung liegt, da die Limitierung zu einer Fokussierung bei der Auswahl der Prüffälle führen wird. Die Sanktionen sind insbesondere dann kritisch, wenn zum Beispiel die DRG-Vergütung eine Behandlung nur grenzwertig finanziert und durch die regelmäßige Sanktionierung ein negativer Deckungsbeitrag entsteht oder es zu geringen Abzügen kommt (Abzug einzelner OGVD-Tage), sodass die Sanktionszahlung mit mindestens 300 EUR über 10 % liegt. 29

Hier gilt es abzuschätzen, ob im Krankenhaus Fallkonstellationen existieren, die regelmäßig und mit großer Wahrscheinlichkeit bei einer Abrechnungsprüfung zum Abzug führen, wie Abzüge primärer Fehlbelegung bei geplanten Aufnahmen und einer bestimmten Prozedur oder bei einer Verweildauer nahe der unteren Grenzverweildauer mit Straffungspotenzial in der Behandlung. Eine Analyse der an die Kostenträger übermittelten Daten lassen erfolgswahrscheinliche Prüfungen zu. Der Ablauf eine Abrechnungsprüfung lässt sich wie folgt zusammenfassen: 30

4 Vgl. § 275c Abs. 4 Satz 4 SGB V.
5 Vgl. § 275c Abs. 1 Satz 2 SGB V.

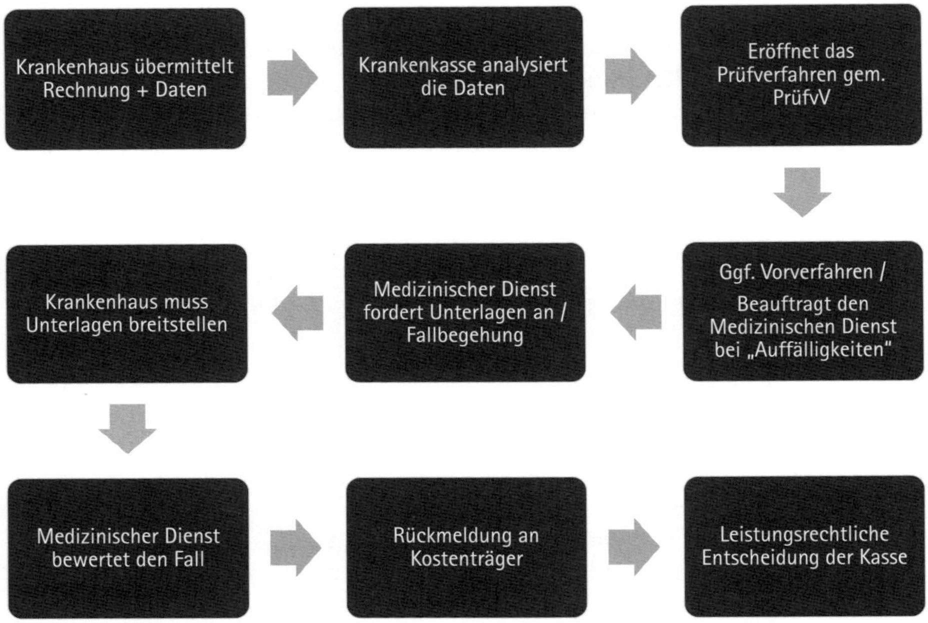

Abb. 4: Vereinfachtes Ablaufschema einer Abrechnungsprüfung gemäß PrüfvV
Quelle: Eigene Darstellung.

31 Somit kommt erneut der korrekten und vollständigen Verschlüsselung der Diagnosen und Prozeduren und der Dokumentation eine besondere Bedeutung zu, da nur so die richtige Fallpauschale angesteuert wird und sich die Erlöse im Rahmen der Prüfung sichern lassen.

32 Neben der Möglichkeit der Abrechnungsprüfung durch den Medizinischen Dienst wurde mit der PrüfvV das Vorverfahren geregelt, bei dem Krankenhäuser und Kostenträger unter Wahrung des Datenschutzes Abrechnungsfragen klären können. Hier gilt es jedoch zu beachten, dass die Falldialoge nicht unter die quotierte Abrechnungsprüfung fallen. Da davon auszugehen ist, dass die gesetzliche Prüfquote von den Kostenträgern ausgeschöpft wird, muss das Krankenhaus bewerten, ob über die limitierte Prüfquote hinaus Falldialoge einen positiven Effekt haben und nicht nur zu weiteren Verlusten führen. Im Rahmen des Vorverfahrens fallen weder Aufwandspauschale noch Sanktionszahlungen an; auch ist der Fallabschluss in der Regel deutlich schneller als bei einer Abrechnungsprüfung durch den Medizinischen Dienst.

33 Nach der aktuellen PrüfvV (Stand 2021) liegt die maximale Dauer der Abrechnungsprüfung bei 13 Monaten (vier Monate nach Rechnungsstellung bis zur Einleitung des Verfahrens und neun Monate maximale Prüfdauer). Aufgrund des großen zeitlichen Aspekts ist zu beachten, dass gegebenenfalls im Jahresabschluss Rückstellungen für drohende Verluste zu bilden sind, sofern bei den

offenen Prüffällen mit relevanten Verlusten zu rechnen ist. Auch ist ein besonderes Augenmerk auf die Einführung eines neuen Leistungsspektrums zu legen, wenn ein ambulantes Potenzial durch den Medizinischen Dienst angenommen werden kann. Durch die zulässige lange Prüfdauer ist es im schlimmsten Fall möglich, dass ein neues Leistungsspektrum erst ca. ein Jahr nach erstmaliger Abrechnung begutachtet wird. Sollte dies zu einem grundsätzlichen Abrechnungsproblem führen, kann ein großer Teil von Forderungen gegebenenfalls nicht mehr eingebracht werden und interne Kosten, in Verbindung mit dem Leistungsangebot, können nicht mehr refinanziert werden.

Literatur

Kölbel, P. D.: „Die Prüfung der Abrechnungen von Krankenhausleistungen in der Gesetzlichen Krankenversicherung. Eine Bewertung aus kriminologischer Perspektive". 2009. Online: http://www.aok-gesundheitspartner.de/imperia/md/gpp/bund/krankenhaus/abrechnung/kh_gutachten_koelbel_abrechnung_von_kh_leistungen.pdf [abgerufen am 22.9.2021].

Lauterbach, K./Lüngen, M.: Upcoding – eine Gefahr für den Einsatz von Diagnosis-Related Groups (DRG)? Originalien 2000, S. 852–856.

Medizinrechtliche Aspekte

Dr. iur. Andreas Meschke

Schlagwortübersicht

Abstract: Dargestellt werden die rechtlichen Grundlagen der ärztlichen Tätigkeit, von den Heilberufe-Kammergesetzen sowie Berufsordnungen der Länder bis hin zu den vertragsarztrechtlichen Vorgaben aus dem SGB V, der Ärzte-ZV und den untergesetzlichen Normen wie z. B. dem Bundesmantelvertrag-Ärzte. Besondere Bedeutung kommt der Darstellung der Unterschiede zwischen Einzelpraxen, Berufsausübungsgemeinschaften sowie MVZ zu. Erläutert werden die Grundlagen des ärztlichen Werberechts ebenso wie die wichtigsten rechtlichen Vorgaben zur rechtmäßigen Eingriffsbehandlung sowie zur Vermeidung von strafrechtlichen Risiken wie Abrechnungsbetrug, Untreue und den Tatbeständen des Anti-Korruptionsrechts im Gesundheitswesen.

1 Grundlagen der (augen-)ärztlichen Tätigkeit

1 In Deutschland ist die Zulassung, Überwachung und Ordnung ärztlicher Tätigkeit föderalistisch organisiert. Jedes Bundesland regelt die Berufsausübung, Berufsvertretung und Berufsgerichtsbarkeit der Ärzte[1], Zahnärzte, Psychotherapeuten, Tierärzte, Apotheker und einiger Pflegeberufe selbstständig. Zum Beispiel sind in Nordrhein-Westfalen die einschlägigen Normen für Ärzte im Heilberufsgesetz (HeilBerG NRW) zu finden; andere Bundesländer verwenden ähnliche Gesetzesbezeichnungen, wie etwa Bayern mit dem Heilberufe-Kammergesetz.

1.1 Heilberufsrechtliche Vorgaben

2 Die Heilberufe- und Kammergesetze der Länder verpflichten in der Regel die Ärztekammern, die Erfüllung der Berufspflichten der Kammermitglieder zu überwachen und Verstößen durch berufsaufsichtsrechtliche Maßnahmen nachzugehen.[2] Zu den wichtigsten Aufgaben der Kammern zählt weiter die Organisation des Notdienstes, die Fortbildung ihrer Mitglieder, die Qualitätssicherung und die Sicherstellung des Abschlusses einer Haftpflichtversicherung. Die Kammern wachen über die speziellen Pflichten der Leistungserbringer, indem sie ihre Disziplinargewalt über Verwaltungsakte durchsetzen. Zentrale Vorschrift ist z. B. im HeilBerG NRW § 29 Abs. 2, der die Niederlassung und die Ausübung in eigener Praxis oder in Gemeinschaft regelt. Der Ort der Niederlassung ist von entscheidender Bedeutung, denn daran ist die Praxis des Arztes gebunden (Praxissitz). Eine Tätigkeit ohne eigene Niederlassung ist nach der Vorschrift nur durch die Anstellung in einem weisungsgebundenen Verhältnis möglich. Dadurch soll ein „Umherziehen" der Ärzte unterbunden werden. Der Ort der Niederlassung bestimmt auch die Ärztekammer, bei der der approbierte Arzt Pflichtmitglied wird. Bei der Führung einer Einzelpraxis oder einer Praxis in Gemeinschaft in der Rechtsform einer juristischen Person oder einer Personengesellschaft sind zudem

1 Aus Gründen der besseren Lesbarkeit wird bei Personenbezeichnungen und personenbezogenen Hauptwörtern in diesem Werk die männliche Form verwendet. Entsprechende Begriffe gelten im Sinne der Gleichbehandlung für alle Geschlechter. Die verkürzte Sprachform hat redaktionelle Gründe und beinhaltet keine Wertung.

2 Spickhoff: Medizinrecht. 2018, Vorbemerkungen, Rn. 4.

die Regelungen der jeweiligen Berufsordnungen zu beachten, die die Eigenverantwortlichkeit, Unabhängigkeit und Freiberuflichkeit der ärztlichen Tätigkeit gewährleisten sollen. Die Berufsordnungen werden auf Grundlage der Heilberufe- und Kammergesetze von den einzelnen Ärztekammern erlassen.

1.2 Berufsrechtliche Vorgaben – die Berufsordnungen der Ärztekammern

Trotz der 17 Ärztekammern in den 16 Bundesländern unterscheiden sich die einzelnen Berufsordnungen nur unwesentlich voneinander. Denn die Ärztekammern orientieren sich an den Vorschriften der Musterberufsordnung-Ärzte (MBO-Ä), die vom Deutschen Ärztetag „erlassen" wird und seit der ersten Fassung der heutigen Form 1997 stetig aktualisiert wird. Die MBO-Ä selbst ist nicht rechtsverbindlich, wird jedoch gerne zur Auslegung herangezogen.[3] Sie ist Grundlage des Folgenden. 3

1.2.1 Grundsätze

Ausgangspunkt für die ärztliche Tätigkeit ist der in § 1 Abs. 1 MBO-Ä niedergelegte Grundsatz der Freiberuflichkeit, der die ärztliche Tätigkeit vom Gewerbe abgrenzt. Trotz der zunehmenden Digitalisierung besteht bei der Behandlung das Verbot der ausschließlichen Fernbehandlung und Fernberatung nach § 7 Abs. 4 MBO-Ä. Wird eine Videosprechstunde durchgeführt, sollte diese – auch aus Datenschutzgründen – aus der Praxis heraus erfolgen. Eine Behandlungspflicht besteht außer bei Notfallbehandlungen gemäß § 7 Abs. 2 MBO-Ä berufsrechtlich nicht (anders allerdings ab dem Zeitpunkt der Zulassung als Vertragsarzt; vgl. § 13 Abs. 7 BMV-Ä). Der Arzt hat über die Behandlung und die Person des Patienten Stillschweigen zu bewahren. Die berufsrechtlich verankerte Schweigepflicht in § 9 MBO-Ä ist auch strafrechtlich in § 203 Abs. 1 Nr. 1 StGB sanktioniert. Unzulässig ist insbesondere die Lagerung von Einverständniserklärungen „auf Vorrat".[4] Zu beachten ist schließlich noch die Fortbildungspflicht nach § 4 MBO-Ä. 4

1.2.2 Berufsausübung

Schließt sich ein Arzt mit anderen Leistungserbringern zusammen, darf dadurch nicht das Verbot der Zuweisung gegen Entgelt gemäß § 31 MBO-Ä umgangen werden. Dies gilt insbesondere dann, wenn der Gewinn ohne Grund in einer Weise verteilt wird, die nicht dem Anteil der persönlich erbrachten Leistungen entspricht. Zweck ist die Wahrung der ärztlichen Unabhängigkeit bei der Zusammenarbeit mit Dritten, unabhängig von wirtschaftlichen Interessen. 5

---

3 Ratzel/Lippert/Prütting: Kommentar zur (Muster-)Berufsordnung für die in Deutschland tätigen Ärztinnen und Ärzte – MBO-Ä 1997, 2018, S. 6 Rn. 9.

4 Spickhoff: Medizinrecht. 2018, MBO-Ä 1977 § 9, Rn. 3.

1.3 Vertragsarztrecht für die Behandlung gesetzlich krankenversicherter Patienten – SGB V, BMV-Ä, Ärzte-ZV usw.

1.3.1 Zugelassene Ärzte

6 Ärzte, die gesetzlich krankenversicherte Patienten behandeln wollen, müssen die Zulassung zum vertragsärztlichen System beantragen. Die Rechtsgrundlage bilden die §§ 95 bis 120 SGB V. Zur besseren Steuerung der Ansiedelungen von Arztpraxen und der medizinischen Versorgung wurde 1993 das Zulassungsrecht wesentlich geändert. Seither wird Deutschland in verschiedene Planungsbereiche aufgeteilt, die je nach Region und nach Fachgebiet aufgrund von Überversorgung für eine weitere Zulassung gesperrt sein können.

Hinweis

Ob ein Planungsbereich als „offen" oder „gesperrt" gilt, ist wesentlich für den Aufwand der Zulassung. Während sich ein Arzt in einem offenen Planungsgebiet uneingeschränkt niederlassen und eine Praxis gründen oder eine alte Praxis übernehmen kann, muss der Arzt im gesperrten Planungsbereich grundsätzlich warten, bis ein anderer Arzt seine Zulassung zurückgibt und damit eine Zulassung in der Fachgruppe frei wird. Die Anstellung eines ärztlichen Angestellten, Vertreters oder Assistenten bedarf zusätzlich der Genehmigung durch den Zulassungsausschuss. Zugelassene und mindestens mit einem sog. halben Versorgungsauftrag tätige angestellte Ärzte unterliegen als deren Pflichtmitglieder der Disziplinargewalt der jeweiligen Kassenärztlichen Vereinigung.[5]

Ausnahmeregelungen

7 Möchte ein Arzt in einem gesperrten Planungsbereich tätig werden, sind seine Möglichkeiten hierzu begrenzt:

- **Zulassung im Praxisnachfolgeverfahren für einen Vertragsarztsitz**
  Der Zulassungsausschuss wählt den Praxisnachfolger nach den Kriterien des § 103 Abs. 4, Abs. 6 Satz 2 SGB V aus. Entscheidend ist, dass der Nachfolger die Praxis tatsächlich, am besten unter derselben Anschrift, fortführen möchte.[6] Der Übergeber der Praxis muss sich vor dem Verkauf Gedanken machen, um nicht dem Vorwurf des Konzessionshandels zu begegnen. Insbesondere muss er ein „Praxissubstrat"[7] hinterlassen, dass fortführungsfähig ist. Ansons-

5 Ladurner: Ärzte-ZV Kommentar. 2017, § 32 b Ärzte-ZV Rn. 42–46.
6 Michels/Möller: Ärztliche Kooperation. 2021, S. 418.
7 *BSG (6. Senat)*, Urt. v. 23.3.2016, Az. B 6 KA 9/15 R, BeckRS 2016, 71567, Rn. 15; *BSG*, Urt. v. 11.12.2013, Az. B 6 KA 49/12 R; NZS 2014, 352, Rn. 33. *BSG*, Urt. v. 28.11.2007, Az. B 6 KA 26/07 R, BeckRS 2009, 65369, Rn. 19.

ten ist es möglich, dass der Zulassungsausschuss die Praxisnachfolge aus Versorgungsgründen gemäß § 103 Abs. 3a SGB V verneint. Der Praxisinhaber sollte sich daher bemühen, in den letzten Jahren seiner Tätigkeit die Fallzahlen nicht absinken zu lassen und Räume sowie Ausstattung nicht vorschnell anderweitig zu verwerten. Mit den aussichtsreichen Kandidaten sollte der Praxisinhaber zudem zeitnah in Vertragsabstimmung treten. Im Praxisnachfolgeverfahren kann eine Zulassung auch als Anstellungsgenehmigung (sog. Arztstelle) eines selbst schon zugelassenen Übernehmers fortgeführt werden, auf die er einen angestellten Arzt beschäftigt.

- **Sonderbedarfszulassung**
  Um einen zusätzlichen lokalen oder einen qualifikationsbezogenen Versorgungsbedarf insbesondere innerhalb einer Arztgruppe zu decken, ist die Bewerbung um eine Sonderbedarfszulassung gemäß § 101 Abs. 1 Satz 1 Nr. 3 SGB V möglich. Diese Art der Zulassung ist verhältnismäßig selten anzutreffen, da sie die Bedarfsplanung durchbricht und daher häufig von den am Verfahren beteiligten Kassenärztlichen Vereinigung kritisch gesehen wird.
- **Zulassung als Belegarzt**
  Die sog. Belegkrankenhäuser können es Ärzten auf Basis von § 103 Abs. 7 SGB V ermöglichen, eine Belegarztzulassung zu erhalten, wenn sich auf ihre Ausschreibung für belegärztliche operative Tätigkeiten kein passender zugelassener Arzt meldet bzw. mit keinem Arzt aus diesem Kreis ein Belegarztvertrag zustande kommt. Die Belegarztzulassung ermöglicht die „volle" zugelassene Tätigkeit im ambulanten Bereich des jeweiligen Fachgebiets parallel zur stationären operativen Tätigkeit im Belegkrankenhaus. Allerdings ist die Zulassung erst nach Ablauf von zehn Jahren unabhängig von der Existenz des Belegarztvertrages, sodass bei dessen vorheriger Beendigung auch die ambulante zugelassene Tätigkeit einzustellen ist. Im Rahmen der Laufzeit des Belegarztvertrages ist dagegen evtl. Vorsorge zu treffen.
- **Job-Sharing-Berufsausübungsgemeinschaft**
  Gemeinsame vertragsärztliche Tätigkeit in einer Berufsausübungsgemeinschaft mit einem bereits zugelassenen Vertragsarzt derselben Fachrichtung nach § 101 Abs. 1 Satz 1 Nr. 5 SGB V. Folge ist insbesondere eine Leistungsbegrenzung i. S. des § 101 Abs. 1 Satz 1 Nr. 4 und 6, Abs. 6 SGB V. Die Praxis darf trotz der zusätzlichen Arbeitskraft nicht wesentlich mehr abrechnen als im Vorquartal. Eine vorherige Erhöhung der Fallzahlen und damit des Ausgangsniveaus vor Beginn der gemeinsamen Tätigkeit ist anzudenken. Für den Job-Sharer ergibt sich der Vorteil, dass seine Tätigkeit nach zehn Jahren unabhängig vom Weiterbestand der Planungsbereichssperrung zu einer eigenen vollen Zulassung erstarkt.[8] Bis dahin ist er an die Zulassung seines Mitgesellschafters gebunden. Zum Schutz des Job-Sharers sollten daher bei

8 Bäune/Meschke/Rothfuß: Kommentar zur Zulassungsverordnung für Vertragsärzte und Vertragszahnärzte. 2008, § 16b, Rn. 15.

Bedarf (z. B. Anteilskauf) im Gesellschaftsvertrag Ausschlussregelungen gegen ein vorzeitiges Ende der Kooperation getroffen werden.

- **Job-Sharing-Anstellung**
  Hierbei erhält der zugelassene Vertragsarzt die Genehmigung, den Job-Sharer bei sich zu beschäftigen, ohne dass gleichzeitig eine (Angestellten-)Arztstelle mit eigenem Abrechnungsvolumen besteht. Beide Ärzte müssen demselben Fachgebiet zugehören und es muss ebenfalls der Leistungsbegrenzung gemäß § 101 Abs. 1 Satz 1 Nr. 5 und 6; Abs. 3 SGB V zugestimmt werden. Eine Vollzulassung oder Arztstelle mit eigenem Abrechnungsvolumen entsteht aber z. B. nach zehn Jahren nicht automatisch, sondern nur dann, wenn der Planungsbereich entsperrt wird (und keine anderen Konstellationen vorrangig von der Entsperrung profitieren).
- **Zulassungsverzicht zugunsten der Anstellung**
  Verfügt ein Arzt über eine eigene Zulassung, kann diese dazu genutzt werden, um in ein Anstellungsverhältnis bei einem anderen zugelassenen Arzt, einer Berufsausübungsgemeinschaft oder einem MVZ einzutreten (vgl. § 103 Abs. 4a und b SGB V). Wirtschaftlich bleiben die mit der Zulassung verknüpften Abrechnungsmöglichkeiten bestehen; eine Honorardeckelung wie im Fall des Job-Sharings unterbleibt.

Hinweis

Im Fall des Verzichts auf die Zulassung zugunsten der Anstellung ist die sog. „3-Jahres"-Rechtsprechung des BSG[9] zu beachten. Danach muss der ehemalige Vertragsarzt die Absicht haben, mindestens für drei Jahre nach Umwandlung seiner Zulassung in eine Anstellungsgenehmigung in der Praxis hierauf tätig zu bleiben. Reduzierungsmöglichkeiten bestehen jeweils nach einem Jahr um einen Bedarfsplanungs-Anrechnungsfaktor von 0,25; nach dem dritten Jahr kann die Tätigkeit ganz beendet werden.

- **Anstellung in einer Zweigpraxis**
  Ein Angestellter kann auch ausschließlich in der Zweigpraxis des Praxisinhabers tätig sein. Nach § 15a Abs. 6 Satz 2 BMV-Ä ist die Beschäftigung eines angestellten Arztes in einer Zweigpraxis nur gestattet, wenn dies von einer speziell zu beantragenden Zweigpraxisgenehmigung umfasst ist. Voraussetzung ist gemäß § 24 Abs. 3 Ärzte-ZV, dass die Versorgung der Versicherten am Zweigpraxisstandort verbessert wird und keine Beeinträchtigung der Versichertenversorgung am Hauptstandort eintritt. Mittlerweile ist ausdrücklich gesetzlich geregelt, dass die Versorgungsverbesserung im Rechtssinne auch dann gegeben ist, wenn eine bestehende Praxis am ursprünglichen Vertragsarztsitz als Zweigpraxis fortgeführt wird.

9 *BSG* v. 4.5.2016, Az. B 6 KA 21/15 R.

1.3.2 Medizinische Versorgungszentren

Besondere Leistungserbringer in der ambulanten Versorgung sind seit 2004 die Medizinischen Versorgungszentren (MVZ). MVZ sind ärztlich geleitete Einrichtungen, in denen Ärzte, die im Arztregister eingetragen sind, als Angestellte oder Vertragsärzte tätig sind. Sie können von bestimmten Organisationsformen (Partnerschaft, Gesellschaft bürgerlichen Rechts, GmbH, eingetragene Genossenschaft, öffentlich-rechtliche Rechtsformen) betrieben werden, deren Gesellschafter Vertragsärzte, Krankenhausträger, nichtärztliche Dialyseleistungserbringer, zugelassene oder ermächtigte Leistungserbringer in gemeinnütziger Trägerschaft sowie Praxisnetze oder Kommunen sein müssen. Bezogen auf im Zeitpunkt der MVZ-Gründung zugelassene Vertragsärzte bestehen grundsätzlich zwei Möglichkeiten: Der Zugelassene kann die Zulassung behalten und damit im MVZ arbeiten. Oder er verzichtet auf seine Zulassung zugunsten einer Anstellung. Die Gründereigenschaft bleibt für ihn bestehen, solange er in dem MVZ tätig und dessen Gesellschafter ist; § 95 Abs. 6 Satz 4 SGB V. 8

1.4 Sonstiges, insbesondere Heilmittelwerberecht

Durch Marketingmaßnahmen versuchen Ärzte sich oder die eigene Niederlassung von der Konkurrenz abzuheben. Dank eines Grundsatzurteils des BVerfG[10] ist ihnen dies auch prinzipiell möglich. Die Berufsordnungen der Ärztekammern regeln dabei die Grenzen der Werbung rund um den Arzt als Person, während die Regelungen zu den medizinischen Produkten und Dienstleistungen im Heilmittelwerbegesetz (HWG) zu finden sind. 9

Eine unzulässige Werbung nach ärztlichem Berufsrecht liegt gemäß § 27 MBO-Ä insbesondere vor, wenn die Werbung anpreisenden, irreführenden oder vergleichenden Charakter hat. Die Berufsordnung verfolgt den Zweck durch sachgerechte und informative Werbung den Patientenschutz sowie die Kommerzialisierung des Arztberufes zu verhindern. Im Hinblick auf das schutzbedürftige Vertrauen des Patienten sind hohe Anforderungen an die Eindeutigkeit und Richtigkeit der Werbung zu stellen.[11] 10

Das HWG wird relevant, wenn Ärzte für konkrete Verfahren und Behandlungen werben. Eine Irreführung liegt vor, wenn Leistungen eine Wirksamkeit suggerieren, die nicht vorliegt. Zweck der Vorschriften ist der Gesundheitsschutz der Allgemeinheit. 11

Die Grenzen unerlaubten Wettbewerbs verlaufen fließend und können nur im Einzelfall bewertet werden. Die nachfolgenden Fallbeispiele sollen einen Eindruck von der Schwierigkeit der Betrachtung vermitteln. 12

10 Grundsatzurteil: *BVerfG*, Urt. v. 26.8.2003, Az. 1 BvR 1003/02.
11 *BGH*, Urt. v. 6.2.2013, Az. I ZR 62/11, GRUR 2013, 649, 651, Rn. 15.

Beispiele

13 **Qualifikationen:** Das Praxisschild selbst gilt bereits als Werbung[12], ebenso der Briefbogen, die Homepage u. ä. „Qualifikationen", die mit den Leistungsnachweisen der Weiterbildungsordnung verwechselt werden können, sind grundsätzlich nicht zulässig. Hierzu zählt z. B. die Werbung als „Spezialist"[13] oder die Bezeichnung als „Arzt" für einen Schwerpunkt, für den kein Facharzttitel erworben wurde.[14] Die Ärzte einer „Fachklinik" benötigen zumindest einen akademischen Grad, z. B. Master of Science in der Fachrichtung.[15] Werbung unter Angabe eines „Tätigkeitsschwerpunktes" ist hingegen erlaubt, soweit eine entsprechende Qualifikation vorliegt.[16] Das Ausdenken von Facharzttiteln ist verboten[17]; die Bezeichnung „Kinderzahnarzt" wurde wiederum erlaubt.[18]

14 **Niederlassung:** Für die Niederlassung sind Fantasienamen[19] oder Ortsbezeichnungen[20] grundsätzlich zulässig. Selbst die Bezeichnung „Kieferorthopädie in der F-Straße" wurde nicht beanstandet, obwohl kein entsprechender Fach(zahn-)arzttitel vorlag.[21] Die Bezeichnung „Clinic" oder „Klinik" für eine reine Privatpraxis, die von nur einem Arzt betrieben wird und keine regelmäßigen Öffnungszeiten hat, ist irreführend.[22] Für die Bezeichnung Klinik muss darüber hinaus eine eigene Übernachtungsmöglichkeit[23] innerhalb der Praxis bestehen. Ein von einem Arzt geführtes Kosmetikstudio mit dem Namen „medical beauty LOUNGE" wurde als irreführend bewertet, wenn gar keine medizinische Behandlung angeboten wird.[24] Die Bezeichnung „Ärzteforum" für eine Einzelpraxis soll zulässig sein, sofern auf der Internetseite der Eindruck, es handle sich um mehrere Ärzte, ausgeräumt wird.[25] Der Zentrumsbegriff wird ohnehin zunehmend liberalisiert, sodass mittlerweile auch die Bezeichnung „Zentrum" für eine Einzelpraxis in Betracht kommt.[26]

---

12 Clausen/Schroeder-Printzen: Münchener Anwaltshandbuch. 2020, § 7, Rn. 36.
13 *OVG Nordrhein-Westfalen*, Beschl. v. 20.8.2007, Az. 13 B 503/07, zit. nach openjur Rn. 15. Online: https://openjur.de/u/124769.html (https://oj.is/124769).
14 *BVerfG* v. 1.6.2011, Az. 1 BvR 233/10, NJW 2011, 2636, 2638, Rn. 52.
15 *OLG Düsseldorf*, Urt. v. 23.9.2008, Az. 20 U 144/07, BeckRS 2008, 23402, Rn. 23.
16 *BVerfG*, Beschl. v. 23.7.2001, Az. 1 BvR 873/00, NJW 2001, 2788, 2789.
17 „Facharzt für Akupunktur, Hypnose, Sexual- oder Raumfahrtmedizin", *LG Koblenz*, Urt. v. 20.7.2021, Az. 1 HK O 29/21.
18 *OVG Münster*, Urt. v. 25.5.2012, Az. 13 A 1399/10.
19 *BGH*, Beschl. v. 17.12.2001, Az. AnwZ (B) 12/01 (AnwGH Hamburg), NJW 2002, 608; Clausen/Schroeder-Printzen: Münchener Anwaltshandbuch. 2020, § 7, Rn. 33.
20 *OLG Düsseldorf*, Urt. v. 25.11.2003, Az. 20 U 67/03.
21 *OLG Düsseldorf*, Urt. v. 18.6.2020, Az. 20 U 35/19, BeckRS 2020, 39530, Rn. 28.
22 *LG Berlin*, Beschl. v. 12.7.2018, Az. 52 O 135/18, BeckRS 2018, 23254, Rn. 7.
23 *BGH*, Urt. v. 7.6.1996, Az. I ZR 103/94, NJW 1996, 3083, 3084.
24 *LG Frankfurt a. M.*, Urt. v. 28.5.2019, Az. 3-06 O 102/18, BeckRS 2019, 18220, Rn. 17.
25 *VG Potsdam*, Urt. v. 24.2.2014, Az. 19 K 2123/11, BeckRS 2014, 56949.
26 Clausen/Schroeder-Printzen: Münchener Anwaltshandbuch. 2020, § 7, Rn. 31.

Im Internet: Nicht zu beanstanden ist die Angabe von Preisen auf einer Homepage „ab“ einer bestimmten Ausgangshöhe[27] oder mit einem in etwa zu erwartenden Gesamtpreis.[28] Pauschale Preise z. B. für die LASIK-Behandlung sind nicht erlaubt.[29] 15

Zuwendungen: Kostenlose Fahrdienste zu Praxen und Kliniken sind nicht erlaubt.[30] Zuwendungen sind generell verboten, solange diese nicht nur einen geringwertigen Wert aufweisen.[31] Die Werbung einer Augenklinik für kostenfreie „Eignungschecks“ vor Durchführung einer Augenlaserbehandlung verstößt gegen das Verbot der Gewährung von Werbegaben.[32] Ein Rechtsverstoß wurde auch bejaht, als ein Arzt nach der Untersuchung dem Patienten in der eigenen Praxis Brillenmodelle anbot.[33] 16

Verstöße gegen HWG-Vorschriften können Ordnungswidrigkeit sein und mit einer Geldbuße bis zu 50.000 EUR geahndet werden. Teilweise liegen sogar Straftaten vor. Verstöße gegen die Berufsordnung ziehen berufsrechtliche Folgen nach sich. Nach allgemeinen Grundsätzen des Gesetzes gegen unlauteren Wettbewerb können Schadensersatzansprüche von Konkurrenten entstehen. 17

1.5 Der Behandlungsvertrag

Trotz der Regelungen der Gesamtvergütung und der Einbindung vieler verschiedener Selbstverwaltungsträger im Medizinrecht ist der Behandlungsvertrag in aller Regel privatrechtlicher Natur.[34] Das gilt nicht nur für das Verhältnis zwischen Privatpatienten und niedergelassenen Ärzten, sondern auch für die Beziehung zwischen dem gesetzlich krankenversicherten Patienten und dem Vertragsarzt sowie bei der Krankenhausbehandlung. Der Behandlungsvertrag stellt die rechtliche Grundlage für das Arzt-Patienten-Verhältnis dar, ist jedoch keine Legitimationsgrundlage. Jede ärztliche Maßnahme bedarf daher darüber hinaus der konkreten Aufklärung und Einwilligung.[35] 18

1.5.1 Grundlagen

Der Behandlungsvertrag wird meist mündlich oder durch konkludentes Handeln geschlossen und zählt im Regelfall zum Vertragstypus der Dienstverträge. Damit ist ein konkreter Erfolg nicht geschuldet, es gilt jedoch die Einhaltung des ärzt- 19

27 *VG Münster*, Urt. v. 22.11.2017, Az. 5 K 4424/17, BeckRS 2017, 133378, Rn. 35.
28 *VG Münster*, Urt. v. 9.5.2018, Az. 18 K 4423/17.T, BeckRS, 10635, Rn. 19.
29 *OLG Köln*, Urt. v. 14.12.2012, Az. 6 U 108/12, GRUR-RR 2013, 259, 260.
30 *BGH*, Urt. v. 12.2.2015, Az. I ZR 213/13, MPR 2015, 192, 195.
31 *OLG Stuttgart*, Urt. v. 22.2.2018, Az. 2 U 39/17, PharmR 2018, 179, 181.
32 *LG München I*, Endurteil v. 30.11.2016, Az. 37 O 7083/16, BeckRS 2016, 115074, Rn. 28.
33 *BGH*, Urt. v. 9.7.2009, Az. I ZR 13/07, NJW 2009, 3582, 3585, Rn. 33.
34 Laufs/Katzenmeier/Lipp: Arztrecht. 2021, Der Behandlungsvertrag, Rn. 1.
35 Laufs/Katzenmeier/Lipp: Arztrecht. 2021, Der Behandlungsvertrag, Rn. 2.

lichen Behandlungsstandards. Seit einigen Jahren ist die rechtliche Grundlage für die ärztliche Heilbehandlung in § 630a BGB verankert. Vertragspartner wird regelmäßig der behandelnde Arzt, demnach der Inhaber der Praxis. Dies gilt auch, wenn der Patient durch einen angestellten Arzt, einen Assistenten oder Urlaubsvertreter behandelt wird.[36] Bedient sich der Arzt ärztlichen Personals wie Vertretern, angestellten Ärzten, Assistenten oder nicht ärztlichen Personals, so gelten diese als Erfüllungsgehilfen des Arztes nach § 278 BGB und der Praxisinhaber haftet für diese wie für eigene Tätigkeit nach § 14 BMV-Ä. Eine Delegation von ärztlichen Kernleistungen an nichtärztliches Personal ist nicht statthaft. Eine hierauf gestützte Abrechnung kann zu Honorarrückforderungen und sogar zum Vorwurf des Abrechnungsbetruges führen.

1.5.2 Sonderformen/Zusatzvereinbarungen, z. B. IGeL

20 Aufgrund des im gesetzlichen Krankenversicherungssystem geltenden Sachleistungsprinzips, § 2 SGB V, rechnet der Vertragsarzt seine Leistungen nicht gegenüber dem Patienten, sondern gegenüber der jeweiligen Kassenärztlichen Vereinigung ab. Ist die vom Patienten gewünschte Behandlung nicht Gegenstand des Leistungskataloges in der gesetzlichen Krankenversicherung oder darf die Leistung aufgrund des in § 12 SGB V normierten Wirtschaftlichkeitsgebotes nicht zulasten der Krankenkassen erbracht und abgerechnet werden, besteht die Möglichkeit der Privatliquidation. Die Vereinbarung zur Erbringung dieser sogenannten „Individuellen Gesundheitsleistungen“ (IGeL) muss gemäß § 18 Abs. 8 Nr. 3 BMV-Ä und § 21 Abs. 8 Nr. 3 EKV-Ä schriftlich erfolgen. Insbesondere muss darüber aufgeklärt werden, dass die Leistung nicht durch die Krankenkasse übernommen wird. Die Initiative sollte dabei grundsätzlich vom Patienten ausgehen, wobei dem Arzt eine sachgemäße Aufklärung über weitere Behandlungsmöglichkeiten nicht verwehrt werden kann.[37] Zu beachten ist, dass der Vertragsarzt nur IGeL vornehmen kann, die zu seinem Fachgebiet gehören.

2 Praktische Relevanz und Rechtsformen für Kliniktätigkeiten

21 Neben der ambulanten Versorgung haben GKV-Patienten einen Anspruch auf stationäre Versorgung nach § 108 SGB V.

36 *BGH*, Urt. v. 16.5.2000, Az. VI ZR 321/98, NJW 2000, 2737, 2741.
37 Clausen/Schroeder-Printzen: Münchener Anwaltshandbuch. 2020, § 8 Rn. 354.

2.1 Krankenhäuser

Der Behandlungsvertrag im Krankenhaus kann wie der reguläre Behandlungsvertrag konkludent geschlossen werden.[38] Im Unterschied zur ambulanten Behandlung ist regelmäßig die Möglichkeit der Vertragsfreiheit eingeschränkt.[39] Im Regelfall kommt es bei Behandlung im Krankenhaus zum Abschluss eines **totalen Krankenhausaufnahmevertrags**. In diesem Fall wird das Krankenhaus Vertragspartner des Patienten, während die dort tätigen Ärzte Erfüllungsgehilfen i. S. des § 278 BGB sind. Möchte der Patient zusätzliche Wahlleistungen gemäß § 17 Abs. 1 Satz 1 KHEntgG durch zur Liquidation berechtigte Ärzte in Anspruch nehmen, schließt der Patient nach der Rechtsprechung in der Regel einen zusätzlichen Vertrag mit dem behandelnden Arzt (totaler Krankenhausaufnahmevertrag mit Arztzusatzvertrag).[40] Hierdurch wird in der Regel ein Vertrag mit dem Krankenhaus und dem behandelnden Arzt geschlossen. Hiervon zu unterscheiden ist der **gespaltene Krankenhausaufnahmevertrag**, der meist mit Belegärzten geschlossen wird, also niedergelassenen Ärzten, die nur für einzelne Eingriffe Betten in einem Krankenhaus „mieten“. Hier haftet der behandelnde Arzt allein für die Behandlung. Das Krankenhaus schuldet dem Patienten die pflegerischen Leistungen sowie die Unterbringung und Verpflegung. Neben der regulären Zulassung haben Krankenhäuser die Möglichkeit, über eine Institutsermächtigung oder einen ermächtigten Arzt an der GKV-Versorgung teilzunehmen, §§ 31 und 31a Ärzte-ZV. Dabei ist die persönliche Ermächtigung des Arztes vorrangig zu einer Institutsermächtigung zu sehen, aber nachrangig zu Vertragsarztzulassung.[41] Dieser Umstand wird bei Klagen von benachteiligten Konkurrenten relevant, die sich gegen die begünstigende Ermächtigung des Arztes oder des Institutes wehren möchten. 22

2.2 Privatkrankenanstalten nach § 30 GewO

Die stationäre Versorgung über private Träger gewinnt zunehmende Bedeutung im Bereich der Krankenhausversorgung.[42] Für den Betrieb einer „Privatklinik“ (Fachterminus: Privatkrankenanstalt) ist gemäß § 30 Abs. 1 GewO die Erteilung einer Konzession durch die zuständige Behörde notwendig. Die Konzession wird personengebunden an den Unternehmer erteilt und stellt eine persönliche Erlaubnis zum Betrieb innerhalb bestimmter Räumlichkeiten dar.[43] Unternehmer kann eine natürliche oder juristische Person sein.[44] 23

38 Umkehrschluss aus § 17 Abs. 2 Satz 1 KHEntgG.

39 Huster/Kaltenborn: Krankenhausrecht. 2017, § 14, Rn. 27.

40 *BGH*, Urt. v. 22-12-1992, Az. VI ZR 341/91, BGH NJW 1993, 779, 780; *BGH*, Urt. v. 18.6.1985, Az. VI ZR 234/83, BGH NJW 1985, 2189, 2190.

41 *BVerfG (2. Kammer des Ersten Senats)*, Beschl. v. 17. 8.2004, Az. 1 BvR 378/00, NJW 2005, 273, 273.

42 Huster/Kaltenborn: Krankenhausrecht. 2017, § 19, Rn. 3.

43 *VG München*, Beschl. v. 28.9.2001, Az. M 9 SE 01.3918, BeckRS 2001, 27094, Rn. 68.

44 *BVerwG*, Urt. v. 2.2.1982, Az. 1 C 20.78, BeckRS 1982, 31262541.

3 Praktische Relevanz und Rechtsformen für ambulante Tätigkeiten

24 Durch die zunehmenden rechtlichen Möglichkeiten hat sich das Bild des Arztes in den vergangenen Jahrzehnten gewandelt. Galt noch vor einigen Jahren die eigene Niederlassung als Regelfall und erstrebenswertes Ziel, hat die zunehmende Liberalisierung im Gesundheitssektor zu vielfältigen Formen ärztlicher Tätigkeit geführt.

3.1 Arztpraxen

25 Manche Berufsanfänger – ggf. mehr als früher – sind nicht bereit, das alleinige wirtschaftliche und unternehmerische Risiko einer eigenen Praxis zu tragen, und suchen daher die Vorteile einer gemeinsamen Berufsausübung oder einer gemeinsamen Organisation oder – wenn sie vor dem Risiko gänzlich zurückscheuen – nur die Anstellung im ambulanten Bereich. Daraus ergeben sich unterschiedliche Tätigkeitsumfelder.

3.1.1 Einzel(-inhaber-)praxis

26 Die klassische vom Inhaber geführte Einzelpraxis ist wohl immer noch das verbreitetste Modell für eine Tätigkeit im ambulanten Bereich.[45] Ihre Gründung wird lediglich durch das Erfordernis einer Zulassung zur Behandlung von gesetzlich krankenversicherten Patienten eingeschränkt.

3.1.2 Berufsausübungsgemeinschaften

27 Unter einer Berufsausübungsgemeinschaft, früher Gemeinschaftspraxis, gemäß § 33 Abs. 2 Ärzte-ZV versteht man einen Zusammenschluss von Ärzten gleicher oder unterschiedlicher, zumeist verwandter oder sich nahestehender Fachgebiete zur gemeinsamen Berufsausübung in gemeinsamen Räumen mit gemeinschaftlichen Einrichtungen und mit einer gemeinsamen Büroorganisation und Abrechnung, wobei die Leistungen für den Patienten während der Behandlung von jedem Partner erbracht werden können.[46] Vorausgesetzt wird der gemeinsame Wille zur systematischen Kooperation mit gemeinsamen Patientenkarteien und Gewinnpooling, gemeinsamer Behandlung und Abrechnung sowie gemeinsamem Auß-

---

45 Statista: Anzahl der Arztpraxen und Praxisinhaber in Deutschland nach Praxisform im Jahr 2015. Online: https://de.statista.com/statistik/daten/studie/281510/umfrage/anzahl-der-arztpraxen-und-praxisinhaber-in-deutschland-nach-praxisform/ [abgerufen am 19.9.2021]; KBV: Gesundheitsdaten Immer weniger Einzelpraxen. Online: https://gesundheitsdaten.kbv.de/cms/html/17020.php [abgerufen am 19.9.2021].

46 *BSG*, Urt. v. 22.3.2006, Az. B 6 KR 76/04 R, NZS 2006, 544, 546; *BGH*, Urt. v. 25.3.1986, Az. VI ZR 90/85, r + s 1986, 204, 204.

enauftritt.[47] Rechtlich gesehen gilt die Berufsausübungsgemeinschaft als „ein Arzt“, sodass über die Berufsausübungsgemeinschaft die Abrechnung erfolgt und auch der Behandlungsvertrag zustande kommt. Für die gemeinsame Berufsausübung im GKV-Bereich ist eine Genehmigung durch den Zulassungsausschuss bei der jeweiligen Kassenärztlichen Vereinigung zwingend. Die Genehmigung hat statusbegründende Wirkung, sie muss also vorher eingeholt werden.[48] Zumeist verlangen die Zulassungsausschüsse, dass bei der Antragsstellung der Gesellschaftsvertrag vorgelegt wird.

Ärzte, die sich zusammenschließen möchten, sind in der Wahl der Rechtsform nicht völlig frei. Aufgrund des Grundsatzes der Freiberuflichkeit kann der Arztberuf bislang nicht in Form einer OHG oder KG betrieben werden, denn das primäre Ziel der Erzielung eines wirtschaftlichen Gewinns widerspricht dem Wesen des Arztberufes.[49] Aufgrund des gemeinsam verfolgten Zweckes und den relativ niedrigen Gründungshürden wird meist die Rechtsform der Gesellschaft bürgerlichen Rechts (GbR) gewählt. Aufgrund der gemeinsamen Berufsausübung und Haftung für Behandlungsfehler müssen alle Gesellschafter Ärzte sein, § 18 Abs. 1 MBO-Ä und § 33 Abs. 2 Ärzte-ZV. 28

Hinweis

Die Haftung in einer GbR ist umfassend, nicht nur ist die Haftung für Verfehlungen der derzeitigen Mitgesellschafter möglich, Altverbindlichkeiten können ebenfalls bestehen und alle Gesellschafter betreffen.

Eine Berufsausübungsgemeinschaft kann auch als Partnerschaftsgesellschaft (PartG) geführt werden. Dabei unterscheidet sich die Haftung nicht wesentlich von der in einer GbR. Zwar besteht die Möglichkeit, die Haftung in der PartG gemäß § 8 Abs. 2 PartGG zu konzentrieren und nur die Partner haftbar zu machen, die auch tatsächlich mit einer Aufgabe betraut waren, allerdings ist das Merkmal der Betrauung weit zu verstehen, sodass bereits das Versäumen von Überwachungspflichten als Anhaltspunkt für eine Haftung ausreichen kann.[50] Relativ neu ist die Möglichkeit zur Tätigkeit in einer Partnerschaftsgesellschaft mit beschränkter Berufshaftung (PartG mbB); für Ärzte setzt diese Gesellschaftsform allerdings voraus, dass in der jeweiligen Berufsordnung eine Verpflichtung für eine besondere Berufshaftpflichtversicherung verankert ist. 29

47 Schnapp/Wigge: Handbuch des Vertragsarztrechts. Das gesamte Kassenarztrecht. 2017, S. 219, Rn. 9.
48 Schnapp/Wigge: Handbuch des Vertragsarztrechts. Das gesamte Kassenarztrecht. 2017, S. 220, Rn. 12.
49 Quaas/Zuck/Clemens: Medizinrecht. 2018, § 15, Rn. 2 f.
50 Schnapp/Wigge: Handbuch des Vertragsarztrechts. Das gesamte Kassenarztrecht. 2017, S. 226, Rn. 28.

30 Die Motive für die Gründung einer Berufsausübungsgemeinschaft sind vielfältig und häufig persönlich. Zum einen lässt sich in wirtschaftlicher Hinsicht das Investitions- und Betriebsrisiko verteilen, auch Ressourcen können effektiver genutzt werden. Gerade für junge Ärzte können flexible oder reduzierte Arbeitszeiten eine Rolle spielen oder die Möglichkeit, sich in schwierigen Fällen abzustimmen. Für ältere Ärzte könnte die Einarbeitung eines Nachfolgers relevant werden.[51] Mitgesellschafter müssen regelmäßig gut ausgewählt sein. Trennungen können im Streitfall sehr belastend werden.

3.1.2.1 Praxisgemeinschaften

31 Praxisgemeinschaften sind im Gegensatz zur Berufsausübungsgemeinschaft lediglich Organisationsformen zur gemeinsamen Nutzung von Räumen, Ausstattung und Personal.[52] Eine gemeinsame Berufsausübung ist gerade nicht Zweck der Kooperation. So können auch Nichtärzte, Vertragsärzte und „Privatärzte" zusammenwirken.[53] In erster Linie handelt es sich um eine Kostenteilungsgemeinschaft[54], um Ressourcen besser nutzen zu können. Dabei ist auch die Beschränkung auf eine Ressource möglich. Bei der Praxisgemeinschaft bleiben die Ärzte eigenständige Leistungserbringer, sodass der Behandlungsvertrag lediglich mit dem behandelnden Arzt zustande kommt. Eine Vertretung untereinander i. S. des § 32 Ärzte-ZV ist möglich. In der Berufsausübungsgemeinschaft vertreten sich die Gesellschafter hingegen „unentgeltlich".[55] Die Mitglieder der Praxisgemeinschaft haften lediglich im Rahmen des festgelegten Gesellschaftszwecks (sofern dieser konsequent eingehalten wird), z. B. für den Kaufvertrag für das gemeinsam angeschaffte Gerät, nicht aber für die Behandlungsfehler der anderen Gesellschafter.[56] Die Praxisgemeinschaft kann als GbR oder als juristische Person betrieben werden, nicht jedoch als PartG.[57]

51 Quaas/Zuck/Clemens: Medizinrecht. 2018, § 15, Rn. 1.
52 *BSG (6. Senat)*, Urt. v. 22.3.2006, Az. B 6 KA 76/04 R, BeckRS 2006, 42298, Rn. 15.
53 Ladurner: Ärzte-ZV Kommentar. 2017, § 33 Ärzte-ZV Rn. 6.
54 Bäune/Meschke/Rothfuß: Kommentar zur Zulassungsverordnung für Vertragsärzte und Vertragszahnärzte. 2008, § 33 Rn. 2.
55 *BSG*, Urt. v. 14.12.2011, Az. B 6 KA 31/10 R, BeckRS 2012, 68031, Rn. 30.
56 Schallen: Zulassungsverordnung. 2018, § 33 Rn. 26–29.
57 Michels/Möller: Ärztliche Kooperation. 2021, S. 222.

Wichtig

Die Abgrenzung der Praxisgemeinschaft von der Berufsausübungsgemeinschaft ist wesentlich. Während die Berufsausübungsgemeinschaft genehmigungspflichtig ist, muss die Kassenärztliche Vereinigung im Falle der Praxisgemeinschaft lediglich unterrichtet werden, § 33 Abs. 1 Satz 2 SGB V. Ein Gestaltungsmissbrauch durch die tatsächliche Führung einer Berufsausübungsgemeinschaft, obwohl nach außen nur eine Praxisgemeinschaft angegeben wurde, kann zu Honorarrückforderungen und dem Vorwurf des Abrechnungsbetruges führen. Indiz für eine gemeinsame Berufsausübung ist bereits eine gemeinsame Abrechnung oder das Absprechen von Öffnungszeiten, um Sprechstunden rund um die Uhr zu ermöglichen.[58] Auch ein hoher gemeinsamer Patientenanteil kann zu einer genaueren Überprüfung führen.[59]

3.1.2.2 Apparategemeinschaften

Die Apparategemeinschaft ist eine besondere Form der Praxisgemeinschaft, um gemeinsam angeschaffte Geräte nutzen zu können. In der Regel befinden sich die Geräte in räumlicher Trennung zur eigenen Praxis.[60] Zu unterscheiden hiervon sind bloße Nutzungsüberlassungen in Form von Mietverträgen. Gemäß § 33 Abs. 1 Ärzte-ZV ist die zuständige Kassenärztliche Vereinigung über die Tätigkeit zu unterrichten. Wie bei der Praxisgemeinschaft kommt der Behandlungsvertrag lediglich mit dem behandelnden Arzt zustande. 32

Hinweis

Wird ein Gerät in ausgelagerten Praxisräumen betrieben, darf der Vertragsarzt dort keine Sprechstunden abhalten, der Erstkontakt muss am Vertragsarztsitz oder in der genehmigten Zweigpraxis erfolgen.[61]

3.2 Medizinische Versorgungszentren

Bei einem MVZ handelt es sich um eine ärztlich geleitete Einrichtung, in der Vertragsärzte und/oder angestellte Ärzte tätig werden können. Das MVZ ist ein vertragsarztrechtliches Gebilde und erbringt selbst keine Leistungen, sondern ist lediglich eine Hülle für die darin arbeitenden Ärzte.[62] Dieser Leistungserbringer 33

58 *BSG*, Urt. v. 27.6.2012, Az. B 6 KA 37/11 R, BeckRS 2012, 74653, Rn. 24.
59 *BSG*, Beschl. v. 2.7.2014, Az. B 6 KA 2/14 B, BeckRS 2014, 71618, Rn. 9; *BSG*. Beschl. v. 17.9.2008, Az. B 6 KA 65/07 B, BeckRS 2008, 57265.
60 Michels/Möller: Ärztliche Kooperation. 2021, S. 262.
61 Schiller: Niederlassung, Praxissitz, Vertragsarztsitz, ausgelagerte Praxisräume, Zweigpraxis – Fragen zum Ort der Tätigkeit des (Vertrags-)Arztes. In: NZS 1997, S. 103, 108.
62 Quaas/Zuck/Clemens: Medizinrecht. 2018, § 17, Rn. 2.

wurde geschaffen, um eine verbesserte Verzahnung unterschiedlicher bzw. gleicher ärztlicher und/oder nichtärztlicher Fachdisziplinen zu ermöglichen und eine medizinische „Versorgung aus einer Hand“ anzubieten. Der Zusammenschluss muss mittlerweile nicht mehr fachübergreifend organisiert sein. Das MVZ hat nur eine Niederlassung, kann jedoch mit Genehmigung der Kassenärztlichen Vereinigung Zweigpraxen gründen, §§ 24 Abs. 3 Satz 1 Nr. 2, Abs. 3 Satz 5 und 6 i. V. m. § 1 Abs. 3 Nr. 2 Ärzte-ZV. Bei der Betrachtung von MVZ muss unterschieden werden zwischen der Gründungsebene (SGB V), der Zulassungsebene (Ärzte-ZV) und der Betriebsebene.

3.2.1 Gründung

34 Als Gründer eines MVZ und unmittelbare Gesellschafter der MVZ-Trägergesellschaft kommen nur

- **zugelassene Vertragsärzte** nach § 95 Abs. 1 Satz 1 SGB V,
- **zugelassene Krankenhäuser** i. S. v. §§ 107, 108 SGB V,
- **gemeinnützige Träger**, die aufgrund von Zulassung oder Ermächtigung an der vertragsärztlichen Versorgung teilnehmen,
- **Erbringer nichtärztlicher Dialyseleistungen** nach § 126 Abs. 3 SGB V und
- **anerkannte Praxisnetze** gemäß § 87b Abs. 2 Satz 2 SGB V

in Betracht.

35 MVZ brauchen eine juristische Person als Träger. Die Gründung und der Betrieb eines MVZ sind vertragsarztrechtlich nur in der Rechtsform einer Personengesellschaft (GbR oder PartG), einer eingetragenen Genossenschaft (eG), einer GmbH oder einer öffentlich-rechtlichen Rechtsform möglich, § 95 Abs. 1a Satz 1 HS 2 SGB V. GbR und GmbH sind wohl am verbreitetsten.[63] Die Tätigkeit von zugelassenen oder angestellten Ärzten im MVZ unterliegt der Bedarfsplanung. Ärzte können also grundsätzlich nur dann in einem MVZ tätig werden, wenn für das jeweilige Fachgebiet im betroffenen Planungsbereich keine Zulassungsbeschränkungen bestehen oder wenn bereits im Planungsbereich zugelassene oder angestellte Ärzte ins MVZ „übernommen“ wurden. Dies kann im Fall der sog. Angestellten-Variante eines MVZ durch Verzicht auf die Zulassung zum Zwecke der Anstellung am Vertragsarztsitz des MVZ erfolgt sein oder durch Fortführung einer Zulassung als Angestellten-Arztstelle im Rahmen eines Nachbesetzungsverfahrens. Einzige Alternative zu beiden Varianten: das MVZ bemüht sich um Sonderbedarfszulassungen/-anstellungen.[64] Die Aufteilung einer eigentlich vollen Arztstelle mit einem Bedarfsplanungs-Anrechnungsfaktor von 1,0 ist in bis zu vier Stellen à Bedarfsplanungs-Anrechnungsfaktor von 0,25 möglich.

63 Michels/Möller: Ärztliche Kooperation. 2021, S. 298.
64 Quaas/Zuck/Clemens: Medizinrecht. 2018, § 17, Rn. 79.

Die Zusammenarbeit mit einem weiterhin zugelassenen Arzt kann ebenfalls gestaltet werden; so ist es möglich, dass der Arzt – gleichzeitig Gesellschafter der MVZ-Trägergesellschaft – seine Zulassung behält und „unter dem Dach“ des MVZ seiner Tätigkeit nachgeht. 36

3.2.2 Zulassung

Zugelassen wird die MVZ-Trägergesellschaft. Liegen die Voraussetzungen für die Zulassung vor, ist diese zu erteilen (Zulassungsanspruch nach § 95 Abs. 2 Satz 8 SGB V). 37

3.2.3 Betrieb

Auf Betriebsebene benötigt das MVZ einen ärztlichen Leiter, der gemäß § 95 Abs. 1 Satz 3 HS 1 SGB V selbst im MVZ als Angestellter oder als zugelassener Vertragsarzt tätig sein muss. Die Tätigkeit eines ärztlichen Leiters ist nicht näher beschrieben, in Anlehnung an den ärztlichen Direktor gemäß § 35 Abs. 1 Satz 2 KHG NRW wird jedoch eine ärztliche Gesamtleitung vorausgesetzt. Nur so lässt sich die tatsächliche Einwirkungsmöglichkeit des Leiters sicherstellen.[65] Nach § 95 Abs. 1 Satz 5 SGB V ist in bestimmten Fällen auch eine kooperative Leitung möglich. Den ärztlichen Leiter trifft dabei zwar keine fachliche Verantwortung für jede einzelne Behandlungsmaßnahme, wohl aber die Verantwortung für die ärztliche Steuerung der Betriebsabläufe und eine Gesamtverantwortung gegenüber den Kassenärztlichen Vereinigungen.[66] Verletzt der ärztliche Leiter seine Pflichten, kommt im Rahmen eines Behandlungsfehlers eine Organhaftung nach § 31 BGB analog in Betracht. Für die zeitliche Bemessung kommt es darauf an, dass der ärztliche Leiter seine umfassenden Pflichten auch tatsächlich ausüben kann. Orientierungswert ist dabei nach den Gründungsvoraussetzungen eine halbe Arztstelle[67], sprich: zehn bis 20 Wochenstunden. Dabei verlangt das BSG eine tatsächliche Anwesenheit und Ansprechbarkeit im MVZ.[68] Zu beachten ist, dass die medizinische Weisungsfreiheit des ärztlichen Leiters nicht eingeschränkt werden darf, § 95 Abs. 1 Satz 3 HS 2 SGB V. Bei der Behandlung in einem MVZ wird die Trägergesellschaft Vertragspartner des Patienten, während die dort tätigen Ärzte Erfüllungsgehilfen i. S. des § 278 BGB sind. 38

65 BT-Drs. 17/6906, S. 70.
66 *BSG*, Urt. v. 14.12.2011, Az. B 6 KA 33/10 R, BeckRS 2012, 67656, Rn. 18.
67 Huster/Kaltenborn: Krankenhausrecht. 2017, § 10, Rn. 21.
68 *BSG*, Urt. v. 14.12.2011, Az. B 6 KA 33/10 R, BeckRS 2012, 67656, Rn. 19.

Wichtig
Verletzten Ärzte die Fortbildungspflicht gemäß § 95d SGB V, so wird das gesamte Honorar des MVZ gekürzt und nicht nur das des jeweiligen Arztes.[69]

3.3 Vergleich

39 Die verschiedenen Modelle bieten vielfältige Vorteile, aber auch Risiken, die bei der Beratung auf die individuellen Bedürfnisse zugeschnitten werden müssen. Die klassische Einzelpraxis bietet den Vorteil, selbstständig über alle Belange entscheiden zu können, ohne dass es dabei einer Abstimmung bedarf. Zugleich trifft den Inhaber das volle wirtschaftliche Risiko. Gerade für Berufsanfänger oder Ärzte, die ihre Niederlassung zu einem Kompetenzzentrum ausbauen möchten, kann es sich durchaus lohnen, eine gemeinsame Berufsausübung in Form der Berufsausübungsgemeinschaft anzustreben. Nicht zu unterschätzen ist jedoch der zwischenmenschliche Disput, der von Zeit zu Zeit auftreten und die Arbeit erschweren kann. Eine gute gesellschaftsvertragliche Grundlage mit Szenarien für die Auflösung der Gesellschaft ist daher unerlässlich. Wer das finanzielle Risiko scheut, ist mit einer Anstellung am besten beraten.

4 Besondere Vorgaben für die vertragsärztliche Tätigkeit

40 Die Zulassung zur vertragsärztlichen Versorgung bietet einen Teilnahmestatus in der GKV-Versorgung.[70] Sie ermächtigt den Arzt zur Behandlung gesetzlich krankenversicherter Patienten und zur Abrechnung dieser Behandlung gegenüber den Kassenärztlichen Vereinigungen. Die Zulassung ist von enormer wirtschaftlicher Bedeutung für die meisten Ärzte, da rund 90 % der Bevölkerung gesetzlich krankenversichert sind.[71] Vielerorts ist eine rein privatärztliche Tätigkeit daher nicht wirtschaftlich. Mit dem Recht zur Abrechnung im System der GKV ist der Arzt jedoch auch verpflichtet, zahlreiche Gesetze und materielle Rechtsnormen der Selbstverwaltungsorgane zu achten.

4.1 Einleitung mit Übersicht der wesentlichen Regelwerke

41 Das Gesundheitswesen als „Hochregulierungsbereich“ verdankt diesen Ruf vornehmlich dem Einfluss des Vertragsarztrechts bei der Leistungserbringung für gesetzlich krankenversicherte Patienten („Kassenpatienten“). Bestimmend sind in

69 Schallen: Zulassungsverordnung. 2018, § 27, Rn. 87.
70 Kremer/Wittmann: Vertragsärztliche Zulassungsverfahren. 2018, S. 96, Rn. 330.
71 Statista: Anzahl der Mitglieder und Versicherten der gesetzlichen und privaten Krankenversicherung in den Jahren 2014 bis 2020. Online: https://de.statista.com/statistik/daten/studie/155823/umfrage/gkv-pkv-mitglieder-und-versichertenzahl-im-vergleich/ [abgerufen am 19.9.2021].

erster Linie – in im Wesentlichen dieser hierarchischen Reihenfolge – das SGB V, die Ärzte-ZV, der Bundesmantelvertrag-Ärzte (BMV-Ä) sowie die diversen materiellen Rechtsnormen aus dem Bereich der KBV und der Kassenärztlichen Vereinigungen. Wichtiges materielles Recht ist daher auch in deren Satzungen, in den Richtlinien des Gemeinsamen Bundesausschusses (G-BA) und in den Verträgen der beteiligten Körperschaften zu finden.

Für die Augenheilkunde sind aktuell in erster Linie folgende Regelwerke relevant: 42

- Die Anlage zum BMV-Ä über die Delegation ärztlicher Leistungen an nichtärztliches Personal,[72]
- die Anlage zum BMV-Ä über die Errichtung von Terminservicestellen,[73]
- die Regelungen des Einheitlichen Bewertungsmaßstabes (EBM) zum Vergütungssystem für Augenärzte.[74]

Hinweis

Vertragsärzte sollten daneben auch auf Änderungen von Verträgen „ihrer“ Kassenärztlichen Vereinigung mit den Krankenkassen achten. So wurden zuletzt z. B. in NRW die Sachkostenvereinbarungen zwischen den Kassenärztlichen Vereinigungen und den Krankenkassen für die ambulante Kataraktoperation geändert.[75]

4.2 Die wichtigsten Verpflichtungen für die rechtmäßige Tätigkeit

Aufgrund der enormen wirtschaftlichen Bedeutung des Teilnahmestatus kann die Entziehung der Vertragsarztzulassung existenzgefährdend sein, denn grundsätzlich ist jede der vielen ausdrücklich normierten oder ungeschriebenen vertragsärztlichen Pflichten dazu geeignet, die Zulassungsentziehung zu begründen. Hinzu kommt, dass die Zulassungsentziehung *kein* Verschulden des Arztes 43

72 KBV: Anlage 24 zum BMV-Ä. Vereinbarung über die Delegation ärztlicher Leistungen an nichtärztliches Personal in der ambulanten vertragsärztlichen Versorgung gemäß § 28 Abs. 1 S. 3 SGB V. S. 5. 2013. Online: https://www.kbv.de/media/sp/24_Delegation.pdf [abgerufen am 19.9.2021].

73 KBV: Anlage 28 zum BMV-Ä. Vereinbarung über die Einrichtung von Terminservicestellen und die Vermittlung von Arztterminen. 2019. S. 6. Online: https://www.kbv.de/media/sp/Anlage_28_Terminservicestellen.pdf [abgerufen am 19.9.2021].

74 KBV: Einheitlicher Bewertungsmaßstab (EBM). Arztgruppen-EBM. Augenarzt. 2021. Online: https://www.kbv.de/media/sp/EBM_Augenarzt_20210701_V1.pdf [abgerufen am 19.9.2021].

75 KVNO: Sachkostenvereinbarung zur ambulanten Kataraktoperation Kassenartenübergreifende Anlage zum jeweiligen Gesamtvertrag gemäß § 83 SGB V. 2021. Online: https://www.kvno.de/fileadmin/shared/pdf/online/amtliche_bekanntmachungen/2021/sachkostenvereinbarung_katarakt_01012021.pdf [abgerufen am 19.9.2021].

erfordert.[76] Ein Zulassungsentziehungsgrund liegt vor, wenn das Vertrauen der vertragsärztlichen Institution in die ordnungsgemäße Behandlung des Versicherten oder die Richtigkeit der Leistungsabrechnung so stark gestört ist, dass ihnen eine weitere Zusammenarbeit mit dem Vertragsarzt nicht mehr zugemutet werden kann.[77] Bei Verstößen, die so schwerwiegend sind, dass sie die Zulassungsentziehung bewirken könnten, muss nach ständiger Rechtsprechung vorher auch kein Disziplinarverfahren stattfinden.[78] Weiterhin ist *keine* zeitliche Begrenzung oder „Verjährung“ für die Pflichtverletzung vorgesehen.[79] Dies gilt zumindest bei schweren Verfehlungen, zu denen insbesondere der Abrechnungsbetrug zählt. Das Zulassungsentziehungs- und das Disziplinarverfahren sind im schlimmsten Falle nur ein Teilstück einer langen Verfahrensreihe. So können bereits bestandskräftige Feststellungen anderer Behörden, z. B. der Staatsanwaltschaft, für die Feststellung der Pflichtverletzung herangezogen werden. Strafverfahren und Disziplinarrecht gelten grundsätzlich nebeneinander, sodass Vertragsärzte auch keine Verletzung des Verbots der Doppelbestrafung (ne bis in idem nach Art. 103 Abs. 3 GG) vorbringen können.[80] Vertragsärzte müssen sich daher genauestes an allgemeine vertragsärztliche Pflichten halten, um der Gefahr der Zulassungsentziehung und weiteren Sanktionen zu entgehen und im Zweifel medizinrechtlichen Rat suchen.

4.2.1 Die wichtigsten Grundsätze im Überblick

4.2.1.1 Grundsatz der Gesetzestreue

44 Ärzte genießen noch immer einen hohen Stand in der Gesellschaft. In sie wird das Vertrauen gesetzt, die medizinische Versorgung der Bevölkerung zu gewährleisten. Jeder Gesetzesverstoß, der diesem Ansehen schaden und das entgegengebrachte Vertrauen gefährden könnte, kann daher zur Zulassungsentziehung führen, sofern der Verstoß im Zusammenhang mit der vertragsärztlichen Tätigkeit begangen wurde (z. B. Straftaten, berufsrechtliche Vergehen, wettbewerbsrechtliche Verstöße).[81] Gesetzesverstöße ohne Zusammenhang zur vertragsärztlichen Tätigkeit können wiederum für den Widerruf der Approbation relevant werden. Approbation und Zulassung bedingen sich gegenseitig. Mit Widerruf der

76 *BSG*, Beschl. v. 25.11.2020, Az. B 6 KA 36/19, BeckRS 2020, 38509, Rn. 13; *BSG*, Beschl. v. 11.2.2015, Az. B 6 KA 37/14 B, BeckRS 2015, 67263, Rn. 11; *BSG*, Urt. v. 21.3.2012, Az. B 6 KA 22/11 R, BeckRS 2012, 71595, Rn. 23.

77 *BVerfG*, Beschl. v. 28.3.1985, Az. 1 BvR 1245/84, NJW 1985, 2187, 2188; *BSG*, Urt. v. 25-10-1989, Az. 6 RKa 28/88 (Berlin), NJW 1990, 1556, 1556; Kremer/Wittmann: Vertragsärztliche Zulassungsverfahren. 2018, S. 489, Rn. 1619.

78 *BSG*, Beschl. v. 5.11.2003, Az. B 6 KA 54/03 B; Ladurner: Ärzte-ZV Kommentar. 2017, § 27 Ärzte-ZV Rn. 7.

79 Hänlein/Schuler: Sozialgesetzbuch SGB V. Lehr- und Praxiskommentar. 2016, § 95 SGB V, Rn. 68.

80 *LSG Rheinland-Pfalz*, 23.3.2000, Az. L 5 KA 22/99; *BVerfG*, Beschl. v. 29.10.1969, Az. 2 BvR 545/68; *BSG*, Urt. v. 29.10.1986, Az. BSG 6 RKa 4/86, BeckRS 1986, 5841, Rn. 10.

81 *BSG*, Beschl. v. 25.9.1997, 6 RKa 54/96.

Approbation wird auch die Zulassung entzogen. Bleibt die Approbation trotz Zulassungsentzugs zwar bestehen, entfällt gleichwohl die bisherige Tätigkeitsmöglichkeit, auf die die berufliche Existenz aufgebaut war.

4.2.1.2 Grundsatz der „peinlich"[82] genauen Abrechnung

Das System der GKV ist auf die unbedingte Ehrlichkeit und Gewissenhaftigkeit des Vertragsarztes angewiesen. Die Kassenärztlichen Vereinigungen fordern daher eine „peinlich" genaue Abrechnung. Ein fehlerhaftes Abrechnungsverhalten kann zugleich den Vorwurf des Abrechnungsbetruges gemäß § 263 StGB begründen und führt immer zu Honorarrückzahlungsforderungen der Kassenärztlichen Vereinigung, deren Höhe sich schnell auf mehrere Tausend Euro belaufen kann. 45

4.2.1.3 Grundsatz der Genehmigungs- und Anzeigepflicht

Grundsätzlich gilt, dass alle statusverändernden Maßnahmen in der Arztpraxis vom Zulassungsausschuss genehmigt werden müssen. Typischerweise sind das die Änderung des Vertragsarztsitzes (= Praxisanschrift) oder die Einstellung eines angestellten Arztes, eines Vertreters oder eines Assistenten in der Praxis. Ein Verstoß führt dazu, dass die Leistung nicht ordnungsgemäß erbracht wurde und damit gegenüber der Kassenärztlichen Vereinigung nicht abgerechnet werden darf. Dies begründet den formalen Schadensbegriff im Vertragsarztrecht.[83] Eine Abrechnung führt dann regelmäßig nicht nur zum Honorarregress, sondern auch zum Vorwurf des Abrechnungsbetrugs. 46

4.2.1.4 Grundsatz der persönlichen Leistungserbringung

Die Zulassung ist ein höchstpersönliches Recht und damit untrennbar an die Person des Leistungserbringers geknüpft.[84] Im Arzt-Patienten-Verhältnis besteht auf zivilrechtlicher, berufsrechtlicher und vertragsärztlicher Ebene daher die Pflicht zur persönlichen Leistungserbringung. Eine Delegation von Leistungen an nichtärztliches Personal ist zwar möglich, Leistungen aus dem Kernbereich der ärztlichen Tätigkeit muss der Arzt jedoch höchstpersönlich erbringen. Ein Verstoß hiergegen hat ebenfalls zur Folge, dass die Leistung nicht abgerechnet werden darf. Eine Ausnahme hiervon ist nur bei Tätigkeit angestellter Ärzte gegeben. Der Vertragsarzt muss bei deren Tätigkeit gleichwohl die persönliche Leitung der Praxis gewährleisten. Die von den angestellten Ärzten erbrachten Leistungen rechnen diese unter der eigenen Arztnummer ab. 47

82 *BSG*, Urt. v. 18.8.1972, Az. 6 RKa 28/71; *BSG (6. Senat)*, Beschl. v. 28.9.2016, Az. B 6 KA 14/16 B; Ladurner: Ärzte-ZV. Zahnärzte-ZV Kommentar. 2017, Vor § 27. Ärzte-ZV, Rn. 25.

83 *BGH*, Beschl. v. 28.9.1994, Az. 4 StR 280/94, NStZ, 1995, 85, 86.

84 Ladurner: Ärzte-ZV Kommentar. 2017, §§ 27 Ärzte-ZV, Rn. 25.

Hinweis

In den Fällen des § 32 Abs. 1 Ärzte-ZV kann sich ein Vertragsarzt im Fall der gesetzlich normierten Verhinderungsgründe vertreten lassen und die Vertreterleistungen auch in eigenem Namen abrechnen. Vorsichtig ist allerdings geboten, sofern die Abrechenbarkeit der Leistung eine besondere Qualifikation erfordert (z. B. Computertomografie). Hier muss der Vertreter diese besondere Qualifikation ebenfalls besitzen, ansonsten darf der Vertretene nicht abrechnen.[85]

4.2.1.5 Grundsatz der Einhaltung des Wirtschaftlichkeitsgebots

48 Die Leistungen des Vertragsarztes müssen gemäß §§ 12 Abs. 1, 70 Abs. 1 und 2 SGB V wirtschaftlich sein und dürfen das Maß des Notwendigen nicht überschreiten. Andere Leistungen werden gesetzlich krankenversicherten Patienten nicht gewährt, und ein Vertragsarzt darf diese auch nicht bewirken. Die Krankenkassen und die Kassenärztlichen Vereinigungen beraten hierzu und führen Auffälligkeits- und Zufallsprüfungen durch. Die bestandskräftige Feststellung einer unwirtschaftlichen Behandlungsweise führt zur Erstattungspflicht des Vertragsarztes. Bei wiederholtem und trotz Disziplinarmaßnahmen nicht eingestelltem Verstoß ist die Zulassungsentziehung möglich. Besonders relevant wird die Erstattungspflicht bei der unwirtschaftlichen Verordnung von Arzneimitteln.

4.2.1.6 Grundsatz der Naturalleistung/Finanzierungsvorbehalt

49 Der Vertragsarzt rechnet gegenüber der Kassenärztlichen Vereinigung ab, diese bezieht ihre Gelder wiederum im Wege der Gesamtvergütung von den Krankenkassen. Der Patient bleibt in diesem System grundsätzlich außen vor. Gesonderte finanzielle Aufwendungen des Versicherten sind dem gesetzlichen Sachleistungssystem des SGB V fremd (Naturalleistungsprinzip).[86] § 18 BMV-Ä regelt private Zuzahlungen abschließend. Der Vertragsarzt hat keinen Anspruch auf eine in jedem Einzelfall ausreichende Honorierung, sondern lediglich auf eine gerechte Honorarverteilung gegen die Kassenärztliche Vereinigung und eine insgesamt kostendeckende Honorierung. Vertragsärzte dürfen daher ohne sachlichen Grund keinen Patienten ablehnen oder ihm eine Leistung teilweise oder vollständig privat in Rechnung stellen.

85 *BSG*, Urt. v. 28.1.1998, Az. B 6 KA 93/96 R, NZS 1998, 540.
86 *BSG*, Urt. v. 7.8.1991, Az. 1 RR 7/88, BeckRS 1991, 30420023.

4.2.1.7 Grundsatz der Fortbildungspflicht

Eine vertragsärztliche Pflichtverletzung, die kraft Gesetzes zu Honorarminderungen und schließlich bei fortgesetztem Unterlassen auch zur Zulassungsentziehung führen kann, ist der Verstoß gegen die Fortbildungspflicht gemäß § 95d Abs. 3 SGB V. Dabei kann der Fortbildungsnachweis, der alle fünf Jahre zu erbringen ist, binnen zwei Jahren nach Ablauf der Frist nachgeholt werden. Die Kassenärztliche Vereinigung ist in dieser Zeit zunächst verpflichtet, das Honorar prozentual zu kürzen und nach Ablauf der zwei Jahre den Antrag auf Zulassungsentziehung zu stellen (gebundene Ermessensentscheidung). 50

4.2.2 Weitere allgemeine Verpflichtungen des Vertragsarztes

Neben den vorgenannten Pflichten, deren Verletzung unmittelbare Auswirkung auf die Vergütung des Vertragsarztes haben können und gleichzeitig eine Zulassungsbestandsgefahr bedeuten, gibt es weitere Pflichten, deren Verletzung vornehmlich zu disziplinarrechtlichen Konsequenzen führen können. 51

4.2.2.1 Grundsatz der Einhaltung administrativer Pflichten

Es bestehen diverse administrative Pflichten, z. B. 52

- die Auskunftspflicht des Vertragsarztes gegenüber den Krankenkassen gemäß § 294 ff. SGB V; Verstöße werden bei fortgesetztem Verhalten relevant, wobei zu beachten ist, dass der Auskunftsanspruch nicht besteht, wenn sich der Vertragsarzt mit den Aussagen in berufs- oder strafrechtlicher Weise selbst belasten würde;
- die Pflicht, an Maßnahmen der Qualitätssicherung teilzunehmen;
- Neutralität in Bezug auf vertragsärztliche Institutionen und ihre Mitarbeiter zu wahren; wiederholte diffamierende Äußerungen können zum Verlust der Zulassung führen.[87]

4.2.2.2 Grundsatz der Behandlungspflicht

Die Zulassung zum vertragsarztrechtlichen System verpflichtet den Vertragsarzt grundsätzlich dazu, die Versicherten der gesetzlichen Krankenversicherung zu behandeln, wobei dies auch Notfälle und die Teilnahme am Notdienst einschließt. Die Behandlungspflicht besteht nur für das Fachgebiet, in dem die Zulassung erteilt wurde.[88] Die Behandlung darf nur in begründeten Ausnahmefällen abgelehnt werden, § 13 Abs. 7 Satz 3 BMV-Ä. Hierzu zählen Gründe wie die Überlastung des Arztes, eine nicht gerechtfertigte Überschreitung des Fachgebietes, eine vom Patienten gewollte nicht indizierte Maßnahme, eine Störung des Vertrauens- 53

87 *BSG*, Urt. v. 20.10.2004, Az. B 6 KA 67/03 R, Rn. 27.
88 BSGE 23, 97; BSG MedR 2005, 302, 304.

verhältnisses oder ein Hausbesuch außerhalb des üblichen Praxisbereichs.[89] Nach § 13 Abs. 7 Satz 1 BMV-Ä kann der (erwachsene) Versicherte abgelehnt werden, wenn er keine Krankenversichertenkarte vorlegt.

Hinweis

Der Grundsatz der Behandlungspflicht verbietet dem Vertragsarzt auch, dem Patienten nur eine privatärztliche Behandlung zu offerieren, wenn diese generell zum Leistungsspektrum des Arztes gehört/gehören muss und im maßgeblichen Regelwerk zum Vergütungssystem dem EBM enthalten ist.

5 Strafrechtliche Leitplanken

54 Strafverfahren und Strafanzeigen sind, so ehrlich muss man sein, eine realistische Bedrohung der ärztlichen Heilpraxis – und eine Existenzgefährdung noch dazu. Allein die Eröffnung eines Ermittlungsverfahrens kann aufgrund der damit verbundenen Stigmatisierung existenzgefährdend sein. Hinzu kommt die häufige Verknüpfung mit zivilrechtlichen Schadensersatzforderungen und berufs- und vertragsarztrechtlichen Sanktionen. Ein rechtskonformes Verhalten muss oberste Priorität sein!

5.1 Delikte gegen die körperliche Unversehrtheit und das Leben

55 In ständiger Rechtsprechung haben die Gerichte entschieden, dass

- jede ärztliche Behandlung tatbestandlich eine Körperverletzung nach den §§ 223 ff. StGB darstellt und
- jede indizierte, lege artis durchgeführte und erfolgreiche ärztliche Behandlung damit immer doch auch der Rechtfertigung durch die ordnungsgemäße Aufklärung und Einwilligung des Patienten bedarf[90],

damit der Arzt rechtmäßig handelt. Juristisch steht dabei die Aufklärung im Vordergrund. Die Anforderungen hieran sind hoch und ein Verstoß wird häufig erst nachträglich geltend gemacht, wenn ein Behandlungsfehler nicht nachgewiesen werden kann.[91] Die Aufklärung und deren Dokumentation können daher nicht vernachlässigt werden.

89 Schnapp/Wigge: Handbuch des Vertragsarztrechts. Das gesamte Kassenarztrecht. 2017, S. 52, Rn. 52.

90 *BGH*, Urt. v. 28.11.1957, Az. 4 StR 525/57, NJW 1958, 267, 268; *BGH*, Urt. v. 4.10.1999, Az. 5 StR 712/98, NJW 2000, 885, 886.

91 Ulsenheimer/Gaede: Arztstrafrecht in der Praxis. 2015, S. 174, Rn. 302.

5.1.1 Das Selbstbestimmungsrecht des Patienten

Der Wille des Patienten, über seine Behandlung autonom zu bestimmen, ist ein zentrales Patientenrecht und durch das Gebot der Menschenwürde und die Grundrechte auf Leben und körperliche Unversehrtheit gewährleistet. Der Arzt kann sich nicht auf seine guten Absichten berufen. Dem Selbstbestimmungsrecht des Patienten gebührt die Freiheit, sich auch entgegen medizinischen und ärztlichen Rats sowie der Vernunft zu entscheiden.[92] 56

5.1.2 Inhalt der Aufklärung

Die Aufklärung soll den Patienten im jeweiligen Einzelfall in die Lage versetzen, kompetent und selbstbestimmt über die Behandlung entscheiden zu können, indem der Patient über das Wesen der Behandlung „im Großen und Ganzen“[93] aufgeklärt wird und eine eigenverantwortliche Nutzen-Risiko-Abwägung für oder gegen den medizinischen Eingriff treffen kann. Ziel ist, dass sich der Patient im Sinne eines „Informed consent“[94] nach seinem individuellen Erwartungshorizont neben den Erfolgschancen auch über Fehlschläge und Risiken der Behandlung im Klaren ist. Dabei muss die Aufklärung umso intensiver sein, je größer die Risiken des Eingriffs sind. Insofern sind grundsätzlich auch seltene Risiken und Gefahren zu nennen, die eintreten können. Allgemein bekannte Risiken, beispielsweise blaue Flecken nach Blutabnahme, bedürfen nicht unbedingt der ausdrücklichen Erwähnung.[95] Die schwersten Risiken, die bei deren Eintritt das körperliche Wohlbefinden des Patienten am stärksten beeinträchtigen könnten, müssen hingegen selbst dann genannt werden, wenn sie sehr selten, aber für den jeweiligen Eingriff spezifisch sind und eine typische Komplikation darstellen.[96] Eine falsch verstandene Rücksichtnahme des Arztes, der einen Patienten nicht unnötig beunruhigen möchte, ist eben falsch verstandene Rücksicht und bedeutet einen Aufklärungsfehler.[97] 57

Die wirtschaftliche Aufklärung wird insbesondere bei individuellen Gesundheitsleistungen (IGeL) relevant. Die Vereinbarung bedarf der Schriftform nach § 18 Abs. 8 Nr. 3 BMV-Ä unter Auflistung der Einzelleistungen, der Honorarhöhe und der Aufklärung des Arztes, dass die Leistung nicht durch die Krankenkassen gedeckt ist. 58

Die „Therapeutische Aufklärung“ umfasst die Aufklärung des Patienten über dessen therapiegerechtes eigenes Verhalten. Sie soll dem Patienten ein solches 59

---

92 *BGH*, Urt. v. 28.11.1957, Az. 4 StR 525/57, NJW 1958, 267.

93 *BGH*, Urt. v. 14-02-1989, Az. VI ZR 65/88, NJW 1989, 1533, 1535; *BGH*, Urt. v. 14.3.2006, Az. VI ZR 279/04, NJW 2006, 2108; *GH*, Urt. v. 13.6.2006, Az. VI ZR 323/04, NJW 2006, 2477, 2478; Ratzel/Lissel: Handbuch des Medizinschadensrechts. 2013, S. 110, Rn. 56.

94 *BGH*, Urt. v. 15.3.2005, Az. VI ZR 313/03, NJW 2005, 1718, 1718 f.

95 *BGH*, Urt. v. 14-06-1994, Az. VI ZR 260/93, NJW 1994, 2414, 2414.

96 *BGH*, Urt. v. 15.3.2005, Az. VI ZR 289/03, NJW 2005, 1716, 1717.

97 Ulsenheimer/Gaede: Arztstrafrecht in der Praxis. 2015, S. 180, Rn. 318.

gesundheitsförderndes Verhalten ermöglichen und ihn vor den Folgen ungesunden Verhaltens warnen. Eine Verletzung dieser Form der Aufklärung wird jedoch als Behandlungsfehler gewertet.

5.1.3 Inhalt einer ordnungsgemäßen Aufklärung

60 Checkliste

- ☐ die **Diagnoseaufklärung** über den Krankheitsbefund,
- ☐ die **wirtschaftliche Aufklärung**, sofern nicht durch Dritte gedeckt,
- ☐ die **Behandlungs- und Verlaufsaufklärung** über die konkrete Art der Behandlung, die Tragweite des Eingriffs sowie die Krankheitsentwicklung und deren Erfolgschancen und
- ☐ die **Risikoaufklärung** über die typischen Risiken der Behandlung.

Wichtig

Auch wenn sich das aufklärungsbedürftige Risiko schlussendlich nicht verwirklicht hat, macht ein Fehlen der Aufklärung über dieses Risiko die Einwilligung unwirksam!

5.1.4 Arztvorbehalt

61 Das Aufklärungsgespräch ist einem Arzt vorbehalten. In erster Linie sollte der behandelnde Arzt die Aufklärung vornehmen. Bei einer arbeitsteiligen Arbeitsweise kann die Aufgabe auch von einem anderen Arzt übernommen werden, soweit dieser über die notwendige Fach- und Sachkenntnis verfügt und der behandelnde Arzt seine Organisations- und Kontrollpflichten einhält.[98] Bei einer Operation ohne wirksame Einwilligung haftet der Aufklärende – ohne selbst operiert zu haben – für eine tatbestandsmäßig rechtswidrige Körperverletzung und den daraus entstandenen Körperschaden.[99] Eine Delegation an nichtärztliches Personal ist nicht statthaft.[100]

5.1.5 Das persönliche Gespräch

62 Das ärztliche Aufklärungsgespräch hat nach ständiger Rechtsprechung mündlich und nach dem Verständnishorizont des Patienten zu erfolgen.[101] Lediglich bei

98 *OLG Karlsruhe* NJW-RR 1998, 459, 461; *BGH* NJW-RR 2007, 310 f.
99 *BGH*, Urt. v. 22.4.1980, Az. VI ZR 37/79, NJW 1980, 1905, 1906 f.
100 Vgl. *BGH*, Urt. v. 27.11.1973, Az. VI ZR 167/72, NJW 1974, 604, 605 f.
101 *BGH*, Urt. v. 14.3.2006, Az. VI ZR 279/04, BGHZ 166, 336, NJW 2006, 2108; *BGH*, Urt. v. 23.3.2003, Az. VI ZR 131/02, NJW 2003, 2012.

einfachen Routineeingriffen[102] oder Notfällen kann auf ein persönliches Aufklärungsgespräch über Risiken eines Eingriffs verzichtet werden. Sprachliche Barrieren müssen gegebenenfalls durch die Inanspruchnahme sprachkundigen Krankenhauspersonals, Angehöriger oder Dolmetscher überwunden werden.[103] Ein standardisierter Aufklärungsbogen allein genügt dem Grundsatz nicht, er kann jedoch zur Vorbereitung des Gesprächs verwendet werden.[104]

Tipp

Der maßgebliche Aufklärungsbogen sollte durch Zeichnungen, handschriftliche Notizen und Ähnlichem individualisiert werden. Grund dafür sind die Verjährungsfrist von mindestens drei Jahren nach § 195 BGB und die sich ggf. anschließende teils lange Verfahrensdauer von Gerichtsverfahren. Angesichts der zahlreichen Patientenkontakte haben betroffene Ärzte und involviertes Personal meist keine eigene konkrete Erinnerung mehr an die spezifische Aufklärungssituation und den Gesprächsinhalt. Durch die Ergänzungen kann im Zivil- und Strafprozess glaubhaft gemacht werden, dass eine Aufklärung im erforderlichen Maße stattgefunden hat. Sind keine Individualisierungen vorgenommen worden, kann unter Umständen vor Gericht der „Immer-So-Beweis" angeführt werden, indem erläutert wird, wie bei bestimmten Verfahren üblicherweise in einer bestimmen Art und Weise aufgeklärt wird.[105] Hierbei können auch Angestellte der Praxis als Zeugen dienen.

5.1.6 Aufklärung Dritter

Ist die Einwilligungsfähigkeit des Patienten nicht oder nicht mehr gegeben, 63
müssen Dritte in vorgeschlagene ärztliche Maßnahmen einwilligen. Dieses Problem ergibt sich insbesondere bei Minderjährigen und Patienten, die unter Betreuung stehen und bei denen ein Einwilligungsvorbehalt besteht.

5.1.6.1 Minderjährige

Für Minderjährige ist eine starre Altersgrenze nicht bestimmt, sodass es auf die 64
Umstände des Einzelfalles ankommt, ob der Minderjährige der Vertretung seiner Eltern bedarf oder nicht. Die Einwilligungsfähigkeit ist grundsätzlich gegeben, wenn der Minderjährige über die behandlungsspezifische natürliche Einsichtsfähigkeit verfügt und die Tragweite des ärztlichen Eingriffs richtig erfassen kann.[106] Zur Orientierung wird auf die Vollendung des 14. Lebensjahres abge-

102 Bei Routineeingriffen kann ein Merkblatt ausreichen, wenn dem Patienten die Möglichkeit zur Stellung von Fragen eingeräumt wurde: *BGH*, Urt. v. 15.2.2000, Az. VI ZR 48/99, NJW 2000, 1784 ff.

103 *OLG Düsseldorf*, Urt. v. 12.10.1989, Az. 8 U 60/88, NJW 1990, 771, 771.

104 Ratzel/Lissel: Handbuch des Medizinschadensrechts. 2013, S. 104, Rn. 32.

105 *OLG Koblenz*, Urt. v. 21.10.2015, Az. 5 U 602/15, BeckRS 2016, 355, Rn. 18.

106 *OLG Frankfurt a. M.*, Beschl. v. 21.8.2007, Az. 4 W 12/07, NJW 2007, 3580, 3581.

stellt. Bis zu diesem Alter ist in der Regel die Einwilligung der Eltern erforderlich. Danach bedarf es der Abwägung des Arztes. Zur Vermeidung von Streitigkeiten sollte nach Möglichkeit die Einwilligung der gesetzlichen Vertreter *auch* eingeholt werden. Dabei ist im Grundsatz davon auszugehen, dass nur beide Eltern zusammen in den ärztlichen Eingriff einwilligen können. Ist nur ein Elternteil anwesend, so muss der Arzt bei Eingriffen mit größeren Risiken die Zustimmung des anderen Elternteils erfragen, wobei er auf die Aussage des anwesenden Elternteils vertrauen darf. Bei großen Risiken muss der Behandelnde sich der Zustimmung ausdrücklich vergewissern.

5.1.6.2 Rechtliche Betreuung

65 Das zuständige Amtsgericht bestellt einen gesetzlichen Betreuer, wenn ein Patient wegen einer psychischen Krankheit oder einer körperlichen, geistigen oder seelischen Behinderung seine Angelegenheiten ganz oder teilweise nicht mehr erledigen kann. Im Betreuungsausweis ist aufgeführt, welche Rechte der Vertreter innehat. Insofern wird zwischen der Betreuung mit und ohne Einwilligungsvorbehalt unterschieden. Erst bei einer drohenden Schädigung des Betreuten ordnet das Gericht einen Einwilligungsvorbehalt an. Der Betreuer ist damit der Einzige, der rechtlich wirksame Erklärungen für den Betreuten abgeben kann. Außer in Notfällen wäre es daher ein unvertretbares Risiko, den zuständigen Betreuer nicht aufzuklären. Bei Problemen mit dem Betreuer sollten sich Ärzte an das zuständige Amtsgericht wenden. Liegt eine ordnungsgemäße Patientenverfügung vor, ist die darin enthaltene vorweggenommene Zustimmung oder Ablehnung zu beachten.

5.1.7 Rechtzeitigkeit der Aufklärung

66 Das Aufklärungsgespräch hat rechtzeitig vor der Behandlung zu erfolgen. Dem Patienten muss ausreichend Zeit für die Abwägung des geplanten Eingriffs gegeben werden. Vor größeren operativen Eingriffen sollte ein Zeitraum von 24 Stunden gewahrt bleiben, eine Aufklärung am Vorabend der Operation ist nach der Rechtsprechung zu kurz bemessen.[107] Bei kleineren ambulanten Eingriffen kann die Aufklärung am Eingriffstag erfolgen, sofern eine Zäsur gegeben ist, die dem Patienten Zeit und Konzentration für ruhige Überlegungen und ein Gespräch mit Angehörigen lässt.[108] Bei schwerwiegenden Eingriffen mit erheblichen Risiken können mehrere Gespräche erforderlich sein. Auch bei einem größeren zeitlichen Abstand zwischen dem Aufklärungsgespräch und der Operation kann ein erneutes Aufklärungsgespräch erforderlich sein.

---

107 *BGH*, Urt. v. 17.3.1998, Az. VI ZR 74/97, NJW 1998, 2734, 2734.

108 *BGH*, Urt. v. 25.3.2003, Az. VI ZR 131/02, NJW 2003, 2012, 2013; *BGH*, Urt. v. 17.2.1998, Az. VI ZR 42/97, NJW 1998, 1784, 1785; Ratzel/Lissel: Handbuch des Medizinschadensrechts. 2013, S. 113, Rn. 68 und 69.

5.1.8 Die Einwilligung

Wurde eine ordnungsgemäße Aufklärung durchgeführt, kann sich hierauf die Einwilligung stützen. Die Einwilligung darf dabei keinen Willensmängeln unterliegen und die Einwilligungserklärung muss ausdrücklich und vor Behandlungsbeginn erfolgen. Der Arzt muss gerade in Kenntnis und aufgrund der Einwilligung handeln. Außerdem darf die Behandlung nicht gegen die guten Sitten verstoßen. Ein Patient kann nur in eine Behandlung lege artis einwilligen. Bei einem Behandlungsfehler liegt daher automatisch eine tatbestandliche Körperverletzung vor.[109] 67

5.1.8.1 Mutmaßliche und hypothetische Einwilligung

Kann die Einwilligung des Patienten nicht rechtzeitig eingeholt werden, z. B. im Rahmen der Notfallmedizin oder bei der intraoperativen Operationserweiterung, dann ist zu prüfen, ob der Patient bei ordnungsgemäßer Aufklärung in die Behandlung eingewilligt hätte (mutmaßliche Einwilligung). Fehlt die Einwilligung oder ist sie unvollständig und hätte sie aber rechtzeitig eingeholt werden können, dann kann sich der Arzt gegebenenfalls damit entlasten, dass der Patient bei ordnungsgemäßer Aufklärung trotzdem in den Eingriff eingewilligt hätte (hypothetische Einwilligung).[110] 68

Weitere Informationen zur ordnungsgemäßen Aufklärung findet man bei den zuständigen Ärztekammern. Auf Anfrage erhält man Formulierungshilfen und Informationen. Z. B. die Ärztekammer Bremen[111] und die Ärztekammer Baden-Württemberg[112] stellen auf ihren Internetseiten zahlreiche Merkblätter auch ohne Anfrage zur Verfügung. 69

5.2 Vermögensdelikte

Die Abrechnung der vertragsärztlichen Leistungen erfolgt im Wege der Gesamtvergütung. Jedes Jahr verhandeln Krankenkassen und Kassenärztliche Vereinigungen einen festen Betrag, mit dem die Kosten der Behandlung aller Kassenpatienten gedeckt werden muss. Dabei ist die Kontrollmöglichkeit einzelner Akteure stark eingeschränkt, denn der Patient weiß nicht, welche Leistungen der Arzt gegenüber der Kassenärztlichen Vereinigung abrechnet und die Kassenärztliche Vereinigung weiß nicht, welche Leistungen tatsächlich erbracht wurden. Das vertragsärztliche System ist daher auf das Vertrauen und die Redlichkeit seiner Ärzte angewiesen. 70

109 *BGH*, Urt. v. 19.11.1997, Az. 3 StR 271–97, NJW, 1802, 1803.
110 *BGH*, Urt. v. 22.5.2007, Az. VI ZR 35/06; BGHZ 172, 254, NJW 2007, 2774.
111 Ärztekammer Bremen. Online: https://www.aekhb.de/patienten/merkblaetter/2/22/index.html [abgerufen am 19.9.2021].
112 Ärztekammer Baden-Württemberg. Online: https://www.aerztekammer-bw.de/10aerzte/40merkblaetter/10merkblaetter/index.html [abgerufen am 19.9.2021].

5.2.1 Abrechnungsbetrug

71 Die Abrechnung des Vertragsarztes erfolgt durch Abgabe der Sammelerklärung, die der Vertragsarzt eigenständig vornimmt und in der er die peinlich genaue Erfassung der Leistungen versichert. Hierauf folgt für alle Vertragsärzte die sachlich rechnerische Prüfung (elektronisch). In jedem Quartal werden zudem stichprobenartig Plausibilitätsprüfungen durchgeführt, bei denen die Angaben aufgrund von Durchschnittswerten und Richtgrößen überprüft werden. Der bewusste Missbrauch dieser Strukturen ist von fahrlässigen Fehlern zu trennen. Typische Fälle können Fehleintragungen und Nachlässigkeiten des Arztes oder seines Personals sein. Auch der EBM bietet zahlreiche Fehlerquellen, denn die Zuordnung einzelner Leistungen zu den Gebührenziffern ist oft auslegungsbedürftig, sodass Platz für unterschiedliche Meinungen vorhanden ist. Für einen besseren Eindruck für die Realitäten des Abrechnungsbetruges (§ 263 StGB) dienen folgende Fallgestaltungen.

5.2.1.1 Fälle ohne Leistungshintergrund[113]

72 Zur Abrechnung nicht erbrachter, sog. Luftleistungen zählen z. B. überhöhte oder falsche Sachkostenabrechnungen, Umdatierungen, damit die Zusatzversicherung des Patienten greift, oder die Abrechnung von Leistungen bei verstorbenen Patienten. Beliebt ist auch die bewusst falsche gebührenrechtliche Bewertung, z. B. das Hinzufügen zusätzlicher Gebührenziffern, die Wahl der höher bewerteten Gebührenordnungsziffer oder die Verteilung einer Leistung auf mehrere Tage durch Vor- und Zurückdatierung der Behandlungen (Splitting) sowie die Abrechnung anderer Leistungen mit gleichem Gebührensatz, um offensichtliche Überschreitungen des Falldurchschnitts zu verschleiern.

5.2.1.2 Fälle mit Leistungshintergrund

73 Die ärztliche Leistung kann einwandfrei, unter Beachtung der Regelungen zur Aufklärung und Einwilligung, erbracht worden sein. Wegen des Verstoßes gegen ordnungsrechtliche Vorgaben kann die Leistung jedoch nach dem formalen Schadensbegriff im GKV-System nicht abrechenbar sein.[114] Erfolgt z. B. eine Zuweisung gegen Entgelt, schlägt sich dieser Makel auch auf die Leistungsabrechnungsfähigkeit nieder.[115]

Beispiele

- Abrechnung einer Leistung, ohne die dafür erforderliche Praxisausstattung oder Qualifikation zu besitzen, oder Abrechnung einer nicht delegierbaren und nicht persönlich erbrachten Leistung

---

113 Aufzählung angelehnt an: Ulsenheimer/Gaede: Arztstrafrecht in der Praxis. 2015, S. 674, Rn. 1099; Kraatz: Arztstrafrecht. 2018, S. 213, Rn. 273.

114 *BGH*, Beschl. v. 28.9.1994, Az. 4 StR 280/94, NStZ, 1995, 85, 86.

115 *LSG Niedersachsen/Bremen*, Urt. v. 8.6.2016, Az. L 3 KA 6/13.

- Die Wundversorgung kann an einen Wundmanager wirksam delegiert und die Leistung abgerechnet werden. Dies gilt jedoch nicht für die Delegation an einen medizinischen Fachangestellten
- Abrechnung nachweisbar unwirtschaftlicher Leistungen, insbesondere bei medizinisch nicht indizierten Maßnahmen
- Die fehlende Weitergabe von Vergünstigungen seitens des Labors oder von Lieferanten an die Krankenkassen (sogenannte „kick-back-Verträge“[116])
- „Rückvergütungen“/Bestechungsgelder[117]
- Außerordentlich hohe Geldzuwendung eines Pharmaunternehmens an einen Vertragsarzt zur „Anwendungsbeobachtung“ mit geringem Aufwand für den Arzt für ein Präparat der Herstellerfirma[118]

5.2.2 Untreue

Inzwischen ist anerkannt, dass Vertragsärzten aufgrund ihrer Stellung im vertragsärztlichen Abrechnungssystems eine Vermögensbetreuungspflicht gegenüber den Geldern der Krankenkassen zukommt und sie sich damit auch der Untreue gemäß § 266 StGB strafbar machen können. Das BVerfG[119] hat diese Auslegung zwar für „noch“ verfassungsgemäß eingeschränkt, jedoch Bedenken hinsichtlich der Reichweite der Vorschrift geäußert. Die Norm ist daher restriktiv auf evidente und schwerwiegende Verstöße zu beschränken. 74

Fallbeispiele

- Der Patient und der Vertragsarzt wirken bei der Ausstellung und Vorlage vertragsärztlicher Rezepte ohne medizinische Indikation an einen Apotheker kollusiv zusammen. (In derartigen Fällen scheidet ein Abrechnungsbetrug mangels relevanter Täuschungshandlung gegenüber dem Apotheker regelmäßig aus, weil dieser grundsätzlich nicht verpflichtet ist, das vorgelegte Rezept auf seine medizinische Richtigkeit hin zu überprüfen.[120])
- Ein Herstellerunternehmen erstattet dem Vertragsarzt die Entsorgungskosten für den Praxissondermüll. Dieser gibt die Vergünstigung in seinen Honorarunterlagen nicht an.[121]
- Ärzte beziehen von einem Unternehmen Augenlinsen für ambulante Operationen. Dieses zahlt an die Ärzte umsatzbezogene Rückvergütungen (kick-backs). Die Ärzte geben die Vergünstigungen nicht weiter.[122]

5.3 Korruption

Die §§ 299a und 299b StGB sind vergleichsweise neue Straftatbestände und sollen entstandene Strafbarkeitslücken schließen. Schutzzweck ist das faire Marktverhalten und wettbewerbsrechtlicher Konkurrenzschutz sowie der Schutz des Vertrauens der Patienten in die Redlichkeit heilberuflicher Entscheidungen unbeeinflusst von 75

116 *BGH*, Beschl. v. 25.7.2017, Az. 5 StR 46/17, NStZ-RR 2017, 313.
117 *LG Saarbrücken*, Urt. v. 29.6.2020, Az. KLs 5/20.
118 *BGH*, Urt. v. 24.8.1994, Az. 3 StR 204/94, NStZ 1994, 585.
119 *BVerfG*, Beschl. v. 23.6.2010, Az. 2 BvR 2559/08, NJW, 2010, 3209, 3212, Rn. 85.
120 *BGH*, Beschl. v. 25.11.2003, Az. 4 StR 239/03, NJW 2004, 454.
121 *OLG Hamm*, Urt. v. 22.12.2004, Az. 3 Ss 431/04, NStZ-RR 2006, 13.
122 *BGH*, Urt. v. 22.8.2006, Az. 1 StR 547/05, NStZ 2007, 213.

finanziellen Interessen (doppelter Rechtsgüterschutz).[123] „Zuweisung“ ist dabei weit zu verstehen und meint jede Einwirkung auf den Patienten mit der Absicht, dessen Wahl eines Leistungserbringers zu beeinflussen. Im Kern ist für die Strafbarkeit die Angemessenheit von Leistung und Gegenleistung entscheidend. Die Schwierigkeit besteht darin, zwischen gewünschter Kooperation und strafrechtlichem Verbot zu unterscheiden. Hier besteht in vielen Fällen ein rechtliches Risiko.

Fallgruppen und Beispielsfälle

76 Die folgenden Beispiele illustrieren den Beginn der „Gefahrenzone“. Zu beachten ist, dass jeder Beispielsfall für eine abschließende Beurteilung einer Einzelfallbetrachtung bedarf.

1. **Geldzahlungen ohne Gegenleistung oder für sinnlose Leistungen oder für unangemessene Leistungen**
   - Ein Pharmaunternehmen zahlt einem Arzt für einen Vortrag ein exorbitantes Honorar. Abwandlung: Das Unternehmen bezahlt den Arzt angemessen, lässt ihn jedoch zum Vortrag in einem Privatjet einfliegen und quartiert ihn in einem Luxushotel ein.
   - Ein gesondertes „Service-Unternehmen“ eines Arztes vergütet Statistikleistungen eines anderen Arztes, der Zuweiser des Erstgenannten ist, ohne dass das Service-Unternehmen diese Statistikleistungen benötigt.
   - Ein Arzt vergütet seinen Zuweiser für Beratungsdienstleistungen, die nicht erbracht werden oder für den Arzt ohne Bedeutung sind, z. B., weil er die damit verknüpften Erkenntnisse selbst schon hat.
   - Ein Augenoptiker mietet in den Praxisräumen des Augenarztes einen Lagerraum (10 qm) für 1.000,00 EUR an, die Miete des Arztes für die Gesamträume (180 qm) beträgt aber die verhältnismäßig geringere Summe von 2.000,00 EUR.
2. **Geldzahlungen für abstrakt benötigte, aber konkret unnötige Leistungen**
   - Ein Arzt zieht für seine eigenen, typischerweise vollständig zu seinem Fachgebiet gehörenden Diagnostikleistungen seinen Zuweiser hinzu und vergütet ihn, allerdings nur bei Patienten, die dieser ihm zugewiesen hat.
   - Ein Krankenhaus beschäftigt einen ansonsten niedergelassenen Arzt für Operationen, die auch die bislang angestellten Krankenhausärzte durchführen, obwohl eine ärztliche Personalunterdeckung nicht besteht, und der Arzt führt die Operationen praktisch ausschließlich an solchen Patienten aus, für die er die Krankenhauseinweisung ausgestellt hat; hinzu kommt, dass der Arzt für seine Tätigkeit an einem Tag/in einer Woche das verhältnismäßig Mehrfache eines vergleichbaren anteiligen Krankenhausarztgehaltes erhält.

123 BT-Drs. 18/6446, S. 12.

3. **Übernahme von finanziellen Aufwendungen, die typischerweise ein anderer zu tragen hat; Ersparung von finanziellen Aufwendungen**
   - Ein Optiker ist Eigentümer des Hauses, in dem er seine Apotheke betreibt und in dem Räumlichkeiten für Arztpraxen vorgesehen sind. Er vermietet die Räume an einen Arzt für eine Miete, die in marktuntypischem Ausmaß geringer als die ortsübliche Miete ist; gleichzeitig besteht aufgrund der geringen Kündigungsfrist der Räume (ohne Festlaufzeit) ein gewisser Verordnungsdruck beim Arzt zur Aufrechterhaltung des Zustandes.
   - Ein Optiker zahlt seinem Vermieter unabhängig von der laufenden Miete einen Geldbetrag im Zusammenhang mit der Vermietung von Räumen an einen Arzt, an den der Vermieter einen Umzugskostenzuschuss, Umbaukostenzuschuss o. ä. leistet oder dem der Vermieter für X Monate mietfreie Zeit gewährleistet.
   - Zwei Ärzte gründen gemeinsam eine Apparategemeinschaft für den Betrieb eines Gerätes, das allerdings nur ein Arzt, der aber Zuweiser des anderen Arztes ist, nutzt; dabei leistet nur der Zuweisungen empfangende Arzt eine Bareinlage für den Gerätekauf oder übernimmt den Großteil der Kaufsumme und/oder nur er beteiligt sich an den laufenden Kosten bzw. übernimmt einen Großteil daran.
   - Ein Arzt schließt einen Leasingvertrag über ein Gerät ab, das dann in der Praxis eines anderen, ihm zuweisenden Arztes aufgestellt wird.
   - Ein Optikergeschäft übernimmt für einen Arzt Kosten im Zusammenhang mit Personalschulungen, Fortbildungen u. ä.
   - Ein Arzt stellt einem anderen, ihm zuweisenden Arzt sein Ferienhaus kostenfrei oder gegen eine unüblich geringe Miete zur Verfügung.

4. **Ungerechtfertigte und/oder unverhältnismäßige Unternehmensbeteiligungen**
   - Ein Optiker führt sein Geschäft mit diversen Angestellten als Gesellschaft. Mitgesellschafter ist ein Augenarzt, der 10 % der Anteile hält, gleichwohl aber zu 50 % am Gewinn beteiligt ist, und im Übrigen seine Praxisräume in unmittelbarer Nähe zum Geschäft unterhält, sodass seine Patienten „automatisch“ das Optikergeschäft aufsuchen.
   - Ein im Bereich Heil- und/oder Hilfsmitteln tätiges Unternehmen gewährt nur Ärzten, deren Patienten regelmäßig die Geschäfte des Unternehmens aufsuchen und/oder deren Leistungen in Anspruch nehmen, Beteiligungen.

5. **Rückvergütungen (sog. kick-back) über Rechnungsminderungen oder Sachgeschenke**
   - Ein Unternehmen verkauft an einen Arzt Medizinprodukte, die dieser gemäß § 10 GOÄ gegenüber seinen Patienten abrechnet. Tatsächlich erhält der Arzt zwei Rechnungen vom Unternehmen: eine über den Listenpreis und eine über den gleichen Betrag abzüglich 10 %, unabhängig von frühzeitigen Zahlungen o. ä. Der Arzt fügt seinen Patientenliquidationen nur

die Rechnung über den Listenpreis bei (und behält den 10 %-igen Differenzbetrag ein).
 - Die gleiche Situation wie im vorgenannten Beispiel. Der Arzt erhält aber keine zwei Rechnungen, sondern nur diejenige über den Listenpreis. Er zahlt gleichwohl von zehn Rechnungen nur acht; die zwei offenen Rechnungen werden vom Lieferunternehmen nicht verfolgt, sodass der Arzt zwei Produkte ohne Gegenleistung erhält, die er seinen Patienten aber in Rechnung stellt.

6. **Verrechnung von virtuellen Guthaben mit realen Forderungen**
   - Ein Unternehmen vertreibt Medizinprodukte, die als Sprechstundenbedarf von einem Arzt zulasten der GKV verordnet werden. Das Unternehmen hinterlegt für je von dem Arzt verordneten Sprechstundenbedarfsumsatz in Höhe von 1.000,00 EUR ein virtuelles Guthaben für ihn im Umfang von 50,00 EUR. Am Ende des Jahres kann der Arzt sich für sein angesammeltes Guthaben auf Kosten des Unternehmens bei einem anderen Unternehmen sonstige Praxismaterialien bestellen, privat benötigte Güter ordern und/oder eine Auszahlung vornehmen lassen.

7. **Umgehungskonstruktionen über „Mittelsmänner"**
   - Über die Einbindung Dritter, die weder Heilberufler sind noch Leistungen für Heilberufler erbringen, wird teilweise versucht, die vorstehenden Konstruktionen aus dem Risikobereich herauszunehmen und/oder jedenfalls zu verschleiern. Gezielte Umgehungen ohne eine Sozialadäquanz des Handelns des Dritten ändern an der Unzulässigkeit bzw. jedenfalls Risikohaftigkeit nichts.
   - Ein Augenoptiker und die Ehefrau des Augenarztes „um die Ecke" (gelernte Bürokauffrau) gründen eine GmbH, die in unmittelbarer Nähe der Praxis des Arztes ein Optikergeschäft einrichtet und betreibt. Beide Gesellschafter sind zu 50 % an der GmbH beteiligt und formal auch deren Geschäftsführer. Allein der Augenoptiker übernimmt allerdings die Organisation; die Arzt-Ehefrau trifft nur einmal im Jahr im Rahmen der Jahresabschlussbesprechung mit dem Optiker zusammen. Beide erhalten jedoch ein fixes Geschäftsführergehalt (Optiker 60.000,00 EUR; Arzt-Ehefrau: 30.000,00 EUR); die Restgewinnverteilung erfolgt paritätisch.

Literatur

Ärztekammer Baden-Württemberg. Online: https://www.aerztekammer-bw.de/10aerzte/40merkblaetter/10merkblaetter/index.html [abgerufen am 19.9.2021].

Ärztekammer Bremen. Online: https://www.aekhb.de/patienten/merkblaetter/2/22/index.html [abgerufen am 19.9.2021].

Bäune, S./Meschke, A./Rothfuß, S.: Kommentar zur Zulassungsverordnung für Vertragsärzte und Vertragszahnärzte. Berlin/Heidelberg 2008.

Clausen, T./Schroeder-Printzen, J.: Münchener Anwaltshandbuch. Medizinrecht. 3. Aufl. München 2020.

Hänlein, A./Schuler, R.: Sozialgesetzbuch SGB V. Lehr- und Praxiskommentar. 5. Aufl. Baden-Baden 2016.
Huster, S./Kaltenborn, M.: Krankenhausrecht. 2. Aufl. München 2017.
KBV: Gesundheitsdaten. Immer weniger Einzelpraxen. Online: https://gesundheitsdaten.kbv.de/cms/html/17020.php [abgerufen am 19.9.2021].
KBV: Einheitlicher Bewertungsmaßstab (EBM). Arztgruppen-EBM. Augenarzt. 2021. Online: https://www.kbv.de/media/sp/EBM_Augenarzt_20210701_V1.pdf [abgerufen am 19.9.2021].
KBV: Vereinbarung über die Delegation ärztlicher Leistungen an nichtärztliches Personal in der ambulanten vertragsärztlichen Versorgung gemäß § 28 Abs. 1 Satz 3 SGB V. 2013. Online: https://www.kbv.de/media/sp/24_Delegation.pdf [abgerufen am 19.9.2021].
KBV: Vereinbarung über die Einrichtung von Terminservicestellen und die Vermittlung von Arztterminen. 2019. Online: https://www.kbv.de/media/sp/Anlage_28_Terminservicestellen.pdf [abgerufen am 19.9.2021].
Kraatz, E.: Arztstrafrecht. 2. Aufl. Stuttgart 2018.
Kremer, R./Wittmann, C.: Vertragsärztliche Zulassungsverfahren. 3. Aufl. Heidelberg 2018.
KVNO: Sachkostenvereinbarung zur ambulanten Kataraktoperation Kassenartenübergreifende Anlage zum jeweiligen Gesamtvertrag gemäß § 83 SGB V. 2021. Online: https://www.kvno.de/fileadmin/shared/pdf/online/amtliche_bekanntmachungen/2021/sachkostenvereinbarung_katarakt_01012021.pdf [abgerufen am 19.9.2021].
Ladurner, A.: Ärzte-ZV Kommentar. München 2017.
Laufs, A./Katzenmeier, C./Lipp, V.: Arztrecht. 8. Aufl. München 2021.
Laufs, A./Kern, R./Rehborn, M.: Handbuch des Arztrechts. 5. Aufl. München 2019.
Michels, R./Möller, K./Ketteler-Eising, T.: Ärztliche Kooperation. 5. Aufl. Herne 2021.
Quaas, M./Zuck, R./Clemens, T.: Medizinrecht. 4. Aufl. München 2018.
Ratzel, R./Lippert, H./Prütting, J.: Kommentar zur (Muster-)Berufsordnung für die in Deutschland tätigen Ärztinnen und Ärzte – MBO-Ä 1997. 7. akt. Aufl. 2018.
Ratzel, R./Lissel, P.: Handbuch des Medizinschadensrechts. München 2013.
Schallen, R.: Zulassungsverordnung. 9. Aufl. Heidelberg 2018.
Schnapp, F./Wigge, P.: Handbuch des Vertragsarztrechts. Das gesamte Kassenarztrecht. 3. Aufl. München 2017.
Spickhoff, A.: Medizinrecht. 3. Aufl. München 2018.
Statista: Anzahl der Arztpraxen und Praxisinhaber in Deutschland nach Praxisform im Jahr 2015. Online: https://de.statista.com/statistik/daten/studie/281510/umfrage/anzahl-der-arztpraxen-und-praxisinhaber-in-deutschland-nach-praxisform/ [abgerufen am 19.9.2021].
Statista: Anzahl der Mitglieder und Versicherten der gesetzlichen und privaten Krankenversicherung in den Jahren 2014 bis 2020. Online: https://de.statista.com/statistik/daten/studie/155823/umfrage/gkv-pkv-mitglieder-und-versichertenzahl-im-vergleich/ [abgerufen am 19.9.2021].
Ulsenheimer, K./Gaede, K.: Arztstrafrecht in der Praxis. 5. Aufl. Heidelberg 2015.

Beitrag 27

Datenschutz

Stephan Moers

Schlagwortübersicht

Abstract: Die Erfüllung der datenschutzrechtlichen Vorgaben und die Einhaltung der ärztlichen Verschwiegenheit sind wichtige Bausteine für den nachhaltigen Erfolg einer Praxis. Orientiert an den Rechten der Patienten auf Information, Auskunft, Berichtigung, Löschung, Einschränkung, Datenübertragbarkeit und Widerspruch fasst der Beitrag die Anforderungen an das Datenschutzmanagement einer Praxis zusammen: Die Aufstellung interner Richtlinien, die Dokumentation technischer und organisatorischer Maßnahmen, Schulung von Mitarbeitenden, Benennungspflicht eines Datenschutzbeauftragten, Dokumentation im Rahmen des Verzeichnisses von Verarbeitungstätigkeiten, korrekte Einbindung von Dienstleistungsunternehmen und der Umgang mit Datenpannen. Die Umsetzung dieser Maßnahmen bewahrt Praxen vor möglichen Bußgeldern und Schadenersatzforderungen.

1 Einleitung

Medizinische Einrichtungen stehen vor der Herausforderung, einer Vielzahl von regulatorischen Anforderungen gerecht zu werden, zu denen auch die des Datenschutzes gehören. Dieser Beitrag beschreibt die wesentlichen Elemente und zeigt möglichst pragmatische Lösungsansätze für die betriebliche Praxis auf. 1

2 Grundlegende datenschutzrechtliche Anforderungen

2.1 Gesetzliche Anforderungen

Grundlegend sind die datenschutzrechtlichen Anforderungen der EU-Datenschutzgrundverordnung (DSGVO)[1] und des zugehörigen Bundesdatenschutzgesetzes (BDSG) zu erfüllen. Die berufsspezifischen gesetzlichen Regelungen leiten sich aus der jeweiligen Landesberufsordnung für Ärzte, aus den Patientenrechten im BGB, den Sozialgesetzbüchern, Datenschutzgesetzen der Bundesländer sowie aus Sondergesetzen wie zum Beispiel dem Gendiagnostikgesetz ab. Neu sind detaillierte technische Anforderungen der Kassenärztlichen Bundesvereinigung[2] auf Basis des § 75b SGB V. 2

Die DSGVO gilt direkt und bedarf keines nationalen Umsetzungsgesetzes. Das BDSG ergänzt die Regelungen auf nationaler Ebene. Für Krankenhäuser nach § 107 ff. SGB V sowie Einrichtungen unter kirchlicher Trägerschaft gelten teilweise andere oder ergänzende Regelungen, beispielsweise das nordrhein-westfälische Gesetz zum Schutz personenbezogener Daten im Gesundheitswesen oder das Hessische Krankenhausgesetz. Bei Einrichtungen in öffentlicher Trägerschaft sind die Landesgesetzgebungen zu beachten. Folglich ist es für eine Praxis elementar, die zu berücksichtigenden Datenschutzvorschriften zu dokumentieren. 3

1 Verordnung (EU) 2016/679 (Datenschutz-Grundverordnung).
2 KBV: Richtlinie zur Datensicherheit der Praxis-IT v. 23.2.2021. Online: https://www.kbv.de/html/it-sicherheit.php [abgerufen am 11.9.2021].

2.2 Personenbezogene Daten

4 Sobald Angaben zu einer natürlichen Person („Betroffener") verarbeitet werden, handelt es sich um personenbezogene Daten. Dabei reicht aus, dass die Person identifizierbar ist. Eine einzeln für sich stehende Patientennummer ist ein personenbezogenes Datum, da eine Referenzdatei existiert, mit welcher Personenbezug hergestellt werden kann. Gesundheitsdaten, beispielsweise Diagnosen, Medikation, Behandlungsverlauf oder auch die reine Patienteneigenschaft, gehören zu den sogenannten besonderen personenbezogenen Daten nach Art. 9 DSGVO. Bereits normale personenbezogene Daten benötigen eine Rechtsgrundlage für die Verarbeitung; besondere Daten zu verarbeiten, ist grundsätzlich verboten. Im Rahmen der Durchführung des Behandlungsvertrags ist die Verarbeitung nach Art. 9 Abs. 2 lit. h) DSGVO gestattet.

2.3 Nachweis- und Rechenschaftspflichten

5 Im Rahmen des Art. 5 Abs. 2 DSGVO gilt eine Rechenschaftspflicht zur Einhaltung der Grundsätze der DSGVO: Rechtmäßigkeit, Zweckbindung, Datenminimierung, Richtigkeit, Speicherbegrenzung (Löschung), Integrität und Vertraulichkeit. Auf diese Grundsätze sind auch die Mitarbeitenden zu verpflichten. Zur Einhaltung der Rechenschaftspflicht muss ein Datenschutzmanagementsystem (DSMS) oder mindestens ein Datenschutzkonzept mit Managementanteilen eingeführt und aktuell gehalten werden. In der Praxis hat sich bewährt, ein schlankes DSMS zu etablieren und die Detaildokumentation in Anlagen oder Softwareanwendungen vorzunehmen. Auf Details wird in den folgenden Kapiteln eingegangen.

3 Betroffenenrechte

6 Sofern Organisationen personenbezogene Daten verarbeiten, werden diese im Sinne des Datenschutzrechts zu „Verantwortlichen"[3]. Die Verantwortlichen müssen Betroffenen Angaben zur Datenverarbeitung in „präziser, transparenter, verständlicher und leicht zugänglicher Form in einer klaren und einfachen Sprache"[4] bereitstellen. Rückmeldungen an Betroffene müssen unverzüglich, spätestens jedoch innerhalb eines Monats gegeben werden; nur im Ausnahmefall und mit Zwischeninformation an den Betroffenen kann diese Frist auf insgesamt drei Monate ausgeweitet werden. In den internen Datenschutzrichtlinien sollte eine interne Stelle festgelegt werden, die solche Anfragen bearbeitet. Im DSMS ist zu regeln, wie mit Betroffenenanfragen in der Organisation umgegangen wird.

3 Art. 4 Nr. 7 DSGVO.
4 Art. 12 Abs. 1 Satz 1 DSGVO.

3.1 Informationspflichten

Betroffene sind zum Zeitpunkt der Datenerhebung über die Pflichtangaben nach Art. 13, 14 DSGVO zu informieren. Inhaltlich verlangt der Verordnungsgeber die Information über: 7

- Namen und die Kontaktdaten des Verantwortlichen (also der Praxis),
- die Kontaktdaten des Datenschutzbeauftragten (falls vorhanden),
- Zwecke, für welche die personenbezogenen Daten verarbeitet werden sowie die Rechtsgrundlage der Verarbeitung (in der Regel für den Behandlungsvertrag Art. 9 Abs. 2 lit. h) DSGVO), für die Einschaltung von Abrechnungsdiensten nach Art. 9 Abs. 2 lit. a) DSGVO sowie Umsetzung von rechtlichen Anforderungen nach § 630 f. BGB, § 10 MBO-Ä, § 295 SGB V),
- die berechtigten Interessen, die verfolgt werden, wenn die Verarbeitung auf Art. 6 Abs. 1 lit. f) beruht (z. B. bei Bereitstellung der Praxiswebseite),
- die Empfänger oder Kategorien von Empfängern der personenbezogenen Daten,
- die Übermittlung von Daten in ein Drittland oder eine Organisation außerhalb der EU,
- Dauer der Datenspeicherung bzw. Kriterien für die Festlegung der Dauer,
- eine Belehrung zu den Betroffenenrechten (Auskunftsrecht, Berichtigung, Löschung, Einschränkung, Widerspruchsrecht (insbesondere bei Datenverarbeitung auf Basis einer Einwilligung), Recht auf Datenübertragbarkeit, Beschwerderecht bei einer Aufsichtsbehörde),
- Angaben zur Bereitstellungspflicht der Daten und Folgen, wenn diese nicht bereitgestellt werden,
- etwaig eingerichtete Systeme zur automatisierten Entscheidungsfindung einschließlich Profiling und der involvierten Logik,
- weitere Zwecke, die der Verantwortliche verfolgt.

Diese Datenschutzinformationen sind für alle Betroffenengruppen bereitzustellen. Hierzu gehören nicht nur Patienten, sondern auch Mitarbeitende, Bewerber, Lieferanten und Dienstleistungsunternehmen sowie sonstige Dritte der interessierten Praxisumwelt, beispielsweise Pressevertreter oder Nachbarn. 8

Die Information zum Zeitpunkt der Erhebung ist beim Besuch der Praxiswebseite vergleichsweise trivial umzusetzen. Hinsichtlich der Terminvergabe am Telefon muss keine Zeit für das Vorlesen von Datenschutzerklärungen eingeplant werden. Laut Erwägungsgrund 62 zur DSGVO erübrigt sich die Information, wenn „die Unterrichtung der betroffenen Person [...] mit unverhältnismäßig hohem Aufwand verbunden ist“. Auf Nachfrage sollten die Mitarbeitenden auskunftsfähig zur Datenverarbeitung sein. Eine weitere Möglichkeit besteht darin, die Informationen über ein Sprachdialogsystem anzubieten. Im Rahmen der Nachweispflicht kann der Verantwortliche im Nachhinein dann allerdings nicht feststellen, welcher Patient die Informationen angehört hat und welcher nicht. Es reicht aus, 9 wenn die Datenschutzinformationen beim Besuch in der Praxis dokumentiert übergeben werden. Der Patient muss den Empfang nicht quittieren; ein Aushang allein reicht indessen auch nicht aus. Die Übergabe der Datenschutzinformationen sollte daher mit Datum in der Patientenakte dokumentiert werden. So kann bei Änderungen der Datenschutzerklärung festgestellt werden, ob diese erneut übergeben werden muss.

10 Bei Terminvergaben über die Internetseite hingegen kann leicht und nachweislich der Informationspflicht entsprochen werden, indem die Datenschutzhinweise im Prozess bereitgestellt werden.

Praxistipp

Die Datenschutzhinweise nicht bestätigen oder gar akzeptieren lassen. Sie könnten sonst als AGB gewertet werden.[5]

3.2 Auskunft

11 Das Recht auf Auskunft nach Art. 15 DSGVO und § 34 BDSG umfasst in erster Linie alle Datenkategorien, die über einen Betroffenen verarbeitet werden und über welche in den Datenschutzhinweisen nach Art. 13, 14 DSGVO informiert wird. Die in Kapitel 3.1 beschriebenen Fristen sind einzuhalten. Die Qualität einer Auskunft kann unter anderem daran bemessen werden, inwieweit die Angaben in den Datenschutzhinweisen mit der erteilten Auskunft übereinstimmen. Strittig ist der Umfang des Rechts auf Kopie der verarbeiteten Daten nach Art. 15 Abs. 3 DSGVO. Im Wesentlichen darf das Recht auf Erhalt einer Kopie Rechte und Freiheiten anderer Personen nicht beinträchtigen. Insofern sind Kopien von Daten zu prüfen und etwaig zu schwärzen. Das Recht auf Auskunft nach Art. 15 DSGVO steht nur dem Betroffenen bzw. dem gesetzlichen Vertreter zu. Daher sollte vor Auskunft die Identität des Betroffenen zweifelsfrei festgestellt werden. Werden personenbezogene Daten an eine nicht berechtigte Person beauskunftet, stellt dies einen unter Umständen meldepflichtigen Datenschutzvorfall dar. Das Auskunftsrecht gilt für alle Betroffenen, also auch für Mitarbeitende, nicht nur für Patienten.

12 Das Auskunftsrecht nach Art. 15 DSGVO ist von dem Recht auf Einsicht in die Patientenakte nach § 630g BGB abzugrenzen. Letzteres darf nur bei Vorliegen erheblicher therapeutischer Gründe verweigert werden oder wenn sonstige erhebliche Gründe entgegenstehen. Die Kosten von Abschriften hat der Patient bei einem Verlangen nach § 630g BGB zu erstatten; eine Auskunft nach Art. 15 DSGVO muss grundsätzlich kostenfrei erfolgen.

13 Nach Tod des Betroffenen steht den Angehörigen kein Auskunftsrecht nach Art. 15 DSGVO zu. Dem steht das Einsichtsrecht der Erben nach § 630g Abs. 3 BGB zwecks Wahrnehmung vermögensrechtlicher und immaterieller Interessen

5 *KG Berlin*, Urt. v. 21.3.2019, Az. 23 U 268/13.

entgegen, sofern die Einsichtnahme dem Willen des Patienten nicht widerspricht. In der ophthalmologischen Praxis wird diese Konstellation eher eine Ausnahme darstellen.

Die Bearbeitung von Auskunftsanfragen oder Betroffenenanfragen allgemein stellt eine eigenständige Datenverarbeitung dar, die dem Betroffenen mit einem Datenschutzhinweis („Datenverarbeitung im Rahmen der Beantwortung von Auskunftsbegehren") entsprechend zu erklären ist. Ein Muster für eine „gute Auskunft" liefert das Bayerische Landesamt für Datenschutzaufsicht[6]. 14

3.3 Berichtigung

Betroffene haben das Recht, die Berichtigung von sie betreffenden unrichtigen personenbezogenen Daten oder deren Vervollständigung zu verlangen. In der Praxis spielt die Wahrnehmung dieses Rechts eine eher untergeordnete Rolle, weshalb es hier nur der Vollständigkeit halber erwähnt wird. 15

3.4 Löschung

Deutlich praxisrelevanter sind hingegen Löschbegehren nach Art. 17 DSGVO i. V. m. § 35 BDSG. Dieses Recht ist mitnichten als absolut zu verstehen. Löschverpflichtungen stehen zum Beispiel steuerliche oder berufsrechtliche Aufbewahrungsverpflichtungen entgegen. In einer schlank aufgestellten Praxis werden ohnehin nur die Daten aufbewahrt, die aufgrund von Aufbewahrungsverpflichtungen zwingend vorgehalten werden müssen. Die Aufbewahrungsfristen sind im Verzeichnis von Verarbeitungstätigkeiten (siehe Kapitel 4.5) dokumentiert. Die Durchführung der Standardlöschungen, deren Umsetzung meist zum Jahreswechsel anfällt, ist im Rahmen der Nachweisverpflichtung zu dokumentieren. Durch das Datenschutzmanagementsystem wird die Einhaltung des Grundsatzes der Speicherbegrenzung nach Art. 5 Abs. 1 lit. e) DSGVO nachgewiesen. Funktionieren diese Prozesse, könnte dem Patienten die Kenntnisnahme seines Löschbegehrens mit dem Hinweis mitgeteilt werden, dass seine Daten nach Ablauf der Aufbewahrungsfristen gelöscht würden. Hier kommt es im Detail auf die jeweilige Datenverarbeitung und die zugrundeliegende Rechtsgrundlage an. Während Patientendaten ohne eine Verletzung der ärztlichen Aufbewahrungsvorschriften vorab nicht gelöscht werden können, stellt sich die Lage bei Empfängern von Newslettern, Bewerbern oder (ehemaligen) Mitarbeitern differenzierter dar. Hier sind je nach Verfahren im Zweifel (Teil-)Löschungen vorzunehmen. 16

6 Bayerisches Landesamt für Datenschutzaufsicht. Muster für die Erteilung einer Auskunft nach Art. 15 DS-GVO. O. D. Online: https://www.lda.bayern.de/media/muster/muster_auskunftserteilung.docx [abgerufen am 11.9.2021].

17 Die Vernichtung von personenbezogenen Daten muss ebenfalls nach dem Stand der Technik erfolgen. Eine Orientierung bietet die DIN 66399; Gesundheitsdaten sind nach Schutzklasse 2 mit Sicherheitsstufe 4 zu vernichten.

18 Die Bearbeitung eines Löschbegehrens ist ebenfalls eine eigenständige Datenverarbeitung, welche in den vorgegebenen Fristen unter Beachtung eigenständiger Informations- und Dokumentationspflichten zu erfolgen hat.

19 Nach § 35 BDSG ist eine Löschung dann nicht notwendig, wenn ein unverhältnismäßig hoher Aufwand einer Löschung entgegenspricht und das Interesse des Betroffenen an der Löschung als gering anzusehen ist. In diesem Fall tritt an die Stelle einer Löschung eine Einschränkung der Verarbeitung nach Art. 18 DSGVO. Beispiele für einen unverhältnismäßig hohen Aufwand mit geringem Interesse der Betroffenen an der Löschung wäre zum Beispiel die Löschung der Daten in allen Back-ups. Praktisch bedeutet das bei allen positiv zu bescheidenden Löschbegehren, dass die Daten in den Back-ups noch vorhanden sind und erst nach Ablauf der Aufbewahrungszeit die ohnehin eingeschränkten Daten der Back-ups vollständig gelöscht sind.

20 Verarbeitet die Praxis personenbezogene Daten im Rahmen von Einwilligungen, beispielsweise bei der Bereitstellung von Newslettern, sind die Daten nach Art. 17 Abs. 1 lit. b) DSGVO bei Widerruf der Einwilligung unverzüglich zu löschen. Eine unverzügliche Löschung würde allerdings den Nachweispflichten nach Art. 5 Abs. 2 DSGVO entgegenstehen. Nach Abmeldung von einem Newsletter sollte es für den Verantwortlichen noch möglich sein, bis zum Ablauf der einfachen Verjährungsfrist nach §§ 195 ff. BGB (drei Jahre zum Kalenderjahresende) die ursprüngliche Einwilligung nachweisen zu können. In der Praxis kommt es beispielsweise durchaus vor, dass nach Abmeldung von Newslettersystemen versandte Newsletter vorgelegt werden und der Nachweis der Einwilligung verlangt wird.

21 Widerspricht ein Betroffener der Veröffentlichung seines Fotos auf der Praxiswebseite, greift eine Erweiterung des Rechts auf Löschung: das „Recht auf Vergessenwerden“. Das Recht betrifft alle Links zu diesen personenbezogenen Daten oder Kopien/Replikationen. „Dabei sollte der Verantwortliche, unter Berücksichtigung der verfügbaren Technologien und der ihm zur Verfügung stehenden Mittel, angemessene Maßnahmen – auch technischer Art – treffen, um die Verantwortlichen, die diese personenbezogenen Daten verarbeiten, über den Antrag der betroffenen Person zu informieren.“[7] In der Praxis wendet sich der Verantwortliche an die Betreiber der führenden Suchmaschinen, die hierfür Formulare anbieten.

7 ErwGr. 66 Satz 2 DSGVO.

3.5 Einschränkung

Das Recht auf Einschränkung der Verarbeitung nach Art. 18 DSGVO bedeutet in technischer Hinsicht, dass die Möglichkeiten der Verarbeitung des Datensatzes eines Betroffenen beschränkt werden, beispielsweise durch die Sperrung eines Datensatzes für Systemnutzer mit niedrigeren Rechten. Der Hinweis auf die Sperrung sollte klar erkennbar sein. Eine Weiterverarbeitung oder Veränderung der Daten muss ausgeschlossen werden können. 22

Gründe für eine Einschränkung von Daten kann ein Streit über die Richtigkeit von Daten sein, die Ablehnung des Betroffenen einer Löschung (weil die Person die Daten zur Wahrnehmung von Rechtsansprüchen noch benötigt) oder weil der Betroffene einer Datenverarbeitung nach Art. 21 DSGVO widersprochen hat und die Gründe noch geprüft werden. 23

3.6 Datenübertragbarkeit

Art. 20 DSGVO räumt Betroffenen das Recht ein, die einem Verantwortlichen bereitgestellten Daten in einem „strukturierten, gängigen und maschinenlesbaren Format“[8] zu erhalten. Ergänzt wird das Recht durch eine mögliche Übermittlung der Daten an einen anderen Verantwortlichen, sofern die Daten auf Basis einer Einwilligung oder zur Vertragsdurchführung verarbeitet werden und die Verarbeitung mit automatisierten Verfahren erfolgt. Hierzu wäre in der Praxis ein Export von Patientendaten erforderlich. Was bei Inkraftsetzung der DSGVO im Mai 2016 noch vermehrt als zutreffend für soziale Netzwerke und für die sonstige betriebliche Praxis als eher theoretische Problemstellung diskutiert wurde, gewinnt mit Einführung der Telematikinfrastruktur (TI) erheblich an Bedeutung. Die Anzahl von Anbietern steigt, welche Patienten via App die Möglichkeiten bieten, deren Gesundheitsdaten zu verwalten. Die Schnittstellen sind definiert, technische Möglichkeiten für einen sicheren Austausch existieren. Wo heute noch mit Hinweis auf sicherheitstechnisch nicht ausgereifte Apps in Verbindung mit der ärztlichen Verschwiegenheitsverpflichtung der Aufforderung des Hochladens von Daten bei App-Anbietern nicht entsprochen wird, wird sich künftig auf das Argument nicht mehr berufen werden können. Die Umsetzung des Rechts auf Datenübertragbarkeit darf die Rechte und Freiheiten anderer Personen nicht beeinträchtigen. Hierauf ist bei der Einrichtung von automatisierten Schnittstellen besonderes Augenmerk zu legen. 24

3.7 Widerspruchsrecht

Betroffenen steht dann ein Widerspruchsrecht zu, wenn personenbezogene Daten auf Basis von berechtigten Interessen nach Art. 6 Abs. 1 lit. f) DSGVO verarbeitet 25

8 Art. 20 Abs. 1 DSGVO.

werden oder Daten bei der Wahrnehmung von Aufgaben öffentlichen Interesses oder in Ausübung öffentlicher Gewalt nach Art. 6 Abs. 1 lit. e) DSGVO verarbeitet werden. In der ophthalmologischen Praxis dürfte die Verarbeitung von Daten auf Basis von berechtigten Interessen lediglich bei der Bereitstellung der Praxiswebseite oder beim postalischen Versand von Direktwerbung als Rechtsgrundlage dienen. Im Falle von Direktwerbung ist dem Widerspruch unverzüglich nachzukommen. Übrigen Widersprüchen ist ebenfalls stattzugeben, es sei denn, der Verantwortliche kann zwingende schutzwürdige Gründe nachweisen, welche im Vergleich zu den Interessen, Rechten und Freiheiten des Betroffenen überwiegen. In der Praxis ist bereits im Zusammenhang mit der Einführung der jeweiligen Datenverarbeitung auf Basis berechtigter Interessen in Verbindung mit der Datenschutz- Rechenschaftspflicht gemäß Art. 5 Abs. 2 DSGVO die nötige Interessenabwägung vorzunehmen, auf welche dann zurückgegriffen werden kann.

26 Der Verantwortliche muss die Verarbeitung bei einem Widerspruch nicht einstellen, wenn die Verarbeitung für Geltendmachung, Ausübung oder Verteidigung von Rechtsansprüchen erforderlich ist.

4 Management

4.1 Nachweispflicht/Managementsystem

27 Der Verantwortliche muss nachweisen können, dass die Grundsätze für die Verarbeitung von personenbezogenen Daten eingehalten werden.[9] Insoweit besteht eine Datenschutz-Rechenschaftspflicht. Inwieweit die Datenschutz-Rechenschaftspflicht in Gerichtsverfahren zu einer Beweislastumkehr bei Auseinandersetzungen mit Betroffenen zur Geltung kommt, ist noch strittig. Zweifelsfrei ist ein Nachweis gegenüber den Aufsichtsbehörden notwendig.

28 Die Datenschutzpflichten werden mittels eines Datenschutzmanagementsystems für den Verantwortungsbereich des Medizinischen Versorgungszentrums (MVZ) oder der Praxis konkretisiert. Wesentliche Inhalte sind:

- Umgang mit Datenschutzrisiken, Definition von Risikomodellen[10],
- Datenschutzorganisation und Regelung von Aufgaben, insbesondere Rechte und Pflichten des Datenschutzbeauftragten,
- Organisation der Führung der relevanten Standard-Dokumente, wie dem Verzeichnis von Verarbeitungstätigkeiten, die Einbindung von Dienstleistungsunternehmen, die internen Anweisungen zum Daten- und Patientenschutz, der Umgang mit Betroffenenanfragen, die Regelung der Dokumenta-

9 Art. 5 Abs. 2 DSGVO.

10 Z. B. nach dem Standard-Datenschutzmodell: vgl. Unabhängiges Landeszentrum für Datenschutz Schleswig-Holstein: Das Standard-Datenschutzmodell. O. D. Online: https://www.datenschutzzentrum.de/sdm/ [abgerufen am 12.9.2021].

tion und Umsetzung von technischen und organisatorischen Sicherheitsmaßnahmen und das Löschkonzept,
- Datenschutzkommunikation und Berichtswesen, insbesondere Unterweisungen zu Datenschutzregelungen und Umgang mit meldepflichtigen Datenschutzvorfällen,
- Datenschutzkontrolle, wie die Durchführung von Datenschutzaudits und Durchführung von Datenschutz-Folgenabschätzungen,
- Regelungen zur Weiterentwicklung und ständigen Überprüfung des Datenschutz-Managementsystems.

4.2 Interne Richtlinien

Die internen Richtlinien umfassen die Datenschutzanweisungen im Praxisalltag. 29
Sinnvoll ist, diese in einer zentralen internen Richtlinie zusammenzufassen.

Im medizinischen Bereich sollten Regelungen getroffen werden für: 30

- Besonderheiten im Patientendatenschutz nebst Regelungen zur ärztlichen Schweigepflicht,
- die Beauftragung von Dienstleistungsunternehmen (Abschluss eines Datenschutzvertrags und einer ergänzenden Regelung nach § 203 Abs. 3 StGB),
- Umgang mit Anfragen des Medizinischen Dienstes der Krankenkassen (MDK), Polizeien oder Staatsanwaltschaften,
- Wege der sicheren Übermittlung von Befunden an Patienten und andere Ärzte,
- Reaktion bei telefonischen Anfragen zu Patientendaten.

Grundsätzlich sind Anweisungen zu treffen für: 31

- Nutzung von Schließmedien (Schlüssel, Transponder),
- Behandlung von Besuchern und Fremdfirmen,
- Sperrung von Bildschirmen,
- Nutzung von Telefon und IT zu privaten Zwecken,
- Nutzung von privaten Geräten,
- Umgang mit mobiler IT und externen Datenträgern,
- Sicherer Umgang mit Passwörtern, Passwortrichtlinie,
- Nutzung von sozialen Netzwerken und Apps,
- Richtige Vernichtung von Papier und Datenträgern,
- Verschluss von Unterlagen mit personenbezogenen Daten,
- Umgang mit Auskunftsanfragen,
- Datenschutzkonformer Umgang mit E-Mails,
- Datenschutzkonformes Arbeiten unterwegs,
- Meldung von Datenschutzvorfällen.

4.3 Schulung der Mitarbeitenden

32 Die Mitarbeitenden sind regelmäßig zu den Grundsätzen des Datenschutzes und zu den internen Richtlinien zu unterweisen. Das kann auf verschiedenen Wegen, wie beispielsweise Präsenzschulungen oder via E-Learning, erfolgen. Hierbei ist wichtig, dass die Teilnahme und der Erfolg der Vermittlung der internen Richtlinien nachweisbar sind. Die Datenschutzschulung sollte umgehend nach Eintritt von Mitarbeitenden in die Praxis absolviert werden. Die Schulungen sollten in regelmäßigen Abständen wiederholt werden. Sinnvoll ist, in die Schulungen die Ergebnisse aus den Audits mit aufzunehmen.

4.4 Technische und organisatorische Maßnahmen

33 Die Sicherheit der verwendeten Rechnersysteme und die Sicherheit der genutzten Services ist zu gewährleisten. Lokal fängt dies bei der Bildschirmsperre an und endet bei der baulichen Absicherung von Serverräumen; im Kontext der Organisation sind auch alle zuliefernden Unternehmen bei der Sicherheit einzubeziehen.

34 Für die Praxen gelten die Anforderungen aus Art. 32 DSGVO und die Anforderungen der Kassenärztlichen Bundesvereinigung (KBV) auf Basis § 75b SGB V.

4.4.1 Überblick Anforderungen Art. 32 DSGVO

35 Die technischen und organisatorischen Maßnahmen (TOM) müssen dem Stand der Technik entsprechen und ein dem Risiko angemessenes Schutzniveau gewährleisten. Risiken für die Betroffenen sind bei der Verarbeitung von Gesundheitsdaten im Vergleich zur Datenverarbeitung bei z. B. Handwerksbetrieben ungleich größer, daher werden Aufsichtsbehörden bei Praxen ein deutlich höheres Niveau der Absicherung erwarten. Die dokumentierten Maßnahmen müssen einen Überblick geben über

a) die Pseudonymisierung und Verschlüsselung personenbezogener Daten;

b) die Fähigkeit, die Vertraulichkeit, Integrität, Verfügbarkeit und Belastbarkeit der Systeme und Dienste im Zusammenhang mit der Verarbeitung auf Dauer sicherzustellen;

c) die Fähigkeit, die Verfügbarkeit der personenbezogenen Daten und den Zugang zu diesen bei einem physischen oder technischen Zwischenfall rasch wiederherzustellen;

d) ein Verfahren zur regelmäßigen Überprüfung, Bewertung und Evaluierung der Wirksamkeit der technischen und organisatorischen Maßnahmen zur Gewährleistung der Sicherheit der Verarbeitung.[11]

11 Art. 32 Abs. 1 DSGVO

In der Praxis hat sich eine Beschreibung der getroffenen Maßnahmen bewährt, die Regelungen und Maßnahmen zur Notfallplanung, baulichen Sicherheit, Authentifizierungen, Berechtigungen, Logfile-Management, Datenvernichtung, Sicherheit bei der Datenübermittlung, Fernwartung, die Sicherheit mobiler Geräte, die Sicherheit des WLAN, genutzter Cloud-Dienste, Anforderungen an Archiv-Systeme, Patientendatenschutz sowie die Umsetzung der KBV-Anforderungen zusammenfasst. Hier bietet sich die Nutzung von Software an. 36

4.4.2 Anforderungen der Kassenärztlichen Bundesvereinigung auf Basis § 75b SGB V

Die Richtlinie zur IT-Sicherheit in der vertragsärztlichen und vertragspsychologischen Versorgung[12] differenziert die Anforderungen nach Praxisgröße, wie in der nachfolgenden Tabelle 1 dargestellt. 37

Tab. 1: Zu beachtende Anlagen nach der KBV-IT-Sicherheitsrichtlinie in Abhängigkeit der Praxisgröße

	Praxis bis 5 Mitarbeiter	Praxis mit 6 bis 20 Mitarbeitern	Praxis mit mehr als 20 Mitarbeitern	Praxis mit Großgeräten wie MRT, CT
Anlage 1	X			
Anlage 2	X	X		
Anlage 3	X	X	X	
Anlage 4 (Großgeräte)				X
Anlage 5 (Telematik-Infrastruktur)	X	X	X	X

Quelle: Eigene Darstellung.

Die Kassenärztliche Bundesvereinigung führt die Anforderungen für Praxen mit weiteren Hinweisen sehr übersichtlich auf der hierfür eingerichteten Internetseite[13] aus. 38

Die Anforderungen der Kassenärztlichen Bundesvereinigung sind ergänzend zu den Anforderungen der DSGVO zu sehen. Bewährt hat sich, die Anforderungen aus beiden Bereichen gemeinsam mit besonderen Fragen des Patientendatenschutzes zu koppeln. 39

12 KBV: Richtlinie zur Datensicherheit der Praxis-IT v. 23.2.2021. Online: https://www.kbv.de/html/it-sicherheit.php [abgerufen am 11.9.2021].

13 KBV: IT-Sicherheit in der Praxis. O. D. Online: https://hub.kbv.de/display/itsrl [abgerufen am 11.9.2021].

4.4.3 Anforderungen an Patientendatenverarbeitung

40 Die Anforderungen an die Verarbeitung von Gesundheitsdaten werden in der Orientierungshilfe Krankenhausinformationssysteme[14] der Arbeitskreise Gesundheit und Soziales sowie Technische und organisatorische Datenschutzfragen der Konferenz der Datenschutzbeauftragten des Bundes und der Länder konkretisiert. Für eine normale Augenarztpraxis können diese Anforderungen allerdings als etwas überzeichnet bewertet werden. Nachfolgende Checkliste gibt einen Überblick über die grundlegenden Anforderungen.

Checkliste

- ☐ Ist eine Anamnese möglich, ohne dass andere Patienten mithören können?
- ☐ Ist eine Clean Desk Policy so durchgesetzt, dass keine Akten oder Bildschirminhalte mit Patientendaten für Unbefugte einsehbar sind?
- ☐ Existieren Regelungen für den Umgang mit telefonischen Anfragen oder Faxen hinsichtlich Auskunftserteilung und Mithören durch andere Patienten?
- ☐ Ist sichergestellt, dass der Praxisbetrieb nicht mitgehört wird (z. B. Tresen, Wartebereich)?
- ☐ Werden Patienten bei Aufruf so angesprochen, dass der Hintergrund der Erkrankung nicht deutlich wird?
- ☐ Erfüllen die Computerprogramme die Anforderungen an das „Gesetz zur Verbesserung der Rechte von Patientinnen und Patienten" (§§ 630a bis 630h BGB)?
- ☐ Existieren Regelungen für die Weitergabe von Patientendaten an Dritte, auch an die Polizei (nur nach Einwilligung oder richterlicher Anordnung)?
- ☐ Sind medizinische Geräte durch eine Firewall geschützt und durch ein separaten Netzbereich abgeschottet?
- ☐ Existiert eine Einwilligungserklärung für die Datenweitergabe an private Abrechnungsstellen bei Privatpatienten?
- ☐ Werden Patientenakten verschlossenen aufbewahrt?
- ☐ Werden Patienten nachweislich über die Datenverarbeitung in der Praxis aufgeklärt?
- ☐ Ist die Weitergabe von Daten an den MDK geregelt? (Datensparsamkeit und Verhältnismäßigkeit, verschlossener Umschlag)
- ☐ Existiert ein Berechtigungskonzept für die Praxissoftware mit entsprechend eingeschränktem Zugang zu den Patientendaten?
- ☐ Werden nur die Daten erhoben, die für die Erfüllung des Behandlungsvertrags erforderlich sind?

---

14 Arbeitskreise Gesundheit und Soziales sowie Technische und organisatorische Datenschutzfragen der Konferenz der Datenschutzbeauftragten des Bundes und der Länder: Orientierungshilfe Krankenhausinformationssysteme. 2014. Online: https://www.datenschutzzentrum.de/uploads/medizin/OH_KIS.pdf [abgerufen am 12.9.2021].

- ☐ Wird bei der Aufnahme gefragt, an wen die Daten weitergegeben werden dürfen?
- ☐ Erfolgt das Mahnwesen bei Patienten datenschutzkonform unter Berücksichtigung des § 31 BDSG?

4.5 Verzeichnis von Verarbeitungstätigkeiten und Risikovorprüfung zur Datenschutz-Folgenabschätzung

Das Verzeichnis von Verarbeitungstätigkeiten kann als eine Art „Datenschutzbuchhaltung" bezeichnet werden. Zunächst gilt, die Verarbeitungstätigkeiten zu definieren und im Anschluss zu dokumentieren. Die geforderten Inhalte sind in Art. 30 DSGVO definiert. Pro Verarbeitungstätigkeit müssen Angaben zum Verantwortlichen, Verarbeitungszwecken, Kategorien betroffener Daten, Datenempfängern, Übermittlungen an Drittländer und internationale Organisationen, Fristen für die Datenlöschung sowie Informationen zur Datensicherheit dokumentiert werden. Auf Anfrage ist das Verzeichnis von Verarbeitungstätigkeiten der Aufsichtsbehörde zur Verfügung zu stellen. Teilweise wird die Führungspflicht des Verzeichnisses in Hinblick auf die 250-Mitarbeiter-Grenze in Art. 30 Abs. 5 DSGVO zur Diskussion gestellt. Allerdings werden in Praxen Gesundheitsdaten nach Art. 9 DSGVO verarbeitet, weshalb bei Weiterlesen des oben erwähnten Artikels die Anforderungen nach Art. 30 DSGVO zweifelsfrei für jede Arztpraxis umzusetzen sind. Unabhängig von diesen Überlegungen ist eine zentrale Führung dieses Verzeichnisses zu empfehlen, da hier alle erforderlichen Angaben für die Umsetzung der Betroffenenrechte nach Kapitel 2 dokumentiert sind. 41

Pro Verarbeitungstätigkeit sollte eine Risikovorprüfung zur Datenschutz-Folgenabschätzung vorgenommen werden. Hierbei ist von den Risiken für die Betroffenen auszugehen. Die Risiken können für den Betroffenen von Diskriminierung, Identitätsdiebstahl, finanziellen Verlusten, Rufschädigung, Verlust der Vertraulichkeit von Daten, die dem Berufsgeheimnis unterliegen, unbefugte Aufhebung der Pseudonymisierung, Hinderung der Kontrolle über die eigenen Daten, Verarbeitung von sensiblen Daten (nach Art. 9 DSGVO), Profilbildung von Aufenthaltsorten, Profilbildung über Betroffene, unbefugte Weitergabe von vertraulichen Daten an Dritte, Verlust der Verfügbarkeit von Diensten, Erzeugung von Angst, Erzeugen von Missverständnissen/Irritation, geringe physische Beeinträchtigungen für Betroffene, Verschlechterung der Bonitätsbewertung bei Banken/Auskunfteien, Schäden an Eigentum, Zwangsmaßnahmen, Strafandrohung, Verschlechterung des Gesundheitszustandes, nicht ausgleichbarer finanzieller Verlust oder Arbeitsplatzverlust bis hin zu psychologischen bzw. physischen Langzeitschäden oder Tod reichen. Die möglichen Risiken sind zu identifizieren und nach Eintrittswahrscheinlichkeit und Schadenspotenzial zu bewerten. Werden beide Faktoren als „hoch" bewertet, ist zu prüfen, ob eine Datenschutz-Folgenabschätzung nach Art. 35 DSGVO (siehe Kapitel 4.8) durchzuführen ist. 42

4.6 Einbindung von Dienstleistungsunternehmen

43 Die wenigsten Unternehmen können ohne spezialisierte Dienstleistungsunternehmen agieren, die sich z. B. um die Wartung und Pflege der Praxissoftware oder um eine angemessene Datenvernichtung kümmern. Sofern bei diesen Dienstleistungen ein Zugriff auf personenbezogene Daten nicht ausgeschlossen werden kann, ist eine Vereinbarung zur Auftragsverarbeitung nach Art. 28 DSGVO zu schließen. Vorlagen für solche Verträge sind im Internet leicht zu finden, empfehlenswert sind hier die Standardvertragsmuster der EU-Kommission[15] für Datenübermittlungen innerhalb der EU oder die speziell für das Gesundheitswesen durch die Datenschutzverbände[16] erarbeiteten Unterlagen.

44 Der besondere Vorteil beim Einsatz von Auftragsverarbeitern ist, dass diese datenschutzrechtlich keine „Dritten" sind, also als Teil des Verantwortlichen im Hinblick auf die Datenverarbeitung eingeordnet werden können. Auftragsverarbeiter dürfen nur beauftragt werden, wenn der Vertrag den Anforderungen des Art. 28 DSGVO standhält und das Dienstleistungsunternehmen ein angemessenes Sicherheitsniveau nachweisen kann. Dies erfolgt in der Regel über die vertragliche Zusicherung in Form einer Beschreibung der Sicherheitsmaßnahmen des Dienstleistungsunternehmens. Die Aktualität dieser Sicherheitsvorkehrungen ist in regelmäßigen Abständen zu überprüfen. Selten erfolgt dies durch externe Audits, die Regel ist eine Dokumentenabfrage.

45 Verarbeitet die Praxis gemeinsam Daten mit anderen Einrichtungen, wird beispielsweise eine Buchhaltungsanwendung für eine Klinik mit angegliedertem MVZ gemeinsam genutzt, handelt es sich hier um eine sogenannte „Gemeinsame Verantwortung", die mit einem entsprechenden Vertragswerk zu begleiten ist. Hilfestellungen liefern auch hier die Veröffentlichungen der Verbände[17].

46 Mehr und mehr kommen Dienstleistungsunternehmen ins Gespräch, die außerhalb der EU ansässig sind. Sollen personenbezogene Daten zu Verarbeitungszwecken exportiert werden, sind strenge Vorgaben insbesondere im Licht der aktuellen Rechtsprechung des Europäischen Gerichtshofes[18] und der Art. 44 ff. DSGVO einzuhalten. Bei der Datenübermittlung in ein Land mit Angemessenheitsbeschluss nach Art. 45 DSGVO, wie z. B. Kanada, Japan oder die Schweiz,

15 Europäische Kommission: Standardvertragsklauseln für Verantwortliche und Auftragsverarbeiter in der EU / im EWR. 2021. Online: https://ec.europa.eu/info/law/law-topic/data-protection/publications/standard-contractual-clauses-controllers-and-processors_de [abgerufen am 11.9.2021].

16 Gesellschaft für Datenschutz und Datensicherheit e. V.: Auftragsverarbeitungsmustervertrag für das Gesundheitswesen. O. D. Online: https://www.gdd.de/arbeitskreise/datenschutz-und-datensicherheit-im-gesundheits-und-sozialwesen/materialien-und-links/auftragsverarbeitungs-mustervertrag-fuer-das-gesundheitswesen [abgerufen am 11.9.2021].

17 Gesellschaft für Datenschutz und Datensicherheit e. V.: GDD-Praxishilfe XV. 2019. Online: https://www.gdd.de/downloads/praxishilfen/GDDPraxishilfe_15_JointControllership_1.0.pdf [abgerufen am 11.9.2021].

18 *EuGH*, Urt. v. 16.7.2020, Az. C-311/18 („Schrems II").

reicht der Abschluss einer normalen Auftragsverarbeitungsverarbeitung aus. Liegt ein solcher Angemessenheitsbeschluss nicht vor, kann die Übermittlung auf Basis der sogenannten Standardvertragsklauseln[19] in Betracht kommen. Dabei ist eine Bewertung des Datenschutzniveaus im Zielland erforderlich; zudem müssen etwaige weitere technische Maßnahmen getroffen werden, die der Verantwortliche aktiv beeinflussen kann, beispielsweise Verschlüsselung oder der Einsatz von Gateways.

Beim Angebot von Videosprechstunden ist zu beachten, dass nur zertifizierte[20] 47
und bei der Kassenärztlichen Bundesvereinigung gelistete Videodienstanbieter[21] zum Einsatz kommen dürfen.

4.7 Benennungspflicht und Aufgaben eines Datenschutzbeauftragten

Die Benennungspflicht des Datenschutzbeauftragten (DSB) leitet sich aus den 48
Anforderungen des Art. 37 DSGVO und § 38 BDSG ab. Demnach muss ein DSB benannt werden, wenn in der Regel mindestens 20 Personen ständig mit personenbezogenen Daten umgehen. Im medizinischen Umfeld geht eine Benennungspflicht aus Art. 37 Abs. 1 lit. c DSGVO dann hervor, wenn eine umfangreiche Verarbeitung medizinischer Daten stattfindet. Nach Erwägungsgrund 91 Satz 5 DSGVO gilt eine Verarbeitung nicht als umfangreich, wenn „die Verarbeitung personenbezogene Daten von Patienten oder von Mandanten betrifft und durch einen einzelnen Arzt, sonstigen Angehörigen eines Gesundheitsberufes oder Rechtsanwalt erfolgt." Ein einzelner praktizierender Augenarzt wird in der Regel keinen DSB benennen müssen.

Ein Datenschutzbeauftragter hat gegenüber dem Verantwortlichen eine Unter- 49
richtungs- und Beratungspflicht hinsichtlich der Pflichten nach den gesetzlichen Datenschutzvorschriften. Demzufolge ist die Kenntnis der für die jeweilige Praxis geltenden Vorschriften über die DSGVO hinaus essenziell. Weiter hat der DSB die Aufgabe, die Einhaltung der erwähnten Vorschriften zu überwachen (Durchführung von Audits). Die Überwachungspflicht erstreckt sich auch auf die Datenschutz-Folgenabschätzung. Der DSB ist die erste Anlaufstelle für die Aufsichtsbehörde und ist namentlich an sie zu melden.

19 Europäische Kommission: Standardvertragsklauseln für Verantwortliche und Auftragsverarbeiter in der EU / im EWR. 2021. Online: https://ec.europa.eu/info/law/law-topic/data-protection/international-dimension-data-protection/standard-contractual-clauses-scc/standard-contractual-clauses-international-transfers_de [abgerufen am 11.9.2021].

20 KBV: Zertifizierte Videodienstanbieter. 2021. Online: https://www.kbv.de/media/sp/liste_zertifizierte-Videodienstanbieter.pdf [abgerufen am 15.9.2021].

21 KBV: Anwendungen. O. D. Online: https://www.kbv.de/html/videosprechstunde.php [abgerufen am 12.9.2021].

50 Um seinen Überwachungspflichten nachkommen zu können, muss der Datenschutzbeauftragte neben den rechtlichen Kenntnissen auch technisches Fachwissen besitzen, um die getroffenen technischen und organisatorischen Maßnahmen im komplexen Zusammenspiel mit den Dienstleistungsunternehmen beurteilen zu können.

51 Ein Datenschutzbeauftragter kann entweder intern benannt werden oder durch ein externes Dienstleistungsunternehmen gestellt werden. Der interne DSB darf nicht in Interessenkonflikte mit seinem Tätigkeitsbereich geraten, also nicht sich selbst kontrollieren müssen. Das ist normalerweise der Fall bei Tätigkeiten als Geschäftsführer, Personalleiter oder IT-Systemadministrator. Der interne DSB genießt zudem einen besonderen Kündigungsschutz[22].

52 Während der interne DSB näher am Geschehen ist, kann bei einem externen DSB in der Regel auf bestehende Prozesse und Unterlagen zurückgegriffen werden, was eine schnellere und oft kostengünstigere Erfüllung der Datenschutzanforderungen ermöglicht.

4.8 Datenschutz-Folgenabschätzung

53 Die Erforderlichkeit der Durchführung einer Datenschutz-Folgenabschätzung (DSFA) nach Art. 35 DSGVO orientiert sich bei der Verarbeitung von Gesundheitsdaten am Umfang und der eingesetzten Technologien. Die Benennungspflicht eines Datenschutzbeauftragten geht einher mit der Pflicht zur Durchführung einer DSFA, die somit durchzuführen ist, wenn mehr als ein Berufsträger in der Praxis tätig ist.

54 Die Pflichtinhalte einer DSFA sind:

a) eine systematische Beschreibung der geplanten Verarbeitungsvorgänge und der Zwecke der Verarbeitung, gegebenenfalls einschließlich der von dem Verantwortlichen verfolgten berechtigten Interessen;

b) eine Bewertung der Notwendigkeit und Verhältnismäßigkeit der Verarbeitungsvorgänge in Bezug auf den Zweck;

c) eine Bewertung der Risiken für die Rechte und Freiheiten der betroffenen Personen gemäß Absatz 1 und

d) die zur Bewältigung der Risiken geplanten Abhilfemaßnahmen, einschließlich Garantien, Sicherheitsvorkehrungen und Verfahren, durch die der Schutz personenbezogener Daten sichergestellt und der Nachweis dafür erbracht wird, dass diese Verordnung eingehalten wird, wobei den Rechten und berechtigten Interessen der betroffenen Personen und sonstiger Betroffener Rechnung getragen wird.[23]

22 § 6 Abs. 4 Satz 1 BDSG.
23 Vgl. Art. 35 Abs. 7 DSGVO

Soweit ein Patientenfürsprecher benannt ist, muss dieser in die DSFA einbezogen werden. Gleiches gilt beim Betriebsrat für die Verarbeitung von Mitarbeiterdaten. 55

4.9 Umgang mit Datenpannen

Eine Datenpanne liegt bei einer Verletzung des Schutzes personenbezogener Daten vor. Das ist nach Art. 4 Nr. 12 DSGVO 56

12. [...] eine Verletzung der Sicherheit, die [...] zur Vernichtung, zum Verlust, zur Veränderung, oder zur unbefugten Offenlegung von beziehungsweise zum unbefugten Zugang zu personenbezogenen Daten führt, die übermittelt, gespeichert oder auf sonstige Weise verarbeitet wurden;

Zunächst sollte umgehend versucht werden, die Pflichtverletzung zu beenden, falls möglich. Nach Erhebung aller nötigen Informationen erfolgt eine Risikoprognose. 57

Datenpannen sind nur dann nicht nach Art. 33 Abs. 1 Satz 1 DSGVO gegenüber der Aufsichtsbehörde meldepflichtig, wenn ein Risiko für die Betroffenen ausgeschlossen werden kann. Meldungen an die Aufsichtsbehörde müssen innerhalb von 72 Stunden erfolgen. Bei einem hohen Risiko sind die Betroffenen nach Art. 34 DSGVO direkt und unverzüglich zu informieren. Der Umgang mit Datenpannen sollte vorab geplant werden. 58

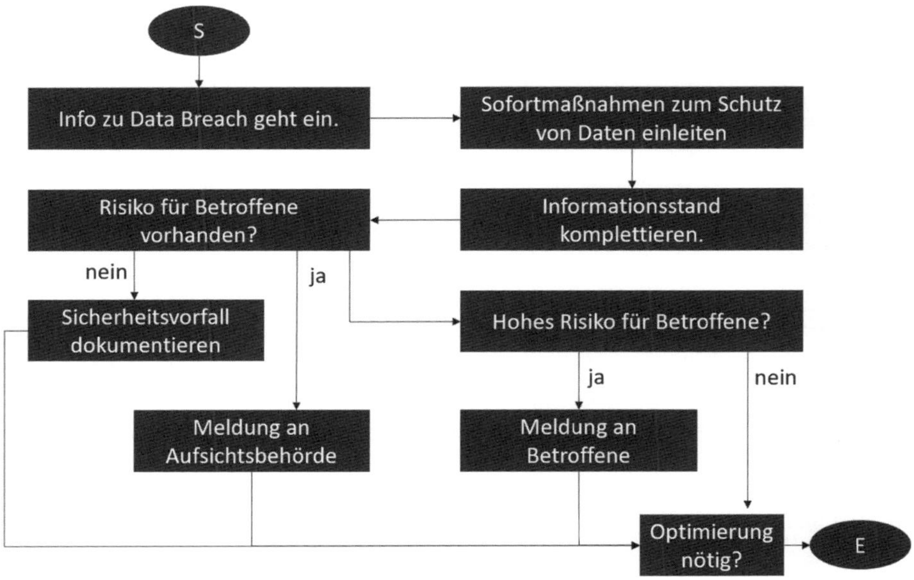

Abb. 1: Prozessablauf Umgang mit Datenpannen

Quelle: Eigene Darstellung.

59 Nach Ende der Behandlung einer Datenpanne sollte geprüft und dokumentiert werden, ob durch eine Optimierung der eigenen Prozesse ein ähnlicher Vorfall in Zukunft verhindert werden kann.

5 Bußgelder und Schadenersatz

60 Bei Verstößen gegen die DSGVO stehen Aufsichtsbehörden eine Reihe von Maßnahmen zur Verfügung. Insbesondere ist die Verhängung von Geldbußen eine Möglichkeit, die Verantwortliche wirksam abschrecken soll, von einer Nichtumsetzung der DSGVO abzusehen. Verstöße gegen die DSGVO können mit Geldbußen von 10 Mio. EUR oder bis zu 2 % des weltweiten Jahresumsatzes nach Art. 83 Abs. 4 DSGVO sanktioniert werden, wie beispielsweise bei Verstößen gegen die Vorgaben zur Auftragsverarbeitung oder gegen die Vorgaben von Privacy by design & by default (Art. 25 DSGVO) oder bei mangelnden technischen und organisatorischen Maßnahmen nach Art. 32 DSGVO. Verstößt der Verantwortliche gegen Datenschutzgrundsätze, die Rechenschaftspflicht, kommt Betroffenenrechten nicht nach oder übermittelt Daten ins Ausland, ohne die Anforderungen an Drittlandsübermittlungen zu beachten, können Bußgelder bis zu 20 Mio. EUR oder bis zu 4 % des weltweiten Jahresumsatzes verhängt werden.

61 Betroffenen, denen aufgrund eines Verstoßes gegen die DSGVO ein materieller oder immaterieller Schaden entstanden ist, haben Anspruch auf Schadenersatz. Nur wenn der Verantwortliche nachweisen kann, dass er in keinerlei Hinsicht für den Umstand, durch den der Schaden entstand, verantwortlich ist, wird er von der Haftung befreit. Insbesondere bei einer großen Anzahl von Betroffenen kann das Aufkommen der zu bearbeitenden Anfragen bei einem Datenschutzvorfall erheblichen Aufwand erzeugen.

6 Fazit

62 DSGVO, BDSG und die medizinrechtlichen Anforderungen bilden einen komplexen Rahmen, in welchem sich ophthalmologische Einrichtungen bewegen müssen. Datenschutz lässt sich nicht „nebenbei“ erledigen und erfordert die Aufmerksamkeit des Praxisleiters. Mit etwas Augenmaß lässt sich dieser Rahmen angemessen mit Leben füllen und bietet sogar Gestaltungsspielraum. Die Einführung und ständige Weiterentwicklung eines Datenschutzmanagementsystems ist von zentraler Bedeutung, um die beschriebenen Anforderungen nachweislich festzustellen und erfüllen zu können.

Literatur

Bayerisches Landesamt für Datenschutzaufsicht: Muster für die Erteilung einer Auskunft nach Art. 15 DS-GVO. O. D. Online: https://www.lda.bayern.de/media/muster/muster_auskunfts-erteilung.docx [abgerufen am 11.9.2021].

Europäische Kommission: Standardvertragsklauseln für Verantwortliche und Auftragsverarbeiter in der EU / im EWR. 2021. Online: https://ec.europa.eu/info/law/law-topic/data-protection/publications/standard-contractual-clauses-controllers-and-processors_de [abgerufen am 11.9.2021].

Gesellschaft für Datenschutz und Datensicherheit e. V.: Auftragsverarbeitungsmustervertrag für das Gesundheitswesen. O. D. Online: https://www.gdd.de/arbeitskreise/datenschutz-und-datensicherheit-im-gesundheits-und-sozialwesen/materialien-und-links/auftragsverarbeitungs-mustervertrag-fuer-das-gesundheitswesen [abgerufen am 11.9.2021].

Gesellschaft für Datenschutz und Datensicherheit e. V.: GDD-Praxishilfe XV. 2019. Online: https://www.gdd.de/downloads/praxishilfen/GDDPraxishilfe_15_JointControllership_1.0.pdf [abgerufen am 11.9.2021].

KBV: Anwendungen. O. D. Online: https://www.kbv.de/html/videosprechstunde.php [abgerufen am 12.9.2021].

KBV: IT-Sicherheit in der Praxis. O. D. Online: https://hub.kbv.de/display/itsrl [abgerufen am 11.9.2021].

KBV: Zertifizierte Videodienstanbieter. 2021. Online: https://www.kbv.de/media/sp/liste_zertifizierte-Videodienstanbieter.pdf [abgerufen am 15.9.2021].

Unabhängiges Landeszentrum für Datenschutz Schleswig-Holstein: Das Standard-Datenschutzmodell. O. D. Online: https://www.datenschutzzentrum.de/sdm/ [abgerufen am 12.9.2021].

Arbeitskreise Gesundheit und Soziales sowie Technische und organisatorische Datenschutzfragen der Konferenz der Datenschutzbeauftragten des Bundes und der Länder: Orientierungshilfe Krankenhausinformationssysteme. 2014. Online: https://www.datenschutzzentrum.de/uploads/medizin/OH_KIS.pdf [abgerufen am 12.9.2021].

Teil III Management bei häufigen Prozeduren

Beitrag 28

IVOM-Management

Victoria Pollig

Schlagwortübersicht

Abstract: Der IVOM-Prozess ist vermutlich der am besten standardisierbare Prozess in der Ophthalmologie (Ophthalmochirurgie). Um die Qualität der IVOM-Patientenversorgung im eigenen Zentrum messbar zu machen, können verschiedene Kennzahlen erhoben werden. Hierbei sind Versorgungskennzahlen, wie beispielsweise die Anzahl der IVOM pro Patient pro Jahr oder der Abstand zwischen der Verdachtsdiagnose und der ersten Injektion, sowie Prozesskennzahlen, wie die Gesamtdurchlaufzeit und die Prozess- und Wartezeit, wesentliche Parameter. Durch eine standardisierte und effiziente Prozessgestaltung kann die Patienten-Adhärenz nachhaltig positiv beeinflusst werden. Hierbei ist es wichtig, die Prozesse auf das Wesentliche auszurichten, ideale strukturelle Bedingungen zu schaffen und ein zuverlässiges Controlling zu etablieren.

1 Einführung

1 Der Prozess der intravitrealen operativen Medikamentenapplikation (IVOM) ist neben dem Katarakt-Prozess die am häufigsten durchgeführte Prozedur in deutschen ophthalmochirurgischen Zentren. Die stetig ansteigenden Fallzahlen, die sich mit der Langfristigkeit der Behandlung (IVOM als „Dauertherapie“) und der demografischen Entwicklung (Zunahme der älteren Bevölkerung) erklären lassen, führen dazu, dass immer mehr Zentren ihre Prozesse „verbessern“ wollen, damit möglichst viele Patienten bei hohen Qualitätsstandards behandelt werden können. Regelmäßige, bedarfsgerechte und kontinuierliche Diagnostik und Therapie sind das entscheidende Fundament für eine optimale IVOM-Versorgung und damit für eine bestmögliche Visusentwicklung beim Patienten. Hierfür muss der IVOM-Prozess innerhalb des Zentrums möglichst gut gestaltet sein. Aber was heißt in diesem Zusammenhang eigentlich „gut“? Wie kann die Qualität eines IVOM-Prozesses überhaupt gemessen, beurteilt und ggf. verbessert werden?

2 Qualitätsindikatoren für die IVOM-Patientenversorgung

2 Es können zwei Kennzahlenarten unterschieden werden, die Aussagen über die Qualität der IVOM-Patientenversorgung und IVOM-Prozessgestaltung ermöglichen:

3 Unter Versorgungskennzahlen versteht man die Kennzahlen, die darüber Aufschluss geben, wie häufig, wie regelmäßig und wie zeitlich adäquat Injektionen beim Patienten erfolgen. Verschiedene Studien zeigen, dass diese Parameter für eine langfristig günstige Visusentwicklung maßgeblich sind.

4 Um eine bedarfsgerechte und regelmäßige Diagnostik und Therapie für die Patienten sicherstellen zu können, ist eine effektive und effiziente Prozessgestaltung entscheidend. So sollte tunlichst eine Unterbehandlung aufgrund mangelnder Versorgungskapazitäten vermieden und die Behandlungslast für Patienten und Angehörige zur Aufrechterhaltung der Patienten-Adhärenz möglichst geringgehalten werden. Hierzu tragen maßgeblich kurze Prozess- und vor allem kurze

Wartezeiten während des Praxis- und Klinikaufenthalts bei. Diese können in Form sogenannter Prozesskennzahlen quantifiziert, kontrolliert und ggf. verbessert werden.

Sowohl Versorgungs- als auch Prozesskennzahlen können patientenindividuell als 5
auch patientenübergreifend (als Durchschnittswerte) für das Zentrum ermittelt und verglichen werden. Hierbei gilt: Nur patientenindividuelle Daten ermöglichen eine exakte Beurteilung der Versorgungs- und Prozessqualität bei eben diesem Patienten. Durchschnittsdaten für das Zentrum, die wiederum zahlreiche patientenindividuelle Daten zusammenfassen und mitteln, beinhalten zwar das Risiko der verallgemeinernden statistischen Interpretation, sie sind jedoch sehr gut dazu geeignet, Anhaltspunkte für Abweichungen (internes und externes Benchmarking) zu liefern und eine patientenindividuelle Analyse eben dieser Kennzahlen dann im Detail vorzunehmen.

2.1 Versorgungskennzahlen

Besteht der Verdacht auf eine IVOM-bedürftige Macula-Pathologie, sollte eine 6
zügige Diagnostik durchgeführt werden, um im Falle einer Therapieindikation möglichst schnell mit der ersten IVOM-Serie (Upload-Phase) beginnen zu können. Eine Verzögerung der Therapieeinleitung bewirkt meist eine ungünstige Prognose hinsichtlich der mittel- bis langfristigen Visusentwicklung, ein schneller Therapiebeginn kann hingegen positive Effekte auf die Visusentwicklung haben. Demnach ist die Kennzahl „Abstand zwischen Verdachtsdiagnose und erster IVOM" eine wichtige Kennzahl bei der Beurteilung eines raschen, den Visus positiv beeinflussenden Behandlungsbeginns. Der Abstand sollte möglichst gering, die Kennzahl also möglichst klein sein. Studien lege nahe, dass der Abstand zwischen erster Verdachtsdiagnose und erster IVOM nicht mehr als 14 Tage betragen sollte.[1]

Für die weitere, möglichst positive Visusentwicklung sind bedarfsgerechte, kon- 7
tinuierliche Injektionen besonders wichtig. Verzögerte, nicht bedarfsgerechte Injektionsintervalle gefährden ein optimales Therapieergebnis.[2] Deshalb empfiehlt es sich nachzuhalten, ob die Injektionen auch wirklich in den Zeitintervallen stattgefunden haben, in denen sie ärztlich indiziert wurden. Nicht selten kommt es im Praxis- und Klinikalltag dazu, dass aufgrund von Terminknappheit und mangelnden OP-Slots Injektionstermine später als eigentlich ärztlich indiziert stattfinden. Dies bleibt jedoch häufig unbemerkt, da weder ärztliche noch nichtärztliche Mitarbeiter einen Abgleich zwischen indiziertem und realisiertem Injek-

1 Ziemssen u. a.: Regionale Unterschiede in der Versorgung von Patienten mit neuvasculärer altersabhängiger Makuladegeneration in einer nicht interventionellen Beobachtungsstudie (OCEAN). In: Klinische Monatsblätter Augenheilkunde 12/2016, S. 1367–1377.

2 Ehlken u. a.: Treatment of neocascular age-related Macular degeneration patients with vascular endothelial grow factor inhibitors in everyday practice (PONS-Study). In: Retina 6/2018, S. 1134–1144.

tionszeitpunkt vornehmen. Die Kennzahl „Soll-Ist-Abweichung Injektionstermin“ gibt die Differenz zwischen dem ärztlich indizierten Injektionszeitpunkt und dem Zeitpunkt an, an dem die Injektion tatsächlich stattgefunden hat. Indiziert der Arzt die nächste IVOM z. B. innerhalb eines Pro-Re-Nata-Schemas (PRN-Schema) 4 Wochen (= 28 Tage) nach vorheriger Injektion, die IVOM findet tatsächlich aber erst 34 Tage nach der letzten Injektion statt, beträgt die „Soll-Ist-Abweichung Injektionstermin“ + 6 Tage. Indiziert die Ärztin/der Arzt die nächste IVOM z. B. innerhalb eines Treat and Extend-Schemas (T&E-Schema) 8 Wochen (= 56 Tage) nach vorheriger Injektion, die IVOM findet tatsächlich aber erst 60 Tage nach der letzten Injektion statt, beträgt die „Soll-Ist-Abweichung Injektionstermin“ + 4 Tage. Die „Soll-Ist-Abweichung Injektionstermin“ gibt also Hinweise auf eine systematische Behandlungsverzögerung und damit auf nicht bedarfsgerechte Injektionsintervalle, die den maximal möglichen Therapieerfolg gefährden.

8 Die Anzahl der IVOM im ersten Behandlungsjahr eines Patienten lässt allgemeine Rückschlüsse auf die Versorgungsqualität zu. Bildet man für einen bestimmten Betrachtungszeitraum den Mittelwert aus der Anzahl aller Injektionen im ersten Behandlungsjahr in Bezug auf die Patientenanzahl, erhält man die Kennzahl „IVOM pro Patient im ersten Behandlungsjahr“. Diese Kennzahl wird in vielen Versorgungsstudien dargestellt und verglichen. Sie stellt einen Indikator für eine potenzielle Über- oder Unterbehandlung der Patienten dar. Diese Kennzahl wird sowohl im internen Benchmark (Vergleich verschiedener Behandlungsperioden) als auch im externen Benchmark (Vergleich mit anderen IVOM-Zentren, Vergleich mit Studiendaten) besonders aussagekräftig.

9 Dabei gilt: Eine möglichst geringe Soll-Ist-Abweichung der Injektionstermine resultiert in einer höheren Anzahl der IVOM pro Patient im (ersten) Behandlungsjahr.

Tab. 1: Bedeutung der Versorgungskennzahlen

Versorgungskennzahl	Aussagekraft
Abstand zwischen Verdachtsdiagnose und erster IVOM	Ausreichend schneller Behandlungsbeginn zur Verbesserung der Visusprognose?
Soll-Ist-Abweichung Injektionstermin	Bedarfsgerechte Behandlung? Kontinuierliche Behandlung?
IVOM pro Patient im ersten Behandlungsjahr	Unter-/Übertherapie?

Quelle: Eigene Darstellung.

10 Neben der Berechnung von arithmetischen Mittelwerten für die o. g. Versorgungskennzahlen kann die Berechnung der jeweiligen Mediane sinnvoll sein, da bei diesen „Ausreißer-Werte“ nicht so stark ins Gewicht fallen (siehe hierzu auch Beitrag 8 „Six Sigma Methodik zur Prozessoptimierung“).

2.2 Prozesskennzahlen

Der IVOM-Prozess in Praxis und Klinik gliedert sich in einen konservativen Prozessteil (Indikations- bzw. Re-Indikationsstellung zur IVOM) sowie einen chirurgischen Prozessteil (Injektion). 11

Im Rahmen eines PRN-Schemas wird der Prozess meist als 2-Stopp-Prozess geplant und durchgeführt. Hierbei wird der Patient an einem Tag hinsichtlich der Indikation zur (Re-)Injektion untersucht (Visus, OCT, evtl. FAG, Funduskopie, Befundbesprechung) und an einem weiteren Tag findet dann die Injektion statt. PRN-Schemata mit einer 1-Stopp-Strategie (Re-Indikationsstellung und Injektion an einem Tag) sind in Deutschland eher die Ausnahme. Im Rahmen eines T&E-Schemas wird der Prozess meist als 1-Stopp-Prozess geplant und durchgeführt. Hierbei wird der Patient an einem Tag hinsichtlich der Indikation bzw. des Zeitpunkts zur übernächsten Injektion untersucht (Visus, OCT, evtl. FAG, Funduskopie, Befundbesprechung) und im weiteren Tagesverlauf findet dann die Injektion selbst statt. Unabhängig davon, innerhalb welchen Schemas und welcher Prozessgestaltung der konservative und der chirurgische Prozessteil geplant und durchgeführt werden, können Prozess- und Wartezeiten für den Patienten gemessen und analysiert werden. Dabei ist die Prozesszeit als die Zeit definiert, in der aktiv etwas mit dem Patienten geschieht (Voruntersuchung, OCT-Untersuchung, ärztliche Untersuchung und Befundbesprechung, Injektion im OP, Terminvereinbarungen etc.). Als Wartezeit ist die Zeit definiert, in der der Patient nicht aktiv am Prozess teilnimmt und lediglich auf den nächsten Prozessschritt wartet. Addiert man die Wartezeit zur Prozesszeit, erhält man die Durchlaufzeit. Durchlaufzeit ist demnach die Zeit, in der sich der Patient in der Praxis oder der Klinik befindet – angefangen vom Betreten bis hin zum Verlassen. Prozesszeit, Wartezeit und Durchlaufzeit erlauben Aussagen über die Behandlungslast für Patienten und Angehörige. Es kann davon ausgegangen werden, dass kurze Durchlaufzeiten zu einer geringeren Behandlungslast führen. Diese geringere Behandlungslast kann wiederum dazu beitragen, die Adhärenz des Patienten zur IVOM-Therapie aufrechtzuerhalten bzw. zu verbessern. Kurze Prozesszeiten führen außerdem dazu, dass mehr diagnostische und therapeutische Prozesse pro Zeiteinheit durchgeführt werden können. Hierdurch können beispielweise mehr IVOM-Termine angeboten werden, was sich (bei hier bestehendem Engpassfaktor) positiv auf die Kennzahlen „Abstand zwischen Verdachtsdiagnose und erster IVOM“, „Soll-Ist-Abweichung Injektionstermin“ und „IVOM pro Patient im ersten Behandlungsjahr“ auswirken kann. 12

Zusammenfassend kann also festgehalten werden, dass kurze und stabile Prozess-, Warte- und Durchlaufzeiten dazu beitragen können, die Versorgungsqualität der Patienten zu verbessern. Hierbei ist selbstverständlich penibel darauf zu achten, dass bei einer Beschleunigung der Prozess- und Durchlaufzeiten weiterhin alle fachlichen Leitlinien, Qualitätssicherungsvereinbarungen, Vorgaben von Verträgen zur Integrierten Versorgung (IV) und Hygienestandards eingehalten werden müssen. 13

3 Ermittlung und Analyse von IVOM-Kennzahlen

14 Im Zeitraum 2018 bis 2020 hat die optimed – Impulse für Medizin-Berufe GmbH ein bundesweites Projekt zur IVOM-Versorgungsforschung durchgeführt.[3] Im Projekt „Best Practice in der IVOM-Patientenversorgung“ sind die o. g. Kennzahlen an über 40 verschiedenen deutschen IVOM-Zentren verschiedener Größe ermittelt worden. Sie können als Benchmark bei der Beurteilung der eigenen Kennzahlen herangezogen werden. Aus den Ergebnissen des Projektes konnten zahlreiche Best Practices abgeleitet werden. Sowohl einige Auszüge aus den Ergebnissen als auch die abgeleiteten Best Practices werden im Folgenden dargestellt.

3.1 Ergebnisse der Versorgungskennzahlen

15 Die Ergebnisse der Kennzahl „IVOM pro Patient im ersten Behandlungsjahr“ zeigen im Verhältnis zu den bekannten Real-Life-Beobachtungen überraschend gute Ergebnisse. Mit einer durchschnittlichen Injektionszahl von 7,6 Injektionen im ersten Behandlungsjahr scheinen die Patienten in den teilnehmenden IVOM-Zentren überwiegend adäquat behandelt worden zu sein. Bei der differenzierten Analyse der Kennzahl „IVOM pro Patient im ersten Behandlungsjahr“ wurde deutlich, dass es Unterschiede in den Injektionszahlen in Abhängigkeit vom angewendeten Therapieschema gibt. Die Patienten, die nach dem T&E-Schema behandelt wurden, haben in den ersten 12 Monaten ihrer Behandlung mit 8,6 Injektionen durchschnittlich 1,3 Injektionen mehr erhalten als die Patienten, die nach dem PRN-Schema behandelt wurden. Es ist hierbei hervorzuheben, dass das Minimum der T&E-Zentren mit 7,6 Injektionen im ersten Jahr noch über dem Mittelwert der Kennzahl in den PRN-Zentren liegt (siehe Abbildung 1).

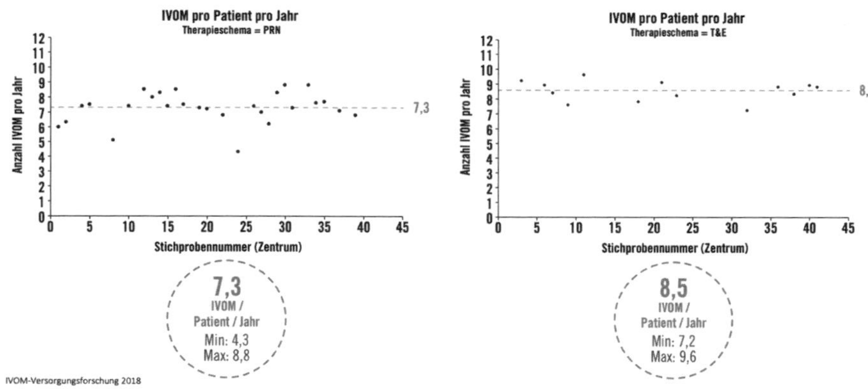

Abb. 1: IVOM pro Patient PRN vs. T&E

Quelle: Bayer Vital GmbH: Best Practice in der IVOM-Patientenversorgung (Versorgungsforschungsprojekt 2018).

3 Sponsor des Projektes: Bayer Vital GmbH.

Die Anzahl der „IVOM pro Patient im ersten Behandlungsjahr“ ist eine vielfach zitierte Kennzahl verschiedener (Versorgungs-)Studien. Den meisten augenchirurgischen Akteuren ist die eigene, zentrumsindividuelle Kennzahl jedoch nicht bekannt. Es ist demnach kein internes oder externes Benchmarking des Zentrums möglich und die allgemeine Tendenz des Zentrums zu einer Unter- oder Übertherapie kann nicht effektiv abgeschätzt werden. Es ist deshalb umso sinnvoller, die durchschnittliche Anzahl der „IVOM pro Patient im ersten Behandlungsjahr“ zentrumsindividuell statistisch zu erfassen und zu analysieren. 16

Mit einer Soll-Ist-Abweichung Injektionstermin von 6,6 Tagen (über alle Zentren gemittelt) kann festgestellt werden, dass die Patienten fast eine Woche später injiziert werden als in der Patientenakte seitens des Arztes vorgegeben. Hierbei ist zu bedenken, dass eine Abweichung von 0 Tagen kaum realisierbar ist, da 12 Monate als Betrachtungszeitraum gewählt werden und in diesem Zeitraum diverse Feiertage (Ostern, Weihnachten, ...) liegen, an denen nicht injiziert werden kann. Trotzdem ist zu beachten, dass eines der Zentren mit einer durchschnittlichen Abweichung von 1,2 Tagen (Minimum) eine ideale Therapiegestaltung für die Patienten umsetzen konnte und die Therapieintervalle sehr exakt eingehalten werden konnten. In zwei Zentren wurden die Patienten durchschnittlich 14 Tage später injiziert, als in den Patientenakten ärztlich angestrebt wurde. Bei einer Therapie nach dem PRN-Schema bedeutet dies (bei einem Soll Intervall von 28 Tagen) eine Verlängerung des Intervalls um 50 %! Bei der differenzierten Betrachtung der Soll-Ist-Abweichungen wird auch hier ein Unterschied zwischen den angewendeten Therapieschemata deutlich (siehe Abbildung 2): 17

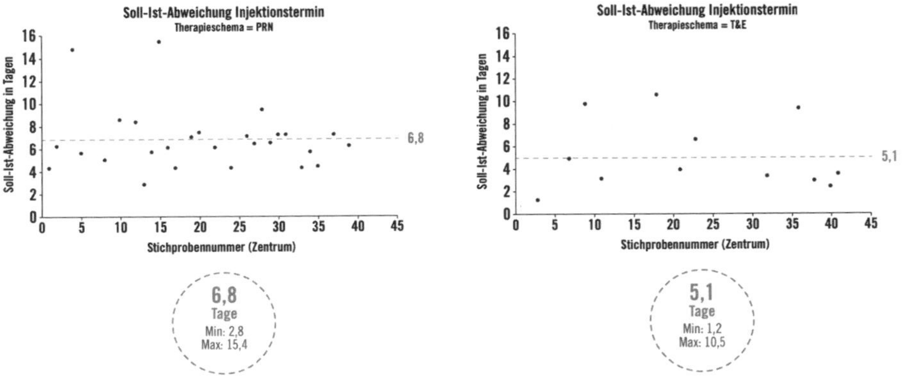

Abb. 2: Soll-Ist-Abweichung

Quelle: Bayer Vital GmbH: Best Practice in der IVOM-Patientenversorgung (Versorgungsforschungsprojekt 2018)

In den Zentren, in denen die Patienten nach T&E-Schema behandelt wurden, zeigte sich eine Abweichung von 5,8 Tagen und bei den Zentren, in denen die Patienten nach dem PRN-Schema behandelt wurden, eine Abweichung von 18

6,8 Tagen. Dieser Unterschied kann durch die bessere Planbarkeit bei der Behandlung nach dem T&E-Schema begründet werden. Während bei der Behandlung nach PRN bei einer positiven Re-Indikationsstellung eine sofortige Weiterbehandlung indiziert ist (eigentlich am selben Tag), fehlt es in den Zentren in der Realität oftmals an kurzfristig verfügbaren OP-Ressourcen. Die Patienten erhalten oftmals einen Injektionstermin, der Tage später (als der eigentliche Zeitpunkt zur Re-Injektion) liegt. Bei der Behandlung nach T&E ist dieser Faktor insofern beseitigt, als alle Injektionen (und Kontrollen) mindestens 4 Wochen und bis zu 16 Wochen im Voraus planbar sind. Eine kurzfristige Terminvergabe ist bei der Behandlung nach dem T&E-Schema nicht notwendig – der Ressourcenbedarf kann frühzeitig kalkuliert werden, Patienten und Angehörige können mit entsprechendem Vorlauf planen. Der zeitliche Verzug bei der Behandlung nach dem PRN-Schema wird besonders dann deutlich, wenn man die Soll-Ist-Abweichung der Injektionstermine der 3er-Serien ausdifferenziert und die jeweils erste, zweite und dritte Injektion einer 3er-Serie getrennt analysiert (siehe Abbildung 3).

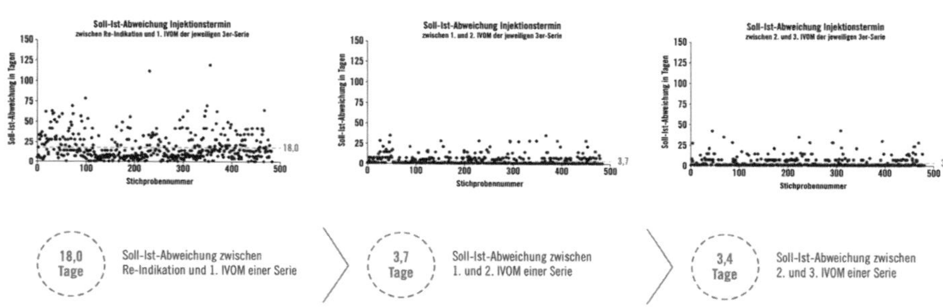

Abb. 3: PRN-Lücke

Quelle: Bayer Vital GmbH: Best Practice in der IVOM-Patientenversorgung (Versorgungsforschungsprojekt 2018).

19 Aus Abbildung 3 wird deutlich, dass bei der Behandlung nach dem PRN-Schema besonders die erste Injektion einer 3er-Serie mit einer hohen Soll-Ist-Abweichung durchgeführt wird (im Mittel 16,8 Tage nach Indikations- bzw. Re-Indikationsstellung). Bei der zweiten und dritten Injektion der jeweiligen 3er-Serie liegt zum Zeitpunkt der Re-Indikationsstellung der Termin dann 28 bis 56 Tage in der Zukunft und wird besser planbar. Hierdurch kann das angestrebte Intervall von 28 Tagen nach der vorherigen Injektion besser eingehalten werden. Die abnehmenden Mittelwerte der Abweichungen zeigen, dass die Einhaltung des Soll-Ist-Intervalls vom zeitlichen Vorlauf der Terminvergabe bestimmt wird. Je länger der zeitliche Vorlauf zur Injektion ist, desto genauer kann das angestrebte Soll-Intervall eingehalten werden. Dieses Phänomen kann als PRN-Lücke bezeichnet werden.

20 Abbildung 4 zeigt den zeitlichen Abstand zwischen der ersten Verdachtsdiagnose einer IVOM-bedürftigen Macula-Pathologie und der ersten Injektion in der

Historie der Patienten. Es wird deutlich, dass die Patienten (über alle Zentren gemittelt) erst 14,2 Tage nach dem ersten dokumentierten Verdacht einer neovaskulären AMD injiziert werden. Dies bedeutet, dass rund 40 % der Zentren außerhalb der visuskritischen 14-Tage-Grenze liegen.[4] Grund hierfür war in vielen Fällen der Engpassfaktor Fluoreszenzangiographie. Termine zur Fluoreszenzangiographie standen oftmals nicht kurzfristig zur Verfügung und somit kam es zu einer zeitlichen Verschiebung des Therapiebeginns.

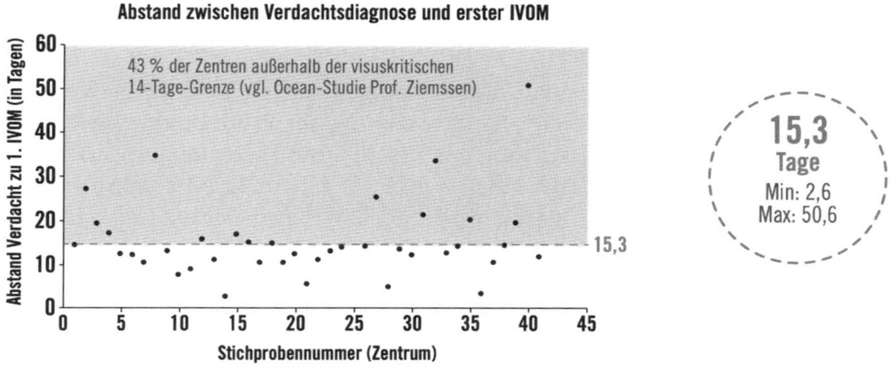

Abb. 4: Abstand Verdacht zu IVOM

Quelle: Bayer Vital GmbH: Best Practice in der IVOM-Patientenversorgung (Versorgungsforschungsprojekt 2018).

21 Es ist sinnvoll, dass der Patient nach der ersten Verdachtsdiagnose einer behandlungsbedürftigen Macula-Pathologie einen schnellen Therapiebeginn erfährt. Hierbei sollte angestrebt werden, dass bereits am Tag der Erstvorstellung eine abschließende Diagnose und IVOM-Indikation gestellt werden und der Termin zur ersten Injektion vergeben wird (alle notwendigen apparativen Untersuchungen und deren Befundung am gleichen Tag, administrative Bearbeitung am gleichen Tag, Terminvergabe zur ersten Injektion am gleichen Tag). Außerdem sollte die zur Diagnosesicherung und Indikationsstellung notwendige Fluoreszenzangiographie am gleichen Tag der Verdachtsdiagnose durchgeführt werden. Ist die apparative Durchführung im Haus oder ortsnah möglich, sollte die Durchführung nicht unbedingt an die Anwesenheit eines Anästhesisten gebunden sein. Hierdurch kann der Einfluss des Engpassfaktors „Verfügbarkeit der Fluoreszenzangiographie-Untersuchung" verringert werden und die Patienten erhalten somit schneller eine Erstinjektion. Zwingende Voraussetzung hierfür ist aber, dass ein anderer Arzt bei komplikativem Verlauf (z. B. Anaphylaxie)

4 Ziemssen u. a.: Regionale Unterschiede in der Versorgung von Patienten mit neovasculärer altersabhängiger Makuladegeneration in einer nicht interventionellen Beobachtungsstudie (OCEAN). In: Klinische Monatsblätter Augenheilkunde 12/2016, S. 1367–1377.

unmittelbar reagieren kann und so entsprechende ärztliche Maßnahmen zeitlich adäquat eingeleitet werden können.

22 Für eine möglichst positive Entwicklung des Visus ist es sinnvoll, die erste IVOM spätestens 7 Tage nach der Indikationsstellung durchzuführen. Sollte bei der zentrumsindividuellen Kennzahlenanalyse festgestellt werden, dass der Abstand mehr als 7 Tage beträgt, ist der hierfür verantwortliche Engpassfaktor zu identifizieren und zu beseitigen.

3.2 Strukturelle Voraussetzungen im IVOM-Prozess

23 Im Hinblick auf die strukturellen Voraussetzungen spielen im IVOM-Prozess die Sprechstundengestaltung und die Standardisierung der Prozesse eine wesentliche Rolle. Besonders in der Ausgestaltung der Sprechstunde konnten im Projekt zwei unterschiedliche Varianten beschrieben werden: In einem Teil der teilnehmenden IVOM-Zentren wurden die Patienten gebündelt in Spezialsprechstunden („Macula-Sprechstunde", „Netzhaut-Sprechstunde", „Medical-Retina-Sprechstunde") zur Frage der (Re-)Indikationsstellung terminiert. Hierbei erfolgte eine Separierung der Ressourcen insofern, als sowohl das OCT als auch die ärztlichen Ressourcen zu dieser Zeit ausschließlich für die IVOM-Patienten geblockt wurden. In einem anderen Teil der Zentren erfolgte die Einbestellung bunt gemischt, sodass zusätzlich zu den IVOM-Patienten immer wieder auch anderen Patienten (Glaukompatienten, Kataraktpatienten, Sicca-Patienten, Routinekontrollen) für den gleichen Arzt terminiert waren.

24 Besonders in den Zentren, die nach Treat and Extend behandelten, war in den überwiegenden Fällen eine Spezialsprechstunde eingerichtet. Dies hat den Grund, dass beim T&E-Schema die Abläufe in Praxis und OP ideal aufeinander abgestimmt und zeitlich synchronisiert sein müssen, um einen möglichst reibungslosen Prozessfluss zu gewährleisten. In den Zentren, in denen die Patienten nach dem PRN-Schema behandelt wurden, herrscht oftmals noch eine große Inhomogenität im Hinblick auf die parallel durchgeführten Prozesse (zahlreiche andere Terminarten). Durch die Vermischung unterschiedlicher Prozesstypen kommt es in vielen Fällen zu ungewünschten Wechselwirkungen. Auf die Prozesszeit nimmt die Vermischung unterschiedlicher Prozesstypen in den meisten Fällen weniger Einfluss. Bei der Betrachtung der Wartezeiten und der Standardabweichungen der Durchlaufzeit werden die Vorteile einer „Macula-Sprechstunde" allerdings sehr deutlich. In den Zentren, in denen eine Spezialsprechstunde und somit die Separierung der benötigten Ressourcen eingerichtet gewesen ist, waren die Wartezeiten deutlich geringer und die Prozesse liefen insgesamt deutlich stabiler ab (geringere Standardabweichung in der Durchlaufzeit). Hieraus ergibt sich, dass es – unabhängig von der Zentrumgröße – grundsätzlich sinnvoll ist, zur Indikations- und Re-Indikationsstellung der IVOM eine gesonderte „Makula-Sprechstunde" oder „IVOM-Sprechstunde" einzuführen, in die ausschließlich IVOM-Patienten (oder Patienten zur

Erstindikationsstellung) einbestellt werden. Hierdurch können unerwünschte Wechselwirkungen mit anderen Prozessen vermieden werden (z. B. Stau bei der Anmeldung, Belegung der Voruntersuchung, Nicht-Verfügbarkeit des OCT-Zimmers). Auf dieser Grundlage können die Termin- und Slot-Struktur genauer und zuverlässiger geplant und kürzere Durchlaufzeiten für die Patienten realisiert werden.

Zusätzlich zur Separierung der Ressourcen ist es sinnvoll, einen zentrumsinternen 25
standardisierten IVOM-Prozess in Praxis und OP festzulegen und diesen konsequent einzuhalten. Hierfür bietet sich beispielsweise folgendes Vorgehen in der Praxis an: Bestimmung des bestkorrigierten Visus → Gabe mydriatischer Augentropfen → OCT-Untersuchung → Funduskopie → Befundung und Befundbesprechung. Durch eine geringe Prozessvarianz können Behandlungs- und Wartezeiten positiv beeinflusst und die Durchlaufzeit des Patienten verkürzt werden. Ein standardisierter und konsequent eingehaltener Prozess unterstützt darüber hinaus die klare und eindeutige Aufgabenerfüllung durch nichtärztliche und ärztliche Mitarbeiter und kann das Fehlerrisiko senken. In jeder Praxis/jedem OP-Zentrum sollte ein IVOM-Prozess einheitlich und arztübergreifend festgelegt werden (Vermeidung verschiedener Prozesse bei verschiedenen Ärzten).

Ein weiterer wichtiger Aspekt eines erfolgreichen IVOM-Managements ist neben 26
der Einrichtung von Spezialsprechstunden und der Standardisierung der Prozesse auch der Einsatz eines IVOM-Managers. Während in vielen Zentren bereits seit vielen Jahren speziell geschulte Refraktivberater oder -manager zur IOL-Beratung bei Kataraktoperationen im Einsatz sind, die den Arzt und somit den Prozess nachhaltig positiv unterstützen, ist die Etablierung von IVOM-Managern noch lange nicht so weit fortgeschritten. Der IVOM-Manager koordiniert die wichtigsten Aktivitäten im Bereich des IVOM-Managements. Hierzu zählen z. B. das Prozessmanagement, die Termin- und Slot-Planung für IVOM, die Koordination von Räumen und Ressourcen, die Mitarbeiter-Einsatzplanung, das Bestellwesen und die Abrechnung im Rahmen des IVOM-Prozesses. Der IVOM-Manager muss dabei nicht alle Tätigkeiten selbst ausführen, sollte aber über alle Bereiche Bescheid wissen und bei der Koordination des IVOM-Managements der erste Ansprechpartner sein. Zusätzlich ist es empfehlenswert, an den einzelnen Prozessstationen speziell geschultes Personal einzusetzen, um z. B. die Durchführung von OCT- und FLA-Untersuchungen zu beschleunigen oder den Patienten fachkundig und bedarfsgerecht zu beraten und bei formalen Angelegenheiten zu unterstützen. Besonders bei hochfrequenten Prozessen, wie wir sie im IVOM-Bereich vorfinden, ist die zuverlässige Stabilität der Prozesse entscheidend und nimmt maßgeblichen Einfluss auf die Mittelwerte und Standardabweichungen der Prozess- und Durchlaufzeiten.

3.3 Prozessgestaltung im konservativen IVOM-Prozess

27 Wie bereits im Verlauf dieses Kapitels beschrieben, ist die Prozessgestaltung zum einen im direkten Zusammenhang mit den Faktoren Prozessstabilität und Planbarkeit zu sehen und zum anderen ein entscheidender Faktor für die Adhärenz der Patienten.

28 Im Best-Practice-Projekt wurde deutlich, dass die Zentren, in denen die Patienten nach einem T&E-Schema behandelt werden, meist eine deutlich geringere Gesamtdurchlaufzeit als die PRN-Zentren zeigen. Die geringere Gesamtdurchlaufzeit bei T&E ist in vielen Fällen auf eine deutlich geringere Wartezeit zurückzuführen, die aus der besseren Prozessplanbarkeit im Rahmen einer Spezialsprechstunde resultiert. Zusätzlich zur niedrigeren Gesamtdurchlaufzeit können alle notwendigen Prozessschritte an einem Tag durchgeführt werden, sodass die Patienten im Vergleich zu den Patienten, die nach dem PRN-Schema behandelt werden, einmal weniger das Zentrum aufsuchen müssen. Diese beiden Aspekte bedeuten sowohl für den Patienten als auch für die Begleitpersonen eine deutlich geringere Behandlungslast und können somit auf die Patientenadhärenz einen positiven Einfluss nehmen.

29 Im Rahmen der statistischen Auswertungen wurden unter anderem die Gesamtdurchlaufzeit und die durchschnittliche Anzahl der IVOM pro Patient im ersten Behandlungsjahr der jeweiligen Zentren in Beziehung zueinandergesetzt (siehe Abbildung 5).

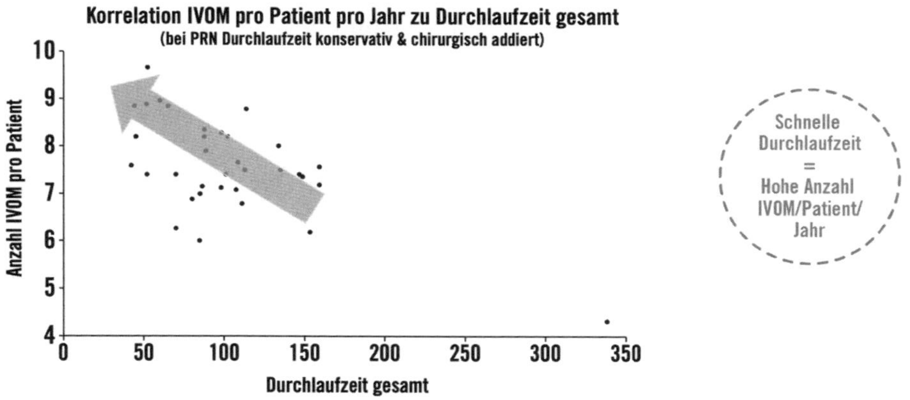

Abb. 5: Korrelation Durchlaufzeit zu IVOM

Quelle: Bayer Vital GmbH: Best Practice in der IVOM-Patientenversorgung (Versorgungsforschungsprojekt 2018).

30 Die Datenauswertung hat eine deutliche Korrelation gezeigt: Je kürzer die Durchlaufzeit des Patienten in der Praxis bzw. dem OP ist (Anmeldung des Patienten bis Verabschiedung nach erfolgter Behandlung), desto höher ist die Anzahl der

IVOM pro Patient pro Jahr in diesem Zentrum. Dies legt die Kausalität nahe, dass Patienten mit einer kürzeren Durchlaufzeit motivierter sind, weitere Untersuchungen und Behandlungen wahrzunehmen, als diejenigen, bei denen die Wartezeit und der Aufenthalt im Zentrum mehr Zeit in Anspruch nimmt. Unmittelbare Befragungen der Patienten – insbesondere bei einer patientenindividuellen Re-Injektionszahl im zweistelligen Bereich – stützen diese Vermutung. Es ist deshalb grundsätzlich sinnvoll, die Aufenthaltsdauer des Patienten in Praxis und OP auf ein medizinisch notwendiges Minimum zu reduzieren und entsprechende Maßnahmen einzuleiten, die zur Verkürzung der Gesamtdurchlaufzeit des Patienten beitragen.

Der konservative Prozessteil im Rahmen der (Re-)Indikationsstellung besteht in der Regel aus den Stationen Anmeldung, Voruntersuchung, OCT und ärztliche Untersuchung/Befundbesprechung. Kurze Prozesszeiten können durch klar strukturierte und definierte Prozesse erzielt werden. Darüber hinaus ergibt sich ein weiterer zeitlicher Vorteil durch die inhaltlich vertretbare Delegation bestimmter Aufgaben an das nichtärztliche Assistenzpersonal. Lange Prozesszeiten entstehen vielfach in den Zentren, in denen die Durchführung der apparativen Untersuchungen durch den Arzt selbst erfolgt. Auch die Durchführung der OCT-Untersuchung muss nicht zwingend an das Vorliegen einer Mydriasis beim Patienten gekoppelt werden (bis auf wenige Ausnahmen z. B. sehr enge Pupille). Hierdurch können OCT-Untersuchungen im Rahmen der Prozessgestaltung unter Umständen schneller durchgeführt und die Wartezeit für den Patienten reduziert werden. Die ärztlich funduskopische Untersuchung bei Indikationsstellung sollte hingegen immer in Mydriasis stattfinden. 31

Oftmals stellt die Anmeldung (die häufig gleichermaßen als „Abmeldung" für die Patienten zum Prozessende dient) den Flaschenhals im Prozessfluss dar. Hier kommt es – bedingt durch das hohe Patientenaufkommen – nicht selten zu Wartezeiten für Patienten, weil sich an- und abmeldende Patienten „kreuzen". Um die Gesamtdurchlaufzeit des Patienten niedrig zu halten, sollte ein erneutes Aufsuchen der Anmeldung durch den Patienten zum Prozessende vermieden werden. Unterlagen wie Arztbriefe und Rezepte sollten an anderer Stelle (z. B. durch eine „Mitschreiberin" im Arztzimmer) ausgegeben, Folgetermine an anderer Stelle (oder zu einem anderen Zeitpunkt) vereinbart werden. Gerade bei hochfrequenten Sprechstunden ist es empfehlenswert, einen separaten Check-Out für die Patienten einzurichten. Dieser sollte seitens der Layout-Planung räumlich möglichst so gelegen sein, dass sich die Patientenwege zur An- und Abmeldung nicht kreuzen. 32

3.4 Prozessgestaltung im chirurgischen IVOM-Prozess

Anders als im konservativen Prozessteil, wo die Einführung von Spezialsprechstunde noch nicht flächendeckend etabliert ist, führen die meisten ophthalmochi- 33 rurgischen Zentren die intravitrealen Injektionen im OP-Bereich en bloc durch. Hierdurch kann die Termin- und Slot-Struktur zuverlässiger geplant und kürzere Durchlaufzeiten für die Patienten können realisiert werden. Hierfür ist es sinnvoll, administrative und prozessfremde Tätigkeiten – sofern es sich nicht um Notfälle handelt – auf die Zeit vor und/oder nach der Durchführung des IVOM-OP-Programms zu verlagern (z. B. Telefonate mit Zuweisern, OCT-Befundungen oder Nachfragen aus der Praxis). Aufgrund der sehr guten Planbarkeit des IVOM-Prozesses im OP (anders als beispielsweise bei Glaukom- oder Netzhaut-Operationen) sollten die Injektionen nach Möglichkeit zu Beginn des OP-Programms geplant werden. Hier entstehen keine ungeplanten Verzögerungen, die dann wiederrum zu verlängerten Wartezeiten für die IVOM-Patienten führen. Um einen konstanten Prozessfluss während des OP-Programms aufrechtzuhalten, sollten sich immer zwei bis drei Patienten im unmittelbaren OP-Vorlauf befinden (also unmittelbar in den OP-Saal abrufbereit sein). Hierdurch sollen Leerläufe des OPs mit nachfolgenden Wartezeiten möglichst vermieden werden.

34 Hinsichtlich der Hygiene gibt es ebenfalls Standards, die es zwingend einzuhalten gilt. Diese entsprechen den allgemein gültigen Hygienestandards in einem intraokular operierenden ophthalmochirurgischen OP. Um das Risiko von Kontaktkontaminationen deutlich zu reduzieren, ist auf eine konsequente Händedesinfektion des Patienten beim Einschleusen in den OP-Bereich zu achten. In keinem anderen OP erfolgt ein so hochfrequenter Patientenwechsel, wie es bei den intravitrealen Injektionen der Fall ist. Hierdurch ist der Aspekt der Kontaktkontaminationen besonders zu beachten.

35 Vor der Durchführung der (Jod-)Desinfektion der Lid- und Bindehaut sowie vor Durchführung der IVOM sollten lokalanästhetische Tropfen verabreicht werden. Hierbei ist in den meisten Fällen eine zweimalige Applikation lokalanästhetischer Tropfen ausreichend. Ein exzessives Tropfen lokalanästhetischer Tropfen vor Durchführung der IVOM ist meist kontraproduktiv, weil durch den epitheltoxischen Effekt der Tropfen (Keratitis punctata superficialis) postoperative Schmerzen beim Patienten erst recht induziert werden können.

3.5 Therapiecontrolling & Dokumentation

36 Voraussetzung für eine statistische Analyse und Aufbereitung von Kennzahlen ist eine einheitliche Dokumentation im EDV-System. Auch aus diesem Grund sollten im Zentrum für alle Mitarbeiter verbindliche Dokumentationsvorgaben existieren, die die Art und Weise der Dateneingabe festlegen und so die schnelle Wiederauffindbarkeit der Daten sowie die statistische Auswertbarkeit gewährleisten (Einrichtung von „Makros“ zur Dokumentation).

37 Es ist sinnvoll, den patientenindividuellen Verlauf des bestkorrigierten Visus kontinuierlich zu erfassen. Hierbei sollte die Visusbestimmung unter möglichst konstanten Testbedingungen erfolgen. Eine patientenindividuelle, chronologische

Verlaufsdarstellung des Visus, in der auch übersichtlich die Zeitpunkte der Injektionen erkennbar sind, ist wünschenswert. Ebenso ist eine grafische Visualisierung des patientenindividuellen Visusverlaufs (auch zur Darstellung dem Patienten gegenüber) sinnvoll (EDV-technische Möglichkeit vorausgesetzt).

In einigen Fällen erscheinen Patienten nicht zum vereinbarten Diagnostik- oder Therapietermin. Vielfach bleibt dieses Nichterscheinen („No-Show") jedoch unentdeckt bzw. ohne Konsequenz (kein Recall des Patienten). Diese nicht durch die Praxis/das Zentrum verursachten Terminausfälle sollten systematisch erfasst und ausgewertet werden. Nur so kann patientenindividuell festgestellt werden, ob eine Therapie entgegen der medizinischen Indikation unterbrochen wurde. Für das Zentrum kann eine „No-Show-Quote" über einen bestimmten Zeitraum ermittelt werden (z. B. prozentualer Anteil der Patienten, die innerhalb eines Kalenderjahres nicht zu einem vereinbarten Diagnostik- oder Therapietermin erschienen sind). Diese Kennzahl kann im internen und externen Benchmark verglichen werden. Hieraus resultierend können ggf. Verbesserungsmaßnahmen eingeleitet werden. Zusätzlich sollte bei den Patienten, die nicht zum vereinbarten Diagnostik- oder Therapietermin erscheinen, „nachgehakt" werden, um die Gründe des Nichterscheinens zu erfragen und zu dokumentieren. Ziel sollte eine schnelle Ersatz-Terminvereinbarung und eine hieraus folgende, zeitnahe Fortsetzung der Diagnostik und Therapie sein (Voraussetzung zum Recall ist das vorher abgegebene Einverständnis des Patienten). 38

Im Rahmen der Makula-Diagnostik und IVOM-Therapie müssen zahlreiche Termine vergeben werden. Hier ist es sehr hilfreich, automatisierte Terminketten zu vergeben, sodass z. B. im Rahmen eines PRN-Schemas „in einem Rutsch" die Termine für IVOM-Serien inklusive der korrespondierenden Nachkontrollen vergeben werden können. Hierdurch kann eine „kleinteilige" Terminvergabe mit mehrmaligem Anlaufen der Anmeldung (oder anderer Terminvergabestellen) vermieden werden. Idealerweise wird zur Vergabe von Terminketten eine entsprechende Funktion der Terminplanungssoftware genutzt: Hierbei können wiederkehrende Terminrhythmen definiert und in der EDV hinterlegt werden (z. B. Erste Injektion → Erste Post-Kontrolle 2. bis 4. Tage post OP → Zweite Post-Kontrolle 8. bis 14. Tag post OP → Zweite Injektion → Erste Post-Kontrolle nach zweiter IVOM 2. bis 4. Tag post OP zweite IVOM ...). Der Prozess der Terminvergabe kann dadurch erheblich beschleunigt werden (Vorteil für Praxis und Patient). 39

4 Fazit

Die Qualität eines IVOM-Prozesses kann durch verschiedene Versorgungs- und Prozesskennzahlen gemessen und beurteilt werden. Durch eine geringe Soll-Ist-Abweichung der Injektionstermine und einen möglichst schnellen Therapiebeginn nach der Indikationsstellung (kurzer Abstand zwischen Indikation und 40 erster IVOM) kann die Kennzahl IVOM pro Patient pro Jahr positiv beeinflusst werden. Hierbei zeigen sich in der Versorgungsforschung deutliche Unterschiede in der Anwendung der gängigen Therapieschemata Pro Re Nata (PRN) und Treat and Extend (T&E). Besonders bei der Therapie der Patienten nach dem PRN-Schema zeigt sich häufig eine eindeutige PRN-Lücke zwischen der Re-Indikation und der ersten Injektion einer jeweiligen 3er-Serie. Die mit einem Mindestvorlauf von 4 Wochen geplanten Injektionstermine im T&E-Schema stellen einen klaren Vorteil im Sinne der Planbarkeit für die Patienten, die Begleitungen und das Augenzentrum dar.

41 Um die Behandlungslast für die Patienten möglichst gering zu halten – und somit die Patientenadhärenz zu fördern – sollten die Prozesskennzahlen gemessen und bei Bedarf verbessert werden. Eine möglichst geringe Gesamtdurchlaufzeit kann durch klar definierte und optimierte Prozesse erreicht werden. Wichtig ist hierbei, die einzelnen Prozessstationen ideal aufeinander abzustimmen. Um die Wechselwirkungen mit anderen Prozessen auf ein Minimum zu reduzieren, empfiehlt es sich, die benötigten Ressourcen in Form einer Spezialsprechstunde zu separieren. Hierbei sollten ausschließlich die Prozessschritte durchgeführt werden, die eine therapeutische Konsequenz haben (oder vertraglich geregelt sind).

42 Der IVOM-Prozess im OP ist der Prozess in der Ophthalmologie, der den höchsten Standardisierungsgrad erreichen kann. In keinem anderen Prozess ist es möglich, eine so konsequente Prozessstandardisierung zu erzielen und hieraus resultierend eine minimale Streuung (Standardabweichung) der Prozess- und Durchlaufzeiten zu erlangen. Um auch hier Wechselwirkungen zu anderen OP-Prozessen zu vermeiden, sollten die intravitrealen Injektionen unmittelbar zum Start des OP-Programm en bloc erfolgen. Durch die Verlagerung bestimmter Prozessschritte in den OP-Vorraum und einer weitestgehenden Vorbereitung der benötigten Materialien (customized OP-Packs, vorbereitete OP-Briefe) kann ein idealer Prozessfluss mit einer hohen Anzahl an Slots pro Stunde erreicht werden.

Literatur

Ehlken, C. u. a.: Treatment of neocascular age-related Macular degeneration patients with vascular endothelial grow factor inhibitors in everyday practice (PONS-Study). In: Retina 6/ 2018, S. 1134–1144.

Ziemssen, F. u. a.: Regionale Unterschiede in der Versorgung von Patienten mit neovasculärer altersabhängiger Makuladegeneration in einer nicht interventionellen Beobachtungsstudie (OCEAN). In: Klinische Monatsblätter Augenheilkunde 12/2016, S. 1367–1377.

Katarakt-Management

Jörg Förster

Schlagwortübersicht

Abstract: Die Katarakt-Operation ist ein wichtiger Bestandteil im Leistungsgeschehen jedes Anbieters ophthalmochirurgischer Leistungen. Dieses Kapitel zeigt Aufgaben des Managements in den Bereichen Erlöse, Kosten und Prozesse. Für jeden Bereich werden Hinweise für Optimierungen sowie Vorschläge für Adaptionen gegeben, die der Leser für seine eigenen Aufgaben bei Bedarf übernehmen kann. Im Erlösmanagement wird die besondere Bedeutung der Dokumentation und die Beachtung wichtiger Aspekte bei der Abrechnung der Sachkosten herausgestellt, das Kostenmanagement beleuchtet intensiv die Frage der Kapazitätsauslastung hinsichtlich ihrer Kostenwirkung und im Prozessmanagement werden Vorschläge für eine Optimierung des Prozessablaufes in einzelnen Teilschritten unterbreitet.

1 Einführung: Management der Katarakt-Operation

1 Die Operation des grauen Stars (Katarakt) gehört zu den weltweit am häufigsten durchgeführten Eingriffen. In Deutschland gibt es nur für die stationären Operationen offizielle Statistiken, die vom Statistischen Bundesamt regelmäßig veröffentlicht werden. Allerdings wird heutzutage der deutlich überwiegende Teil der Katarakt-Operationen in einem ambulanten Umfeld erbracht. Für die Anzahl der ambulant durchgeführten Katarakt-Operationen liegen offizielle Statistiken leider nicht vor, sodass man hier auf Umfragen zurückgreifen muss.

2 Für das Jahr 2016 weist die amtliche Statistik insgesamt 122.528 abgerechnete Fallpauschalen der Katarakt-DRGs aus.[1] Für das Jahr 2019 liegt diese Statistik nicht vor, es gibt aber ersatzweise eine Statistik der tiefgegliederten Diagnosedaten.[2] Aus dieser geht hervor, dass im Jahr 2019 in den Krankenhäusern insgesamt 99.253 Patienten mit der Hauptdiagnose Katarakt in den verschiedenen Ausprägungen behandelt wurden.

3 Die wohl umfassendste Umfrage zum Thema Katarakt-OP wird wohl jährlich von der Deutschen Gesellschaft für Intraokularlinsenimplantation, interventionelle und refraktive Chirurgie (DGII) in Zusammenarbeit mit dem Berufsverband der Augenärzte (BVA) sowie der Deutschen Ophthalmologischen Gesellschaft (DOG) und dem Bundesverband deutscher Ophthalmochirurgen (BDOC) durchgeführt. Die aktuelle Umfrage ist im November 2020 publiziert worden.[3] Die Umfrage ist keine Totalerhebung, da die Teilnahme freiwillig ist. Die Teilnehmerquote wird auf insgesamt 26 % geschätzt, unter den Teilnehmern bildeten die Kliniken einen Anteil von 18 %. Von allen gemeldeten Katarakt-Operationen wurden 10 % stationär durchgeführt. Die Autoren gehen von einer Repräsentativität der Um-

1 Statistisches Bundesamt: Fallpauschalbezogene Krankenhausstatistik, Fachserie 12, Reihe 6.4 2016, S. 52. Online: www.destatis.de/DE/Themen/Gesellschaft-Umwelt/Gesundheit/Krankenhaeuser/_inhalt.html#sprg475696 [abgerufen am 27.8.2021].

2 Statistisches Bundesamt. Online: www.destatis.de/DE/Themen/Gesellschaft-Umwelt/Gesundheit/Krankenhaeuser/_inhalt.html#sprg475696 [abgerufen am 27.8.2021].

3 Wenzel u. a.: Ambulante und stationäre Intraokularchirurgie 2019: Ergebnisse der aktuellen Umfrage von BDOC, BVA, DGII und DOG. In: Ophthalmochirurgie 6/2020, S. 341–350.

frage aus, sodass hochgerechnet im Jahr 2019 etwa 1 Mio. Katarakt-Operationen ambulant durchgeführt worden sind.

Die Katarakt-Operation war über Jahrzehnte die häufigste Operation im Bereich der Augenheilkunde, wurde aber zuletzt durch die Intravitreale Operative Medikamentenapplikation (IVOM) bei Feuchter Makuladegeneration abgelöst. Nach den Zahlen der DGII-Umfrage waren 2019 knapp 54 % aller Operationen in der Augenheilkunde IVOMs. 4

Nichtsdestotrotz ist die Katarakt-OP ein Eingriff, der in großer Zahl in den OP-Zentren und Kliniken durchgeführt wird und allein daher schon ein besonderes Augenmerk auf das Management rechtfertigt. In diesem Beitrag soll sich nur kurz mit dem Erlösmanagement beschäftigt werden, da sich die Beiträge in Teil II.6 (Abrechnung) intensiv mit dem Thema Abrechnung beschäftigen. An dieser Stelle wird der Schwerpunkt auf die Bereiche Kosten- und Prozessmanagement sowie die ambulante Katarakt-OP gesetzt. 5

2 Erlösmanagement

Die Erlöse aus den Katarakt-Operationen basieren auf unterschiedlichen Verträgen mit dem jeweiligen Kostenträger (Patienten). Die Patienten in der Bundesrepublik sind in der deutlichen Mehrheit gesetzlich krankenversichert. Im Jahr 2020 waren 73,36 Mio. Menschen in der GKV versichert, 8,73 Mio. hingegen in der privaten Krankenversicherung (PKV). 6

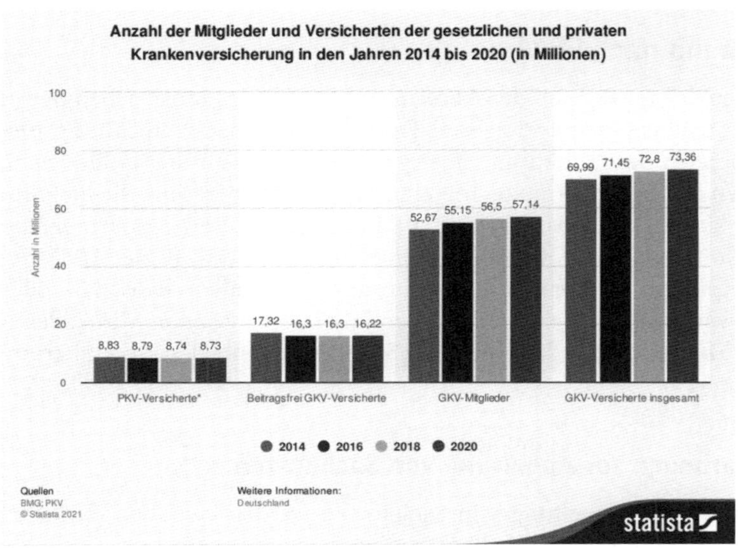

Abb. 1: Krankenversicherung in Deutschland

Quelle: BMG; PKV; Statista 2021.

7 Die gesetzliche Krankenversicherung (GKV) wie die private Krankenversicherung (PKV) vergüten die Leistungen der stationären Operationen über das System der G-DRG, eine Art Preissystem für Operationen, das den Behandlungsanlässen im Krankenhaus Punkte zuordnet, die über einen jährlich festzulegenden Punktwert zu Eurowerten umgewandelt werden. Die ambulanten Operationen werden bei gesetzlich Versicherten in aller Regel über den Einheitlichen Bewertungsmaßstab (EBM) abgerechnet. Dieser bestimmt als Honorarordnung den Inhalt der abrechnungsfähigen Leistungen und wird zwischen der Kassenärztlichen Bundesvereinigung und dem GKV-Spitzenverband im Bewertungsausschuss für Ärzte auf Bundesebene vereinbart. Die Abrechnung ambulanter Operationen bei Privatversicherten erfolgt auf der Grundlage der Gebührenordnung für Ärzte (GOÄ). Die GOÄ regelt die Abrechnung medizinischer Leistungen durch Ärzte außerhalb der gesetzlichen Krankenversicherung. Die GOÄ ist eine Rechtsverordnung der Bundesregierung und unterliegt der Zustimmung des Bundesrats. Anders als im DRG-Bereich unterscheiden sich die Abrechnungsbeträge bei ambulanten Operationen zwischen gesetzlich Versicherten und Privatversicherten deutlich.

8 Neben dem Grundprinzip der Abrechnung für gesetzliche und privat versicherte Patienten gibt es in der gesamten Bundesrepublik sowohl im stationären wie auch im ambulanten Bereich besondere Verträge, die die Abrechnung regeln können. Dies können Verträge der integrierten Versorgung nach § 104a–d Sozialgesetzbuch V oder Strukturverträge nach § 73a SGB V sein, wobei letztere seit dem 1. August 2015 nicht mehr abgeschlossen werden dürfen und daher nur noch bereits bestehende Verträge relevant sein können.

2.1 Abrechnung nach EBM

9 Das Erlösmanagement im Bereich der Abrechnung nach EBM muss neben der in Beitrag 22 dargestellten Organisation und Durchführung der Abrechnung insbesondere den Bereich der Sachkosten einer genaueren Betrachtung unterziehen. Es gibt Sachkosten im Zusammenhang mit einer Katarakt-Operation, die nicht im EBM enthalten sind. Um diese abzugelten, können die Vertragspartner der Gesamtverträge auf Basis des § 44 Abs. 6 Bundesmantelvertrag Ärzte (BMV-Ä) abweichende Regelungen treffen und für einzelne Materialien Pauschal- oder Maximalbeträge vereinbaren. Neben diesen Vereinbarungen können Mittel, deren Kosten nicht im EBM enthalten sind, über die Sprechstundenbedarfsvereinbarung abgerechnet werden.

2.1.1 Vereinbarungen zur Abgeltung von Sachkosten

10 Die Vereinbarungen zur Abgeltung von Sachkosten werden zwischen den Vertragspartnern GKV und KV regional getroffen. Häufig organisieren sich die Krankenkassen auf regionaler Verbandsebene wie z. B. die Landesverbände und die Kassenärztlichen Vereinigungen auf der Basis der 17 regionalen Vereinigun-

gen, die wiederum Mitglied der kassenärztlichen Bundesvereinigung sind. Gegenstand dieser Vereinbarungen sind Mittel, die pro Operation teuer sind und so neben den EBM-Ziffern abgerechnet werden können. Dazu zählt bei der Katarakt-Operation immer die implantierte Intraokularlinse. Daneben aber auch – regional unterschiedlich – weitere Produkte oder Mittel wie die benötigten Einmalartikel im OP (z. B. Schlauchsysteme) oder die für eine erfolgreiche Katarakt-Operation eingesetzten Flüssigkeiten (Viscoelastika).

Da die jeweiligen Vereinbarungen unterschiedliche Dokumentationsanforderungen aufweisen, ist es für das Erlösmanagement von großer Bedeutung, die jeweiligen Sachkostenvereinbarung zu kennen und optimal umzusetzen. Die KV Sachsen beispielsweise verlangt zur Abrechnung u. a. die Kopie des Linsenausweises sowie die Dokumentation der Linsenkenndaten im Linsenbuch.[4] Die lückenlose Dokumentation schützt vor möglichen Regressforderungen, die aufgrund der regelmäßigen Prüfung der Abrechnungsdaten durch die Kassenärztlichen Vereinigungen möglich sind. 11

Insbesondere für überregional tätige OP-Zentren mit Standorten in verschiedenen KV-Bezirken ist die Umsetzung der richtigen Sachkostenpauschale von großer Bedeutung. Denn die Unterschiede können nicht nur in den Preisen liegen, sondern auch in den Spezifikationen. Beispielsweise wird in der Vereinbarung der KV Westfalen-Lippe[5] die zu implantierende Intraokularlinse deutlich präziser definiert als in der Vereinbarung der KV Sachsen. Die Vereinbarung fordert für alle Linsen die sogenannte „scharfe Kante“ zur Vermeidung des Nachstars sowie einen Durchmesser von mehr als 5,5 mm. Für das Erlösmanagement ergibt sich hier die Forderung, dass die Auswahl der zu implantierenden Linse auch die Erfordernisse der jeweiligen Sachkostenvereinbarung erfüllen muss. 12

Ein Vergleich der beiden zitierten Vereinbarungen zeigt weiterhin, dass der Umfang der abzurechnenden Pauschalen sehr unterschiedlich sein kann. In Westfalen-Lippe ist ein Kapselspannring Bestandteil der Pauschale, in Sachsen nicht. Die Kostenerstattung für den Kapselspannring kann separat erfolgen. In Sachsen kann neben der Sachkostenpauschale auch Sprechstundenbedarf nach der jeweils gültigen Sprechstundenbedarfsvereinbarung abgerechnet werden, in Westfalen-Lippe ist dies in der Vereinbarung ausgeschlossen. 13

4 KV Sachsen: Kataraktvereinbarung. 2015, S. 4. Online: https://www.kvs-sachsen.de/fileadmin/data/kvs/downloads/vertrag/Katarakt-Vereinbarung_ab_01-07-2015.pdf [abgerufen am 4.9.2021].

5 KV Westfalen-Lippe u. a.: Sachkostenvereinbarung zur ambulanten Katarakt-Operation, S. 3. Online: www.kvwl.de/arzt/recht/kvwl/katarakt_sachkostenvereinbarung/sachkostenvereinbarung.pdf [abgerufen am 4.9.2021].

2.1.2 Sprechstundenbedarfsvereinbarung

14 Die Sprechstundenbedarfsvereinbarungen der jeweiligen Kassenärztlichen Vereinigungen enthalten eine Reihe von relevanten Produkten oder Medikamenten aus der Augenheilkunde, die auch bei der Katarakt-Operation zum Einsatz kommen. Für das Erlösmanagement ist neben der Kenntnis der jeweils gültigen Vereinbarung mit den genauen Inhalten die Organisation der Abrechnung von großer Bedeutung. Innerbetrieblich ist zum einen sicherzustellen, dass alle relevanten Produkte und Mittel auch dokumentiert sind und damit der Abrechnungsabteilung auch zur Kenntnis kommen, zum anderen gilt es, für die Einhaltung des korrekten Abrechnungsverfahrens zu sorgen. Wie bei den Sachkostenvereinbarungen auch, bestehen nämlich auch hier bundesweit unterschiedliche Regelungen.

2.2 Abrechnung nach GOÄ

15 Nach der GOÄ werden sowohl alle medizinischen Leistungen abgerechnet, die von privat versicherten Patienten nachgefragt werden, als auch jene individuellen Gesundheitsleistungen, die auch bei gesetzlich Versicherten nach der GOÄ abzurechnen sind. Die GOÄ basiert auf dem Grundsatz: Nur was dokumentiert wird, kann auch abgerechnet werden. Die Dokumentation der ärztlichen Leistungen ist daher auch bei der Katarakt-Operation von größter Bedeutung und muss durch das Erlösmanagement entwickelt, umgesetzt und kontrolliert werden. Bei unvollständiger Dokumentation geht Honorar verloren, häufig in beträchtlichem Ausmaß.

16 Neben der vollständigen Dokumentation ist eine Vorgabe, die klar regelt, welche Steigerungsfaktoren für welche Leistung erhoben werden und für welche Leistungen gesonderte Honorarvereinbarungen mit den Patienten zu treffen sind, unerlässlich. Aus diesen Vorgaben heraus lassen sich für das betriebsinterne Erlösmanagement Preise für definierte Leistungen ermitteln. Diese Preise ermöglichen einen je Patienten durchführbaren schnellen Soll-Ist-Vergleich der Erlöse. Abweichungen nach unten können auf diese Weise schnell erkannt und bei optimalen Prozessabläufen vor Rechnungsstellung korrigiert werden.

17 Eine wichtige Managementaufgabe im Bereich der Abrechnung der privatärztlichen Leistung ergibt sich aus der Frage, ob die Abrechnung inhouse oder extern durch einen Dienstleister erfolgen sollte. Die Inhouse-Lösung bedeutet, dass ausreichend personelle Kapazität in fachlicher wie auch zeitlicher Hinsicht zur Verfügung steht. Die mit der Abrechnung betrauten Mitarbeiter haben häufig Qualifikationen, die eine patientennähere Beschäftigung ermöglichen. Daraus ergibt sich angesichts des schon heute spürbaren und in Zukunft noch ansteigenden Mangels an medizinischem Fachpersonal die Frage, ob es nicht sinnvoll wäre, das eigene Personal im medizinischen Prozess einzusetzen und nicht in der Praxisverwaltung. Eine gut ausgebildete und geschulte Medizinische Fachange-

stellte kann durch die Übernahme nichtärztlicher Leistungen im Praxisablauf – und hier insbesondere im Bereich der prä- und postoperativen Versorgung der Katarakt-Patienten – im Einzelfall mehr zur Wertschöpfung des Praxisbetriebs beitragen als über Tätigkeiten in der Praxisverwaltung. Falls ein Dienstleister beauftragt werden sollte, muss daher darauf geachtet werden, dass so auch wirklich personelle Ressourcen gehoben werden. Der Einsatz der so gewonnenen Ressource sollte sich dann in einer steigenden Produktivität und damit der Erhöhung der Praxiserlöse je Vollkraft zeigen.

Wichtig

Gerade im Rahmen der dringend notwendigen Optimierung der Beratung und Aufklärung der Katarakt-Patienten bieten sich sehr viele Möglichkeiten für den Einsatz der frei gewordenen Kapazität an.

Der externe Dienstleister bietet eine Reihe von Leistungen an, die in der Regel modular gebucht werden können. Kernleistungen sind dabei die Erstellung der Rechnungen, die Übernahme des Schriftverkehrs mit Patienten, Versicherungen, Beihilfe sowie die Betreuung außergerichtlicher und gerichtlicher Mahnverfahren sowie natürlich die Organisation der Auszahlungen. Häufig gibt es auch Vorfinanzierungsangebote, die gestaffelt gebucht werden können. Die Gebühren orientieren sich am Leistungsumfang und an der Ausgestaltung der Vorfinanzierung. Übernimmt der Dienstleister eine 100 %ige Zahlungsgarantie, liegen die Dienstleistungskosten höher als bei einer reinen Zahlungsabwicklung. Viele Anbieter kümmern sich daneben um Beratungsangebote für die Kunden bei betriebswirtschaftlichen Fragestellungen. Insgesamt ist es nahezu für jedes Unternehmen, das Katarakt-Operationen durchführt, interessant, sich mit der Frage nach einer entweder inhouse oder extern abgewickelten Betriebswirtschaft auseinanderzusetzen und einen Kosten-Nutzen-Vergleich anzustellen. Die Entscheidung für die eine oder andere Lösung und die eventuelle Wahl einer externen Lösung ist insbesondere vor dem Hintergrund der Auslastung der personellen Ressourcen im eigenen Unternehmen zu treffen. 18

3 Kostenmanagement

Die Kosten der Katarakt-OP lassen sich in drei Bestandteile gliedern: 19

- Personalkosten,
- Sachkosten,
- Finanzkosten.

Die eigentlichen Kosten der Operation werden statistisch nicht erfasst. Bekannt sind die Ausgaben der Kostenträger im ambulanten und stationären Bereich, da diese über die entsprechenden Gebührenordnungen geregelt sind. Für das Management besteht aufgrund der administrierten Preise die Aufgabe, die Kosten bestmöglich zu steuern, um eine hohe Wirtschaftlichkeit zu erzielen. 20

21 Da die Kosten nicht bekannt sind, besteht für das Management keine Möglichkeit, ein Benchmarking durchzuführen. Umso wichtiger sind Zielvorgaben aus dem eigenen Controlling und laufende Soll-Ist-Vergleiche. Zumindest für den stationären Bereich gibt es eine Orientierung durch den DRG-Browser, den das Institut für Entgeltsysteme (InEK) jährlich veröffentlicht. Dieser DRG-Browser weist die durchschnittlichen Kosten der Daten liefernden Krankenhäuser mit den jeweils relevanten Kostenarten und -stellen aus.[6]

22 Laut DRG-Browser kostete eine Katarakt-Operation bei stationärer Leistungserbringung 1.517,19 EUR der direkte Personalkostenanteil betrug 49,3 %, der Anteil der Sachkosten wird mit 18,7 % angegeben. Die restlichen 32 % der Kosten verteilen sich auf die medizinische und nicht-medizinische Infrastruktur. Beispiele hierfür sind zum einen Labore und zentrale Diagnostik, zum anderen die Verwaltung, der technische Dienst oder die Küche. Finanzkosten werden durch das InEK nicht kalkuliert, da die Erlöse aus den DRGs nur der Finanzierung der eigentlichen Krankenhausleistung dienen sollen, die Investitionskosten werden außerhalb des Budgets über die Bundesländer finanziert (duale Krankenhausfinanzierung).[7]

23 Für das Krankenhausmanagement ergeben sich aus der InEK-Tabelle Benchmarks für die einzelnen Kostenstellen, die bei Verfügbarkeit einer hauseigenen Kostenstellenrechnung eine Vergleichbarkeit mit dem Durchschnitt der Kosten aller an der Kalkulation beteiligten Krankenhäuser ermöglichen. Für den ambulanten Bereich eignet sich die InEK-Tabelle naturgemäß nicht, da die Kosten der stationären Versorgung mit denen der ambulanten Versorgung aufgrund der unterschiedlichen Strukturen und einer damit einhergehenden unterschiedlichen Finanzierung nicht vergleichbar sind.

3.1 Personalkosten

24 Die Personalkosten der Katarakt-Operation sind zumindest kurzfristig fixe Kosten. In aller Regel werden die notwendigen Arbeiten durch angestellte Mitarbeiter aus den Bereichen Ärzteschaft, OP-Funktionspersonal, Medizinische Fachangestellte, Optometristen/Optiker und Verwaltung durchgeführt. Die Ärzte sind dabei häufig Inhaber und beziehen keinen Lohn, sondern einen Gewinnanteil. Die Anstellungsverträge sind entsprechend allgemeinverbindlicher Tarifverträge[8] oder hausindividueller Vereinbarungen geregelt und sehen Kündigungsfristen

6 InEK: G-DRG-Report-Browser. Online: www.g-drg.de/Datenbrowser_und_Begleitforschung/G-DRG-Report-Browser [abgerufen am 12.9.2021].

7 Vdek: Krankenhausfinanzierung. 2021. Online: www.vdek.com/vertragspartner/Krankenhaeuser/krankenhausfinanzierung.html [abgerufen am 13.9.2021].

8 Gehaltstarifvertag für Medizinische Fachangestellte/Arzthelferinnen. 2020. Online: www.bundesaerztekammer.de/fileadmin/user_upload/downloads/pdf-Ordner/MFA/Gehaltstarifvertrag-MFA-2021-2023.pdf [abgerufen am 13.9.2021].

sowie Elemente des Kündigungsschutzes vor. Daher können die Personalkosten mindestens mittelfristig als fixe Kosten angenommen werden.

Die Anstellung von Personal bedeutet für das Unternehmen die Bereitstellung von Ressourcen, die es dann im betrieblichen Alltag bestmöglich auszulasten gilt. Die Auslastung der Mitarbeiter geschieht über die Organisation des Patientenflusses. Je mehr abrechenbare Leistungseinheiten je Mitarbeiter erbracht werden, desto besser ist die Ressource Personal ausgelastet. Natürlich muss bei der Auslastung des Personals eine optimale Balance zwischen Be- und Entlastung beachtet werden, denn das Personal kann betriebswirtschaftlich nicht mit einer Maschine verglichen werden, die – am wirtschaftlichsten eingesetzt – an 365 Tagen 24 Stunden am Tag ausgelastet ist. 25

Wichtig

Um die Auslastung des Personals zu steuern, empfehlen sich Dienstpläne, die nicht nur die jeweilige Zeit, die der Mitarbeiter zur Verfügung steht, sondern auch das, was in dieser Zeit erreicht werden soll, erfassen. Im OP bietet sich die geplante Fallzahl als Maßstab an, in der Diagnostik kann je nach Art und Inhalt der prä- und postoperativen Sprechstunde ebenfalls die Fallzahl geplant werden. Die Abstimmung von Fallzahl und Zeit muss fortwährend überprüft werden.

Gelingt es dem Management, eine Balance zwischen Leistung und Zeit zu schaffen, wird die Auslastung der Ressource Personal auch zu einer angemessenen Finanzierung führen, denn die Positionen der finanzierenden Gebührenordnungen basieren auf ähnlichen Gedanken. 26

Die richtige Menge an Personal ist schwer zu definieren und hängt stark von den individuellen Prozessen des jeweiligen Unternehmens ab. Daher sind eine wichtige Maßzahl die Personalkosten je Fall, idealerweise untergliedert nach den Funktionsbereichen Sprechstunde (Praxis), OP, Diagnostik und Verwaltung. Geht diese Maßzahl in die Höhe, gilt es zu analysieren, ob die Leistung gesunken ist oder ob die Menge an Arbeitszeit – beispielsweise aufgrund von Effizienzverbesserungen – nicht mehr adäquat kalkuliert ist. Ein Beispiel hierfür ist häufig das OP-Team. Gerade bei inhabergeführten ambulanten OP-Zentren werden die Abläufe im OP ständig weiter optimiert. Der Inhaber selbst ist aus verschiedenen Gründen (Erhöhung von Gewinnansprüchen, Ermöglichen von Freizeit) daran interessiert, die Prozesse so effizient wie möglich zu gestalten. Bei gegebener Fallzahl wird die ständige Optimierung dazu führen, dass die vom OP-Team angebotene Menge an Arbeitszeit größer ist, als sie sein müsste. Allerdings gilt dies nur insgesamt, denn die Anzahl der beteiligten Personen während des OP-Betriebs wird weiterhin in voller Anzahl benötigt, da die Auslastung ja nicht gesunken ist. Der Überschuss aus Zeit ergibt sich aus einer durch die Prozessoptimierung induzierte Intensivierung der Leistung, sodass mehr OPs bei gleicher Menge an Zeit durchgeführt werden können oder das Programm zeitiger erledigt 27 werden kann. Es stellt sich jetzt für das Unternehmen die Frage, wie mit dieser Situation umzugehen ist. Reduziert man die zeitliche Dimension der Verträge des OP-Personals, wird dies nicht als gerecht empfunden, denn man bestraft damit sozusagen gute Arbeit. Eine Lösung könnte sein, dem OP-Personal zusätzliche Aufgaben im Unternehmen aufzutragen, was aufgrund der Tatsache der hohen Spezialisierung in ambulanten Augenzentren ebenfalls nur selten realistisch umsetzbar ist. Dem Management bleibt es überlassen, ob man zur besseren Auslastung der Ressourcen für die mittelfristige Planung den Weg in Richtung Erhöhung der Fallzahlen einschlägt oder aber mit den Mitarbeitern Zielgespräche führt, die eine Reduktion der Arbeitszeit zu besseren Konditionen (bessere Stundenlöhne, Angebote betrieblicher Altersversorgung o. ä.) zum Inhalt haben.

Wichtig

Wird diese Managementaufgabe, die hier am Beispiel des OP-Personals beschrieben wird, nicht in allen Bereichen konsequent erledigt, wird der Prozess der Effizienzverbesserung zu einer mangelnden Kapazitätsauslastung und damit zu unnötig hohen Personalkosten führen.

3.2 Sachkosten

28 Die bei einer Operation anfallenden Sachkosten lassen sich in variable und fixe Kosten oder aber in Einzel- bzw. Gemeinkosten unterscheiden. Fixe Sachkosten stellen insbesondere die Kosten der Kapazitätsvorhaltung dar (Miete, Geräteleasing), variable Sachkosten entstehen im Wesentlichen durch den Verbrauch von Material. Bei Einzelkosten handelt es sich um direkt dem eigentlichen Produkt zurechenbare Sachkosten (z. B. Intraokularlinse, Katarakt-Set), während die Gemeinkosten nicht direkt der OP zuzuordnen sind, sondern dem gesamten Betrieb dienen und auf die einzelnen Produkte im Rahmen einer Kostenrechnung umgelegt werden. Die Gemeinkosten sind in aller Regel gleichzeitig fixe Kosten, während die Einzelkosten in aller Regel variabel sind.

29 Die Sachkosten der Katarakt-Operation lassen sich grob unterteilen in die variablen Sachkosten des medizinischen Bedarfs, die zum größten Teil im OP-Saal anfallen und die sonstigen, zumeist fixen Sachkosten außerhalb der medizinischen Versorgung wie Kosten für Versicherungen, Steuerberatung, KFZ, Miete und Ähnliches. Während die ersteren variable Kosten darstellen, die nur dann anfallen, wenn auch operiert wird, ist die zweite Gruppe der Kosten zumindest mittelfristig fix. Auch diese Kosten müssen jedoch mit den Einnahmen aus Katarakt-Operationen gedeckt werden.

30 Ein Sachkostenbenchmark für das Management gibt es nicht. Ein Anhaltspunkt kann jedoch die Kalkulationstabelle des InEK darstellen. Danach ergeben sich für eine Katarakt-OP Sachkosten des medizinischen Bedarfs (inkl. Implantat) und der Medikamente in Höhe von 292,46 EUR. Mit 243,00 EUR kommen dabei dem

medizinischen Bedarf 83 % der Kosten im OP zu. Die in der InEK-Tabelle ausgewiesenen restlichen Kosten des medizinischen Bedarfs entstehen im Verlauf des Krankenhausaufenthalts auf der Normalstation und können ansatzweise mit den im ambulanten Bereich entstehenden Kosten der prä- und postoperativen Versorgung verglichen werden.

Für einen ersten Controlling-Ansatz bieten sich die Zahlen des InEK an. Allerdings gilt dies nur für den Bereich der variablen Sachkosten des medizinischen Bereichs. Dazu muss beachtet werden, dass die vom InEK ausgewiesenen Kosten ausschließlich die Kosten einer Standard-Katarakt-OP widerspiegeln. Die im Rahmen der modernen Kataraktchirurgie möglichen Therapieoptionen wie Sonderlinsen oder Femto-Laser werden durch das DRG-System nicht gesondert vergütet. Daher ist auch nicht zu erwarten, dass derartige Fälle in die Kalkulation eingeflossen sind. 31

Die ambulante Katarakt-OP wird landesweit auf der Basis unterschiedlicher Verträge vergütet. Für das Management der Sachkosten ist es wichtig, nicht oberhalb der in den Sachkostenvereinbarungen festgelegten Preise für wesentliche Teile des medizinischen Bedarfs einzukaufen. Kauft man günstiger ein, ist je nach vertraglicher Vereinbarung zu prüfen, ob die erzielten Vorteile vom OP-Zentrum vereinnahmt werden dürfen oder aber ob Ausgleichszahlungen oder Ähnliches an die Kostenträger geleistet werden müssen. 32

Die Preisverhandlungen über die relevanten Artikel sollten von Management einmal jährlich geführt werden. Dabei ist darauf zu achten, nicht nur den einzelnen Preis für ein einzelnes Produkt zu betrachten, sondern auf der Basis der Lieferantenbewertung aus dem QM auch weitere Aspekte der Lieferantenbeziehung zu bewerten. Lieferanten können sich z. B. hinsichtlich der Servicequalität unterscheiden. Folgende Fragen können bei der Eruierung hilfreich sein: Ist der Customer Support gut erreichbar und hilfreich? Werden die Lieferbedingungen eingehalten? Können spezielle Fragen im Rahmen der Implantation beantwortet werden? Klar ist: Je besser ein Lieferant bezüglich dieser Aufgaben bewertet wird, desto effizienter kann das OP-Zentrum arbeiten. 33

Um die Sachkosten beurteilen zu können, sollte jedes OP-Zentrum über eine Kostenträgerrechnung verfügen.[9] Die Kostenträgerrechnung ordnet die einzelnen Kostenarten über Kostenstellen den Kostenträgern entweder direkt (direkte Einzelkosten) oder über Umlagen (Kosten je Fall oder je Quadratmeter u. ä.) indirekt den Kostenträgern zu. Die Kostenträger sind die Patienten, die wiederum in einzelne Behandlungsanlässe gruppiert werden können. Die Kostenträgerrechnung liefert im Ergebnis die Kosten je Behandlungsfall. Sind diese Behandlungsfälle der Katarakt-OP zuzurechnen, lässt sich so die Kosten dieser OP-Art eruieren. Die durchschnittlichen Kosten untergliedert nach den Kostenarten 34

9 Welt der BWL: Kostenträgerrechnung. O. D. Online: https://welt-der-bwl.de/Kostenträgerrechnung [abgerufen am 19.8.2021].

können dann entweder mit vorhandenen Benchmarks oder aber über die Zeit beurteilt werden. Dem Management liefert die Kostenträgerrechnung damit wichtige Informationen für viele Entscheidungen und eine Datenbasis für Verhandlungen mit Lieferanten und sonstigen Stakeholdern.

3.3 Finanzkosten

35 Zu den Finanzkosten gehören alle Kosten im Rahmen der Finanzierung von Kapazitäten und damit in aller Regel Investitionen in das Anlagevermögen des Unternehmens. Klassische Beispiele sind Investitionen in Gerätetechnik oder in die mieterspezifischen Ausbauten des OP-Zentrums. Der Investitionsaufwand wird im Anlagevermögen aktiviert; die zugehörige Aufwandsposition in der Gewinn- und Verlustrechnung stellt die auf das aktivierte Anlagegut entfallende Abschreibung dar. Über welchen Zeitraum abgeschrieben wird, regelt das Bundesfinanzministerium in den AfA-Tabellen für branchenbezogene und allgemein verwendbare Anlagegüter.[10] Zum Beispiel wird dort für die Abschreibung eines Femto-Lasers ein Zeitraum von 8 Jahren genannt. Kostete der Laser 400.000 EUR, beträgt die jährlich als Kosten in der GuV zu findende Position 50.000 EUR.

36 Nicht zu den Finanzkosten gehören die Aufwendungen für Leasing-Objekte. Die entsprechenden Raten werden direkt als Aufwand in der Gewinn- und Verlustrechnung gebucht.

37 Um Katarakt-Operationen anzubieten, sind umfangreiche Investitionen notwendig. Neben der technischen Infrastruktur des OP-Saals (z. B. Klima- und Lüftungstechnik, Versorgung mit medizinischen Gasen usw.) wird eine umfangreiche Medizintechnik benötigt. Hierzu gehören insbesondere OP-Mikroskop, Phako-Maschine, OP-Liegen, IT- sowie diverse Lasergeräte, die zum Teil allerdings optional sind (z. B. Femto-Phako-Laser, Nano-Laser). Das Management muss daher im Bereich der Finanzierung nach der Investitionsentscheidung die Finanzierungsfrage abwägen. Neben der Eigenkapitalfinanzierung stehen dafür die Möglichkeiten Darlehen oder Leasing zur Verfügung.

38 Eine generelle Aussage über die Vorteilhaftigkeit der jeweiligen Investitionsfinanzierung lässt sich nicht treffen. Vielmehr ist individuell je nach Art des Investitionsgutes, nach der bilanziellen Situation des Unternehmens und der Einschätzung über die Entwicklung des Marktes, in dem das Investitionsgut eingesetzt wird, eine Entscheidung zu treffen. Die reine Kostenbetrachtung der Alternativen gehört zur Entscheidungsfindung dazu, ist aber nicht ausreichend.

39 Beispielsweise kann die Anschaffung eines Femto-Phako-Lasers mit einem Aufwand in der Größenordnung von etwa 400.000 EUR dann eine Fehlinvestition

10 Bundesministerium der Finanzen: AfA-Tabellen. O. D. Online: www.bundesfinanzministerium.de/Web/DE/Themen/Steuern/Steuerverwaltungu-Steuerrecht/Betriebspruefung/AfA_Tabellen/afa_tabellen.html [abgerufen am 9.9.2021].

darstellen, wenn es dem OP-Zentrum nicht gelingt, das Angebot der lasergestützten Katarakt-OP am Markt erfolgreich anzubieten. Ist der Laser gekauft, bleibt nur die Möglichkeit, das Gerät an ein anderes OP-Zentrum zu verkaufen. Der erwartbare Verkaufspreis ist nicht abschätzbar, da ein Gebrauchtgerätemarkt in diesem Segment quasi nicht vorhanden ist. Wäre das Gerät über einen Leasingvertrag gemietet worden, hätten sich je nach Vertragsgestaltung verschiedene Möglichkeiten der Rückabwicklung geboten.

Die schwierige Entscheidung über die Finanzierung der Investitionen für die Katarakt-OP ist daher sorgfältig zu planen. Aufgrund der multifaktoriellen Situation empfiehlt es sich, spezialisierte und neutrale Berater hinzuzuziehen. 40

Denn gerade das o. g. Beispiel der Investition in einen Femto-Laser kann bei erfolgreicher Integration wirtschaftlich äußerst interessant sein. Mit einem umsetzbaren Businessplan ist es durchaus realistisch, nach 5 Jahren auf einen kumulierten Deckungsbeitrag des Lasers von knapp 500.000 EUR zu kommen.[11] 41

> **Wichtig**
> Neben der Aufbereitung einer transparenten Entscheidungssituation können die Berater auch bei der Gestaltung der nötigen Finanzierungsverträge unterstützen. Grundsätzlich sollte der steuerliche Berater in die Entscheidung einbezogen werden, denn die Finanzierungsart hat nicht unerhebliche Einflüsse auf die gewinnabhängigen Unternehmenssteuern sowie die Bilanzstruktur.

Die aufgrund der AfA-Tabellen vorgegebene Abschreibungsdauer wird im Regelfall länger sein als die Laufzeit eines Leasingvertrags. Diese Inkongruenz kann dazu führen, dass die steuerliche Belastung während der Laufzeit des Leasingobjekts geringer ausfällt als bei einer Fremdfinanzierung über ein Darlehen. 42

> **Wichtig**
> Bilanziell betrachtet ist das Leasing neutral, während der fremdfinanzierte Kauf die Bilanz verlängert und die Eigenkapitalquote mindert. Dies wiederum kann Auswirkungen auf die weitere Wachstumspolitik des Unternehmens haben.

4 Prozessmanagement

Das Prozessmanagement der Katarakt-Operation lässt sich grob in drei Bereiche gliedern: 43

- Präoperativer Bereich,
- OP-Bereich,
- Postoperativer Bereich.

11 Haupt u. a.: Management-Aufgaben bei der Einführung der Femto-Kataraktchirurgie. In: Der Augenspiegel 2/2019, S. 20–24.

44 Im präoperativen Bereich kann in vielen Fällen noch nach dem Ort der Leistung unterschieden werden, denn sehr häufig beginnt der Prozess einer Katarakt-Operation bei einem konservativ tätigen Augenarzt. Dieser kooperiert mit einem oder mehreren OP-Zentren, sodass sich für das Management die Aufgabe ergibt, neben dem Prozess im eigenen Haus – unter Voraussetzung des Interesses aufseiten des Kooperationspartners – in den präoperativen Bereich außerhalb einzugreifen. Insbesondere vor dem Hintergrund der heute sehr vielseitigen Therapiemöglichkeiten bei der Katarakt-Operation wird diese Managementaufgabe zunehmend an Bedeutung gewinnen.

4.1 Präoperativ

45 Der Graue Star ist eine schleichende Erkrankung.[12] Durch die Eintrübung der körpereigenen Linse nimmt dabei das Sehvermögen mit zunehmendem Alter stetig ab. Der Patient wird entweder bei der regelmäßigen augenärztlichen Kontrolle oder dann, wenn er aufgrund der subjektiv empfundenen Verschlechterung seines Sehvermögens einen Augenarzt aufsucht, mit der Diagnose Grauer Star konfrontiert. Mit der Diagnose beginnt der Prozess der Katarakt-Operation, denn es gibt keine Therapieoption mit Medikamenten oder anderen Hilfsmitteln.[13] Der Augenarzt wird zu einer Operation raten und muss den Patienten dahingehend beraten. An dieser Stelle haben sich in den letzten Jahren grundlegende und umfassende Neuerungen innerhalb der Augenheilkunde ergeben:

- Die zur Verfügung stehenden Optionen für die zu implantierenden Intraokularlinsen sind vielfältig.
- Die manuelle Katarakt-Operation, bei der die Rhexisöffnung mittels Skalpells und die Linsenkernverflüssigung mittels Ultraschalls geschieht, kann durch geeignete Laser teilweise automatisiert werden

12 Kohnen u. a.: Kataraktchirurgie mit Implantation einer Kunstlinse. In: Dt. Ärzteblatt 43/2009, S. 695–702. Online: www.aerzteblatt.de/archiv/66446/Kataraktchirurgie-mit-Implantation-einer-Kunstlinse [abgerufen am 10.9.2021].

13 Kohnen u. a.: Kataraktchirurgie mit Implantation einer Kunstlinse. In: Dt. Ärzteblatt 43/2009, S. 695. Online: www.aerzteblatt.de/archiv/66446/Kataraktchirurgie-mit-Implantation-einer-Kunstlinse [abgerufen am 10.9.2021].

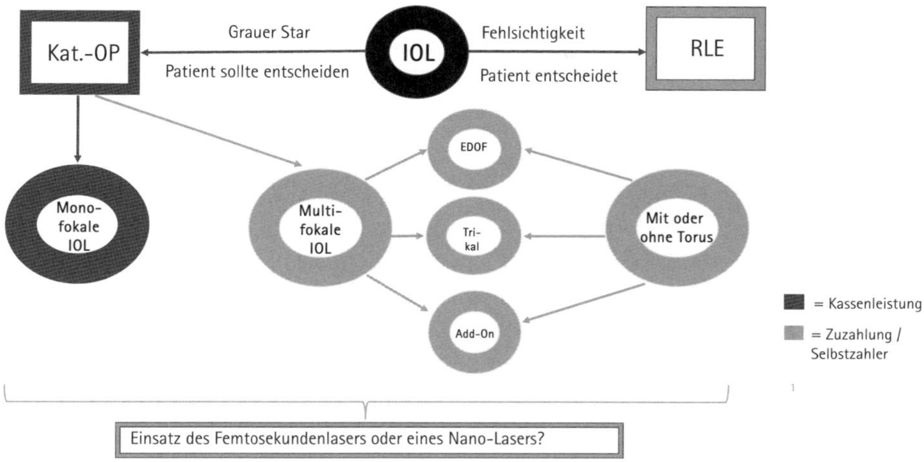

Abb. 2: Komplexität der Therapieoptionen
Quelle: Eigene Darstellung.

Wichtig

Die Aufklärung des Patienten über die Therapiemöglichkeiten ist damit zu einer komplexen Aufgabe geworden. Denn Grundlage für eine gute Beratung des Patienten ist neben einer umfangreichen, hochspezialisierten Fachkenntnis des beratenden Personals der Faktor Zeit. Befindet sich der Patient in der gewöhnlichen Sprechstunde, wird gerade der Faktor Zeit die notwendige Aufklärung und Beratung verhindern. Daher muss an dieser Stelle ein gut ausgearbeiteter Prozess dem Augenarzt die Möglichkeit geben, dem Patienten das Recht auf bestmögliche Beratung und Aufklärung einzuräumen.

- Für den Fall, dass die Diagnose in einer konservativen Augenarztpraxis gestellt wird, sollte der Arzt den Patienten entweder wieder zu sich selbst einbestellen, um die Diagnostik und Beratung in einer separaten Spezialsprechstunde durchzuführen, oder den Patienten in eine entsprechend konzipierte Sprechstunde des kooperierenden OP-Zentrums überweisen.
- Falls die Erkrankung bereits in einer Praxis des OP-Zentrums diagnostiziert wird, ist es nicht weniger wichtig, dass auch dort Möglichkeiten der Aufklärung bezüglich der Therapiemöglichkeiten bestehen. Um diese Aufklärung und Beratung durchführen zu können, benötigt der Arzt Untersuchungsergebnisse, die über den Umfang der gesetzlich finanzierten Krankenkassenleistungen hinausgehen. Der Patient muss daher nach der Diagnose eine Entscheidung dahingehend treffen, ob er den „Premiumweg" wünscht oder aber ob ihm die von der Krankenkasse abgedeckten Leistungen genügen. Tatsächlich ist es auch rechtlich gesehen vorgesehen, dass der Patient die Entscheidung über die Therapie auf Basis einer adäquaten Aufklärung trifft.

46 Ein derartiger Prozess sollte daher dafür sorgen, dass nach der Diagnose „Grauer Star" der Patient darüber informiert wird, dass eine Entscheidung über das weitere Procedere ansteht und Optionen bestehen. Häufig ist diese Situation jedoch nicht gegeben, sodass der Patient den „Premiumweg" gar nicht kennt oder zu spät davon erfährt.

Wichtig

Wenn der Patient sich für den „Premiumweg" entscheidet, erfolgt eine Anmeldung in der präoperativen Spezialsprechstunde des OP-Zentrums. Hier ist genügend Zeit eingeplant, um die notwendige technische Diagnostik sowie das Arzt-Patienten-Gespräch durchzuführen. Der Patient kann aufgrund der Untersuchungsergebnisse optimal dahingehend beraten werden, welche Intraokularlinse für sein Auge geeignet ist, welche Vor- und Nachteile sich für das Sehvermögen ergeben und warum eine lasergestützte Operation für den Patienten eine sinnvolle Wahl darstellen könnte. Natürlich muss der Patient intensiv über die Kosten informiert werden, da seine Krankenkasse diese nicht übernimmt bzw. die private Krankenversicherung im Zweifelsfall nicht abdeckt. Wichtig ist, dass der Patient die Entscheidung für eine bestimmte Intraokularlinse und die Art der OP (manuell oder lasergestützt) auf der Basis von profunder medizinischer Information und einer transparenten Kostenaufstellung treffen kann.

47 Die Aufgabe des Managements besteht neben der Implementation des Prozesses in der Unterstützung der beteiligten Zuweiser und Mitarbeiter durch Fortbildungen (E-Learning), Kursen oder auch die Herstellung von Informationsmaterial für die Patienten. Daneben ist die Sprechstunde im OP-Zentrum für diejenigen Patienten einzurichten, die bereit sind, unabhängig von einer Versicherungsleistung in eine individuellere und umfassendere Beratung und Behandlung zu investieren. Das bedeutet, dass neben der erforderlichen fachlichen Kompetenz die Mitarbeiter gegenüber dem Patienten als Dienstleister auftreten. Entsprechende Schulungen werden angeboten und es empfiehlt sich diese auch zu nutzen.

48 Weiterhin ist es nützlich zu prüfen, ob der Behandlungsprozess mithilfe von Softwarelösungen digitalisiert werden kann. Dafür bieten sich solche Plattformen an, die es erlauben, den gesamten Prozess digital zu steuern, und den Patienten zudem über eine App einbeziehen.[14]

4.2 OP

49 Die Katarakt-OP ist eine gut planbare Operation. Für das Management besteht die Aufgabe darin, die OP-Abläufe möglichst effizient zu gestalten, denn die Kosten

14 E-HEALTH-COM: Apps auf Rezept: Digitale Helfer für Patienten und Patientinnen. 2020. Online: https://e-health-com.de/details-news/apps-auf-rezept-digitale-helfer-fuer-patientinnen-und-patienten/ [abgerufen am 15.9.2021].

im OP sind im Wesentlichen fix (Personal- und Finanzkosten). Daher gilt es, die vorhandenen Kapazitäten bestmöglich auszulasten. Der mit den Operateuren abgestimmte OP-Plan muss für die Terminierung aufzeigen, welche OPs in welcher Anzahl und in welchem Zeitrahmen durchgeführt werden sollen. An diesem OP-Plan orientieren sich viele weitere Prozesse auch außerhalb des Operationssaals, sodass die disziplinierte Einhaltung des Plans von großer Bedeutung für die Effizienz im Unternehmen ist. Daher ist ein Controlling über die Einhaltung des Plans in den monatlichen Report des OP-Zentrums zu integrieren. Standardmäßig sollte über die Einhaltung der täglichen Startzeit sowie das Ende der letzten OP berichtet und im Soll-Ist-Vergleich Abweichungen analysiert werden. Die Abweichungsanalyse wird mit Zunahme der Datenmenge kritische Faktoren an die Oberfläche bringen, die ursächlich für die Abweichungen sind. Die gezielte Bearbeitung dieser Schwachstellen im Prozess wird zu einem effizienteren OP-Ablauf führen. Derartige Schwachstellen können außerhalb oder innerhalb des OPs liegen. Wird beispielsweise vor OP-Beginn der Operateur an anderen Stellen benötigt, z. B. um postoperative Patientenvorstellungen abzuarbeiten, kann es zu Verzögerungen des OP-Beginns kommen. Verspätungen bei den folgenden OPs sind dann zu erwarten, wenn der Operateur die Wechselzeiten dafür nutzen muss, administrative Dinge zu erledigen.

Neben dem zeitlichen Ablauf muss das Management sicherstellen, dass die 50
benötigten Medizinprodukte ausreichend zur Verfügung stehen, gleichzeitig gilt es, eine überhöhte Lagerbildung zu vermeiden. Gerade die teuren Einzelartikel wie Sonderlinsen müssen hinsichtlich des Verfallsdatums oder der Rücksendung von Standby-Linsen standardisiert überwacht werden. Um die Lagerhaltung zu optimieren und eine ständig aktuelle Bestandsübersicht zu haben, ist über den Einsatz eines Warenwirtschaftssystems nachzudenken. Ein solches System wird – gut eingesetzt – zeitliche Ressourcen beim OP-Personal freisetzen, die dann für den eigentlichen OP-Betrieb zur Verfügung stehen.

Eine weitere wichtige Aufgabe für das Management besteht in der wiederkehren- 51
den Beschäftigung mit der Frage, ob die Sterilgüter wiederholt eingesetzt werden sollen, oder aber, ob es lohnend sein könnte, auf Einmalinstrumente umzustellen. Seit einigen Jahren stehen hochwertige Einmalinstrumente zur Verfügung, deren Einsatz für viele Operateure im Handling kein Nachteil darstellt. Ist dies der Fall, handelt es sich bei der Frage nach der Umstellung auf Einmalinstrumente um eine primär ökonomische Frage, bei der es neben dem Aspekt der Kosten auch den der Sicherheit und den der Nachhaltigkeit zu beachten gilt. Dies wird nur dann der Fall sein können, wenn die hauseigene Sterilisation abgeschafft werden kann. Dafür muss die Frage der Phako-Handgriffe geklärt werden. Diese müssten in einem derartigen Setting extern sterilisiert werden. Hinsichtlich der Wirtschaftlichkeit ist generell zu sagen, dass die Verwendung von Einmalinstrumenten tendenziell eher für OP-Zentren mit kleineren Fallzahlen sinnvoll ist. Denn die Investitions- und Betriebskosten einer hauseigenen Sterilisation werden sich dann im Vergleich zu den Kosten der Einmalinstrumente als günstiger herausstellen, wenn die Auslastung der Sterilgutabteilung eine gewisse Größenordnung erreicht.

Die Break-even-Fallzahl ist hausindividuell berechenbar. Eigene Berechnungen auf Basis der Ist-Kosten einer Sterilgutabteilung und der Angebotspreise von Einmalinstrumenten ergeben, dass eine Sterilgutabteilung ab 1.720 jährlichen Katarakt-Operationen wirtschaftlich vorteilhaft ist. Dieses Berechnungsmodell berücksichtigt die Frage der Phako-Handgriffe nicht.

52 Die apparative Ausstattung sowie die Infrastruktur im OP-Saal sind für den OP-Betrieb von größter Bedeutung. Das Management muss für den Abschluss von Wartungsverträgen und die jährliche Prüfung aller Anlagen, die die größtmögliche Betriebssicherheit gewährleistet, sorgen. Es sind häufig Kleinigkeiten wie die plötzlich nicht ausreichende Akkulaufzeit von OP-Liegen, die im Tagesablauf für Ausfälle und OP-Verschiebungen sorgen. Das Management muss daher im Rahmen des QM großen Wert auf die Verfügbarkeit der Anlagen legen und entweder mit eigenem medizinisch-technisch ausgebildeten Personal ober über eine vertragliche Bindung Externer für eine entsprechende Sicherheit sorgen.

53 Ein gut ausgelasteter OP hat im Bereich der Medizintechnik zur Folge, dass an den Geräten ein vergleichsweise hoher Verschleiß auftritt. Jedes Gerät hat eine bestimmte Betriebsdauer und ist trotz Wartung irgendwann zu ersetzen. Da die Ersatzbeschaffung der Geräte einen nicht unerheblichen finanziellen Aufwand darstellt, sollte das Management in der jährlichen Investitionsplanung auch den Austausch von Geräten berücksichtigen, um kurzfristige Betriebsunterbrechungen zu vermeiden. Gerade wenn ein OP-Zentrum nur einen OP-Saal betreibt, ist dies von großer Bedeutung und sorgt für Sicherheit in den Abläufen.

4.3 Postoperativ

54 Im gesamten Prozess der Katarakt-Operation kann die postoperative Versorgung der Patienten eine wichtige Rolle spielen. Denn bei Kontrolluntersuchungen lassen sich Ergebnisse messen, die – gut dokumentiert – für die Operateure wichtige Hinweise auf das OP-Ergebnis liefern können. Leider stehen postoperative Daten zum Visus, zur Refraktion und systematisch dokumentierte Komplikationen in den meisten Softwaresystemen nicht standardmäßig zur Verfügung.

55 Das Management sollte daher darüber entscheiden, ob eine systematische und damit auswertbare Dokumentation der Operationsergebnisse über eine weitere Software veranlasst werden soll. Die auf diese Weise ermöglichte Qualitätsmessung zeigt den Operateuren die eigenen Ergebnisse, die diese im Zeitablauf nutzen können, um die eigene Performance zu überwachen und ggf. zu verbessern. Daneben können sich verschiedene Operateure eines Zentrums vergleichen und voneinander lernen. Ein weiterer Benchmark findet sich in der von der European Society für Cataract and Refractive Surgery betriebenen Datenbank Eurequo.[15]

15 ESCRS: Annual Report 2019. Online: www.eurequo.org/wp-content/uploads/2021/02/EU-REQUO_Annual-Report2019.pdf [abgerufen am 14.9.2021].

Neben der Auswertung für die Operateure kann das Management die Daten für andere Zwecke nutzen. Beispielsweise können zu Boni führende Qualitätsziele vereinbart werden, die dann empirisch messbar sind. Der organisierte Datenfluss ermöglich es dem OP-Zentrum, sich als Partner für Studien und Anwendungsbeobachtungen der Industrie zur Verfügung zu stellen. In Zukunft wird die Industrie auch aufgrund der geänderten Zulassungsvorschriften im Rahmen der Medical Device Regulation mehr Daten als bisher abfragen müssen. 56

Literatur

Bundesministerium der Finanzen: AfA-Tabellen. O. D. Online: www.bundesfinanzministerium.de/Web/DE/Themen/Steuern/Steuerverwaltungu-Steuerrecht/Betriebspruefung/AfA_Tabellen/afa_tabellen.html [abgerufen am 9.9.2021].

E-HEALTH-COM: Apps auf Rezept: Digitale Helfer für Patienten und Patientinnen. 2020. Online: https://e-health-com.de/details-news/apps-auf-rezept-digitale-helfer-fuer-patientinnen-und-patienten/ [abgerufen am 15.9.2021].

ESCRS: Annual Report 2019. Online: www.eurequo.org/wp-content/uploads/2021/02/EUREQUO_Annual-Report2019.pdf [abgerufen am 14.9.2021].

Gehaltstarifvertag für Medizinische Fachangestellte/Arzthelferinnen. 2020. Online: www.bundesaerztekammer.de/fileadmin/user_upload/downloads/pdf-Ordner/MFA/Gehaltstarifvertrag-MFA-2021-2023.pdf [abgerufen am 13.9.2021].

Haupt, T./Herbst, T./Sutor, I.: Management-Aufgaben bei der Einführung der Femto-Kataraktchirurgie. In: Der Augenspiegel 2/2019, S. 20–24.

InEK: G-DRG-Report-Browser. Online: www.g-drg.de/Datenbrowser_und_Begleitforschung/G-DRG-Report-Browser [abgerufen am 12.9.2021].

Kohnen, T. u. a.: Kataraktchirurgie mit Implantation einer Kunstlinse. In: Dt. Ärzteblatt 43/2009, S. 695–702. Online: www.aerzteblatt.de/archiv/66446/Kataraktchirurgie-mit-Implantation-einer-Kunstlinse [abgerufen am 10.9.2021].

KV Sachsen: Kataraktvereinbarung. 2015, S. 4. Online: https://www.kvs-sachsen.de/fileadmin/data/kvs/downloads/vertrag/Katarakt-Vereinbarung_ab_01-07-2015.pdf [abgerufen am 4.9.2021].

KV Westfalen-Lippe u. a.: Sachkostenvereinbarung zur ambulanten Katarakt-Operation, S. 3. Online: www.kvwl.de/arzt/recht/kvwl/katarakt_sachkostenvereinbarung/sachkostenvereinbarung.pdf [abgerufen am 4.9.2021].

Statistisches Bundesamt: Fallpauschalbezogene Krankenhausstatistik, Fachserie 12, Reihe 6.4. 2016, S. 52. Online: www.destatis.de/DE/Themen/Gesellschaft-Umwelt/Gesundheit/Krankenhaeuser/_inhalt.html#sprg475696 [abgerufen am 27.8.2021].

Vdek: Krankenhausfinanzierung. 2021. Online: www.vdek.com/vertragspartner/Krankenhaeuser/krankenhausfinanzierung.html [abgerufen am 13.9.2021].

Welt der BWL: Kostenträgerrechnung. O. D. Online: https://welt-der-bwl.de/Kostenträgerrechnung [abgerufen am 19.8.2021].

Wenzel, M. u. a.: Ambulante und stationäre Intraokularchirurgie 2019: Ergebnisse der aktuellen Umfrage von BDOC, BVA, DGII und DOG. In: Ophthalmochirurgie 6/2020, S. 341–350.

Teil IV Megatrends der Augenheilkunde

Beitrag 30

Digitalisierung in der Augenheilkunde

Peter Mussinghoff

Schlagwortübersicht

Abstract: Digitalisierung zählt zu den aktuellen Megatrends. Die größte Revolution der Menschheitsgeschichte quer durch alle Branchen, Industrien, Gesellschaften und Länder wird prophezeit. Auch der Gesundheitsmarkt steht in diesem Umbruchprozess. Vielversprechenden Ansätzen in Forschung und Entwicklung stehen große Hürden bei der Implementierung einer bundesweiten sektorübergreifenden Digitalinfrastruktur gegenüber. Das Versprechen von disruptiven Technologien der Künstlichen Intelligenz zur Behandlung und Linderung von Krankheiten und Unterstützung der Ärzte in Diagnosestellung und Therapieplanung stößt auf konkrete Umsetzungsprobleme in der Realität der gesetzlich verordneten Digitalisierungsstrategie. Der vorliegende Beitrag versucht, etwas Überblick in einer unübersichtlichen Entwicklungsphase zu verschaffen.

1 Einleitung

1 Digitalisierung zählt politisch, ökonomisch und gesellschaftlich zu den aktuellen Megatrends. Die größte Revolution der Menschheitsgeschichte quer durch alle Branchen, Industrien, Gesellschaften und Länder wird prophezeit. Auch der Gesundheitsmarkt stehe „in den nächsten zehn Jahren vor einer Disruption.“[1] Den Ärzten der Zukunft werden neue Technologien, neue Instrumente und Methoden zur Verfügung stehen. Sie werden „einen enormen Werkzeugkasten haben – Wearables, Sensoren, Big Data, künstliche Intelligenz, Nanotechnologie und 3D-Druck“[2], so diagnostiziert der Technologie-Pionier Frank Thelen. Insbesondere drei Technologien – die Genanalyse, CRISPR und künstliche Intelligenz – und deren Zusammenwirken werden, so Thelen, zu „einem Quantensprung in der Medizin führen.“[3] Dieser Ansicht einer schönen neuen Welt mit neuen Medikamenten, Techniken, Instrumenten, Daten und den damit vorstellbaren Durchbrüchen zur Behandlung und Linderung der großen Volkskrankheiten und Augenerkrankungen und damit einhergehenden Perspektiven von verlängerter Lebenserwartung und verbesserter Lebensqualität stehen eher skeptische Ansichten von Ärzten und Patienten gegenüber. Digitalisierung mit ihrem disruptiven Potential hat auch das Potential, etablierte Aufgabenverteilungen, Vergütungssysteme und handelnde Akteure im Gesundheitsmarkt ordentlich durcheinanderzuwirbeln. Es ist vorstellbar, dass große Konzerne in der Pharmaindustrie und Medizintechnik durch neue Digitalkonzerne oder agile Start-ups in Zukunft in bestimmten Aufgabenbereichen abgelöst werden. Auch vorstellbar ist, dass Ärzte bestimmte Aufgaben bei der Diagnose- und Indikationsstellung oder auch im operativen Bereich nicht mehr höchstpersönlich, sondern mit Unterstützung durch KI-basierte Assistenzsysteme oder OP-Systeme mit Robotik-Elementen erfüllen werden bzw. diese Systeme Teile der ärztlichen Tätigkeit ersetzen werden. Für die Patienten hat die Digitalisierung ebenso disruptives Potenzial – im Positiven durch neue Behandlungsmöglichkeiten zur Bekämpfung von Krankheiten, die bislang nicht erfolgreich behandelt werden

1 Thelen: 10xDNA. Das Mindset der Zukunft. 2020. S. 197.
2 Thelen: 10xDNA. Das Mindset der Zukunft. 2020. S. 197.
3 Thelen: 10xDNA. Das Mindset der Zukunft. 2020. S. 197.

konnten, aber auch im Negativen in Bezug auf die Persönlichkeitsrechte, Datenschutz und Datenintegrität.

So vielversprechend und herausfordernd dieser Blick in die Zukunft klingt, so ernüchternd ist ein gegenwärtiger Realitätscheck im Hinblick auf den Grad der Digitalisierung in den Praxen, MVZ und Kliniken. 2

Die gematik stellt in einem Whitepaper zur Telematikinfrastruktur 2.0 fest, dass „nach dem langen deutschen Dornröschenschlaf […] der digitale Frühling für viele im deutschen Gesundheitswesen erwacht“[4] sei. Diesem Frühlingsszenario stehen eher herbstliche Einschätzungen gegenüber, die im deutschen Gesundheitswesen einen deutlichen Nachholbedarf gegenüber anderen digitalisierten Ländern und Gesundheitssystemen diagnostizieren. So sieht der Sachverständigenrat im Gesundheitswesen in seinem aktuellen Gutachten einen dringenden „Bedarf an strukturellen, informationstechnologischen, organisatorischen und rechtlichen Verbesserungen im Hinblick auf Fehlerfreiheit und Effizienz in der Versorgung, auf flächendeckende Implementierung des medizinischen Fortschritts einschließlich der Verarbeitung von Informationen sowie auf sektorenübergreifende Kommunikation.“[5] 3

Zu welchem Ergebnis man bei der Beurteilung der Digitalisierung im deutschen Gesundheitssystem auch kommen mag: fest steht, dass der Umbruch begonnen hat und Digitalisierung jetzt stattfinden wird. Dazu werden derzeit unterschiedliche politische Weichenstellungen gesetzt und strenge Umsetzungsvorgaben gemacht. Mit der Telematikinfrastruktur wird eine Plattform etabliert, über die sowohl im ambulanten also auch im stationären Sektor die Gesundheitsversorgung digital neu gedacht werden soll. Aufgrund der langen Entwicklungszeit der Telematikinfrastruktur wird diese Veränderung aber auf einer inzwischen schon teilweise überholten Technik gelöst. Die Neuerfindung der Struktur wird von der gematik bereits beschrieben und dazu parallel entwickelt. Die Telematikinfrastruktur wird von einer Datenautobahn hin zu einer Arena der digitalen Medizin fortentwickelt.[6] 4

In der Augenheilkunde zeigt sich eine große Diskrepanz in Bezug auf den Grad der Digitalisierung zwischen Kliniken, MVZ und Praxen. Während z. T. noch Projekte zur Ablösung von papierbasierten Patientenakten durch elektronische Aktensysteme stattfinden, Lösungen von Image-Management, OP-Management, Telemedizin und digitalen Patienteneinwilligungssystemen erarbeitet werden, 5

4 Gematik GmbH: Arena für digitale Medizin. 2020, S. 5. Online: https://www.gematik.de/fileadmin/user_upload/gematik/files/Presseinformationen/gematik_Whitepaper_Arena_digitale_Medizin_TI_2.0_Web.pdf [abgerufen am 24.9.2021].

5 Sachverständigenrat zur Begutachtung der Entwicklung im Gesundheitswesen: Digitalisierung für Gesundheit. Ziele und Rahmenbedingungen eines dynamisch lernenden Gesundheitssystems. 2021, S. 25. Online: https://www.svr-gesundheit.de/fileadmin/Gutachten/Gutachten_2021/SVR_Gutachten_2021.pdf [abgerufen: 24.9.2021].

6 Gematik GmbH: Arena für digitale Medizin. 2020, S. 5. Online: https://www.gematik.de/fileadmin/user_upload/gematik/files/Presseinformationen/gematik_Whitepaper_Arena_digitale_Medizin_TI_2.0_Web.pdf [abgerufen am 24.9.2021].

wird gleichzeitig im Forschungssetting und auch in ersten Ausgründungen das Thema Künstliche Intelligenz erforscht und entwickelt. Lösungen von KI-basierten Assistenzsystemen zum Screening z. B. von Diabetischer Retinopathie auf Basis von Fundusbildern oder Algorithmen zur Analyse von OCT-Aufnahmen zur Beurteilung einer Überweisungsnotwendigkeit zum Augenarzt oder in eine Klinik sind in der Entwicklung zur zugelassenen medizinischen Software; einzelne Lösungen sind bereits kommerziell verfügbar. Auch in der wissenschaftlichen Betrachtung spielen die Themen Big Data, Medizinische Register, Deep Learning, Machine Learning oder Robotik eine zunehmend wichtigere Rolle.

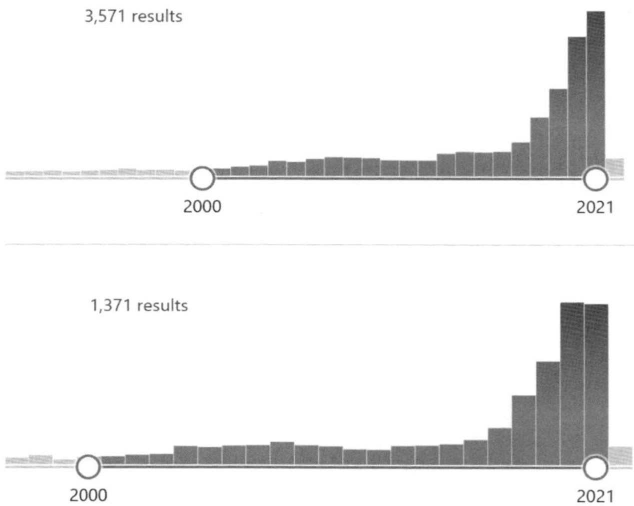

Abb. 1: Ergebnisse einer pubmed-Suche zum Begriff „Artificial Intelligence“

Die Anzahl von Publikationen zur Künstlichen Intelligenz in der Augenheilkunde ist in den letzten 5 Jahren stark angestiegen.
Die Schaubilder zeigen die Ergebnisse einer pubmed-Suche mit den Begriffen „Artificial Intelligence + Eye“ und „Artificial Intelligence + Retina“.

Quelle: https://pubmed.ncbi.nlm.nih.gov/.

6 Ausgehend von der europäischen Datenschutzgrundverordnung, den bundesweiten und länderspezifischen Datenschutzregelungen und den Datensicherheitsanforderungen im Bereich der Abwehr von Cyberkriminalität werden zunehmende strenge Anforderungen an Verantwortliche in Bezug auf Datenschutz, Datenintegrität und Datensicherheit gestellt.

7 Klar wird damit, dass die Digitalisierung eine zentrale Managementaufgabe darstellt und die dafür Verantwortlichen über digitale Kompetenzen verfügen müssen. Eine Digitalstrategie ist notwendig, um die Zukunft gestalten, drohende Risiken abwenden und die neuen digitalen Anwendungen und Lösungen einordnen, effektiv und zielführend implementieren zu können. Die Digitalisierung zeigt

den Managementverantwortlichen im Bereich der Augenheilkunde also neue Handlungsfelder und Voraussetzungen auf, die ins Management-Repertoire aufgenommen werden müssen.

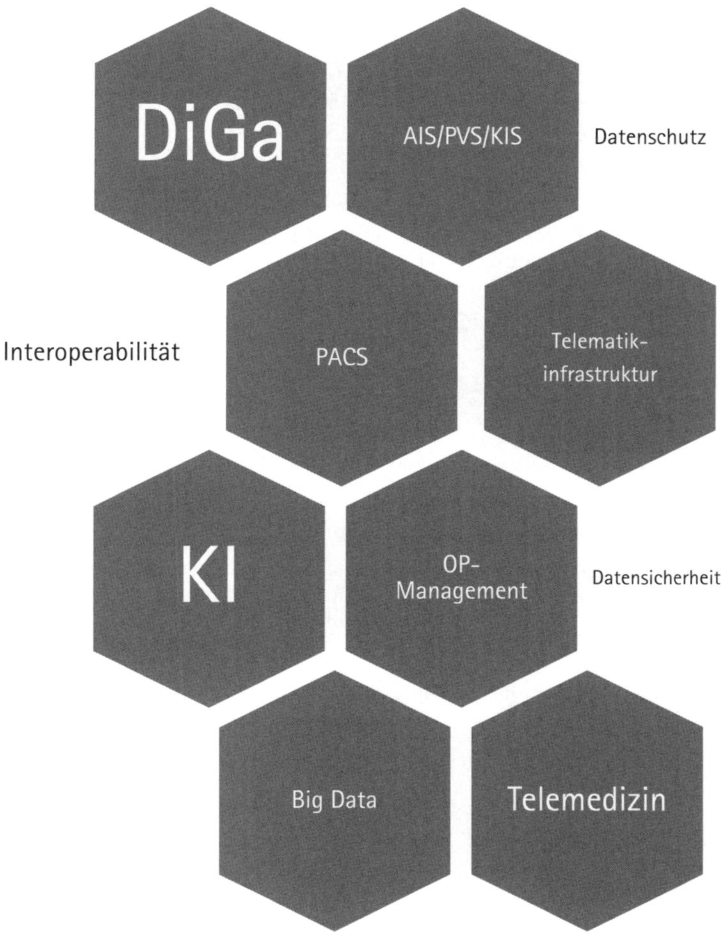

Abb. 2: Handlungsfelder und Voraussetzungen der Digitalisierung
Quelle: Eigene Darstellung.

Management-Tipps: Digitalisierung

- Prüfen Sie, ob hinreichend Digitalisierungskompetenz in Ihrer Praxis, dem MVZ oder der Augenklinik vorhanden ist.
- Entwickeln Sie eine Digitalstrategie.
- Bewerten Sie neue Anwendungen, Softwarelösungen und ordnen Sie diese in Ihre Digitalstrategie ein.

8 Die in Abbildung 2 beschriebenen Handlungsfelder und zugeordneten Voraussetzungen sollen im Folgenden behandelt und anhand exemplarischer Lösungsansätze diskutiert werden.

2 Telematikinfrastruktur

9 Die Umsetzung der Telematikinfrastruktur beschäftigt derzeit niedergelassene Ärzte, MVZ und Kliniken. Der politische Wille, die Telematikinfrastruktur jetzt verpflichtend umzusetzen, wurde nach einer langen Entwicklungs- und Diskussionsphase gesetzlich festgeschrieben. Aus dem bislang eher im „Bummelzug-Tempo" fortschreitenden Entwicklungsstrang soll nun ein „ICE" werden, der Tempo in die Digitalisierung des deutschen Gesundheitswesens bringen soll.

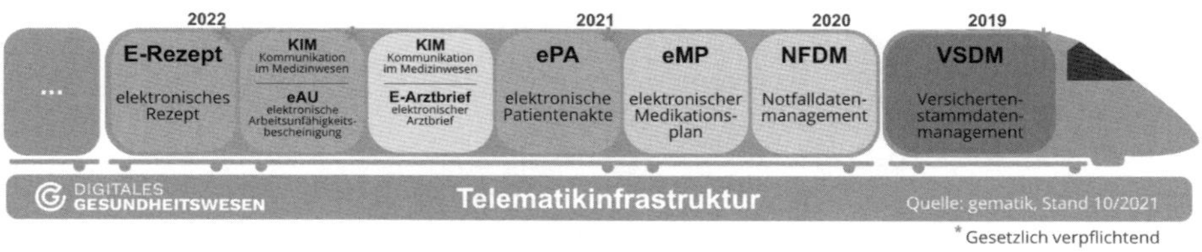

Abb. 3: Anwendungen und Roadmap der Telematikinfrastruktur

Quelle: Digitales Gesundheitswesen: Vom Stammdatenabgleich zur Patientenakte – der Plan zur Einführung der TI-Anwendungen im Überblick. Online: https://digitales-gesundheitswesen.de/vom-stammdatenabgleich-zur-patientenakte-der-plan-zur-einfuehrung-der-ti-anwendungen-im-ueberblick/ [abgerufen am 10.09.2021].

10 Mit der Übernahme der Mehrheitsanteile an der für die Entwicklung und Umsetzung zuständigen Gesellschaft, der gematik GmbH, hat sich das Gesundheitsministerium den Zugriff auf die Durchsetzungskompetenz verschafft.

11 Die Roadmap für die Umsetzung der Telematikinfrastruktur und der einzelnen Anwendungen ist klar beschrieben und Fristen zur Umsetzung einzelner Komponenten sind gesetzlich festgeschrieben.

12 Bei ausbleibender Umsetzung werden Ärztinnen und Ärzte sanktioniert. Zunächst wurde ein Abzug von 1 % der Erstattungssumme bei der Leistungsabrechnung festgelegt. Diese Summe wurde erhöht: Seit März 2020 gilt eine Honorarkürzung von 2,5 %. Dies ist in dem am 1. Januar 2020 in Kraft getretenen Gesetz für eine bessere Versorgung durch Digitalisierung und Innovation (Digitale-Versorgung-Gesetz – DVG oder auch E-Health-Gesetz II) geregelt.

13 Als Anwendungen sind bislang das Versicherten-Stammdaten-Management, das Notfalldatenmanagement, der elektronische Medikationsplan, die elektronische Patientenakte, der KIM-Dienst, der E-Arztbrief, die elektronische Arbeitsunfähigkeitsbescheinigung und das E-Rezept eingeführt worden, der Messenger-Dienst TIM und weitere Komponenten sind in der Ausarbeitung.

Das Versicherten-Stammdaten-Management als Pilotprojekt der Telematikinfrastruktur sorgt dafür, dass beim Einlesen der Versichertenkarte online ein Abgleich mit den bei der Krankenkasse hinterlegten Patientendaten erfolgt. Dieser Grundabgleich bietet den Vorteil, dass nachgelagerte Abstimmungen bei abweichenden Stammdaten minimiert werden können. So dürfte es zukünftig im Rahmen der Abrechnungsprüfung durch die Kassenärztlichen Vereinigungen nicht mehr zu Rückfragen in Bezug auf Patientenstammdaten kommen. 14

Das Notfalldatenmanagement dürfte in der Augenheilkunde eine eher untergeordnete Rolle spielen, da Augenärzte in der Regel nicht im Rahmen von Notfalleinsätzen im Rettungswagen oder im Schockraum tätig sind. 15

Der elektronische Medikationsplan, der schon seit 2016 auf Anfrage des Patienten auszuhändigen ist, zeigt in der Konzeption für Augenärzte noch Defizite. So fehlen auf dem bundeseinheitlichen Medikationsplan z. B. die Angabe der Lateralität, zudem ist die Medikamentengabe zeitlich auf „morgens-mittags-abends-zur Nacht“ beschränkt. Die in der Augenheilkunde für gewöhnlich viel häufiger verordnete Anwendung von Augentropfen und die erforderlichen Angaben zur Menge und zu Zeitpunkten der Tropfengabe sind nicht strukturiert erfassbar. Aus diesem Grund muss über das Bemerkungsfeld gearbeitet wird, was der Idee eines strukturierten Austausches von Informationen eher entgegensteht. 16

Diese schon etablierten und zu erwartenden Anwendungen im Rahmen der Telematikinfrastruktur bringen einen nicht zu unterschätzenden organisatorischen Anpassungsbedarf mit sich. Zum Beispiel erfordern einige der neuen Anwendungen die sog. Qualifizierte elektronische Signatur (QES). Während Ärztinnen und Ärzte es derzeit gewohnt sind, überall – im Untersuchungszimmer, am Empfangstresen, im Büro oder auch zwischen „Tür und Angel“ – Dokumente wie Rezepte, AU-Bescheinigungen o. a. zu unterschreiben, erfordern die neuen Komponenten in der Telematikinfrastruktur ein Kartenlesegerät, in das mit dem Einstecken des Heilberufeausweises (eHBA) und der Eingabe einer PIN die digitale Unterschrift gegeben wird. Mit der sog. Komfortsignatur wird eine Möglichkeit geboten, bis zu 250 digitale Unterschriften aus dem Praxisverwaltungssystem (PVS) heraus zu signieren, sodass nicht bei jedem Vorgang erneut die Karte gesteckt werden und eine PIN-Eingabe erfolgen muss. Auch Stapelverarbeitungen sind hier möglich. 17

Gerade für größere Einheiten, also größere Berufsausübungsgemeinschaften oder MVZ mit mehreren Standorten oder Augenkliniken, bringt diese Architektur viele Herausforderungen mit sich. Bei hoch arbeitsteiligen Prozessgestaltungen mit flexiblem Einsatz in Sprechstunde, OP, Spezialsprechstunde, Diagnostik und täglich mehrfachen Wechseln zwischen diesen Bereich stellen sich viele Fragen, wie die kartenbasierte Signaturanforderung umgesetzt werden soll. Im Management der IT muss z. B. geklärt werden, ob jedes Untersuchungszimmer mit einem Kartenlesegerät ausgestattet wird oder ob es eine Zuordnung von Kartenlesegerät zum jeweiligen Facharzt geben und hauptsächlich über die Komfortsignatur 18 gearbeitet werden soll. Perspektivisch wäre eine Fernsignatur-Lösung hilfreich, die es ermöglicht, aus der PVS-Software heraus zu signieren, ohne auf die Hardware-Komponenten Kartenlesegerät und Heilberufeausweis angewiesen zu sein. Dabei muss eine Strategie gefunden werden, durch welche die folgenden Sicherheitsaspekte in eine modernere hardwareunabhängige Lösung, z. B. über eine Fernsignatur, überführt werden können:

- Identifizierung des Inhabers bzw. der Inhaberin
  Die Signatur ist ausschließlich dem Signaturschlüssel-Inhaber oder der -Inhaberin zugeordnet und ermöglicht dadurch eine eindeutige Identifizierung. Dies geschieht durch ein qualifiziertes Zertifikat und einen Zeitstempel.
- Transparenz über nachträgliche Änderungen
  Zudem ist die Signatur mit den Daten, auf die sie sich bezieht – zum Beispiel Medikationsdaten –, so verknüpft, dass nachträgliche Veränderungen der Daten erkannt werden können.
- Nutzung einer Sicheren Signaturerstellungseinheit (SSEE)
  Die Signatur wird mithilfe des neuen TI-fähigen Kartenterminals erstellt, das als sogenannte Sichere Signaturerstellungseinheit (SSEE) fungiert. Diese dritte Anforderung müsste bei einer hardwareunabhängigen Lösung überarbeitet werden.

19 Auch bei der Auswahl des Konnektors, der die Verbindung zur Telematikinfrastruktur der einzelnen Leistungserbringer herstellt, zeigen sich Unterschiede im Hinblick auf Stabilität im Betrieb, Kompatibilität mit dem eingesetzten PVS und den einzelnen Anwendungen in der TI.

20 Die Anwendungen elektronische Arbeitsunfähigkeitsbescheinigung (eingeführt zum 1. Oktober 2021 mit Übergangsfrist bis 31. Dezember 2021) und elektronisches Rezept (eingeführt zum 1. Januar 2022 und inzwischen bis auf unbestimmte Zeit vertagt) beinhalten noch systematische Probleme. Bei der eAU besteht die Problematik darin, dass im ersten Schritt keine vollständig papierfreie Ausstellung möglich ist. Das bedeutet für die Praxen, dass der Nutzen eingeschränkt sein dürfte und die Vorteile der digitalen Umsetzung zunächst wenig sichtbar werden. Auch beim E-Rezept wird die Umsetzung einer vollständig papierfreien Rezeptierung noch lange dauern. Die E-Rezept-Lösung sieht vor, dass ein Patient auf seinem Smartphone das Rezept digital entgegennimmt. Dafür muss er einerseits über eine Krankenversicherungskarte verfügen, die mit einem sog. Near Field Communication-Chip (NFC) ausgestattet ist. Mit dieser Krankenversicherungskarte erfolgt die Registrierung in der E-Rezept-App. Andererseits bedeutet das, dass das Smartphone des Patienten NFC-fähig sein muss. Diese Aufzählung von Voraussetzungen zeigt, dass bei der Veränderung hin zum digitalen Ausstellen und Austausch von Formularen, Rezepten und anderen Unterlagen mit einer längeren Übergangsphase zu rechnen ist.

21 Der sog. KIM-Dienst (Kommunikation in der Medizin) stellt eine eher vielversprechende Anwendung der Telematikinfrastruktur dar. Der KIM-Dienst soll

ermöglichen, dass die Leistungserbringer sektorübergreifend ein neues, datenschutzgesichertes Kommunikationsmedium erhalten. Der KIM-Dienst hat die Chance, das immer noch häufig eingesetzte FAX-Gerät oder die Kommunikation über z. T. nicht datenschutzkonforme Medien wie E-Mail- oder Messenger-Dienste zu ersetzen. Der Anteil solcher Medien ist einer Befragung des IGES zufolge noch sehr hoch.[7]

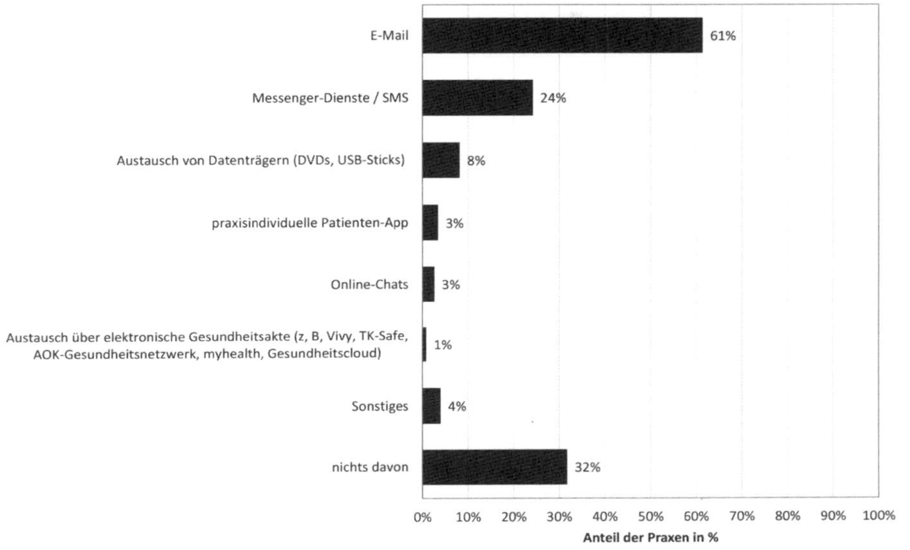

Abb. 4: IGES-Befragung unterschiedlicher Praxen

Frage: „Wie kommunizieren Sie digital mit Ihren Patientinnen und Patienten?" Mehrfachnennungen möglich; gewichtete Verteilung; n = 2.188.

Quelle: IGES auf Basis der Befragung vertragsärztlicher/-psychotherapeutischer Praxen

Über den KIM-Dienst können perspektivisch alle Leistungserbringer erreicht werden. KIM wird ein Adressverzeichnis aller Leistungserbringer enthalten. Aus der jeweiligen Primärsoftware, also dem Praxisverwaltungssystem oder dem Krankenhausinformationssystem, können Informationen mit anderen mitbehandelnden Ärzten oder sektorübergreifend mit Kliniken ausgetauscht werden. 22

Welchen Nutzen die elektronische Patientenakte (ePA) bringen wird, ist derzeit noch nicht absehbar. Grundsätzlich erscheint es sinnvoll, dass Daten zwischen behandelnden Ärzten und auch sektorenübergreifend digital ausgetauscht werden. 23

7 Vgl. IGES Institut GmbH: PraxisBarometer Digitalisierung. Stand und Perspektiven der Digitalisierung in der vertragsärztlichen und -psychotherapeutischen Versorgung 2020, S. 27. Online: https://www.iges.com/sites/igesgroup/iges.de/myzms/content/e6/e1621/e10211/e24893/e26423/e26424/e26426/attr_objs26428/IGES_KBV_Digitalbaromenter_2020_ger.pdf [abgerufen am 27.9.2021].

Ob die ePA das geeignete Instrument ist, oder ob stattdessen nicht spezifische telemedizinische Austauschplattformen, die in existierenden Netzwerken von kooperierenden Augenärzten gelebt werden, besser für diesen Austausch geeignet sind, wird sich in Zukunft zeigen. Als zentrales Element der Telematikinfrastruktur soll die ePA die bisher an verschiedenen Orten wie Praxen und Krankenhäusern abgelegten Patientendaten digital zusammentragen. Damit sollen Patientinnen und Patienten alle relevanten Informationen wie Befunde, Diagnosen, Therapiemaßnahmen, Behandlungsberichte, den Medikationsplan und den Notfalldatensatz auf einen Blick vorliegen haben und diesen ihren Ärzten, Therapeuten und Apothekern zur Verfügung stellen können.

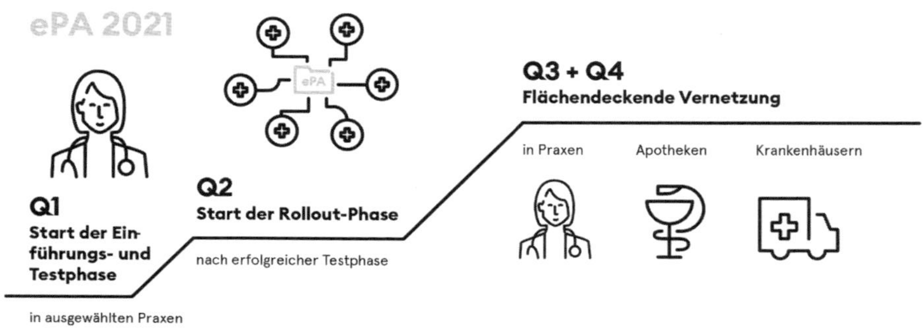

Abb. 5: Umsetzungsplan der elektronischen Patientenakte

Quelle: Gematik GmbH: Die ePA 2021. Aufbau und Funktionen. Online: https://www.gematik.de/anwendungen/e-patientenakte/ [abgerufen am 24.9.2021].

24 Patienten haben seit dem 1. Juli 2021 ein Anrecht darauf, dass behandelnde Ärzte und Krankenhäuser die ePA befüllen. Anreize zum Befüllen werden über Abrechnungsziffern gesetzt. Der Nutzen der ePA kann sich nur zeigen, wenn die ePA auch Anamnesen, Diagnosen, medizinische Werte und Ergebnisse von vorangegangenen Behandlungen vollständig zeigt, sodass der aktuell behandelnde Arzt darauf vertrauen kann, ein umfassendes Bild zu erhalten. Organisatorisch und inhaltlich ist zu klären, welche Dokumente in die ePA eingestellt werden sollen. Die Einstellung eines elektronischen Arztbriefes dürfte sich dabei als sinnvoll erweisen. Ob das Einstellen von allen Bildbefunden, Originalbildern und Reporten aus den unterschiedlichen diagnostischen und bildgebenden Diagnostiksystemen sinnvoll ist, erscheint fraglich. Auch die Frage, welche Größen von Bildern über die ePA überhaupt ausgetauscht werden können, ist derzeitig nicht absehbar. Voraussichtlich werden einfache Bilddateien in üblichen Formaten einstellbar sein, größere Bilddateien wie OCT-Bilddateien im DICOM-Format oder in herstellerproprietären Formaten werden die ePA als Bilddatenaustauschplattform überfordern. Eine Lösung dieser Problematik könnte der sog. eBildpass werden, der von radiologischen Fachgesellschaften entwickelt und vorgeschlagen wird. Beim eBildpass wird nicht das Bild, sondern ein eindeutiger Schlüssel über die ePA

ausgetauscht, mit dem der behandelnde Arzt Bilder aus dezentralen Archivsystemen von z. B. Radiologen oder mitbehandelnden Augenärzten über die Telematikinfrastruktur abrufen kann, wenn die aktuelle Behandlung, Diagnose- oder Indikationsstellung den Bildabruf erfordert. Diese Lösung erscheint sinnvoll, da vermieden werden kann, dass die ePA zu einem Bildarchiv wird, was unnötigerweise eine doppelte Datenhaltung mit sich bringen würde. Auch aus ökologischen Gründen sollte eine solche doppelte Datenhaltung vermieden werden.

Management-Tipps: Telematikinfrastruktur

- Wählen Sie das Konnektor-System sorgfältig aus.
- Ordnen Sie die einzelnen Anwendungen und Dienste in Ihre Digitalstrategie ein.
- Konzentrieren Sie sich auf die Anwendungen, die Ihnen einen Zusatznutzen versprechen.
- Stellen Sie sicher, dass Sie alle Anwendungen implementieren und beherrschen.
- Stellen Sie Ihre Ablauforganisation rechtzeitig auf die Anwendungen ein.

3 Softwarelösungen in der Augenheilkunde

In Praxen, MVZ und Augenkliniken werden sehr unterschiedliche Softwarelösungen eingesetzt. Zu unterscheiden sind die Primärsysteme, die in Praxen und MVZ eingesetzt und dort als Praxisverwaltungssysteme (PVS) oder auch Arztinformationssysteme (AIS) bezeichnet werden, von den Krankenhausinformationssystemen (KIS), die im stationären Sektor eingesetzt werden. 25

Neben den Primärsystemen können sog. Subsysteme eingesetzt werden. In der Augenheilkunde sind das insbesondere PACS (Picture Archiving and Communication Systems) bzw. Image-Management-Lösungen, die Hersteller von bildgebenden Verfahren wie z. B. OCT-Hersteller anbieten. 26

Weitere Subsysteme, die eingesetzt werden, sind OP-Planungs- und Management-Systeme, Patienteninformations- und Einwilligungssysteme, telemedizinische Lösungen zur Vernetzung von Praxen mit MVZ und Kliniken. 27

3.1 Arztinformations- und Krankenhausinformationssystem (AIS/PVS/KIS)

Während die PVS in Praxen und MVZ z. T. schon seit mehr als 20 Jahren im Einsatz sind, haben Augenkliniken teilweise erst in den letzten Jahren begonnen, eine Softwarelösung mit einer elektronischen Patientenakte einzuführen. 28

Als Primärsystem in den Augenarztpraxen und MVZ kommen seit vielen Jahren Praxisverwaltungssysteme (PVS) zum Einsatz. Unter den Top 20 der Systeme, die bei Augenärzten eingesetzt werden, finden sich viele Programme der CompuGroup Medical sowie einige spezifisch für die Augenheilkunde entwickelte Lösungen. 29

ID	Praxissoftware	Anbieter	Installationen 4. Quartal 2020	Installationen 3. Quartal 2020	Differenz	Differenz in % zum 3. Quartal 2020
280	**MEDISTAR**	CompuGroup Medical Deutschland AG	648	**655**	-7	-1,1%
400	**IFA-AUGENARZT**	ifa systems AG	510	**513**	-3	-0,6%
403	**FIDUS**	FIDUS Software Entwicklungs-GmbH	503	**499**	4	0,8%
112	**TURBOMED**	CompuGroup Medical Deutschland AG	370	**369**	1	0,3%
086	**DURIA**	Duria eG	319	**319**	0	0,0%
216	**x.isynet**	medatixx GmbH & Co. KG	110	**112**	-2	-1,8%
457	**tomedo**	Zollsoft GmbH	99	**98**	1	1,0%
210	**Medical Office**	INDAMED EDV-Entwicklung und Vertrieb GmbH	93	**78**	15	19,2%
030	**Praxis-Programm**	MediSoftware Computersysteme für Ärzte	81	**82**	-1	-1,2%
254	**ORBIS®**	Dedalus HealthCare GmbH	64	**66**	-2	-3,0%
343	**SAP Ambulatory Care Management**	SAP SE	45	**45**	0	0,0%
203	**ALBIS**	CompuGroup Medical Deutschland AG	38	**42**	-4	-9,5%
033	**SED-DOC**	MEDEDV Michael Henke	32	**33**	-1	-3,0%
226	**CGM MEDICO**	CGM Clinical Europe GmbH	31	**30**	1	3,3%
252	**CGM M1 PRO**	CompuGroup Medical Deutschland AG	31	**31**	0	0,0%
314	**IMedOne**	Deutsche Telekom Clinical Solutions GmbH	29	**29**	0	0,0%
261	**S3-Win**	S3 Praxiscomputer GmbH / Maximilian Flender	23	**22**	1	4,5%
451	**Arkandus**	arkandus GmbH	18	**16**	2	12,5%
015	**MEDYS**	MEDYS GmbH	17	**17**	0	0,0%
010	**easymed**	medatixx GmbH & Co. KG	17	**18**	-1	-5,6%

Abb. 6: Top 20 PVS-Systeme in der Augenheilkunde

Quelle: Kassenärztliche Bundesvereinigung: Top 20 Systeme – Augenärzte. 2021. Online: https://www.kbv.de/media/sp/Arztgruppe_Augenaerzte.pdf [abgerufen am 10.9.2021].

30 Unter den Top-20-Systemen in der Augenheilkunde (3078 Installationen, Stand 31.12.2020) hat die CompuGroup mit ihren Systemen einen Anteil von 35,3 %, gefolgt von den Systemen von ifa systems (16,6 %), Fidus (16,3 %), duria (10,4 %), den Systemen von medatixx (4,1 %) und den übrigen Systemanbietern, die jeweils unter 100 Systeme installiert haben (zusammen genommen einen Anteil von 17,3 %).

31 Alle Systeme, die im niedergelassenen Bereich eingesetzt werden, müssen eine Zertifizierung bei der Kassenärztlichen Bundesvereinigung durchlaufen und dieses Zertifikat regelmäßig erneuern. Dadurch ist sichergestellt, dass die Quartalsabrechnung, die Medikamentenverordnung, die Verwendung von Formularen sowie die Komponenten der Telematikinfrastruktur standardisiert werden können.

32 Der Wettbewerb zwischen den Anbietern zeichnet sich eher durch eine geringe Intensität aus. Die Wechselbereitschaft hin zu einem anderen, einem neuen PVS-System ist in Arztpraxen eher gering. Der Aufwand bei einem Wechsel ist hoch, die Schnittstelle für den Datenaustausch ist eher veraltet und wird gerade erst aufgrund gesetzlicher Vorgabe modernisiert (Wechsel- und Archivschnittstelle auf HL7 FHIR-Basis). Abzuwarten bleibt, ob durch diese strukturierte Wechselschnittstelle tatsächlich auch eine Wechselbereitschaft in den Praxen und MVZ induziert werden kann. Eine solche stärkere Wechselbereitschaft dürfte sich positiv auf die Qualität und Modernisierung der Softwaresysteme auswirken. Die zu geringe Wettbewerbsintensität dürfte ursächlich sein für manche Überalterung

in einzelnen Systemen. Die Bereitschaft, überholte Schnittstellen wie GDT oder BDT durch moderne international definierte Schnittstellen wie HL7 oder HL7 FHIR zu ersetzen, dürfte schließlich nur durch die Erhöhung von Wettbewerbsdruck und Wechselbereitschaft zu erreichen sein. Jüngeren Anbietern mit zeitgemäßen Softwaresystemen, Datenbankmodellen und verbessertem UX-Design könnte damit der Weg zu größeren Marktanteilen eröffnet werden.

Im Unterschied zu den Augenarztpraxen und MVZ zeigt sich in Augenkliniken 33
ein anderes Bild. Innerhalb der letzten 5 bis 10 Jahre haben Augenkliniken begonnen, die Patientenakte in Papierform durch elektronische Patientenakten zu ersetzen. Bei diesem Bestreben können zwei Strategien unterschieden werden: Einige Augenkliniken haben das im Gesamtklinikum eingesetzte Krankenhausinformationssystem (KIS) genutzt, um die elektronische Patientenakte zu etablieren, andere Augenkliniken haben daraufgesetzt, ein spezifisch ophthalmologisches Subsystem an das führende KIS-System anzuschließen.

Beispielsweise. wurde in einem mehrjährigen Projekt an der Augenklinik der 34
LMU München das KIS des Gesamtklinikums um spezifisch für die Augenklinik entwickelte Eingabemasken, Anbindungen der Bildgebung, Terminplanung und Operationsdokumentation erweitert. Innerhalb des Systems i.s.h.med (Siemens AG, Deutschland) wurden mittels der Programmiersprache Advanced Business Application Programming (ABAP) Eingabeoberflächen geschaffen und ein digitaler Arbeitsablauf mit der Möglichkeit von Leistungsanforderungen wurde etabliert.[8]

Auch für das KIS-System orbis (DH Healthcare GmbH, Deutschland) gibt es 35
vergleichbare Ansätze für die Entwicklung einer spezifischen ophthalmologischen Akte innerhalb des Gesamtkontextes des krankenhausweiten KIS.[9]

Davon zu unterscheiden ist die Implementierung eines spezifischen Fach-Sub- 36
systems, das über Schnittstellen an das führende KIS-System des Gesamthauses angeschlossen wird. Exemplarisch wurde dies mit der Einführung des PVS Fidus (Arztservice Wente GmbH, Deutschland) an der Augenklinik der Universitätsklinik Münster durchgeführt. Kriterien für die Auswahl des Subsystems waren verschiedene Parameter wie das Design der ePA, die Möglichkeit der Anbindung von Untersuchungsgeräten, die Verfügbarkeit von HL7-Schnittstellen, die Möglichkeit der Individualisierung der Anwendung im laufenden Betrieb, die Verfügbarkeit einer Suchfunktion in der Karteikarte, die Kosten sowie die Möglichkeit von flexiblen und spezifisch ophthalmologischen Anpassungen.[10]

8 Vgl. Kortüm u. a.: Entwicklung eines augenärztlichen klinischen Informationssystems für bettenführende Augenkliniken. In: Ophthalmologe 12/2015, S. 995–1001.

9 Vgl. Mir Mohi Sefat u. a.: Die elektronische Patientenakte im Krankenhausinformationssystem In: Ophthalmologe. 10/2020, S. 1015–1024.

10 Vgl. Alnawaiseh u. a.: Implementierung einer elektronischen Patientenakte an einer deutschen Augenklinik der Maximalversorgung. In: Ophthalmologe 4/2015, S. 337–345.

37 Bei der Beurteilung, welches Modell zu favorisieren ist, spielen verschiedene Faktoren eine Rolle. Die Anpassungsfähigkeit des führenden KIS-Systems im ersten Modell steht dabei im zweiten Modell grundlegend der Möglichkeit einer effektiven Einbettung eines Subsystems in die Gesamtarchitektur des Klinikums über zu spezifizierende Schnittstellen gegenüber. In beiden Modellen ist der Aufwand groß: Die Anpassung eines KIS für eine Augenklinik erfordert medizinische Expertise und IT-Know-how und ist technisch limitiert durch die Anpassungsfähigkeit des führenden KIS. Denn das Einbetten eines ophthalmologischen Subsystems erfordert gute Schnittstellenkonzepte in Bezug auf das Zusammenwirken mit dem führenden KIS. Angesichts des Entwicklungsbedarfes bei Schnittstellen (die erforderlichen HL7-Schnittstellen können nicht viele PVS-Hersteller anbieten) und der z. T. sehr hohen Kosten für Schnittstellen bei den führenden KIS-Systemen ist jedes Projekt zur Einführung einer ophthalmologischen elektronischen Patientenakte mit hohem Investitionsbedarf und Personalaufwand verbunden. Der praktische Nutzen und auch ein Nutzen auf der Budgetseite (ROI) darf aber als realistisch eingeschätzt werden.[11]

Management-Tipps: PVS und KIS

- Bewerten Sie die Zufriedenheit mit dem PVS innerhalb Ihres Teams/Ihrer Organisation.
- Prüfen Sie einen Wechsel des Systems bei großer Unzufriedenheit oder auch, wenn das System nicht das bietet, was Sie im Rahmen Ihrer Digitalstrategie erreichen wollen.
- Fordern Sie Veränderungen und Problemlösungen von Ihrem Anbieter, fordern Sie standardisierte Schnittstellen wie HL7 oder HL7 FHIR.
- Für Augenkliniken: Prüfen Sie, ob Ihr KIS eine ophthalmologische Akte bietet.
- Wenn diese nicht gegeben ist, prüfen Sie, ob eine solche Akte umsetzbar ist oder ob ein ophthalmologisches Fach-Subsystem eingesetzt werden kann.
- Schauen Sie sich neue Lösungen in Praxen und Kliniken an.

3.2 Image-Management-System (PACS)

38 Die Bildgebung spielt in der Augenheilkunde eine immer größere Bedeutung. Mit der optischen Kohärenztomographie (OCT) hat sich bei der Behandlung und Diagnostik verschiedener Augenerkrankungen eine bildgebende Modalität etabliert, die nahezu in jeder Augenarztpraxis, jedem MVZ und jeder Klinik vorzufinden ist. Die Anzahl von Untersuchungen, das Speichervolumen der einzelnen Volumenscans und die Tatsache, dass alle Untersuchungen über Jahre aufbewahrt werden; all das stellt die eingesetzten Image-Management-Systeme vor Herausforderungen. Neben der OCT spielen weitere Modalitäten in der ophthalmologi-

11 Vgl. Kortüm u. a.: The influence of a specific ophthalmological electronic health record on ICD-10 coding. In: BMC Med Inform Decis Mak. 16/2016. https://doi.org/10.1186/s12911-016-0340-1.

schen Diagnostik eine Bedeutung: Mit der Fluoreszenz- und ICG-Angiographie, der Fundusbildgebung, Autofluoreszenz- und Weitwinkel-Fundusbildgebung bis hin zur OCT-Angiographie entwickelt sich die Bildgebung zu einer multimodalen Bildgebung, die eine effektive und übergreifende Bildverarbeitung und Visualisierung erfordert. Bei den Herstellern von OCT-Geräten ist eine Entwicklung von der starken Fokussierung auf das Gerät und die Hardware hin zu einer Erweiterung des Fokus auf den Bereich der eingesetzten Softwarelösungen zu erkennen. Dies zeigt sich darin, dass die großen OCT-Hersteller ihre Softwarelösungen, die ursprünglich als Einzelplatzdatenbank-Lösung konzipiert waren, erweitern bzw. ersetzen durch zentrale Image-Management-Plattformen, die auf Basis des DICOM-Standards als herstellerübergreifende und -integrierende Lösungen gelten.

Als Managementaufgabe stellt dies eine Herausforderung dar, weil verschiedene 39
Plattformen zur Auswahl stehen und neue Plattformen – auch unabhängig von Geräteherstellern – am Markt platziert werden. Die Implementierung von Image-Management-Plattformen dürfte sich bereits bei kleineren Gemeinschaftspraxen als notwendig und effektiv herausstellen. Bei der Implementierung einer Image-Management-Plattform bietet es sich an, eines der international standardisierten Modelle zu verwenden. Die Organisation, die sich um die Umsetzung von IT-Standards in der Medizin kümmert, die IHE (Integrating the Healthcare Enterprise), schlägt drei Systemarchitekturen für die Implementierung von Image-Management in Form von sog. World Models vor.[12]

Das im Folgenden exemplarisch dargestellte World Model 3 beschreibt das 40
Zusammenspiel von führendem PVS bzw. KIS mit dem zentralen Image-Management-System (PACS), den einzelnen bildgebenden Modalitäten und den einzelnen Befundungsarbeitsplätzen in den Untersuchungszimmern.[13]

12 IHE: IHE Eye Care Technical Framework Supplement 10 Unified Eye Care Workflow (U-EYECARE). 2015. Online: https://www.ihe.net/uploadedFiles/Documents/Eye_Care/IHE_EyeCare_Suppl_Unified_EC_Workflow.pdf [abgerufen am 24.9.2021].

13 Vgl. Sabin/ Mussinghoff: Digitalisierung in der Ophthalmologie: HL7, DICOM, IHE. In: CONCEPT Ophthalmologie 1/2019, S. 29–33.

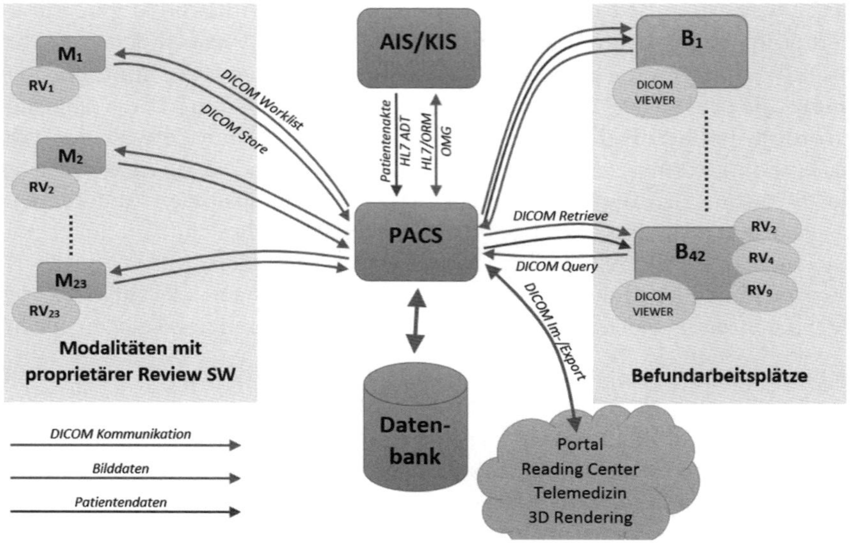

Abb. 7: IHE Unified Eye Care Workflow – Real World Model 3
Quelle: Eigene Darstellung.

41 Der Workflow wird von dem führenden PVS/KIS angestoßen. Von dort wird eine Leistung, z. B. eine OCT-Untersuchung, angefordert. Technisch werden im Hintergrund HL7-Nachrichten ausgelöst, sodass keine Patientenstammdaten am Gerät eingetragen werden müssen. Über das zentrale PACS werden die Leistungsanforderungen an die jeweilige Modalität, also im Beispiel an das OCT-Gerät (M1), automatisiert weitergeleitet. Der Medizinische Fachangestellte oder der Fotograf am OCT-Gerät sieht die Leistungsanforderung auf der Modality Worklist, ruft den Worklist-Eintrag auf und führt die Untersuchung durch. Nach Abschluss der Untersuchung wird das Bild automatisch im PACS gespeichert (DICOM Store) und eine HL7-Nachricht wird über das PACS an das führende PVS/KIS übertragen. Im PVS/KIS ist ersichtlich, dass die Untersuchung abgeschlossen ist, der Arzt kann aus der Patientenakte die Untersuchung öffnen, der PACS Viewer (B1) öffnet sich und die Befundung/Bildanalyse kann erfolgen. Ziel einer solchen Architektur ist, dass bildgebende Modalitäten unterschiedlicher Hersteller in einem Image-Management-System zusammengeführt werden können. Das setzt voraus, dass die eingesetzten Modalitäten den internationalen DICOM-Standard unterstützen. Die DICOM-Umsetzung ist bei den einzelnen Herstellern unterschiedlich konsequent umgesetzt. Für ein effektives Image-Management sollten sich alle Hersteller verpflichten bzw. diese sollten verpflichtet werden, den DICOM-Standard tatsächlich umzusetzen, sodass ein herstel-

lerübergreifendes Image-Management ermöglicht wird.[14] Im Rahmen der Digitalstrategie sollte darauf geachtet werden, dass die DICOM-Fähigkeit von Geräten im Rahmen der Anschaffung geprüft wird. Dazu sollten DICOM-Conformance-Statements und IHE-Integration-Statements von den Herstellern angefordert und überprüft werden. Die alleinige Aussage, dass ein Gerät „DICOM-fähig" sei, reicht vielfach nicht aus.

Als Bestandteil des Image-Management-Systems oder über eine standardisierte Schnittstelle verbunden, haben sich unterschiedliche Telemedizin-Lösungen etabliert, über die der Austausch von Bilddaten und Klinischen Daten zwischen den behandelnden Augenärzten und -zentren organisiert werden kann.[15] 42

Management-Tipps: Image-Management

- Setzen Sie im Rahmen des Image-Management auf ein zentrales PACS.
- Achten Sie bei der Auswahl Ihres PACS darauf, dass Sie möglichst viele Ihrer bildgebenden Systeme in das PACS integrieren können.
- Achten Sie bei der Anschaffung von neuen Geräten darauf, dass diese eine vollständige DICOM-Integration bieten.
- Fordern Sie dazu DICOM-Conformance-Statements und IHE-Integration-Statements an.
- Kaufen Sie kein Gerät, das den DICOM-Standard nicht unterstützt.

3.3 OP-Management

Im Bereich des OP-Managements ist das Angebot von Softwarelösungen überschaubar, obwohl gerade in einem solchen sehr kostenintensiven und medizinisch hochrelevanten Bereich viele Planungsparameter und -dimensionen, wie personelle Ressourcen (Operateur, Anästhesie, OP-Pflege), Raumressourcen (OP, Aufwachraum, Station/Bett), technische Ressourcen (Verfügbarkeit OP-Maschine), Materialien (Verfügbarkeit Medikamente, Implantate etc.) in Einklang zu bringen sind. Auch die Zuordnung von Abrechnungsparametern und die Schaffung selektivvertraglicher Rahmenbedingungen gehören zu einer integrierten OP-Planung. 43

Beispielsweise für die IVOM-Planung gibt es spezielle IVOM-Planer oder IVOM-Module in OP-Planungssoftwaresystemen. Bei der IVOM-Planung stellen sich 44

14 Vgl. Mussinghoff u. a.: Standardisierung in der Bildgebung umsetzen – Ein Plädoyer für den „Digital Imaging and Communication in Medicine"(DICOM)-Standard in der Augenheilkunde. In: Ophthalmologe 10/2021, S. 982–985.

15 Vgl. die beiden „Münsteraner Systeme": Czapski u. a.: FIDUSweb in der Version 2.0: Möglichkeiten einer elektronischen Plattform zur Etablierung eines kooperativen, universitären Augennetzwerks. In: Ophthalmologe. 7/2020, S. 677–686; Rothaus u. a.: Analyse des Versorgungsmodells „Portal" – Untersuchung der Ergebnisqualität der IVOM-Therapie im Hinblick auf Latenzzeiten bei exsudativer AMD. In: Klin Monbl Augenheilkd. 3/2021, S. 293–301.

verschiedene Herausforderungen, die bei Eigenentwicklungen oder dateibasierten Planungskonzepten nur schwer gelöst werden können. Für die Planung einer IVOM müssen verschiedene Parameter und Ressourcen zusammengetragen werden, bevor eine Planung mit Organisation des erforderlichen Medikamentes abgeschlossen werden kann.

45 Im Einzelnen ist Folgendes zu prüfen:

- Versicherungsstatus des Patienten
- Diagnose
- Ausgewähltes Medikament
- Verfügbarkeit OP-Termin, Planung von Terminserien
- Planung von Nachsorgeterminen und OCT-Verlaufskontrollterminen
- Verfügbarkeit Operateur, Genehmigung des Operateurs für Selektivvertrags-Leistung/EBM-Leistung
- Verfügbarkeit OP
- Durchführung über Selektivvertrag, ggf. Einschreibung in Selektivvertrag
- Einwilligung zur OP
- Zuordnung Diagnose und ausgewähltes Medikament zum Selektivvertrag
- Abstände von Behandlungsterminen
- Ausstellung Verordnung für das Medikament über Muster 16 oder Privatrezept
- Abtretungserklärung für Medikamentenbeschaffung
- Medikamentenbeschaffung

46 Diese Auflistung von zu prüfenden Parametern zeigt die Komplexität einer IVOM-Planung. In einer gefüllten Sprechstunde wird der untersuchende Arzt überfordert sein, alle Parameter im Blick zu haben. Auch bei Delegation der Planung und Organisation an speziell geschulte Medizinische Fachangestellte bietet sich eine Softwarelösung an, die die Prüfung in Teilen übernimmt und dafür sorgt, dass eine Planung nicht abgeschlossen werden kann, wenn einzelne Parameter im Zielkonflikt stehen.

47 Bei einer bestimmten Menge an Planungen pro Tag wird der Einsatz einer Softwarelösung unumgänglich sein. Eine Lösung, die in den letzten Jahren nachgefragt wird, ist die Software orgoplan med (opTEAMa IT GmbH, Deutschland). Diese Software bietet eine übersichtliche Planungsmöglichkeit in Kalenderform. Sobald ein OP-Tag beplant ist, kann über eine Schnittstelle die Vormerkung von Medikamenten bei der liefernden Apotheke ausgelöst werden. Die Rezeptierungen können aus dem System (derzeit in einem Pilotprojekt in Testung) über eine E-Rezept-Lösung mit Fernsignatur digital an die Apotheke übermittelt werden. Im System sind alle Selektivverträge hinterlegt, sodass basierend auf dem Versichertenstatus des Patienten und der Einschreibung in einen Vertrag die Diagnose, das verordnete Medikament, die Genehmigung des Operateurs, die Abstände der Behandlungen und weitere Parameter überprüft werden. Wenn einzelne Parameter nicht abgestimmt sind (z. B. verordnetes Medikament ist bei der gestellten

Diagnose über zugeordneten Selektivvertrag nicht abgebildet), gibt das System einen Warnhinweis und die Planung kann nicht abgeschlossen, die Medikamentenvormerkung nicht ausgelöst und die Rezeptierung über das E-Rezept nicht durchgeführt werden. Wichtig ist, dass ein OP-Planungssystem an das führende PVS/KIS angeschlossen werden kann, sodass Patientenstammdaten übertragen werden und auch gebuchte Termine in Kalender des Primärsystems übernommen werden (inkl. eines Matchings bei Stammdatenänderungen/Terminstornierungen usw.). Eine Softwarelösung im Bereich des IVOM-Managements kann zudem einen Beitrag zur effektiveren Umsetzung der medizinischen Behandlungsschemata leisten.[16]

Auch für die OP-Planung von anderen Operationen bietet sich eine elektronische OP-Planung an. Beispielsweise im Rahmen der Planung und Durchführung der Katarakt-Chirurgie besteht die Möglichkeit, die erforderlichen Linsen per Barcode-Scanner der OP zuzuordnen. Auch hier bestehen Schnittstellenmöglichkeiten mit Lieferanten der Intraokularlinsen, die automatisiert eine Verbrauchsmeldung erhalten und die Disposition der Nachbelieferung und die Rechnungsstellung auf Basis der automatisierten Meldungen vornehmen können. 48

Das Planungssystem kann auch mit dem OP in der Form vernetzt werden, dass eine Live-Ansicht im OP angezeigt wird, die es ermöglicht, Patienten zu disponieren, Nachmeldungen und Notfälle rechtzeitig zu sehen, sodass es im OP-Alltag nicht zu Verzögerungen kommt. 49

Zielsetzung einer integrierten OP-Planungssoftware ist es, effektive Prozessgestaltungen von der Terminvergabe, über die OP-Disposition, die OP-Durchführung bis hin zur Abrechnung von Leistungen zu ermöglichen. 50

Management-Tipps: OP-Planung

- Prüfen Sie, ob die Planungsprozesse für IVOM und andere OP hinreichend gelöst sind.
- Prüfen Sie, ob die Bestellprozesse effektiv sind oder eine elektronische Planung mit Schnittstelle in das Bestellwesen möglich ist.
- Prüfen Sie, ob die Voraussetzungen für die Abrechnung von IVOM und andere OP hinreichend gelöst sind.
- Je nach Ergebnis kann der Einsatz einer OP-Planungssoftware erforderlich sein.

16 Vgl. Glück u. a.: Auswirkungen einer stringenteren IVOM-Behandlungsorganisation auf die Anzahl der Behandlungen und Untersuchungen im Praxisalltag. In: Ophthalmologe 11/2021, S. 1134–1139.

4 KI-basierte Assistenzsysteme

51 „Wenn Daten das neue Öl sind, dann ist künstliche Intelligenz die neue Elektrizität. Keine Technologie wird in den nächsten Jahren in so vielen Bereichen zu exponentiellen Fortschritten führen“[17], so eröffnet Frank Thelen seine Ausführungen zur Künstlichen Intelligenz. In der Medizin, auch in der Augenheilkunde, wird KI vor allem im Bereich der Bilderkennung erprobt und eingesetzt. Hier geht es darum, dass KI-Algorithmen dafür trainiert werden, die Bilder zu verstehen, zu analysieren und Prognosen zu Diagnose, Indikationsstellung und Behandlungssteuerung zu geben. Die Forschung zur KI in der Medizin hat in den letzten Jahren große Fortschritte gemacht. So können Röntgenbilder mittels KI analysiert werden; auch Fundusbilder oder OCT-Scans werden unlängst mithilfe von Deep Learning und Machine Learning ausgewertet.[18] Nicht nur im Forschungssetting, sondern inzwischen auch in Form kommerziell erhältlicher Lösungen z. B. beim Mammographie-Screening[19] oder – in der Augenheilkunde – beim Retinopathie-Screening werden KI-Methoden eingesetzt.[20] Die Genauigkeit und Zuverlässigkeit der Systeme sind mitunter erstaunlich. So konnte gezeigt werden, dass KI bei der Analyse von Fundusbildern nicht nur zuverlässig einen Retinopathie-Status ausgeben kann, sondern– was keinem Augenarzt allein durch Analyse eines Fundusbildes gelungen ist – sogar feststellen kann, ob der jeweilige Patient Raucher ist oder an Bluthochdruck leidet.[21]

52 KI-Methoden werden – entgegen manch berufspolitischer Äußerung – Einzug in die Behandlungsrealität in Praxis und Klinik finden.[22] Angebotene Lösungen sollten im Hinblick auf Funktionalität, Methodik und Zuverlässigkeit der Ergebnisse kritisch evaluiert werden, um einen Einsatz z. B. als Diagnoseassistenz-Tool zu ermöglichen.[23] Voraussetzungen für jede KI-Entwicklung sind Daten, mit denen Algorithmen trainiert, validiert und weiterentwickelt werden können. Kenntnisse zur Funktionsweise von KI-Lösungen sind erforderlich, um einen Einsatz in Praxis und Klinik prüfen zu können, um Limitationen erkennen und Anbieter mit ihren Produkten bewerten zu können. Aus diesen Gründen erscheint

---

17 Thelen, F: 10xDNA. 2020, S. 65.

18 Vgl. das BMBF-Projekt „Ophthalmo-AI“. Online: https://www.interaktive-technologien.de/projekte/ophthalmo-ai [abgerufen am 28.9.2021] oder das Start-up-Projekt „deepeye“. Online: https://www.westphalia-datalab.com/westphalia-datalab-ausgezeichnet-mit-dem-deutschen-ki-preis-2020/ [abgerufen am 28.9.2021].

19 Vgl. https://www.vara.ai/ [abgerufen am 27.9.2021].

20 Vgl. FDA: FDA permits marketing of artificial intelligence-based device to detect certain diabetes-related eye problems. 2018. Online: https://www.fda.gov/news-events/press-announcements/fda-permits-marketing-artificial-intelligence-based-device-detect-certain-diabetes-related-eye [abgerufen am 24.9.2021].

21 Vgl. Poplin: Prediction of cardiovascular risk factors from retinal fundus photographs via deep learning. In: Nat Biomed Eng. 3/2018, S. 158–164.

22 Vgl. Kern/Kortüm: Netzhautsprechstunde im Jahr 2030. In: Ophthalmologe 10/2020, S. 993–998.

23 Vgl. Pfau u. a.: Künstliche Intelligenz in der Augenheilkunde: Leitfaden für Ärzte zur kritischen Bewertung von Studien. In: Ophthalmologe 10/2020, S. 973–988.

es sinnvoll, Studien und Projekte, in denen Künstliche Intelligenz entwickelt und erprobt wird, aktiv zu unterstützen.

Management-Tipps: KI-Assistenzsysteme

- Beschäftigen Sie sich mit den Entwicklungen im Bereich der Künstlichen Intelligenz in der Augenheilkunde.
- Angebotene Lösungen können Nutzen bringen, insbesondere bei zukünftig steigendem Ärzte- und Personalmangel in Praxis und Klinik. Eine Prüfung von Angeboten gehört zu den Managementaufgaben in der Augenheilkunde.
- Prüfen Sie auch Angebote von klinischen Studien und Erprobungen zum Einsatz von KI-basierten Lösungen. Durch eine Teilnahme lernen Sie Konzepte und Funktionsweise kennen.

5 Fazit

Digitalisierung in der Augenheilkunde findet auf verschiedenen Ebenen statt. Die 53
Augen vor den unterschiedlichen Entwicklungen zu verschließen, erscheint angesichts der Potentiale, die in der Digitalisierung stecken, und angesichts der Disruption, die Technologie und Künstliche Intelligenz verspricht, nicht ratsam. Für alle Managementverantwortlichen in der Augenheilkunde gehört Kenntnis und Kompetenz im Bereich der Digitalisierung und des technologischen Fortschritts zum Portfolio. Eine Digitalstrategie zu entwickeln, hilft bei der Bewertung und Implementierung der unterschiedlichen Anwendungen und digitalen Lösungen. Auch wenn der Stand der Digitalisierung zum Teil noch erheblich hinter den Möglichkeiten zurücksteht, dürfte die Entwicklung kurzfristig rasant sein. Auch für attraktive Arbeitsbedingungen für ärztliche und nicht-ärztliche Mitarbeiterinnen und Mitarbeiter aus der Generation von „Digital Natives" empfehlen sich moderne digitale Softwarelösungen. Der Aufholbedarf im deutschen Gesundheitssystem ist politisch erkannt und der Wille zur Umsetzung von Digitalisierung zwischen allen politischen Akteuren konsentiert. Insofern gilt es, die Digitalisierung zu gestalten und Handlungsoptionen in die Hand zu nehmen.

Literatur

Alnawaiseh, M. u. a.: Implementierung einer elektronischen Patientenakte an einer deutschen Augenklinik der Maximalversorgung. In: Ophthalmologe 4/2015, S. 337–345.

Digitales Gesundheitswesen: Vom Stammdatenabgleich zur Patientenakte – der Plan zur Einführung der TI-Anwendungen im Überblick. Online: https://digitales-gesundheitswesen.de/vom-stammdatenabgleich-zur-patientenakte-der-plan-zur-einfuehrung-der-ti-anwendungen-im-ueberblick/ [abgerufen am 10.9.2021].

FDA: FDA permits marketing of artificial intelligence-based device to detect certain diabetes-related eye problems. 2018. Online: https://www.fda.gov/news-events/press-announcements/fda-permits-marketing-artificial-intelligence-based-device-detect-certain-diabetes-related-eye [abgerufen am 24.09.2021].

Gematik GmbH: Arena für digitale Medizin. Whitepaper Telematikinfrastruktur 2.0 für ein föderalistisch vernetztes Gesundheitssystem. 2020. Online: https://www.gematik.de/fileadmin/user_upload/gematik/files/Presseinformationen/gematik_Whitepaper_Arena_digitale_Medizin_TI_2.0_Web.pdf [abgerufen am 24.9.2021].

Gematik GmbH: Die ePA 2021. Aufbau und Funktionen. Online: https://www.gematik.de/anwendungen/e-patientenakte/ [abgerufen am 24.9.2021].

Glück, S. u. a.: Auswirkungen einer stringenteren IVOM-Behandlungsorganisation auf die Anzahl der Behandlungen und Untersuchungen im Praxisalltag. In: Ophthalmologe 11/2021, S. 1134–1139.

IGES Institut GmbH: PraxisBarometer Digitalisierung. Stand und Perspektiven der Digitalisierung in der vertragsärztlichen und -psychotherapeutischen Versorgung 2020. Online: https://www.iges.com/sites/igesgroup/iges.de/myzms/content/e6/e1621/e10211/e24893/e26423/e26424/e26426/attr_objs26428/IGES_KBV_Digitalbaromenter_2020_ger.pdf [abgerufen am 27.09.2021].

IHE: IHE Eye Care Technical Framework Supplement 10 Unified Eye Care Workflow (U-EYECARE). 2015. Online: https://www.ihe.net/uploadedFiles/Documents/Eye_Care/IHE_EyeCare_Suppl_Unified_EC_Workflow.pdf [abgerufen am 24.9.2021].

Kern, C./Kortüm, K.: Netzhautsprechstunde im Jahr 2030. In: Ophthalmologe 10/2020, S. 993–998.

Kortüm, K. u. a.: Entwicklung eines augenärztlichen klinischen Informationssystems für bettenführende Augenkliniken. In: Ophthalmologe 12/2015, S. 995–1001.

Kortüm, K.u. a.: The influence of a specific ophthalmological electronic health record on ICD-10 coding. In: BMC Med Inform Decis Making 16/2016. https://doi.org/10.1186/s12911-016-0340-1.

Mir Mohi Sefat, A. u. a.: Die elektronische Patientenakte im Krankenhausinformationssystem In: Ophthalmologe 10/2020, S, 1015–1024.

Mussinghoff, P. u. a.: Standardisierung in der Bildgebung umsetzen – Ein Plädoyer für den „Digital Imaging and Communication in Medicine“(DICOM)-Standard in der Augenheilkunde. In: Ophthalmologe 10/2021, S. 982–985.

Pfau, M. u. a.: Künstliche Intelligenz in der Augenheilkunde: Leitfaden für Ärzte zur kritischen Bewertung von Studien. In: Ophthalmologe 10/2020, S. 973–988.

Poplin, R. u. a.: Prediction of cardiovascular risk factors from retinal fundus photographs via deep learning. In: Nat Biomed Eng 3/2018, S. 158–164.

Rothaus, K. u. a.: Analyse des Versorgungsmodells „Portal“ – Untersuchung der Ergebnisqualität der IVOM-Therapie im Hinblick auf Latenzzeiten bei exsudativer AMD. In: Klin Monbl Augenheilkd. 3/2021, S. 293–301.

Sabin, M./Mussinghoff, P.: Digitalisierung in der Ophthalmologie: HL7, DICOM, IHE. In: CONCEPT Ophthalmologie 1/2019, S. 29–33.

Sachverständigenrat zur Begutachtung der Entwicklung im Gesundheitswesen: Digitalisierung für Gesundheit. Ziele und Rahmenbedingungen eines dynamisch lernenden Gesundheitssystems. 2021. Online: https://www.svr-gesundheit.de/fileadmin/Gutachten/Gutachten_2021/SVR_Gutachten_2021.pdf [abgerufen: 24.9.2021].

Thelen, F.: 10xDNA. Das Mindset der Zukunft. Bonn 2020.

Wandel der Angebotsstrukturen: Kooperation und Netzwerke – am Beispiel des OcuNet Verbunds

Dr. rer. medic. Ursula Hahn

Schlagwortübersicht

Abstract: Medizinisch-technischer Fortschritt, rechtliche Rahmenbedingungen und Pioniergeist waren und sind die Triebfedern für Wandel in Angebotsstrukturen. Mit der Ausdifferenzierung von Praxen und Krankenhäusern entsteht der Bedarf nach spezifischen organisationsübergreifenden Vertretungen. Der OcuNet Verbund ist ein Beispiel für diese Entwicklung: Die Agenda des Verbundes fächerte sich – flankierend zu den Anforderungen – von einer Studienkooperative zu einer Servicezentrale und berufspolitischen Vertretung auf. Vor allem aber entwickelten sich die angeschlossenen Zentren weiter, die für das Stratum großer, filialisierender Berufsausübungsgemeinschaften und Medizinischer Versorgungszentren (MVZ) mit großer Versorgungsbandbreite stehen. 2019 waren rund 10 % der vertragsärztlichen Fachärzte für Augenheilkunde in einem der Zentren tätig, sie betrieben knapp 9 % der augenmedizinischen Leistungsstandorte, davon die Hälfte in ländlichen Regionen, und verantworteten knapp 9 % der vertragsärztlichen Behandlungsfälle.

1 Angebotsstrukturen und praxisübergreifende Zusammenschlüsse

1 Die Konstante der ophthalmologischen Angebotsstrukturen ist der Wandel: Seit 25 Jahren sind die ophthalmologische Diagnostik und Therapie, die rechtlichen Rahmenbedingungen und die Aufstellung von Praxen, Medizinischen Versorgungszentren (MVZ) und Fachabteilungen nahezu ständig im Umbruch. Als Reaktion darauf haben sich zahlreiche praxisübergreifende Zusammenschlüsse mit unterschiedlichen Zielsetzungen und Zielgruppen gebildet. Allen ist gemeinsam, dass sie keine gemeinsame Patientenversorgung anbieten. Vielmehr unterstützen sie ihre Mitglieder in deren fachlich-medizinischen oder mit dem Versorgungsbetrieb assoziierten Herausforderungen, verhandeln Selektivverträge, entwickeln das Fach weiter oder vertreten politische Interessen. Die Selbstverortung ist heterogen – sie reicht von Verband, Netzwerk, Allianz, Gesellschaft, Verbund bis zu Genossenschaft. Einige dieser praxisübergreifenden Zusammenschlüsse sind schnell wieder verschwunden, andere existieren noch heute und prägen die Augenheilkunde mit.

2 Schon in den „Berichten zur Lage des Faches" aus 1998 und 2008 – beide im Biermann Verlag erschienen[1] – werden Dimensionen und Änderungsdynamik anschaulich beschrieben. Fortschritte in der Grundlagenforschung und nachfolgend in den diagnostischen und therapeutischen Möglichkeiten kamen unmittelbar den Patienten zugute, deren Zahl u. a. aufgrund der demografischen Entwicklung im Zeitablauf zunahm.[2] Als Beispiel für eine temporäre Wechselwirkung von medizinisch-technischen Möglichkeiten und Angebotsstrukturen kann der Einsatz des HRT zur Erstdiagnostik und Verlaufskontrolle des Glaukoms gelten. Um die hohen investiven Kosten zu schultern, gründeten Praxisärzte gemeinsam augenärztliche Diagnostikzentren (ADC), die wiederum wurden durch einen

1 Biermann: Augenheilkunde in Deutschland. Bericht zur Lage eines Fachs. 1998; Biermann: Augenheilkunde in Deutschland. Bericht zur Lage eines Fachs. 2008.

2 Schuster u. a.: Augenheilkunde 2019 – Wo stehen wir? Eine Betrachtung der Versorgungssituation in Deutschland. In: Ophthalmologe 116/2019, S. 829–837.

Bundesverband vertreten. ADC waren nur für einige Jahre aktiv: Nach und nach investierten Praxen und MVZ in die Geräteausstattung, das Leistungsgeschehen verlagert sich dorthin.

Anders die Entwicklung bei den ambulanten operativen Zentren: Phakoemulsifikation, Kleinschnittchirurgie, Intraokularlinse und örtliche Anästhesieverfahren bildeten die medizinisch-technischen Voraussetzungen[3], bereits ab Mitte der 1980er Jahre begannen erste Operationszentren, Katarakte auch ambulant zu operieren.[4] Dazu gehörte Mut, Pionier- und Unternehmergeist.[5] Eine gezielte Förderung über Strukturverträge ab den 1990er Jahren hat dazu beigetragen, dass sie sich als feste Größe in der ophthalmologischen Angebotslandschaft etablieren konnten.[6] Ihre Zahl ist im Laufe der Jahre stetig gestiegen, in 2017 schätzte die Intraokularlinsen vertreibende Industrie die Zahl der Praxen, Gemeinschaftspraxen und MVZ, die Kataraktpatienten ambulant versorgten, auf rund 750.[7] Ihre Rolle hat sich mit Einführung der Intravitrealen operativen Medikamenteneingabe (ab Anfang der 2000er Jahre) bei verschiedenen bis dahin nicht behandelbaren volumenstarken chronischen und das Sehvermögen beeinträchtigenden Krankheitsbildern weiter stabilisiert. 3

Auch die krankenhausgebundenen Angebotsstrukturen sind einem Wandel unterworfen. Die Zahl der ophthalmologischen Fachabteilungen ist rückläufig[8], allerdings geht dies nahezu ausschließlich zulasten von Belegabteilungen.[9] Die Zahl an Hauptabteilungen – 36 Universitätskliniken und 68 nicht-universitäre Augenkliniken in 2010[10] – hat sich wenig geändert. Seit einigen Jahren steigen die stationären Fallzahlen wieder, allerdings mit niedrigeren Steigerungsraten als in anderen Fächern.[11] Deutlich geändert hat sich die Bedeutung der ambulanten 4

3 Neuhann: Der Starschnitt: In 40 Jahren vom 19. ins 21. Jahrhundert. In: Ophthalmo-Chirurgie 31/2019, S. 107–112.

4 Reuscher: Die ambulanten OP-Zentren. In: Biermann (Hrsg.): Augenheilkunde in Deutschland. Bericht zur Lage eines Faches. 2008, S. 115–118.

5 Neuhann: Der Starschnitt: In 40 Jahren vom 19. ins 21. Jahrhundert. In: Ophthalmo-Chirurgie 31/2019, S. 107–112.

6 Reuscher: Die ambulanten OP-Zentren. In: Biermann (Hrsg.): Augenheilkunde in Deutschland. Bericht zur Lage eines Faches. 2008, S. 115–118.

7 Wenzel u. a.: Ambulante Intraokularchirurgie 2016. Ergebnisse der Umfrage von DGII, DOG, BVA und BDOC. In: Ophthalmo-Chirurgie 2/2017, S. 185–194.

8 Statistisches Bundesamt: Grunddaten der Krankenhäuser. Fachserie 12 Reihe 6.1. Online: https://www.destatis.de/DE/Publikationen/Thematisch/Gesundheit/Krankenhaeuser/GrunddatenKrankenhaeuser.html [abgerufen am 21.1.2022].

9 Volkert/Scholten: Gutachten: Das Belegarztwesen im sektorenübergreifenden Wettbewerb: Versorgungsspektrum, Interdependenzen und Versorgungsunterschiede. 2019. Online: https://www.zi.de/fileadmin/images/content/Gutachten/zi-gutachten-belegarztwesen-endbericht.pdf [abgerufen am 21.1.2022].

10 Hahn u. a.: Determination of Valid Benchmarks for Outcome Indicators in Cataract Surgery. A Multicenter, Prospective Cohort Trial. In: Ophthalmology 118/2011, S. 2105–2112.

11 Statistisches Bundesamt: Grunddaten der Krankenhäuser. Fachserie 12 Reihe 6.1. Online: https://www.destatis.de/DE/Publikationen/Thematisch/Gesundheit/Krankenhaeuser/GrunddatenKrankenhaeuser.html [abgerufen am 21.1.2022].

Versorgung an Krankenhäusern: Eine Veröffentlichung zu einer u. a. im Auftrag der Deutschen Ophthalmologischen Gesellschaft (DOG) durchgeführten Erhebung beziffert für 2019 den Anteil der ambulanten an allen krankenhausgebundenen augenmedizinischen Fällen auf 84,1 %.[12]

2 Augenmedizinische Zentren differenzieren sich weiter auf

5 Die ursprünglich recht homogene Gruppe der vertragsärztlichen Operationszentren – die ersten wurden von Einzelpraxen und Gemeinschaftspraxen gegründet, die Pioniere waren vormals häufig schon als Belegärzte tätig – hat sich im Laufe der Jahre ausdifferenziert. In den Operationszentren wurden mehr Ärzte tätig, sodass Anzahl und Anteil der kleinen ambulanten Operationszentren rückläufig sind.[13] Verschiedene Effekte kamen zusammen. Nicht nur stieg die Nachfrage nach ambulanten Operationen, mit der Auffächerung der Versorgungsangebote entwickelte sich auch eine Arbeitsteilung zwischen den Fachärzten. Der Trend zu Anstellung erlaubt größere ärztliche Teamstärken, anders als bei Gemeinschaftspraxen mit vielen selbstständigen Partnern, ist die Entscheidungsfindung in gemischten Teams i. d. R. einfacher. Mit sinkender Niederlassungsbereitschaft der nachwachsenden Fachärztegeneration wurden zudem vakante Sitze von den Zentren übernommen. In der Folge filialisierten viele der augenmedizinischen Zentren, sie versorgen an mehreren, häufig auch ländlichen Standorten.[14]

6 Größenwachstum nach Anzahl der Ärzte wie nach Standorten folgt auch einer zentrumsspezifischen Logik[15]: Regulative Anforderungen z. B. zu IT, Datenschutz, Beschäftigungsverhältnissen und Hygieneanforderungen, Investitionen und Sachkosten sowie größere Versorgungsbandbreiten lassen sich in größeren Einheiten grundsätzlich besser darstellen. Die Arbeit in Teams kann sowohl für Weiterbildungsassistenten und Fachärzte als auch für qualifiziertes nichtärztliches Personal attraktiv sein. Diesen potenziellen Vorteilen stehen höheres unternehmerisches Risiko, zeitlicher Einsatz in Managementaufgaben, geringere Produktivität von angestellten Ärzten und Kosten von zentralen Services gegenüber; alles Dimensionen, die nicht in der Vergütung von Leistungen der vertragsärztlichen Versorgung berücksichtigt sind.

12 Gass u. a.: Deutsche Augenkliniken versorgen Patienten stationär, überwiegend aber ambulant: Ergebnisse einer Umfrage von DOG, VOL und DOCH. In: Der Ophthalmologe 11/2021, S. 1089–1090.

13 Wenzel u. a.: Umfrage von BDOC, BVA, DGII und DOG zur ambulanten und stationären Intraokularchirurgie. Ergebnisse für das Jahr 2018. In: Ophthalmo-Chirurgie 31/2019, S. 347–357.

14 Hahn u. a.: Intersektorale augenmedizinische Facharztzentren und Versorgung auf dem Land. In: Gesundheitsökonomie und Qualitätsmanagement 24/2019, S. 69–77.

15 Hahn/Hager: Neue Player – Neue Chancen? Neue Organisationsmodelle und die Logik größerer Einheiten in der ambulanten Versorgung. In: Welt der Krankenversicherung 40/2021, S. 40–45.

Einige der Zentren haben sich zu Vollversorgern weiterentwickelt: neben konservativer und ambulant-chirurgischer Versorgung bei ausgewählten Indikationen haben sie ihre Versorgungsbandbreite auf spezialaugenärztliche konservative Diagnostik und Therapie sowie auf das Spektrum chirurgischer Indikationen erweitert. I. d. R. versorgen sie chirurgische Patienten sowohl ambulant als auch stationär, das Belegarztwesen als Andockstelle für den stationären Leistungsarm ist für sie eine wichtige Versorgungsstruktur. 7

Nachdem in der Krankenhausversorgung Trägervielfalt bereits langjährig etabliert ist, erlaubt die Sozialgesetzgebung bei MVZ seit 2004 andere Träger als Vertragsärzte. In der Augenheilkunde wie in anderen humanmedizinischen Fächern gehören Zentren mit und ohne Beteiligungskapital mittlerweile zur vertragsärztlichen Versorgungslandschaft[16], ein erstes Gutachten zu Darstellung und Bewertung der ambulant-ärztlichen Versorgung in Deutschland durch MVZ mit Kapitalbeteiligung wurde bereits veröffentlicht[17]. 8

3 Der OcuNet Verbund: „Qualität im Auge" als treibende Kraft der Gründung

Unter den Gründern des OcuNet Verbundes in 2002 waren viele Pioniere der ambulanten Kataraktoperation, ihre Praxen waren für die damalige Zeit nach Fall- und Arztzahlen bereits groß.[18] Sie wollten sich mit dem Verbund ein Instrument schaffen, um den Herausforderungen der „Ambulantisierung" und des Wachstums zu begegnen und sich zugleich in der ophthalmologischen Fachöffentlichkeit zu behaupten. Der Gegenwind war massiv, nicht nur Krankenhäuser beurteilten die Leistungsfähigkeit ambulanter niedergelassener Operateure und deren Komplikationsmanagement mit Skepsis.[19] 9

Wichtig war daher zunächst – für Patienten, Kollegen, Kostenträger auch erkennbar – gute Versorgungsqualität zu gewährleisten und sichtbar werden zu lassen. Ganz im Sinne des Slogans „Qualität im Auge" wollten die Zentren so Vorreiter für Qualitätssicherung sein und Standards in der chirurgischen und konservativen Augenheilkunde setzen. Dazu realisierten und realisieren sie Qualitätssicherungs- 10

16 Ladurner/Walter/Jochimsen: Stand und Weiterentwicklung der gesetzlichen Regelungen zu medizinischen Versorgungszentren (MVZ). 2020. Online: https://www.bundesgesundheitsministerium.de/fileadmin/Dateien/5_Publikationen/Ministerium/Berichte/Stand_und_Weiterentwicklung_der_gesetzlichen_Regelungen_zu_MVZ.pdf [abgerufen am 21.1.2022].

17 Neubauer/Minartz/Niedermeier: Darstellung und Bewertung der ambulant-ärztlichen Versorgung in Deutschland durch Medizinische Versorgungszentren mit Kapitalbeteiligung. 2020. Online: https://www.bbmv.de/app/download/7852627281/IfG-BBMV_Gutachten.pdf?t=1607948376 [abgerufen am 21.1.2022].

18 OcuNet Gruppe: Medizinischer Jahresbericht 2003. 2004.

19 Reuscher: Die ambulanten OP-Zentren. In: Biermann (Hrsg.): Augenheilkunde in Deutschland. Bericht zur Lage eines Faches. 2008, S. 115–118.

projekte, klinische Forschungsvorhaben und Versorgungsforschung. Konzeption, Durchführung, Auswertung und Veröffentlichungen gehörten zu den Aufgaben der OcuNet Zentrale; dabei arbeitete sie später auch eng mit der Universität Witten-Herdecke zusammen. Ergebnisse wurden und werden im Sinne von Benchmarks an die Zentren zurückgemeldet, national und international publiziert und auf Kongressen vorgestellt (z. B. Hahn u. a. (2011)[20], Hahn u. a. (2015)[21]).

11 Zur Programmatik von „Qualität im Auge" gehörte auch die wechselseitige Unterstützung der Zentren u. a. bei der Zertifizierung und dem Qualitätsmanagement. Weitere zu diesem Tätigkeitsfeld gehörende Aktivitäten umfassen Kooperationen mit anderen Akteuren der Versorgung wie z. B. mit einer gesetzlichen Krankenkasse zur Therapie bei der Amblyopie[22] und dem Deutschen Blinden- und Sehbehindertenverband (DBSV) zur Gestaltung und Umsetzung einer Fortbildungsserie, um Weiterbildungsassistenten und Medizinische Fachangestellte für die nicht-medizinische Beratung von Sehbehinderten zu qualifizieren.[23] Seit Gründung engagiert sich OcuNet im Initiativkreis von „Sehen im Alter" des DBSV.

4 Zentren sichern augenmedizinische Versorgung

12 Die Kooperation im OcuNet Verbund erwies sich als so erfolgreich, dass er seit der Gründungsphase in verschiedenen Wellen um weitere augenmedizinische Zentren gewachsen ist. Vor allem aber haben sich die angeschlossenen Zentren weiterentwickelt. Sie stehen für das Stratum der ophthalmologischen vertragsärztlichen Versorgungsstruktur – den großen und nach fachlicher sowie regionaler Aufstellung ausdifferenziert versorgenden Zentren[24]. Die Zentren werden als überörtliche Berufsausübungsgemeinschaften und MVZ tätig. Sie sind nach Fall- und Arztzahl groß, filialisieren und bieten Weiterbildung für angehende Fachärzte an. Alle Zentren haben ein breites Leistungsspektrum, Generalisten und ausgewiesene Spezialisten für z. B. Hinterabschnitt oder spezielle auch seltene Krankheitsbilder arbeiten arbeitsteilig zusammen. Die deutlich überwiegende Zahl der Zentren versorgt sowohl ambulant als auch stationär. Einige der Zentren stehen als Voll-

---

20 Hahn u. a.: Determination of Valid Benchmarks for Outcome Indicators in Cataract Surgery. A Multicenter, Prospective Cohort Trial. In: Ophthalmology 118/2011, S. 2105–2112.

21 Hahn u. a.: Konzeption und Inhaltsvalidierung eines Fragebogens zu Informationsbedürfnissen bezüglich Dienstleistungen und Ansprechpartnern von sehbehinderten Menschen (FIDAS). In: Klin Monbl Augenheilkd 232/2015, S. 1402–1409.

22 OcuNet Gruppe: „App auf Rezept": Neuer Vertrag mit BARMER GEK über webbasierte Therapie für Kinder mit Amblyopie. 2014. Online: https://www.ocunet.de/de/presse/publikationen/presse/pressemitteilungen/pm-app-auf-rezept.html [abgerufen am 21.1.2022].

23 Hahn: Beratung für Sehbehinderte. Augenarztpraxen als Lotsenstellen. In: Deutsches Ärzteblatt 109/2012, S. A833–A834.

24 OcuNet Gruppe (Hrsg.): Versorgung der Zukunft. 2016. Online: https://www.ocunet.de/assets/uploads/PDF/presse/ifz_Schwerpunktheft.pdf [abgerufen am 21.1.2022].

versorger dem Leistungsangebot vieler Universitätskliniken nicht nach. Innerhalb des OcuNet Verbundes sind Zentren beider Trägertypen – mit und ohne Beteiligungskapital – organisiert. Nach gemeinsam getragener Überzeugung der Zentren des Verbundes haben beide ihre Berechtigung in der Versorgung. Zwar gehören nicht alle ophthalmologischen Zentren mit diesem Profil zum Verbund, seine Mitglieder sind nach aller Kenntnis für diese Gruppe repräsentativ.[25]

Qualitativer Vorteil aus dem Blickwinkel von Patienten ist die Versorgung aus einer Hand. An der Mehrzahl der Standorte wird wohnortnah augenärztlich konservativ versorgt, ist eine (komplexere) Diagnostik oder Therapie erforderlich, dann wird für den Patienten – so er dies wünscht – ein Termin an dem entsprechenden anderen Standort vereinbart; gemeinsame Behandlungsstandards und Weitergabe von Patientendaten tragen zu einer Behandlung ohne Abbrüche bei. Die Größe gestattet zudem auch speziellere Angebote, die seltener nachgefragt werden und daher für kleinere Einheiten aus ökonomischen Gründen nicht darstellbar sind. So kann z. B. Kindern aus einem ganzen Versorgungsbereich das Angebot einer Sehschule gemacht werden, bei der dann auch Orthoptisten in Vollzeit tätig sind. Ein anderes Beispiel für flächendeckende Versorgung und kurze Wege in einer Region: die Diagnostik und Verlaufskontrolle von altersbedingter Makuladegeneration kann vor Ort und wohnortnah erfolgen, Diagnostik wird über elektronische Portale an das operative Zentrum weitergeleitet, wo ein Reading vorgehalten wird. 13

Auch die quantitative Relevanz ist erheblich: Ohne den Versorgungsbeitrag der im OcuNet Verbund organisierten Zentren wäre eine flächendeckende ophthalmologische Versorgung nur schwer sicherzustellen. Das zeigen Daten einer OcuNet internen Erhebung im Abgleich mit den veröffentlichten branchenweiten Daten. Im November 2019 versorgten in allen im OcuNet Verbund organisierten Zentren zusammen 9,7 % der in der vertragsärztlichen Versorgung tätigen Fachärzte für Augenheilkunde.[26] Auf die Zentren entfielen im 2. Quartal 2019 8,6 % der konservativen und operativen Behandlungsfallzahlen (Nenner: ophthalmologische Behandlungsfälle laut KBV[27]). Die Zentren versorgten in diesem Quartal an 323 Standorten. Unter der Prämisse, dass vertragsärztliche Augenmedizin an rd. 3.800 Praxisstandorten angeboten wird, gehört jeder 11. Praxisstandort zu einem der Zentren. Auch der Anwurf der regionalen und fachlichen „Rosinenpickerei“ geht ins Leere. Erhebungen in 2016 und 2020 zeigen: Mehr als die Hälfte aller Leistungsstandorte der Zentren sind in ländlichen Regionen (Bedarfspla- 14

25 OcuNet Gruppe (Hrsg.): Versorgung in Vielfalt. 2018. Online: https://www.ocunet.de/assets/uploads/PDF/presse/ifz_Schwerpunktheft2.pdf [abgerufen am 21.1.2022].

26 Kassenärztliche Bundesvereinigung: Statistische Informationen aus dem Bundesarztregister Bundesgebiet insgesamt. Stand: 31.12.2018. In: Kassenärztliche Bundesvereinigung (Hrsg.): Statistische Informationen aus dem Bundesarztregister. 2019.

27 Kassenärztliche Bundesvereinigung: Kennzahlen der Abrechnungsgruppen 1. Quartal 2013 bis 2. Quartal 2019. Zugelassene und angestellte Ärzte und Psychotherapeuten. 2020. Online: https://www.kbv.de/media/sp/Honorarbericht_Tabellen.xlsx [abgerufen am 21.1.2022].

nungsregionstypen 4 und 5) angesiedelt und rund 80 % der Standorte halten auch oder ausschließlich konservative Leistungen vor.[28]

5 Berufspolitische Vertretung gewinnt an Bedeutung

15 Daraus ergibt sich zwangsläufig auch eine gewisse politische Verantwortung. Und so ist es nur natürlich, dass in der Arbeit des Verbundes die Vertretung der berufspolitischen Anliegen in den letzten Jahren an Relevanz gewonnen hat. Ein wichtiges Ziel auch für den aktuellen Aufsichtsrat des OcuNet Verbundes um den Vorsitzenden Dr. Jörg Koch, Münster, ist dabei, die Perspektive über die Augenheilkunde hinaus zu öffnen. Es geht auch und gerade um die generische Versorgungstruktur großer vertragsärztlicher Zentren ohne Ansehen ihrer fachlichen Zugehörigkeit. So ist z. B. das Belegarztwesen als formale Basis der stationären Versorgung für Zentren wichtig. Im Interesse eines fachübergreifenden Schulterschlusses arbeitet die Geschäftsführerin des OcuNet Verbundes daher im Vorstand des Bundesverbandes der Belegärzte (BdB) mit. Als erster kleiner Erfolg ist zu werten, dass das Belegarztwesen nach langen Jahren in gesundheitspolitischen Überlegungen des Bundes und der Länder wahrgenommen und als sektorenübergreifender Lösungsansatz diskutiert wird.

16 Ein wichtiges politisches Anliegen ist, Leistungsfähigkeit und Versorgungsbeitrag von großen Zentren stärker in den Fokus der Gestalter im Gesundheitswesen – also auch bei Politik, Kostenträgern und Fachöffentlichkeit – zu rücken. Die Vielfalt strukturell unterschiedlicher Versorgungsorganisationen, die für unterschiedliche Versorgungspotenziale stehen, wird bislang zu wenig wahrgenommen. Intersektorale Versorgung und Sichtbarkeit der Diversität von Organisationsformen sind daher wichtige Themenbereiche, in denen sich OcuNet beim Bundesverband Managed Care (BMC) aktiv einbringt.

17 Für relevante Themen, die die Ophthalmologie als Ganzes betreffen, agiert OcuNet im Schulterschluss mit anderen ophthalmologischen Verbänden und Organisationen. Ein übergreifendes Engagement hat dazu beigetragen das Bürokratiemonster einer alle Kataraktpatienten umfassenden obligatorischen Datenerfassung zu verhindern.[29] Approbationsordnung und Weiterbildungsordnung sind für alle wichtig, stellen sie doch sicher, dass ausreichend Nachwuchs ins Fach kommt. Dass für die Augenheilkunde in der – dann doch nicht verabschiedeten – großen Revision der Approbationsordnung keine verpflichtenden universitären Leistungsnachweise vorgesehen waren, haben wir deutlich kritisiert. Ein kleines Fach wie die Augenheilkunde muss zu gemeinsamen Themen auch

28 Hahn u. a.: Intersektorale augenmedizinische Facharztzentren und Versorgung auf dem Land. In: Gesundheitsökonomie und Qualitätsmanagement 24/2019, S. 69–77.

29 Hahn u. a.: Potentiale und Grenzen der geplanten obligatorischen Qualitätssicherung für Kataraktoperation (Qesü). In: Der Ophthalmologe 110/2013, S. 370–376.

geschlossen auftreten. Dazu steht der Verbund mit seinem Know-how und seinen Kontakten immer wieder bereit.

6 Unterstützung im Versorgungsbetrieb – im Alltag vom Verbund profitieren

Für die dem Verbund angeschlossenen Zentren ist der unmittelbare Nutzen aus 18
Serviceleistungen ein wichtiges Element. Ziel ist, die Zentren in ihrem Versorgungsbetrieb zu unterstützen. Das geschieht über Einzelaktivitäten wie Recherchen, Aufbereitung und Konzeption zu übergeordneten Themenfeldern wie z. B. Abrechnungsfragen, Vertragsgestaltung, Marktbeobachtung, Aspekten der Personalführung, Praxismanagement und -organisation und Zulassungsfragen. Fachliche Fortbildungsangebote und spezielle Weiterbildungsseminare für Nachwuchsaugenärzte (OcuNet Camp[30]) gehören ebenso dazu, wie kollegial aufbereitete fachliche Informationen für den Praxisalltag wie der „Leitfaden zur therapieorientierten retinalen Diagnostik“. Die Medien der Kommunikation zwischen Zentrale und den Leitungen bzw. den Fachleuten der Zentren umfassen themen- und zielgruppenspezifische Newsletter, eMeetings mit Fachvortrag und anschließender Diskussion zu ausgewählten Fragestellungen sowie Einzelunterstützung und -beratung. Als besonders nutzenstiftend gelten Erfahrungsaustausche, die von der Zentrale organisiert und moderiert werden. Die jeweils mit einer Thematik befassten Mitarbeiter aus den Zentren legen wechselseitig ihre Problemanalysen und Lösungen offen. Voraussetzung dafür ist ein Grundvertrauen untereinander – Offenheit ist eine der wesentlichen Stützen der OcuNet Arbeit.

7 Beispiel Digitalisierung: Chance, Herausforderung und Pflicht

Ein aktuell wichtiges operatives Themenfeld ist die Telematikinfrastruktur (TI) 19
und Digitalisierung – aus Sicht der Zentren vor allem Baustelle, perspektivisch aber auch mit der Hoffnung für schlankere Arbeitsabläufe verknüpft. Der Verbund bereitet Daten auf, verpflichtet Fachleute, die zu einzelnen Themenfeldern schulen, und bereitet die Informationsflut entlang der spezifischen Anforderungen der Zentren auf. Im Laufe der Zeit haben wir so ein Netzwerk mit den für die Umsetzung der TI verantwortlichen Organisationen aufgebaut, das wir auch nutzen, um unsere Ideen zur Weiterentwicklung der TI einzubringen.

30 OcuNet Gruppe: OcuNet Verbund setzt mit OcuNet Camp auf akademisch geprägte Ärzteweiterbildung. 2021. Online: https://www.ocunet.de/de/ocunet/ocunet-verbund/projekte/weiterbildung.html [abgerufen am 21.1.2022].

20 Aus Sicht der Zentren sind die notwendigen Erweiterungen von Hard- und Software im Zusammenhang mit der Telematikinfrastruktur zwar eine fachliche und finanzielle Herausforderung, mehr noch bewegen sie die Konsequenzen für die Arbeitsabläufe an jedem einzelnen (großen) Praxisstandort und in der Vernetzung der Standorte sehr detailliert untereinander. Wie kann der Arzt die „Qualifizierte elektronische Signatur“ (QES) leisten, ohne dass die erprobten Abläufe ins Stocken geraten (etwa, weil sich der Arzt in jedem Behandlungsraum (zeitaufwändig) wieder neu einloggen muss oder gar eine Unterschrift leisten muss, wenn schon der nächste Patient im Behandlungszimmer ist). Unsere Erfahrung ist, dass sich die Idee von TI-gebundenen Arbeitsabläufen und die Finanzierungsregeln vielfach am Leitbild der kleineren und nicht-filialisierenden Praxen orientieren. Umso wichtiger ist gerade hier der engmaschige Kontakt der Zentren untereinander, die sich wechselseitig mit ihren Ideen und Lösungsansätzen weiterbringen.

21 Der aktuelle Stand der TI ist eine Baustelle, selbst Fundamente wie Kommunikation in der Medizin (KIM) laufen nicht rund. Trotzdem – die Zentren sehen das Potenzial in der Digitalisierung: Bei einer internen Umfrage im September 2021 haben sie mehrheitlich (den perspektivischen) Nutzen der TI-Komponenten auch für die Zentren bestätigt.

8 Wie geht es weiter?

22 Das Fach hat sich in wenigen Jahrzehnten von einer weitgehend dichotomen Struktur – stationäre Hauptabteilungen auf der einen und eher kleine konservative Praxen, vereinzelt mit belegärztlich stationärem Spektrum, auf der anderen Seite – zu einer ausdifferenzierten Angebotslandschaft gewandelt. Das wirkt sich auch auf das Gefüge und die Wettbewerbssituation der Akteure des Fachs aus. Friktionen sind unvermeidlich, vielleicht auch, weil die Augenheilkunde in mehrerlei Hinsicht – z. B. mit Blick auf Ambulantisierung, Zentrenbildung, Filialisierung und Trägervielfalt – im Kanon der medizinischen Fächer eine Vorreiterrolle einnimmt.

23 Der Wandel der Angebotsstrukturen ist unverändert im Gange, auch wenn die Treiber heute eine andere Genese haben als vor 30 Jahren. Die absehbaren Motoren sind alle schon aufgerufen und umfassen z. B. Mangel an Fachärzten und nichtärztlichen Mitarbeitern, steigende Zahl an augenärztlich zu versorgenden Patienten, Konzentration mit immer mehr (angestellten) Ärzten in weniger Praxen und MVZ, zunehmende Trägervielfalt, politischen Wille zu weiterer Ambulantisierung und stärkerer Einbindung von Krankenhäusern in die ambulante Versorgung, Delegation/Substitution von Leistungen anderer Gesundheitsberufe sowie die Digitalisierung mit Einsatz von KI und telemedizinischen Behandlungsansätzen. Zu jeder dieser Entwicklungen bedarf es einer Positionierung, jede wird spezifischen Anpassungsbedarf auslösen. Nicht nur für große Zentren, auch für andere Gruppen gibt es Bedarf an „Außen- und Innenvertretung“.

Zielsetzung, Arbeitsagenda und Zielgruppen der zwanzigjährigen Arbeit des OcuNet Verbundes haben sich parallel zu den Herausforderungen für die darin organisierten Zentren weiterentwickelt. Die Bilanz umfasst Projekte als Studienkooperative und in der politischen Debatte. Gemeinsam wurden Qualitätsmaßstäbe und Innovationen für Versorgung und Weiterbildung entwickelt. OcuNet gibt über die Augenheilkunde hinaus dem Phänomen „große Zentren in der vertragsärztlichen Versorgung“ eine Sichtbarkeit. Die Debatte zu Organisationsformen und Versorgungsstrukturen wird auch perspektivisch die politische Arbeit des OcuNet Verbundes bestimmen. Wünschenswert wäre ein fachübergreifend konsentiertes Vorgehen großer Zentren, mit unserer Erfahrung unterstützen wir entsprechende Initiativen. Unverändert wird es notwendig bleiben, die aus Sicht großer Zentren problematischen rechtlichen und politischen Rahmenbedingungen zu benennen und Alternativen einzuführen. 24

Die Heterogenität der Organisationsformen in der Augenheilkunde wie in anderen Fächern ist ein Wert an sich; es gibt nicht die eine omnipotente Struktur, die alles leisten kann. Große Praxen und MVZ sind ein Angebot, aber eben nur im Gesamtfeld der ambulanten und stationären Versorgung. Eine sachliche und offene Debatte zur Weiterentwicklung der Angebotsstrukturen kann nur im Sinne des Fachs und im Interesse guter Patientenversorgung sein. Mehr Transparenz zu allen Versorgungsorganisation, deren Leistungsfähigkeit und Beitrag zur Versorgung sollte die wesentliche Grundlage für die Weiterentwicklung der Versorgung sein. 25

Literatur

Biermann, H.: Augenheilkunde in Deutschland. Bericht zur Lage eines Fachs. Zülpich 1998.

Biermann, H.: Augenheilkunde in Deutschland. Bericht zur Lage eines Fachs. Zülpich 2008.

Deutsche Ophthalmologische Gesellschaft: Augenkliniken sind unverzichtbar in der Aus- und Weiterbildung des augenärztlichen Nachwuchses. 2021. Online: https://www.dog.org/wp-content/uploads/2021/2002/PM-DOG-KBV-Konzeptpapier_F-2021.pdf [abgerufen am 21.1.2022].

Gass, P. u. a.: Deutsche Augenkliniken versorgen Patienten stationär, überwiegend aber ambulant: Ergebnisse einer Umfrage von DOG, VOL und DOCH. In: Der Ophthalmologe 11/2021, S. 1089–1090.

Hahn, U.: Beratung für Sehbehinderte. Augenarztpraxen als Lotsenstellen. In: Deutsches Ärzteblatt 109/2012, S. A833–A834.

Hahn, U. et al.: Determination of Valid Benchmarks for Outcome Indicators in Cataract Surgery. A Multicenter, Prospective Cohort Trial. In: Ophthalmology 118/2011, S. 2105–2112.

Hahn, U. et al.: Intersektorale augenmedizinische Facharztzentren und Versorgung auf dem Land. In: Gesundheitsökonomie und Qualitätsmanagement 24/2019, S. 69–77.

Hahn, U. et al.: Konzeption und Inhaltsvalidierung eines Fragebogens zu Informationsbedürfnissen bezüglich Dienstleistungen und Ansprechpartnern von sehbehinderten Menschen (FIDAS). In: Klin Monbl Augenheilkd 232/2015, S. 1402–1409.

Hahn, U. et al.: Potentiale und Grenzen der geplanten obligatorischen Qualitätssicherung für Kataraktoperation (Qesü). In: Der Ophthalmologe 110/2013, S. 370–376.

Hahn, U./Hager, L.: Neue Player – Neue Chancen? Neue Organisationsmodelle und die Logik größerer Einheiten in der ambulanten Versorgung. In: Welt der Krankenversicherung 40/2021, S. 40–45.

Kassenärztliche Bundesvereinigung: Kennzahlen der Abrechnungsgruppen 1. Quartal 2013 bis 2. Quartal 2019. Zugelassene und angestellte Ärzte und Psychotherapeuten. 2020. Online: https://www.kbv.de/media/sp/Honorarbericht_Tabellen.xlsx [abgerufen am 21.1.2022].

Kassenärztliche Bundesvereinigung: Statistische Informationen aus dem Bundesarztregister Bundesgebiet insgesamt. Stand: 31.12.2018. In: Kassenärztliche Bundesvereinigung (Hrsg.): Statistische Informationen aus dem Bundesarztregister. Berlin 2019.

Ladurner, A./Walter, U./Jochimsen, B.: Stand und Weiterentwicklung der gesetzlichen Regelungen zu medizinischen Versorgungszentren (MVZ). In: (Zi) ZfdkVidBD (Hrsg.): Rechtsgutachten im Auftrag des Bundesministeriums für Gesundheit Berlin 2020. Online: https://www.bundesgesundheitsministerium.de/fileadmin/Dateien/5_Publikationen/Ministerium/Berichte/Stand_und_Weiterentwicklung_der_gesetzlichen_Regelungen_zu_MVZ.pdf [abgerufen am 21.1.2022].

Neubauer, G./Minartz, C./Niedermeier, C.: Darstellung und Bewertung der ambulant-ärztlichen Versorgung in Deutschland durch Medizinische Versorgungszentren mit Kapitalbeteiligung. In: Gutachten erstellt mit Unterstützung des Bundesverbandes der Betreiber medizinischer Versorgungszentren e. V. München 2020. Online: https://www.bbmv.de/app/download/7852627281/IfG-BBMV_Gutachten.pdf?t=1607948376 [abgerufen am 21.1.2022].

Neuhann, T.: Der Starschnitt: In 40 Jahren vom 19. ins 21. Jahrhundert. In: Ophthalmo-Chirurgie 31/2019, S. 107–112.

OcuNet Gruppe: „App auf Rezept": Neuer Vertrag mit BARMER GEK über webbasierte Therapie für Kinder mit Amblyopie. 2014. Online: https://www.ocunet.de/de/presse/publikationen/presse/pressemitteilungen/pm-app-auf-rezept.html [abgerufen am 21.1.2022].

OcuNet Gruppe: Medizinischer Jahresbericht 2003. Düsseldorf 2004.

OcuNet Gruppe (Hrsg.): Versorgung der Zukunft. 2016. Online: https://www.ocunet.de/assets/uploads/PDF/presse/ifz_Schwerpunktheft.pdf [abgerufen am 21.1.2022].

OcuNet Gruppe (Hrsg.): Versorgung in Vielfalt. 2018. Online: https://www.ocunet.de/assets/uploads/PDF/presse/ifz_Schwerpunktheft2.pdf [abgerufen am 21.1.2022].

Reuscher, A.: Die ambulanten OP-Zentren. In: Biermann, H. (Hrsg.): Augenheilkunde in Deutschland. Bericht zur Lage eines Faches. Köln 2008, S. 115–118.

Schuster, A. K. et al.: Augenheilkunde 2019 – Wo stehen wir? Eine Betrachtung der Versorgungssituation in Deutschland. In: Ophthalmologe 116/2019, S. 829–837.

Statistisches Bundesamt (Destatis): Grunddaten der Krankenhäuser. Fachserie 12 Reihe 6.1. Online: https://www.destatis.de/DE/Publikationen/Thematisch/Gesundheit/Krankenhaeuser/GrunddatenKrankenhaeuser.html [abgerufen am 21.1.2022].

Volkert, A./Scholten, N.: Gutachten: Das Belegarztwesen im sektorenübergreifenden Wettbewerb: Versorgungsspektrum, Interdependenzen und Versorgungsunterschiede. In: Zentralinstitut für die kassenärztliche Versorgung in der Bundesrepublik Deutschland (Hrsg.): Institut für Medizinsoziologie, Versorgungsforschung und Rehabilitationswissenschaft, Universität Köln 2019. Online: https://www.zi.de/fileadmin/images/content/Gutachten/zi-gutachten-belegarztwesen-endbericht.pdf [abgerufen am 21.1.2022].

Wenzel, M. et al.: Ambulante Intraokularchirurgie 2016. Ergebnisse der Umfrage von DGII, DOG, BVA und BDOC. In: Ophthalmo-Chirurgie 2/2017, S. 185–194.

Wenzel, M. et al.: Umfrage von BDOC, BVA, DGII und DOG zur ambulanten und stationären Intraokularchirurgie. Ergebnisse für das Jahr 2018. In: Ophthalmo-Chirurgie 31/2019, S. 347–357.

Beitrag 32

Zukunftstrends im Personalmanagement

Dr. rer. pol. Thomas Haupt

Schlagwortübersicht

Abstract: Vom Fachkräftemangel ist die Medizin im Allgemeinen und die Augenheilkunde im Besonderen intensiv betroffen. Lange Vakanzzeiten sind nur ein Ausdruck dessen. Es ist daher eine Anpassung an diese neuen Bedingungen des Arbeitsmarktes nötig. Die Coronapandemie hat die Notwendigkeit dieser Anpassung nur noch beschleunigt. Moderne Personalabteilungen begleiten den Wandel aktiv und werden zu Krisen- und Veränderungsmanagern. Dabei wird ein breites Set an Digitalisierungsinstrumenten genutzt. Dies gilt auch für Recruiting-Kanäle, bei denen ständig Kreativität gefordert ist. Zuletzt macht sich zukunftsfähiges Personalmanagement nachhaltiges Unternehmertum bzw. Corporate Social Responsibility zunutze, um sowohl Mitarbeiter als auch Bewerber zu begeistern.

1 Einleitung

1 Wer kennt das nicht? Man schaltet eine Stellenanzeige und es gehen keine oder keine qualifizierten Bewerbungen ein. Das ist kein Einzelfall: Die Arbeitsmarktprognose des Bundesministeriums für Arbeit und Soziales erwartet bis 2030 eine Fachkräftelücke von 180.000 Beschäftigten im Gesundheitswesen.[1] Alleine im Versorgungsbereich der Kassenärztlichen Vereinigung Nordrhein werden für 2030 in der ambulanten ärztlichen Versorgung 184 unbesetzte Augenarztstellen prognostiziert.[2]

2 An diesem strukturellen Fachkräftemangel hat auch die Coronapandemie nichts geändert. Jedoch hat die Coronapandemie dazu geführt, dass sich der stattfindende Wandel von Personalabteilungen beschleunigt hat. Die Bereiche der Personalarbeit, die einen Wandel erfahren haben, werden in diesem Beitrag dargestellt:

1 Bundesministerium für Arbeit und Soziales: Arbeitsmarktprognose 2030. 2018, S. 5. Online: http://www.bmas.de/SharedDocs/Downloads/DE/PDF-Publikationen/a756-arbeitsmarkt-prognose-2030.pdf?__blob=publicationFile [abgerufen am 17.9.2021].

2 Kassenärztliche Vereinigung Nordrhein: Versorgungsreport 2013. 2013, S. 56. Online: http://www.versorgungsreport-nordrhein.de/uverz/fileadmin/pdf/KV%20Nordrhein%20-%20Versorgungsreport%202013.pdf [abgerufen am 17.9.2021].

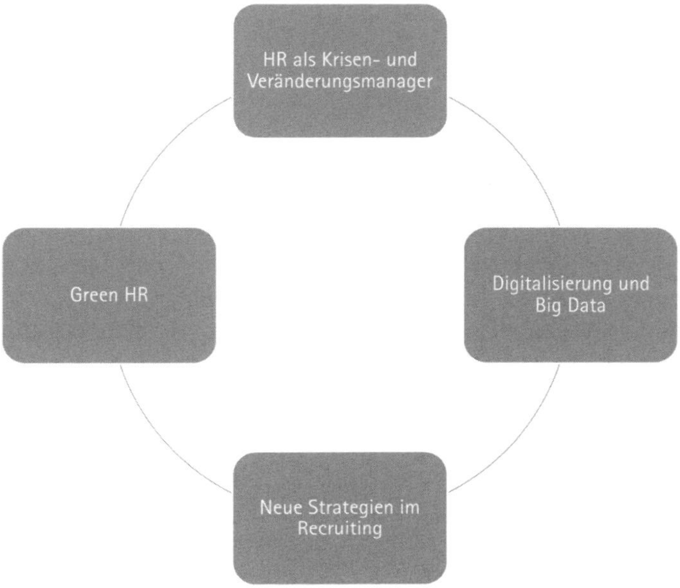

Abb. 1: Neue Aufgaben des Personalbereichs (HR, Human Resources)
Quelle: Eigene Darstellung.

2 HR als Krisen- und Veränderungsmanager

Es ist zunächst festzuhalten, dass in einer Situation des Fachkräftemangels ein Umdenken im Personalbereich nötig ist – und zwar weg von der Einkäufer- und hin zu einer Verkäufermentalität. Die Zeiten, in denen auf Stellenausschreibungen stapelweise Bewerbungen eingegangen sind, sind auch in der Augenheilkunde längst vorbei. In diesen vergangenen Zeiten konnten es sich Personalabteilungen erlauben, im ersten Schritt die Bewerbungsmappen auszusortieren, die Flecken hatten, geknickt waren oder Rechtschreibfehler enthielten (Einkäufermentalität). Inzwischen hat sich der Trend dahingehend gewandelt, dass sich eher das Unternehmen beim Bewerber vorstellt als umgekehrt. Ziel ist es, eine Einrichtung nach außen attraktiv darzustellen, somit eine Sogwirkung zu entfalten, um in der Lage zu sein, geeignete Bewerber einzustellen (Verkäufermentalität). 3

Die neue Mentalität war sicher auch in der Coronapandemie für Personalabteilungen hilfreich. Denn im Lockdown des Jahres 2020 kam eine völlig neue Aufgabe auf zahlreiche Personalabteilungen zu: die Beantragung von Kurzarbeit. Aus einer Studie zu den organisationalen und wirtschaftlichen Auswirkungen der Coronapandemie in der Augenheilkunde geht hervor, dass 43 % der befragten 4

Einrichtungen Kurzarbeit beantragt hatten.[3] Bei einem bestehenden Versorgungsauftrag und steigendem Behandlungsbedarf stellt die Kurzarbeit ein im Gesundheitswesen weitgehend unangewendetes Instrument dar. Es wird eher in der Industrieproduktion genutzt, um Auslastungsschwankungen aufzufangen: In Zeiten mit geringer Auslastung können Mitarbeiter in Kurzarbeit geschickt werden, bleiben aber trotzdem im Beschäftigungsverhältnis, sodass sie bei steigender Auslastung schnell reaktiviert werden können. Im ersten Lockdown 2020 kam es in Deutschland teilweise zu einem Verbot, elektive Operationen durchzuführen. Zugleich war aufseiten der Patienten teilweise der Trend zu erkennen, auf bestimmte Arzttermine zu verzichten, um Kontakte zu reduzieren. Beides hat in einigen Einrichtungen in der Augenheilkunde dazu geführt, dass Kurzarbeit beantragt wurde. Es mussten aber nicht nur die Formalien der Kurzarbeit geregelt werden, vielmehr mussten auch Modelle entwickelt werden, welchen Tätigkeiten das Personal wann und in welcher Form nachgehen sollte. Damit sind die Personalabteilungen in eine neue Rolle geraten, nämlich die des Krisen- und Veränderungsmanagements.

5 Eine Kernaufgabe in der Coronapandemie bestand für Unternehmen darin, den Betrieb aufrechtzuerhalten. Im medizinischen Kernbereich wurde dies vor allem durch Bildung voneinander unabhängiger Teams realisiert. Das Konzept dahinter: Fällt ein Team durch Corona-Fälle aus, kann das andere Team weiterarbeiten, sodass die medizinische Versorgung aufrechterhalten werden kann. Es waren aber auch Lösungen für Mitarbeiter nötig, deren Kinderbetreuung nicht mehr oder reduziert angeboten werden konnte. In diesen Bereichen waren die Personalabteilungen mit gefordert, Lösungen auszuarbeiten und damit verbundene Fragen (Arbeitszeitkonzepte etc.) zu beantworten. Dies galt auch für Mitarbeiter, deren Tätigkeit ins Home-Office verlegt wurde. Neben den technischen Lösungen mussten hierfür die arbeitsrechtlichen Rahmenbedingungen umgesetzt werden, was natürlich ein Personalthema darstellt. Nach längerer Zeit im Home-Office entstanden neue Herausforderungen: Wie geht man auf der einen Seite mit sozialer Isolation von ausschließlich im Home-Office Tätigen um? Und welche Konzepte bietet man auf der anderen Seite an, wenn durch Digitalisierung und die damit verbundene ständige Erreichbarkeit die Grenze zwischen Arbeit und Privatleben verschwimmt?

6 Neben diesen eher internen Themen mussten Personalabteilungen Lösungen für die externe Seite finden. Persönlicher Kontakt zu Bewerbern war im Lockdown nicht möglich. Das hat die Digitalisierung des Personalbereichs beflügelt, deren Facetten im nächsten Abschnitt dargestellt werden.

7 Zusammenfassend hat der Fachkräftemangel dazu geführt, dass im Personalbereich der Wandel weg von der Einkäufer- und hin zur Verkäufermentalität

3 Haupt u. a.: Organisationale, wirtschaftliche und versorgungsrelevante Auswirkungen der SARS-CoV-2-Pandemie auf die Augenheilkunde in Deutschland – eine sektorenübergreifende Studie in der Mitte der Pandemie. In: Concept Ophthalmologie 4/2021, S. 37.

nötig geworden ist. Die Coronapandemie hat zudem dazu geführt, dass sich Personalabteilungen zu Krisen- und Veränderungsmanagern weiterentwickelt haben und nun auch folgende Aufgaben übernommen haben bzw. übernehmen:

- Die Personalabteilung ist erster Ansprechpartner in der Belegschaft in allen Fragen zu Corona.
- Die Personalabteilung berät die Geschäftsführung.
- Neue Konzepte zur Organisation der Arbeit (z. B. Home-Office-Modelle) wurden ausgearbeitet.
- Und vor dem Hintergrund der ersten drei genannten Punkte sind Belange der psychischen Gesundheit in den Vordergrund gerückt (Stichworte: soziale Isolation und Entgrenzung der Arbeit).

3 Digitalisierung und Big Data

Ein weiterer Trend, der durch die Coronapandemie beflügelt wurde, ist die Digitalisierung. Dies betraf und betrifft auch die Personalabteilungen. Die Kernherausforderung dabei ist folgende: Dadurch, dass man mit Mitarbeitern und Bewerbern zum Teil gar nicht mehr persönlich in Kontakt treten konnte, mussten digitale Lösungen dafür gefunden werden. 8

Dabei geht die Digitalisierung von Personalprozessen in zwei Richtungen: intern und extern. 9

Im internen Bereich geht es darum, sämtliche Prozesse mit Personalbezug von Papier auf digitale Wege umzustellen. Das betrifft in erster Linie die Prozesse, bei denen das Personal einen Bezug zur Personalabteilung hat: 10

- Zeiterfassung
- Anträge im Kontext von Zeitausgleich
- Stellen von Urlaubsanträgen
- Fort- und Weiterbildungsanträge
- Dienstreiseanträge etc.

Hierfür stehen u. a. einzelne Tools oder ganzheitliche, z. B. webbasierte Lösungen, HR-Lösungen, zur Verfügung. 11

Stehen ganzheitliche HR-Lösungen zur Verfügung, können die darin beinhalteten Daten im Sinne von Big Data ausgewertet und genutzt werden. Mögliche Szenarien sind entweder individuelle Entwicklungs- und Laufbahnplanungen oder das lebensphasenorientierte Personalmanagement. In beiden Szenarien kann im Einzelnen analysiert werden, welcher Mitarbeiter wo steht und welche Angebote zu welcher Zeit gemacht werden können. 12

Die Daten können aber auch z. B. in die quantitative und qualitative Personalbedarfsplanung einfließen. 13

14 Im externen Bereich kann die Digitalisierung vor allem für den Kontakt zu Bewerbern genutzt werden. Um diesen professionell zu managen, können digitale Bewerbermanagementsysteme eingesetzt werden. Diese erlauben es u. a.,

- den Status einer Bewerbung jederzeit nachzuvollziehen,
- Prüfungen durch die Fachabteilungen zu koordinieren,
- den gesamten Schriftverkehr einschl. Terminkoordination mit den Bewerbern zu organisieren,
- Stellenausschreibungen zu initiieren,
- einen Bewerberpool aufzubauen.

15 Aus Bewerbersicht unterstützt ein Bewerbermanagementsystem auch eine optimale Candidate Experience – also die Kontakte und Eindrücke, die ein Bewerber im Laufe des Bewerbungsprozesses gewinnt.

16 Weiterhin sind im digitalen Bewerbungsprozess neue Tools und Techniken verfügbar, die Prozesse standardisieren und beschleunigen. Hier eine Auswahl:

- ChatBots können bestimmte vorab definierte Fragen beantworten, ohne dass sich die Personalabteilungen damit beschäftigen müssen.
- Mit Analysetools ist es vorab möglich, dass Bewerber einen Abgleich des Cultural Fits durch-führen. So kann online geprüft werden, ob die eigenen Werte zu den Werten des Unternehmens passen.
- Bewerbungsgespräche können videobasiert standardisiert über entsprechende Tools geführt werden.
- Aus Bewerbungsgesprächen lassen sich auf Basis von Stimmanalysen Charaktereigenschaften von Bewerbern identifizieren. Somit kann die Eignungsprüfung unterstützt werden.

17 Insgesamt verfolgen die hier dargestellten Tools zur Digitalisierung im Personalbereich vor allem drei Ziele:

1. Prozesse sollen schlank gestaltet werden. Das wird nicht dem Bedürfnis von Mitarbeitern und Bewerbern nach zeitnaher Rückmeldung gerecht. Vielmehr entlasten schlanke Prozesse die Personalabteilung, die sich um die wirklich wichtigen Dinge kümmern kann, z. B. die Personalentwicklung.
2. Digitalisierte, schlanke Prozesse fördern die Agilität. Somit kann man sich schneller auf die sich wandelnden Rahmenbedingungen einstellen.
3. Und zuletzt ist es auf Basis der vorliegenden Daten möglich, auch im Personalbereich evidenzbasierte Entscheidungen zu treffen.

4 Neue Strategien im Recruiting

18 Ein Ergebnis des Fachkräftemangels sind lange Vakanzzeiten, also die Zeiten, die es braucht, um eine offene Stelle zu besetzen. Die Vakanzzeit bei medizinischen und nichtmedizinischen Gesundheitsberufen betrug in Deutschland von August

2020 bis Juli 2021 durchschnittlich 151 Tage.[4] Im genannten Zeitraum dauerte es also rund 5 Monate, eine offene Stelle zu besetzen.

Um kürzere Vakanzzeiten zu erreichen, sind Kenntnisse über erfolgreiche Rekrutierungskanäle und -wege nötig, die nachfolgend dargestellt werden. 19

Online-Stellenbörsen und unternehmenseigene Webseiten stellen die beiden meist genutzten Quellen dar, um Bewerbungen zu generieren: 20

- Im Weiteren sollen hier nicht die verfügbaren Stellenbörsen im Einzelnen analysiert werden; die Anzahl und das Angebot sind kaum mehr zu überblicken. Es soll hier lediglich auf das Angebot von „Google for Jobs" hingewiesen werden, das seit der Inbetriebnahme in Deutschland im Mai 2019 Aufsehen erregt hat.[5] Denn Google for Jobs ermöglicht es, Jobsuchen ohne weitere Stellenbörsen auszuführen.
- Für die unternehmenseigenen Webseiten gilt: Sollte keine gesonderte Karriereseite vorhanden sein, können die entsprechenden Inhalte zumindest in einem Karrierebereich bereitgestellt werden. In beiden Fällen sollte mittels Suchmaschinenoptimierung eine Ausrichtung auf die Anforderungen und Suchbegriffe der Bewerber erfolgen.

Weitere wichtige Quellen, um Bewerber zu erreichen und Bewerbungen zu generieren, sind: 21

- Private (Facebook, Instagram etc.) und beruflich orientierte (z. B. XING, LindedIn) Social-Media-Kanäle
- Mitarbeiterempfehlungsprogramme
- Stellenbörse der Arbeitsagentur
- Printmedien
- Externe Personalvermittler/-dienstleister (einschl. Active Sourcing)

Für die Auswahl und Bearbeitung der verschiedenen Kanäle ist in den letzten Jahren das Instrument des Programmatic Job Advertising entwickelt worden. Dieses hilft dabei, breit gestreute Kampagnen durch gezielte Zielgruppenansprache zu ersetzen. Dabei werden etwa Stellenanzeigen gezielt als Werbebanner im Internet ausgespielt – und das voll automatisiert und über Auktionen, die im Hintergrund über eine Plattform organisiert werden.[6] Zusammenfassend werden mittels Programmatic Job Advertising Stellenanzeigen „dank intelligenter Soft- 22

4 Bundesagentur für Arbeit: Gemeldete Arbeitsstellen nach Berufen (Engpassanalyse) – Deutschland (Monatszahlen). 2021. Online: https://statistik.arbeitsagentur.de/SiteGlobals/Forms/Suche/Einzelheftsuche_Formular.html;jsessionid=435BECF00344C4F47D72A1D421828428?nn=20626&topic_f=analyse-d-gemeldete-arbeitsstellen-kldb2010 [abgerufen am 30.8.2021].

5 On-apply: Google for Jobs. So funktioniert es. 2021. Online: https://onapply.de/google-for-jobs [abgerufen am 16.9.2021].

6 yourfirm: Einstellungssache: Personalgewinnung mit Programmatic Job Advertising. 2021. S. 2–6. Online: https://d3r4f9ursifuvh.cloudfront.net/medialibrary/2021/09/Whitepaper_Programmatic_Job_Advertising.pdf [abgerufen am 17.9.2021].

ware-Lösungen nicht nur auf Jobportalen, sondern im gesamten Netz automatisch und mit nur geringem Aufwand ausgespielt."[7]

23 Programmatic Job Advertising hat sich stark den Trend zunutze gemacht, dass die Stellensuche heute in hohem Maße online funktioniert. Eine weitere Entwicklung ist, dass die Stellensuche meist auf mobilen Endgeräten erfolgt. Stellenangebote sollten daher auch auf eine mobile Nutzung ausgerichtet sein.

24 Bei der Generierung von Bewerbungen stellt es sich als sehr hilfreich heraus, wenn das Unternehmen eine Arbeitgebermarke aufgebaut hat, die nicht nur Vertrauen und Sicherheit schafft, sondern auch eine Sogwirkung hat. Eine solche Arbeitgebermarke entsteht nach Umsetzung eines Employer-Branding-Prozesses. Diese soll aber nicht nur eine Sogwirkung nach außen schaffen, sondern soll auch nach innen wirken und die Unternehmenswirklichkeit abbilden. Es nützt nichts, ein Unternehmen mit hehren Versprechen nach außen darzustellen, wenn die Bewerber nach der Einstellung bemerken, dass diese in der Wirklichkeit nicht erfüllt werden.

25 Hat man zuletzt den Bewerber überzeugt, sich tatsächlich für eine Stelle zu bewerben, sollte der Bewerbungsprozess so einfach wie möglich gestaltet werden. Anschreiben geraten außer Mode. Um Bewerber nicht abzuschrecken, sollten möglichst alle Hürden eines Bewerbungsprozesses abgebaut werden.

26 Mögliche Mittel dazu sind:

- Möglichkeit für Kurzbewerbungen einrichten, bei der eine erste Kontaktaufnahme ohne umfangreiche Unterlagen erfolgt
- Kontaktaufnahme z. B. via WhatsApp
- Schnittstellenfreie Übernahme von Bewerbungsunterlagen aus Portalen wie XING
- Erstgespräche als Videokonferenz

27 Der gesamte Bewerbungsprozess bzw. die gesamte Candidate Journey, die Bewerber durchlaufen, sollte mittels Kennzahlen überwacht werden. Typischerweise genutzte Kennzahlen im Recruiting sind[8]:

- Time-to-Interview: Zeitspanne von der Ausschreibung einer offenen Position bis zum ersten Kennenlerngespräch
- Time-to-Hire: Zeit, die von der Stellenausschreibung bis zur endgültigen Besetzung der Stelle vergeht
- Absagequote: Anteil der Bewerbungen, denen sofort abgesagt wird
- Quality-of-Hire: Passung der Qualität der Bewerber/Talente und der Stelle

---

7 yourfirm: Einstellungssache: Personalgewinnung mit Programmatic Job Advertising. 2021. S. 6. Online: https://d3r4f9ursifuvh.cloudfront.net/medialibrary/2021/09/Whitepaper_Programmatic_Job_Advertising.pdf [abgerufen am 17.9.2021].

8 softgarden: Recruiting-KPIs: Die 12 wichtigsten Kennzahlen. 2021. Online: https://softgarden.com/de/blog/kpis-recruiting-erfolgsmessung/ [abgerufen am 16.9.2021].

- Candidate-Satisfaction: Zufriedenheit der Kandidaten mit dem Bewerbungsprozess
- Frühfluktuation: Anteil der Talente, die das Unternehmen schon in der Onboardingphase wieder verlassen

Nur mittels Kennzahlen entsteht eine fundierte Basis dafür, Vakanzzeiten für das eigene Unternehmen zu bestimmen und ggf. zu optimieren. 28

5 Green HR

Nachhaltiges Unternehmertum oder Corporate Social Responsibility – also die soziale Verantwortung eines Unternehmens – hat bereits vor einigen Jahren Einzug in die Unternehmenspraxis gehalten. Im Kern geht es darum, dass Unternehmen auch eine gesellschaftliche Verantwortung tragen und dieser Verantwortung in ökonomischen, ökologischen und sozialen Aspekten nachkommen. Teilweise werden Nachhaltigkeitsberichte veröffentlicht, um diese Verantwortung nach außen darzustellen. 29

Green HR baut auf der Corporate Social Responsibility auf und nutzt dieses grüne Unternehmens-Image gezielt für die Bewerberansprache. Ziel ist, dass sich umweltbewusste Kandidaten dadurch angesprochen fühlen und in ihrer Entscheidung bestärkt werden, sich in einem Unternehmen zu bewerben. 30

Neben dieser externen Sichtweise analysiert Green HR die Einflussmöglichkeiten des Personalbereichs auf Vergütung, Vergütungsbestandteile und sonstige Personalinstrumente. 31

Bei der Vergütung können Umweltziele als Bemessungsgrundlage einbezogen werden. Wird z. B. eine bestimmte CO2-Einsparung im Unternehmen erzielt oder können gesetzte Umweltziele erreicht werden, wird eine variable Vergütung ausgezahlt. 32

Zu den Vergütungsbestandteilen zählen in der Unternehmenspraxis auch Mobilitätsangebote. Hier können beispielsweise folgende Maßnahmen, die auf CO2-Einsparungen abzielen, getroffen werden: 33

- Es werden nur Dienstwagen angeboten, die nicht über einen Verbrennungsmotor verfügen.
- Bei der Bemessungsgrundlage für den Dienstwagen wird der Bruttolistenpreis durch den CO2-Ausstoß ersetzt.
- Entscheidet man sich für kleinere Dienstwagen, werden Downgrading-Prämien gezahlt.
- Es können Job-Räder als Leasingmodell angeboten werden.
- Alternativ wird eine BahnCard angeboten.

34 Im Bereich der sonstigen Personalinstrumente lassen sich folgende Ansätze skizzieren:

- Welches Essen wird in den Kantinen angeboten oder welche Essensangebote werden betrieblich gefördert? Gesunde Ernährung wird meist mit einer besseren Klimabilanz assoziiert.
- Werden Mitarbeitergeschenke ausgegeben? Bei solchen Geschenken können umweltfreundliche Produkte ausgegeben werden.
- Werden Getränke im Unternehmen angeboten? Wenn ja, kann hier auf Leitungswasser oder Wassersprudler umgestellt werden?

35 Im Bereich Green HR sind dem unternehmerischen Einfallsreichtum keine Grenzen gesetzt. Umweltbewusstsein und nachhaltiges Denken sind nach Corona und der Flutkatastrophe in Deutschland im Sommer 2021 verstärkt ins Bewusstsein der Menschen gerückt. Ein Personalbereich, der auf diesen Trend setzt, kann sowohl die eigenen Mitarbeiter begeistern als auch neue Kandidaten erfolgreich für sich gewinnen.

6 Fazit und Zusammenfassung

36 Der Fachkräftemangel zwingt Unternehmen mit ihren Personalabteilungen zu einem Wandel: Eine Verkäufermentalität ist gefragt. Denn bei Personalengpass (vor allem medizinisches Personal und IT) stellt sich inzwischen das Unternehmen dem Bewerber vor – und nicht umgekehrt. Dieser Wandel wurde durch die Coronapandemie nur noch vorangetrieben.

37 Zukunftsfähige Personalabteilungen

- begleiten den Wandel und auch damit ggf. verbundene Krisen proaktiv,
- nutzen die Digitalisierung, um Prozesse schlank und agil zu halten,
- sind immer auf dem Laufenden und kreativ, um auf die passenden und erfolgversprechenden Recruiting-Strategien zu setzen,
- denken nachhaltig und setzen auf Green HR.

Literatur

Bundesministerium für Arbeit und Soziales: Arbeitsmarktprognose 2030. 2018. Online: http://www.bmas.de/SharedDocs/Downloads/DE/PDF-Publikationen/a756-arbeitsmarktprognose-2030.pdf?__blob=publicationFile [abgerufen am 17.9.2021].

Kassenärztliche Vereinigung Nordrhein: Versorgungsreport 2013. 2013. Online: http://www.versorgungsreport-nordrhein.de/uverz/fileadmin/pdf/KV%20Nordrhein%20-%20Versorgungsreport%202013.pdf [abgerufen am 17.9.2021].

Haupt, T.: Organisationale, wirtschaftliche und versorgungsrelevante Auswirkungen der SARS-CoV-2-Pandemie auf die Augenheilkunde in Deutschland – eine sektorenübergreifende Studie in der Mitte der Pandemie. In: Concept Ophthalmologie 4/2021, S. 32–39.

Bundesagentur für Arbeit: Gemeldete Arbeitsstellen nach Berufen (Engpassanalyse) – Deutschland (Monatszahlen). 2021. Online: https://statistik.arbeitsagentur.de/SiteGlobals/Forms/Suche/Einzelheftsuche_Formular.html;jsessionid=435BECF00344C4F47D72A1D421828428?nn=20626&topic_f=analyse-d-gemeldete-arbeitsstellen-kldb2010 [abgerufen am 30.08.2021].

On-apply: Google for Jobs. So funktioniert es. 2021. Online: https://onapply.de/google-for-jobs [abgerufen am 16.09.2021].

yourfirm: Einstellungssache: Personalgewinnung mit Programmatic Job Advertising. 2021. Online: https://d3r4f9ursifuvh.cloudfront.net/medialibrary/2021/09/Whitepaper_Programmatic_Job_Advertising.pdf [abgerufen am 17.09.2021].

yourfirm: Einstellungssache: Personalgewinnung mit Programmatic Job Advertising. 2021. Online: https://d3r4f9ursifuvh.cloudfront.net/medialibrary/2021/09/Whitepaper_Programmatic_Job_Advertising.pdf [abgerufen am 17.09.2021].

softgarden: Recruiting-KPIs: Die 12 wichtigsten Kennzahlen. 2021. Online: https://softgarden.com/de/blog/kpis-recruiting-erfolgsmessung/ [abgerufen am 16.09.2021].

Teil V Zukunft der Augenheilkunde aus verschiedenen Perspektiven – Interviews

Interview mit Dr. med. Stefan Bültmann

Zur Person:

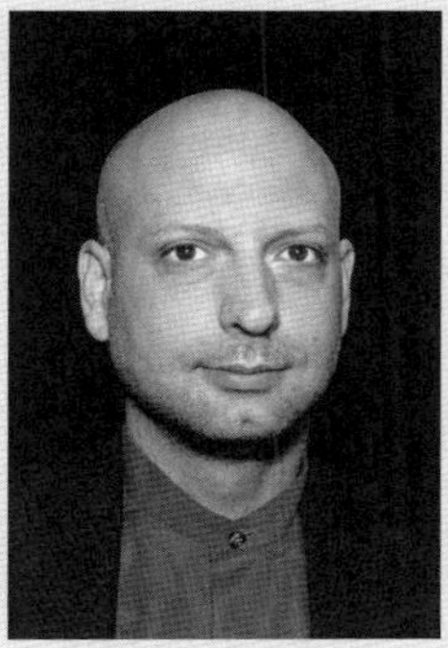

© Bild: privat

Dr. med. Stefan Bültmann

Stefan Bültmann, Jahrgang 1972, hat sein Studium und seine Facharztweiterbildung in Heidelberg absolviert. Sein Forschungsschwerpunkt lag im Bereich der Mikroperimetrie, Laser-Scan-Diagnostik und Elektrophysiologie, bis er sich spontan im Jahr 2006 in Ladenburg in seiner Einzelpraxis niedergelassen hat. Seitdem experimentiert er mit Kooperations- und Sprechstundenkonzepten, ist Chefredakteur der BVA-Verbandszeitschrift „Der Augenarzt" und AAD-Kursreferent. Schon länger liegt sein Interessenfeld im Bereich von IT-Sicherheit, Hacking und alltagstauglicher Digitalisierung.

Warum ist die Augenheilkunde das schönste Fach der Welt?

BÜLTMANN: Während meines Studiums bin ich per Zufall an die Augenheilkunde geraten. Bis heute zieht mich die filigrane, hochpräzise Arbeit des Augenarztes, die ruhigen Hände und die Fingergeschicklichkeit einerseits in ihren Bann, andererseits überrascht einen auch nach Jahren noch die Größe und die Bandbreite des von außen so übersichtlich wirkenden Faches. Ophthalmologie verfügt über eine hochpräzise Diagnostik, die sowohl Morphologie als auch Funktion, wiederum subjektive und objektive Untersuchungsverfahren miteinander verbindet – letztlich entsteht aus diesem Arrangement eine spannende Grundlage für die Differenzialdiagnostik.

Das gilt nicht nur innerhalb des Faches, sondern auch beim Blick über den Tellerrand, da wir mit nahezu jedem anderen Fach in Verbindung stehen. Egal ob innere Medizin, hormonelle Kaskaden, dermatologische Reaktionen, Psychosomatik oder Neurologie: das Auge ist eine kleine komplette immunologische Welt, entstanden aus den drei Keimblättern des Embryos. Die Grundlagen der

Pathologie, Genetik und Pharmakologie behalten stets ihre Bedeutung, genauso wie die der Physik oder Ästhetik, sei es in der Lidchirurgie oder bei einem Brillen-Design. Wechselt man den Kontinent, dann wird man mit anderen Pathologien und Anforderungen konfrontiert.

Letztlich ist es aber auch die Kommunikation, welche fasziniert. Man kommt keinem Menschen wirklich näher, als wenn man ihn an seinen Augen untersucht oder operiert. Es gilt mitunter, kommunikativ und durch eine ruhige Untersuchungs-Choreografie die potenzielle Angst der Patienten zu überwinden, wofür man große Dankbarkeit und berührende Erfolgsgeschichten erleben kann, die anderen Fächern versagt bleiben. Dabei kommt an und für sich niemand an uns vorbei, egal ob arm oder reich, jung oder alt, Lappalie oder ernste Problematik, Mann oder Frau – oder Kind – Vorsorge oder Therapie – wir sehen sie alle.

Durch die immense Weiterentwicklung der Augenheilkunde in den vergangenen wenigen Jahrzehnten in der Diagnostik wie etwa bei der OCT und den Lasertechnologien, aber auch im Bereich der Glaskörper- und Netzhautchirurgie und der Gewebetransplantation ist der Augenarzt immer mehr vom „Zeugen" zum Handelnden, wiederherstellenden aktiven Begleiter avanciert.

Dabei ist die Ausübung ambulanter, leichtfüßiger, flexibler geworden. Augenheilkunde bietet stets den Freiheitsgrad, auch in der niedergelassenen Praxis als „One-Man-Show" die nahezu vollständige Palette des Faches darzustellen, mit fließenden Übergängen zu Kooperationen, Teams oder Kliniken. Diese Leichtfüßigkeit, die Option, sich zu verändern und auf Veränderungen der versorgungspolitischen oder wissenschaftlich-technischen Entwicklungen reagieren zu können, ist mitunter eine der größten Stärken unseres Fachs.

Was macht Augenärztinnen und Augenärzte in 5 Jahren erfolgreich?

BÜLTMANN: Was sollte man nach 15 Jahren in der Praxis an dieser Stelle antworten? Der Zenit der Karriere ist überschritten, die Rookie-Phase vorüber und alles läuft. Dennoch, die Anfrage zu diesem Buchkapitel erreicht mich, während ich im Begriff bin, meine Kassenzulassung zurückzugeben und für die kommenden etwa 20 Jahre in den Privatpraxis-Sektor zu wechseln.

Die gute Nachricht vorneweg: für den Erfolg brauchen Sie sich eigentlich gar nicht anzustrengen. Wenn Sie sich neu niederlassen, dann werden Sie überrannt von Patienten. Unsere Fachgruppe altert und die Zahl der niedergelassenen Augenärzte bleibt mit rund 6.500 konstant, da die Zahl der Sitze begrenzt ist. Viele davon arbeiten in Teilzeit, die Leistungsfähigkeit des Faches nimmt zu, und die Zahl der Augenärzte an Kliniken liegt konstant bei etwa 1.000. Insgesamt bewältigen wir im niedergelassenen Bereich rund 34 Mio. Fälle pro Jahr. Die Flut hebt also alle Boote. Dennoch – niemand in der Medizin strengt sich *nicht* an. Wenn Sie schon eine Menge Eintritt bezahlen, dann wollen Sie auch Spaß haben.

Man erhält viel Rat- und Schläge, wenn man sich niederlässt. Als ich mich sehr spontan innerhalb von wenigen Tagen damals niedergelassen habe, war mein Konzept unkonventionell. Man prophezeite mir viele Scheine, war konsterniert als ich diesen Weg gar nicht erst antrat und das Konzept „wenige Scheine – gute Qualität" in den Raum stellte. Ich wusste wenig über Betriebs- und Personalführung, mein Überblick über Abrechnung beschränkte sich auf den Bereich der GOÄ. Lässt man viele Mythen und Legenden weg, dann wusste ich vor allem, was ich *nicht* wollte. Schlechte Erfahrungen sind ein wertvolles Startkapital und nicht leicht zu bekommen, wenn man sie braucht. Entscheidungen, die einfach fallen, sind keine. Erst wenn eine Sache zäh wird, dann wird sie auch interessant.

Keine Frage – Ökonomie spielt eine Rolle, allerdings nur eine von vielen. Aus meiner Sicht muss die Story gut sein. Das gilt auch für den Patienten. Er muss nicht unbedingt lukrativ sein, aber sollte dann wenigstens eine interessante Story, eine herausfordernde Differenzialdiagnose oder eine Persönlichkeit mitbringen, die das Arbeiten bereichert. Neben der Story, die eine Praxis als Struktur benötigt, braucht sie eine ID, ein Image. Das ist ein Wiedererkennungsmerkmal wie die Flyline eines Porsche 911, das Telekom-Jingle oder der Ruf eines Klaus Kinski. In meinem Fall würde ich die ID der Marke „Bültmann" sehr in die Nähe meiner privaten Werte rücken, die sich am besten auf zwei schlecht übersetzbare Anglizismen reduzieren lassen:

1. „Never overpromise – never underperform."
2. „Q.E.D. – question everything done."

Rat, Berater und ein gesundes Selbstvertrauen ohne Neigung zur Hybris sind hilfreich. Noch wertvoller werden sie, wenn sie mit Bauchgefühl und antizyklischem Denken gepaart werden. Allüren sind Gift für den Erfolg. Man muss erst lernen, „Chef" zu sein. Als Chef bin ich Arbeitnehmer – ich nehme die Arbeit, die mir meine Mitarbeiter geben. Chef bin ich recht selten: immer dann, wenn der Dreck in die Luft fliegt, wenn etwas schiefgelaufen ist oder wenn es darum geht, eine robuste Entscheidung zu fällen – jemandem zu kündigen, einen Patienten des Hauses zu verweisen, den Rechtsweg zu beschreiten oder der Beitreibung von Außenständen Leben einzuhauchen.

All jenen, die gerne arbeiten und die nichts mit dem Begriff „Work-Life-Balance" anfangen können, möchte ich die Idee der „Work-Playground-Balance" ans Herz legen. Die Arbeit trägt mich, und ich habe keine Sorge vor Langeweile, Eintönigkeit oder gar davor, etwas zu verpassen.

Wichtig erscheint es mir an dieser Stelle, auf den Erhalt von Freiheitsgraden hinzuweisen. Wer lediglich nachahmt, unhinterfragt fortführt oder sich initial mit finanziellen Belastungen übernimmt, der gerät in Gefahr, irgendwann in einer Abwärtsspirale aus Verbindlichkeiten und Verpflichtungen zu enden – er wird buchstäblich wie das kleine Böckchen hinter der Schwäbischen Eisenbahn hinterherrennen.

Was macht Augenpraxen, -kliniken und MVZ in 5 Jahren erfolgreich?

BÜLTMANN: Ein Team (Backronym: TEAM „toll, ein anderer macht's") ist nur so stark wie sein schwächstes Glied. Größere Einheiten und Teams haben mehr Schwachstellen, die jedoch länger im Verborgenen bleiben können und mitunter eine Eigendynamik entwickeln. Solch größere Einheiten kenne ich nur von außen – auch als Patient versuche ich sie zu meiden.

Freilich kommt der Erfolg nicht von einer 28-Stunden-Woche oder dadurch, dass jemand einen QM-Ordner erstellt hat, den man in zyklisch wiederkehrenden Sitzungen zum Zeitvertreib anbetet. Effizienz ist ein überstrapazierter Begriff, der oft synonym zu „quick and dirty" oder „sparsam" gebraucht wird. Echte Effizienz bedeutet, dass man Dinge nicht unnötig zweimal anfasst, weil man sie auf Anhieb gut erledigt hat. Dazu gehört, dass man jederzeit über alle Vorgänge im Bild ist, weil man seinen Betrieb und dessen Abläufe kennt. Da die eigene Zeit und Bandbreite aber auch erschöpflich sind, gilt es, Aufgaben zu delegieren und das Ergebnis der Delegation auch zu akzeptieren, selbst wenn man es selbst besser hinbekommen hätte. Mitarbeiter wachsen tatsächlich mit ihren Aufgaben, wenn man ihnen Freiheit, Erklärungen und Rückendeckung gibt. Gute Mitarbeiter sind ihr Geld wert, was sich ohne Kompromiss in Bezahlung oder Freizeit niederschlagen muss.

Folgende Stichworte fallen mir beim vermeintlichen Erfolg von größeren Praxen, MVZ oder Kliniken ein: Understatement, „Over-Selling", zufriedene Mitarbeiter, Wertschätzung und Weiterbildung im Team, Freiheitsgrade der Einzelnen, keine „Fabrik", „Reduce to the max", nicht in Zertifizierung und Norm ersticken, menschliche Nähe und Authentizität. [Die Zeichenvorgabe reicht leider für eine detaillierte Ausführung der Gedanken nicht aus].

Sind Finanzinvestoren Fluch oder Segen für die Augenheilkunde?

BÜLTMANN: Die Büchse der Pandora wurde von Ulla Schmidt geöffnet und es gibt kein Zurück. Egal ob Privatisierung von Kliniken durch Aktiengesellschaften oder das Etablieren von MVZ-Ketten durch Hedgefonds, Jammern hilft nicht, denn Finanzinvestoren sind quasi eine Naturgewalt, die man nicht aufhalten kann. Nota bene: *„Angst liegt nie in den Dingen selbst, sondern darin, wie man sie betrachtet."* [Anthony de Mello]. Und so kann man dieser Entwicklung trotzen, ihr ausweichen und sie im rechten Kontext sehen – wenn man das möchte.

Es sind nicht die Investoren allein. Zu den als nachteilig empfundenen Entwicklungen gesellen sich andere „Rosinenpicker", wie digitale Diagnostikzentren, aus dem Ruder laufende Praxisnetze und medizinisch-handwerkliche Hilfsberufe im Bereich von Optikern und Optometristen. Filtert man aber dieses Umgebungsrauschen einmal weg, dann zeigt sich ein Fachgebiet mit limitiertem Angebot und hoher Nachfrage. Schon länger haben wir zwischen Augenpraxen keine Konkurrenzsituation mehr – wir ersticken sozusagen absehbar in Arbeit. Kaum ein Wirtschaftszweig kann so ruhig schlafen. Das Problem sind die Wiederkehrer, die unfertigen Fälle, die im 4-Schritte-Vor und 3-Schritte-Zurück der budgetierten Quartalsmedizin steckenbleiben.

Die Investoren sind letztlich nur ein Symptom, die Spitze eines Eisberges, denn die Limitation liegt bei den menschlichen Ressourcen. In einer freien Wirtschaft würde das den Preis eines Produktes oder einer Dienstleistung befeuern, wie beim Öl oder bei den Koryphäen einer Zunft. Innerhalb des deutschen Gesundheitssystems ist diese Volatilität jedoch künstlich ausgebremst, was aus wirtschaftlicher Sicht zur Entwicklung einer Negativ-Blase führen kann, die irgendwann implodiert. Da Manpower und Facharzt-Expertise vor Ort nicht „amazonisierbar“ ist und auch die Digitalisierung und deren gehypte Form – der Digitalismus – nur sehr begrenzt eine Kompensation in den erforderlichen Bereichen ermöglichen, möchte ich auf die Frage, ob Fluch oder Segen mit der Allegorie antworten, dass weder McDonalds die gute Küche noch Hornbach den Elektriker oder Installateur vom Markt verdrängt haben – sofern er nicht vorher schon wegen schlechter Qualität vor dem Aus stand.

Eine Medaille hat immer zwei Seiten. Investoren sind oft die einzigen, die sich für einen Praxisstandort interessieren, der sonst geschlossen und abgewickelt würde. Es fehlt aus vielerlei Gründen derzeit an Gründer- und Unternehmergeist bei jungen Fachärzten. Die volle Wahrheit ist aber auch, dass reine Kassenmedizin auf dem Land ohne die Quersubvention durch Privatkonsultationen ein Himmelfahrtskommando geworden ist – schließlich würden gerne manche jungen Familien lieber aufs Land, anstatt in Ballungsräumen hohe Immobilienpreise und beengte Verhältnisse bei jeglicher Infrastruktur ertragen zu müssen. Allerdings ist die Vollzeitarbeit im Sinne der 60-Stunden-Woche eines selbständigen Unternehmers derzeit nicht die größte Schnittmenge bei den potenziellen Praxisnachfolgern. Aus variablen Gründen ist ein Angestelltenverhältnis als Arzt und insbesondere als Ärztin zur Alternative geworden. Eine Alternative ist etwas Gleichwertiges.

Wie kann die Attraktivität der Augenheilkunde als Berufsfeld weiter gesteigert werden?

BÜLTMANN: Wir haben bereits gesehen, dass die Augenheilkunde ein breites, flexibles und sehr attraktives Fach mit großem Faszinationspotenzial ist. Wie alle anderen Fächer der Medizin leidet sie aber inzwischen merklich unter dem Dauerbeschuss von politischer Einflussnahme, nicht endenden Reformen und der systematischen Deprofessionalisierung der ärztlichen Tätigkeit, der Freiberuflichkeit.

Damit haben sich Dritte die Türe zum Mitgewinn aufgestoßen, um durch Einflussnahme, Trittbrettfahren, Beratungs- und Managementleistungen in Richtung willfährig ausgelegter Studien und Statistiken Meinungsmache zu betreiben und ihre Pfründe zu sichern und auszubauen. Details würden an dieser Stelle zu weit führen. Letztlich läuft es darauf hinaus, dass man Entscheidungen in die eigenen

Hände zurückverlagern und ein Miteinander statt Gegeneinander bei Kassen und Gesundheitspolitik initiieren müsste. Ganz entscheidend dabei wäre weniger Zeitvergeudung durch Restriktionen, Kontrolle und Prestigeprojekte wie die Digitalisierung in ihrer geplanten Form und dafür mehr Zeit am Patienten. Letzteres dürfte im Übrigen einer der gewichtigeren Gründe sein, warum sich viele jüngere Kollegen gerne anstellen lassen.

Aus philosophisch-ökonomischer Sicht müsste sich das Problem mittelfristig von selbst bemerkbar machen, da eine zukunftsfähige Bezahlung der medizinischen und pflegerischen Fachkräfte eben nicht durch mehr Einsparungsmaßnahmen erreicht werden kann. Die Entstehung einer Negativ-Blase und deren Platzen hätte weitaus größere ökonomische und soziale Auswirkungen als der Kollaps der Blase am Neuen Markt oder der „US-Immobiliencrash". Da Ärzte im GKV-Bereich quasi scheinselbstständig sind, bleibt nur die kontinuierliche berufspolitische Arbeit z. B. im BVA (Berufsverband der Augenärzte) und ein hoffnungsvolles Warten auf die Einsicht der Politik, sofern man die Sache nicht lieber für sich selbst in die Hand nehmen möchte, wie andere Unternehmensgründer das auch tun.

Interview mit Dr. med. Peter Heinz

Zur Person:

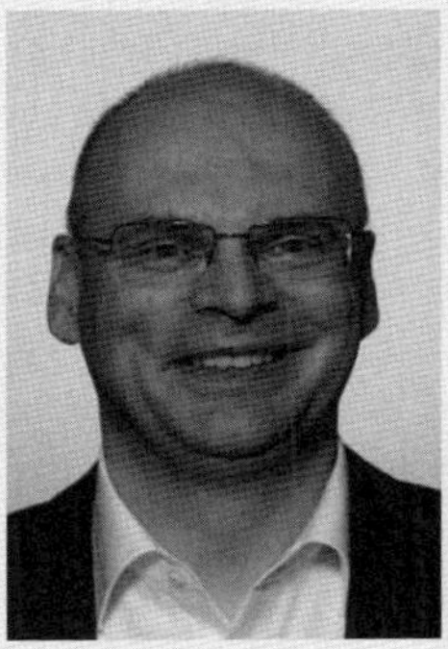

© Bild: privat

Dr. med. Peter Heinz

Jahrgang 1968. Dr. Peter Heinz studierte Medizin an der Philipps-Universität, Marburg. Seine Facharztausbildung schloss er 1998 ab und ist seitdem als niedergelassener Facharzt für Augenheilkunde tätig.

Von 2001 bis 2011 war er Leiter des Ressorts „Qualitätsmanagement" des Berufsverbandes der Augenärzte Deutschlands (BVA), von 2011 bis 2019 war er 2. Bundesvorsitzender. 2019 übernahm er den 1. Bundesvorsitz. Dr. Heinz ist Mitglied in mehreren Ausschüssen der KV Bayern, zudem Vorstandsmitglied der „Stiftung Auge", Mitglied des Gesamtpräsidiums der Deutschen ophthalmologischen Gesellschaft (DOG) sowie Vorstandsvorsitzender der „Allianz Fachärztlicher Berufsverbände Bayerns e.V." (AFB e.V.).

Warum ist die Augenheilkunde das schönste Fach der Welt?

HEINZ: Die Augenheilkunde ist ein hoch innovatives und dynamisches Fach. Dies bedeutet für uns Augenärztinnen und Augenärzte stetige Weiterentwicklung unserer Behandlungs- und Therapiemöglichkeiten und damit stets spannende Fortbildungen. Anhand moderner Diagnostik und bildgebenden Verfahren können wir unseren Patienten zudem ihre Augenerkrankungen immer besser erklären und zeigen. Wir Augenärztinnen und Augenärzte können (fast) alle Seh-Probleme unserer Patienten lösen, zumindest aber verbessern, und dadurch Lebensqualität erhöhen. In kaum einem anderen medizinischen Fachgebiet kann eine Heilung so viel Lebensqualität bedeuten wie in der Augenheilkunde. Ein wundervolles Gefühl für den Patienten, aber auch für uns Augenärztinnen und Augenärzte.

Was macht Augenärztinnen und Augenärzte in 5 Jahren erfolgreich?

HEINZ: Die erfolgreiche Behandlung und moderne Medizin führt auch in Zukunft zu erfolgreichen Augenärztinnen und Augenärzten, ausschlaggebend ist dafür am Ende die Zufriedenheit unserer Patienten. Augenärztinnen und Augenärzte müssen zuallererst das medizinische Problem lösen, mit dem der Patient oder die Patientin die Praxis aufgesucht hat. Die gewünschte Linderung und Heilung von Beschwerden oder Sehproblemen führt schließlich zur Zufriedenheit unserer Patienten. Hierbei müssen wir nutzenstiftende moderne Medizin anbieten, die – unbedingt immer gepaart mit der nötigen Empathie – für die Patienten eine bestmögliche Behandlung bietet. Gelingt uns dies, sind wir als Augenärztinnen und Augenärzte nicht ersetzbar, nicht durch „getunte" Handwerker und meiner Ansicht nach auch nicht durch Künstliche Intelligenz, wenn auch diese in Zukunft eine immer größere Rolle spielen wird. Deshalb müssen wir uns intensiv damit beschäftigen und die sich so ergebenden Möglichkeiten für unsere Behandlungsabläufe nutzen. Künstliche Intelligenz gehört in die Hände von intelligenten Anwenderinnen und Anwendern und muss eine Ergänzung darstellen, aber keinesfalls isoliert einen Ersatz. Gelingt uns dies, werden wir immer erfolgreich sein.

Was macht Augenpraxen, -kliniken und MVZ in 5 Jahren erfolgreich?

HEINZ: Einerseits immer „am Puls der Zeit" zu sein, d. h. die Innovationen unseres Fachgebietes zum Wohle unserer Patienten einzusetzen. Aber auch hierbei das Wohl unserer Mitarbeiterinnen und Mitarbeitern sowie unser eigenes Wohlergehen zu berücksichtigen. Die Zeiten der permanenten Selbstausbeutung sind vorbei. Man muss sich mit modernsten Mitteln um die Belange der Bevölkerung kümmern, stets empathisch sein, da dies mit der wichtigste Baustein der Behandlung ist, und respektvoll mit seinen Mitarbeiterinnen und Mitarbeitern umgehen. Dies alles ist natürlich nur möglich, wenn ich die Organisation des „Unternehmens" Praxis, Klinik oder MVZ ständig optimiere und so alle die mir zur Verfügung stehenden Ressourcen optimal und schonend nutze, sie also nicht „verbrenne".

Sind Finanzinvestoren Fluch oder Segen für die Augenheilkunde?

HEINZ: Finanzinvestoren sind ein Fluch, und zwar nicht nur für die Augenheilkunde. Sie sind eine Folge des Zusammentreffens einer über Jahrzehnte verfehlte Honorarpolitik der Kassenärztlichen Bundesvereinigung und der seit 2006/2007 andauernden Finanzkrise mit Niedrig- und letzten Endes sogar Negativzinsen sowie all sich daraus ergebenden Verwerfungen auf den Finanzmärkten. Dadurch rückte der Gesundheitssektor in den Fokus der Finanzinvestoren, weil hier eine höhere Rendite als in vielen anderen Branchen erwartet wird. Das macht letzten Endes ein solidarisch finanziertes Gesundheitssystem, in dem es immer um die Bedürfnisse des Individuums gehen sollte, kaputt. Die Folgen erleben wir gerade: Frei werdende Vertragsarztsitze können nicht nachbesetzt werden, weil unser medizinischer Nachwuchs Angst hat, gegen die Konzerne nicht bestehen zu können. Hinzu kommt dann noch die Problematik der verfehlten Bedarfsplanung und die immer weiter zunehmende Bürokratie unseres Systems. Dem entzieht sich unser Nachwuchs aktuell durch den Verbleib im Angestelltendasein. Ist das aber für topausgebildete Akademikerinnen und Akademiker die Erfüllung eines Lebenstraumes? Das muss man langfristig individuell entscheiden. Finanzinvestoren investieren um Rendite zu generieren. Da sitzen am Ende die Buchhalter, bei denen es um „Stückzahlen", „Kosten/Nutzen-Rechnungen" und „Ertrag" geht, da man die Erwartungen der Investoren, die nicht der Caritas angehören, erfüllen muss. Nach einigen Jahren wird weiterverkauft und neue Eigentümer erwarten neue Renditen. Was ist aber, wenn die Zitrone irgendwann einmal „ausgelutscht" ist. Ein Kollege sagt immer „Geld ist ein scheues Reh". Was also, wenn dieses „scheue Reh" dann andere Betätigungsfelder sucht? Was bleibt übrig? Versorgungsruinen? Man darf auf die Entwicklung gespannt sein. Allein dieses Thema könnte man mit all seinen Facetten in einem ganzen Buch erörtern und wäre am Ende immer noch nicht schlauer. Aber um es kurz zu machen: ja, meiner persönlichen Meinung nach führt das aktuelle Engagement der Finanzinvestoren zum Niedergang der Augenheilkunde in Deutschland, wie wir sie kennen.

Wie kann die Attraktivität der Augenheilkunde als Berufsfeld weiter gesteigert werden?

HEINZ: Wir müssen die Rahmenbedingungen insgesamt verbessern. Die notwendige Digitalisierung muss zum Nutzen der Ärzteschaft und den Patientinnen und Patienten eingesetzt werden, was derzeit wahrlich nicht geschieht. Die Bürokratie muss drastisch reduziert werden, was aktuell beim Einsatz der Telematikinfrastruktur ebenfalls nicht passiert. Die Bedarfsplanung muss flexibilisiert werden, um dem Bedürfnis unseres Nachwuchses nach dem Arbeiten im Team Rechnung zu tragen. Unsere modernen Diagnose- und Therapieverfahren müssen schneller zu vernünftigen Preisen in die Regelversorgung aufgenommen werden, um uns nicht immer dem Ruf eines „Abzockers" oder „Beutelschneiders" auszusetzen, weil alle Innovationen von den Kostenträgern immer abgelehnt werden und wir dann an den Pranger gestellt werden. Die Zusammenarbeit des ambulanten und stationären Sektors muss verbessert und in gewissem Maße vereinheitlicht werden. Wir arbeiten doch gemeinsam zum Wohl unserer Patienten und sind keine Kontrahenten. Dies müssen wir hinbekommen. Und letzten Endes müssen wir für all unsere hochspezialisierten konservativen wie operativen Leistungen fair und adäquat vergütet werden, sodass auch der Nachwuchs sieht, dass eine eigene Niederlassung eine sehr gute Option für die Zukunft sein kann. Für all dies setzt sich der Berufsverband der Augenärzte Deutschlands mit all seine Kraft ein. Nicht immer vollständig erfolgreich, aber wir bleiben dran!

Interview mit Prof. Dr. med. Babac Mazinani

Zur Person:

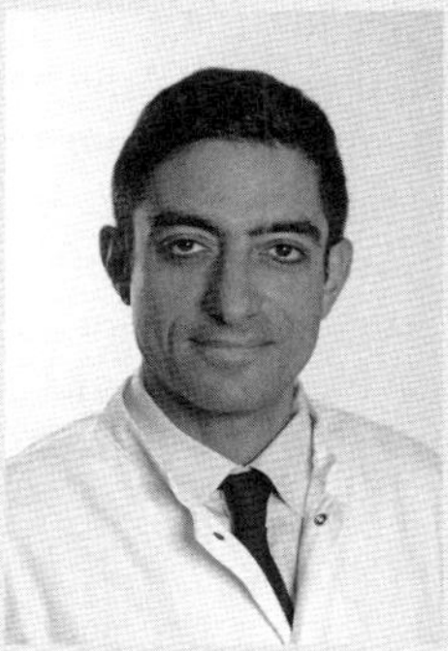

© Bild: privat

Prof. Dr. med. Babac Mazinani

Prof. Dr. med. Babac Mazinani ist seit 2017 Chefarzt der Augenklinik am Marien Hospital Düsseldorf. Nach seinem Abitur in Mönchengladbach studierte er von 1993 bis 2000 Medizin an der RWTH Aachen. Die Facharztausbildung erfolgte von 2000 bis 2006 an der Universitätsaugenklinik Aachen, ebendort war er von 2008 bis 2017 als Oberarzt tätig. Er forscht und habilitierte zur Elektrophysiologie des Sehens sowie im Bereich der klinischen chirurgischen Retinologie. Seine klinischen Schwerpunkte liegen im Bereich der Retinologie, der Kataraktchirugie sowie der Netzhaut- und Glaskörperchirugie.

Warum ist die Augenheilkunde das schönste Fach der Welt?

MAZINANI: Wir haben in der Augenheilkunde ein günstiges Verhältnis zwischen chirurgischen Möglichkeiten zur Betätigung und konservativer Betätigung. In anderen Fächern kann es einseitiger sein. Später hat man vielfältige Möglichkeiten des Einsatzes – von einer konservativen niedergelassenen Arztpraxis, mit der man eine Art Hausarzt-Funktion erfüllt und in der Patienten bis zu jahrzehntelang betreut werden, bis hin zur hochspezialisierten Chirurgie bzw. Mikrochirurgie. Wenn man sich dafür interessiert, ist das Spektrum sehr groß und abwechslungsreich. Da ist für jeden wahrscheinlich etwas dabei und für den, den es interessiert, ist natürlich die Mikrochirurgie in der Augenheilkunde unter hohem Technikeinsatz etwas ganz Besonderes. Weiterhin hat man generell meistens sehr dankbare Patienten in der Augenheilkunde. Beispielsweise der Kataraktpatient, der erst sehr schlecht gesehen hat und nach diesem kleinen Eingriff sehr gut und ohne Brille sieht. Oder ein Patient mit einer Netzhautablösung, der ohne die Operation blind gewesen wäre und dem man das Augenlicht retten konnte. Das ist natürlich immer sehr schön. Dann haben wir Patienten, die oft alt sind, aber selten schwer krank, wir haben es selten mit tragischen Fällen zu tun – etwa im Vergleich mit der Onkologie oder mit der Kinderintensivmedizin. Wir haben Patienten, denen es insgesamt meistens gut geht, die ein lokalisiertes Problem haben, was wir oft sehr gut lösen können. Die Ergebnisse führen dann sowohl bei den Patienten als auch bei den Ärzten zu Zufriedenheit. Das ist grundsätzlich immer etwas Schönes in der Augenheilkunde. Darüber hinaus sehe ich in meiner subjektiven Wahrnehmung weitere Vorteile der Augenheilkunde: In der Klinik ist die Augenheilkunde eine Art Außenseiterfach mit wenig Überschneidungen mit anderen Fachgebieten. Man beobachtet in anderen Fällen zum Teil Kompetenzgerangel oder unklare Zuständigkeiten: Handelt es sich um einen internistischen Patienten? Ist es ein chirurgischer Patient? Ist er chirurgisch intensivpflichtig, muss deswegen dem Anästhesisten vorgestellt werden? Oder ist es vielleicht ein Fall für die Stroke-Unit in der Neurologie? Das haben wir alles gar nicht. Bei uns ist es immer klar: Wenn es ein Augenpatient ist und er ein Augenproblem hat, dann wird das vom Augenarzt geregelt. Und das empfinde ich immer als angenehm. Für mich der Hauptgrund, weshalb ich mich damals für die Augenheilkunde entschieden habe, war, dass es ein sehr visuelles Fach tatsächlich ist – und zwar nicht nur im Hinblick darauf, dass man die Sehkraft des Patienten herstellt, sondern dass wir Augenärzte selbst sehr visuell arbeiten. Das fängt bei der Blickdiagnose an. Und wir haben sehr viel mit Bildgebung zu tun, mit Untersuchung, mit Mustererkennung. Ein Internist hingegen muss teilweise intensiv Patientenakten analysieren, Laborergebnisse und pathologische Befunde interpretieren. Wir Augenärzte untersuchen und sehen etwas. Bei mir war es so: Als Student im sechsten Semester habe ich per Zufall beim Funduskopieren direkt im ersten Moment die Papille gesehen in riesiger Vergrößerung und mit pulsierender Blutsäule in der Arterie im dreidimensionalen Blick. Die Ästhetik davon hat mich beeindruckt. Und darauf stoßen wir überall, egal ob wir operieren mit präzisen Optiken, Operationsmikroskopen, täglich den Patienten an der Spaltlampe funduskopisch untersuchen oder andere bildgebende Verfahren anwenden.

Was macht Augenärztinnen und Augenärzte in 5 Jahren erfolgreich?

MAZINANI: Für mich gibt es darauf nur eine Antwort und das ist die gleiche wie vor 50 Jahren, heute und in fünf Jahren. Und zwar ist das eine gute, fundierte Ausbildung. Aber wie kann man eine gute Ausbildung erreichen oder sicherstellen? Und da ist für mich wiederum die Antwort: Eine gute Facharztausbildung zum Augenarzt erfolgt an einer Klinik, möglichst an einer Universitätsklinik, das sage ich sogar als Chefarzt einer nichtuniversitären Klinik. Ich denke, nur an einer Klinik, und wie gesagt insbesondere an einer Universitätsklinik, ist gewährleistet, dass die Assistenzärzte zumindest während der Facharztausbildung einmal in Kontakt kommen mit dem ganzen Spektrum der Augenheilkunde. Dass sie Notfälle sehen, dass sie Berstungen sehen, dass sie Dienste mitmachen, dass eine schwangere Patientin mit Augenproblemen behandelt wird, dass ein Polytrauma mitversorgt wird, dass seltene Krankheitsfälle gesehen werden, bei denen sich vielleicht mehrere Spezialisten austauschen und analysieren müssen, welche Diagnose vorliegt, dass sie Komplikationen sehen und das Management von Komplikationen. Und wo Lehre und Forschung stattfinden, wo man auch einen Kongress besucht und einen Vortrag halten muss oder ein Kongress-Poster vorstellt. Zu dieser Ausbildung gehört auch, denke ich, eine Promotion, damit ein Assistenzarzt auch weiß, was Wissenschaft ist, wie prinzipiell Wissen überhaupt entsteht in der Medizin. Das hilft einem auch im weiteren Leben. Wie entsteht Wissen? Wie wird Wissen vermittelt? Wie sind Quellen von Wissen zu bewerten, einzuordnen und zu kategorisieren? Und das wird bei einer Promotion einmal durchgespielt, sodass man den ganzen Prozess nachempfinden kann. Das ist die Voraussetzung dafür, dass ein Augenarzt erfolgreich sein kann, auch in fünf Jahren noch. Allerdings gibt es ein paar Entwicklungen, die dieses Szenario bedrohen. In der aktuellen Weiterbildungsordnung für Augenärzte sind mindestens 24 Monate Klinik vorgesehen. Sollte diese Zeit reduziert werden, wäre das aus den genannten Gründen meiner Meinung nach kein guter Plan. Darüber hinaus sieht man, dass die Augenheilkunde natürlich ein Fach ist mit einem hohen ambulanten Potenzial. Und man sieht natürlich die Tendenz, dass mehr und mehr Fälle, insbesondere chirurgische Fälle im niedergelassenen ambulanten Bereich versorgt werden. Das ist auf der einen Seite eine gute Entwicklung. Aber wenn 99 % aller Katarakt-Operationen in einer Praxis durchgeführt werden und gleichzeitig der Nachwuchs an Kliniken ausgebildet wird, entsteht ein Missverhältnis. Das ist eine Herausforderung, die alle zusammen in Zukunft bewältigen müssen, um das Gleichgewicht einzuhalten.

Was macht Augenpraxen, -kliniken und MVZ in 5 Jahren erfolgreich?

MAZINANI: Die Antwort auf diese Frage ist eng verbunden mit der Antwort auf die vorherige Frage. Was alle erfolgreich macht, egal ob Praxis, Uniklinik oder nichtuniversitäre Klinik, ist motiviertes und gut ausgebildetes Personal. Und dafür brauchen wir die Kliniken und die Universitätskliniken. Und es gibt eine Masse an Arbeit in der Augenheilkunde, die bewältigt werden muss. Wir haben bis zu einer Millionen Katarakt-Operationen, die pro Jahr allein in Deutschland durchgeführt werden. Wir haben Hunderttausende von Injektionen, die durchgeführt werden. Und aufgrund der demografischen Entwicklung nehmen Augenerkrankungen kontinuierlich zu. Und da braucht es mehrere Säulen, um diese Arbeit zu bewältigen – angefangen bei den Unikliniken bis hin zu den ambulanten niedergelassenen Operationszentren. In 2019 wurden 78 % der Katarakt-Operationen im niedergelassenen ambulanten Bereich durchgeführt.[1] Durch die weiter steigende Ambulantisierung ergibt sich eine gewisse Zentralisierung. Die zunehmende Bildung von MVZ setzt die Kliniken unter Druck. Wir sehen, dass

1 Wenzel u. a.: Ambulante und stationäre Intraokularchirurgie 2019: Ergebnisse der aktuellen Umfrage von BDOC, BVA, DGII und DOG. In: Ophthalmo-Chirurgie 6/2020, S. 345. Online: http://www.dgii.org/uploads/umfragen/DGII-BVA-BDOC_Umfrage_2019_Ergebnisse.pdf [abgerufen am 21.9.2021].

konservative Zuweiser verdrängt werden und ersetzt werden durch einen angestellten Arzt in einem MVZ. Dieser MVZ-Arzt schickt nur noch komplizierte Fälle, wie das trockene Auge oder das Rundloch bei 9 Uhr, in die Klinik, aber alle anderen Erkrankungen werden in das MVZ gefiltert zur Chirurgie. Das setzt die Kliniken und Unikliniken unter Druck. Und das gefährdet auf Dauer auch die Ausbildung der angehenden Augenärzte. Es ist zukünftig wichtig, dass ein ausgewogenes Verhältnis erhalten bleibt zwischen der Arbeit in ambulanten niedergelassenen Operationszentren sowie MVZ und der Klinik. Unsachgemäß wäre eine Entwicklung, in der die lukrativen, gut standardisierbaren Operationen im einen Bereich laufen und alle nichtlukrativen komplexen Fälle im anderen Bereich. Und wenn dieses Verhältnis ausgewogen bleibt, dann denke ich, werden auf Dauer alle davon profitieren – die Kliniken logischerweise, die Ausbildung der angehenden Augenärzte wird davon profitieren. Aber ich denke auch die Niedergelassenen, egal ob konservativ oder chirurgisch oder MVZ, profitieren, wenn als Back-up starke Kliniken noch da sind und auch starke, also starke nichtuniversitäre aber auch Unikliniken, wo man dann, wenn es sein muss, auch einen schwierigeren Patienten hinschicken kann.

Sind Finanzinvestoren Fluch oder Segen für die Augenheilkunde?

MAZINANI: Das Engagement von Finanzinvestoren in der Augenheilkunde kann man bezeichnen als eine Konsequenz oder als Extremsituation einer Kommerzialisierung in der Medizin und in der Augenheilkunde ganz im Besonderen. Beides ist nicht per se negativ. Wir haben in Deutschland traditionell, wenn man es mit anderen Ländern vergleicht, ein starkes privatwirtschaftliches Element – zum Beispiel im Vergleich mit England, wo man ein staatliches Gesundheitswesen hat, was nicht prinzipiell effektiver sein muss. Denn eine gewisse Kommerzialisierung kann auch Vorteile bringen im Sinne von effektiveren, rationelleren Abläufen. Wir sehen in der Augenheilkunde insbesondere natürlich im Zusammenhang mit dem Engagement der Finanzinvestoren, dass wir eine Bildung von MVZ haben, die immer größer werden. Das hat prinzipiell einerseits sicher Vorteile: dass man Kräfte bündeln kann, dass man zentralisieren kann. Und wir haben zum Beispiel einen großen Investitionseinsatz im Bereich Technik in der Augenheilkunde. Statt fünf Praxen, von denen jede ein eigenes OCT hat, kann man bündeln. Das gilt auch für das Personal. Man kann Organisations- und Managementfunktionen mit steigenden Anforderungen zentralisieren, sodass das nicht jeder alleine bewältigen muss. Das hat natürlich große Vorteile. Es gibt auch das Argument, dass die großen MVZ, bei denen Finanzinvestoren involviert sind, in der Lage sind, eine flächendeckende Versorgung zu gewährleisten, weil sich vielleicht irgendwo auf dem Land in Ostdeutschland kein einzelner Augenarzt findet, der bereit ist, dort einen Kassensitz zu übernehmen. Aber es kann natürlich auch Nachteile geben, die man im Blick behalten muss. Ein Finanzinvestor sieht insbesondere die Rendite im Vordergrund. Hier kann es Teilbereiche der Augenheilkunde geben, die besonders lukrativ sind (z. B. Katarakt-Operationen, IVOM) und auf die sich dann konzentriert wird, während andere Bereiche außen vor bleiben, in denen dann eine relative Unterversorgung zustande kommt. Im Extremfall haben wir irgendwo auf dem Land nur noch einen Augenarzt, der IVOMs rekrutiert und einen IOL-Master durchführt, um die Hauptklinik mit Operationen zu füttern und alles andere bleibt außen vor. Wenn irgendwann nur noch große Konzerne die Versorgung so abdecken und sich das Finanzierungsmodell ändern sollte, besteht die Gefahr, dass sich diese zurückziehen und damit die Versorgung gefährden. Auch eine Klinik muss natürlich wirtschaftlich arbeiten. Aber eine Klinik hat einen Versorgungsauftrag, der im Vordergrund steht; ein medizinischer, ein gesellschaftlicher Versorgungsauftrag. Eine Klinik kann sich nicht nur auf lukrative Bereiche konzentrieren. Insgesamt sind mit dem Rollenbild „Finanzinvestoren“ Vor- und mit Nachteilen verbunden.

Wie kann die Attraktivität der Augenheilkunde als Berufsfeld weiter gesteigert werden?

MAZINANI: Wie auch bei den vorherigen Fragen beschrieben muss in Zukunft ein Umfeld erhalten bleiben für einen Augenarzt, der selbstständig, vielleicht auch konservativ, tätig werden will, um einen Kassensitz zu erwerben. Denn das ist traditionell für die Mehrzahl der Augenärzte immer das Modell der Betätigung gewesen. Und ich denke, es wäre gut für alle Beteiligten, wenn das auch so bleibt und nicht in Gefahr gerät. Und man sieht jetzt durch das Engagement der großen MVZ, die Finanzinvestoren im Rücken haben, dass das zum Teil schwierig geworden ist, insbesondere in den Großstädten. Wenn man sich nach fünfjähriger Facharztausbildung niederlassen und einen Kassensitz übernehmen möchte, ist das in der Großstadt fast nicht möglich. Denn in dieser Situation konkurriert man bei der Übernahme des Kassensitzes mit finanzstarken Akteuren. Wenn ein angehender Augenarzt sieht, dass er im Fach Augenheilkunde mit 95 %iger Wahrscheinlichkeit später als Angestellter in einem Großkonzern arbeitet, dann kann es sein, dass das die Attraktivität des Faches auf Dauer reduziert. In Deutschland ist es traditionell ein gängiges Modell, dass der niedergelassene Arzt in einer Einzelpraxis oder auch in einer Kooperationspraxis mit anderen Kollegen arbeitet. Das ist beliebt sowohl auf Arzt- als auch auf Patientenseite. Und das sollte auf Dauer erhalten bleiben, damit die Augenheilkunde als Arbeitsumfeld attraktiv bleibt. Weiterhin, und das betrifft jetzt eher die Kliniken und die Universitätskliniken als Arbeitgeber, muss man eine gewisse Familienfreundlichkeit gewährleisten. Das lässt sich teilweise schon mit kleinen Anpassungen durchaus gut umsetzen. Wir sehen im Vergleich zu der Zeit in den 1990ern, in der ich studiert habe, dass generell in der Medizin viel mehr Frauen studieren als Männer. In der Zeit meines Studiums waren es geschätzt zwei Drittel Männer, heute sind es drei Viertel Frauen, die Medizin studieren. Und in der Augenheilkunde liegt der Anteil noch höher, denn die Augenheilkunde stellt sich attraktiver dar als etwa die Bauchchirurgie, die Urologie oder die Gefäßchirurgie. Und das muss man in den

Kliniken berücksichtigen. Es ist aus meiner Sicht möglich, dass man eine Klinik genauso gut mit beispielsweise drei Vollzeit-Assistenten betreiben kann wie mit sechs Halbzeit-Assistenzärztinnen. Wenn man flexible Arbeitszeitmodelle ermöglicht, trägt das dazu bei, die Attraktivität gerade bei den weiblichen Mitarbeiterinnen zu erhöhen.

Interview mit Sibylle Stauch-Eckmann

Zur Person:

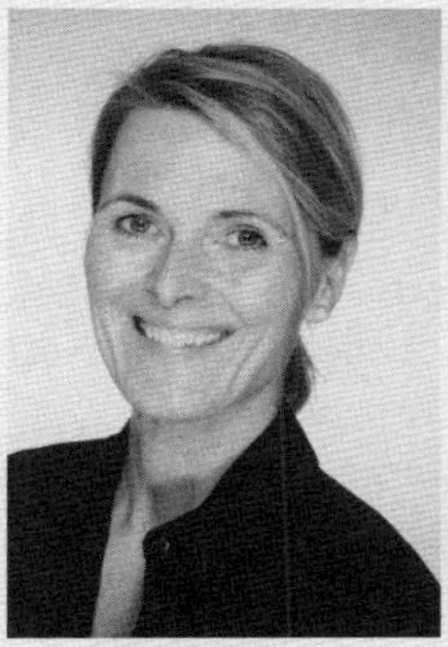

© Bild: privat

Sibylle Stauch-Eckmann

Sibylle Stauch-Eckmann war von 2016 bis Mitte 2021 als CEO der Ober Scharrer Gruppe GmbH in Fürth aktiv, im Juli 2021 wechselte sie in den deutschen Beirat der Ober Scharrer Gruppe. Stauch-Eckmann studierte Wirtschaftsingenieurwesen/Maschinenbau an der TU Darmstadt. Ihre berufliche Laufbahn begann sie 1995 bei den Drägerwerken/Lübeck mit Funktionen im Marketing/Vertrieb der Sparte Medizintechnik. 2001 wechselte sie auf Klinikseite, um über 10 Jahre die ENDO-Klinik/Hamburg, eine weltweit renommierte Spezialklinik für Endoprothetik, zu leiten. Stauch-Eckmann lebt in Nürnberg, ist verheiratet und hat zwei Söhne.

Warum ist die Augenheilkunde aus Ihrer Sicht das schönste Fach der Welt?

STAUCH-ECKMANN: Auch für mich als Nicht-Augenärztin übt die Augenheilkunde eine gewisse Faszination aus. Wenn wir selbst das Experiment machen: die Augen zu schließen, in uns hineinschauen, die Bilder sehen und uns dann überlegen, was wäre, wenn wir die Augen nicht mehr aufmachen könnten bzw. wenn wir die Augen aufmachen und nichts mehr sehen würden, also blind wären, dann spürt man die Bedeutung des Auges als wichtiges Sinnesorgan und damit natürlich auch die Wichtigkeit für unser tägliches Leben. Die schönen Dinge des Lebens wahrzunehmen durch Augenlicht ist eine unheimliche Bereicherung. Das kann man sicherlich auch auf das Fach Augenheilkunde übertragen. Ich erinnere mich da immer an die Aussage eines Augenarztes, der mir erzählte, wie er zu dem Fach, vor allem zu der Entscheidung, Facharzt für Augenheilkunde zu werden, gekommen ist: Er hatte im Studium historische, medizinische Illustrationen des Auges gesehen, und die waren so ästhetisch, dass ihn das nachhaltig bewegt hat, sodass er sich für die Facharztausbildung zum Augenarzt entschieden hat. Auch das kann ich sehr gut nachempfinden. Das Organ Auge hat wirklich eine besondere Ästhetik und es ist eine besondere Aufgabe für Augenärzte und letztlich auch das Management, unseren Patienten das Augenlicht zu erhalten, zu optimieren oder gar zu retten.

Aus der Management-Sicht ist es zudem angenehm, ein in sich geschlossenes Fach zu begleiten, weil es übersichtlich ist und damit die Konzentration auf das Wesentliche ermöglicht. Im operativen Bereich ist zudem sehr gut der Zusammenhang zwischen Quantität und Qualität aufzeigbar und es freut sich der Kaufmann, diese Ergebnisse für die Patienten verständlich aufbereitet auch zu veröffentlichen. Das heißt nicht, dass die Augenheilkunde nicht komplex ist und die Strukturen nicht eine eigene Komplexität mit sich bringen. Es ist sehr interessant, dass die Augenheilkunde über einen hohen ambulanten Spezialisierungsgrad verfügt. Dadurch kann man vieles freier gestalten, als es in großen Kliniken der Fall ist, und man kann vor allem für die Patienten Wartezeiten verringern, Wege verkürzen, Patientenversorgung bedarfsgerecht und wohnortnah gestalten.

Was macht Augenärzte und Augenärztinnen in 5 Jahren erfolgreich?

STAUCH-ECKMANN: Zunächst stellt sich die Frage, wie man Erfolg definiert. Würde ich mich in die Rolle einer Augenärztin oder eines Augenarztes versetzen und gleichzeitig Arbeitgeber-Aspekte berücksichtigen, dann muss man sagen, ist es vorteilhaft, wenn die Ärzte flexibel sind. Das bedeutet konkret Flexibilität, was die Ausgestaltung ihrer Tätigkeit angeht: Damit meine ich einerseits das konservative Spektrum wirklich gründlich zu lernen, sich anzueignen, sich einen Überblick zu verschaffen und zum anderen zu überlegen, ob man sich nicht vielleicht in einem Bereich spezialisieren möchte. Es gibt sehr interessante Bereiche, wie z. B die Neuro-Ophthalmologie. Leider ist es aus meiner Arbeitgebersicht oft schwierig, in diesem Bereich Nachwuchs zu finden. Ich glaube, wenn man als Arzt offen und neugierig ist, eine hohe Fachkompetenz mitbringt und die Vielfältigkeit auch im Detailgrad erfasst, dann ist man als Ophthalmologin oder Ophthalmologe wirklich überall gefragt. Wir brauchen also gerade auch konservative Augenärzte – gerne mit Spezialisierungen. Wir brauchen konservative Augenärzte vor allem auch in den ländlichen Regionen, um die Patientenversorgung aufrechtzuerhalten. Wenn man da flexibel ist und sich niederlassen oder aber auch in eine Gruppe gehen möchte, weil später dazu vielleicht andere Fortbildungsmöglichkeiten oder auch Rotationsmöglichkeiten kommen, wenn man diese Haltung mitbringt, dann wird man sicherlich erfolgreich sein.

Das gleiche gilt natürlich auch für den Bereich OP, also für die chirurgische Augenheilkunde. Nahezu jeder angehende Facharzt gibt in Bewerbungsgesprächen an, dass er Operateur werden will. Hier würde ich – wie auch in allen anderen Disziplinen – den jungen Ärzten raten, ehrlich und in Teilen auch selbstkritisch mit sich selbst umzugehen. Vor allem in der operativen Augenheilkunde kommt es sehr auf das Talent, Geschick und die Disziplin an, wie mir von erfahrenen Operateuren bestätigt wurde. Und da ist es einfach gut, wenn man ehrlich zu sich selbst ist. Kann ich das wirklich? Liegt mir das oder finde ich vielleicht in anderen Sub-Bereichen des Faches auch die Bestätigung und kann den Patienten helfen? Wir sehen leider immer wieder, wenn wir in unseren Ausbildungsprogrammen angehende Operateure u. a. über OP-Simulatorprogramme oder spezielle Kurse an diese Fertigkeiten heranführen, dass nicht jeder gleich begabt ist. Aber es findet sich auch für jeden der richtige Einsatzort, und wir können somit Enttäuschungen vermeiden – der Erfolg kommt dann von alleine.

Was macht Augenpraxen, Kliniken und MVZ in 5 Jahren erfolgreich?

STAUCH-ECKMANN: Aus meiner Sicht ist es die Konzentration durch Spezialistentum auf anspruchsvolle Eingriffe oder Krankheitsbilder. Das heißt natürlich gleichzeitig, dass man als Gruppe die ganze Bandbreite der Augenheilkunde anbietet. Aber durch Subspezialisierungen und entsprechende bauliche und räumliche Vorhaltungen von spezialisierten Einrichtungen wird die Patientenversorgung optimiert. Man folgt dem Leitsatz: Quantität bringt Qualität. Das gilt einerseits in der Leistungserbringung, andererseits aber für die Transparenz der Qualität. Dafür muss man Qualität messen und offenlegen und für die Patienten nachvollziehbar darstellen. Das bringt den Erfolg in der Behandlung und des „Immer-besser-Werdens“. Das Anpassen von Behandlungsinhalten erfolgt dann, wenn es sich am Outcome, d. h. an der Ergebnisqualität orientiert. Es ist aber auch eine Leitlinie für Struktur- und Prozessqualität. Wenn man dies entsprechend vermitteln kann, wird man erfolgreich sein. Die Patienten verfolgen es ganz genau, denn sie werden immer aufgeklärter und wollen wissen, gerade wenn sie sich einem operativen Eingriff unterwerfen müssen: wer macht das, wie oft macht derjenige das, hat das Zentrum auch für eventuelle Komplikationen einen entsprechenden Experten? Wenn man all das erfüllt, werden Zentren hohe Patientennachfrage erhalten, wachsen und auch ein attraktiver Arbeitgeber in Zukunft bleiben.

Sind Finanzinvestoren Fluch oder Segen für die Augenheilkunde?

STAUCH-ECKMANN: Wenn ich mich zwischen den beiden Worten Fluch oder Segen entscheiden müsste, fällt es natürlich ganz klar in Richtung Segen aus. Ich möchte jedoch betonen, dass die Trägervielfalt absolut wichtig für eine optimale Patientenversorgung ist und der Wettbewerb um die beste Versorgungsqualität im Vordergrund stehen muss. Nur dann kann man auch Vergleiche ziehen. Nur dann haben wir auch die Pluralität und die Basis unseres Gesundheitswirtschaftssystems wirklich abgebildet. Ich sage bewusst Wirtschaftssystem, weil natürlich auch der Betrieb und die Unternehmung Praxis, Klinik, MVZ gemanagt werden müssen. Ich bin der Auffassung, dass hier Beteiligungskapital u. a. durch Private Equity-Unternehmen einen wertvollen Beitrag leisten kann und mit einem erfahrenen Management auch eine gewisse Professionalisierung in die Administration und Führung von Praxen und OP-Zentren Einzug hält. Sie haben durch die Gruppenbildung auch die Möglichkeit, den Mitarbeitern ganz attraktive Arbeitgebervorteile anbieten zu können. Man kann z. B. in der Aus- und Weiterbildung für alle Berufsgruppen interessante Angebote machen. Rotationsmodelle schließen v. a. in ländlichen Bereichen, wo man vielleicht keinen selbstständigen Augenarzt mehr findet, oftmals Versorgungslücken. Die Medizin wird zudem weiblicher, der Teilzeitarbeitsgrad steigt; wenn beide Partner berufstätig sind, braucht es eine gewisse Flexibilität bzgl. der Örtlichkeit und der Wille, sich fest an eine Praxis zu binden, ist geringer. Die jungen Ärzte haben zudem genaue Vorstellungen, was die Life-Work-Balance angeht. Und da sind dann die MVZ-Gruppen gefordert, entsprechend attraktive Modelle anzubieten. Dies gilt aber für alle größeren Unternehmen egal welcher Trägerschaft.

Ein großer Finanzierungsbedarf besteht in der Digitalisierung, die im ambulanten Sektor noch große Herausforderungen mit sich bringen wird. Hier wird privates Kapital gefordert sein, um den Trägerunternehmen Innovationskraft zu geben, damit den Fachkräftemangel auszugleichen und um letztlich hochwertige Patientenversorgung zu gewährleisten.

Wie kann die Attraktivität der Augenheilkunde im Allgemeinen als Berufsfeld weiter gesteigert werden?

STAUCH-ECKMANN: Meine Empfehlung ist, dass man den Medizinstudenten schon während des Studiums die Augenheilkunde möglichst attraktiv nahebringt. Da sind die Leistungserbringer gefordert, den Medizinstudenten nicht erst bei entsprechenden Karrieremessen, die zum Ende des Studiums besucht werden, das Fachgebiet und die möglichen Einsatzfelder aufzuzeigen oder z. B. mit OP-Simulatoren zu zeigen, welche Möglichkeiten auch des Trainings bestehen. Natürlich sollten schon während des Studiums das Auge als Organ und die verschiedenen Einsatzfelder als Augenarzt vorgestellt werden, um relativ frühzeitig Interesse bei den Studierenden zu wecken.

Auch die niedergelassenen Augenärzte und augenärztlich tätigen Unternehmensgruppen können hier eine wichtige Rolle übernehmen. Es wäre gut, wenn man irgendwann im Medizinstudium Werbung für das Fach Augenheilkunde machen könnte, indem man die Studenten – neben den stationären Universitätskliniken – auch in den ambulant gemanagten Betrieb bringt. In der Facharztausbildung gibt es hier schon einzelne Pilotprojekte. Sei es in einer kleinen rein konservativen Augenarztpraxis oder in einem größeren OP-Zentrum.

Interview mit Univ.-Prof. Dr. med. Peter Walter

Zur Person:

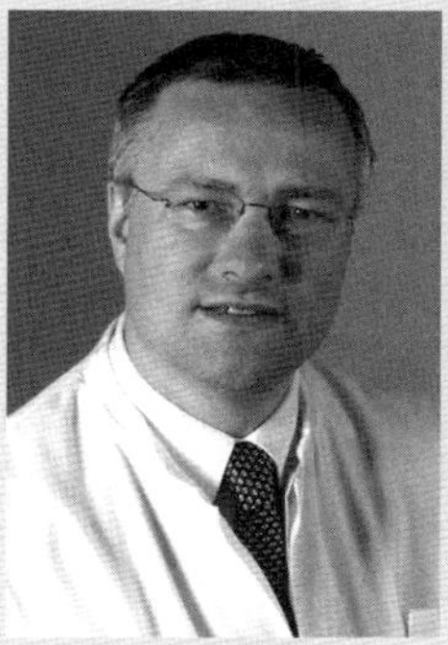

© Bild: Uniklinik RWTH Aachen

Univ.-Prof. Dr. med. Peter Walter

Jahrgang 1963. Nach seinen unterschiedlichen Anstellungen (Leitender OA, Kommissarischer Direktor) am Zentrum für Augenheilkunde an der Universität zu Köln ist der approbierte Humanmediziner seit 2003 nunmehriger Direktor der Klinik für Augenheilkunde an der Uniklinik RWTH Aachen. Für seine wissenschaftlichen Bemühungen erhielt Walter 1999 den Leonhard-Klein-Preis der Deutschen Ophthalmologischen Gesellschaft. Neben seinem Lehr- und Forschungsauftrag an der RWTH Aachen ist Walter Mitglied in diversen Vereinigungen, darunter die Deutsche Ophthalmologische Gesellschaft DOG, die Vereinigung Ophthalmologischer Lehrstuhlinhaber VOL, Association for Research in Vision and Ophthalmology (ARVO), EURETINA und Deutsche Gesellschaft für Ultraschall in der Medizin DEGUM. Walter ist zudem Sprecher des Interdisziplinären Zentrums für klinische Forschung IZKF Aachen und Sprecher des DFG Graduiertenkollegs GRK 2610.

Warum ist die Augenheilkunde das schönste Fach der Welt?

WALTER: Wenn ich junge Ärzte, die sich um eine Stelle als Assistenzarzt bewerben, frage, warum sie denn ausgerechnet in die Augenheilkunde wollen, höre ich meistens etwas von der Faszination des Sehorgans, von der Ästhetik des Auges, von der Verbindung zu anderen Fächern, von der Wichtigkeit des Faches für alle Altersstufen und von der positiven Wirkung, die man als Augenarzt auf die Lebensqualität der Patienten hat.

All diese Punkte machen natürlich dieses Fach zum schönsten Fach der Welt. Aber ist das auch der eigentliche Grund? Wenn ich mich selbst frage, warum ich in die Augenheilkunde gegangen bin, fällt es mir schon gar nicht so leicht, eine Antwort zu geben. Im Studium empfand ich das Fach sicher nicht als das schönste Fach der Welt. Das hatte vor allem damit zu tun, dass unser Spiegelkurs in einem

Pavillonbau im Souterrain stattfand, es zwischen 30 °C und 40 °C heiß war und ein verzweifelter Dozent versuchte uns Studierenden das Skiaskopieren beizubringen. Das empfand ich damals als Quälerei, übrigens nicht nur für die Studierenden, sondern auch für den Dozenten.

Ich hatte vor dem PJ völlig andere Pläne, als in die Augenheilkunde zu gehen, und mich für ein anderes Fach entschieden, um mich dann im PJ nochmal anders zu entscheiden für eine Weiterbildung fern ab der Augenheilkunde. Dennoch hat mich die Augenheilkunde wieder eingefangen. Ich habe während meines Studiums die Promotionsarbeit in der Physiologie zu reizabhängigen Stoffwechselveränderungen in der Netzhaut angefertigt und im Rahmen dieser Arbeit einige auch klinisch-elektrophysiologische Untersuchungen bei Patienten der dortigen Augenklinik durchgeführt. Dadurch hatte ich bereits recht früh im Studium einen Einblick in das Faszinosum einer funktionierenden Netzhaut und ihrer Reaktionen auf Lichtreize. Obwohl ich auch hier ständig im dunklen Keller gearbeitet habe, hat mich die wissenschaftliche Beschäftigung mit der Netzhaut total begeistert. Die Experimente dauerten manchmal die ganze Nacht – aber da es sowieso dunkel war, störte das nicht weiter. Fasziniert hat mich, dass so ein dünnes und durchsichtiges Häutchen, so tolle Sachen machen kann und dass man als neugieriger junger Wissenschaftler mit geeigneten sehr raffinierten Methoden die Funktionsweise der Netzhaut entschlüsseln kann. Das hat mich wahnsinnig begeistert und nachdem ich gesehen habe, dass man ähnliche Einblicke in die Funktion der Netzhaut auch am Menschen, am Patienten erzielen kann, war klar, dass ich dazu mehr erfahren und wissen wollte. Als ich dann später noch lernen durfte, wie man eine Netzhaut operativ wieder dazu bringen kann zu funktionieren, war es vollends um mich geschehen.

Die Augenheilkunde ist tatsächlich das beste Fach der Welt, weil dieses Fach sehr erfolgreich darin ist, Menschen dabei zu helfen, Sehbehinderungen und Sehstörungen bis hin zur Erblindung zu überwinden. Damit macht die Augenheilkunde die Schönheit der Welt mit dem wichtigsten unserer Sinne erfahrbar bzw. wieder erfahrbar. Wunderbar.

Was macht Augenärztinnen und Augenärzte in 5 Jahren erfolgreich?

WALTER: Ganz klar: Eine sehr fundierte Weiterbildung. Dazu gehört aber schon eine sehr gute Basisausbildung im Studium. Die meisten Weiterbildungsassistenten entscheiden sich während des Studiums für das Fach der Weiterbildung. Die allermeisten wohl im PJ, viele aber auch schon vorher. Dabei sind es weniger die Vorlesungen und Seminare als mehr die praktischen Übungen, Famulaturen, Hospitationen und die persönlichen Kontakte zu erfahrenen Lehrern. Bereits im Studium rekrutieren wir unseren Nachwuchs. Das Fach muss sich also bereits im Unterricht des Medizinstudiums attraktiv darstellen. Dazu gehören moderne Formate wie Kleingruppenunterricht, das Einbeziehen der Studierenden in die praktische Arbeit in Klinik oder Praxis, im OP, am Laser, etc. Dazu gehören auch die sog. POL-Formate (problemorientiertes Lernen), in denen Studierende lernen, selbst einen Fall oder ein Problem zu lösen. Die große Frontalvorlesung gehört auch dazu, aber sie muss gut gemacht sein. Eine didaktische Ausbildung der Lehrenden, wie sie heute vielfach für die Habilitation vorgeschrieben ist, ist hilfreich wie auch die Nutzung von Videomaterial. E-Learning-Formate helfen ebenso, müssen aber ebenso gut gestaltet sein. Wir sind sehr erfolgreich mit Hospitationskursen im Operationssaal, wo erfahrene Augenärzte den Studierenden zuvor Fälle erläutern und anschließend bei der Operation das Vorgehen in der praktischen Anwendung erklären. Diese Hospitationskurse bieten nicht nur den Studierenden die Gelegenheit, sich für ein Fach zu interessieren, auch die Ausbilder haben die Möglichkeit, frühzeitig mikrochirurgische Talente zu erkennen und z. B. für ein Mentoringprogramm vorzuschlagen.

An das Examen schließt sich die Weiterbildung an, in der Regel eine 5-jährige Phase, in der die jungen Mediziner zu Augenärzten werden sollen. Typischerweise erfolgt das durch ein Rotieren in verschiedene Sektionen einer größeren Einrichtung, ggf. auch bei wechselnden Ausbildern. Diese Weiterbildung sollte nicht nur aus dem Abarbeiten von Fällen bestehen, sondern auch hier ist der Unterricht und die Überprüfung des Lernfortschrittes essenziell.

Als ich aus einem kleinen Stadtkrankenhaus (anderes Fach, s. o.) an eine Universitätsaugenklinik wechselte, war ich erstmal sehr erstaunt, wie eine universitäre Poliklinik funktioniert. Bei jedem Patienten wurde alles am Auge untersucht und alle Befunde wurden anschließend einem Oberarzt ggf. noch einem weiteren Spezialisten vorgestellt. Dieses Vorgehen hat für den Patienten recht lange gedauert (meist den ganzen Tag), war am Ende aber sehr wirksam, weil der Patient vollständig durchdiagnostiziert wurde, einen Behandlungsplan hatte und nebenbei hat der Assistent eine Menge gelernt und es wurde überprüft, ob er die Untersuchungen richtig gemacht hat. Ich habe den Eindruck, dass diese sehr stringente Ausbildung in unserem auf Effizienz und Durchsatz von Patienten getrimmten System heute zu kurz kommt. Leider beobachtet man, dass die in der Ausbildung eingesetzten Fach- und Oberärzte einem hohen Erfolgs- und Karrieredruck ausgesetzt sind, in dem andere Zeitaufwendungen, wie das Schreiben von Drittmittelanträgen, wichtiger erscheinen. Der Wert der guten Ausbildung wird zwar oft erkannt und zugegeben, aber die Ressourcen für eine gute Aus- und Weiterbildung werden von der Politik nicht zur Verfügung gestellt. Hier wird also am falschen Ende gespart.

Eine sehr gute Weiterbildung ist aber der Schlüssel zum erfolgreichen Arbeiten. Neben den rein medizinischen Sachkenntnissen und Fertigkeiten kommt es aber auch auf „weichere" Skills an. Dazu gehören soziale Intelligenz, Empathie und Resonanz, Kommunikation und die Fähigkeit, sich in ein Team zu integrieren. Und heute sind auch Kenntnisse in Fragen von Management und Organisation wichtig.

Grundsätzlich sollten sich Augenärzte frühzeitig entscheiden, ob sie eine wissenschaftlich-akademische Karriere anstreben oder eine Karriere in der reinen

Patientenversorgung. Bei ersterem müssen die Weichen früh gestellt werden. Weiterbildung an einem universitären Haus, frühe Integration in eine wissenschaftliche Arbeitsgruppe, Einplanen von einem oder zwei Jahren an einer renommierten Universität im Ausland, frühzeitiges Publizieren und Einüben von Drittmitteleinwerbungen sind entscheidende Erfolgsfaktoren. Wesentlich dabei ist die Doktorarbeit, die die meisten Studierenden ja bereits im Studium beginnen, also zu einem Zeitpunkt, der sehr viel früher liegt als die eigentliche Entscheidung, welcher Karriereweg der richtige für einen ist. Für viele spätere Entscheidungsprozesse ist eine sehr gute bis exzellente Dissertation Voraussetzung für weitere Karriereschritte. Begnügt man sich hier etwa mit einer retrospektiven Fallanalyse, wird man diese notwendigen Ergebnisse nicht erzielen. Leider klären die wenigsten Doktorväter und -mütter über dieses Thema auf.

Im fortgeschrittenen Stadium der klinischen Ausbildung muss man dann beginnen, das eigene Netzwerk aufzubauen durch die aktive Teilnahme an internationalen Kongressen, durch Kontaktaufnahme mit Laboren, die verwandte Fragestellungen untersuchen, etc.

Entscheiden sich junge Assistenten eher für eine wissenschaftliche Ausbildung, müssen sie in Kauf nehmen, dass sie vielleicht nicht nach fünf Jahren fertig sind, denn sie brauchen Freistellungszeiträume für die Forschung. Forschung wird heute nicht mehr nach Feierabend gemacht. Forschung ist ein Ganztagsjob, Wissenschaft ist kompliziert geworden – was ein Thema für ein anderes Buch sein könnte. Der Weg aus einer anfänglichen wissenschaftlichen Karriere in eine reine Krankenversorgung kann gut gelingen und wird de facto auch oft stattfinden, weil natürlich nicht jeder, der mit der Wissenschaft angefangen hat auch Professor werden kann. Man kann der Wissenschaft aber auch nach der Unilaufbahn treu bleiben, beispielsweise durch eigene klinische Studien und durch den Unterricht an der eigenen Alma Mater. Hierfür gibt es viele Beispiele sehr erfolgreicher Augenärzte.

Andersherum ist der Weg allerdings meistens verbaut. Wer sich nicht früh für den akademischen Weg entscheidet, der bleibt in der Krankenversorgung. Die notwendigen Qualifikationen holt man nie auf. Um erfolgreich in der nichtakademischen Medizin zu sein, sollte man so viel wie möglich lernen, man sollte unterschiedliche Versorgungsstrukturen kennenlernen, möglichst viele und unterschiedliche Patienten sehen. Der größere Teil der Weiterbildung sollte aus meiner Sicht immer an einem Haus der Maximalversorgung gemacht werden, weil man bestimmte Patientengruppen nur dort findet. Man erkennt später im Alltag nur die Krankheitsbilder, die man schon mal gesehen hat und lernt was machbar ist und was nicht. Das Lernen darf nie aufhören. Da sich auch in der Krankenversorgung die diagnostischen Techniken und Interventionsmöglichkeiten sowohl in der operativen Versorgung als auch in der konservativen Augenheilkunde ständig verbessern, muss man am Ball bleiben, um erfolgreich als Augenarzt in jedweder Organisationsform zu bestehen. Hierfür gibt es zahlreiche

Plattformen, die entsprechende Fortbildungsangebote anbieten wie die AAD, die DOG und viele andere. Die Einführung des Nachweises der Teilnahme an zertifizierten Veranstaltungen mag vielleicht anstrengend gewesen sein, aber es war sicher ein gutes Mittel um die ständige Weiterentwicklung zu fördern.

Was macht Augenpraxen, -kliniken und MVZ in 5 Jahren erfolgreich?

WALTER: Bei dieser Frage sollte man erstmal nachfragen, wann ist denn eine Einrichtung überhaupt erfolgreich? Woran wollen wir Erfolg messen? Am Erlös, am Gewinn, an der Zahl der versorgten Patienten, an der Zahl der Mitarbeiter, an der Zahl und Qualität der Publikationen, an der Höhe der eingeworbenen Drittmittel oder an der Zufriedenheit der Mitarbeiter?

Auf diese Frage gibt es keine eindeutige Antwort und je nach Einrichtung und Zielsetzung der Organisation kann diese Antwort unterschiedlich ausfallen. Eine Praxis oder eine Klinik im Besitz einer Kapitalgesellschaft, wird den Erfolg vor allem am finanziellen Ergebnis messen. Bei einer Universitätsaugenklinik wird es eher um Aspekte wie Publikationen und Drittmittel, vielleicht auch Habilitationen gehen.

Eigentlich müsste man die Frage anders stellen. Wie immer man auch Erfolg definiert, kommt es aus meiner Sicht eher darauf an, wie dieser Erfolg einer Einrichtung erzielt wird. Dann wird die Antwort relativ eindeutig. Versorgungsstrukturen, egal ob sie Praxis, MVZ oder Klinik heißen, sind nur so gut, wie das Personal gut ist und das gilt auf allen Ebenen der Organisation.

Auch als Leiter einer Einrichtung ist man abhängig von den Mitarbeitenden, vom Fotografen, von der Mannschaft am Empfang, von der Abrechnung, der IT etc. Es gibt praktisch keine Einrichtung mehr, in der nicht ein arbeitsteiliges Prinzip greift. Das Personal sollte gerne in der Organisation arbeiten, im Idealfall sich mit dieser Einrichtung identifizieren. Elemente moderner Managementkonzepte wie verteilte Verantwortung, Entscheidungsfindung im Team und kooperative Führung sind hier notwendig.

Ein wichtiges Element dabei ist die Beschäftigung mit Qualitätsmanagementsystemen und ggf. ihrer Etablierung in der Organisation. Solche QM-Systeme haben einen enormen Effekt auf die Qualität der Arbeit. Sie bedeuten allerdings auch erstmal Arbeit und Aufwand. Ist das System aber erstmal eingeführt und umgesetzt, macht es das Arbeitsleben einfacher, nachvollziehbarer und sicherer. Leistungs- und Befindlichkeitsmessungen geben Ihnen Auskunft über die Performanz und Zufriedenheit der Mitarbeiter und der Organisation und Sie erhalten Informationen über Verbesserungspotenziale. QM-Systeme wird man am ehesten nach DIN ISO-Norm einsetzen und auswählen. Ein interessanterer Ansatz abseits der DIN ISO-Systematik ist dabei das EFQM-Modell der *European Foundation for Quality Management*, wie es beispielsweise in unserer Hornhautbank und in der Augenklinik in Graz erfolgreich umgesetzt worden ist.

Da der Erfolg der Einrichtung aber im Wesentlichen von den Mitarbeitern abhängt, muss alles darangesetzt werden, diese weiterzubilden, das Wissen und die Fertigkeiten zu mehren.

Die Frage, ob die technische Ausstattung über Erfolg oder Misserfolg einer Einrichtung entscheidet, ist schwer zu beantworten. Wahrscheinlich wird die Bedeutung der technischen Ausstattung überschätzt und ist nur bis zu einem bestimmten Punkt sinnvoll. Geht man darüber hinaus entspricht der Wartungs- und Betreuungsbedarf nicht mehr dem daraus folgenden Mehrwert. Je ausgefuchster die technisch apparative Diagnostik ist, desto ausgefuchster und besser trainiert müssen auch die Mitarbeiter sein, um diese Ressource sinnvoll einzusetzen. Die technische Ausstattung richtet sich natürlich auch nach dem inhaltlichen Schwerpunkt einer Einrichtung. So wird eine refraktiv-orientierte operative Praxis einen anderen Gerätebedarf haben als eine konservative Kleinpraxis. Beide können sehr erfolgreich sein, beide können grandios scheitern. Letztendlich muss man sich klar machen, dass technische Diagnostik oder operative Gadgets das mitfühlende auf Empathie basierende ärztliche Gespräch nicht ersetzen können, dass aber andererseits ohne Technik sich die Behandlungserfolge in Grenzen halten werden. Wie immer muss man hier einen Mittelweg finden, der an den vorhandenen Ressourcen orientiert sein muss.

Sind Finanzinvestoren Fluch oder Segen für die Augenheilkunde?

WALTER: Ich habe ausschließlich Kenntnisse und Erfahrungen in der Arbeitsweise und Finanzierung öffentlich-rechtlicher Einrichtungen im Gesundheitswesen und keinen Einblick in die Vertragsgestaltungen von Gesundheitseinrichtungen unter Führung von Finanzinvestoren. Insofern kann ich die Frage nicht wirklich beantworten. Ich möchte aber gerne zu drei Aspekten etwas sagen, die ich als Arzt in der Augenheilkunde nach einigen Jahren Tätigkeit wichtig finde:

Unabhängigkeit der ärztlichen Entscheidung von wirtschaftlichen Überlegungen

Ärztliche Entscheidungen sollten a priori nicht unter finanziellen Aspekten getroffen werden. Die Basis für diese Forderung liegt in der Überzeugung, dass weder das Leben des Menschen noch seine Gesundheit als Teilaspekt dieses Lebens mit Geldwerten bemessen werden können. Folglich kann auch nicht berechnet werden, was eine Therapie oder eine Diagnostik maximal kosten darf. Entscheidet sich eine Gesellschaft aufgrund begrenzter finanzieller Ressourcen im Konsens aber dafür, das doch zu tun, so ist ein gesetzlicher Rahmen zu schaffen, der das erstattungsfähige Leistungsspektrum beschreibt. Das Erstattungssystem der gesetzlichen Krankenkassen ist in Deutschland entsprechend geregelt. Allen Einrichtungen des Gesundheitswesens in Deutschland ist gemeinsam, dass ihre Arbeit Kosten verursacht. Personal und Geräte müssen bezahlt werden, Medikamente und Verbrauchsmittel kosten Geld, Miete für Räume und Kosten für Strom, Wasser und Kommunikation fallen überall an. Dagegen stehen die Erlöse aus ambulanter und stationärer Behandlung, die diese Kosten hereinspielen müssen.

Im öffentlich-rechtlichen Sektor strebt man eine ausgeglichene Bilanz zwischen Kosten und Erlösen an. Die leitenden Mitarbeiter müssen dieses Wirtschaftsgebot befolgen, ansonsten kann es je nach Zielvereinbarungsausgestaltung zu Restriktionen kommen. Im privaten Sektor besteht aber das Gebot der Gewinnmaximierung, insbesondere bei Einrichtungen börsennotierter Finanzunternehmen. Hier besteht also für die leitenden Mitarbeiter der Einrichtungen per se ein höherer Druck, wirtschaftlich erfolgreicher zu arbeiten. Kostenreduktion und Erlössteigerungen sind die beiden wesentlichen Prozessgruppen in der Bilanzoptimierung. Ärztliche Entscheidungen können sowohl den Bereich der Kostenreduktion betreffen als auch den Bereich der Erlössteigerung. Ein gutes Beispiel ist etwa das Auseinzeln von Anti VEGF Medikamenten oder die Ausweitung chirurgischer Indikationen. Der Druck, derartige nicht medizinisch getriebene Entscheidungen zu treffen, ist umso höher, je höher der wirtschaftliche Erfolgsdruck ist. Für den Patienten ist das problematisch, da er entweder unnötigerweise operiert wird oder, je nach Spardruck, einer höheren Komplikationsgefahr ausgesetzt wird.

Freie Arztwahl

Finanzinvestoren versuchen seit einiger Zeit im Gesundheitssystem eine geschlossene Wertschöpfungskette darzustellen. Das bedeutet, dass an der Basis Zuweiserpraxen gekauft werden sowie diagnostische Einrichtungen und operative Zentren das Portfolio bis hin zu Einrichtungen der stationären Medizin erweitern. Ist das Netz geschlossen, werden die Patienten ausschließlich innerhalb des Netzes betreut. Inzwischen hat sich die Medizin aber so verändert, dass in vielen Fällen auch in der Augenheilkunde für die Behandlung Spezialisten benötigt werden, die nicht im Netz des Finanzinvestors tätig sind. Dem Patienten wird es so schwerer gemacht, einen Arzt seiner Wahl für die Betreuung auszuwählen.

Arbeitsorganisation, Mitarbeiteridentifikation, Betreuungskonstanz

In inhabergeführten Praxen und Gesundheitseinrichtungen arbeitet man typischerweise mit sehr stabilen Mitarbeiterteams, die z. T. schon jahrelang in dieser Einrichtung arbeiten. Dadurch entsteht eine Identifikation der Mitarbeiter mit der Einrichtung, die der Patient als „Kunde“ – schreckliches Wort in der Medizin – spürt und daher meistens gerne zu Visiten und Kontrollbesuchen kommt. Er kommt zu „seinem“ Augenarzt, meldet sich bei „seiner“ Sprechstundenhilfe an und bekommt das OCT von seinem „*technician*“. Er kennt die Abläufe, er kennt das Personal. Vertrautheit schafft Vertrauen und damit entsteht eine Langzeitbindung des Patienten an die Einrichtung.

In größeren, zentral gesteuerten Einrichtungen ist das Personal einschließlich der Ärztinnen und Ärzte angestellt, viele arbeiten dabei in Teilzeit und Personal kann an verschiedenen Standorten einer Organisation eingesetzt werden, um einen möglichst hohen Patientendurchsatz zu ermöglichen. Das Personal fluktuiert und es gibt Patientengruppen, für die diese Art der Betreuung schwierig ist, weil ihnen die Vertrautheit und somit das Vertrauen fehlt. Menschen möchten einen

Menschen als Ansprechpartner für ihre gesundheitlichen Probleme haben und keine Aktiengesellschaft. In größeren Einrichtungen wie Universitätskliniken mit zentral organisierten Versorgungsbereichen (Zentral-OP, Zentral-Steri, fachübergreifenden Pflegestationen) kennt man das Problem des fluktuierenden Personals ebenfalls. Die Fachkenntnis ist meist nicht so gut wie beim Stammpersonal, die Pflegequalität ist schlechter, der Krankenstand ist höher, die Ausfallsraten sind höher und damit wird das, was man eigentlich durch eine Zunahme an Effizienz erreichen wollte, eben gerade nicht erreicht. An einigen Standorten kehrt man daher wieder zu fachspezifischen Lösungen zurück.

Wie kann die Attraktivität der Augenheilkunde als Berufsfeld weiter gesteigert werden?

WALTER: Die Attraktivität beginnt mit der Ausbildung der Studierenden. Hier wird der Nachwuchs für unser Fach rekrutiert. An den Universitäten müssen Augenärzte arbeiten, die für ihr Fach brennen und diese Begeisterung auf die Studierenden übertragen. Es müssen bereits in der Endphase des Studiums Karrierewege gebahnt werden, etwa durch Mentoringprogramme oder Fördermaßnahmen. Dazu gehören auch Maßnahmen der Fachgesellschaft DOG, Studierende am Jahreskongress zu beteiligen und Promotionspreise auszuschreiben. Die Studierenden müssen die Möglichkeit haben, die verschiedenen Karrierewege in der Augenheilkunde früh zu erfahren, damit sie für sich eine qualifizierte Entscheidung treffen können.

In der Weiterbildung muss es möglich sein, sowohl in der reinen Krankenversorgung als auch in der akademischen Medizin seine Erfahrungen zu machen. Ein Großteil der Weiterbildung sollte an einer Ausbildungsstätte der Maximalversorgung erfolgen, damit die Assistenten alle Krankheitsbilder sehen und nicht nur die häufigen Fälle. Assistenten, die einen akademischen Weg gehen möchten, sollen genug Freiraum für Forschung und Lehre haben. Die notwendigen Freistellungen dürfen aber nicht zu einer Benachteiligung gegenüber den reinen Klinikern bei den Möglichkeiten zur operativen Weiterbildung führen. Es gibt großartige mikrochirurgische Talente unter den jungen akademischen Assistenten, die aber frustriert werden, wenn sie links und rechts von deutlich jüngeren Kolleginnen und Kollegen überholt werden, die nur in der Krankenversorgung eingesetzt werden.

Ein nach wie vor ungelöstes Problem auch in der Augenheilkunde ist vor allem für Frauen die Vereinbarkeit von Familie und Beruf. Zum einen gibt es verhältnismäßig viele Frauen in der reinen augenheilkundlichen Krankenversorgung, da hier die Möglichkeit von Teilzeitarbeit recht gut ist. Teilzeitmodelle scheinen derzeit der meistgenutzte Weg zu sein, Familie und Beruf zu vereinbaren. In der akademischen Medizin sehen wir auf fortgeschrittenen Karrierestufen deutlich weniger Frauen als Männer. Obwohl ja sehr viel mehr Frauen als Männer das Medizinstudium beginnen und entsprechend viele Frauen auch die Weiterbildung in der Augenheilkunde beginnen und auch abschließen, bleiben nur wenige an den operativen Einrichtungen und noch weniger in der akademischen Medizin. Zwar gibt es eine Reihe von Frauenförderprogrammen, aber wenige Frauen kommen bis zur Habilitation und noch weniger Frauen werden als Professorinnen in unserem Fach berufen. Das Thema ist äußerst vielschichtig und muss in allen Fächern gelöst werden, da wir durch das indirekte Ausschließen von Frauen in der operativen Medizin und in der akademischen Medizin auf eine so wertvolle Ressource verzichten. Hier gilt es also unbedingt Beschäftigungsmodelle zu entwickeln, die Frauen nicht in eine nachteilige Situation bringt. Eine Elternzeitpause oder eine Teilzeitbeschäftigung etwa darf nicht dazu führen, dass Frauen in ihrer Karriere Männern gegenüber benachteiligt werden. Hier liegt die Verantwortung bei den Leiterinnen und Leitern der entsprechenden Organisatoren – einmal im Schaffen von geeigneten Rahmenbedingungen, andererseits vor allem aber auch in der Motivation und Unterstützung weiblicher Mitarbeiter. Diese können sich manchmal gar nicht vorstellen, dass sie mit der Doppelbelastung von Familie und Beruf auch noch eine akademische oder operative Karriere hinbekommen. Eine sehr hilfreiche Rolle spielen hier Netzwerke und vorbildlich ist etwa das Netzwerk der Augenchirurginnen (www.augenchirurginnen.de), das junge Operateurinnen in unserem Fach begleitet und unterstützt.

Insgesamt ist der Bedarf an Augenärztinnen und Augenärzten aufgrund der demografischen Entwicklung und der vielen altersbedingten Augenerkrankungen sehr hoch. Vor diesem Hintergrund müssen wir etwas für die Rekrutierung sehr guten Nachwuchses tun. Die Politik muss die Rahmenbedingungen schaffen, damit wir mehr Augenärztinnen und Augenärzte fundiert ausbilden können. Augenheilkunde ist ein großes Fachgebiet mit vielen Möglichkeiten der Spezialisierung. Die Erlössysteme und ökonomischen Bewertungen von Verfahren führen nicht nur in der Augenheilkunde automatisch dazu, dass Augenärzte eher die ein oder andere Spezialisierung auswählen. Hier muss gegengesteuert werden, damit es in Zukunft auch noch Nachwuchs beispielsweise in der Neuroophthalmologie und Orthoptik oder in Bereichen wie Uveitis gibt. Zur Attraktivität gehört eben auch, dass das Fach mit all seinen Facetten erhalten bleibt.

Stichwortverzeichnis

Herausgeber- und Autorenverzeichnis

Die Herausgeber

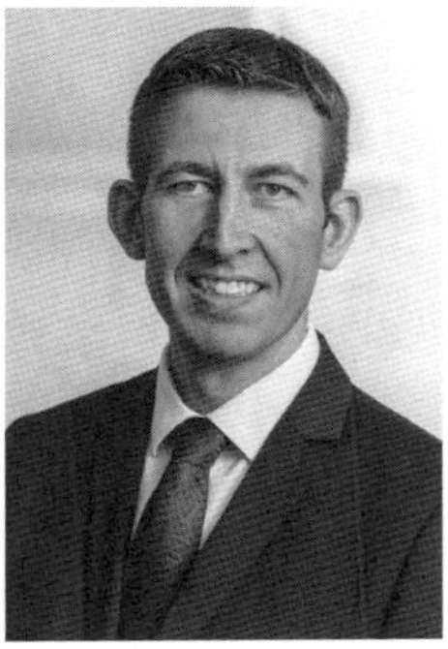

© Bild: Augenklinik Dardenne SE

Dr. rer. pol. Thomas Haupt

Dr. rer. pol. Thomas Haupt ist seit 2013 Kaufmännischer Leiter der Augenklinik Dardenne und Geschäftsführer der Klinik-MVZs. Zuvor hat er über 9 Jahre mehrere Stationen im Controlling verschiedener Gesundheitseinrichtungen und einer Airline durchlaufen. Studium der Wirtschafts- und Organisationswissenschaften an der Universität der Bundeswehr München, u. a. mit Schwerpunkt Gesundheitsökonomie.

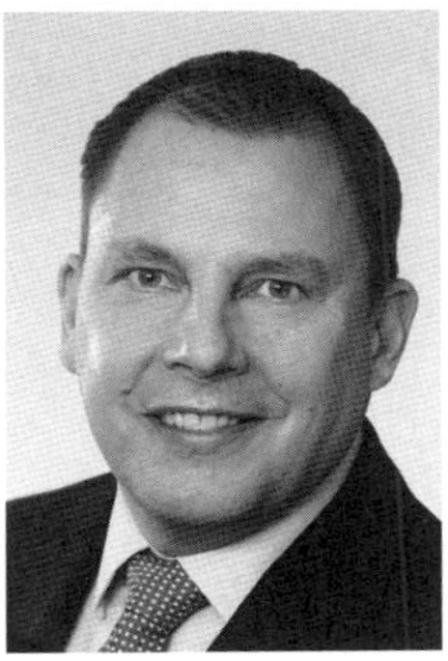

© Bild: Jaqueline Wardeski

Dr. med. Martin A. Zeitz

Dr. med. Martin A. Zeitz ist Facharzt für Augenheilkunde und Unternehmer. Nach der Facharztausbildung im St. Martinus-Krankenhaus Düsseldorf (PD Dr. Lemmen) trat er als Gesellschafter in eine Großpraxis in Düsseldorf ein und verantwortete dort den Bereich der Refraktiven Chirurgie (in Kooperation mit Prof. Theo Seiler).
2007 gründete Zeitz die auf die Augenheilkunde spezialisierte Unternehmensberatung optimed und ist dort bis heute als Partner und Geschäftsführer tätig. optimed ist schwerpunktmäßig in der Strategieberatung, Prozessoptimierung sowie im Personalmanagement ophthalmologischer Einheiten tätig. Im Rahmen der optimed-Akademie doziert Zeitz zu allen wichtigen Themen des Praxismanagements. Zeitz ist ebenso auf nationalen und internationalen Kongressen als Dozent und Trainer für Praxismanagement tätig.

Die Autoren

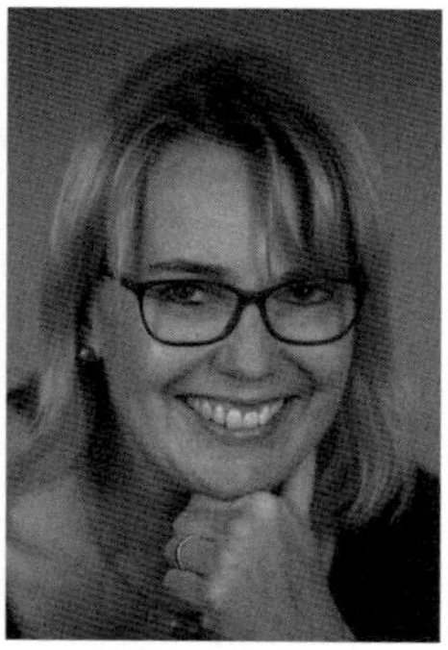

© Bild: privat

Elisabeth Blass

Elisabeth Blass, Jahrgang 1961, ist als Praxismanagerin (IHK) und Leiterin der Organisationsentwicklung Zweigstellen im MVZ der Augenklinik Dardenne, Bonn – Bad Godesberg mit der betriebswirtschaftlichen und ablauforganisatorischen Beratung der jeweiligen Standorte betraut und Ansprechpartnerin bei der Analyse der Praxisprozesse. Durch langjährige Tätigkeit in renommierten Augenkliniken (zuvor Augencentrum Aachen u. Klinik Links Vom Rhein – Köln Rodenkirchen) verfügt sie über umfangreiche Kenntnisse der Abläufe in Praxis und OP einer Augenklinik sowie fundiertes Wissen im Praxismanagement und Abrechnungswesen.

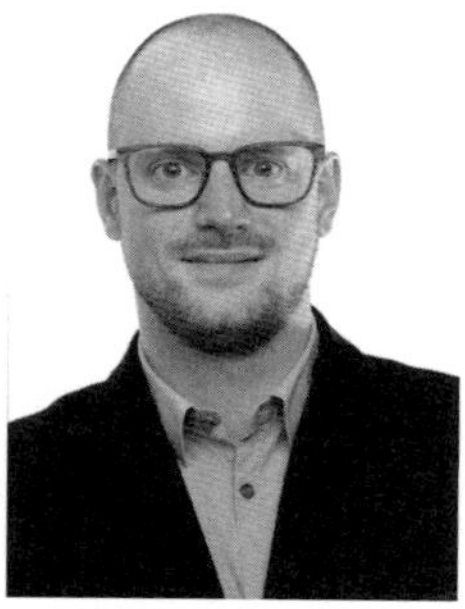

© Bild: privat

Daniel Burkhardt

Daniel Burkhardt, Jahrgang 1988, leitet die Abteilung Medizincontrolling im Landeskrankenhaus (AöR) in Andernach. Im Rahmen seines Fachgebietes nimmt er vielfältige Dozententätigkeiten wahr; unter anderem für die Krankenhausgesellschaft Rheinland-Pfalz sowie das DKI.
Nach seinem Abschluss als Examinierter Gesundheits- und Krankenpfleger in der Rhein-Mosel-Fachklinik Andernach studierte Daniel Burkhardt bis zum Jahr 2014 Betriebswirtschaftslehre mit der Vertiefung Gesundheits- und Sozialwirtschaft am Rhein-Ahr-Campus in Remagen und war im Rahmen des Studiums bereits als Werkstudent im Referat Interne Revision und Compliance sowie Medizincontrolling im Landeskrankenhaus (AöR) tätig.
Nach dem Bachelorabschluss konnte Daniel Burkhardt von 2014 bis 2019 als Medizincontroller das Landeskrankenhaus (AöR) auf die Einführung des PEPP-Systems vorbereiten und diese aktiv mitgestalten. Seit 2019 nimmt er die Position der Abteilungsleitung Medizincontrolling wahr.

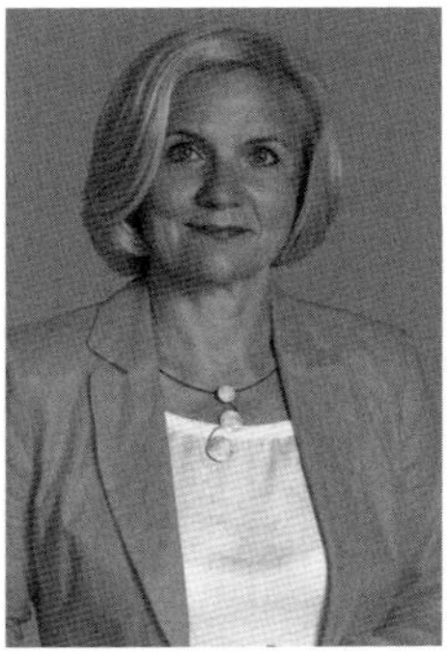

© Bild: privat

Carola Diekmann

Carola Diekmann ist Fachkraft zur Krankenhaushygiene, Hygiene-Fachwirtin und Fachkraft zur Medizinprodukteaufbereitung. Nach 18 Jahren leitender Tätigkeit in einer ambulanten Augenklinik in Detmold und mehreren berufsbegleitenden Weiterbildungen arbeitet sie seit 2015 für einen Dienstleiter in der Krankenhaushygiene und freiberuflich mit Schwerpunkt Beratung in ophthalmologischen Einrichtungen. Sie ist Dozentin für verschiedene Akademien und Trainerin in der Umsetzung von aktuellen Anforderungen der Infektionshygiene und Medizinprodukterecht. Sie kombiniert in der Beratung ihr spezielles Fachwissen in der Ophthalmologie mit jahrelanger Berufserfahrung aus dem Klinikalltag und bietet Begleitung bereits bei der Planung eines neuen ambulanten OP oder Praxis und in bestehenden Praxen, ambulanten OP-Zentren und Krankenhäusern an.
Frau Diekmann ist langjähriges Mitglied der DGSV und der DGKH und seit 2019 im Beirat der DGSV. Sie hält Fachvorträge bei verschiedenen Kongressen und Veranstaltungen.

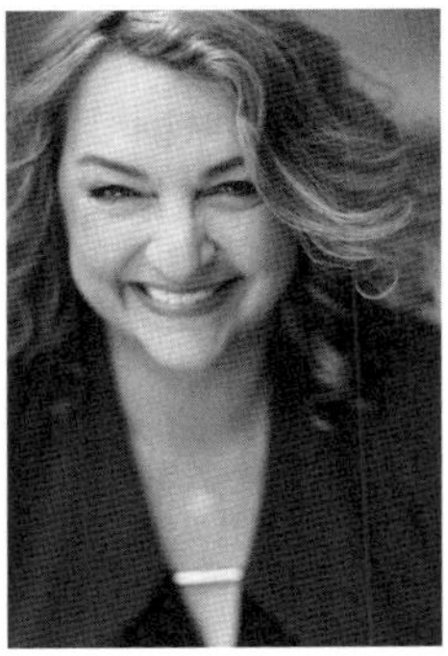

© Bild: Sabine-Finkmann.de

Sabine Finkmann

Das Expertenwissen von Sabine Finkmann, Betriebswirtin für Management im Gesundheitswesen, beruht auf ihrem konsequenten Weg zu vielschichtiger beruflicher Qualifikation und der Kombination aus theoretischem Wissen und umfangreichen Erfahrungen aus praktischer Arbeit: Die Ausbildung zur MFA als Grundstein der Karriere, später eine leitende Position im Geschäftsbereich Abrechnung in einer Kassenärztlichen Vereinigung und schließlich die Tätigkeit als Betriebswirtin und kaufmännische Leiterin im Management renommierter Krankenhausstiftungen, Fachkliniken und MVZ. Aktuell ist sie als Leiterin interne Revision Abrechnung in einem großen Praxis- und Klinikverbund tätig.
Neben ihrer fachlichen Kompetenz kann Sabine Finkmann auch menschlich voll punkten: Als Mediatorin arbeitet die gebürtige Münsterländerin bereits seit Jahren erfolgreich als Vermittlerin in schwierigen Si-

tuationen und coacht Unternehmen im Bereich Konfliktmanagement, darüber hinaus arbeitet sie als zertifizierter emTrace® Coach. Parallel dazu ist sie selbstständig tätig im Bereich Praxisanalyse und Abrechnungs- und Honorarberatung, als Referentin unterschiedlichster PVS-Akademien und sie ist beim IHF des deutschen Hausärzteverbands in der Prüfungskommission für die VERAH™ (Versorgungsassistentin in der Hausarztpraxis)-Ausbildung.

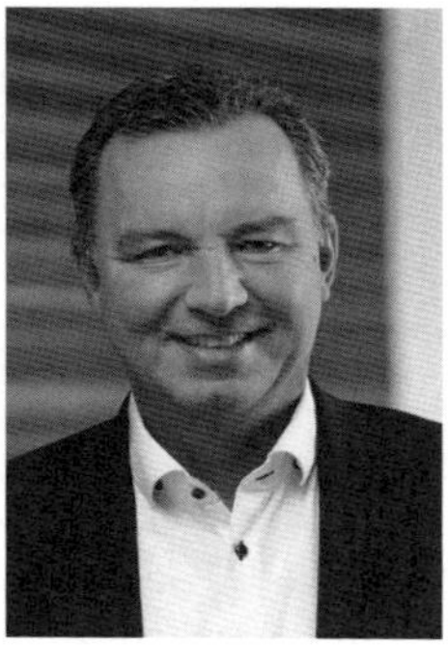

© Bild: NUMERAS GmbH

Jörg Förster

Dipl.-Kfm. Jörg Förster, Jahrgang 1964, ist Inhaber der Förster-Projektlinien, die sich auf die Strategische Beratung in der Augenheilkunde spezialisiert hat. Daneben ist er Mitglied der Geschäftsleitung der NUMERAS GmbH, um die Erfahrung aus über 25 Jahren Tätigkeit mit unterschiedlichen Aufgaben in digitale Produkte einzubringen. Die derzeitigen Schwerpunktthemen in der Beratung liegen im Bereich Unternehmenspositionierung und -nachfolge sowie in der Mitentwicklung von prozessunterstützender Software für Kernprozesse im augenärztlichen Unternehmen.

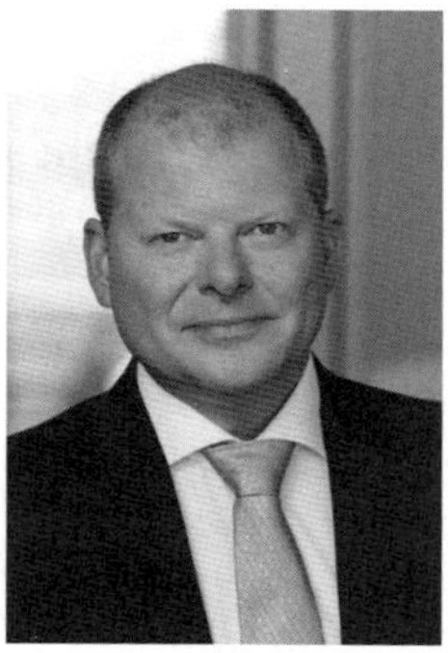

© Bild: optimed GmbH

Henning Goebel

Henning Goebel war nach dem Studium der Rechtswissenschaften zunächst als Justitiar in der freien Wirtschaft tätig. Im Rahmen dieser Tätigkeit hat er sich auf die Gründung und den Kauf/Verkauf von Unternehmen sowie das Insolvenzrecht spezialisiert. Später übernahm er die Leitung der Verwaltung einer ophthalmochirurgischen Großpraxis in Düsseldorf. 2007 gründete er das Unternehmen optimed, das sich mit den Schwerpunktthemen Strategie, Prozessoptimierung und Personalmanagement auf die Beratung von Kunden in der Augenheilkunde spezialisiert hat. Sowohl in der optimed-Akademie als auch auf nationalen und internationalen Kongressen referiert H. Goebel zu allen Themen des Praxismanagements und bildet Mitarbeiter für die Übernahme von Führungsaufgaben aus.

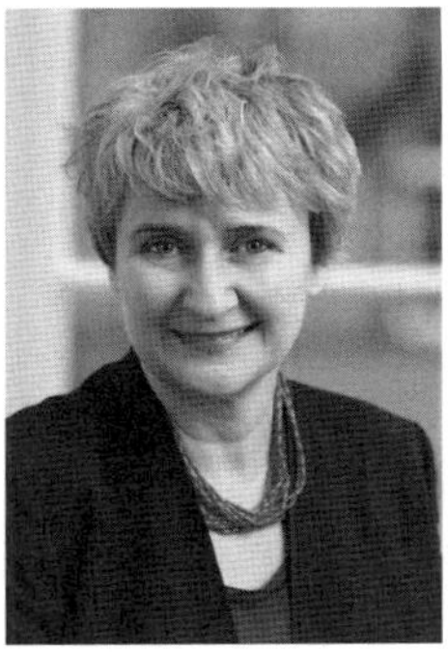

© Bild: privat

Dr. rer. medic. Ursula Hahn

Frau Dr. rer. medic. Hahn ist Geschäftsführerin des OcuNet Verbunds, einem Zusammenschluss großer intersektoraler augenmedizinischer Facharztzentren. Frau Hahn ist Volkswirtin und Medizinerin, als externe Dozentin an der Fakultät für Gesundheit der Universität Witten/Herdecke befasst sie sich mit organisationsbezogener Versorgungsforschung und hier insbesondere mit Angebotsstrukturen in der ambulanten Versorgung sowie an der Grenze zwischen ambulanter und stationärer Versorgung.

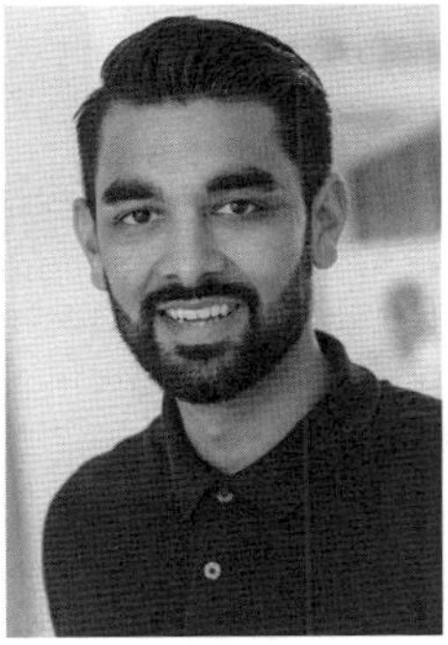

© Bild: nordBLICK Augenklinik Bellevue GmbH

Tim Herbst

Tim Herbst, geboren 1985, studierte Betriebs- und Volkswirtschaftslehre an der Christian-Albrechts-Universität zu Kiel. Bereits während seiner Studien startete Herr Herbst seine berufliche Laufbahn im Rahmen von Projektarbeiten für eine Unternehmensberatung. Nach dem Erwerb der Diplom-Abschlüsse vertiefte Herr Herbst zunächst als Projektmanager und später als Verwaltungsleiter der nordBLICK Augenklinik Bellevue seine betriebswirtschaftlichen Kenntnisse im Bereich der Ophthalmologie. Seit 2018 ist er als Geschäftsführer der nordBLICK Augenklinik Bellevue sowie des angeschlossenen MVZ tätig. Im Jahre 2020 wechselte Herr Herbst in den Mutterkonzern Sanoptis, für welchen er die kaufmännische Verantwortung für eine weitere Kieler Klinik trägt.
Herr Herbst hält regelhaft wissenschaftliche Vorträge auf nationalen sowie internationalen Kongressen und ist seit 2015 als lehrbeauftragter Dozent der Fachhochschule Kiel im Bereich der Gesundheitsökonomie tätig.

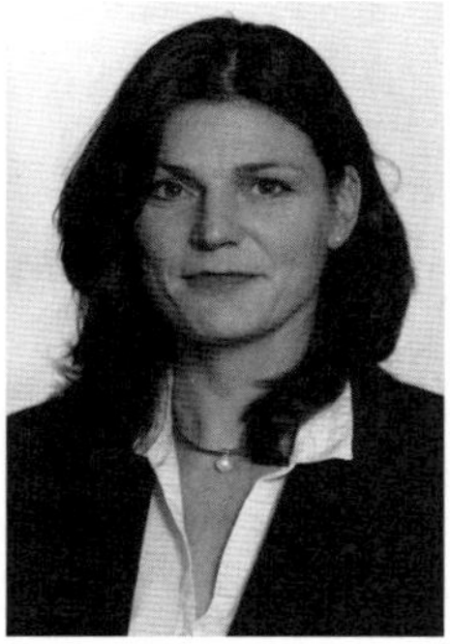

© Bild: Augenklinik Dardenne SE

Ruth Jonen

Ruth Jonen arbeitet seit 2012 als Qualitätsmanagementbeauftragte und interne Auditorin in der Augenklinik Dardenne SE, zuvor sammelte sie als zahnmedizinische Assistentin Erfahrungen im Praxisbereich. 2015 Abschluss Studium Fachwirtin im Gesundheits- und Sozialwesen .2018 Ausbildung zur Auditorin und zusätzlich für externe Firmen als Auditorin und Beraterin tätig. Im Jahr 2019 Ausbildung zur Umweltmanagementbeauftragten, 2020 Einführung eines Umweltmanagementsystem in der Augenklinik mit Registrierung im EMAS-Register.

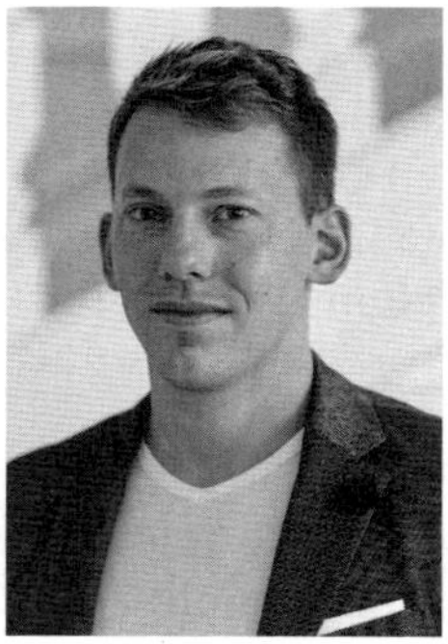

© Bild: Sanoptis AG

Stephan Kaune

Stephan Kaune, geboren 1988, studierte Wirtschaftswissenschaften an der Leibniz Universität Hannover sowie an der University of California Los Angeles. Nach erfolgreichem Master-Abschluss startete Herr Kaune seine berufliche Karriere als Unternehmensberater mit den Schwerpunkten M&A. Nach knapp vierjähriger Tätigkeit in der Unternehmensberatung wechselte er zu den ARTEMIS-Kliniken, für die er über 3 Jahre als Geschäftsführer tätig war. In seiner jetzigen Position als Chief Operating Officer des Sanoptis AG ist er verantwortlich für die operative Entwicklung eines paneuropäischen Ophthalmologie-Netzwerkes. In dieser Funktion leitet er das operative Geschäft aller Netzwerkstandorte. Tiefe Einblicke und entsprechendes Know-how in die Ophthalmologie erhielt er bereits im jugendlichen Alter als Mitarbeiter der familiengeführten Praxisklinik Dr. Kaune. Der Altstipendiat der Konrad-Adenauer-Stiftung war von 2006 bis 2016 Ratsherr der Stadt Hildesheim.

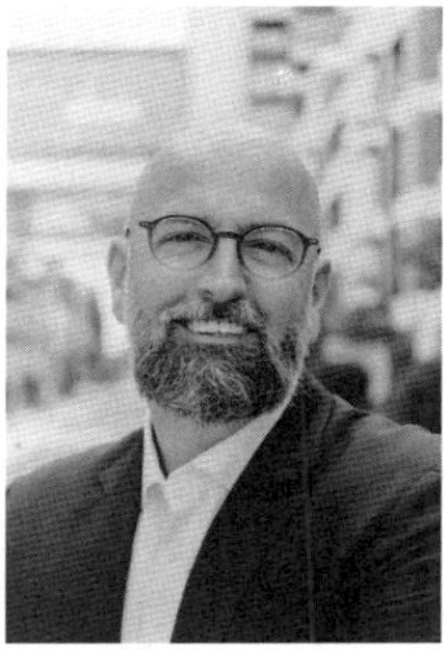

© Bild: Carekom GmbH

Tobias Kesting

Tobias Kesting ist Gründer und Inhaber der Agentur Carekom – Marketing auf Rezept. Als Kommunikations- und Unternehmensberater betreut er sowohl Praxisgründer als auch langjährig etablierte Kliniken. Schwerpunkt seiner Arbeit ist die Arzt-Patienten-Kommunikation sowie die Entwicklung von Employer Branding-Strategien als Mittel im Kampf gegen den Fachkräftemangel. Vor der Gründung der Agentur im Jahr 2010 war er mehrere Jahre als Marketing- und PR-Leiter in einer der größten Augenkliniken Deutschlands tätig. Mit der Videoplattform „Das Auge im Fokus" entwickelte er eine mehrfach preisgekrönte Aufklärungskampagne.

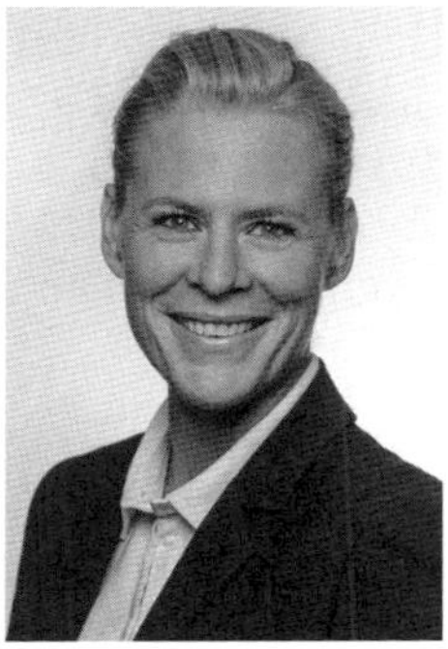

© Bild: Augenklinik Dardenne SE

Katy Kleffmann

Katy Kleffmann ist seit 2008 für die Augenklinik Dardenne in Bonn tätig. Aufgrund ihrer Fachausbildung in der Hotellerie und ihrer langjährigen Erfahrung im Eventbereich leitet sie dort das Veranstaltungsmanagement. Ein weiterer Schwerpunkt ihrer Arbeit sind Marketing und Social Media-Management. Seit ihrem Zertifikatskurs zur Employer Brand-Managerin bei der der DEBA Academy 2018, arbeitet sie zusätzlich in den Bereichen Employer Branding & Recruiting.

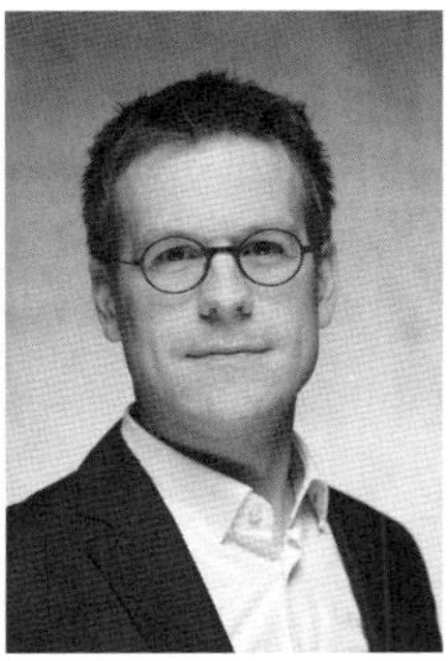

© Bild: privat

Prof. Dr. habil. Arjan Kozica

Prof. Dr. habil. Arjan Kozica ist seit 2015 als Professor für Organisation und Leadership an der ESB Business School (Reutlingen) tätig. Schwerpunkte seiner Forschung sind die Digitalisierung der Arbeitswelt, organisationaler Wandel (Change-Management und Organisationsentwicklung) sowie Personalmanagement. Als Major der Reserve ist er zudem an der Führungsakademie der Bundeswehr in der Führungskräfteentwicklung aktiv.

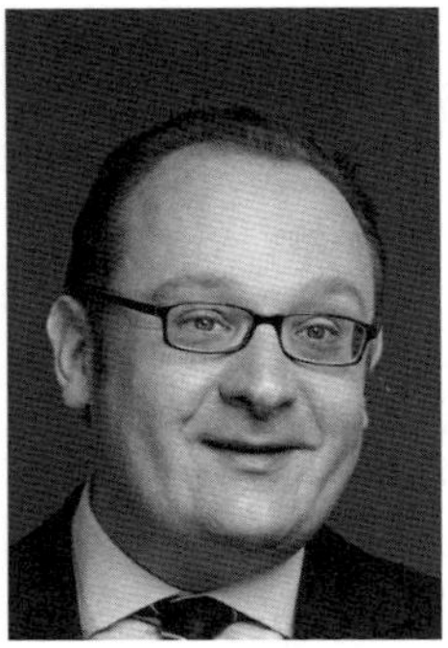

© Bild: privat

Dr. iur. Andreas Meschke

Dr. Andreas Meschke wurde 1971 in Opladen, jetzt Leverkusen, geboren. Studium der Rechtswissenschaften an der Universität zu Köln. Nach dem Ersten Juristischen Staatsexamen von Oktober 1996 bis September 1999 wissenschaftlicher Mitarbeiter am Institut für Kirchenrecht und Rheinische Kirchenrechtsgeschichte (Lehrstuhl für Öffentliches Recht) für Prof. Wolfgang Rüfner und Prof. Stefan Muckel. Referendardienst im Landgerichtsbezirk Köln 1997 bis 1999. Nach der Zweiten Juristischen Staatsprüfung Zulassung zur Rechtsanwaltschaft im Oktober 1999; seit 2006 Fachanwalt für Medizinrecht. 2003 Promotion bei Prof. Wolfgang Rüfner zu einem kommunalwirtschaftsrechtlichen Thema.
Seit 2001 arbeitet Dr. Andreas Meschke ausschließlich medizinrechtlich und berät als Mitglied (Partner) der Möller & Partner – Kanzlei für Medizinrecht PartG mbB, Düsseldorf, Ärzte, Zahnärzte, Krankenhäuser sowie Medizinische Versorgungszentren vornehmlich zu allen Rechtsfragen der ambulanten Leistungserbringung. Schwerpunkte seiner Tätigkeit sind die kooperations- sowie kaufrechtliche Vertragsgestaltung und das damit in Zusammenhang stehende Vertragsarztrecht. Dr. Andreas Meschke ist Autor diverser Fachpublikationen und seit rund 20 Jahren Referent sowohl für alle Mandantengruppen als auch im Bereich der fachanwaltlichen Fortbildung.

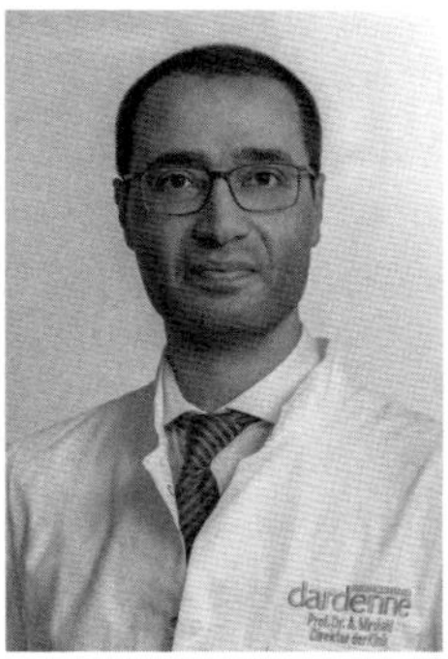

© Bild: Augenklinik Dardenne SE

Prof. Dr. med. Alireza Mirshahi

Prof. Dr. Alireza Mirshahi (Jahrgang 1973) ist seit 2014 Direktor der Augenklinik Dardenne in Bonn. Mirshahi studierte Medizin in Frankfurt a. M. Es folgten die Facharztausbildung und -anerkennung 2005, der europäischer Facharzttitel 2006, die Habilitation 2009 und die Ernennung zum außerplanmäßigen Professor im Jahr 2014. Sein klinischer Schwerpunkt ist die operative Augenheilkunde, hier insbesondere die Netzhaut- und Glaskörperchirurgie sowie operative Behandlung der Glaukome und Katarakte. Wissenschaftlich befasst er sich neben klinischen Studien mit der Epidemiologie der Augenkrankheiten.

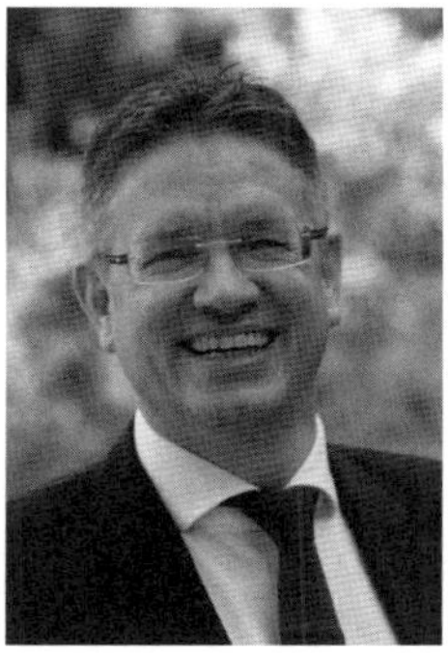

© Bild: Datenschutzberatung Moers GmbH

Stephan Moers

Stephan Moers ist Geschäftsführender Gesellschafter der Datenschutzberatung Moers GmbH, einem der führenden Datenschutzberatungsunternehmen in Deutschland. Der Diplom-Kaufmann und zertifizierte Datenschutzbeauftragte (GDDcert EU) engagiert sich bei Datenschutz-Normungsprozessen im DIN e. V. und leitet Erfahrungsaustauschkreise zum Datenschutz. Im medizinischen Bereich sind sein Team und er als Datenschutzbeauftragte in verschiedenen Kliniken, MVZ und Praxen tätig. Mit der Tochterfirma MoeWe GmbH entwickelt er Datenschutzsoftware mit Paketen zum Management des Patientendatenschutzes.

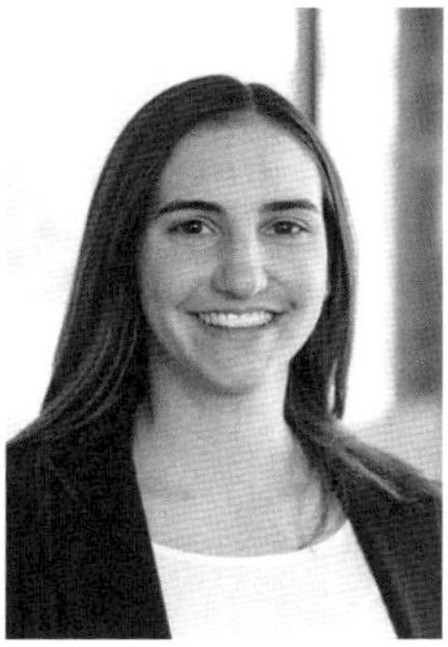

© Bild: privat

Madlen Müller

Madlen Müller, M.A., arbeitet seit Juli 2017 als wissenschaftliche Mitarbeiterin und Doktorandin an der ESB Business School (Hochschule Reutlingen). Sie studierte Sozialwissenschaften an der Universität Stuttgart und spezialisierte sich in ihrem Masterstudium an der Universität Mannheim auf die Soziologie. Ihre aktuellen Forschungsschwerpunkte liegen in der Digitalisierung der Arbeitswelt, New Work und organisationaler Wandel.

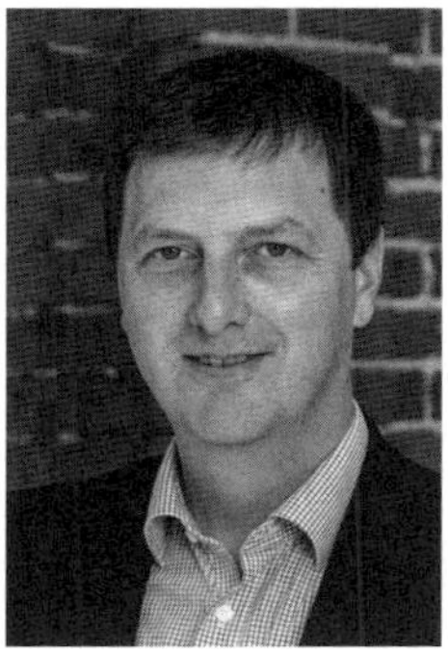

© Bild: privat

Peter Mussinghoff

Peter Mussinghoff führt seit 2011 die Geschäfte des Augenzentrums am St. Franziskus-Hospital Münster und der angegliederten Forschungsgesellschaften. Zuvor war er beim Bistum Münster und bei der St. Franziskus-Stiftung Münster tätig. Er studierte katholische Theologie an der Universität Münster und Krankenhausbetriebswirtschaftslehre an der Fachhochschule Osnabrück. Inhaltliche Schwerpunkte liegen in der Digitalisierung des Gesundheitswesens und der künstlichen Intelligenz sowie der Netzwerkbildung und Entwicklung von Versorgungskonzepten.

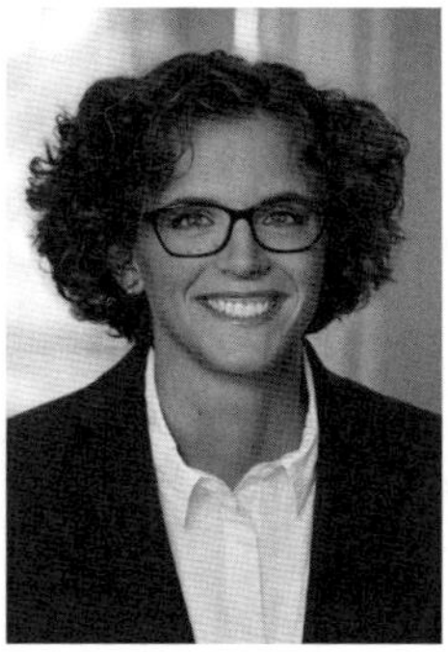

© Bild: privat

Victoria Pollig

Victoria Pollig, B.A., ist Geschäftsführerin der optimed-Akademie und Senior Management-Beraterin bei der auf die Augenheilkunde spezialisierten Unternehmensberatung optimed (Düsseldorf). Durch ihre vorherige Tätigkeit als Praxismanagerin in der Augenklinik Tausendfensterhaus (Duisburg) konnte sie sich in das gesamte Spektrum der Ophthalmologie detailliert einarbeiten. Nach einem erfolgreich absolvierten Studium der Gesundheitsökonomie an der Apollon Hochschule Bremen spezialisierte Pollig sich auf die Bereiche Prozessoptimierung, Prozessfähigkeits- und Personalbedarfsanalysen. Victoria Pollig ist außerdem zertifizierter Six Sigma Green Belt.

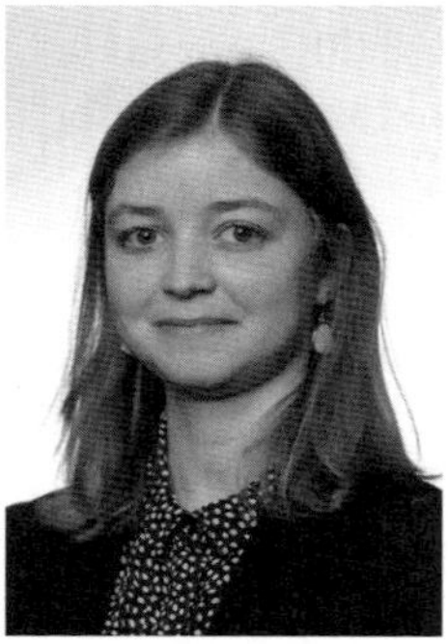

© Bild: Carekom GmbH

Julia Riemey

In ihrem Bachelorstudium Betriebswirtschaft im Gesundheitswesen (B.A.) an der Hochschule Osnabrück konnte sich Julia Riemey grundlegendes Wissen in den Bereichen Gesundheitswesen und Management im Gesundheitswesen aneignen. Im Masterstudium der Epidemiologie (M.Sc.) an der Johannes Gutenberg-Universität in Mainz konnte sie daran anschließend Kenntnisse über Studiendesigns, quantitative und qualitative Forschungsmethoden sowie Planung und Auswertung von epidemiologischen Studien erlangen. Seit 2020 unterstützt sie als wissenschaftliche Mitarbeiterin und Assistentin der Geschäftsführung die Augenklinik Dardenne SE in Bonn.

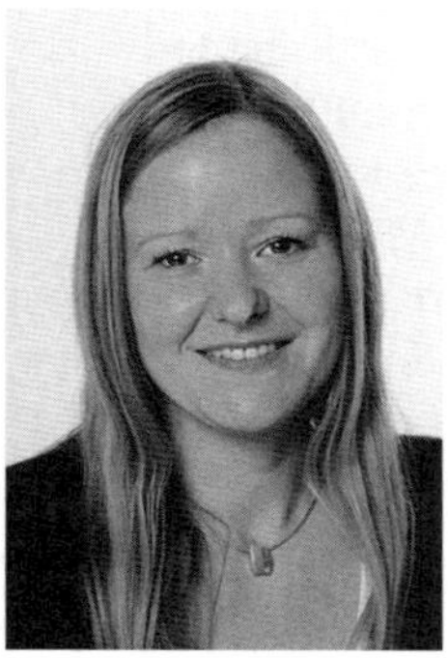

© Bild: privat

Ilka Sutor

Ilka Sutor M.A. ist seit 2016 Geschäftsführerin der VISYONET Qualitätsnetzwerk Saar GmbH und seit 2018 als Geschäftsführerin der MVZ Augenspezialisten Saar GmbH sowie als Leiterin im Management der Augenklinik Sulzbach tätig. Nach ihrer Ausbildung zur Krankenschwester studierte sie Pflegemanagement an der Hamburger Fernhochschule und absolvierte einen Masterstudiengang an der TU Kaiserlautern im Fach Management von Gesundheits- und Sozialeinrichtungen. Frau Sutor hat über 15 Jahre Berufserfahrung im Bereich Management Krankenhaus- und Gesundheitswesen.

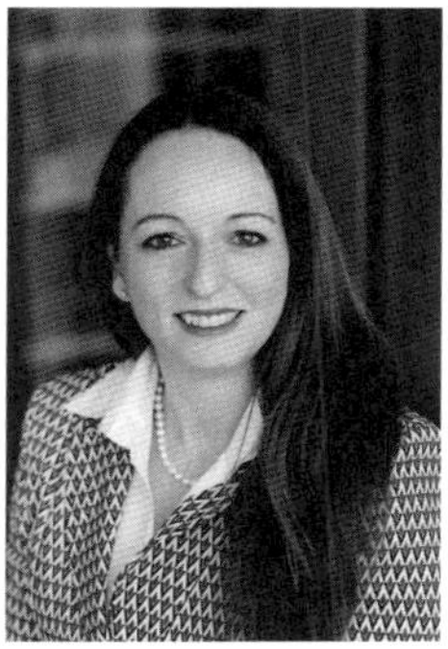

© Bild: privat

Gerda-Marie Wittschier

Gerda-Marie Wittschier ist seit 2007 als selbstständige Beraterin für Praxen, MVZ, Krankenhäuser, ärztliche Berufsfachverbände und Abrechnungsunternehmen tätig.
Sie berät und lehrt Ärzt*innen, medizinische Fachangestellte, Verwaltungsmitarbeiter*innen sowie Mitarbeiter*innen von Abrechnungsunternehmen zu rechtskonformer, vollständiger und optimaler Abrechnung und Dokumentation gem. der Gebührenordnung für Ärzte (GOÄ) sowie der UV-GOÄ (Abrechnung mit den Berufsgenossenschaften).
Bis 2006 war sie Leiterin des Ressorts Qualitätssicherung und Gebührenfragen in einem ärztlichen Abrechnungsunternehmen.
2007 erhielt sie die Erlaubnis zur Ausübung der Heilkunde als Heilpraktikerin gem. Heilpraktikergesetz.
Außerdem führt sie als geschäftsführende Gesellschafterin zusammen mit Dr. Bernd M. Wittschier die 4.2.3 Beratung und Training für die Wirtschaft GmbH, die im Bereich Persönlichkeitsentwicklung, Mediation, Moderation, Coaching sowie Coaching-Ausbildung für Führungskräfte tätig ist.